인체 생리학 제2판

Human Physiology

김구환 정세훈 공편저

정문각 JMK

머리말

인체생리학은 섬세하게 상호 연관된 인체의 기능을 연구하는 학문이다. 생리학에 대한 연구와 강의를 수십 년 하고 있지만 학생들에게 교육하는 것은 여전히 어려운 일이라는 것을 느낀다. 생리학의 학문 영역이 인체의 구조와 관련된 기능을 공부하는 것이기 때문이다. 인체생리학을 수강하는 대부분의 의학, 간호학, 보건계열 학생들은 해부학을 미리 수강한다. 따라서 인체생리학은 앞서 배운 구조를 기반으로 기능에 관하여 공부하는 것이다. 구조와 연관하여 기능을 풀어가는 것은 쉽지 않은 작업이다. 제2판에서는 내용을 수정보완하면서 인체의 구조와 기능을 쉽게 이해할 수 있도록 순서를 재구성하였다.

본 서에서는 생리학(physiology)뿐만 아니라 생리학 공부에 필요한 해부학(anatomy)을 포함시켜서 기능이해를 돕도록 하였다. 또한 학습성과를 단순화함으로써 학생들에게 목표에 집중할 수 있도록 하였다. 본 서에 인용된 해부학용어는 대한해부학회에서 2005년에 제정 발행한 해부학용어집 다섯 번째 판(2005년 3월)의 용어를 기본적으로 사용하였으며, 현장에서 통용되지 못하는 일부 용어는 해부학용어집 두 번째 판과 영문용어를 병기하였다. 이 책을 공부함으로써 학생들이 생리학적 기본 개념을 충분히 이해하고, 이 개념을 이용하여 합리적인 분석과 추론을 할 수 있게 되기를 희망한다.

끝으로 본 서는 Vanputte, Regan, Russo의 원서, Anatomy & Physiology에서 Physiology 부분을 중심으로 편저하였다. 원서의 저자도 구조와 기능에 관한 동일한 고민을 했던 것이다. 원문과 그림을 사용하도록 허락해 준 정문각 JMK 김재민 사장님과 더운 여름에 수고를 아끼지 않은 직원 여러분들께 감사의 말씀을 전한다.

2023년 8월
편저자

차 례

CHAPTER

1 생리학이란

1.1 생리학

학습성과

A. 생리학의 정의
B. 생리학의 2가지 주요 목표 이해

생리학 physiology은 생물의 현상 혹은 기능을 다루는 과학적 학문이다. 생리학에서 구조는 고정되어 있고 변하지 않기보다는 동적인 것이라는 인식이 중요하다. 생리학의 중요한 목적은 (1) 자극에 대한 몸의 반응을 이해하고 예상하는 것, (2) 끊임없이 변하는 내부환경과 외부환경에서 몸이 어떻게 좁은 범위의 기준값 안에서 몸의 상태를 유지하는가를 이해한다. **인체생리학** human physiology은 특정 유기체, 사람을 연구하는 것에 비하여, **세포생리학** cellular physiology과 **계통생리학** systemic physiology은 구체적인 조직 수준을 강조한 세부 분야이다.

1.2 구조 및 기능적 구성

학습성과

A. 몸의 구성을 여섯 단계 수준으로 기술
B. 열한 개의 계통 수준을 나열

사람의 몸은 6단계의 구조 수준, 즉 화학물질 수준, 세포 수준, 조직 수준, 기관 수준, 계통 수준과 생명체 수준으로 연구할 수 있다(그림 1.1).

화학물질 수준

모든 생명체의 구조와 기능적 특성은 화학적 구조에 의해 결정이 된다. **화학물질 수준** chemical level은 수소와 탄소 같은 원자가 어떻게 서로 작용하고 연결되어 분자가 되는가를 포함하고 있다. 분자의 기능은 그 구조와 밀접하게 연관되어 있다. 예를 들어, 아교분자는 강한 밧줄 모양의 섬유로서 피부의 구조 강도와 유연성을 나타낸다. 나이가 들면, 아교섬유의 구조가 변하여 피부는 허약해지고 더욱 쉽게 찢어진다.

세포 수준

세포 cell는 생명체, 즉 식물과 동물의 기본적인 구조와 기능단위이다. 분자들이 결합하여 작은 구조인 **세포소기관** organelle을 만들고, 이것들이 모여 세포를 만든다. 예를 들어, 핵은 세포의 유전정보를 가지고 있고, 사립체는 ATP를 생산하여 세포의 에너지원으로 사용을 한다. 세포의 구조와 기능에서 세포 유형이 다르더라도, 세포는 많은 공동의 특성을 갖고 있다. 세포의 특성과 다양성에 관한 지식이 해부학과 생리학을 기본적으로 이해하는 데 필수적이다. 세포는 제3장에서 다루기로 한다.

조직 수준

조직 tissue은 유사한 세포들과 세포를 둘러싸고 있는 물질이다. 세포의 특성과 둘러싼 물질이 조직의 기능을 결정한다. 몸을 구성하는 많은 조직들은 네 개의 기본 조직, 즉 상피조직, 결합조직, 근육조직, 신경조직으로 구분한다.

기관 수준

기관 organ은 둘이나 그 이상의 조직으로 구성되어 있으며, 함께 하나나 그 이상의 공동의 기능을 수행한다. 방광, 피부, 위와 심장 등이 기관의 예이다(그림 1.2).

계통 수준

계통 organ system은 기관의 모임을 일반적인 기능 또는 기능의 집합으로 된 단위로 분류한 것이다. 예를 들어, 비뇨계통은 콩팥, 요관, 방광과 요도로 구성되어 있다. 콩팥은 소변을 생산하고, 요관을 통하여 방광으로 운반되어 몸에서 요도를 통하여 빠져나갈 때까지 방광에 저장된다. 이 책에는 열한 개의 주요 계통, 즉 피부계통, 뼈대계통, 근육계통, 림프계통, 호흡계통, 소화계통, 신경계통, 내분비계통, 심혈관계통, 비뇨계통과 생식계통이 있다(그림 1.3).

계통의 조화로운 활동이 정상적인 기능에 필수적이다. 예를 들어, 소화계통은 음식물을 받아들이고 처리하며, 심혈관계통의 혈액을 통하여 다른 계통의 세포로 운반된다. 소화계통의 세포는 음식물을 이용하고

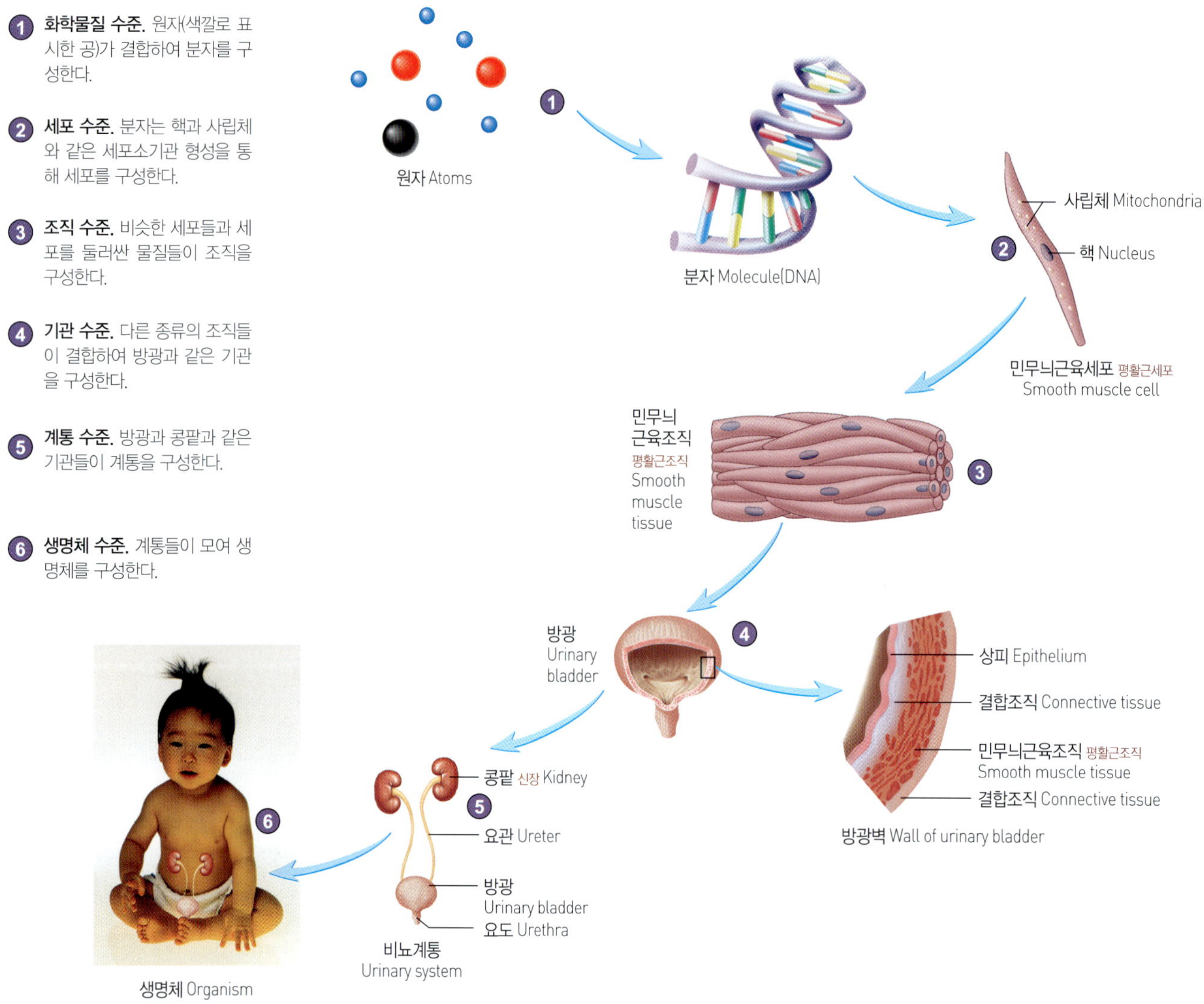

그림 1.1 사람 몸을 구성하는 기관의 수준

노폐물을 생산하는데, 노폐물은 혈액으로부터 제거된다. 그렇기 때문에 계통은 한 계통의 기능장애는 다른 계통에 심각한 영향을 미치므로 계통은 서로 관련성을 가지고 있다. 예를 들어, 심장마비는 불충분한 혈액순환의 결과로 생긴다. 따라서 뇌와 콩팥과 같은 다른 계통의 기관에도 기능상실이 생긴다.

생명체 수준

생명체 organism는 박테리아와 같이 하나의 세포로 구성되어 있거나, 백조 개의 세포로 구성된 사람이든 간에 전체를 살아있는 것으로 본다. 사람은 상호 종속관계에 있는 계통의 복합체이다(그림 1.3).

1.3 생명의 특징

학습성과

A. 생명의 여섯 가지 특징 이해

인간은 다른 생명체와 함께 많은 특징을 나누어 갖고 있으며, 사람 몸에 대해 우리가 알고 있는 많은 지식들은 다른 생명체의 연구로부터 얻었다. 예를 들어, 단세포 생물인 박테리아 연구가 인간 세포에 대한 많은 정보를 제공해 주었고, 개흉심장수술은 다른 포유류에서 완전하게 시술한 후에 비로소 사람을 대상으로 수술을 시도하였다.

생명의 주요한 특징은 조직화, 신진대사, 반응, 성장, 발생과 생식이다.

1. **조직화** organization는 생명체의 부위 사이에 구체적인 연관성을 나타내고 그리고 어떻게 이런 부위가 작용하여 특수기능을 수행할 수 있

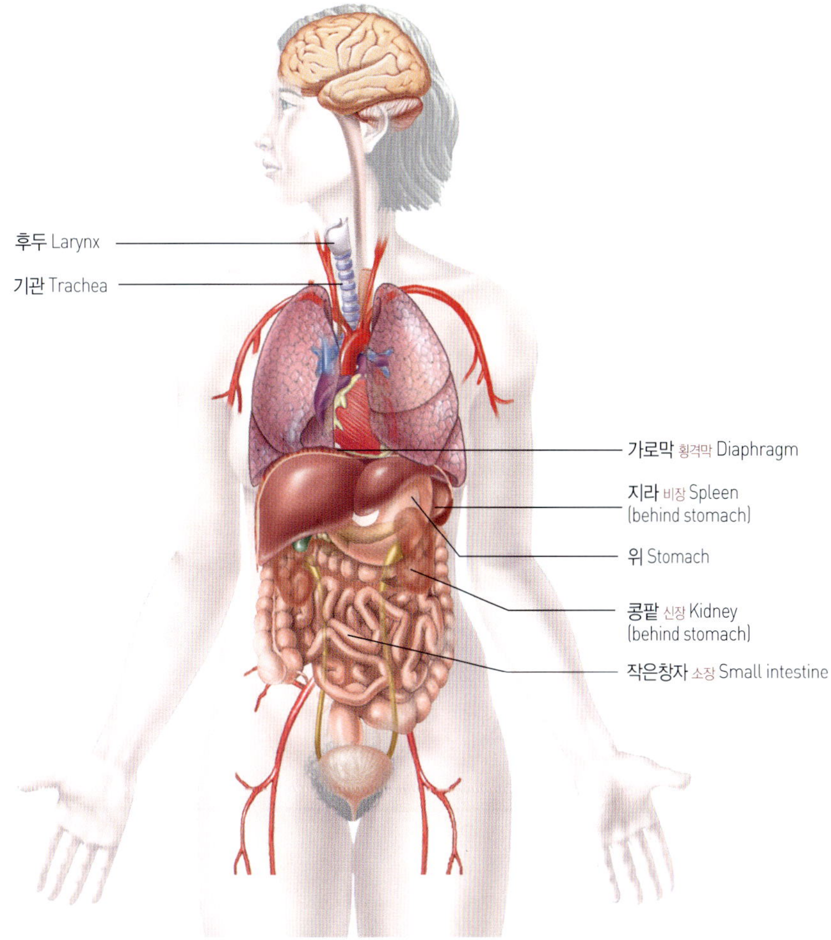

그림 1.2 몸의 주요 기관

는 가를 나타낸다. 생물은 고도로 조직화, 체계화되었다. 모든 생물은 하나 또는 더 많은 세포로 구성되었다. 세포는 정확한 기능을 수행하는 크기가 큰 분자이며 고도로 전문화된 세포소기관으로 구성된다. 조직화된 상태의 붕괴는 기능상실과 죽음으로 끝날 수 있다.

2. **신진대사** metabolism는 성장, 이동과 생식 같은 중요한 기능의 수행을 위한 에너지를 이용할 수 있는 능력이다. 식물은 태양 빛으로부터 에너지를 포착하고, 사람은 음식으로부터 에너지를 얻는다.
3. **반응** responsiveness은 환경과 감각 변화에 대한 생명체의 대응능력이며, 생명체의 생명을 유지하는 것을 조정하는 것이다. 반응에는 음식 또는 물을 찾는 운동과 위험 또는 좋지 않은 환경상태로부터 도망치는 것이 포함된다. 생명체는 내부환경을 조절할 수 있는 능력이 있다. 예를 들어, 만약 더운 환경에서 체온이 올라가면, 땀샘이 땀을 분비하여 체온을 정상 수준으로 되돌려 낮출 수 있다.
4. **성장** growth은 생명체의 전체 또는 일부분의 크기가 증가하는 것을 말한다. 성장은 세포의 수, 세포 크기 또는 세포를 둘러싸고 있는 물질 증가의 결과이다. 예를 들어, 뼈는 뼈세포 수가 증가하는 만큼 점차로 커지고, 뼈세포는 뼈바탕질로 둘러싸인다.
5. 생명체의 변화를 포함한 **발생** development은 시간을 통하여 겪게 되는데 발생은 수정에서 시작하여 사망할 때 끝난다. 커다란 발달 변화는 출생 이전에 일어나지만 많은 변화가 출생 이후에도 계속되며, 일생에 걸쳐 약간의 변화는 계속된다. 발생은 일반적으로 성장을 포함하지만 분화도 포함한다. **분화** differentiation는 세포 구조와 기능이 일반화에서 특수화까지 변화되는 것이다. 예를 들어, 수정에 뒤따라서 일반화된 세포가 특수화되어 피부, 뼈, 근육 또는 신경세포와 같은 특정 세포 유형으로 된다. 이러한 세포 분화는 조직과 기관을 형성한다.
6. **생식** reproduction은 새로운 세포나 생명을 형성하는 것이다. 세포의 생식 없이는 성장과 조직 재생은 불가능하다. 생물의 생식이 없으면 종은 점차로 소멸이 된다.

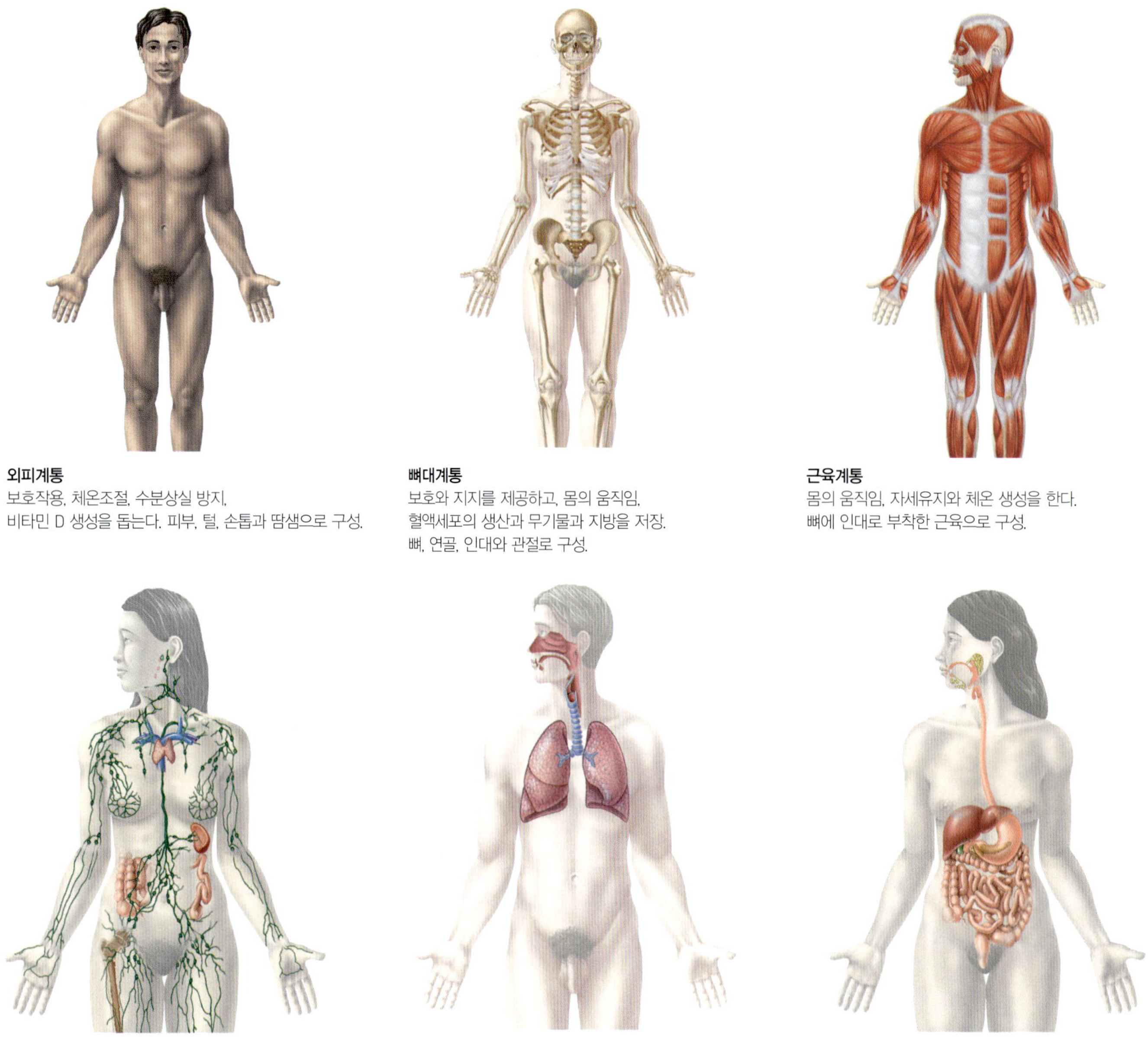

외피계통
보호작용, 체온조절, 수분상실 방지,
비타민 D 생성을 돕는다. 피부, 털, 손톱과 땀샘으로 구성.

뼈대계통
보호와 지지를 제공하고, 몸의 움직임,
혈액세포의 생산과 무기물과 지방을 저장.
뼈, 연골, 인대와 관절로 구성.

근육계통
몸의 움직임, 자세유지와 체온 생성을 한다.
뼈에 인대로 부착한 근육으로 구성.

림프계통
혈액과 림프액으로부터 이물질을 제거, 질병과의
전쟁, 조직액 평형 유지와 소화관으로부터 지방의
흡수. 림프관, 림프절과 림프기관의 구성.

호흡계통
혈액과 공기 사이에서 산소와 탄산가스의 교환과
혈액의 pH 조절. 허파와 호흡통로로 구성.

소화계통
소화의 기계적 · 화학적 과정, 영양분의 흡수와 노
폐물의 배출을 수행한다. 입, 식도, 위, 창자와 부속
기관으로 구성.

그림 1.3 몸의 기관계통

1.4 항상성

학습성과

- **A.** 항상성을 정의
- **B.** 음성 되먹임을 기술
- **C.** 양성 되먹임을 기술

항상성 homeostasis이란 외부환경 또는 내부환경의 변화에도 불구하고 몸 안을 상대적으로 일정한 환경을 조성하고 유지하는 것이다. 대부분의 체세포는 적은 양의 액체로 싸여 있기 때문에, 정상 세포기능은 온도, 부피 및 화학성분을 포함한 좁은 범위의 조건에서 세포의 액체 환경에 따라 달라진다. 이러한 조건들은 측정값이 변할 수 있기 때문에 **변수** variable라고 한다.

땀을 흘리거나 몸을 떠는 것으로 나타나는 **항상성 기전** homeostatic mechanisms은 체온을 이상적인 정상값 또는 **표준값** set point 근처에 유지하도록 한다(그림 1.4). 대부분의 항상성 기전은 신경계통 또는 내분비계통에 의해 조절된다. 항상성 기전이 체온을 정확하게 표준값에 맞추지는 못한다는 것에 주목하자. 대신에 항상성 기전은 체온을 표준값 근처에서 약간 오르게 하거나 내리게 함으로써 체온이 **정상 범위** normal range 내에 머물도록 한다. 체온이 정상 범위 안에 머무는 동안은 항상성이 유지

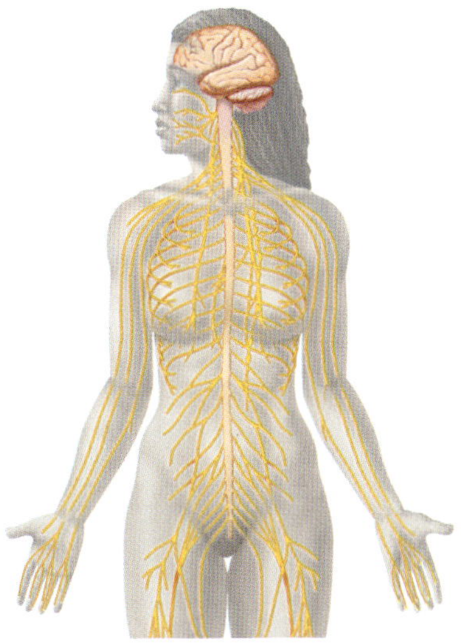

신경계통
감각을 느끼고 움직임을 조절하고 생리적 과정과 지적인 기능 등을 하는 중요한 조절계통이다. 뇌, 척수, 신경과 감각수용체로 구성.

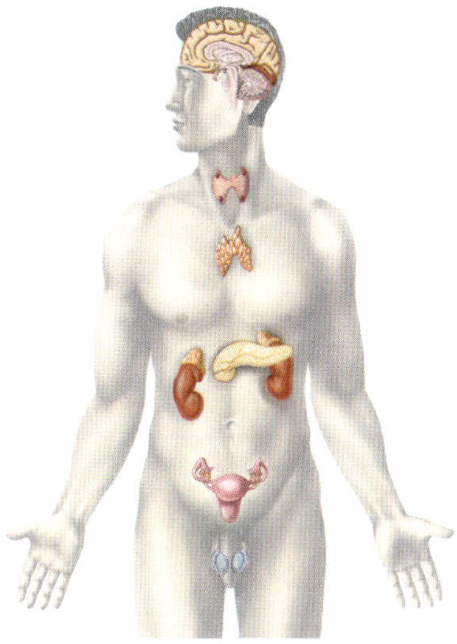

내분비계통
대사작용, 성장, 생식과 다양한 기능에 영향을 주는 중요한 조절계통이다. 뇌하수체와 같은 호르몬을 분비하는 샘으로 구성.

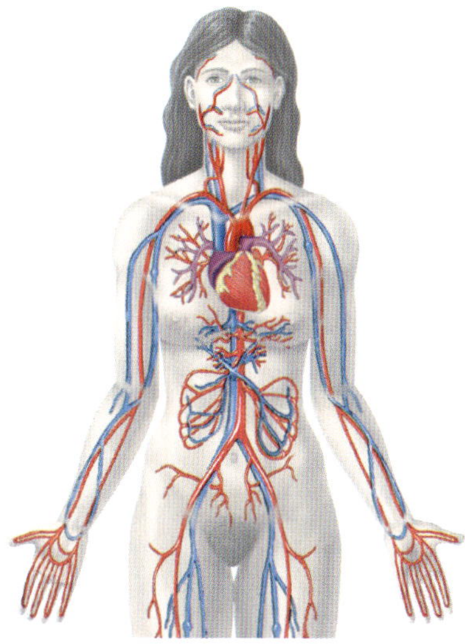

심장혈관계통; 순환계통
영양분, 노폐물, 가스와 호르몬을 몸 전체에 수송. 면역반응과 체온의 조절에 기여한다. 심장, 혈관과 혈액으로 구성.

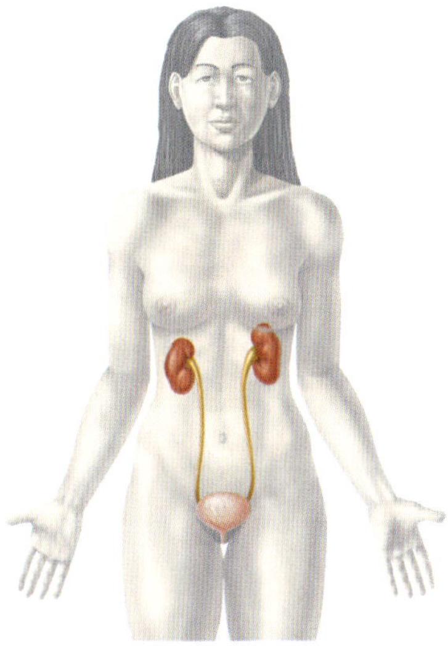

비뇨계통
혈액으로부터 노폐물을 제거하고, 혈액의 pH 조절, 이온 균형과 수분 균형 조절. 콩팥, 방광과 소변을 운반하는 관으로 구성.

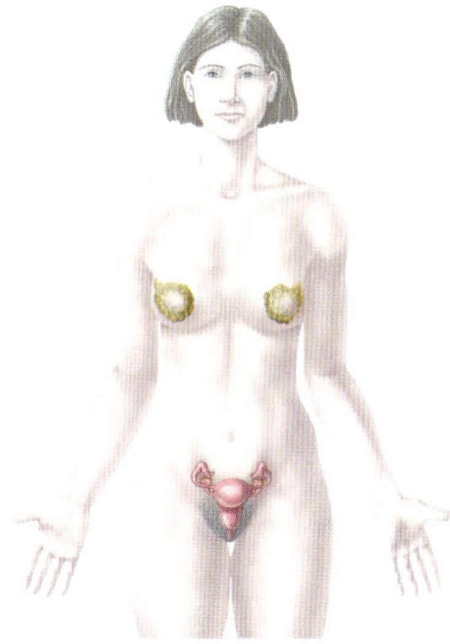

여성 생식계통
난모세포의 생산과 수정과 태아발생 장소를 제공. 신생아를 위한 젖 분비. 성기능과 행동에 영향을 주는 호르몬의 생산을 한다. 난소, 질, 자궁, 유방과 부속기관으로 구성.

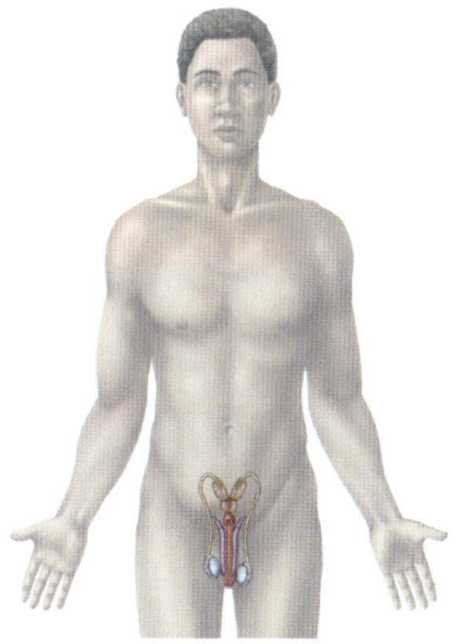

남성 생식계통
정자를 생산하고 정자를 여성에게 운반하고 성기능과 행동에 영향을 주는 호르몬을 생산한다. 고환, 부속기관, 도관과 음경으로 구성.

그림 1.3 몸의 기관계통(계속)

되는 것이다.

계통은 내부환경의 조절에 관여하여 내부환경이 비교적 일정하게 머무르게 한다. 예를 들어, 소화계통, 호흡계통, 심장혈관계통, 그리고 비뇨계통 기능이 서로 함께 몸에 있는 각 세포가 충분한 산소와 영양분을 공급받고 세포 속의 노폐물이 중독량까지 축적되지 않도록 한다. 만약에 세포 주변 용액의 항상성이 깨지면, 세포들은 정상적인 기능을 못하고 파괴될 수도 있다. 질병은 항상성을 깨뜨려 가끔 생명을 위태롭게 한다. 현대의학은 항상성을 깨뜨리는 기전을 이해하려 노력하고, 변수

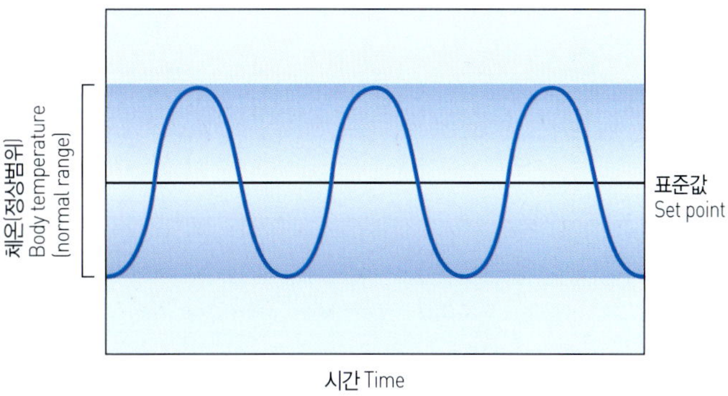

그림 1.4 항상성
항상성은 체온과 같은 변수를 이상적인 정상값, 또는 표준값 근처로 유지하는 것이다. 변수의 값들은 표준값 주변을 따라 변동하면서 정상 범위를 형성한다.

값을 정상 범위로 되돌리려는 노력을 한다.

음성 되먹임

항상성을 유지하는 기전들 중 대부분은 **음성 되먹임 기전** negative-feedback mechanism을 활용하고 있다. 음성 *negative*이라는 뜻은 표준값에서 멀어진 편차를 아주 작게 하거나 제한하는 것이다. 음성 되먹임은 값의 변동 자체를 방지하는 것이 아니라 변동을 정상 범위 안에 유지시키는 것이다.

정상 혈압의 유지는 음성 되먹임의 예이다. 정상 혈압은 심장에서 조직으로 혈액의 움직임을 도와주기 때문에 중요하다. 혈액은 조직에 산소와 영양을 공급하며 조직의 노폐물을 제거한다. 따라서 정상 혈압은 조직 항상성을 유지하는 데 필수적이다.

정상 혈압의 유지에는 세 가지 요소가 있다: (1) **수용체** receptor가 혈압과 같은 변수의 값을 감시한다. (2) 뇌에 있는 **조절중추** control center가 표준값을 설정하면 변수값이 표준값 근처에서 유지된다. (3) 예를 들어, 심장 같은 **효과기** effector는 변수의 값을 변화시킬 수 있다. 변수값을 변화시키는 것을 **자극** stimulus이라고 하고 자극은 항상성 기전을 작동시킨다.

혈압은 심장의 수축에 의해 조절된다. 심장박동수가 증가하면 혈압이 증가하고, 심장박동수가 감소하면 혈압이 감소한다(그림 1.5). 혈압을 감시하는 압력수용기는 심장 가까이에 있는 큰 혈관 속에 위치한다. 만약 혈압이 증가하면, 수용기가 감지하여 뇌의 조절중추로 정보를 보낸다. 조절중추는 심장박동수를 감소시키고 혈관을 확장시켜서 혈압이 감소한다. 만약에 혈압이 감소하면, 수용기는 조절중추에 알려 심장박동수가 증가하고 혈관이 좁아져서 혈압이 상승하며, 그 결과 혈압이 정상 범위 안에서 유지된다(그림 1.6).

심화학습 1

헌혈을 하면 혈액의 부피가 줄어들어, 그 결과로 혈압이 낮아진다(타이어에서 공기가 새면 공기압이 줄어드는 것과 같다). 헌혈을 하면 심장박동수에 어떤 영향을 줄지 생각해 보자. 만약 음성 되먹임 기전이 혈압을 정상 범위로 변수의 값을 되돌리지 못한다면 무슨 일이 일어날지 생각해 보자.

양성 되먹임

양성 되먹임 기전 positive-feedback mechanism은 초기 자극이 계속해서 추가적인 반응을 자극하는 것이다. 그 결과, 표준값에서 멀어진 편차가 더욱 커진다. 예를 들어, 출혈이 진행되는 동안 혈전형성 기능을 담당하는 화학물질은 화학물질의 생산을 자극하는 양성 되먹임 작용을 한다. 혈전이 왕성하게 형성되어 출혈이 멈춰서 항상성이 깨진 상황이 양성 되먹임을 통해 해결된다.

양성 되먹임의 다른 예는 출산이다. 임신 말기가 가까워지면, 아기의 몸에 의해 자궁이 늘어난다. 특히 자궁입구 주변이 늘어나서 자궁근육의 수축을 자극한다. 자궁의 수축으로 인해 아기가 자궁입구로 이동하면서 자궁입구를 더 늘어나게 한다. 이 자극이 추가 수축을 일으키고, 그 결과로 추가적인 확장이 일어난다. 이와 같은 양성 되먹임 자극은 아기가 자궁에서 분만 되면 끝난다.

반면에 가끔은 양성 되먹임이 우리 몸에 해로울 때도 있다. 한 가지 해로운 양성 되먹임의 예는 심장근육으로의 혈액이 부적절하게 공급되는 것이다. 심장근육의 수축은 혈압을 형성하고 혈관을 통해 조직으로 혈액이 이동한다. 심장의 바깥에 위치한 혈관계통은 심장근육에 충분한

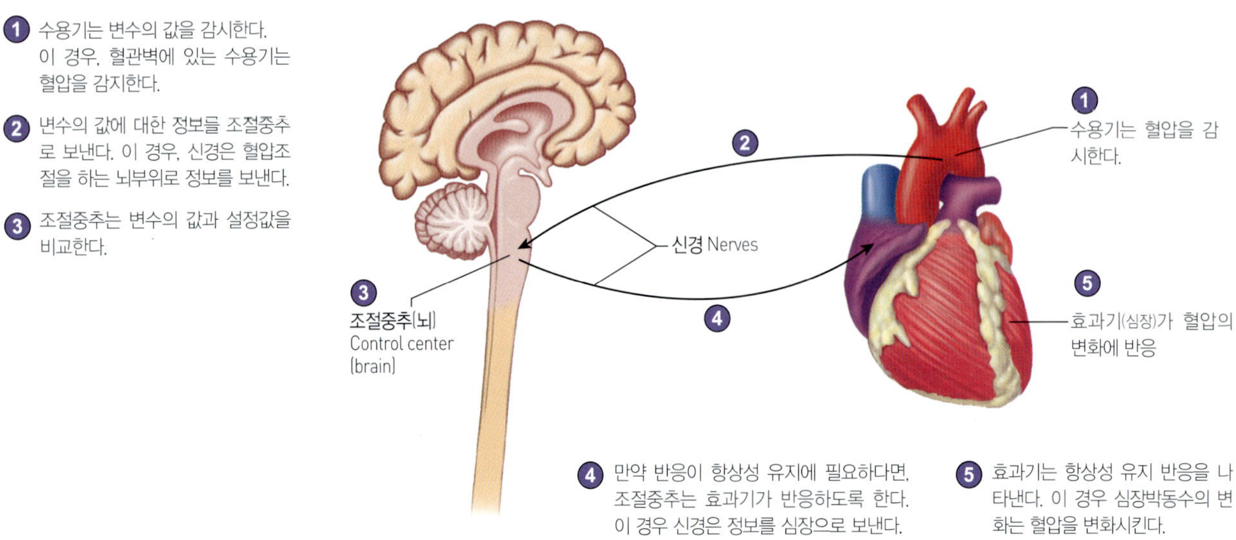

그림 1.5 음성 되먹임 기전: 혈압

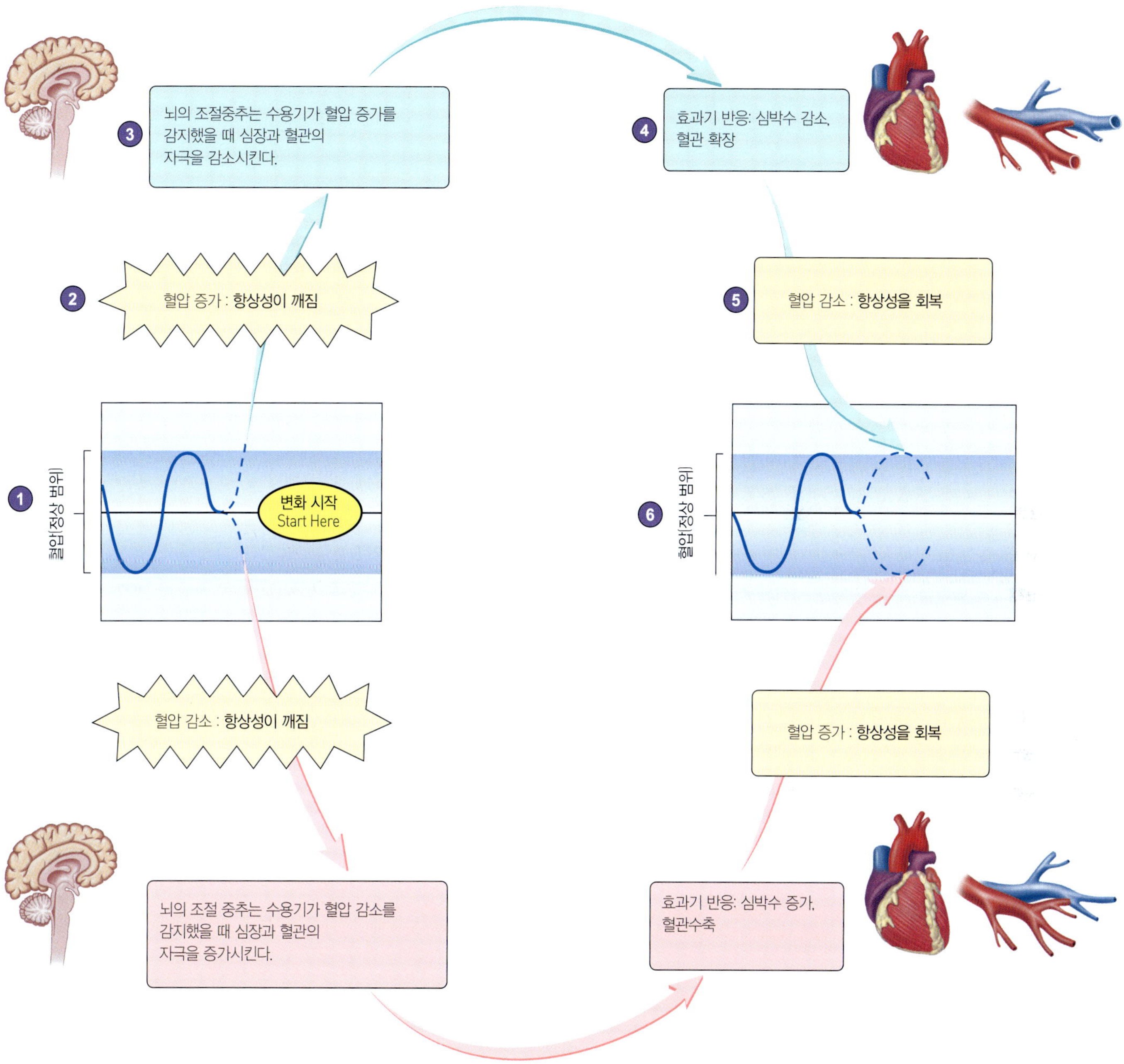

항상성 그림 1.6 혈압의 음성 되먹임 조절

이 책에 표시된 모든 항상성 그림은 지금 그림과 똑같은 형식을 갖는다. 정상 범위 바깥으로 변수의 증가에 의한 변화는 녹색 상자 안에 나타내었고, 그리고 감소에 의한 변화는 적색 상자 안에 나타내었다. 항상성에 대한 그림을 이해하는 것을 돕기 위해 그림에서 일부 단계는 번호를 붙였다.

(1) 혈압이 정상 범위 안에 머무른다.
(2) 혈압이 정상 범위 밖으로 증가하여 항상성이 깨진다.
(3) 뇌에 있는 혈압조절중추가 반응하여 혈압을 변화시킨다.
(4) 조절중추가 심박수를 감소시키고 혈관을 확장시킨다.
(5) 이러한 변화는 혈압을 내리는 원인이 된다.
(6) 혈압을 정상 범위로 되돌리면, 항상성이 회복된다. 정상 범위 밖으로 혈압이 감소할 때의 반응을 적색 화살표를 따라 관찰하라.

임상에서 활용하기

체액과 항상성

몸이 균형(항상성)을 유지한다는 생각은 고대 그리스까지 거슬러 올라간다. 초기의 의사들은 몸은 네 가지 액체 혹은 체액으로 구성된다고 생각했다. 붉은 액체인 혈액, 노란 액체인 쓸개즙, 코와 폐에서 분비되는 하얀 액체, 그리고 이자 안에는 검은 액체가 있다고 믿었다. 옛날 의사들은 이들 액체의 적절한 균형의 결과로 건강할 수 있고, 이 액체들 중 어느 한 가지라도 과잉이 되면 질병의 원인이 된다고 생각했다. 정상적으로 몸은 감기 걸린 사람의 코에서 점액이 흐르는 때처럼 잉여 액체를 분출함으로써 자기 자신을 치유하려고 시도한다. 이런 확신 때문에 사혈 방법이 몸에서 액체의 정상 균형을 회복시켜 준다고 하였다. 전형적으로 의사들은 날카로운 기구를 사용하여 크고 바깥에 있는 혈관에 구멍을 내었지만, 가끔은 피부에 피를 먹는 거머리를 사용하기도 했다.

비극적으로 18~19세기에는 사혈이 극단적으로 시행되었다. 이 기간 동안, 의사는 사혈을 권장하였고, 이발사가 실제로 시행하였다. 실제로 이발소 전통적 표시인 붉은 선과 흰 선의 막대는 사혈의 상징에서 유래되었다. 막대 위끝의 놋쇠 대야는 거머리를 위한 그릇을 나타내고 바닥의 그릇은 피를 받기 위한 것을 의미한다. 줄무늬는 지혈에 사용하는 붕대를 나타내고, 막대 자체는 사혈을 진행하는 동안 환자가 움켜잡고 있는 나무막대를 상징한다. 사혈이 환자상태를 호전시키지 못한다는 사실은 몸의 액체의 건강한 균형을 회복하는 데 필요한 충분한 피를 제거하지 못한 증거로 여겨졌다. 따라서 명백한 해결방법은 더 많은 혈액을 빼는 것이었고, 의심의 여지없이 수많은 죽음의 원인이 되었다. 결국 이러한 접근법의 실패는 점차 명백해졌고, 그리고 시술법은 저절로 사라졌다.

사혈의 현대 용어는 **정맥절개술**phlebotomy이고, 제어된 장치로 시행되며, 일반적으로 실험실 검사를 위해서 혈액의 작은 양을 채취할 때에만 시행된다. 사혈이 아직도 유용한 질병이 있는 데, 적혈구가 과잉인 **적혈구증가증**polycythemia이 그 예이다. 그러나 이 환자에서의 사혈은 환자가 기절하거나 죽을 때까지 계속하지는 않는다. 다행히도 현재 우리는 몸이 어떻게 항상성을 유지하는지에 대하여 더 많은 것을 이해한다.

혈액을 공급하도록 하여 정상적인 수축이 일어나게 한다. 실제로는 심장이 자기 자신에게 혈액을 보낸다. 다른 조직과 마찬가지로, 혈압은 심장근육에 적당한 혈류를 보장한다. 극심한 출혈 이후에, 혈압이 감소하면 심장근육으로 가는 혈액이 부적절해진다. 심장근육 혈류의 항상성이 깨져서, 심장근육이 정상적으로 기능하지 못 한다. 심장이 적은 양의 혈액을 내뿜으면 혈압이 더욱 떨어진다. 혈압이 추가로 떨어지면 심장근육으로 가는 혈류가 더욱 감소하여, 심장은 더 적은 양의 혈액을 내뿜게 되어 혈압이 다시 감소한다. 이 과정이 반복되어 심장근육으로 가는 혈류가 너무 줄어들면 심장박동이 멈출 수 있다.

적당한 양의 혈액이 소실(헌혈)되면, 음성 되먹임의 영향으로 심장박동수가 증가하여 혈압이 복구된다. 그러나 만약 혈액상실이 심각하면, 음성 되먹임이 항상성을 유지하지 못하며, 양성 되먹임이 나타나면서 오히려 혈압이 감소한다.

기억해야 할 기본 원칙은 많은 질병상태는 항상성을 유지하기 위한 음성 되먹임이 실패하기 때문에 발생한다는 것이다. 치료의 목적은 음성 되먹임을 도와서 병을 극복하는 것이다. 예를 들어, 수혈은 혈압 감소를 반전시키고 항상성을 복구한다.

심화학습 2

목이 마른 것을 느끼는 것이 음성 되먹임 기전인지 혹은 양성 되먹임 기전인지에 대해 생각해 보자.

단원 요약

해부학과 생리학 지식은 건강하거나 병이 걸렸을 때 자극에 대한 몸의 반응을 예상할 수가 있다.

1.1 생리학

생리학은 몸의 작용과 기능을 공부하는 것이다.

1.2 구조 및 기능적 구성

1. 사람의 몸은 여섯 단계로 구성된다: 화학, 세포, 조직, 기관, 계통과 생명체.
2. 11개의 계통에는 피부계통, 뼈대계통, 근육계통, 림프계통, 호흡계통, 소화계통, 신경계통, 내분비계통, 심혈관계통, 비뇨계통과 생식계통이 있다(그림 1.3 참조).

1.3 생명의 특징

생명의 특징은 구성, 신진대사, 반응, 성장, 발생과 생식이다.

1.4 항상성

1. 항상성은 몸의 기능, 몸의 체액, 그리고 생명을 유지하는 데 적합한 값의 범위 안에서 유지하게 하는 내부환경의 다른 요인이다.
2. 음성 되먹임은 항상성을 유지한다.
3. 양성 되먹임은 정상보다 더 큰 편차를 만들어낸다. 비록 약간의 양성 되먹임이 몸에 정상적으로 존재하지만, 대부분의 양성 되먹임은 해롭다.

CHAPTER

2 생명의 화학적 기초

2.1 일반 화학

학습성과

A. 화학과 해부학, 생리학의 관련성 이해
B. 물질, 질량, 중량을 정의
C. 원소와 원자를 구분
D. 원자번호와 질량수를 정의
E. 이온결합과 공유결합을 대비
F. 수소결합의 중요성 이해
G. 분자와 화합물의 차이 구분
H. 용해도와 해리과정을 기술

화학물질은 몸의 구조를 만들고, 다른 화학물질과 화학물질의 상호작용은 몸의 기능을 담당한다. 신경자극 발생의 경과, 소화, 근육수축과 물질대사는 화학용어로 모두 서술할 수가 있다. 많은 비정상적인 조건과 그들의 치료는 화학적으로 설명할 수가 있으며, 더군다나 계통의 기능장애로 나타나는 그들의 증상까지고 설명할 수가 있다. 예를 들면, 파킨슨병은 뇌 속의 어떤 신경세포에 도파민이라는 화학물질의 결핍이 원인이 되어 몸이 흔들리면서 운동이 조절되지 않는 병이다. 파킨슨병은 환자에게 뇌세포가 도파민으로 변환시킬 수 있는 다른 화학물질을 투여함으로써 치료할 수 있다.

화학의 기본지식은 해부학과 생리학을 이해하는 데 필수적이다. **화학** Chemistry은 원자의 구성과 물질의 구조와 그들이 겪는 반응에 대하여 관심이 있는 과학의 한 분과학과목이다. 이 단원에서는 약간의 기본화학 원리의 개요를 기술하고, 화학과 사람과의 연관성을 강조한다.

물질, 질량과 중량

살아 있거나 죽어 있는 모든 것들은 **물질** matter로 구성되어 있으며, 물질이란 공간을 차지하며 질량을 갖고 있다. **질량** mass은 지구의 중력장 내에서 어떤 물체의 **중량** weight을 결정하는 물리적 특성이다. 예를 들면, 사과의 무게는 중력이 사과 질량을 '끌어당김'으로써 생기는 것이다.

심화학습 1

질량과 중량의 차이점을 우주비행사를 예를 들어 분명히 보여줄 수 있다. 어떻게 우주비행사의 우주에서의 질량 및 중량과 지구 표면에서의 우주비행사의 질량 및 중량을 비교할 수 있는지 생각해 보자.

질량의 국제단위는 프랑스에 있는 국제도량형국에 보관되어 있는 백금-이리듐 원통의 질량을 **킬로그램** kilogram; kg으로 한다. 모든 다른 물체의 질량을 이 원통과 비교한다. 예를 들면, 2.2 파운드lb의 납 무게와 1 리터(L)(1.06 qt)의 물은 각각 거의 1 kg의 질량을 가지고 있다. 표준 kilogram 원통 질량의 1/1,000인 물체는 1 **그램** gram; g의 질량을 갖는다.

원소와 원자

원소 element는 단일 화학 성질을 가진 가장 간단한 형태의 물질이다. 사람의 몸에서 일반적으로 발견되는 원소의 목록이 표 2.1에 있다. 체중의 약 96%는 원소인 산소, 탄소, 수소와 질소로 이루어진다. 그러나 많은 다른 원소들도 사람의 몸에서 중요한 역할을 한다. 예를 들면, 칼슘은 뼈를 형성하는 것을 돕고, 나트륨 이온은 신경활동에 필수적이다. 이러한 원소들은 다만 미량이 존재하지만, 생명에는 필수적이다.

원자 atom는 그 원소의 성질을 가지고 있는 가장 작은 단위의 입자를 말한다. 원소는 한 종류의 원자로만 구성된다. 예를 들면, 산소는 산소 원자만으로 이루어진 원소이며, 탄소는 탄소 원자만으로 이루어진 원소이다.

원소 혹은 원소의 원자는 기호로 표시된다. 일반적으로 기호는 첫째 문자 혹은 원소이름의 문자 — 예를 들면, 탄소carbon의 C, 수소의 H와 칼슘의 Ca로 표시한다. 때때로 기호는 원소의 라틴어, 그리스어 혹은 아라비아어 이름에서 따오기도 한다. 그 예로 **소듐** sodium의 기호는 라틴어 *나트륨* natrium에서 온 Na로 표시한다.

원자 구조

물질의 특성은 구조, 구성, 원자의 성질에 따라 나타난다. 원자는 원자보다 작은 입자로 구성되어 있으며, 그 중의 일부는 전하를 띠고 있다. 세 종류의 원자보다 작은 입자는 중성자, 양성자와 전자이다. **중성자** neutron는 전하를 갖지 않으며, **양성자** proton는 양의 전하를, 그리고 **전자** electron는 음의 전하를 갖는다. 어떤 원자에서 전자의 수와 양성자의 수는 같으므로 원자들은 전기적으로 중성이다. 양성자의 숫자와 전자의 숫자는 각 원자에서 동등하며, 각각의 전하가 서로를 상쇄한다. 따라서 각 원자는 전기적으로 중성이다.

원자에서 양성자와 중성자는 원자의 중심에서 **핵**nucleus을 이루고, 전자들은 원자핵 주위를 돈다(그림 2.1). 핵은 원자 질량의 99.97%를 차지하지만, 원자 부피의 1/10조이다. 원자 부피의 대부분은 전자가 차지하고 있다. 하지만 어느 특정한 순간 어느 특정한 전자가 정확히 어느 곳에 있는지를 아는 것은 불가능하고, 전자가 발견되는 장소는 **전자구름**electron cloud으로 대신할 수 있다(그림 2.1).

각 원소는 그 원소를 구성하는 원자의 양성자 수로 유일하게 규정된다. 예를 들면, 수소 원자는 오직 한 개의 양성자를 갖고, 탄소 원자는 오직 여섯 개의 양성자만 갖고, 산소 원자는 오직 여덟 개의 양성자만을 갖는다(그림 2.2, 표 2.1 참조). 각 원자의 양성자 수를 원자번호라고 하며, 전자의 수와 양성자의 수는 같기 때문에 **원자번호**atomic number는 전자 수와 같다.

양성자와 중성자는 거의 같은 질량을 가지며, 원자 질량의 대부분을 차지한다. 한편 전자는 매우 작은 질량을 갖고 있다. 각 원자에서 원소의

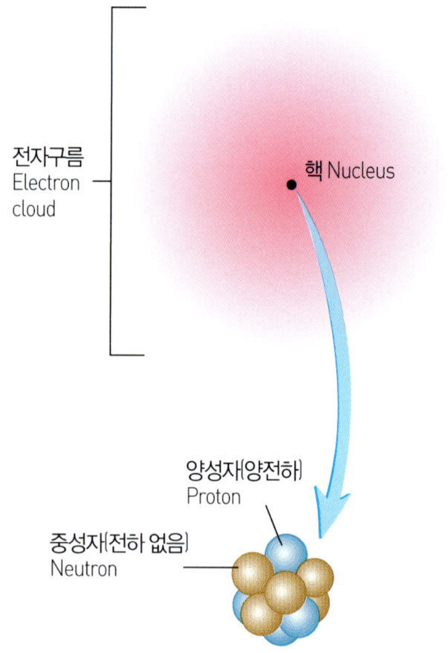

그림 2.1 원자모형

아주 작고, 치밀한 핵은 양전하를 띤 양성자와 전하가 없는 중성자로 구성되어 있다. 원자의 대부분의 부피는 빠르게 움직이는 음전하를 띤 전자가 차지하며, 전자구름으로 표현한다.

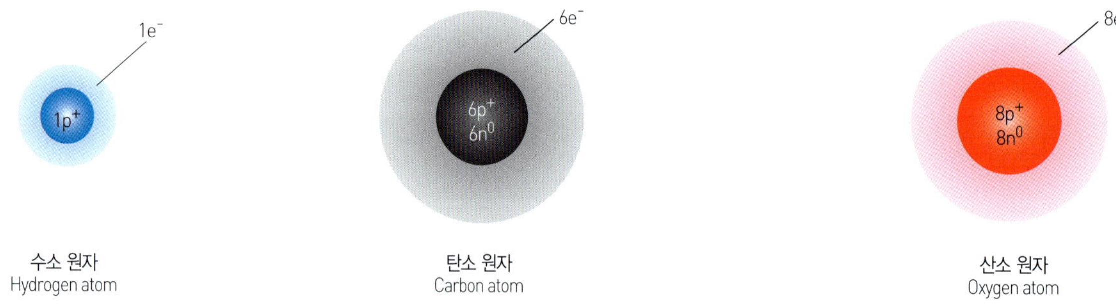

그림 2.2 수소 원자, 탄소 원자와 산소 원자

원자의 핵 속에는 특정 개수의 양전하를 띤 양성자(p^+)와 전하가 없는 중성자(n^0)가 있다. 음전하를 띤 전자(e^-)는 핵을 둘러싸고 있다. 이곳에 묘사한 원자는 각 원자에서 양성자의 수와 전자의 수가 동등하기 때문에 전기적으로 중성이다.

표 2.1 사람 몸의 일반적 구성요소

원소	기호	원자번호	질량수	사람 몸의 체중당 비율	사람 몸의 원자수당 비율
수소	H	1	1	9.5	63.0
탄소	C	6	12	18.5	9.5
질소	N	7	14	3.3	1.4
산소	O	8	16	65.0	25.5
나트륨	Na	11	23	0.2	0.3
인	P	15	31	1.0	0.22
황	S	16	32	0.3	0.05
염소	Cl	17	35	0.2	0.03
칼륨	K	19	39	0.6	0.06
칼슘	Ca	20	40	1.5	0.31
철	Fe	26	56	Trace	Trace
요오드	I	53	127	Trace	Trace

질량수 mass number는 양성자 수 더하기 중성자 수이다. 예를 들면, 탄소의 질량은 12인데, 그 이유는 탄소가 6개의 양성자와 6개의 중성자를 갖고 있기 때문이다.

심화학습 2

불소의 원자 번호는 9이고, 질량 수는 19이다. 불소 원자의 양성자, 중성자, 전자의 수는 얼마인지 생각해 보자.

전자와 화학결합

원자의 화학적 성질은 그 원자의 최외각 전자들에 의하여 결정된다. 원자 간의 **화학결합** chemical bonding은 원자의 최외각 전자가 다른 원자로 이동하거나 공유될 때 형성된다. 화학결합의 두 가지 중요한 형태에는 이온결합과 공유결합이 있다.

이온결합

원자는 양성자와 전자의 수가 같으므로 전기적으로 중성이다. 만약 원자가 전자를 잃어버리거나 얻게 되면, 양성자와 전자의 수가 더 이상 같지 않아서 **이온** ion이라 불리는 전하를 띤 입자를 형성한다. 원자가 전자를 잃으면 원자는 자기가 가진 전자보다 한 개의 양성자를 더 갖게 되어 양전하를 띠게 된다. 예를 들어, 나트륨 원자Na는 전자를 잃어 양전하를 지닌 나트륨 이온Na^+이 된다(그림 2.3a). 원자가 전자를 얻은 후에는, 원자는 원자가 가진 양성자보다 한 개의 더 많은 전자를 갖고 있어서 음전하를 띤다. 예를 들면, 염소 원자Cl는 전자를 받아들여 음전하를 가진 염소 이온Cl^-으로 된다. 반대 전하의 이온들은 서로를 끌어들이기 때문에, 양전하 이온은 음전하 이온에 가까이 머무르려는 경향이 있어 **이온결합** ionic bond을 형성한다. 따라서 나트륨 이온 Na^+과 염소 이온 Cl^-은 이온결합에 의해 서로를 붙들어 소금 sodium chloride, NaCl 또는 식염 table salt이라 불리는 이온 집합체를 형성한다(그림 2.3b · c).

이온은 그 이온이 형성된 원자가 무엇으로부터 온 것인지를 원자기호를 이용하여 표시하고, 플러스(+) 또는 마이너스(−) 어깨글자는 이온전하를 나타낸다. 예를 들면, 나트륨 이온은 Na^+, 염소 이온은 Cl^-로 표시한다. 만약 한 개 이상의 전자를 잃거나 얻으면, 숫자를 플러스 또는 마이너스 표시와 함께 쓴다. 따라서 Ca^{2+}는 칼슘 이온이 두 개의 전자를 잃어서 형성되었다. 표 2.2에 몸에서 일반적으로 발견되는 일부 이온을 나열하였다.

심화학습 3

만약 철(Fe) 원자가 세 개의 전자를 잃으면 그 결과로 나온 이온의 전하는 얼마일지 생각해 보자.

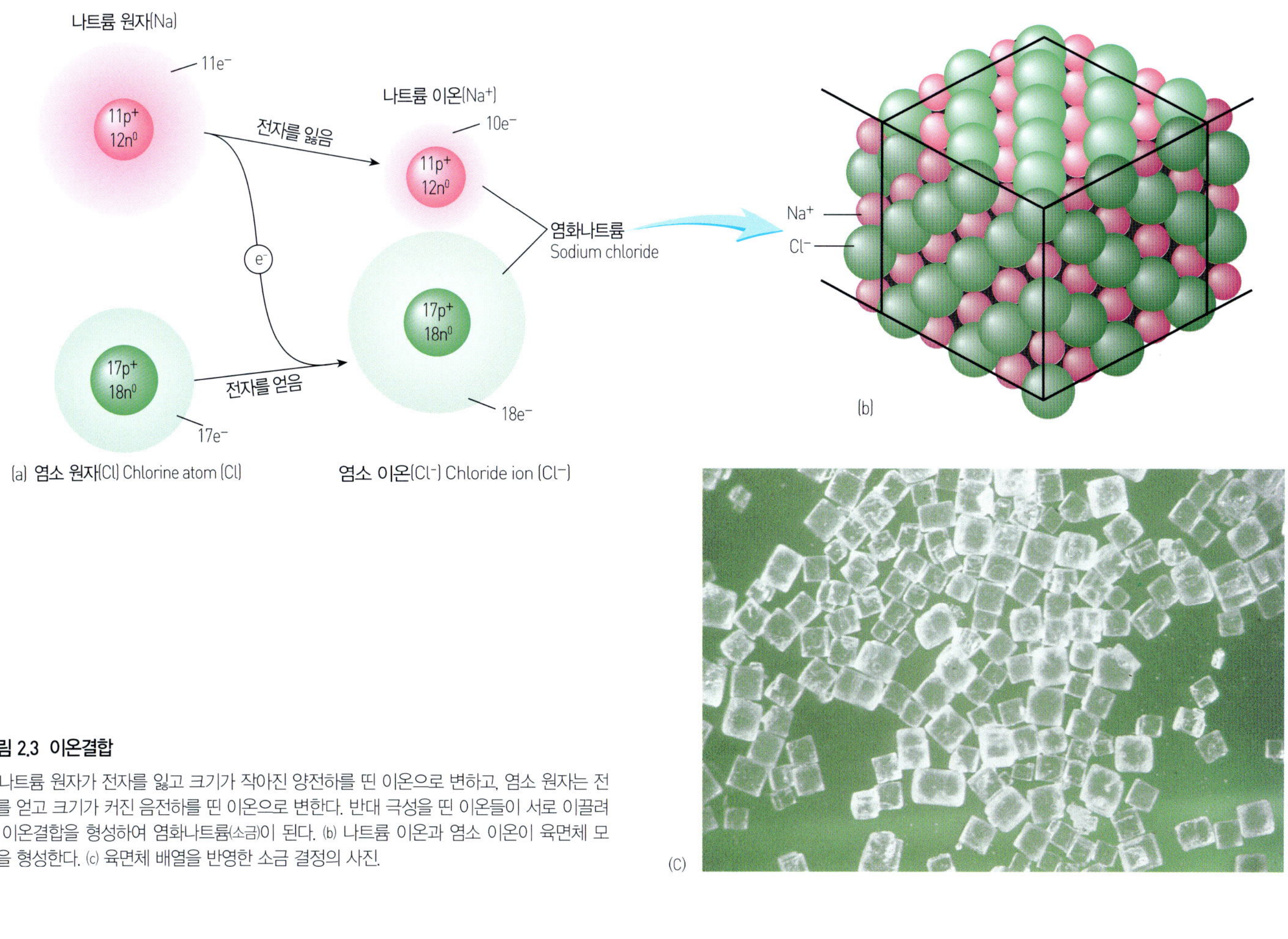

그림 2.3 이온결합

(a) 나트륨 원자가 전자를 잃고 크기가 작아진 양전하를 띤 이온으로 변하고, 염소 원자는 전자를 얻고 크기가 커진 음전하를 띤 이온으로 변한다. 반대 극성을 띤 이온들이 서로 이끌려서 이온결합을 형성하여 염화나트륨(소금)이 된다. (b) 나트륨 이온과 염소 이온이 육면체 모양을 형성한다. (c) 육면체 배열을 반영한 소금 결정의 사진.

공유결합

공유결합covalent bond은 두 원자가 하나 혹은 둘 이상의 전자쌍을 공유할 때 만들어진다. 원자의 조합의 결과로 초래된 것을 **분자**molecule라 한다. 그 예는 2개의 수소 원자 사이의 공유결합이 수소 분자를 형성한다(그림 2.4). 각 수소 원자는 한 개의 전자를 갖는다. 원자가 서로 가까워질 때, 양전하를 띠고 있는 각 원자의 핵이 다른 원자의 전자를 끌어들이기 시작한다. 적합한 거리에서 두 핵은 두 개의 전자를 서로 끌어들이고, 각 전자는 두 핵과 공유한다. 두 개의 수소 원자는 공유결합에 의해 결합한다.

단일 공유결합single covalent bond의 결과 두 개의 원자가 한 쌍의 전자를 공유한다. 원자의 기호 사이의 한 줄은(예를 들면, H-H) 단일 공유결합을 표시한다. **이중 공유결합**double covalent bond은 두 개의 원자가 두 쌍의 전자를 공유할 때 발생한다. 탄소 원자가 두 개의 산소 원자와 결합하여 이산화탄소를 형성할 때, 두 개의 이중 공유결합이 생긴다. 이중 공유결합은 원자 사이에 이중의 선으로 표시된다(O=C=O).

공유결합에서는 전자를 불균형하게 공유된다. 전자의 불균형, 비대칭적인 공유를 할 때의 결합을 **극성 공유결합**polar covalent bond이라 하는데, 그 이유는 전자의 불균형한 공유가 분자의 한쪽 끝이 분자의 다른 끝에 반대되는 불완전한 전하를 일으키기 때문이다. 예를 들면, 두 개의 수소 원자는 수소의 전자를 산소 원자와 공유하여 그림 2.5에 보이는 것과 같이 물 분자H_2O를 형성한다. 그러나 수소 원자가 산소 원자와 균등하게 전자를 공유하지 못하고, 전자는 수소 원자의 주위보다는 산소 원자 주위에 머무는 시간이 더 많은 경향이 있다. 비대칭 전하를 가진 분자를 **극성 분자**polar molecules라고 한다.

원자 사이에 전자의 균형 공유를 가질 때의 결합을 **비극성 공유결합**nonpolar covalent bond이라 한다. 대칭 전하를 가진 분자를 **비극성 분자**nonpolar molecules라 한다.

수소결합

극성분자는 양극과 음극을 갖는다. 극성 분자의 양전하(δ^+)를 띠는 수소 부분은 다른 극성 분자의 음극에 약하게 끌린다. 비록 이 끌림현상을 **수소결합**hydrogen bond이라고 하지만, 이것은 화학결합이 아니다. 그 이유는 전자가 이동하지 않으면서 약한 정전기적 인력이 작용하기 때문이다. 수소결합의 결과로 분자 사이의 끌림은 이온결합 또는 공유결합보다는 무척 약하다. 예를 들면, 한 개의 물 분자의 양전하를 가진 수소는 다른 물 분자의 음전하를 가진 산소에 약하게 끌린다(그림 2.6). 따라서 물 분자는 수소결합에 의하여 결합한다.

수소결합은 복잡한 분자의 모양을 결정하는 데도 역시 중요한 역할을

표 2.2 인체의 주요 이온

이온	기호	중요성*
칼슘	Ca^{2+}	뼈와 치아의 대부분을 담당: 혈액응고, 근육수축, 신경전달, 신경전달물질의 방출
나트륨	Na^+	안정막전위, 수분의 균형
칼륨	K^+	안정막전위
수소	H^+	산-염기 균형
수산화물	OH^-	산-염기 균형
염소	Cl^-	수분의 균형
중탄산염	HCO_3^-	산-염기 균형
암모늄	NH_4^+	산-염기 균형
인	PO_4^{3-}	뼈와 치아의 대부분을 담당. 에너지 교환의 기능. 산-염기 균형
철	Fe^{2+}	적혈구 생산
마그네슘	Mg^{2+}	효소에 필수적
요오드	I^-	갑상샘 호르몬에 존재

※ 이온들은 구조의 일부이거나 나열된 과정에서 중요한 역할을 담당한다.

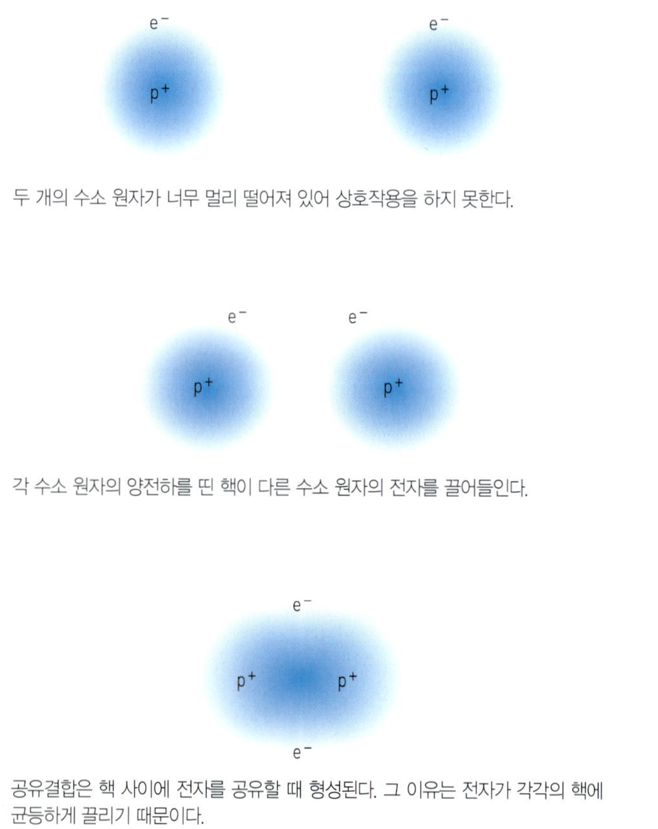

두 개의 수소 원자가 너무 멀리 떨어져 있어 상호작용을 하지 못한다.

각 수소 원자의 양전하를 띤 핵이 다른 수소 원자의 전자를 끌어들인다.

공유결합은 핵 사이에 전자를 공유할 때 형성된다. 그 이유는 전자가 각각의 핵에 균등하게 끌리기 때문이다.

그림 2.4 공유결합

한다. 이런 결합은 하나의 커다란 분자에서 다른 극성 부분 사이에서 일어나고, 분자의 정상 삼차원 구조(입체형)를 만들어 낸다("단백질"과 "핵산: DNA와 RNA" 참조).

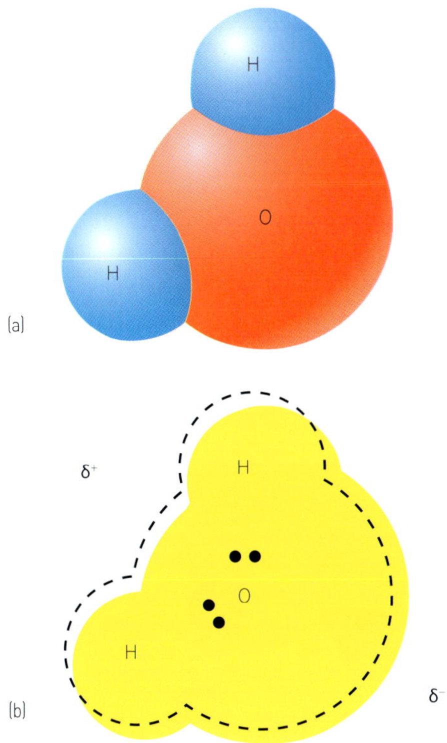

그림 2.5 극성 공유결합

(a) 물 분자는 두 개의 수소 원자가 산소 원자와 공유결합을 형성할 때 만들어진다.
(b) 수소 원자와 산소 원자는 전자 쌍을 공유하지만(검은 점으로 표시), 한쪽으로 전자공유가 치우쳐 있다. 점선 윤곽은 전자가 공평하게 공유되었을 때 전자구름의 예상 위치이다. 그러나 노란색 영역에서 알 수 있듯이, 실제 전자구름(노란색)은 산소 쪽으로 치우쳐 있다. 따라서 산소 쪽은 약간 음성 전하(δ-)를 나타내고, 수소 쪽은 약간 양성 전하(δ+)를 나타낸다.

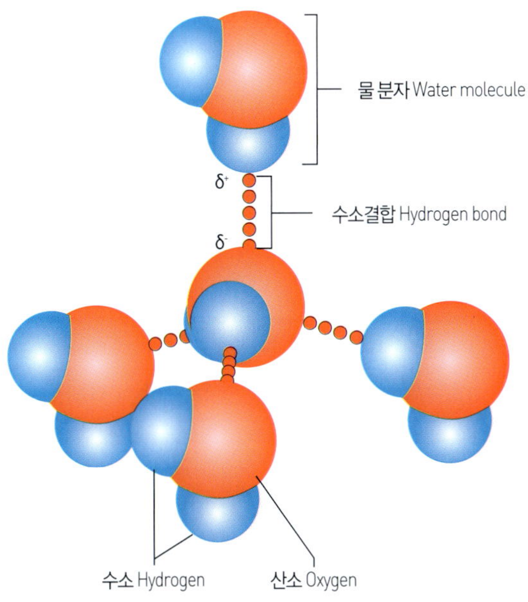

그림 2.6 수소결합

한 개의 물 분자의 부분 양전하(δ+)를 띠는 수소 부분과 다른 물 분자의 부분음전하를 띠는 산소 부분(δ-)이 수소결합(빨간색 점선)을 형성한다. 수소결합이 물 분자를 붙잡는다. 그 결과, 수소결합은 물 분자를 서로 붙든다.

분자와 화합물

분자는 두 개 또는 그 이상의 분자가 화학적으로 결합하여 독립된 구성단위로 처신하는 구조를 형성할 때 형성된다. 가끔 원자는 두 개의 수소 원자가 결합하여 수소 분자를 형성할 때와 같이 같은 종류가 결합한다. 그러나 더욱 전형적으로, 두 개의 수소 원자와 한 개의 산소 원자가 결합하여 물을 형성하는 것과 같이, 분자는 두 개 또는 그 이상의 다른 종류의 원자로 구성된다. 따라서 한 잔의 물은 각각의 서로 바로 옆에 자리 잡고 있는 물 분자의 모임으로 구성된다.

화합물 compound은 둘 또는 그 이상의 다른 종류의 원자가 화학결합의 결과로 생긴 물질이다. 물은 화합물과 분자인 물질의 예이다. 모든 분자가 화합물은 아니다. 예를 들면, 수소 분자는 다른 종류의 원자로 구성되지 않았기 때문에 화합물이 아니다.

일부 화합물은 분자이고, 일부는 분자가 아니다(분자가 되려면 구조가 독립된 구성단위이어야 함을 기억하자). 공유 화합물은 다른 종류의 원자가 공유결합에 의해 결합되어 있고, 전자를 공유하여 별개의 구성단위를 낳았기 때문에 화합물이다. 한편, 이온성 화합물은 반대 전하 사이의 끌리는 힘에 의해 이온이 결합되어, 별개의 구성단위를 구성하지 못하였기 때문에 분자가 아니다. 소금은 분자가 아니고 화합물인 예의 물질이다. 하나의 소금은 각각의 소금 분자로 구성되지 않고 서로 바로 옆에 위치한다. 대신에 소금은 각각의 전하를 가진 이온은 약간의 반대 전하를 띤 이온으로 둘러싸인 예와 같이, 각각의 Na^+와 각각의 Cl^-의 집합체로 체계화된다(그림 2.3b 참조). 분자와 화합물은 분자 또는 화합물을 형성하는 원자의 상징에 더해 존재하는 각 종류의 원자의 수량을 아래첨자로 나타낸다. 예를 들면, 포도당은 $C_6H_{12}O_6$로 표시되는데, 포도당이 6개의 탄소, 12개의 수소, 그리고 6개의 산소 원자로 구성되었음을 나타낸다.

해리

이온성 화합물이 물에 녹을 때 이온이 **해리** dissociate되거나 서로 분리되어, 양전하 이온은 물 분자의 음극에 끌리고, 음전하 이온은 물 분자의 양극에 끌린다. 예를 들면, 소금이 물에 녹으면 Na^+와 Cl^-가 서로 분리되어, 물 분자가 둘러싸고 이온으로 분리되어 용액 속에 유지된다(그림 2.7). 이렇게 분리된 이온은 가끔 **전해질** electrolyte이라 불리는데, 그 이유는 전하를 띤 입자의 흐름인 전류를 전도하는 능력을 갖고 있기 때문이다. 예로서, 심전도ECG는 심장에 의해 만들어진 전류의 기록이다. 이런 전류는 몸 표면에 위치한 전극에 의해 감지되는데, 그 이유는 이온

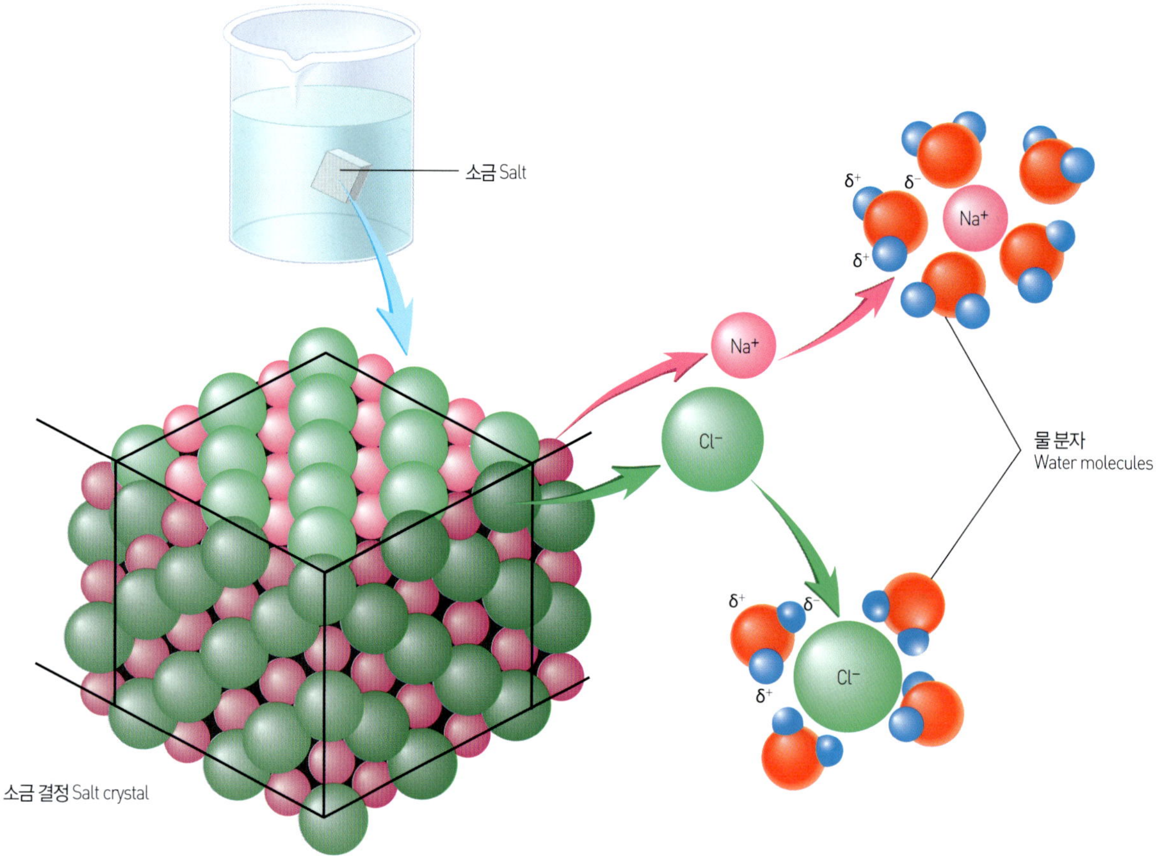

그림 2.7 해리

염화나트륨(소금)은 물 속에서 해리된다. 양전하를 띤 나트륨 이온은 음전하를 띤 산소를 끌어 당기고(*빨간색*), 음전하를 띤 염소 이온은 양전하를 띤 수소 이온을 끌어 당긴다(*파란색*).

이 체액 안에 있어서 전류를 전도하기 때문이다.

분자가 물에 용해될 때, 분자가 물 분자에 의해 둘러싸였더라도 일반적으로 온전하게 남아 있다. 따라서 포도당 용액 안에서 포도당 분자는 물 분자에 의해 둘러싸인다.

2.2 화학반응

학습성과

- **A.** 합성, 분해와 교환반응 구분
- **B.** 가역반응이 화학평형에 미치는 영향 이해
- **C.** 에너지를 방출하는 화학반응과 에너지를 필요로 하는 화학반응 구분
- **D.** 화학반응 속도 설명

화학반응 chemical reaction이란 원자나 분자가 새로운 화학결합을 형성하거나 그들 사이의 화학결합이 깨지는 과정을 말한다. 화학반응이 일어나기 이전에 존재하는 원자나 분자를 **반응물** reactant이라 하고, 화학반응에 의해 생성된 물질을 **생성물** product이라 한다.

화학반응의 분류

화학반응을 합성, 분해 또는 교환반응으로 분류할 수가 있다.

합성반응

두 개 혹은 그 이상의 반응물이 결합하여 크거나 더욱 복잡한 생성물을 형성하는 과정을 **합성반응** synthesis reaction이라 하고, 아래와 같이 나타낸다.

$$A + B \longrightarrow AB$$

합성작용의 예에는 음식에서 얻어진 기본 구성요소로부터 사람 몸의 복합 분자의 합성을 포함하고, 그리고 **아데노신삼인산분자** adenosine triphosphate; ATP의 합성도 있다. ATP에서 *A*는 아데노신 adenosine을 나타내고, *T*는 tri-(또는 3)를 나타내며, *P*는 인산기 phosphate group, PO_4^{3-}를 나타

낸다. 따라서 ATP는 아데노신과 세 개의 인산기로 구성된다. ATP는 2개의 인산기를 가진 아데노신이인산이 인산기와 결합할 때 커다란 ATP 분자를 형성한다. ADP와 반응하는 인산기는 가끔 P_i로 표시하는데, *i*는 무기질과 관련된 인산기를 가리킨다("무기물 분자" 참조).

$$\underset{\text{(ADP)}}{\text{A-P-P}} + \underset{\text{(Phosphate group)}}{P_i} \rightarrow \underset{\text{(ATP)}}{\text{A-P-P-P}}$$

몸에서 일어나는 모든 합성반응은 **동화작용** anabolism과 관련이 있다. 성장, 유지와 몸의 회복은 동화작용 없이는 있을 수가 없다.

분해반응

분해반응 decomposition reaction은 반응물이 작으며, 단순 생산물로 부수는 것이다. 분해반응은 합성반응의 반대이며, 아래와 같이 표시된다:

$$AB \rightarrow A + B$$

분해반응의 예로는 음식물 분자를 기초적 요소로 부수는 것과 그리고 ATP를 ADP와 인산기로 부수는 것이 포함된다.

$$\underset{\text{(ATP)}}{\text{A-P-P-P}} \rightarrow \underset{\text{(ADP)}}{\text{A-P-P}} + \underset{\text{(Phosphate group)}}{P_i}$$

몸에서 일어나는 분해반응을 총괄하여 **이화작용** catabolism이라고 한다. 이화작용에는 창자에서의 음식물의 소화와 세포 속에서 저장된 지방의 분해, 그리고 몸을 보호하기 위해 일부 혈액세포에서의 이물질과 미생물의 파괴 등이 포함되어 있다. 몸에서 일어나는 모든 동화작용과 이화작용을 총괄하여 **신진대사** metabolism라고 정의한다.

교환반응

교환반응 exchange reaction은 분해반응과 합성반응의 조합물이다. 분해반응일 때 반응물이 부서진다. 합성반응일 때 분해반응의 생성물이 결합한다. 교환반응을 아래와 같이 나타낼 수 있다.

$$AB + CD \rightarrow AC + BD$$

교환반응의 예로서 염산 HCl과 수산화나트륨 NaOH이 반응하여 소금 NaCl과 물 H_2O을 생성한다:

$$HCl + NaOH \rightarrow NaCl + H_2O$$

가역반응

가역반응 reversible reaction은 반응물에서 생성물로, 생성물에서 반응물로 되는 과정에서 기인하는 화학반응이다. 생성물 형성속도와 반응물 형성속도가 같을 때, 반응이 **평형상태** equilibrium라고 부른다. 평형상태 때에는 생성물의 양에 비례하여 반응물의 양이 일정하게 남는다.

다음의 비유는 가역반응과 평형의 개념을 명확히 하는 데 도움을 줄 것이다. 물이 들어 있는 구유를 상상해 본다. 구유는 칸막이로 2개의 칸으로 나뉘어 있지만, 그러나 칸막이에는 구멍이 뚫려 있어서 물이 칸 사이를 자유롭게 움직일 수가 있다. 따라서 물은 양방향으로 이동할 수가 있는데, 이와 같은 것은 가역반응과 같다. 왼쪽 칸에 있는 물은 반응물의 양을 나타내고, 그리고 오른쪽 칸의 물은 생성물의 양을 나타낸다. 평형상태에서는 각 칸의 생성물의 양과 반응물의 양에 비례하여 항상 같다. 그 이유는 물의 수준이 양쪽 칸이 같아질 때까지 칸막이가 두 칸 사이로 물이 통과하게 허용하기 때문이다. 만약에 왼쪽 칸에 물을 보충하여 반응물의 양이 증가하면, 물은 왼쪽 칸에서 칸막이를 통하여 오른쪽 칸으로 물의 수준이 양쪽이 동등해질 때까지 흐른다. 따라서 반응물과 생성물의 양이 또 다시 동등해진다. 그러나 이러한 비유와는 달리 생성물의 양에 비례하여 반응물의 양은 대부분의 가역반응에서 일 대 일로 대응하지 않는다. 특별한 가역반응에 따라 거기에는 한 묶의 반응물에 두 묶의 생성물, 두 묶의 반응물에 한 묶의 생성물, 또는 다른 많은 가능성이 있다.

사람 몸 안의 중요한 가역반응은 이산화탄소 CO_2와 물 H_2O이 수소 이온 H^+과 중탄산염 이온 HCO_3^-을 형성할 때 일어난다. 반응의 가역성은 반대방향으로 지시된 두 개의 화살표로 표시된다:

$$CO_2 + H_2O \rightleftarrows H^+ + HCO_3^-$$

이산화탄소가 물에 첨가되면 이산화탄소에 비례하여 수소 이온이 증가한다. 그러나 물과 이산화탄소의 반응은 더 많은 수소 이온을 생산하고, 이산화탄소의 양에 비례하여 수소 이온이 평형상태로 된다. 역으로 수소 이온을 첨가하면 더 많은 이산화탄소를 형성하여 평형이 회복된다.

체액 속의 수소 이온의 농도가 일정한 수준을 유지하는 것이 신경계통의 기능이 적합하게 작용하는 데 필수적이다. 이러한 수소 이온 농도는 어느 정도는 혈액의 이산화탄소 농도 조절에 의해 유지된다. 예를 들면, 호흡속도의 저하는 혈액의 이산화탄소 농도를 증가시키는 원인이 되어, 혈액 속의 수소 이온을 증가시키는 원인이 된다.

심화학습 4

호흡률이 증가하면, 이산화탄소가 혈액에서 제거된다. 이때 혈액의 수소 이온 농도에는 어떠한 영향이 있는지 생각해 보자.

에너지와 화학반응

에너지 energy는 물질을 움직이는 **일** work을 할 수 있는 능력이라고 정의한다. 에너지는 위치에너지와 운동에너지로 세분할 수 있다. **위치에너지** potential energy는 일을 할 수 있지만 당장은 일을 하지 않은 채 에너지로 저장되어 있다. 예를 들면, 꼬여 있는 용수철은 위치에너지를 갖고 있다. **운동에너지** kinetic energy는 물체의 운동에 의한 에너지이며, 운동에너지는 실제로 일을 하는 에너지 형태이다. 용수철의 풀림이 물체를 밀

임상에서 활용하기

임상에서 소립자의 이용

동위원소 isotopes는 같은 수의 양성자와 전자를 가졌으나 중성자의 수가 다른 것으로 같은 원소에 두 개 또는 그 이상의 형태가 있다. 따라서 동위원소는 같은 원자번호(양성자 수)를 갖지만 질량수(양성자와 중성자의 합)는 다르다. 예를 들면, 수소와 동위원소인 듀테륨 deuterium은 원자번호는 각각 1인데, 그 이유는 둘 다 모두 1개의 양성자를 갖기 때문이다. 그러나 수소는 중성자가 없고, 듀테륨은 1개의 중성자를 갖는다. 그렇기 때문에 수소의 질량 수는 1이고, 듀테륨의 질량 수는 2이다. 듀테륨으로 만들어진 물을 중수라고 하는데 그 이유는 추가 중성자의 무게 때문이다. 같은 원자의 동위원소는 같은 수의 전자를 갖고 있기 때문에, 동위원소들은 화학적 작용이 매우 유사하다. 일부 동위원소의 핵들은 안정하고 변하지 않는다. 그러나 방사성 동위원소는 중성자 또는 양성자를 잃은 불안정한 핵을 가지고 있다. 이 불안정한 핵에서 알파입자, 전자, 감마선, X선, 중성자를 내놓고 안정한 핵으로 바뀐다. 이 알파입자, 전자, 감마선, X선, 중성자를 방사선이라고 한다.

방사선은 일부 방사성 동위원소에 의해 나오는데 조직을 통과하고 파괴한다. 빨리 분열하는 세포들은 느리게 분열하는 세포들보다 방사선에 매우 민감하다. 방사선은 악성 종양을 치료하는 데 흔히 이용되는데, 그 이유는 암세포는 빨리 분열하기 때문이다. 만약 치료가 효과적이면, 약간의 건강한 세포가 파괴되지만 암세포는 살해된다.

방사성 동위원소는 의학진단에 역시 사용된다. 방사선은 발견될 수 있고, 방사성 동위원소의 움직임은 몸 전체에서 추적된다. 예를 들면, 갑상샘은 정상적으로 요오드를 흡수하고 그리고 요오드를 갑상샘 호르몬을 형성하는 데 이용한다. 방사성 요오드는 요오드가 갑상샘에 정상적으로 흡수되는지를 알아내는데 사용된다.

방사선은 원자의 핵을 변화시키는 외에 다른 방법으로 생산할 수 있다. X 선은 방사선의 한 종류로 높은 에너지 수준에서 낮은 에너지 수준으로 움직임에 의해 전자가 에너지를 잃을 때 형성된다. 의료종사자들은 X 선을 이용하여 뼈를 검사하여 뼈가 골절되었나를 알아내고 그리고 치아의 X 선은 만약 치아우식이 있으면 알아낼 수가 있다. 가슴부위를 낮은 에너지 방사선으로 촬영한 유방촬영 사진은 종양이 정상 조직보다 약간은 조밀하기 때문에 종양을 드러낼 수 있다.

컴퓨터는 약간씩 다른 몸 위치에서 각각 촬영한 일련의 방사선 사진을 분석하는 데 사용한다. 컴퓨터는 몸 전체의 방사선 사진의 조각들을 모아서 입체영상을 형성한다. **전산단층촬영법** computed tomography; CT scan이 이와 같은 기술의 예이다(그림 2A). 전산화단층촬영법을 이용하여 몸 안의 종양과 다른 비정상을 감지하는 데 이용한다.

자기공명영상 magnetic resonance imaging; MRI은 몸속을 탐색하는 또 다른 방법이다(그림 2B). 환자를 매우 강력한 수소 핵을 조절하는 자기장 속에 위치시킨다. 수소 핵에 의해 내는 전자파를 추적 관찰하고, 그리고 컴퓨터를 이용하여 이들 자료로 몸의 영상을 만든다. 자기공명영상이 수소를 감지하기 때문에 많은 물을 함유한 연한 조직을 시각화하는 데 매우 효과적이다. 자기공명영상 기술은 종양과 다른 비정상을 들어내 보인다.

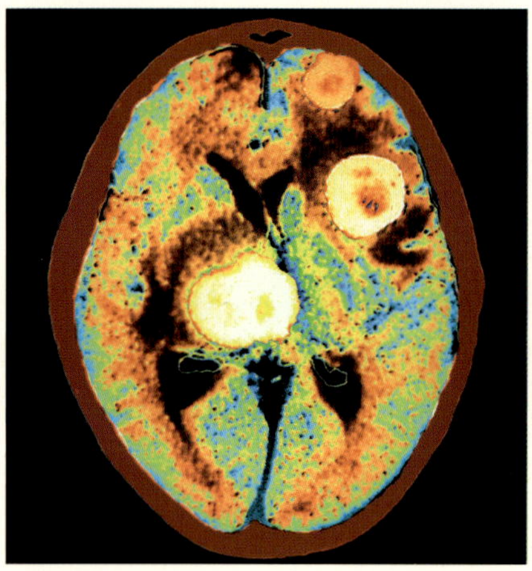

그림 2A

요오드를 주입한 뇌의 전산단층조영주사법이 대장암에서 뇌로 전이된 세 개의 뇌종양(난원형)을 보여준다.

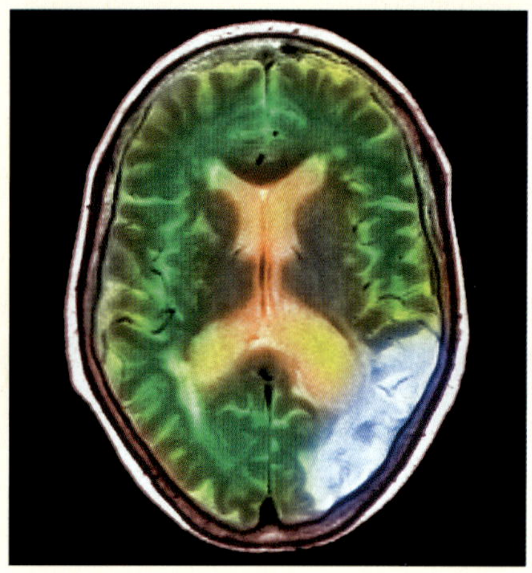

그림 2B

컬러 뇌주사자기공명영상이 뇌졸중을 나타낸다. 자기공명영상의 오른쪽 아랫부분의 희게 보이는 부분은 주변의 조직으로 혈액이 새어나온 것이다.

고, 그리고 그 원인으로 물체가 움직이는 것이 예이다. 위치에너지가 방출될 때 운동에너지로 변하게 되며, 그 결과 일을 한다.

위치에너지와 운동에너지는 많은 다양한 형태를 갖고 있다: 화학에너지, 기계에너지, 열에너지, 전기에너지와 전자기에너지가 있다. 이제 우리는 화학에너지와 기계에너지가 몸에서 중요한 역할을 어떻게 하는지 조사해 보자.

물질의 **화학에너지** chemical energy는 위치에너지 형태로 화학결합 안에 있다. 두 개의 구슬이 늘어진 용수철에 부착되었다고 생각해 보자. 구슬을 함께 밀고 용수철을 압축하기 위해서는, 이 과정에 에너지가 투입되어야 한다. 용수철이 압축되는 동안 위치에너지는 증가한다. 압축된 용수철이 확장될 때 위치에너지는 감소한다. 같은 방법으로, 두 개의 음전하 전자 혹은 두 개의 양전하 핵과 같이 같은 전하를 가진 입자는 서로 반발한다. 같은 전하를 띤 입자가 서로 가깝게 움직이면, 용수철을 압축한 것같이 그들의 위치에너지는 증가하고, 그들이 멀리 떨어지면 입자들의 위치에너지는 감소한다. 화학결합은 위치에너지의 형태인데, 그 이유는 원자 구성입자의 전하와 위치가 서로를 결속시키기 때문이다.

화학반응은 화학반응이 형성하는 생성물과 원자 구성입자의 상대 위치에 따른 결과에 의한 에너지의 변화 때문에 중요하다. 만약 화학반응의 생성물이 반응물보다 적은 위치에너지를 포함하고 있다면 에너지는 방출된다. 예를 들면, 음식 분자는 노폐물보다 더 많은 위치에너지를 포함하고 있다. 음식과 노폐물 사이의 위치에너지 차이는 사람 몸이 성장, 회복, 이동과 열 생산과 같은 활동을 일어나게 하는 데 이용된다.

에너지를 방출하는 반응의 예에는 ATP가 ADP와 인산기로 붕괴되는 것이 있다(그림 2.8a). 인산기는 ADP 분자에 위치에너지를 갖고 있는 공유결합으로 부착한다. ATP가 붕괴된 후에는 약간의 에너지가 열로 방출되고, 그리고 일부 에너지는 새로운 분자를 합성하거나 근육을 수축시키는 것과 같은 활동을 하는데 사용된다.

$$\text{ATP} \rightarrow \text{ADP} + \text{P}_i + \text{에너지(세포가 사용)}$$

에너지 보존의 법칙에 따르면 우주의 전체 에너지는 일정하다. 그러므로 에너지는 창조되지도 파괴되지도 않는다. 그러나 한 종류의 에너지는 다른 에너지로 변경될 수가 있다. 위치에너지는 운동에너지로 변환된다. 에너지 상태 사이에서 전환되는 동안의 효율은 100%가 아니고, 열에너지는 방출된다. 예를 들면, 용수철이 늘어날 때 용수철의 위치에너지는 기계에너지와 열에너지로 변환된다. **기계에너지**mechanical energy는 위치 또는 물체의 움직임의 결과로부터 생긴다. 팔다리를 움직이고, 숨을 쉬고, 또는 혈액의 순환과 같은 사람 몸의 많은 활동들은 기계에너지를 포함한다.

심화학습 5

운동을 하는 동안 왜 몸의 온도가 증가하는지 생각해 보자.

만약 화학반응의 생성물이 반응물보다 더 많은 에너지를 포함하고 있으면(그림 2.8b), 에너지는 다른 공급원으로부터 더해져야 한다. 음식 분자의 붕괴가 일어나는 동안 방출되는 에너지는 몸에서 이와 같은 종류의 반응을 위한 에너지의 근원이 된다. 음식 분자로부터 나오는 에너지는 ATP, 지방과 단백질과 같은 분자를 생산하는 데 이용된다.

$$\text{ADP} + \text{P}_i + \text{에너지(음식물 분자에서 온다)} \rightarrow \text{ATP}$$

화학반응의 속도

화학반응이 계속 진행되는 속도는 어떻게 쉽게 물질이 다른 것과 반응하는가, 물질 농도, 온도 그리고 촉매의 존재를 포함하는 여러 가지 요인에 의해 영향을 받는다.

반응물

반응물은 화학반응을 수행하는 반응물의 능력에서 각기 다르다. 예를 들면, 철이 스테인리스 스틸이 부식되는 것보다 더욱 빨리 부식된다. 그렇기 때문에 1980년 자유의 여신상을 윤을 내는 동안에, 여신상의 뼈대를 이루는 철근을 스테인리스로 교체하였다.

농도

어느 한도 내에서는, 반응물의 농도를 높일 수 있고, 화학반응이 일어날 때 속도를 높일 수 있는 데, 그 이유는 농도가 증가할 때 반응 분자는 더욱 서로 접촉하기 때문이다. 예를 들면, 세포 속의 산소의 정상 농도는 산소가 다른 분자와 접촉하여, 생명에 필요한 화학반응을 초래한다. 만약 산소 농도가 감소하면 화학반응 속도는 감소한다. 세포에서 산소가 감소하면 세포 기능을 손상시키고 세포사에 이를 수도 있다.

온도

환경 온도가 변화할 때 분자운동이 변하기 때문에, 화학반응의 속도는 부분적으로 온도에 영향을 받는다. 예를 들면, 반응이 사람이 약간의 열을 지녔을 때 빠른 속도로 전신에서 일어난다. 결과는 심장과 호흡속도가 증가하는 것 같이 대부분의 계통에서 활동이 증가한다. 그와 대조적으로, 체온이 떨어지면 반응속도가 감소한다. 아주 찬 손가락의 서투른 움직임은 찬 근육조직에서 화학반응의 감소된 속도 때문에 일어난다.

촉매제

정상 체온에서 대부분의 화학반응은 촉매라는 물질이 없다면 생명을 연명하기에는 너무 느리게 일어난다. **촉매**catalyst는 영구히 변화되거나 또는 제거되지 않고 화학반응의 속도를 증가시킨다. 효소는 촉매로 작

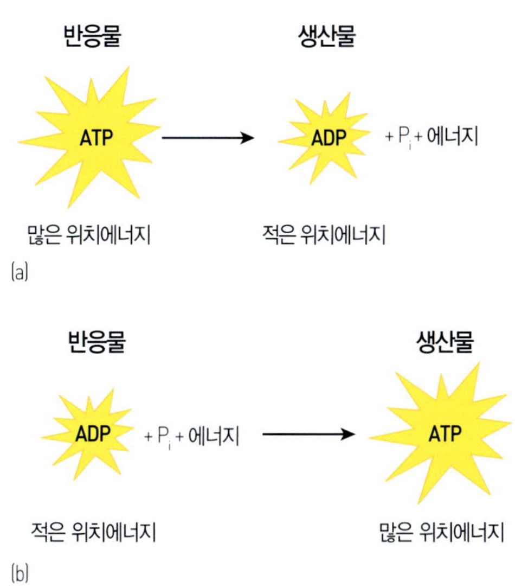

그림 2.8 에너지와 화학반응

이 반응에서 크기가 큰 "햇살"은 보다 많은 위치에너지를 나타내고, 크기가 작은 "햇살"은 보다 적은 위치에너지를 나타낸다. (a) ATP의 분해로 인해 에너지가 방출된다. (b) ATP의 합성을 위해 에너지의 유입이 요구된다.

용하는 단백질 분자이다. 몸 안에서 일어나는 많은 화학반응은 효소를 필요로 한다. 그것에 대하여 이장의 뒤에서 효소라는 단원에서 자세히 살펴본다.

2.3 산과 염기

학습성과

A. 수소 이온 농도지수를 기술
B. 생명체에서 완충 용액의 기능 이해

몸은 많은 분자와 몸의 기능을 변화시킬 수 있는 산과 염기라는 많은 화합물을 갖고 있다. **산** acid은 양성자를 제공한다. 전자가 없는 수소 원자는 양성자이기 때문에, 물속에 수소 이온을 방출하는 어느 물질이라도 산성이 된다. 예를 들면, 위 안에서 염산 HCl은 수소 이온 H^+과 염소 이온 Cl^-으로 분해된다.

$$HCl \rightarrow H^+ + Cl^-$$

염기 base는 양성자를 받아들인다. 예를 들면, 수산화나트륨 NaOH은 나트륨 이온 Na^+과 수산 이온 OH^-으로 분리된다. 이때 분리된 수산화 이온은 수소 이온과 결합하여 물을 만드는 양성자 수용체이다.

$$NaOH \rightarrow Na^+ + OH^-, \quad OH^- + H^+ \rightarrow H_2O$$

수소이온 농도지수

수소 이온 농도지수 pH scale는 용액의 수소 이온 농도를 나타낸다(그림 2.9). 수소 이온 농도지수의 범위는 0~14인데, 어떤 용액의 수소 이온 농도를 표시한다. 지수범위는 0~14까지이다. **중성 용액** neutral solution은 H^+ 과 OH^-의 동등한 수를 갖고 있으며, 따라서 pH 7.0이다. **산성 용액** acidic solution은 OH^-보다 높은 농도의 H^+를 갖고 있으며, 따라서 pH는 7.0보다 적다. **염기성 용액** basic solution 또는 *alkaline solution*은 OH^-보다 H^+가 적게 갖고 있어서 pH가 7.0보다 크다. pH 숫자와 실제 수소 이온 농도는 역비례하여 연관되어 있어서, 낮은 pH 숫자는 높은 H^+ 농도를 의미한다.

pH 값이 작아질수록 용액은 더욱 산성이 되고, pH 값이 커질수록 용액은 더욱 염기성이 된다. pH 범위 안에서 한 단위의 변화는 수소 이온 농도 H^+ 10배 변화를 나타낸다. 예를 들면, pH 6.0은 pH 7.0 용액보다 수소 이온 농도가 10배 더 높다. 따라서 pH의 작은 변화는 수소 이온 농도의 커다란 변화를 나타낸다.

사람 혈액의 정상적인 pH의 범위는 7.35~7.45이다. 만약에 혈액의 pH가 7.35보다 아래로 떨어지면 **산증** acidosis이라는 상태가 된다. 신경계통이 억제되고, 개체들은 혼란에 빠지고 거의 혼수상태에 이르게 된다. 만약에 혈액의 pH가 7.45보다 높아지면 **알칼리증** alkalosis이 된다. 신경계통이 지나치게 흥분되고, 그리고 개체가 극심하게 신경질적이 되거나 경련을 일으킨다. 산증과 알칼리증은 사망을 초래하기도 한다.

염류

염 salt은 수소 이온 이외의 양이온과 수산화 이온 이외의 음이온으로 구성된 화합물이다. 산과 염기 사이의 반응은 염을 형성한다. 예를 들어, 염산 HCl과 수산화나트륨 NaOH이 결합하면 염화나트륨 NaCl이라는 염을 만든다:

$$\underset{(\text{산})}{HCl} + \underset{(\text{염기})}{NaOH} \rightarrow \underset{(\text{염})}{NaCl} + \underset{(\text{물})}{H_2O}$$

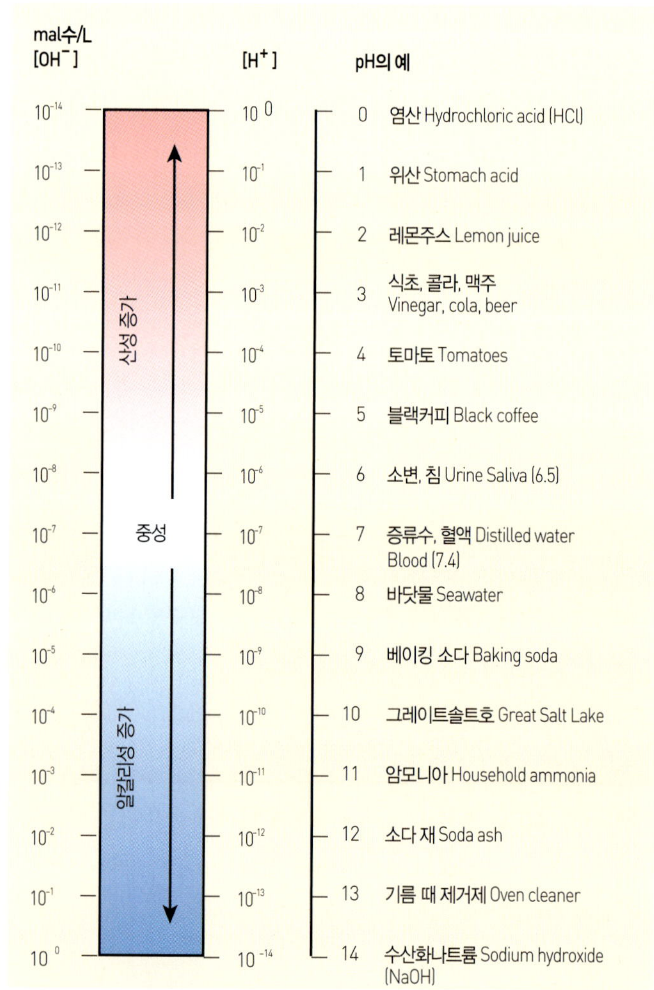

그림 2.9 수소 이온 농도지수

pH 값이 7이면 중성이다. 값이 7보다 작으면 산성(숫자가 작을수록 더 산성임)이다. 값이 7보다 크면 염기성(숫자가 클수록 더 염기성임)이다. 이 표에서는 대표적인 용액과 그들의 pH 값을 나열하였다.

완충제

많은 분자의 화학작용은 용액의 pH가 점차로 변하는 것처럼 변한다. 생물의 생존은 그 생물이 자신의 체액의 pH를 좁은 범위 내에서 조절하여 항상성을 유지할 수 있기 때문에 가능하다. 체액의 pH를 일정 범위 이내에서 조절하는 방법 중의 하나가 완충제를 사용하는 것이다. **완충제** buffer란 그 완충제를 포함한 용액에 산이나 염기가 더해지더라도 pH의 변화에 저항할 수 있는 물질을 말한다. 산이 더하여졌을 때, 완충제는 산의 수소 이온을 제거해버리며 이 과정을 통하여 용액의 pH가 감소하는 것을 방지하게 된다(그림 2.10).

심화학습 6

만약 용액에 염기를 더하면, 용액의 pH는 증가할지 아니면 감소할지 생각해보자. 만약 용액이 완충제로 되어 있다면, pH의 변화를 방지하기 위하여 어떤 반응이 일어나는가를 생각해보자.

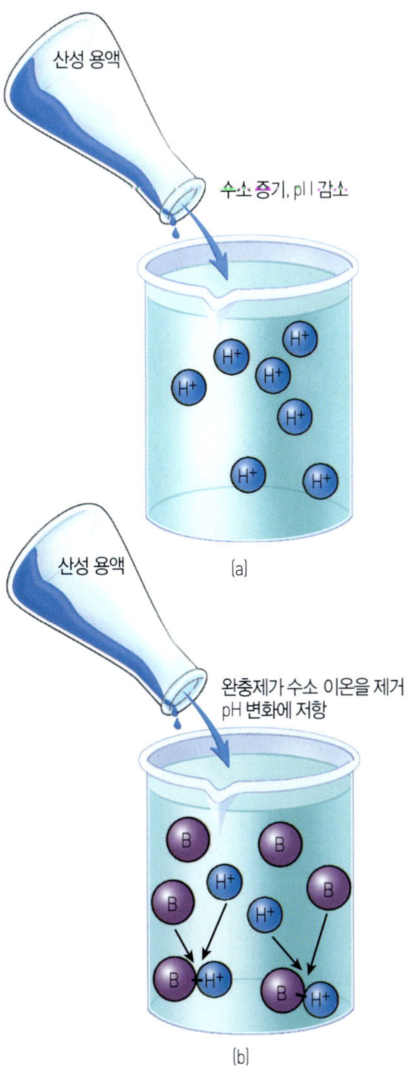

그림 2.10 완충제

(a) 일반 용액에 산성 용액을 추가하면 수소 이온 농도가 증가하여 pH가 감소한다. (b) 완충제에 산성 용액을 추가하면 pH의 변화는 매우 적다. 추가된 수소 이온이 완충제와 결합한다(완충제는 B로 표시됨).

2.4 무기물질

학습성과

A. 무기물질과 유기물질 구분
B. 산소, 이산화탄소와 물의 생리적 기능 설명

초기 과학자들은 무기물은 무생물로부터 유래하고, 유기물질은 생명체에서 추출한다고 믿었다. 그러나 화학이 발달하는 동안에 몸에도 무기물질을 포함하고 있고, 그리고 유기물질은 실험실에서 생산할 수 있다는 것이 명백해졌다. 최근에 **무기화학** inorganic chemistry은 탄소를 포함하지 않은 물질을 다루는 것이고, 반면에 **유기화학** organic chemistry은 탄소를 포함한 물질을 연구하는 것이라고 정의하였다. 이런 정의는 약간의 예외를 갖고 있다. 예를 들면, 이산화탄소와 일산화탄소는 비록 탄소를 갖고 있더라도 무기 분자로 분류된다.

무기물질은 사람의 해부학과 생리학에서 많은 중요한 역할을 한다. 예를 들어, 우리가 숨 쉬는 산소와 다른 가스들, 우리의 뼈를 만드는 인산칼슘, 그리고 단백질 기능을 위하여 필요로 하는 혈색소의 철과 알코올탈수소효소의 아연과 같은 금속들을 포함한다. 다음 단원에서 우리는 몸속의 모든 무기 분자인 산소, 탄소와 물에 대하여 논의한다.

산소와 이산화탄소

산소 oxygen; O_2는 작고, 비극성인 무기물 분자로 두 개의 산소 원자가 이중 공유결합으로 서로 붙어서 구성된다. 대기에 있는 가스의 약 21%가 산소이고, 산소는 대부분의 생명체에 필수적이다. 사람의 에너지는 음식 분자에서 추출되는 일련의 화학반응의 마지막 단계에서 산소가 필요하다(제 15장 참조).

이산화탄소 carbon dioxide; CO_2는 한 개의 탄소 원자가 두 개의 산소 원자와 묶여서 구성된다. 각 산소 원자는 탄소 원자에 이중 공유결합으로 묶여 있다. 이산화탄소는 포도당 같은 음식물 분자가 몸의 세포 안에서 분해대사를 할 때 만들어진다. 이산화탄소가 한 번 생산되면, 이산화탄소는 대사작용의 생성물로 세포에서 제거되고, 혈액에 의해 폐로 옮겨지고, 호흡하는 동안 제거된다. 만약 이산화탄소가 세포 안에 축적되게 허용된다면 이산화탄소는 독이 된다.

물

물 water; H_2O은 한 개의 산소 원자가 두 개의 수소 원자와 극성 공유결합으로 연결된 무기물 분자이다. 물은 생명체에게 매우 중요한 다음과 같은 성질을 가지고 있다:

1. *체온을 안정화 한다.* 물 분자의 움직임뿐만 아니라 수소결합의 붕괴를 위해서는 물이 많은 양의 열을 흡수해야 한다. 이런 까닭으로

물은 안정된 온도를 남아 있도록 한다. 대부분이 물인 혈액은 몸의 깊은 곳을 따뜻하게 하고 그런 다음 열을 방출하는 곳인 표면으로 흐른다. 덧붙여, 몸으로부터 중요한 열 손실을 야기하는 땀의 형태로 물이 증발한다.

2. *보호작용을 제공한다.* 물은 효과적인 윤활제이다. 예를 들면, 눈물은 눈꺼풀이 비벼지는 것으로부터 눈의 표면을 보호한다. 물은 또한 기관 주위에 손상으로부터 기관을 보호하는 것을 돕는 액체 방석을 형성한다. 뇌를 둘러싸고 있는 뇌척수액이 그 예이다.
3. *화학반응을 촉진한다.* 생명에 필요한 대부분의 화학반응은 반응 분자가 물에 녹아 있지 않는 한 일어나지 않는다. 예를 들면, 소금은 물 속에서 나트륨 이온과 염소 이온이 다른 이온과 반응하기 전에 나트륨 이온과 염소 이온으로 해리된다. 물은 또한 많은 화학작용에 직접 참여한다. 예를 들면, 음식을 소화하는 동안, 큰 분자와 물이 작용하여 작은 분자를 형성한다.
4. *물질을 수송한다.* 많은 물질이 물에 녹아 있고, 그리고 물이 움직일 때 이곳저곳으로 움직일 수 있다. 예를 들면, 혈액은 영양분, 가스와 몸 안의 노폐물을 운반한다.

2.5 유기물질

학습성과

A. 탄수화물, 지질, 단백질과 핵산의 주요 기능 설명
B. 효소 작용 설명

다른 원자들과 공유결합을 형성할 수 있는 탄소의 능력은 생명에 필요한 크고, 다양하고, 복잡한 분자를 형성하는 가능성을 만든다. 탄소 원자는 공유결합으로 서로 결속하여 많은 커다란 분자의 뼈대를 구성한다. 분자의 다양한 형성을 허용하는 공유결합 방법은 탄소 사슬의 길이를 변형하고, 다른 원자의 조합은 탄소뼈대에 결합한다. 예를 들면, 단백질은 천 개의 탄소 원자가 공유결합으로 서로 결합되어 있고, 그리고 다른 원자들, 예를 들어 질소, 황, 수소와 산소와 결합된다.

생명체에 필수적인 유기 분자의 주요한 네 집단은 탄수화물, 지질, 단백질과 핵산이다. 각각의 이 집단은 특정한 구조적 특징과 기능적 특징을 가지고 있다(표 2.3).

탄수화물

탄수화물 carbohydrate은 탄소, 수소와 산소 원자로 구성된다.

가장 작은 탄수화물은 **단당류** monosaccharide이다. 포도당과 과당은 많은 인체 세포의 탄수화물 에너지원이다. 더 큰 탄수화물은 단당류들을 화학적으로 결합시킴으로써 만들어지며 이런 이유로 단당류는 탄수화물의 단위 구조물이라 한다. 이와 같은 이유로 단당류는 탄수화물의 구성요소로 여긴다. **이당류** disaccharide는 두 개의 단당류가 공유결합으로 붙었을 때 형성된다. 예를 들어, 1개의 포도당과 1개의 과당이 결합하여 설탕이 만들어진다(그림 2.11a). **다당류** polysaccharide는 여러 개의 단당류들이 길게 결합하여 만들어진다. 글리코겐동물성 녹말은 포도당으로 이루어진 다당류이다(그림 2.11b). 세포가 갖고 있는 글리코겐은 에너지가 필요할 때, 에너지원으로 사용되는 포도당 분자로 분해된다. 식물성 녹말 역시 포도당으로 만들어진 다당류이며, 음식물로 섭취된 후 포도당으로 분해된다. 포도당의 다른 다당류인 섬유소는 식물 세포벽의 중요한 구성요소이다. 사람은 섬유소를 소화시키지 못한지만 그러나 섬유소는 대변으로 배출되는데, 섬유소 섬유가 대부분을 제공한다.

지질

지질 lipid은 비극성 용매인 알코올 또는 아세톤에는 용해되고 극성 용매인 물에는 녹지 않는다. 지질은 주로 탄소, 수소, 산소로 구성되어 있지만, 일부 지질의 미량 성분인 인과 질소와 같은 다른 성분도 있다. 지질은 주로 탄소, 수소와 산소로 구성되며, 인과 질소는 지질의 미량 성분이다. 지질은 탄수화물이 포함하고 있는 것보다 탄소에 대한 산소의 낮은 비율을 갖고 있다.

지방, 인지질, 아이코사노이드와 스테로이드는 지질의 예이다. **지방** fat은 중요한 에너지 저장 분자이고, 또한 신체를 보호하고 방열의 역할을 하기도 한다. 지방의 단위 구조물은 글리세롤과 **지방산** fatty acid이다(그림 2.12). 글리세롤은 각 탄소 원자에 **수산기** hydroxyl group; –OH가 붙은 3개의 탄소 분자이며, 그리고 지방산은 **카르복실기** carboxyl group가 그 끝에 붙은 탄소사슬로 구성되어 있다. 카르복실기는 산소 원자와 수산기가 탄소 원자에 붙어서 구성된다(–COOH).

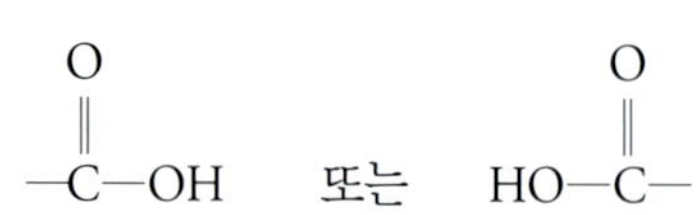

카르복실기는 산성 성질을 갖고 있는데 그 이유는 용액 속으로 수소 이온을 내 보내기 때문이다. **트리글리세리드** triglyceride는 가장 흔한 지방 분자이다. 트리글리세리드는 글리세롤 분자에 3개의 지방산이 결합되어 있다.

지방산 간의 차이는 길이와 탄소사슬의 포화 정도에 따라 나타난다. 자연적으로 존재하는 대부분의 지방산은 14~18개의 탄소 원자를 포함한다. 탄소 원자 사이에 단일 공유결합만 갖고 있다면 지방산은 **포화** saturated되어 있다(그림 2.13a). 포화지방의 출처는 소고기, 돼지고기, 우유, 치즈, 버터, 달걀, 코코넛 오일과 팜유 등이다. 탄소사슬이 **불포화** unsaturated된 것은 하나 또는 그 이상의 이중 공유결합을 갖고 있기 때

표 2.3 중요한 유기분자와 이들의 기능

분자	원자	구성요소	기능	예
탄수화물	C, H, O	단당류	에너지	단당류는 에너지원으로 사용된다. 다당류인 당원은 에너지 저장 분자이다.
지질	C, H, O (가끔 P, N)	글리세롤과 지방산	에너지	지방은 에너지원으로 저장되었다가 분해된다. 같은 무게라면 지방이 탄수화물보다 두 배 정도 에너지를 더 생산한다.
			구조	인지질과 콜레스테롤은 세포막을 구성하는 중요한 성분이다.
			조절	스테로이드 호르몬은 여러 생리과정을 조절한다(에스트로겐과 테스토스테론은 남성와 여성의 차이를 나타내는 데 관여한다).
단백질	C, H, O, N(대부분 S)	아미노산	조절	효소는 화학반응의 속도를 조절한다. 호르몬의 여러 생리과정을 조절한다(인슐린은 세포의 포도당 수송에 영향을 준다).
			구조	아교섬유는 우리 몸의 여러 부분에서 구조적 틀을 형성한다.
			에너지	단백질은 분해되어 에너지원으로 사용된다. 같은 무게라면 단백질과 탄수화물은 같은 분량의 에너지를 생산한다.
			수축	근육에 있는 액틴과 미오신은 근육 수축을 담당한다.
			수송	적혈수에 있는 혈색소는 산소를 운반한다.
			보호	항체와 보체는 미생물과 외부 물질에 대항하여 우리 몸을 보호한다.
핵산	C, H, O, N, P	뉴클레오티드	조절	DNA는 세포의 활성도를 조절한다.
			유전	DNA의 일부인 유전자는 다음 세대에게 전달될 수 있다.
			유전자 발현	RNA는 유전자 발현에 관여한다.

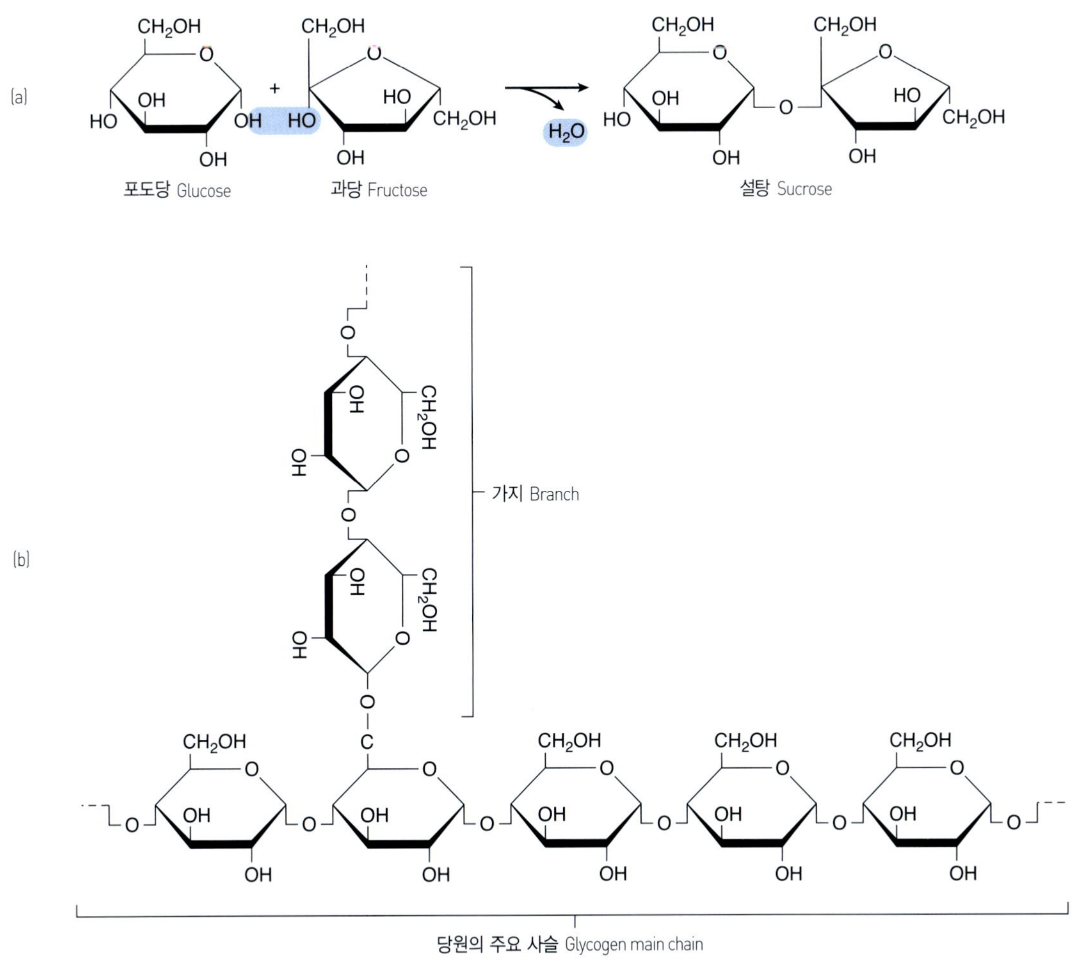

그림 2.11 탄수화물

(a) 단당류인 포도당과 과당은 합쳐져서 이당류인 설탕을 형성한다. (b) 당원은 여러 포도당 분자가 합쳐져서 형성된 다당류이다.

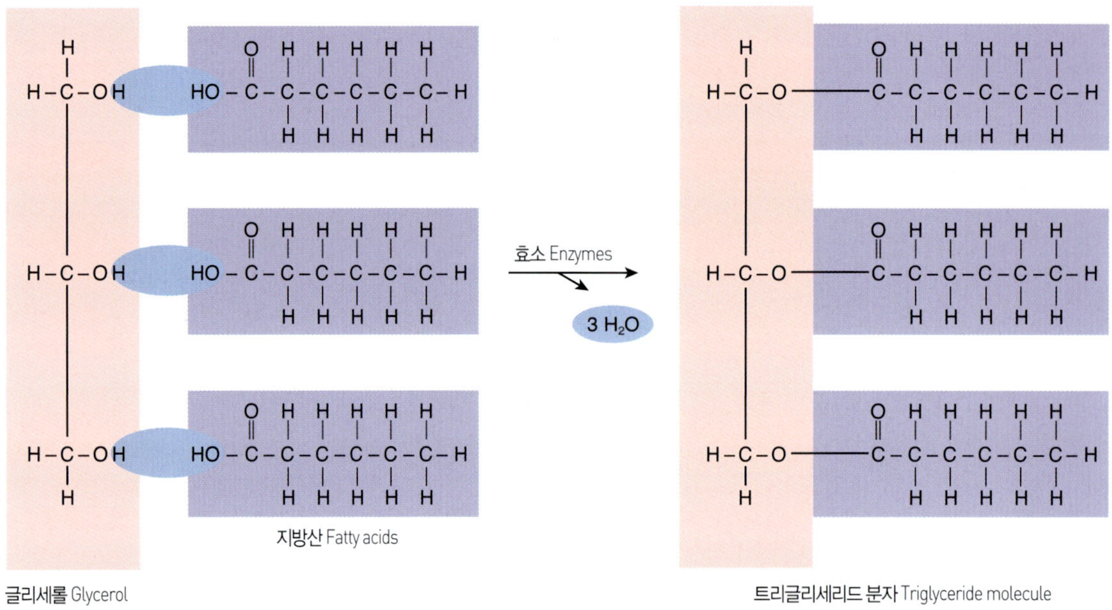

그림 2.12 트리글리세리드

한 개의 글리세롤 분자와 세 개의 지방산이 합쳐지면 트리글리세리드를 형성한다.

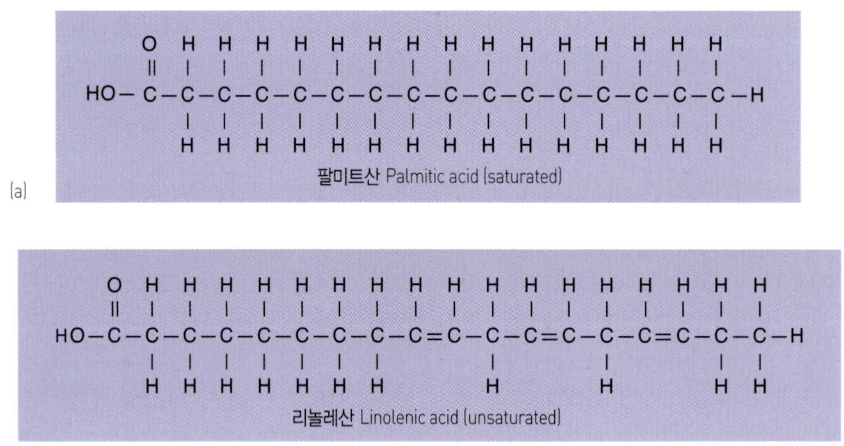

그림 2.13 지방산

(a) 팔미트산은 포화지방산이다. 이들은 탄소 원자 사이에 이중결합이 없다. (b) 리놀렌산은 불포화지방산이다. 탄소 원자 사이에 세 개의 이중결합이 있는 것을 확인하자.

문이다(그림 2.13b). 이중 공유결합이 탄소사슬을 따라 여러 종류의 동등한 불포화도를 가진 불포화지방산이 존재하기 때문에 가능하다. 올리브 오일, 피넛 오일과 같은 **단일불포화지방** monounsaturated fat은 탄소 원자 사이에 하나의 이중 공유결합을 갖고 있다. 홍화유, 해바라기, 옥수수와 생선기름과 같은 **고도(다가)불포화지방** polyunsaturated fat은 두 개 또는 그 이상의 이중 공유결합을 탄소 원자 사이에 갖고 있다. 불포화지방은 음식에 들어있는 지방의 대표적 형태이며, 포화지방과는 달리 심장혈관계통의 심혈관질환에 악영향을 끼치지는 않는다.

트랜스 지방 trans fat은 수소 원자를 부가하여 포화지방산을 만드는 과정에서 부수적으로 생성되는 불포화지방이다. 수소원자를 부가하는 과정은 더욱 포화되고 이런 이유로 더욱 단단한 지방 그리고 안정화된 지방 긴 유통기한을 만드는 과정이다. 그러나 이러한 화합물의 구조의 변화는 심장혈관계통의 위험요소 중 포화지방보다 너 큰 요소인 *트랜스* 지방의 소모를 일으킨다.

인지질 phospholipid은 인을 포함한 분자로 대치된 글리세롤에 묶인 지방산의 하나인 트리글리세리드와 비슷하다(그림 2.14). 인지질은 인산염이 묶인 분자의 말단에서 극성이고, 다른 말단에서는 비극성이다. 분자의 극성 말단은 물과 끌리는데 이것을 **친수성** hydrophilic이라 한다. 비극성말단은 물과 반발하는데, 이것을 **소수성** hydrophobic이라 한다. 인지질은 세포막의 중요한 구조 구성성분이다(제3장 참조).

아이코사노이드 eicosanoid는 지방산으로부터 유래하는 중요한 화학물질이다. 아이코사노이드는 대부분의 세포에서 만들어지며, 중요한 제어

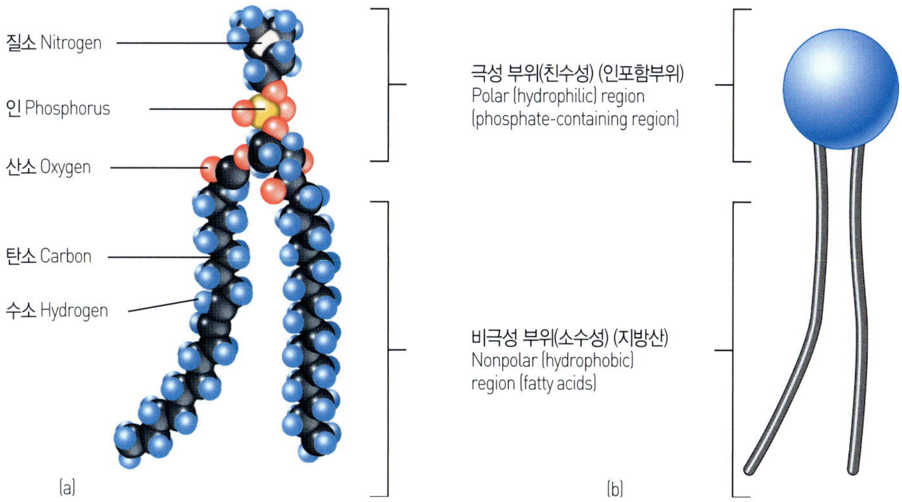

그림 2.14 인지질

(a) 인지질의 분자구조 모형. (b) 인지질을 간략하게 그린 모습.

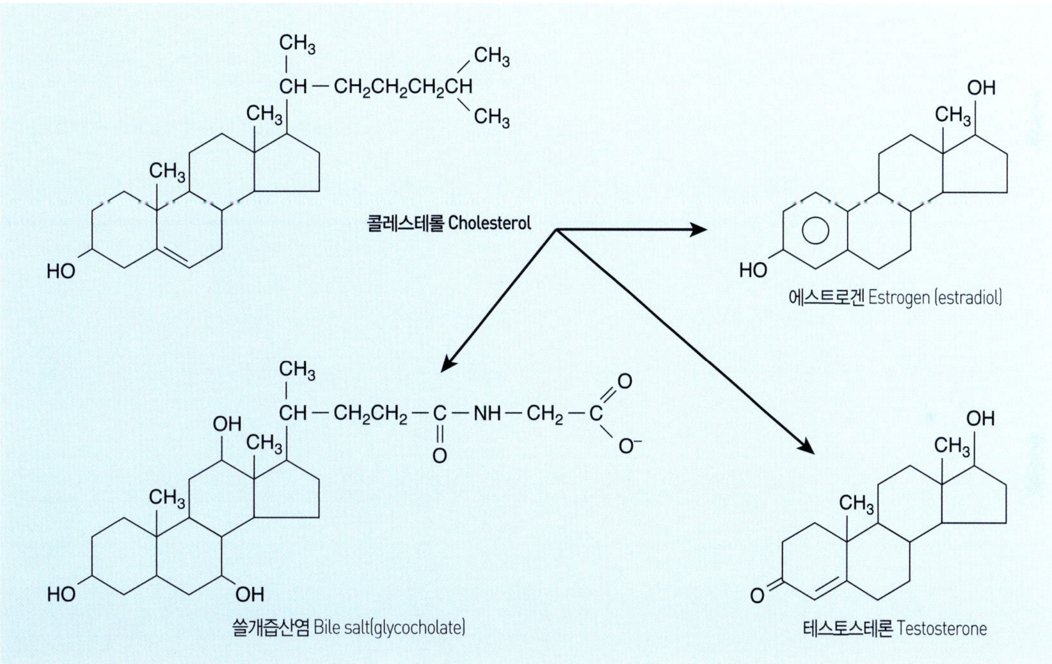

그림 2.15 스테로이드

스테로이드는 4개의 탄소 원자 고리로 이루어진 크기가 큰 지질 분자들이다. 각 스테로이드 분자는 이러한 기본 구조에 붙어 있는 탄소 사슬의 차이에 의해 달라진다. 콜레스테롤이 가장 잘 알려진 스테로이드이며, 다른 스테로이드를 생산하기 위해 변형될 수 있다.

분자이다. 아이코사노이드의 수많은 효과 중에는 조직의 손상에 반응하는 역할이 있다. 아이코사노이드의 한 가지 예로 프로스타글란딘이 있는데, **프로스타글란딘** prostaglandin은 일부 호르몬의 분비를 조절하고, 혈액 응고, 일부 생식기능과 수많은 다른 과정들에 관계되어 있다. 아스피린과 다른 소염제의 많은 치료효과들이 프로스타글란딘 합성을 억제하는 능력에 의해서 일어난다.

스테로이드 steroid는 탄소 원자가 4개의 반지 모양의 구조로 서로 연결되어 구성된다. 콜레스테롤은 중요한 스테로이드인데 그 이유는 스테로이드가 콜레스테롤에서 합성되기 때문이다. 예를 들면, 창자에서 지방흡수를 증가시키는 쓸개즙산염은 콜레스테롤로부터 유래하며, 생식 호르몬인 에스트로겐, 프로게스테론과 테스토스테론도 있다(그림 2.15). 게다가 콜레스테롤은 세포막의 주요 구성요소이다. 혈액 속의 높은 콜레스테롤의 수준이 심혈관질환의 위험요소를 증가시키더라도, 일정량의 콜레스테롤은 정상적인 기능을 위해서는 필수적이다.

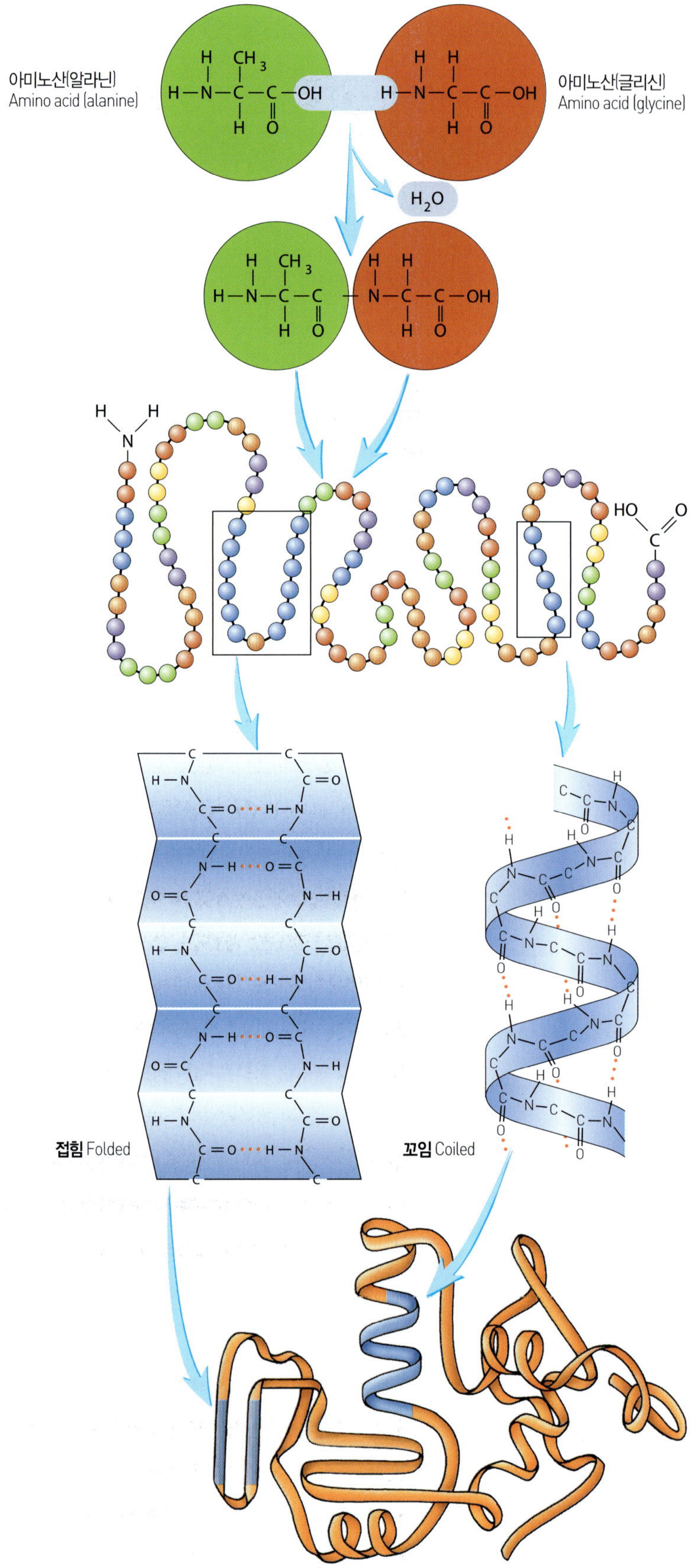

(a) 아미노산의 두 가지 예. 각각의 아미노산은 아민기(–NH_2)와 카르복실기(–COOH)를 지니고 있다.

(b) 개별 아미노산이 합쳐진다.

(c) 단백질은 서로 다른 아미노산 사슬에 의해 구성된다(다른 색깔의 공으로 표시됨).

(d) 아미노산 사슬의 3차원 모습으로 아미노산 사슬 사이에 있는 수소결합(*빨간색 점선*)이 보인다. 수소결합 때문에 아미노산 사슬이 접히거나 꼬인다.

(e) 전체 단백질은 3차원 형상 결정을 나타낸다.

그림 2.16 단백질 구조

단백질

모든 **단백질**protein은 탄소, 수소, 산소와 질소, 그리고 대부분이 약간의 황을 갖고 있다. 단백질의 구성요소는 **아미노산**amino acid으로, 아미노산은 **아민기**amine group; $-NH_2$와 카르복실기를 가진 유기산이다(그림 2.16a). 단백질은 20개의 기본형 아미노산이다. 사람은 이 중 12개를 간단한 유기분자를 이용하여 합성할 수 있으나, 나머지 필수아미노산 8개는 인체에서 합성할 수 없으므로 음식물로부터 섭취하여야 한다.

단백질은 많은 아미노산이 서로 만나 사슬을 이루어 구성된다(그림 2.16b · c). 아미노산의 수는 20개에 불과하지만 수백, 수천 개의 아미노산이 결합하는 순서에 따라서 각각 특이한 구조와 기능을 가지는 단백질들이 합성된다. 다른 단백질은 다른 종류 그리고 수많은 아미노산을 갖고 있다. 사슬 속의 아미노산 사이의 수소결합은 사슬을 접히게 하거나 꼬이게 하여 특정한 삼차원 구조를 구성하는 원인이 된다(그림 2.16d · e). 단백질이 자기 기능을 수행할 수 있는 것은 단백질의 모양에 달려 있다. 단백질의 모양을 유지하고 있는 수소결합이 파괴되면, 단백질은 비활동적으로 된다. 이러한 모양의 변화를 **변성**denaturation이라 하며, 비정상적으로 높은 온도 또는 pH의 변화에 의해 일어난다.

단백질은 여러 가지 중요한 작용들을 한다. 예를 들면, 구조단백질은 인체 조직의 근간을 형성하며, 근육은 근육수축에 필요한 근단백질액틴, 미오신을 함유하고 있고, 효소단백질은 인체 내 화학반응의 속도를 조절하는 역할을 한다.

효소

효소enzyme는 효소 없이 진행되는 화학반응의 속도를 증가시키는 단백질 촉매이다. 효소는 화학반응을 시작하는 데 필요한 에너지인 **활성화 에너지**activation energy를 낮추어서 화학반응의 속도를 증가시킨다. 예를 들면, 불꽃의 형태인 열이 산소와 휘발유 사이의 반응을 시작하는 데 필요하다. 몸 안에서 일어나는 대부분의 화학반응은 효소에 의하여 활성화 에너지가 감소한다(그림 2.17). 낮춰진 활성화 에너지는 생명을 유지하는 반응을 빠르게 진행할 수 있도록 한다.

종이 클립은 아미노산을 나타내고 당신의 손은 효소를 나타낸다고 생각해 보자. 상자 안에 있는 종이 클립은 때때로 서로 합쳐진다. 그러나 당신의 손을 사용하여 종이 클립을 빠르게 연결하여 사슬을 만들 수 있다. 이와 같은 방법으로, 효소는 아미노산을 빠르게 연결하여 사슬을 만들어 단백질을 형성한다. 효소는 효소 없이 일어나는 화학반응의 속도보다 백만 배 빠른 화학반응의 속도를 가능하게 한다.

효소의 3차원 구조는 그 효소의 작용에 있어서 매우 중요하다. 효소반응의 **자물쇠와 열쇠 모형**lock-and-key model에 따르면 효소의 모양과 반응물은 효소가 반응물에 쉽게 결합하는 것을 가능하게 한다. 반응물을 다른 것에 매우 밀접하도록 하는 것은 반응을 위한 활성화 에너지를 낮춘다. 효소와 반응물은 서로 꼭 맞아야 하기 때문에, 효소는 자신이 조절하는 반응을 위하여 매우 특이하며, 각 효소는 다만 한 종류의 화학반응만을 조절한다. 화학반응이 종결되면 효소는 반응물로부터 분리되고 다른 반응물과 결합하여 다시 사용될 수 있다(그림 2.18).

인체의 화학반응들은 주로 효소의 농도나 활성도를 조정하는 기전들에 의하여 조절된다. 세포 내에서 효소가 만들어지는 속도 혹은 그 효소가 활성인가 비활성인가의 여부가 화학반응들의 속도를 결정한다.

핵산(DNA와 RNA)

디옥시리보핵산deoxyribonucleic acid; DNA은 세포의 유전물질이며 단백질 합성 시 아미노산의 결합 순서를 결정하고, 합성된 단백질은 궁극적으로 세포의 활동을 조절하는 역할을 한다. DNA는 단백질의 구조를 결정하는 정보를 포함하고 있다. **리보핵산**ribonucleic acid; RNA은 구조적으로 DNA와 연관되어 있고, 세 종류의 RNA도 역시 유전자 발현 또는 단백질 합성에 중요한 역할을 수행한다. 제3장에서 우리는 DNA와 RNA가 세포의 기능을 알려주는 방법을 탐구한다.

핵산nucleic acids은 탄소, 수소, 산소, 질소와 인으로 구성된 큰 분자이다. DNA와 RNA는 둘 다 **뉴클레오티드**nucleotides라는 기본 구성요소로 구성되어 있다. 각 뉴클레오티드는 질소 유기염기와 인산기가 부착된 당(단당류)으로 구성되어 있다(그림 2.19). 당은 DNA에는 디옥시리보오스, RNA에는 리보오스가 있다. 유기염기에는 단일 고리분자인 티민thymine, 시토신cytosine과 우라실uracil, 이중 고리분자인 아데닌adenine과 구아닌guanine이 있다.

DNA 사슬의 두 가닥은 서로 돌면서 꼬이는 이중 나선구조를 하고 있어 나선형 사다리와 흡사한 모습인데, 여기서 각각의 계단은 질소 염기

관련된 질환

시안화물 중독

Justin Hale는 그의 집의 화제로부터 구조되었지만, 시안 중독을 겪었다. 고무와 플라스틱이 탈 때 나오는 연기를 흡입하는 것이 가정화재 시에 시안 중독의 원인으로 가장 흔하다. 시안화합물은 사립체에서 ATP 생산을 방해하기 때문에 사람을 죽게 할 수 있다(제3장 참조). 세포는 충분한 ATP가 없으면, 기능부전이 되어 죽게 된다. 심장과 뇌는 시안 중독에 특히 민감하다.

흡입 또는 피부를 통한 흡수에 의한 시안 중독은 일부 제조업체에서 일어날 수 있으며, 그리고 시안 가스는 유태인 학살 때 사람을 죽이는 데 사용되었다. 시안을 먹는 의도적인 자살은 드물지만, 스파이 영화에서 자살 캡슐에 의해 유명해졌다. 1982년 시카고 인근에서 일곱 사람이 누군가 시안을 의도적으로 섞은 타이레놀을 먹고 죽었다. 차후의 쓸데없는 모방 범죄가 일어나서 수정이 불가능한 캡슐과 포장이 널리 사용되게 되었다.

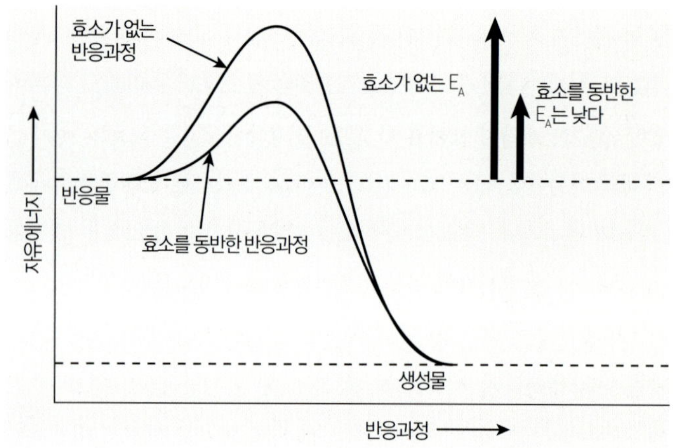

그림 2.17 활성화 에너지와 효소

활성화 에너지는 화학반응을 시작하는 데 필요한 에너지이다. 효소가 없으면, 화학반응이 진행되지만 더 많은 에너지를 필요로 한다. 효소는 활성화 에너지를 낮춰서 보다 쉽게 화학반응이 진행되도록 한다.

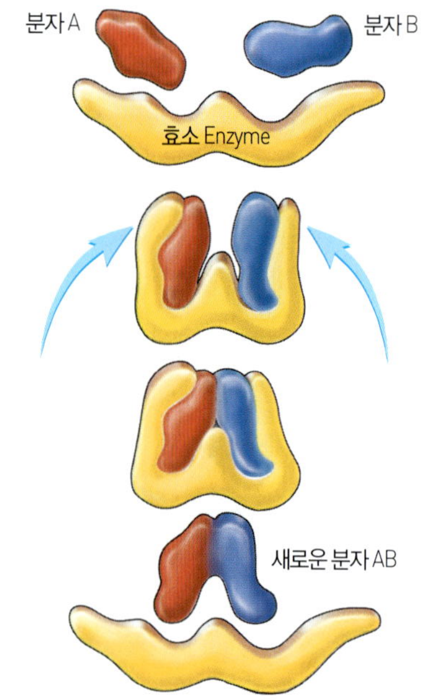

그림 2.18 효소의 작용

효소는 반응하는 분자를 한 곳에 모은다. 반응 분자가 효소의 모양과 꼭 알맞기 때문(자물쇠 - 열쇠 모형)에 가능하다. 반응이 끝난 뒤, 변형되지 않은 효소는 다시 사용이 가능하다.

1. 핵산의 구성요소는 인산기, 당과 질소염기로 구성된 뉴클레오티드이다.
2. 인산기는 당과 연결되어 두 줄의 뉴클레오티드를 형성한다(보라색 기둥).
3. 뉴클레오티드 사이의 수소결합(빨간색 점선)은 함께 두 줄의 뉴클레오티드와 합쳐진다. 아데닌은 티민과 결합하고, 시토신은 구아닌과 결합한다.
4. 두 줄의 뉴클레오티드 사슬이 꼬이면서 이중 나선구조를 형성한다.

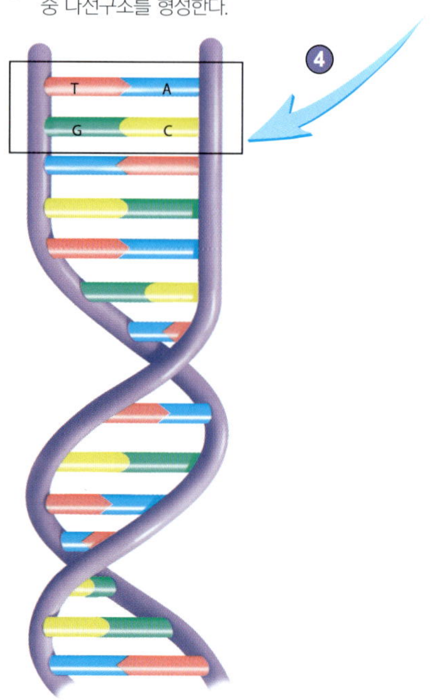

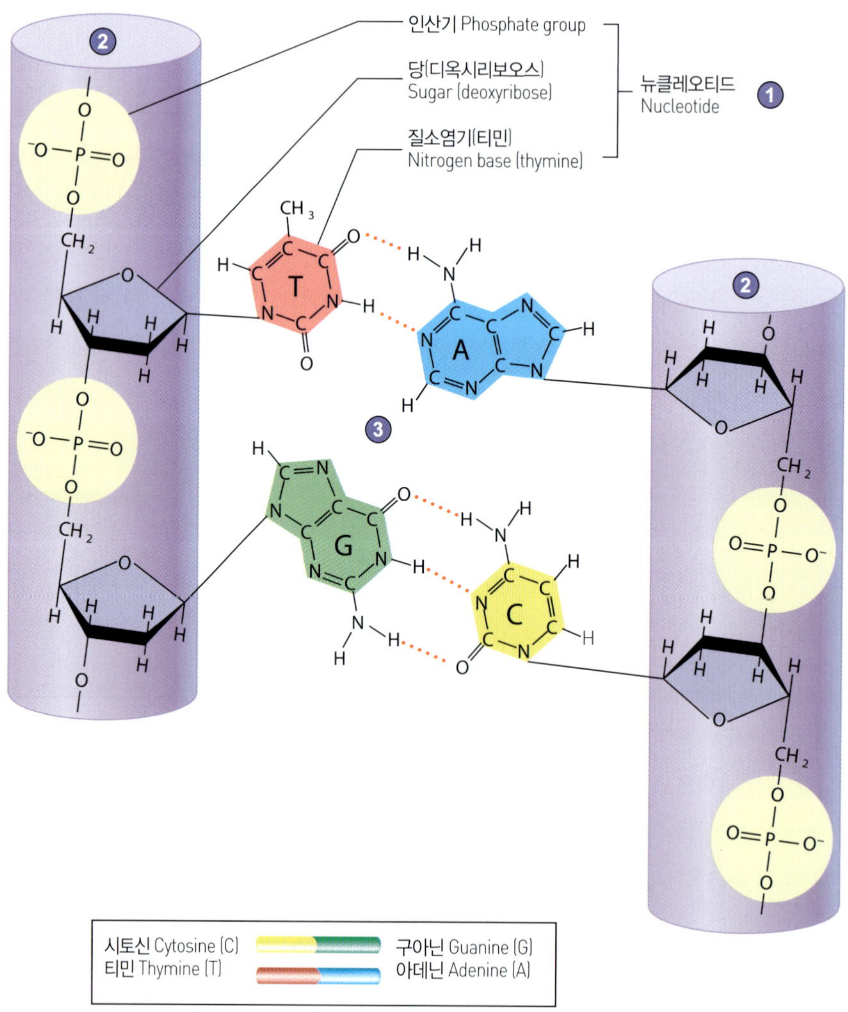

그림 2.19 DNA의 구조

쌍에 해당한다. 사다리의 옆은 당분자와 이웃한 뉴클레오티드의 인산기 사이의 공유결합에 의하여 형성된다. 사다리의 가로대는 한쪽편의 뉴클레오티드의 염기가 다른 쪽의 염기와 수소결합으로 연결되어 형성된다. DNA의 각 뉴클레오티드는 유기염기의 하나를 포함하고 있다. 아데닌, 티민, 시토신, 또는 구아닌. 아데닌은 티민과만 결합하는데, 그 이유는 유기염기인 아데닌과 티민의 구조가 아데닌과 티민 사이에 두 개의 수소결합을 형성하는 것을 허용하기 때문이다. 시토신은 구아닌과만 결합하는데, 그 이유는 유기염기인 시토신과 구아닌이 시토신과 구아닌 사이에 세 개의 수소결합을 할 수 있게 하기 때문이다.

DNA 분자의 유기염기의 배열에는 유전정보가 저장되어 있다. 각 DNA 분자는 백만 개의 유기염기로 구성되어 있고, 그리고 DNA의 염기서열은 단백질 분자에서 발견되는 아미노산 서열과 형태를 결정한다. 효소는 단백질이기 때문에, DNA 구조는 효소 구조를 조절하는 것에 의하여 세포에서 일어나는 화학반응의 속도와 형태를 결정한다. 그러므로 DNA에 포함된 정보는 궁극적으로 모든 세포 활동을 정의한다. DNA로 부호화된 아교섬유와 같은 단백질은 사람의 많은 구조적 형태를 결정한다. DNA에 의해 부호화된 다양한 아교섬유 단백질은 사람의 수많은 구조적 특성을 결정한다.

RNA는 DNA의 단일 뉴클레오티드 사슬과 유사한 구조를 갖고 있다. DNA처럼, 서로 다른 네 개의 뉴클레오티드가 RNA 분자를 만드는데, 유기염기는 티민만 우라실로 대치된 것만 제외하고 나머지는 같다. 우라실은 아데닌하고만 결합한다.

삼인산아데노신(ATP)

삼인산아데노신 adenosine triphosphate; ATP은 모든 생명체에서 발견되는 특별히 중요한 유기분자이다. 삼인산아데노신은 아데노신(유기염기 아데닌과 리보오스 당)과 세 개의 인산기로 구성되어 있다(그림 2.20). **이인산아데노신** ADP은 단지 2개의 인산기를 갖고 있다. 위치에너지는 둘째와 셋째 인산기 사이의 공유결합에 에너지를 저장하는 것은 생명체에 중요한데 그 이유는 세포 안의 거의 모든 화학작용에 사용되는 에너지는 둘째와 셋째 인산기의 공유결합이 제공하기 때문이다.

삼인산아데노신 ATP은 가끔 세포의 에너지 공급원이라고 불리는데 그 이유는 에너지 저장과 에너지 제공을 모두 할 수 있는 능력이 있기 때문이다. ATP의 농도는 값의 좁은 범위 내에서 유지되며, 그리고 필수적인 모든 에너지가 필요한 화학반응은 ATP의 양이 부적절해질 때 멈춘다.

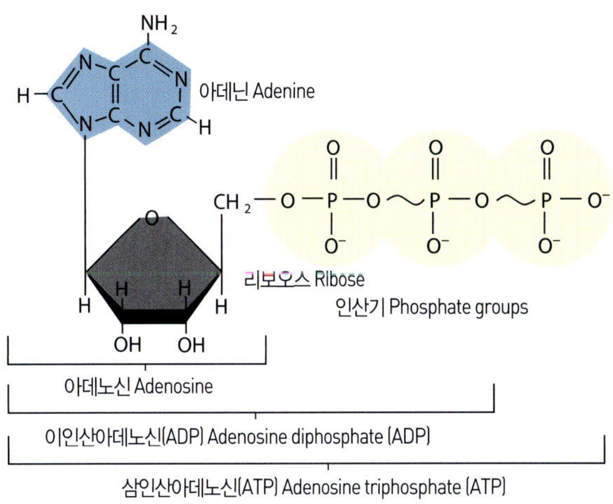

그림 2.20 ATP의 구조

단원 요약

화학은 구성과 물질의 구조와 그들이 겪는 반응을 공부하는 것이다.

2.1 일반화학

물질, 질량과 중량

1. 물질은 공간을 차지하고 질량을 갖는 것이다.
2. 질량은 물건 속의 물질의 양, 그리고 중량은 지구와 물건 사이의 중력 인력의 결과로 생긴다.

원소와 원자

1. 원소는 가장 간단한 형태의 물질로 독특한 화학적 성질과 물리적 성질을 갖고 있다.
2. 원자는 원소의 화학적 특징을 지닌 원소의 가장 작은 입자이다. 원소는 단지 한 종류의 원자로 구성되어 있다.

원자 구조

1. 원자는 중성자, 양전하의 양성자와 음전하의 전자로 구성된다.
2. 원자는 양성자의 수와 전자의 수가 동등하기 때문에 전기적으로 중성이다.
3. 양성자와 중성자는 핵 속에 있고, 전자는 핵 주위의 전자구름으로 나타낼 수 있다.

단원 요약

4. 원자번호는 원소의 각 원자의 독특한 양성자 수이다. 질량수는 양성자 수와 중성자 수의 합이다.

전자와 화학결합

1. 이온결합은 전자가 하나의 원자에서 다른 원자로 전자가 옮겨가서 생긴다.
2. 공유결합은 한 쌍의 전자를 원자 사이에 공유함으로 생긴다. 극성 공유결합은 전자쌍을 불평등하게 공유한다.

수소결합

수소결합은 극성 분자의 양전하를 띠는 수소원자와 음전하를 가진 다른 극성분자 사이의 약한 끌림이다. 수소결합은 큰 분자의 입체구조를 결정하는 데 중요하다.

분자와 화합물

1. 분자는 둘 또는 그 이상의 원자가 공유 결합하여 독립적인 단위로 반응을 보이는 구조를 형성한다.
2. 화합물은 둘 또는 그 이상의 다른 형태의 원자가 화학적으로 결합한 것이다. 화합물은 분자(공유 화합물) 또는 조직화된 이온의 집합체(이온 화합물)이다.

해리

해리는 극성 물 분자에 의한 이온 화합물에서 이온이 분리되는 것이다.

2.2 화학반응

화학반응의 분류

1. 합성반응은 반응물의 조합에서 새롭고 커다란 생성물을 형성하는 것이다.
2. 분해반응은 커다란 반응물을 부수어 작은 생성물로 만드는 것이다.
3. 교환반응은 반응물이 쪼개지는 분해반응과 분해반응의 생성물이 다시 재결합하는 합성작용이다.

가역반응

1. 가역반응에서 반응물은 생성물을 형성할 수 있거나, 또는 생성물은 반응물을 형성할 수 있다.
2. 반응물의 양에 비례하여 생성물은 평형상태에서 변함이 없다.

에너지와 화학반응

1. 에너지는 일을 할 수 있는 능력이다. 위치에너지는 일을 할 수 있는 에너지가 저장된 것이고, 운동에너지는 물체의 운동의 원인이 되어 일을 한다.
2. 에너지는 화학결합에 위치에너지로 존재한다.
3. 반응물보다 생성물이 위치에너지를 적게 포함하고 있을 때의 화학반응에서는 에너지가 방출된다. 에너지는 분자의 합성에 사용되거나 일을 할 때 사용되고 일부는 열로 상실된다.
4. 에너지는 생성물이 반응물보다 더 많은 위치에너지를 포함한 반응에 사용된다.
5. 에너지는 생성되지도 파괴되지도 않지만, 그러나 한 가지 종류의 에너지는 다른 종류의 에너지로 변화될 수 있다.

화학반응의 속도

1. 화학반응의 속도는 반응물의 농도가 증가하고, 온도가 증가하거나 촉매가 존재할 때에 증가한다.
2. 촉매(효소)는 영원히 변하지 않으며 화학반응의 속도를 증가시킨다.

2.3 산과 염기

산은 양성자(수소 이온)의 제공자이고, 염기는 양성자의 인수자이다.

수소 이온 농도지수

1. 중성 용액은 수소 이온과 수산화 이온이 동등한 수를 갖고 있고 pH는 7.0이다.
2. 산성 용액은 수소 이온을 수산화 이온보다 많이 갖고 있고 pH는 7.0보다 적다.
3. 염기성 용액은 수소 이온을 수산화 이온보다 적게 갖고 있고 pH는 7.0보다 크다.

염류

염은 산이 염기와 반응할 때 형성된다.

완충제

완충제는 산이나 염기가 더했을 때 수소 이온 농도가 변하는 것에 저항을 하는 화학물질이다.

단원 요약

2.4 무기물질

1. 무기화학은 대부분이 탄소를 포함하지 않는 물질과 관련이 있다. 그러나 이산화탄소나 일산화탄소와 같은 탄소 함유물질을 포함한다.
2. 일부 무기 화합물은 몸에서 중요한 역할을 수행한다.

산소와 이산화탄소

1. 산소는 음식물 분자로부터 에너지를 추출하는 데 관여를 한다.
2. 이산화탄소는 음식물 분자의 분해의 부산물이다.

물

1. 물은 체온을 안정화 한다.
2. 물은 윤활작용과 완충작용을 하여 보호작용을 한다.
3. 물은 많은 화학반응에 필요하다.
4. 물은 많은 물질을 수송한다.

2.5 유기물질

유기물질은 공유결합으로 서로 연결된 탄소 원자를 포함한다.

탄수화물

1. 탄수화물은 몸에 에너지를 공급한다.
2. 단당류는 이당류와 다당류와 같은 좀 더 복잡한 탄수화물을 만드는 구성요소이다.

지질

1. 지질은 알코올 또는 아세톤과 같은 비극성 용매에 녹는 물질이고 그러나 물과 같은 극성 용매에는 녹지 않는다. 지방, 인지질과 스테로이드는 지질의 예이다.
2. 지질은 에너지(지방)를 제공하고, 구조적 구성요소(인지질)로서 제공되고, 그리고 생리적 과정(스테로이드)을 조절한다.
3. 트리글리세리드(지방)의 구성요소는 글리세롤과 지방산이다.
4. 지방산은 포화(탄소 원자 사이에 유일한 단일 공유결합을 가지고 있다)되거나 또는 비포화(탄소 원자 사이에 하나 혹은 그 이상의 이중 공유결합을 가지고 있다)될 수 있다.

단백질

1. 단백질은 화학작용을 조절하고(효소), 구조적 구성요소로 작용하고, 근육수축을 초래한다.
2. 단백질의 구성요소는 아미노산이다.
3. 단백질의 변성은 수소결합을 방해하여, 단백질의 형태를 변화시키고, 단백질이 제 기능을 못하게 한다.
4. 효소는 자물쇠와 열쇠 이론에 따라 특정하게 반응물에 결합하고, 활성에너지를 낮추도록 한다.

핵산(DNA와 RNA)

1. 핵산의 기본단위는 인과 유기염기를 가진 단당류인 뉴클레오티드이다.
2. DNA 뉴클레오티드는 단당류인 디옥시리보오스와 유기염기인 아데닌, 티민, 구아닌과 시토신을 포함하고 있다. DNA는 합쳐진 뉴클레오티드의 이중 가닥으로 존재하며, 세포의 유전물질이다.
3. RNA 뉴클레오티드는 단당류인 리보오스로 구성되어 있다. 유기염기는 티민이 우라실로 대치되었을 뿐 DNA와 같다.

삼인산아데노신

ATP는 세포 작용 중에 사용하는 에너지를 저장한다.

CHAPTER

3 세포의 구조와 기능

3.1 세포 구조

학습성과

A. 세포의 구조와 기능 이해

세포에 대한 지식은 제2장의 화학에 대한 지식을 습득하는 데 중요한 연결고리가 된다. 화학에 관한 지식은 세포가 화학물질로 구성되어 있고, 그러한 화학물질이 많은 세포의 특성들을 나타내기 때문에 세포들을 이해할 수 있게 한다.

결국 세포는 사람 몸의 형태와 기능을 결정한다. 세포의 기능을 알아야 조직을 공부할 수 있다. 더군다나 많은 질병과 장애는 세포에서 시작된다. 몸은 수없이 많은 세포들로 만들어져 있기 때문에 사람 몸의 해부학과 생리학을 이해하기 전에 먼저 세포의 해부학과 생리학을 이해하여야 한다.

세포는 생명 기능을 수행하는 최소 단위이다. 비록 사람이 100조 개의 세포로 이루어졌더라도, 가장 단순한 생명체는 단 하나의 세포로 구성되어 있다. 세포의 평균 크기는 뾰족한 연필로 종이에 찍을 수 있는 가장 작은 점의 크기의 1/5 정도이다. 세포는 크기가 아무리 작아도, 살아있는 구조의 복합체로서, 일반적으로 많은 특성을 지니고 있다. 또한 대부분의 세포는 특정한 기능을 수행할 수 있도록 특수화되어 있다. 따라서 사람 몸을 구성하고 있는 수많은 세포 또한 전문화된 세포의 집단으로 이루어져 있다. 세포집단의 통합된 기능이 사람과 모든 다른 복합 생명체의 생존에 매우 중요하다. 이 장은 세포의 구조와 세포가 항상성을 유지하는 데 필요한 활동을 어떻게 행하는지를 공부한다.

각 세포는 고도로 체계화된 단위이다. 세포 안에서 **세포소기관** organelles이라는 특수화된 구조는 특정한 기능을 수행한다(그림 3.1, 표 3.1). 핵은 세포의 유전물질을 갖고 있는 세포소기관이다. 핵을 둘러싸고 있는 살아 있는 물질을 **세포질** cytoplasm이라 부르며, 세포질 속에는 여러 가지 형태의 세포소기관이 들어 있다. 세포질은 세포막 또는 원형질막으로 둘러싸여 있다.

각 세포 속에 있는 세포소기관의 수와 형태는 세포의 특수한 구조와 기능을 결정한다. 예를 들면, 다량의 단백질을 분비하는 세포는 단백질을 합성하고 분비하는 잘 발달된 세포소기관을 갖고 있고, 근육세포는 단백질과 근육세포를 수축할 수 있는 세포소기관을 갖고 있다.

3.2 세포의 기능

학습성과

A. 세포의 4가지 주요 기능 설명

세포는 생명의 모든 특징을 갖고 있는 가장 작은 단위이다. 우리 몸의 세포는 여러 가지 주요 기능을 수행한다.

1. *세포대사와 에너지 사용*. 세포 속에서 일어나는 화학반응을 총괄하여 세포대사라 한다. 대사활동 중에 방출되는 에너지는 새로운 분자의 합성, 근육수축과 체온을 유지하는 것을 돕는 열 생산 등과 같은 세포 활동에 사용된다.
2. *분자의 합성*. 세포는 단백질, 핵산과 지질을 포함한 다양한 형태의 분자를 합성한다. 몸의 각각 다른 세포들은 같은 분자들을 모두 생산하지는 않는다. 그 때문에 세포의 구조와 기능의 특성은 세포가 생산하는 분자의 종류에 따라 결정된다.
3. 소통. 세포는 다른 세포와의 사이에 소통할 수 있게 해주는 화학 신호와 전기 신호를 만들고 받아들인다. 예를 들어, 신경세포는 다른 신경세포와 근육세포와 소통하여 근육세포를 수축하게 한다.
4. *생식과 유전*. 각 세포는 개체의 유전정보의 복사본을 갖고 있다. 특수 세포 정자세포와 난자세포는 유전정보를 다음 세대로 전달한다.

3.3 세포막

학습성과

A. 세포막의 구조 이해

세포막 cell membrane 또는 **형질막** plasma membrane은 세포의 가장 바깥에 있는 구성요소이다. 세포막은 세포질을 둘러싸고 있으며, 세포 속의 물질과 세포 바깥의 물질 사이에 경계를 구성한다. 세포 바깥의 물질을 **세포바깥**세

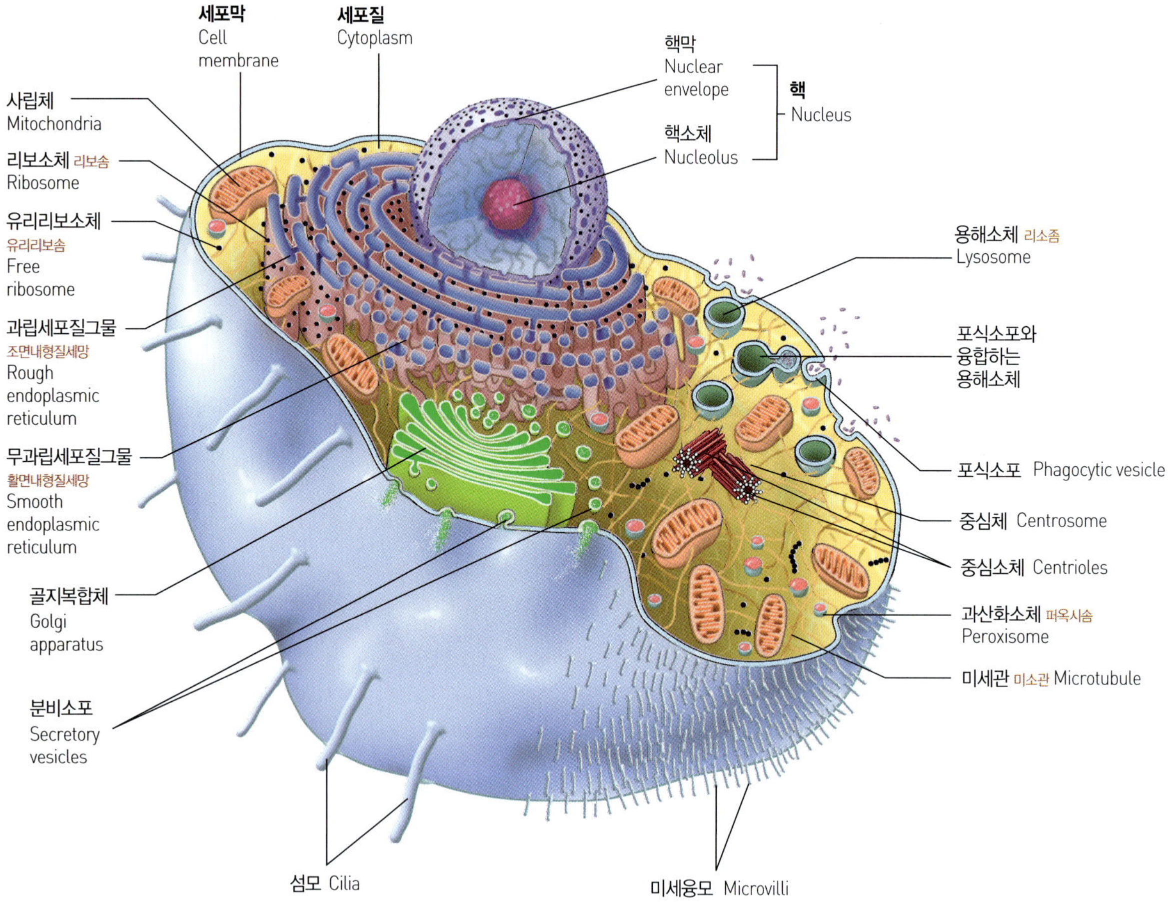

그림 3.1 세포의 일반 구조

세포의 일반 구조는 세포 속의 주요 세포소기관을 보여준다. 그러나 한 세포가 모든 세포소기관 종류들을 포함하고 있는 경우는 없다. 더군다나, 한 종류의 세포는 한 종류의 많은 세포소기관을 함유하기도 하더라도 다른 종류의 세포는 매우 적게 함유하기도 한다.

표 3.1 세포소기관의 위치와 기능

세포소기관	위치	기능
핵	세포의 중심	유전물질인 DNA와 핵소체를 함유한다. RNA가 합성되는 곳이며, 리보소체 소단위와 합쳐진다.
리보소체(리보솜)	세포질 속	단백질 합성을 하는 곳
과립세포질그물	세포질 속	많은 리보소체가 붙어 있다. 단백질 합성을 하는 곳
무과립세포질그물	세포질 속	지방 합성을 하는 곳. 해독작용에 관여한다.
골지복합체	세포질 속	단백질의 구조를 변형하고 분비소포 속에 단백질을 포장한다.
분비소포	세포질 속	세포에서 생산된 물질을 함유한다. 골지복합체에서 형성된다. 세포외배출을 통해 분비된다.
용해소체(리소좀)	세포질 속	세포 속으로 잡혀온 물질을 소화하는 효소를 함유한다.
사립체	세포질 속	유산소 호흡이 일어나는 곳이며 ATP를 합성하는 주요한 기관이다.
미세관	세포질 속	세포질을 지지한다. 세포분열을 돕고 섬모와 편모의 성분을 형성한다.
중심소체	세포질 속	세포분열 동안 염색체의 이동을 쉽게 한다.
섬모	세포의 표면	세포 표면의 물질을 이동시킨다.
편모	정자세포 표면	정자세포가 전진하도록 한다.
미세융모	세포 표면의 확장	세포의 표면적을 증가시킨다.

포외, extracelluar 물질이라 하고, 세포 속의 물질을 **세포 속**세포내, intracelluar 물질이라 한다. 세포를 둘러싸는 것 뿐만 아니라 세포막은 세포 내용물을 지지해주며, 세포 속 및 세포 바깥으로의 움직임을 결정하는 선택적인 장벽으로 작용하며, 세포 사이의 정보전달의 역할을 담당한다. 세포막을 구성하는 주요 분자는 인지질과 단백질이다. 추가적으로 세포막은 콜레스테롤과 탄수화물과 같은 다른 분자도 포함하고 있다.

세포막 안의 분자의 배열에 관한 연구는 **유동 모자이크 모델** fluid-mosaic model을 생기게 한다(그림 3.2). 인지질은 두 층이중층의 분자로 구성된다. 극성을 지니면서 인이 위치한 인지질의 머리쪽은 친수성이기 때문에 세포바깥액과 세포 속액을 마주보게 배열한다. 비극성이면서 지방산이 위치한 인지질의 꼬리쪽은 물을 싫어하기 때문에 두 층인 인지질의 가운데 부분에 마주보게 배열한다. 이와 같은 이중층인 인지질의 배열 때문에 세포의 속과 바깥 사이의 지질장벽이 형성된다.

이중층인 인지질은 액체와 비슷한 성질을 갖고 있다. 인지질막 속에 위치한 콜레스테롤이 막의 내구성과 유연성을 더해준다. 단백질 분자는 인지질 분자 사이에 떠 있으면서 자유롭게 이동할 수 있으며, 어떤 경우에는 세포막의 속에서 바깥까지 확장된다. 탄수화물은 일부 단백질 분자에 결합하여 그들의 기능에 변화를 준다. 단백질은 막 안에서 막통로, 운반체 분자, 수용체, 효소 또는 구조적 지지를 한다. **막통로** membrane channel와 운반체 분자는 세포막을 통한 물질의 운반에 관여한다. **수용체** receptor molecule는 세포 속 연락체제의 일부분으로 세포 속 수용체는 세포 인식과 세포 활동의 조화를 가능하게 한다. 예를 들면, 신경세포는 근육세포와 연결되며 근육세포막의 수용체에 화학전령물질을 방출한다. 수용체가 화학전령물질과 결합한 결과는 근육세포의 수축과 같은 반응을 유발하는 신호로 작용한다.

3.4 세포막을 통한 물질이동

학습성과

A. 확산과 농도 차이 구분
B. 삼투작용 저장액, 등장액과 고장액을 비교
C. 촉진확산, 능동운반과 이차 능동수송의 과정 설명
D. 세포내섭취와 세포외배출 구분

세포막은 세포의 안이나 바깥으로 통과하는 데 일부 물질은 허용하고, 다른 것은 허용하지 않는 **선택적 투과성** selectively permeable이 있다. 효소,

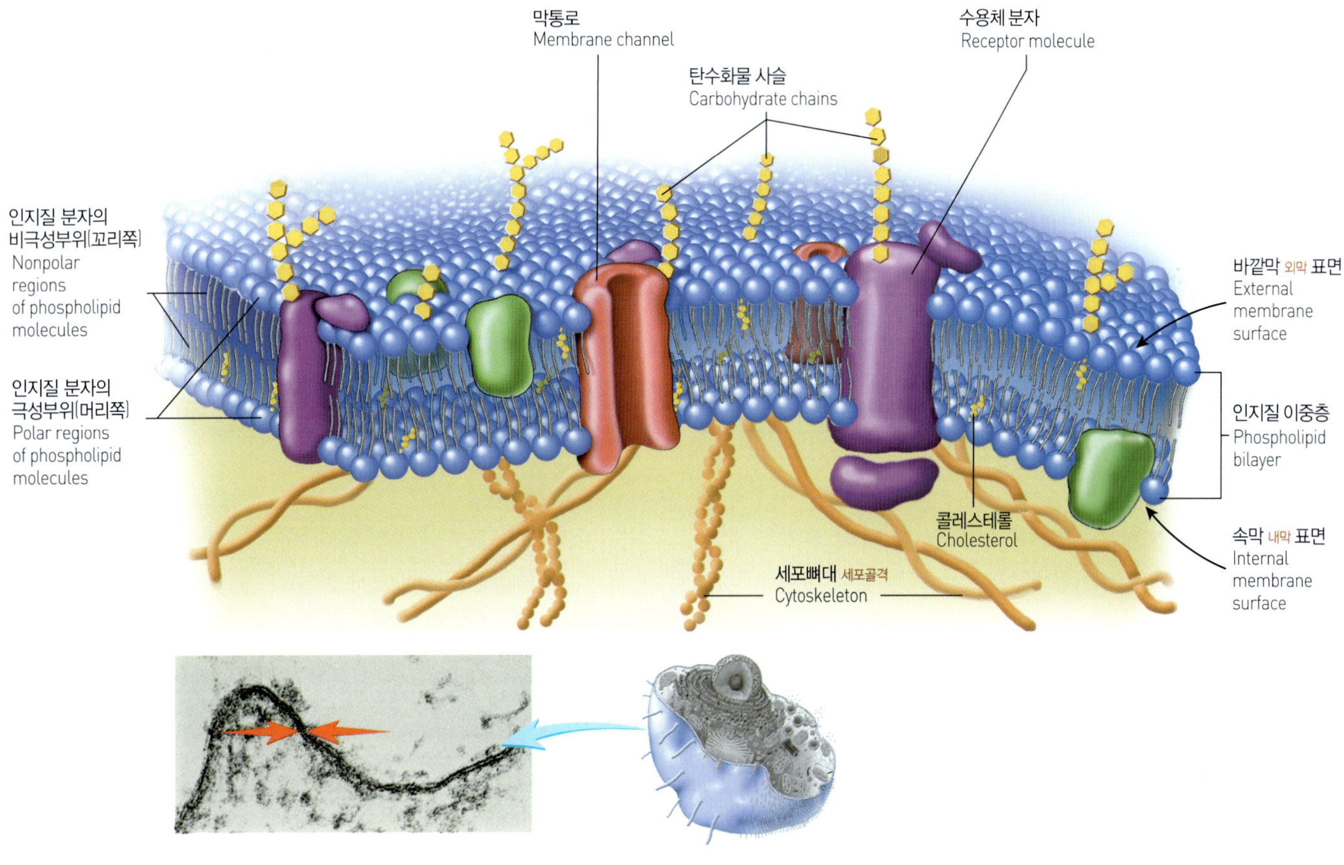

그림 3.2 세포막

(a) 세포막의 유동 모자이크 모델. 막은 두 층의 인지질과 콜레스테롤로 구성되며, 막 속에서 자유롭게 이동할 수 있는 단백질이 존재한다. 각 인지질 분자의 비극성인 소수성 부분은 막의 중심을 향하고, 극성인 친수성 부분은 세포의 바깥쪽 혹은 안쪽의 액체 환경을 향해 있다.
(b) 한 세포의 세포막을 보여주는 투과전자현미경 사진. 세포막 양쪽 표면에 있는 단백질은 세포막의 구성성분보다 쉽게 염색되어서 마치 막이 세 부분인 것처럼 보인다. 두 개의 어두운 부분은 단백질과 인지질 머리부분이고, 밝은 중앙 부분은 인지질 꼬리부분과 콜레스테롤이다.

표 3.2 세포막을 가로지르는 운동의 종류와 특징

종류	운반 기전	ATP 소모	예
확산	농도 차이	소모하지 않음	산소, 이산화탄소, 염소 이온, 요소
삼투	농도 차이	소모하지 않음	물
운반체 매개 운반			
촉진확산	운반체 분자에 의한 농도 차이	소모하지 않음	대부분 세포에서 포도당의 이동
능동운반	운반체 분자에 의한 농도 차이*에 역행함	소모함	나트륨 이온, 칼륨 이온, 칼슘 이온과 수소 이온. 아미노산
이차 능동운반	운반체 분자에 의한 농도 차이에 역행함. 한 물질을 이차 능동 운반하기 위한 에너지는 다른 물질의 농도 차이에서 비롯됨	소모함	포도당, 아미노산
세포내섭취	소포에 의해 세포 속으로 이동	소모함	포식작용에 의한 입자의 소화. 수용체 매개 세포내 섭취. 포액작용에 의한 액체 소화
세포외배출	소포에 의해 세포 바깥으로 이동	소모함	단백질의 분비

※ 능동운반은 주로 농도 차이의 반대 방향으로 물질을 움직이지만, 농도 차이의 방향대로 물질을 이동할 수도 있다.

당원과 칼륨 이온 같은 물질들은 세포 속에서 높은 농도로 발견되고, 반면에 나트륨 이온, 칼슘 이온과 염소 이온은 세포 바깥에서 높은 농도로 발견된다. 또한, 영양분은 계속적으로 세포로 들어가고, 노폐물은 반드시 배출된다. 세포막의 투과 특성과 일부 분자들을 수송할 수 있는 세포막의 능력 때문에, 세포는 세포 속 분자의 농도를 유지할 수 있다. 막의 파열, 막 투과성의 변화, 또는 수송과정의 이상은 정상 세포 속 분자의 농도를 파괴하고 세포를 사망에 이르게 한다.

표 3.2에는 세포막을 통과하는 특수한 형태의 움직임이 나열되어 있으며, 각 방법의 자세한 내용은 다음 부분에서 논의한다.

확산

용액 solution은 **용매** solvent라는 액체 또는 기체에 **용질** solute이라는 하나 또는 그 이상의 물질이 녹아 있는 것이다. 용액 속에서 이온이나 분자 같은 용질은 높은 농도의 영역에서 낮은 농도의 영역으로 이동하려는 경향이 있다. 이런 과정이 **확산** diffusion이다(그림 3.3의 1 · 2단계). 확산의 예는 공기의 흐름이 없는 방 전체에 연기 또는 향기의 분포, 비이커의 잔잔한 물에서의 물감 또는 소금의 점진적인 확산 등이 있다.

확산은 용액 속의 모든 용질의 자연적이고 끊임없는 멋대로 운동의 결과로 발생한다. 더 많은 용질 입자가 낮은 농도의 영역보다 높은 농도의 영역에 존재한다. 입자가 멋대로 움직이기 때문에, 용질 입자가 높은 농도에서 낮은 농도로 움직이는 것이 낮은 농도에서 높은 농도로 이동할 기회보다 더 많다. 평형상태에서는 용질의 실제 움직임은 멈춘다, 멋대로 운동은 계속되고 어느 한 방향으로의 용질의 움직임은 반대방향에서 균등운동에 의해 균형이 잡힌다(그림 3.3의 3단계).

농도 차이 concentration gradient는 두 지점에서 용매 속의 용질의 농도 차이를 두 지점의 거리로 나눈 값이다. 농도 차이가 급격하다는 것은 용질의 농도 차이가 크거나 두 지점 사이의 거리가 작다는 뜻이다. 물질이 농도 차이 아래로 이동한다는 뜻은 용질이 높은 농도에서부터 농도가 낮은 곳으로 확산한다는 것을 의미한다. 농도 차이 위로 이동한다는 뜻은 용질이 낮은 농도에서부터 농도가 높은 곳으로의 이동한다는 것을 의미한다. 농도 차이 위로 이동하는 이동형태는 확산에 의해 일어나지 않기 때문에 반드시 에너지를 사용하여 이동해야만 한다.

우리 몸에서, 확산은 세포바깥액과 세포 속액을 통한 물질수송의 중요한 수단이다. 물질에 덧붙여서 영양분과 일부 노폐물도 세포 속 및 세포바깥으로 확산한다. 많은 물질의 정상적 세포 속 농도는 확산에 의존한다. 예를 들면, 세포 밖 산소농도가 감소하면, 세포 안으로 산소가 확산하지 못하고, 세포의 기능이 비정상적이 된다.

심화학습 1

요소는 간세포 안에서 독성이 있는 노폐물이다. 요소가 간세포로부터 혈액으로 확산되고 콩팥에 의해 몸으로부터 제거된다. 만약 콩팥의 기능이 정지되면 세포 속 또는 세포바깥의 요소 농도에 어떤 변화가 일어날지 생각해 보자.

이중층인 인지질은 대부분의 수용성 물질의 장벽으로 작용한다. 그러나 크기가 작은 수용성 분자는 세포막의 인지질 분자 사이에서 확산이 가능하다. 다른 수용성 분자는 **세포막통로** cell membrane channel를 통해서만 막을 통과하여 확산된다(그림 3.4). 산소, 이산화탄소와 스테로이드 같은 지용성 분자는 세포막을 쉽게 통과한다.

세포막통로는 세포막의 한 쪽 표면에서 다른 쪽 표면으로 확장된 단백질 분자로 구성된다(그림 3.5). 각 통로는 특정한 분자만 통과를 허용한다. 크기, 모양과 분자의 전하는 특정 분자의 통과 여부를 결정한다.

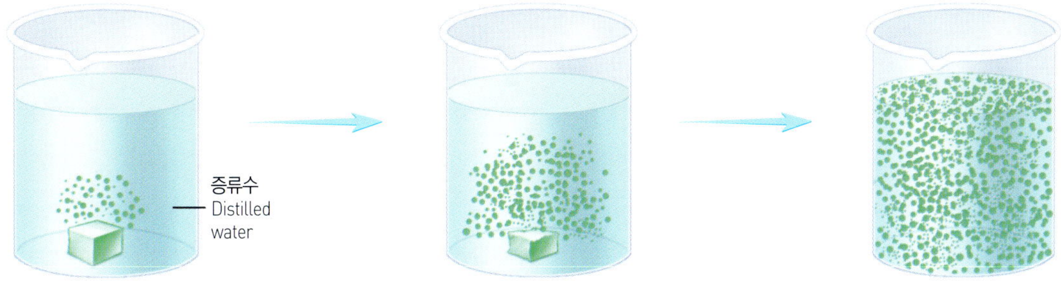
증류수
Distilled water
1 소금결정(초록색)을 비이커의 물에 넣으면, 농도경사가 소금결정에서 나온 소금과 소금결정을 둘러싼 물 사이에 존재한다.
2 소금 이온(초록색)은 농도경사를 따라 물 속으로 미끄러져 내려간다.
3 소금 이온과 물 분자는 용액 전체에 골고루 퍼져나간다. 소금 이온과 물 분자가 임의로 이동을 계속하더라도, 농도경사가 없기 때문에 유효한 이동은 존재하지 않는다.

그림 3.3 확산

예를 들면, 나트륨 이온은 나트륨 이온통로를 통해서 통과하고, 칼륨 이온과 염소 이온은 칼륨 이온통로와 염소 이온통로를 통해서 제각기 통과한다. 막통로를 통해서 세포막을 통과하는 수분의 빠른 이동이 일어난다.

세포막통로에서 일어나는 이온의 이동은 차이가 있다. 어떤 통로는 이온이 빠져나가는 것을 끊임없이 허용하며, 이런 통로를 **누설통로** leak channel 라고 한다. 다른 통로는 막을 통과하는 이온의 이동을 통로를 열고 닫음으로써 제한하며, 이런 통로를 **관문통로** gated channel라고 한다(그림 3.5).

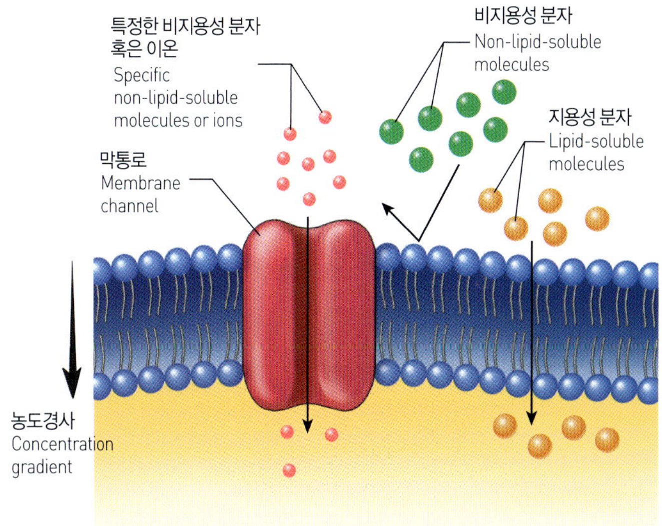

그림 3.4 세포막을 통한 확산

비지용성 분자(빨간색)는 막통로를 통해서 확산된다. 지용성 분자(주황색)는 직접 막을 통해서 확산된다.

삼투

삼투 osmosis는 세포막과 같은 선택적 투과막을 경계로 농도가 높은 곳에서 농도가 낮은 곳으로 물용매이 확산하는 것이다(그림 3.6, 표 3.2 참조). 물은 극성 분자이지만, 크기가 충분히 작아서 인지질 분자 사이 또는 물통로를 지나서 세포막을 통과하여 이동할 수 있다. 물의 이동에 따른 커다란 부피의 변화는 정상적인 세포의 기능을 방해할 수 있기 때문에 삼투는 세포에게 매우 중요하다. 삼투는 세포막이 선택적 투과성이어서 용질이 이동하지 못할 때, 그리고 물에 대한 농도 차이가 세포막을 가로질러서 존재할 때 일어난다. 물은 고농도 용액에서 세포막을 가로질러 저농도의 용액 속으로 확산된다. 세포막을 경계로 어느 쪽 용액이 더 높은 농도를 갖고 있는지를 알게 되면 세포막을 통해 이동하는 물의 운동 방향을 예상할 수 있다.

삼투압 osmotic pressure은 선택적 투과막을 가로지르는 물의 이동을 방해하는 데 필요한 힘이다. 따라서 삼투압은 선택적 투과막을 가로지르는 삼투에 의해 움직이는 물의 경향을 측정하는 척도이다. 삼투압은 한쪽 끝이 선택적 투과막으로 막힌 튜브 속에 용액을 넣고 튜브를 증류수에 담가서 측정한다(그림 3.6의 1단계 참조). 물 분자는 삼투에 의해 막을 통과해서 튜브로 이동하고, 용액에 힘이 가해 튜브 속 액체를 상승시킨다

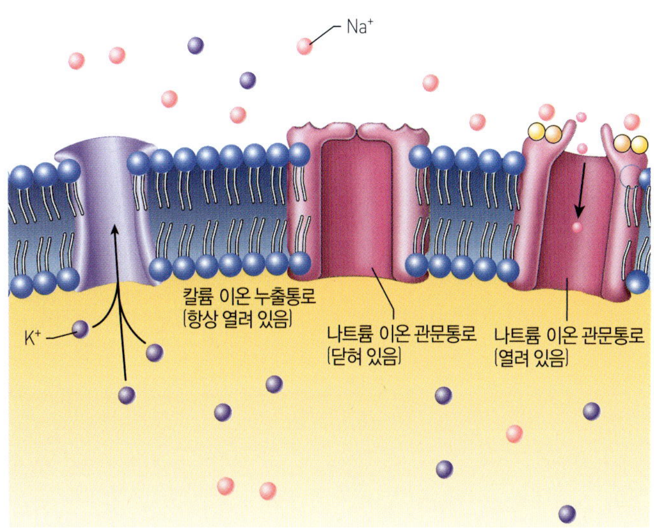

그림 3.5 누출통로와 관문통로

칼륨 이온 누출통로(보라색)는 항상 열려 있어, 칼륨 이온이 세포막을 가로질러 확산되는 것을 허용한다. 나트륨 이온 관문통로(분홍색)는 통로의 열림과 닫힘으로 막을 가로지르는 나트륨 이온의 이동을 조절한다.

(그림 3.6의 2단계 참조). 용액이 높아지면, 용액의 무게는 **정수압** hydrostatic pressure을 만들고(그림 3.6의 3단계 참조), 정수압은 물을 튜브 밖으로 돌려보내 튜브를 둘러싸고 있는 증류수로 간다. 튜브로 들어가는 물의 실제 움직임은 튜브의 정수압이 원인이 되어 물이 튜브의 바깥으로 움직이고, 같은 속도로 물은 확산에 의해서 튜브로 확산되어 멈춘다. 튜브 속 용액의 삼투압은 튜브로 들어가는 물의 실제 움직임을 방해하는 정수압과 같아진다.

용액의 농도가 높아질수록 삼투압이 높아지고, 물이 용액 안으로 들어가려는 경향도 커진다. 이와 같은 현상은 낮은 농도의 용액에서(용질은 적고, 물은 많은) 좀 더 높은 농도의 용액(용질은 많고, 물은 적은)으로 물이 움직이려 하기 때문에 생긴다. 용액의 농도가 높아질수록 물이 용액 속으로 움직이는 경향이 커지며, 이러한 물의 움직임을 방해하기 위한 삼투압도 커진다.

세포를 용액 안에 두었을 때, 용액과 세포의 세포질 사이의 농도 차이에 따라 세포의 모양이 변화한다. **저장액** hypotonic solution은 세포의 세포질에 비해 용질의 농도가 낮고 용매의 농도가 높다. 따라서 용액은 세포보다 작은 삼투압을 갖는다. 물은 삼투에 의해 세포 속으로 들어가고, 그 결과 세포가 부풀게 된다. 만약 세포가 충분하게 부풀면 세포는 파열되는데 그 과정을 **용해** lysis라고 한다(그림 3.7a). 세포를 **등장액** isotonic solution에 담그면, 세포와 용질의 농도 및 용매의 농도가 같다. 그러므로 세포는 쭈그러들지도 부풀지도 않는다(그림 3.7b). 세포를 **고장액** hypertonic solution에 담그면, 세포의 세포질에 비해 용질의 농도가 높고 용매의 농도가 낮다.

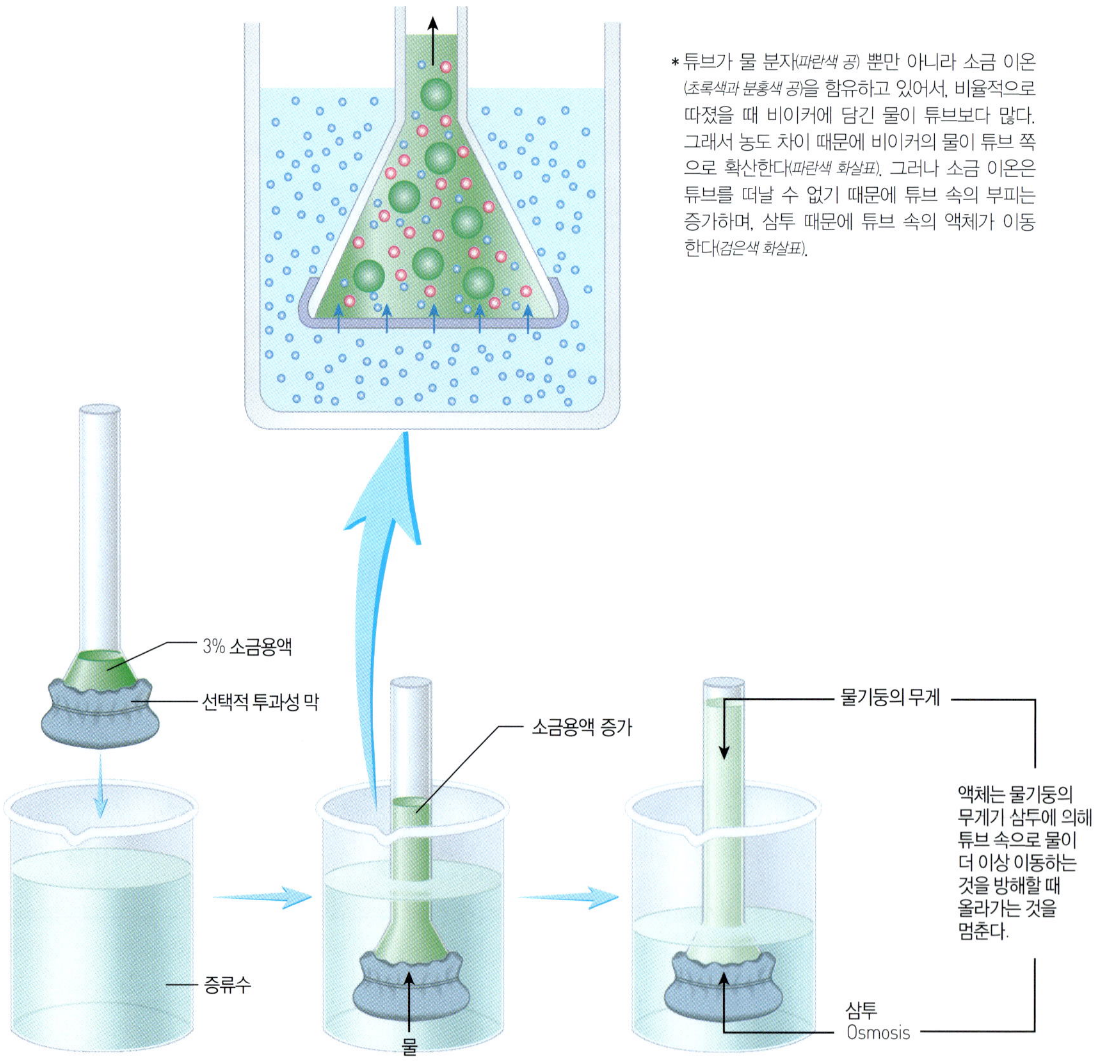

① 3% 소금용액(초록색)이 들어 있는 튜브의 끝을 선택적 투과막으로 막으면, 물 분자는 선택적 투과막을 통과하지만 소금 이온은 투과하지 못하고 튜브 속에 남는다.

② 튜브를 증류수에 담근다. 물이 튜브 속으로 삼투에 의해 이동한다(위에 삽입된 그림 참조). 튜브 속의 물이 높아지면서 소금의 농도는 낮아진다(초록색이 밝아진다).

③ 튜브 속으로 삼투에 의해 튜브 안의 물기둥의 무게(정수압)가 튜브 속으로 물의 추가 이동을 방해할 때까지 물이 이동한다. 물의 튜브 속으로의 실제 이동을 방해하는 정수압은 튜브 속의 삼투압과 동등하다.

그림 3.6 삼투

물은 삼투에 의하여 세포에서 고장액으로 빠져나가서, 그 결과로 세포가 쭈그러지거나 **무딘톱날모양** 둔거치, crenation이 된다(그림 3.7c). 일반적으로 용액을 혈관 속으로 주입하거나 조직 속으로 주입할 때는 반드시 몸의 세포와 등장액이어야 한다.

운반체 매개 운반

대다수의 아미노산이나 포도당 같은 영양분 분자들은 확산에 의해 세포로 들어가지 못하고, 세포에서 생산되는 단백질 같은 많은 물질들은 확산에 의해 세포에서 나가지 못 한다. 세포막에 있는 단백질인 **운반체 분자** carrier molecules는 커다란 수용성 분자 또는 전하를 가진 이온을 세포막을 통과하여 이동시키는 **운반체 매개 운반** carrier-mediated transport mechanisms에 관여한다. 운반하려는 분자가 막의 한쪽 면에 있는 특정한 운반체 분자에 결합한 다음 운반체 분자의 입체구조가 변하면서 운반되는 분자는 세포막의 반대편으로 이동된다. 세포막 반대편으로 운반된 분자는 운반체 분자에서 분리되며, 운반체 분자는 원래의 모양으로 되돌아간다. 운반체 매개 운반은 한 가지 특정한 분자만이 매개체에 의해 이동되는 **특이성** specificity을 나타낸다. 세 종류의 운반체 매개 운반에는 촉진확산, 능동수송과 이차 능동수송이 있다.

촉진확산

촉진확산 facilitated diffusion은 물질을 그 물질의 농도가 높은 곳에서 낮은 곳으로, 세포 속으로 또는 세포 밖으로 이동시키는 운반체 매개 운반이다(그림 3.8, 표 3.2 참조). 촉진확산에서는 단순확산과 마찬가지로 ATP가 사용되지 않으며, 운반체 단백질과 결합한 분자는 그 농도가 높은 곳에서 낮은 곳으로 운반된다.

심화학습 2

대부분의 세포 속으로 포도당의 이동은 촉진확산에 의해 일어난다. 확산은 농도가 높은 곳에서 낮은 곳으로 일어나기 때문에, 포도당은 세포 바깥에 존재한다. 일단 포도당이 세포로 들어가면, 포도당인산 또는 당원으로 재빠르게 전환된다. 이와 같은 전환이 세포의 포도당 이동 능력에 어떤 효과를 주는지를 생각해 보자.

능동수송

능동수송 active transport은 물질이 세포막을 가로질러 농도 차이에 대항하여 낮은 농도의 구역에서 높은 농도의 구역으로 움직이는 운반체 매개 운반과정이다(표 3.2 참조). 따라서 능동수송 과정은 세포막의 한쪽 면에 다른 면의 농도보다 몇 배 더 높은 농도로 물질을 축적시킨다. 능동수송은 ATP라는 형태의 에너지를 필요로 한다. 만약 ATP를 이용할 수 없으면 능동수송은 멈춘다. 능동수송의 한 예로 작은창자에서 혈액으로 다양한 아미노산의 이동이 있다.

어떤 경우에는 능동수송이 한 물질을 다른 물질로 교환하기도 한다. 예를 들면, **나트륨-칼륨 펌프** sodium-potassium pump는 나트륨 이온을 세포 밖으로 이동시키고 칼륨 이온은 세포 안으로 이동시킨다(그림 3.9). 그 결과로 세포바깥은 나트륨 이온의 농도가 높아지고, 세포 속은 칼륨 이온의 농도가 높아진다. 나트륨-칼륨 펌프에 의해 생성된 나트륨 이온과 칼륨 이온의

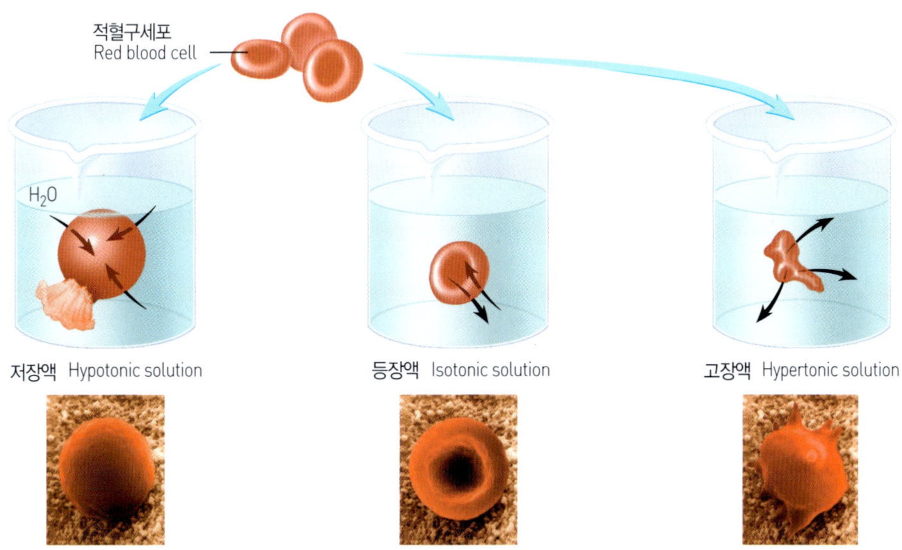

(a) 적혈구를 저장액(낮은 용질 농도를 가짐)에 넣으면, 물이 삼투에 의해 세포 속으로 들어가(*검은 화살표*), 세포가 부풀거나 혹은 터지기까지도 한다(용해: *세포 아래쪽으로 쏟아져 나오는 빨간색*).

(b) 적혈구를 등장액(용질의 농도가 세포 속과 동등하게 가짐)에 넣으면, 물은 같은 속도로 세포의 안과 밖으로 이동을 한다(*검은 화살표*). 실제 물의 이동은 없으며, 세포 모양은 정상을 유지한다.

(c) 적혈구를 고장액(높은 용질 농도를 가짐)에 넣으면, 삼투에 의해 물이 세포 밖으로 나가 용액 속으로 이동하여(*검은 화살표*), 그 결과 세포가 쭈그러든다(무딘 톱날모양).

그림 3.7 저장액, 등장액과 고장액의 적혈구에서의 영향

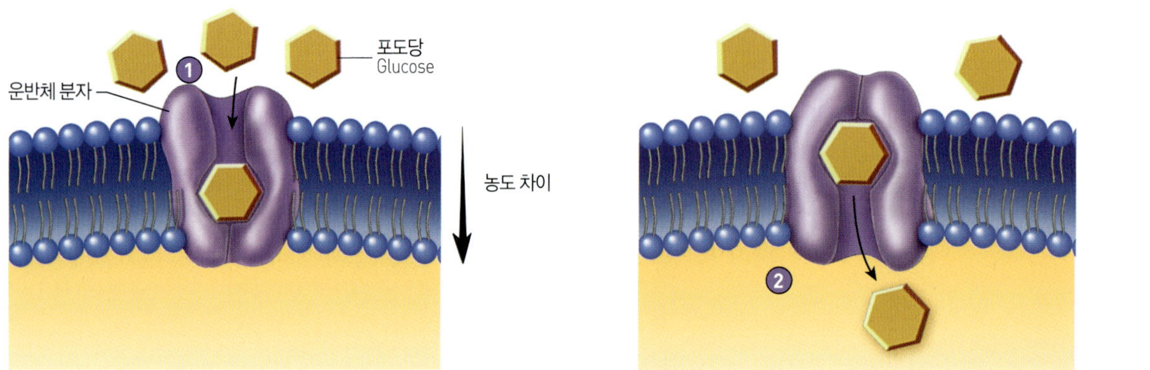

① 운반체 분자(단백질)가 세포막의 바깥쪽 위의 포도당과 같은 분자와 부착한다.

② 운반체 분자는 모양을 바꾸고 분자를 세포막의 안쪽으로 방출한다.

그림 3.8 촉진확산

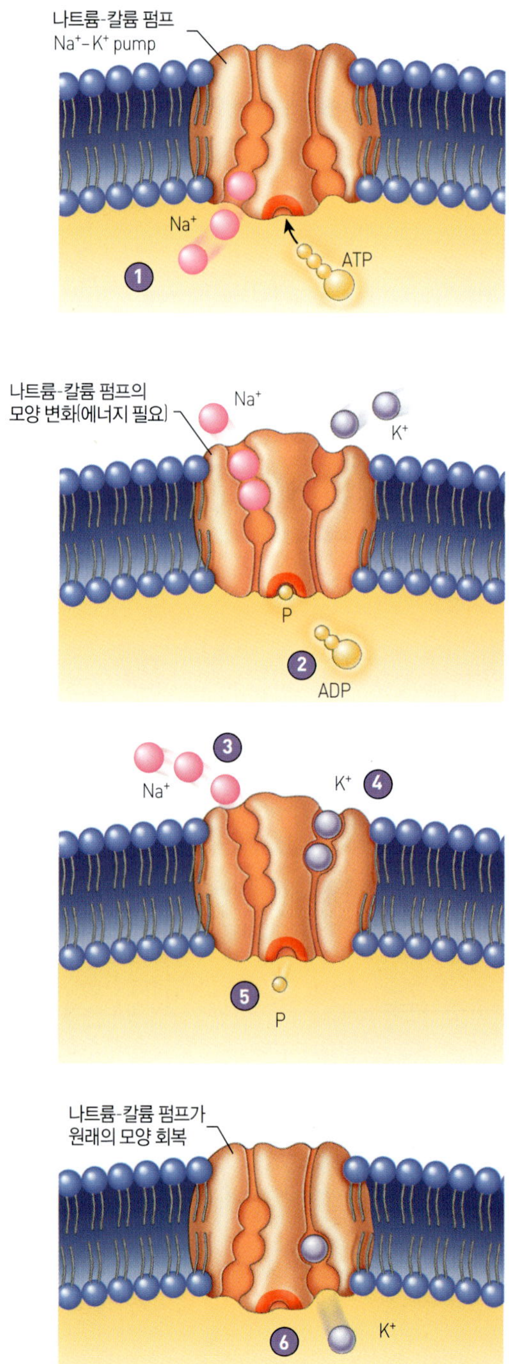

① 세 개의 나트륨 이온과 ATP가 나트륨-칼륨 펌프에 결합한다.

② ATP가 분해되어 ADP와 인산기가 되고 에너지를 방출한다. 방출된 에너지는 나트륨-칼륨 펌프의 모양을 변화시키는 데 사용된다.

③ 나트륨-칼륨 펌프의 모양 변화로 나트륨 이온이 막을 통과하여 세포바깥액으로 이동된다.

④ 두 개의 칼륨 이온이 나트륨-칼륨 펌프에 결합한다.

⑤ 나트륨-칼륨 펌프로부터 인산기가 방출된다.

⑥ 나트륨-칼륨 펌프는 모양이 변하여, 칼륨 이온이 막을 가로질러 이동하여 세포질 속으로 들어간다. 나트륨-칼륨 펌프는 다시 나트륨 이온과 ATP와 결합한다.

그림 3.9 능동수송: 나트륨-칼륨 펌프

농도 차이는 안정막전위를 유지하는 데 필수적이다(제6장 참조).

낭포성섬유증 cystic fibrosis은 세포 속으로의 염소 이온의 능동수송에 영향을 주는 유전질환으로 "임상에서 활용하기"에서 다룬다.

이차 능동수송

이차 능동수송 secondary active transport은 세포막을 가로질러 농도 차이를 확립하는 나트륨 이온과 같은 한 가지 물질의 능동수송에 포함되어 일어난다. 농도 차이 아래로 운반되는 물질의 확산에 의해 생산된 에너지를 활용하여 세포막을 가로지르는 제 2의 물질(포도당)을 운반할 수 있게 된다(그림 3.10). **동향수송** cotransport이란 운반체가 두 물질을 같은 방향으로(세포 바깥으로 또는 세포 속으로) 운반하는 방식이다. **역방향수송** countertransport은 한 물질은 세포 속으로, 다른 물질은 세포 바깥으로 운반하는 방식이다.

세포내섭취와 세포외배출

크기가 큰 수용성 분자, 물질의 작은 조각 또는 세포도 막인 **소포** vesicle에 둘러싸여 세포막을 가로질러서 이동된다. 세포막의 액체성 특성 때문에 소포와 세포막이 융합하여, 소포의 내용물이 막을 가로지는 것이 허용된다.

세포내섭취 endocytosis는 소포를 형성하여 세포막을 통하여 물질을 흡수한다(표 3.2 참조). 세포막 함입(안으로 접힘)이 물질을 포함한 소포를 형성하여 세포 속으로 흡수한다. 소포는 이 때 세포질 속으로 이동한다.

세포내섭취는 특징이 있다. 세포막은 특정한 물질이 결합하는 특정한 수용체를 포함하고 있다. 특정한 물질이 수용체에 결합할 때, 세포내섭취가 촉발되어 물질이 세포 속으로 운반된다. 이런 과정을 **수용체 매개 세포내섭취** receptor-mediated endocytosis라고 한다(그림 3.11). 콜레스테롤과 성장인자는 수용체 매개 세포내섭취에 의해 세포 속으로 흡수되는 분자이다. 세균 포식작용도 역시 수용체 매개반응이다.

포식작용 phagocytosis이라는 용어는 고형 입자를 삼켰을 때 세포내섭취에 가끔 사용된다. 세포막의 일부분이 입자를 둘러싸고 확장되고 입자가 막으로 둘러싸여 융합된다. 세포막이 떨어져 나와 입자를 포함한 소포를 형성한다. 소포는 이제 세포의 세포질 속에 있고, 세포막은 온전하

> **관련된 질환**
>
> **애디슨병**
>
> Lowe Blood는 설명할 수 없는 체중감소, 피로와 낮은 혈압을 경험하였다. 여러 가지 검사를 한 다음, 그의 주치의는 부신겉질에서 생산되는 알도스테론의 감소를 수반하는 **애디슨병** Addison disease이라고 진단했다. 알도스테론의 생산이 너무 낮게 떨어지면, 일부 콩팥세포는 나트륨 이온의 이동이 불가능해진다. 이것은 소변에서 나트륨 이온과 물의 손실을 야기하여 혈액 부피와 혈압이 떨어지는 원인이 된다.

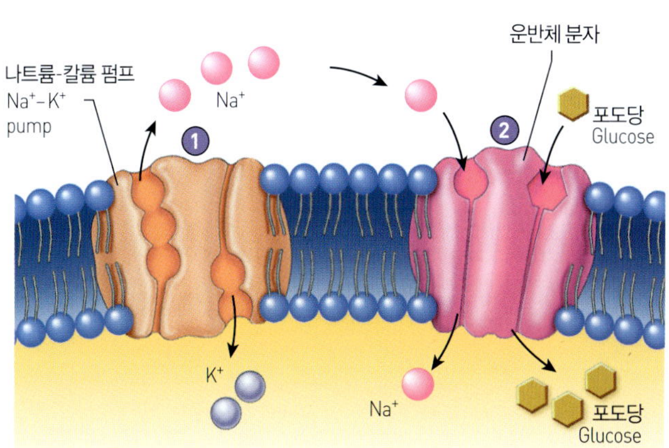

① 나트륨-칼륨 펌프는 나트륨 이온의 농도를 세포의 안보다 밖의 농도가 더 높은 상태로 유지한다.

② 나트륨 이온은 포도당도 같이 이동시키는 운반체 분자에 의해 세포 안으로 이동된다. 나트륨 이온의 농도 차이는 포도당의 농도 차이에 맞선 동향수송에 의해 포도당을 이동하는 데 필요한 에너지를 제공한다.

그림 3.10 이차 능동수송

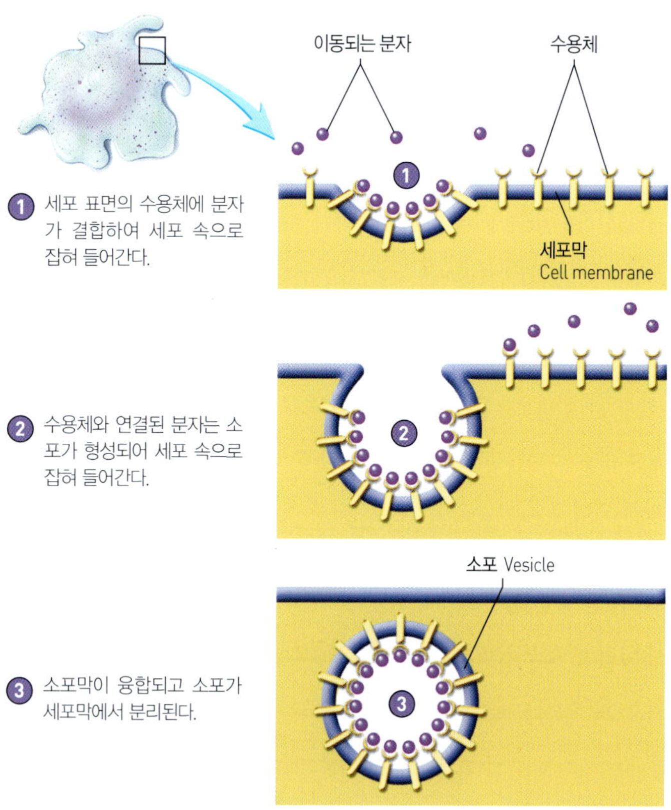

그림 3.11 수용체 매개 세포내섭취

임상에서 활용하기 낭성섬유증

낭성섬유증 cystic fibrosis은 유전질환으로 출생의 약 1/2,000의 확률로 나타나며, 현재 미국에 33,000명에게 영향을 미치고 있다. 낭성섬유증은 백인들 사이에서 가장 흔한 치명적인 유전자질환이다. 진단은 다음의 징후를 근거로 한다: 땀에 나트륨 이온이 증가하는 재발호흡기질환, 그리고 대변 속의 흡수되지 않은 고농도의 지방. 모든 낭성섬유증의 약 98%에서 환자의 나이가 18세 이전에 진단된다.

낭성섬유증을 분자 수준에서 보면 염소 이온통로의 이상이 원인이다. 낭성섬유증에는 세 가지 유형이 있다. (1) 70%의 경우, 통로 단백질 결손으로 인해 세포 속에서 통로 단백질을 생산하는 곳으로부터 세포막에 이르지 못할 때. (2) 통로 단백질이 세포막에 통합되었지만 ATP와 결합하는 데 실패하였을 때. (3) 통로 단백질이 세포막에 통합되고 ATP가 통로 단백질에 결합하였지만, 그러나 통로가 열리지 못했을 때. 이와 같은 결손 때문에 염소 이온이 정상 비율로 세포에 존재하지 않는다.

보통은 염소 이온이 관 또는 호흡통로와 같은 관을 덮고 있는 세포 밖으로 이동할 때, 물은 삼투에 의해 따라 나간다. 낭성섬유증일 때, 염소 이온은 정상 비율로 이 세포들 안에 존재하지 않고, 그러므로 관 속으로 적은 물이 이동한다. 적은 물이 있을 때, 몸의 관을 덮고 있는 세포에서 생산하는 점액은 진하고, 세포의 섬모는 세포 표면을 덮고 있는 점액을 쉽게 이동시키지 못한다. 그 결과로, 관은 점액으로 막히게 되고 관의 많은 정상적인 기능을 잃게 된다.

낭성섬유증의 대단히 중요한 효과는, 사망 원인의 90%가 호흡기계에 있다는 것이다. 낭성섬유증은 또한 이자, 땀샘과 침샘을 덮고 있는 분비세포에도 영향을 미친다.

정상 허파에서 섬모세포는 점액으로 된 얇은 액체 층을 이동시킨다. 낭성섬유증의 사람은 점성 점액이 섬모에 의한 운동에 저항하고, 허파 통로에 축적된다. 축적된 점액이 연결통로를 폐쇄시키고 감염 가능성을 증가시킨다. 감염이 빈번하게 되면 그 결과 만성폐렴이 된다. 만성 기침은 감염된 사람이 점액을 제거하려고 시도할 때 생긴다.

한 때에는 낭성섬유증에 걸리면 어린아이 시기에 사망하였지만, 그러나 많은 환자들이 현대 의학 치료 덕분에 젊은 성인까지 생존하고 있다. 현재 낭성섬유증을 가진 사람의 약 80% 가량이 20살이 지날 때까지 생존한다. 허파 치료는 존재하는 호흡기능을 돕거나 높이고, 감염은 항생제로 치료한다.

이자와 간관의 짙은 점액의 축적은 관을 막아서 이자의 소화효소와 담즙염이 작은창자에 도달하지 못하게 한다. 그 결과로, 흡수를 위하여 담즙염이 필요한 지방과 지용성 비타민, 그리고 이자 효소 없이 충분히 소화되지 못하여 창자세포에서 정상 양이 섭취되지 못한다. 환자는 비타민 A, D, E와 K의 결핍으로 야맹증, 피부질환, 구루병과 과다출혈 등에 시달린다. 치료에는 없어진 비타민을 환자에게 투여하고 식사에서 지방섭취를 줄이도록 한다.

낭성섬유증을 위한 미래의 치료법에는 염소 이온 이동을 바로잡거나 도와주는 약의 개발이 포함된다. 그렇지 않으면, 이 병은 언젠가는 환자의 세포에 결손 유전자의 기능적 복사본을 끼워 넣는 유전자 치료로 치유할 수 있게 된다.

심화학습 3

낭성섬유증이 세포의 염소 이온의 농도에 어떤 영향을 줄지에 대해 생각해 보자.

게 남아 있다. 백혈구세포와 포식세포는 세균, 세포 잔유물 및 이물질과 외부 입자를 포식작용 한다. 포식작용은 백혈구세포가 몸에 들어온 해로운 물질을 파괴한다는 중요한 의미를 지니고 있다. **포액작용** pinocytosis은 더 작은 소포를 형성하고, 소포 속에는 액체를 포함하고 있어서 입자를 포함하고 있는 포식작용과는 구분된다.

일부 세포에서 **분비소포** secretory vesicle라는 주머니에는 세포로부터 방출될 물질이 축적되어 있다. 분비소포는 세포막쪽으로 이동하고, 소포의 막이 세포막과 융합되면서 소포 속의 물질이 세포로부터 방출된다. 이러한 과정을 **세포외배출** exocytosis이라 한다(그림 3.12, 표 3.2 참조). 세포외배출의 예는 이자에서 소화효소의 분비와 침샘에서의 점액의 분비가 있다.

요약해서 말하면, 세포내섭취는 세포에 의해 물질을 섭취한 결과이고, 세포외배출은 세포로부터 물질의 배출을 허용한다. 세포내섭취와 세포외배출을 위한 소포 형성과정에는 ATP 에너지를 필요로 한다.

3.5 세포질 속 소기관들

학습성과

A. 핵과 핵소체의 구조와 기능 이해
B. 과립세포질그물과 무과립세포질그물의 비교
C. 골지복합체의 역할 설명
D. 용해소체의 기능 기술
E. 사립체의 기능 이해
F. 세포뼈대의 기능 이해
G. 중심소체의 기능 이해
H. 섬모, 편모와 미세융모의 구분

핵

핵 nucleus은 흔히 세포 중앙에 근처에 위치하는 커다란 세포소기관이다. 몸의 모든 세포는 그들의 생활주기의 모든 과정에 핵을 갖고 있다. 하지만 적혈구세포와 같은 일부 세포는 적혈구세포가 성숙되면 핵이 없어진다. 골격근세포와 같은 다른 세포는 한 개 이상의 핵을 포함하고 있다.

핵은 공간이 좁은 2개의 막으로 둘러싸여 있다. **핵막** nuclear envelope의 여러 곳에서는 속막과 바깥막이 서로 합쳐져 **핵구멍** 핵공, nuclear pore을 형성하고 있다(그림 3.13). 핵구멍을 통해서 물질이 핵의 안 또는 바깥으로

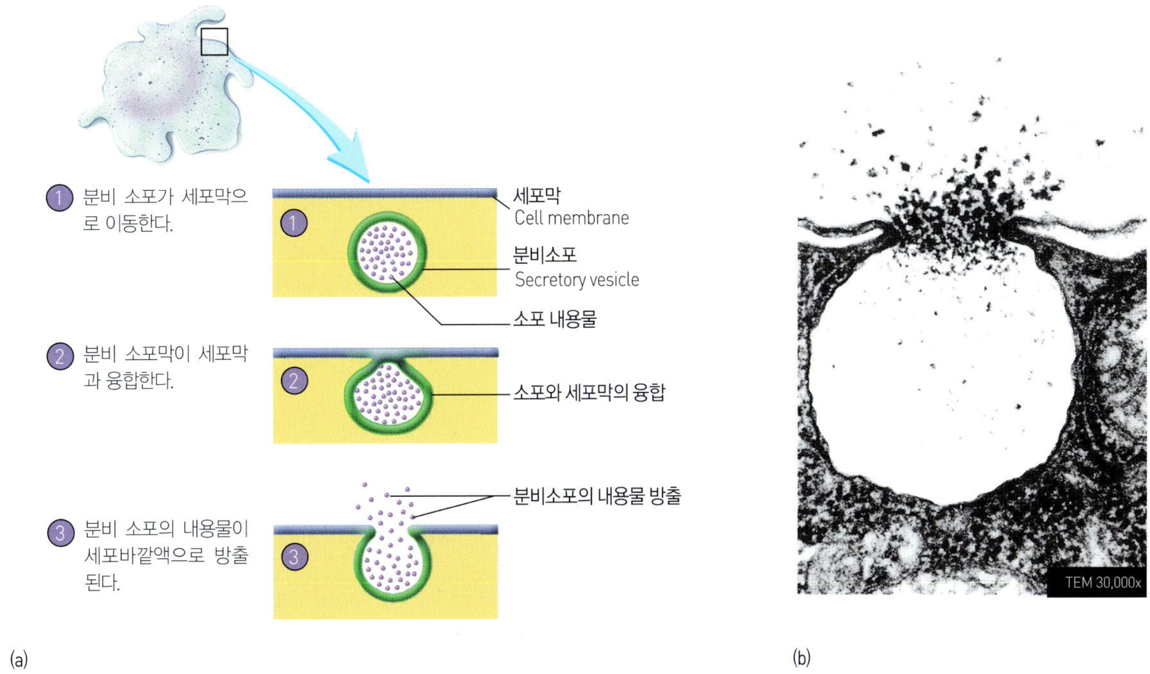

그림 3.12 세포외배출

(a) 세포외배출 모식도. (b) 세포외배출의 투과전자현미경 사진.

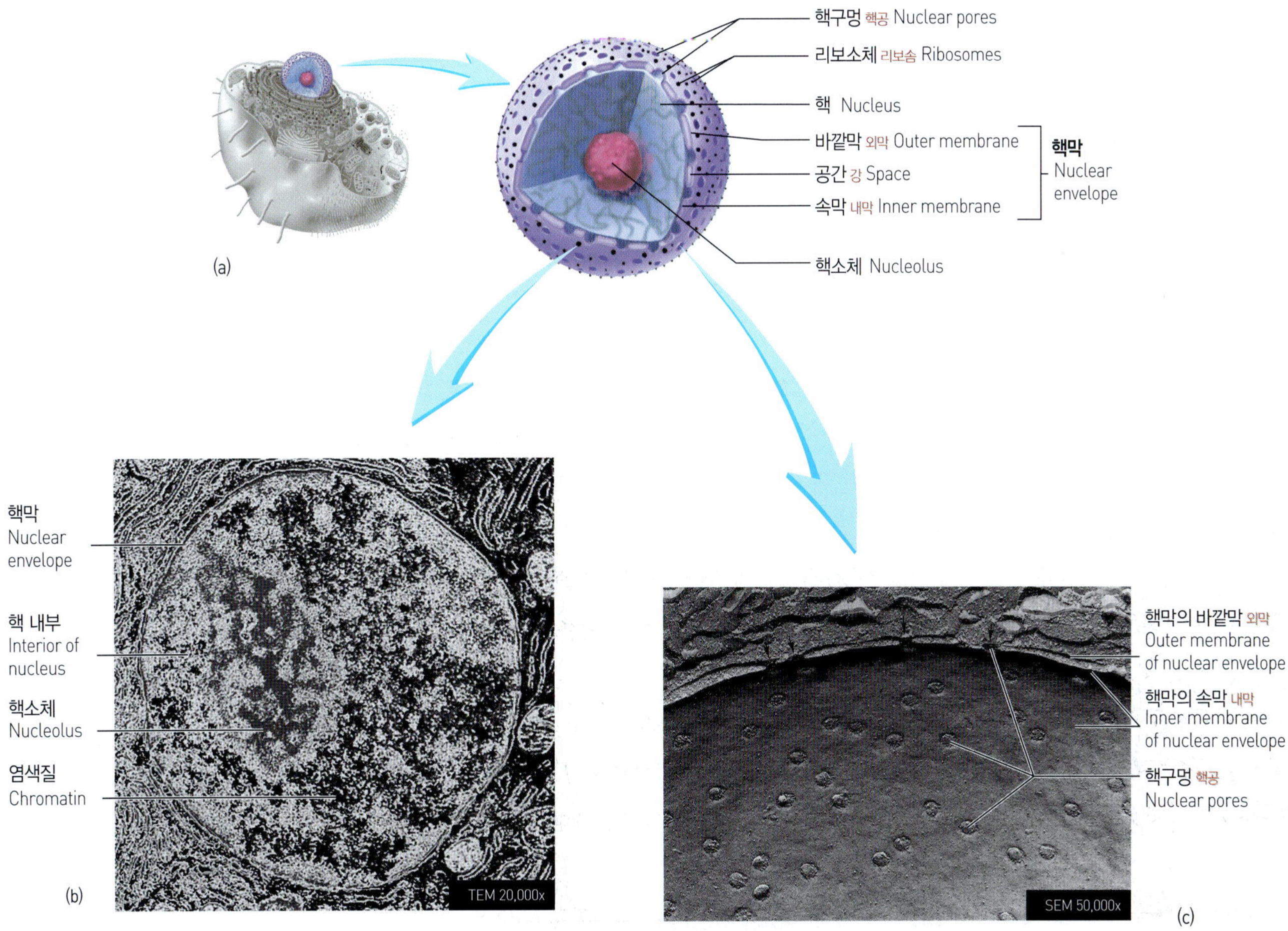

그림 3.13 핵

(a) 핵막은 속막과 바깥막으로 구성되어 있는데, 합쳐져서 핵구멍을 만든다. 핵소체는 막으로 싸여 있지 않은 핵의 농축된 부위로 대부분이 RNA와 단백질로 구성된다. (b) 핵의 투과전자현미경 사진. (c) 주사전자현미경 사진에서 핵막의 막과 핵구멍을 보여준다.

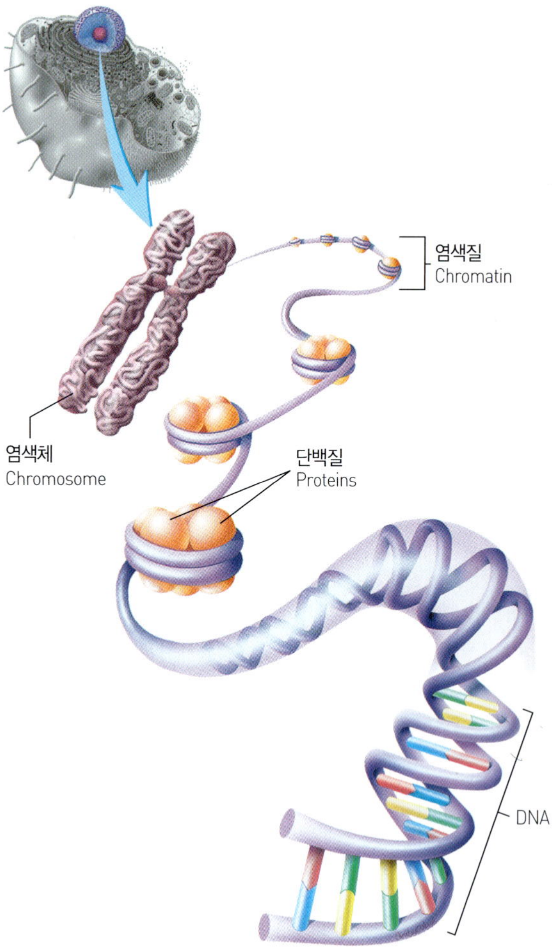

그림 3.14 염색체의 구조

통과를 한다.

사람의 세포는 23쌍의 DNA와 단백질로 구성된 **염색체** chromosomes가 들어 있다. 세포 수명의 대부분 동안, 염색체는 느슨하게 꼬여 있고 이를 **염색질** chromatin이라 한다(그림 3.13b, 그림 3.14). 세포분열을 준비할 때, 염색체는 단단하게 꼬이고 현미경으로 알아 볼 수 있게 된다("세포생활사" 참조). 각 개인의 구조와 기능별 특징에 영향을 주는 유전자는 DNA의 일부분이며, 유전자는 단백질의 구조를 결정한다. 단백질의 구조를 결정하는 방법으로 유전자는 세포 구조와 기능을 총괄한다.

핵소체 nucleolus는 핵 안에 들어 있는, 둘러싸는 막이 없이 분산되어 있는 물체이다(그림 3.13 참조). 보통 하나의 핵 속에 여러 개의 핵소체가 들어 있다. 핵소체에서 리보소체의 소단위들이 만들어진다. 세포질에서 생산된 단백질은 핵구멍을 통해서 핵과 핵소체로 이동된다. 이 단백질은 **리보소체 리보핵산** ribosomal ribonucleic acid; rRNA와 합쳐진다. rRNA는 핵소체에서 생산되고, 리보소체의 소단위를 형성한다(그림 3.15). 생산된 리보소체 소단위는 핵구멍을 통해 세포질로 이동하며, 큰 소단위와 작은 소단위가 합쳐져서 리보소체를 형성한다.

리보소체

리보소체 리보솜, ribosomes는 단백질의 합성이 일어나는 세포소기관이다("유전자 발현" 참조). 자유리보소체는 세포질 내에 자유롭게 떠 다니는 상태로 있으며, 세포질그물의 막에 결합된 형태로 존재하는 것도 있다.

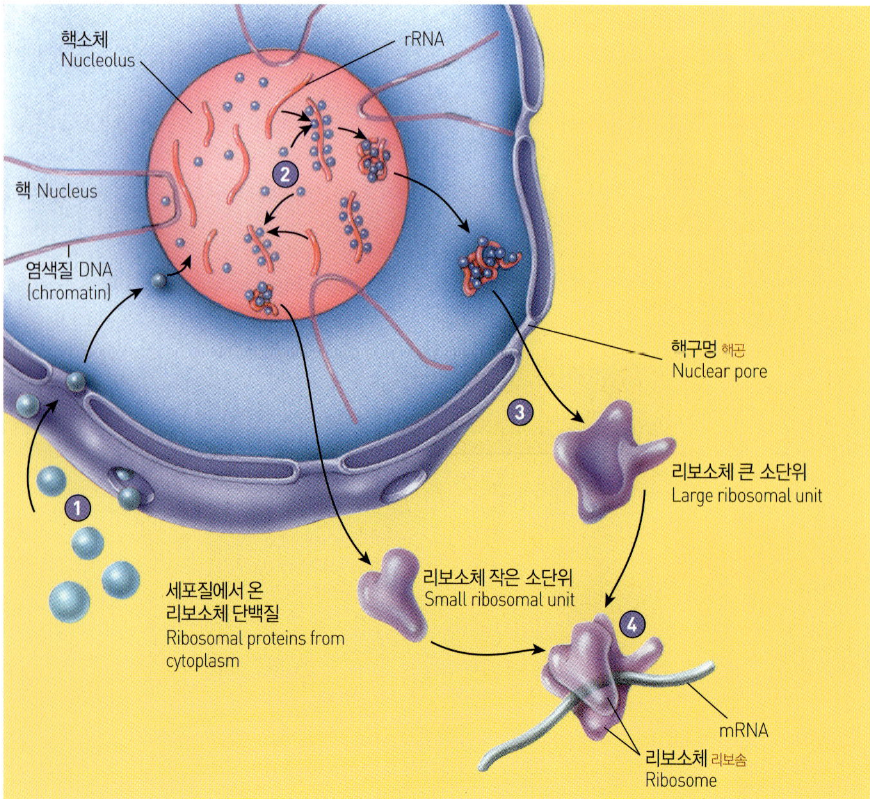

① 세포질에서 생산되는 리보소체 단백질은 핵구멍을 통해 핵소체로 이동된다.

② 핵소체에서 대부분이 생산되는 rRNA는 리보소체 단백질과 조립되어 리보소체 작은 소단위와 큰 소단위를 형성한다.

③ 리보소체 작은 소단위와 큰 소단위는 핵소체와 핵을 핵구멍을 통해서 빠져나간다.

④ 리보소체 작은 소단위와 큰 소단위는 세포질에서 단백질을 생산하는 동안 서로 결합하고 mRNA와 결합한다.

그림 3.15 리보소체의 생산

임상에서 활용하기

탄수화물과 지질 이상

몇몇의 질병은 용해소체 효소가 기능을 제대로 하지 못해 발생한다. 예를 들어, **폼페병** Pompe disease은 어떤 세포에서 생산된 탄수화물인 당원을 분해하는 용해소체 효소가 무능력하여 발생한다. 당원이 심장, 간과 골격근육세포에 많은 양이 축적된다; 심장근육세포에의 축적은 가끔 심부전을 일으킨다. 폼페병은 비록 불치병이지만 임상시험에서 비기능적 효소의 대체를 통해 폼페병의 증상을 감소시키는 것이 가능하게 되었다.

지질축적장애 lipid-storage disorder는 지질을 분해하는 데 필요한 효소가 결핍된 세포에 지질의 많은 양이 축적되는 유전병 중의 하나이다. 지질의 축적은 뇌, 지라, 간과 골수의 세포와 조직손상을 일으킨다.

테이-삭스병은 지질축적장애로 신경계통에 영향을 준다. **테이-삭스병** Tay-Sachs disease은 뇌의 신경세포에서 특정 지질을 정상적으로 분해하는 용해소체 효소의 결핍에서 생긴다. 뇌에 이 지질이 축적되어 인생의 첫 몇 달 안에 실명, 귀먹음과 마비와 같은 신경성 장애를 일으킨다. 테이-삭스병을 완전하게 치료할 수가 없어 이 병을 가진 아이들은 보통 4살이 되기 전에 사망한다.

과립세포질그물과 무과립세포질그물

세포질그물형질내세망, endoplasmic reticulum; ER은 바깥쪽 핵막에서 세포질로 확장되어 있는 막의 연속이다(그림 3.16). **과립세포질그물**조면내형질세망, rough ER은 리보소체가 결합한 세포질그물이다. 어떤 세포 내에 많은 양의 과립세포질그물이 있다는 것은 단백질의 합성량이 많다는 것을 의미한다. 반면 리보소체가 부착하지 않은 세포질그물은 **무과립세포질그물**활면내형질세망, smooth ER이라 한다. 무과립세포질그물은 세포에서 지질을 합성하는 장소이다. 골격근세포에서 무과립세포질그물에는 칼슘 이온이 저장되어 있다.

골지복합체

골지복합체 Golgi apparatus는 막으로 둘러싸인 작은 휘어진 주머니 소낭들이 밀접하게 중첩된 더미로 구성되어 있다(그림 3.17). 골지복합체는 물질들을 농축하고 변형하며 포장하는 역할을 한다. 예를 들면, 리보소체에서 합성된 단백질들은 세포질그물로부터 골지복합체로 이동된다. 골지복합체는 이들을 농축하며, 경우에 따라서는 탄수화물이나 지질 분자와 결합함으로써 단백질을 화학적으로 변형시킨다. 계속해서 단백질들은 분비소포에 쌓이게 되고, 결국 골지복합체의 가장자리에서 떨어져 나간다. 골지복합체는 침샘이나 이자세포와 같이 단백질을 분비하는 세포 내에서 많은 수가 존재하며 또한 크게 발달되어 있다.

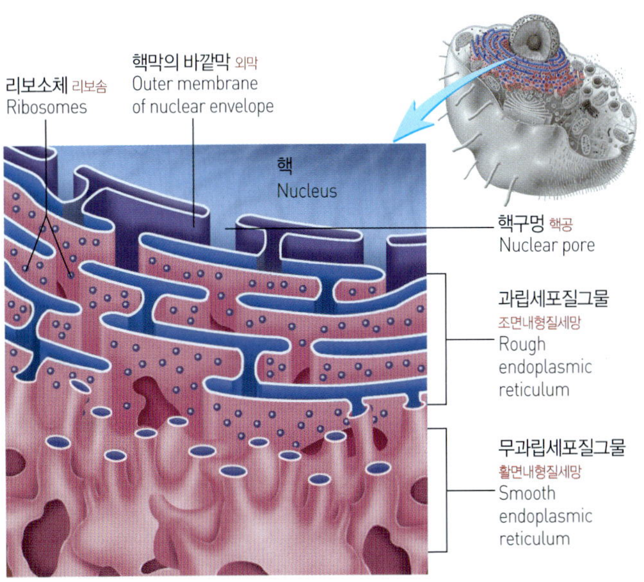

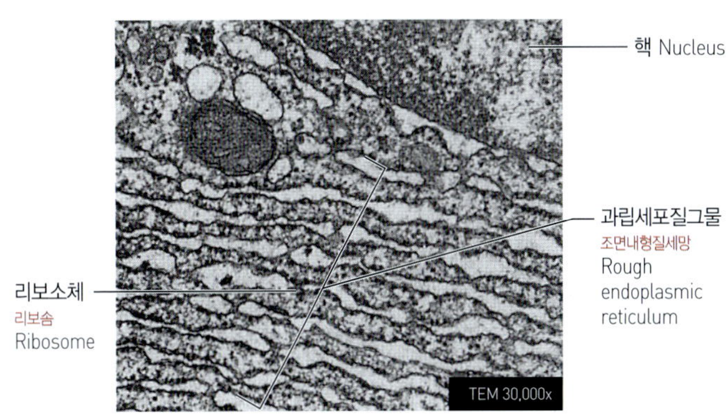

그림 3.16 세포질그물

(a) 세포질그물은 핵막이 연속된 것이고 과립세포질그물(리보소체와 함께) 혹은 무과립세포질그물(리보소체 없음)로 존재한다. (b) 과립세포질그물의 투과전자현미경 사진.

분비소포

소포 vesicle는 세포 안에서 운반 또는 물질을 저장하는 작고 막으로 싸인 주머니이다. 분비소포는 막으로 둘러싸인 작은 소포로 세포의 표면으로 이동한다(그림 3.17). 그들의 막은 원형질막과 융합하며 소포 내의 내용물들은 외부로 방출한다. 많은 세포들에서 분비소포는 세포질 안에 축적되고 세포가 신호를 받으면 외부로 방출된다. 예를 들면, 신경세포는 다른 세포와 소통하기 위하여 분비소포로부터 신경전달물질을 방출한다. 또한 호르몬이 들어 있는 분비소포는 신호가 호르몬을 방출하라는 신호가 올 때까지 내분비세포의 세포질 안에 머물러 있다. 예를 들면, 인슐린은 혈액의 포도당이 높아져서 분비를 자극할 때까지 이자세포의 세포질에 남아 있다.

용해소체와 과산화소체

용해소체 lysosome는 골지복합체로부터 형성된 막에 둘러싸여 있는 작은 소포이다. 이들은 세포질 내에서 소화계통의 기능을 하는 여러 종류의 효소들을 함유한다. 세포내섭취에 형성된 소포는 용해소체와 융합된다(그림 3.18). 이 효소들은 세포질 내에 들어온 물질들을 분해하는 역할을 한다. 예를 들면, 백혈구가 박테리아를 받아들이면 용해소체 내에 있는 효소들은 박테리아를 파괴시킨다. 그 때 용해소체 안에 있는 효소들이 포식한 세균을 파괴한다.

과산화소체 퍼옥시솜, peroxisome는 지방산, 아미노산과 과산화수소를 분해하는 효소가 들어 있는 막에 싸인 작은 소포이다. 과산화수소는 지방산과 아미노산이 분해될 때 생기는 부산물로 세포에 독성이 있다. 과산화소체에 들어 있는 효소는 과산화수소를 물과 산소로 분해한다. 간과 콩팥세포처럼 해독작용에 적극적인 세포는 많은 과산화소체를 지니고 있다.

사립체

사립체 mitochondria는 속막과 바깥막이 공간으로 나뉘어 있는 작은 세포소기관이다(그림 3.19, 그림 3.1 참조). 바깥막은 매끈하지만, 속막에는 능선이라는 수많은 주름이 있는데, **능선**능, crista은 사립체의 속으로 선반처럼 돌출되어 있다.

사립체는 세포 내에서 ATP를 생산하는 중요한 장소이다. 사립체는 호기성 호흡, 즉 음식물 분자를 분해하여 ATP를 생산하는 산소를 필요로 하는 일련의 화학반응을 수행한다. ATP는 세포 내에서 일어나는 대부분의 화학반응에 필요한 중요 에너지원이며, 많은 에너지를 필요로

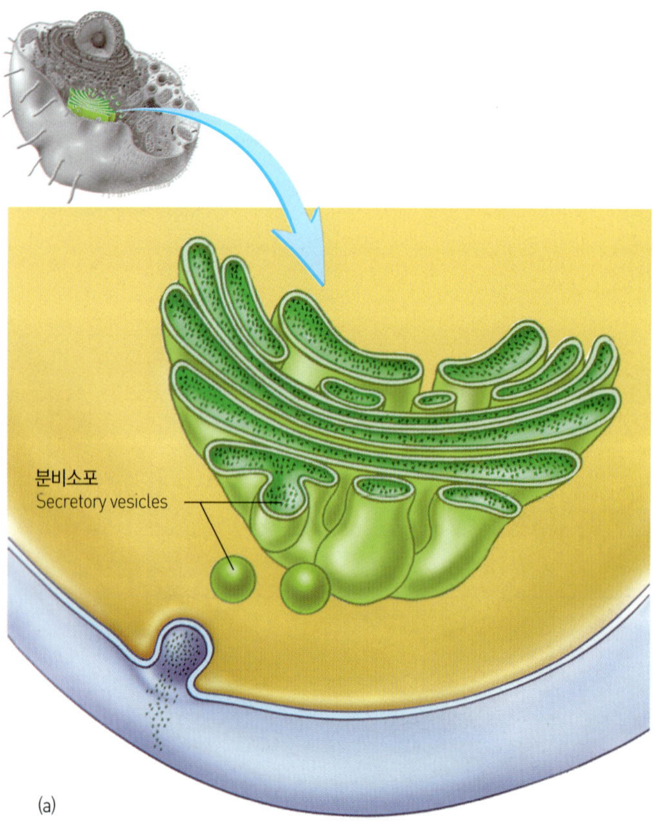

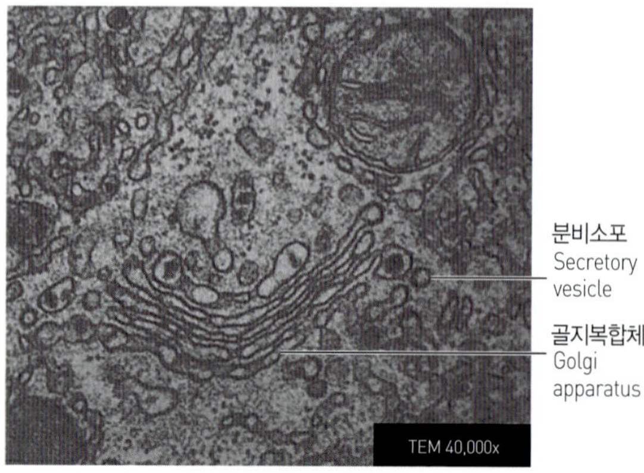

그림 3.17 골지복합체

(a) 골지복합체는 납작한 막주머니 그리고 접시를 쌓아 놓은 모양 혹은 팬케이크처럼 생겼다.
(b) 골지복합체의 투과전자현미경 사진.

1 소포는 세포 밖에서 물질을 둘러싸서 만들어진다.

2 소포는 세포막으로부터 떨어져 나와 세포 안에 분리된 소포로 된다.

3 용해소체는 골지복합체에서 떨어져 나온다.

4 용해소체는 소포와 융합한다.

5 용해소체에서 나온 효소는 소포 안의 물질과 혼합되어, 효소가 물질을 소화시킨다.

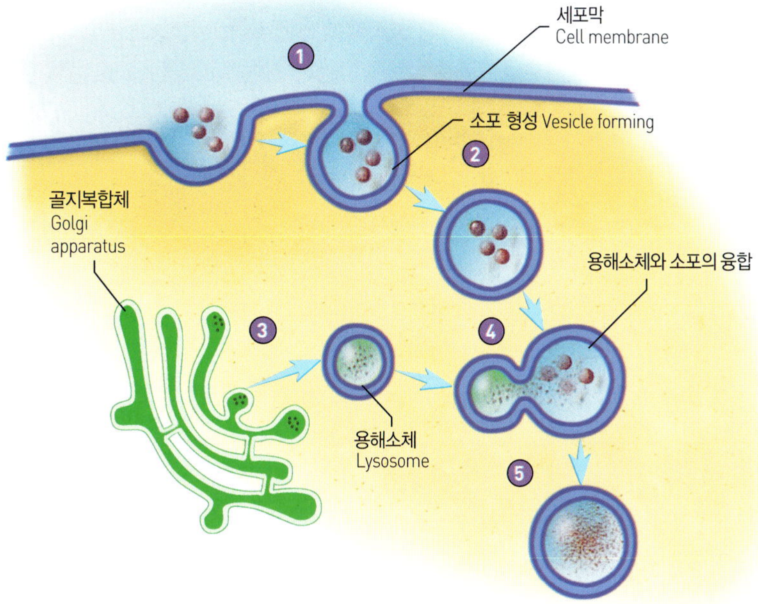

그림 3.18 용해소체의 작용

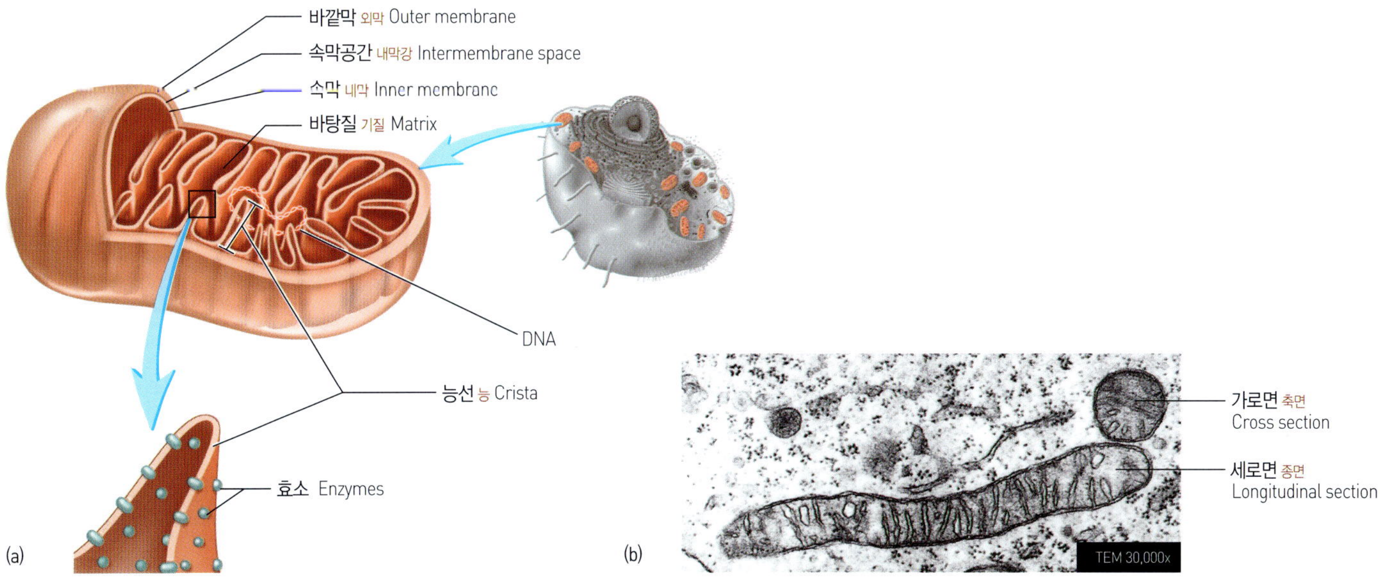

그림 3.19 사립체

(a) 전형적인 사립체 구조. (b) 사립체의 세로면과 가로면의 투과전자현미경 사진.

하는 세포들은 적은 에너지를 필요로 하는 세포들보다 더 많은 사립체를 갖는다. 예를 들면, 아주 많은 능동수송을 수행하는 세포에는 많은 사립체가 들어 있다. 운동의 결과로 근육이 커질 때, 근육세포에서 존재하는 사립체의 수가 증가하고 근육수축에 필요한 추가적인 ATP를 제공한다.

세포뼈대

세포뼈대세포골격, cytoskeleton는 세포를 지지하고, 세포소기관을 제자리에 있게 하며, 세포가 모양을 변하게 할 수 있도록 하는 단백질로 구성된다. 이 단백질구조에는 미세관, 잔섬유와 중간잔섬유가 있다(그림 3.20).

미세관미소관, microtubule은 단백질 소단위로 만들어진 속이 빈 구조이다. 미세관은 세포의 세포질을 지지하는 것을 돕고, 세포분열을 도와주며,

섬모와 편모와 같은 세포소기관의 기본 성분을 형성하는 것과 같은 다양한 역할을 한다.

잔섬유 세사, microfilament는 구조적으로 세포질을 지지하는 단백질 소단위로부터 형성된 작은 원섬유이다. 어떤 잔섬유는 세포 이동에 관여한다. 예를 들면, 근육세포의 잔섬유는 세포를 짧게 하거나 수축할 수 있게 한다.

중간잔섬유 중간세사, intermediate filament는 미세관보다 직경이 작고 그러나 잔섬유보다는 직경이 큰 단백질 소단위로부터 형성된 원섬유이다. 중간잔섬유는 세포의 기계적 지지를 제공한다.

중심소체

세포중심 centrosome은 핵 가까이에 있는 미세관 형성이 일어나는 세포질의 특별한 구역에 있다. 세포 중심은 서로 직각 방향으로 위치한 두 개의 **중심소체** centrioles를 포함하고 있다. 각 중심소체는 작은 원기둥 모양의 소기관으로 9개의 미세관세짝 triplets이다. 각 미세관세짝은 세 개의 평행한 미세관이 서로 연결되어 구성된다(그림 3.21). 추가의 미세관은 중심소체 지역으로부터 확장하여, 나중에 공부할 "세포분열"에서 중요한 역할을 수행한다.

섬모, 편모와 미세융모

섬모 cilia는 세포 표면으로 돌출하며 움직임이 가능하다(그림 3.1 참조). 섬모의 수는 세포 한 개당 하나도 없는 것에서 천 개까지 매우 다양하며, 섬모는 움직일 수 있다. 섬모는 세포로부터 확장된 원기둥 구조이다. 섬모는 미세관으로 구성되어 있고, 세포막으로 싸여 있는 중심소체의 양상과 비슷하게 구성되어 있다. 섬모는 호흡통로를 덮고 있는 표면세포에 많이 분포한다. 섬모의 조화된 움직임은 허파로부터 위쪽과 바깥쪽으로 먼지 입자가 묻혀 있는 점액을 수송한다. 이러한 운동은 허파에 남아 있는 찌꺼기를 제거하는 것을 돕는다.

편모 flagella는 섬모와 유사한 구조를 갖지만 훨씬 더 길다. 편모의 수는 세포 한 개당 오직 1개만 존재한다. 따라서 정자세포에 있는 1개의 편모는 정자세포를 운동시키는 기능을 한다.

미세융모 microvilli는 잔섬유에 의해 지지되는 세포막의 확장이지만(그림 3.1 참조), 미세융모는 섬모나 편모처럼 능동적으로 움직이지 못한다. 미세융모를 가진 세포 내에서 미세융모의 수는 무수히 많으며 세포의 표면적을 증가시키는 기능을 한다. 미세융모는 특히 창자, 콩팥 및 흡수가 중요한 역할을 하는 부위에서 세포 표면에 풍부하게 존재한다.

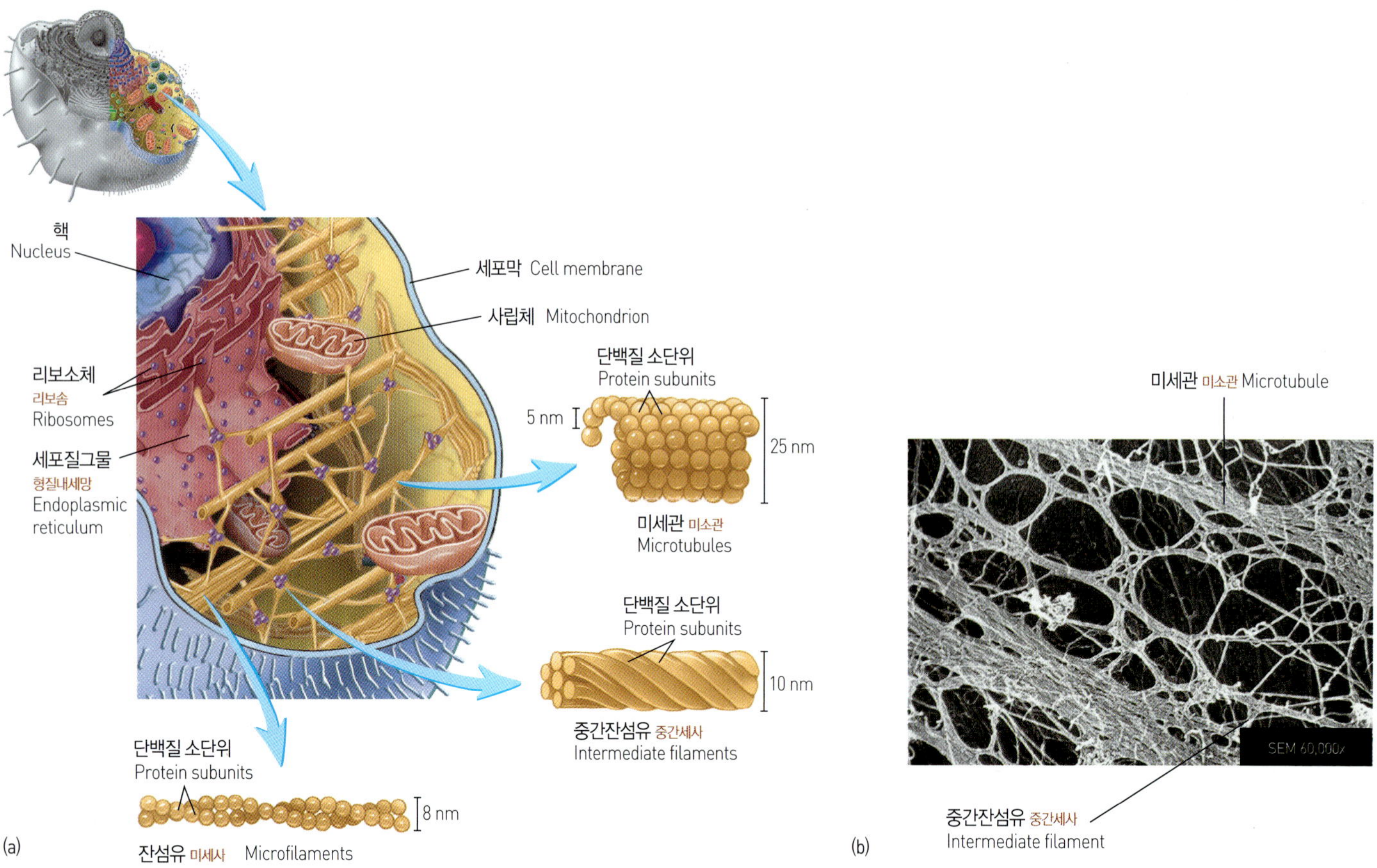

그림 3.20 세포뼈대

(a) 세포뼈대의 모식도. (b) 세포뼈대의 주사전자현미경 사진.

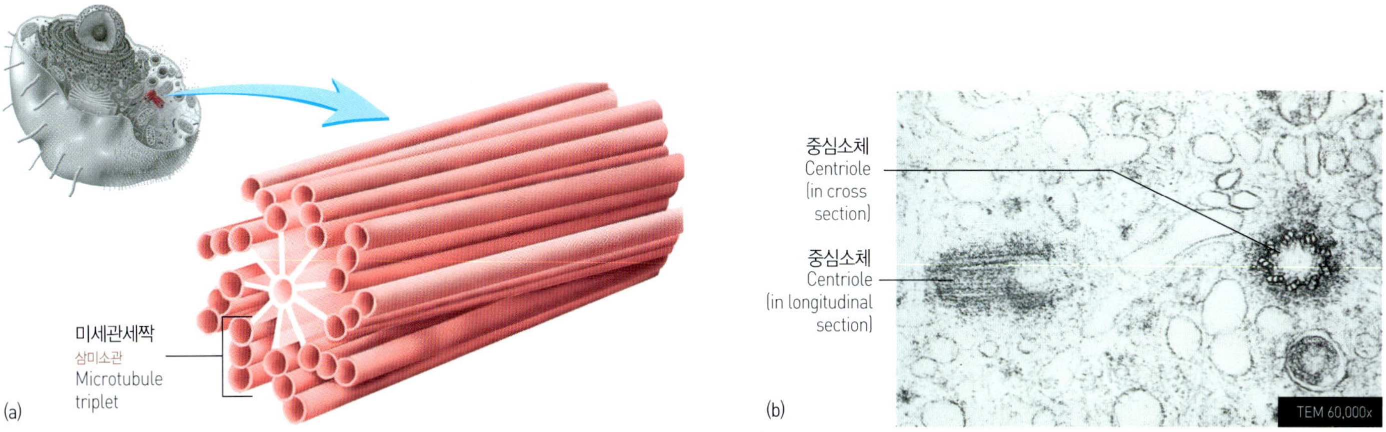

그림 3.21 중심소체

(a) 중심소체의 구조는 아홉 개의 미세관세짝으로 구성되어 있다. 각 미세관세짝은 한 개의 완전한 미세관과 두 개의 불완전한 미세관이 서로 융합된 것을 포함하고 있다.
(b) 한 쌍의 중심소체 투과전자현미경 사진으로 핵 근처에 정상적으로 위치하고 있다. 하나는 가로면 그리고 다른 하나는 세로면이 보인다.

심화학습 4

(a) 단백질을 합성하고 분비하고, (b) 세포 속으로 물질을 능동수송하고, (c) 포액작용에 의해 이물질을 삼키는 세포 안에 풍부한 세포소기관을 나열해 보자. 나열한 각 세포소기관의 기능을 생각해 보자.

3.6 전체 세포 활동

학습성과

A. 유전자 발현 이해
B. 유사분열 과정을 나열
C. 분화의 정의

세포의 특징은 세포가 생산하는 단백질의 종류에 의해 결정된다. 단백질은 핵의 유전정보에 의해 차례차례로 결정되어 생산된다. 세포 기능이 어떻게 일어나는지 이해하기 위해서는 유전자와 단백질 간의 연관관계를 반드시 생각해야 한다. 예를 들면, 많은 음식물 분자를 세포 속으로 운반하려면 세포막 단백질이 필요하다. 아미노산이 세포막의 운반단백질을 포함하여 단백질 합성을 위하여 조립된다. 핵 속의 DNA에 포함되어 있는 정보는 단백질을 형성하는 리보소체에서 아미노산이 결합되는 것을 결정한다. 우리 몸은 100조 개의 다른 특성을 가진 세포로 구성되어 있다. 사람은 한 개의 세포로부터 인생을 시작한다. 세포분열과 세포 분화를 통하여 사람 몸을 만드는 세포가 형성된다. 뒤 단원에서 세포 기능의 특징과 사람 몸의 성장과 유지를 하는 전체 세포 활동을 보여준다.

유전자 발현

DNA에 들어 있는 정보는 단백질 합성을 지시한다. 이런 과정을 **유전자 발현** gene expression이라 한다. 단백질은 세포에서 생산된다. 단백질은 세포 속의 구조 구성요소로, 구조 단백질은 세포 바깥으로 분비되고, 세포 속의 화학반응을 조절하는 효소로 제공된다. DNA는 단백질 합성을 지시하여 완전한 생명체의 구조와 기능의 특징에 영향을 준다. 개인이 푸른 눈, 갈색 머리카락 또는 다른 유전적 특성을 갖고 있더라도 궁극적으로는 DNA에 의해 결정된다.

DNA 분자는 2개의 뉴클레오티드 가닥 형태를 이루기 위해 서로 연결된 뉴클레오티드로 구성되어 있다(그림 2.19와 3.23 참조). 2개의 가닥은 서로 연결되어 있으며 긴 축을 중심으로 꼬여 있는, 사다리 모양을 하고 있다. 이러한 뉴클레오티드는 화학적인 언어를 형성할 수 있는 화학적인 문자로서의 기능을 갖는다. **유전자** gene는 특별한 단백질을 만들어내는 화학적인 언어로 된 뉴클레오티드의 연속이다. 각각의 DNA 분자는 많은 다른 유전자들을 갖고 있다.

제2장에서 언급된 것처럼 단백질은 아미노산으로 구성되어 있다. 서로 다른 단백질들의 독특한 구조적 · 기능적 특징은 아미노산의 종류, 수, 배열에 따라 결정된다. 유전자의 뉴클레오티드 순서가 특정 단백질의 아미노산 순서를 결정한다.

유전자 발현은 두 단계, 즉 전사와 유전자부호해독으로 구성된다(그림 3.22). 어떤 요리를 만들기 위해 조리법을 도서관에 있는 참고서적에서 알아냈다고 가정해보자. 그 책을 가지고 나올 수가 없기 때문에 그 요리법을 복사하거나 **전사** transcription해야만 한다. 계속해서 주방에서는 복사된 요리법 내에 담겨진 정보를 이용해서 식사를 준비하게 된다. 어떤 한 형태에서 또 다른 형태(요리법에서 식사로)로 어떤 것이 변화하는 것을 **유전자부호해독** translation이라 부른다.

DNA(참고서적)는 다른 단백질들(식사)을 만들기 위해 수많은 유전자(요리법)를 갖는다. 그러나 DNA는 분자가 너무 크기 때문에 리보소체(주방)로 이동하기 위해 핵구멍을 통해 통과할 수가 없다. 참고서적이 도서

임상에서 활용하기

세포 구조와 세포 기능 사이의 연관관계

각 세포는 자신이 수행하는 기능에 잘 맞춰져 있고, 각 세포들에는 자신의 기능을 반영하는 세포소기관이 풍부하다. 예를 들면, 커다란 직경의 호흡기 통로를 덮고 있는 상피세포는 점액을 분비하고 점액을 목구멍으로 이동시켜서, 삼키거나 혹은 기침에 의하여 몸 밖으로 축출한다. 먼지 입자와 공기 중의 다른 찌꺼기들은 점액에 포획된다. 호흡통로에서 점액의 생산과 이동은 호흡통로를 깨끗하게 유지한다. 호흡계통의 세포는 풍부한 과립세포질그물, 골지복합체, 분비소포와 섬모를 갖고 있다. 과립세포포질그물 위의 리보소체는 단백질, 점액의 주요 구성요소를 생산하는 장소이다. 골지복합체는 단백질과 점액의 다른 구성요소를 분비소포 속으로 포장을 하고, 그것은 상피세포의 표면으로 이동한다. 분비소포의 내용물이 상피세포의 표면으로 방출된다.

담배 피는 사람에서 담배연기 자극에 호흡상피가 오랜 기간 노출되어서 호흡상피의 구조와 기능이 변하게 된다. 세포는 납작해지고 상피세포는 여러 층으로 된다. 납작해진 상피세포는 더 이상 풍부한 과립세포질그물, 골지복합체, 분비소포 혹은 섬모가 없다. 변형된 호흡상피는 자극으로부터 아래에 있는 세포를 보호하도록 적응되었으나, 더 이상 점액을 분비하지 못 할 뿐만 아니라 호흡기 통로를 깨끗하도록 점액을 목구멍으로 이동시키는 섬모를 갖는 것을 못한다. 호흡기통로의 정상 상피세포의 광범위한 교체는, 담배를 많이 피는 사람에서 흔한 일이다. 기침은 염증의 흔한 증상이고 점액은 호흡기 통로에 축적된다.

1. DNA는 단백질 생산에 필요한 정보를 갖고 있다.
2. 한 DNA 가닥의 전사 결과로 DNA 가닥에 있는 정보의 복사본인 mRNA를 만든다. mRNA는 단백질을 만드는 데 필요하다.
3. mRNA는 핵을 떠나서 리보소체로 간다.
4. 단백질의 구성단위인 아미노산은 tRNA가 리보소체로 운반한다.
5. 유전자부호해독 과정 중에 mRNA에 담긴 정보는 단백질의 아미노산의 수, 종류와 배열을 결정하는 데 사용된다(그림 3.24 참조).

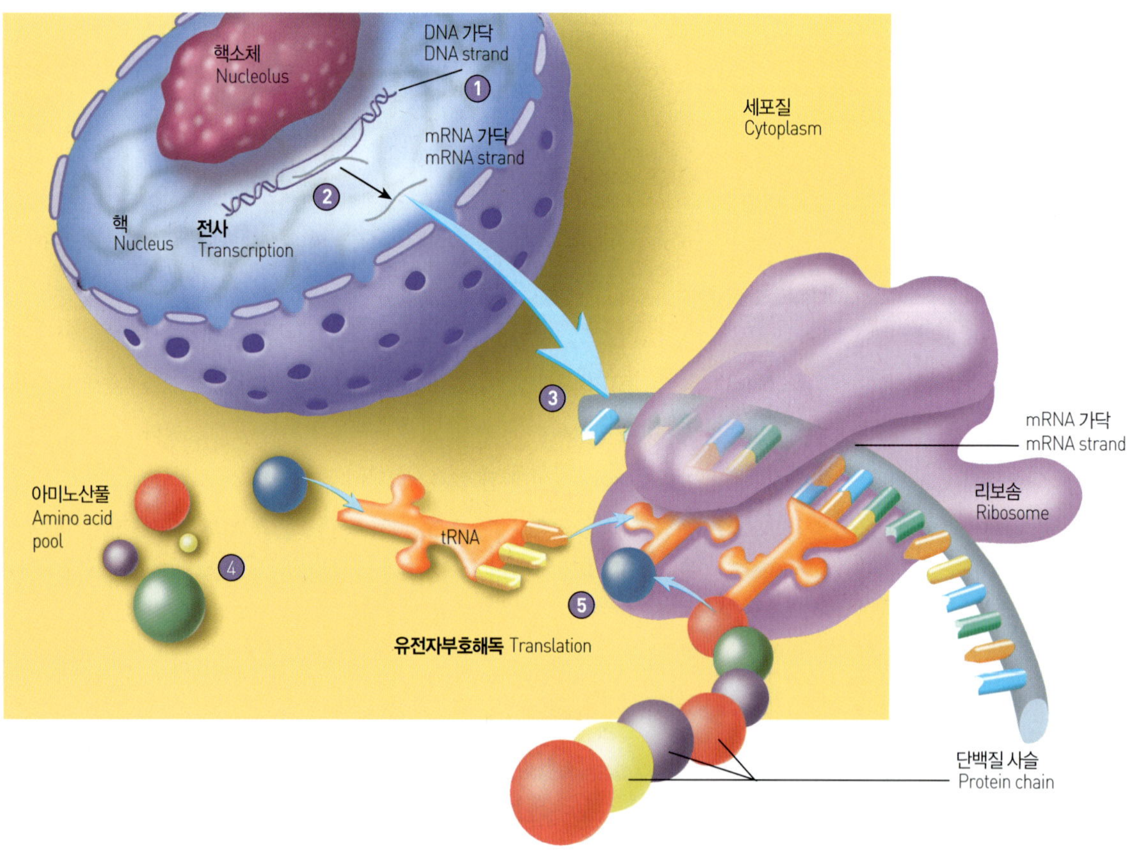

그림 3.22 유전자 발현의 개요

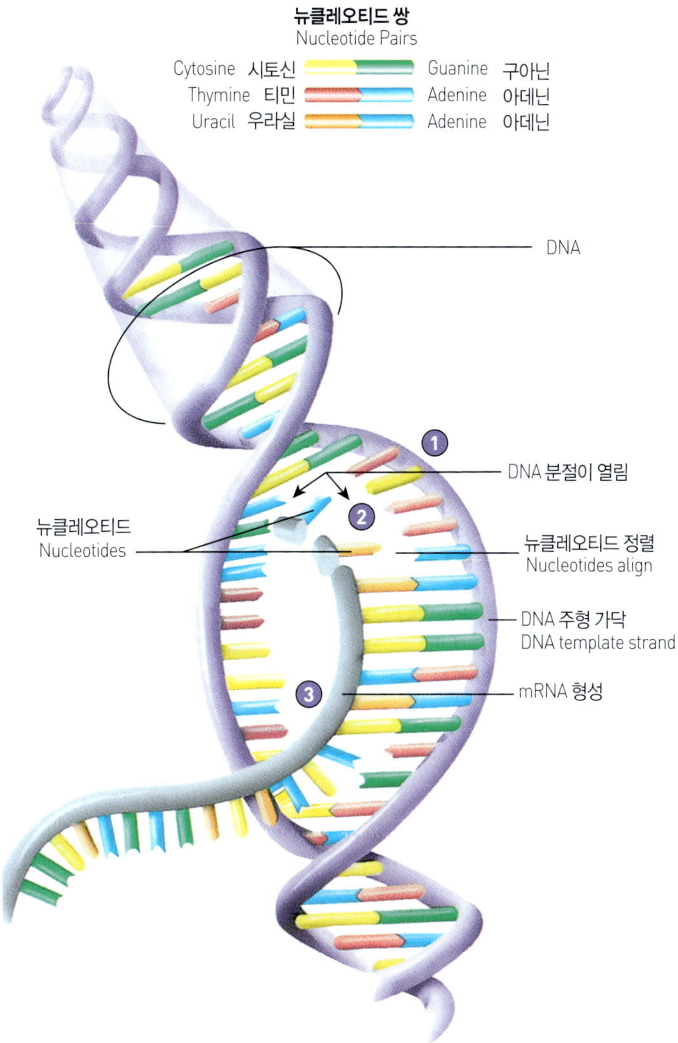

① DNA 분자의 가닥은 서로 분리된다. 한 개의 DNA 가닥이 mRNA 합성의 주형으로 제공된다.

② mRNA를 형성할 뉴클레오티드는 DNA의 뉴클레오티드와 그림의 위쪽에 위치한 설명표에 나타난 것 같은 염기쌍의 배열에 따라 형성된다. 따라서, DNA 주형 가닥(보라색)의 뉴클레오티드 서열은 mRNA(회색) 뉴클레오티드 서열을 결정한다. 효소(안 보임)는 mRNA의 뉴클레오티드를 서로 연결한다.

③ 뉴클레오티드가 덧붙여질 때 mRNA 분자가 형성된다.

그림 3.23 DNA 전사에 의한 mRNA 형성

관 내에서만 있는 것과 마찬가지로 DNA는 핵 속에만 머물게 된다. 그러므로 전사를 통해 세포는 특정 분자를 만드는 데 필요한 DNA 정보(언어들)를 복사하게 된다. 이와 같은 복사를 **전령 RNA** messenger RNA; mRNA라 부르며, mRNA는 핵에서 세포질의 리보소체로 이동하여 복사한 정보(언어들)를 이용해서 단백질을 형성하게 되는데 이것이 바로 유전자부호해독이다. 물론 요리법을 식사로 만드는 데에는 실제의 성분들이 요구된다. 단백질을 합성하는 데 필요한 성분들이 바로 아미노산이다. **전달 RNA** transfer RNA; tRNA라 불리는 특별한 운반 분자들은 아미노산을 리보소체로 운반한다(그림 3.22).

요약하면, 단백질의 합성은 DNA에서 정보의 일부를 복사하는 전사와 복사된 정보를 단백질로 바꾸는 유전자부호해독으로 구성된다.

전사

유전자 발현의 첫 단계는 세포의 핵에서 일어나는 **전사** transcription이다(그림 3.22의 1 · 2단계). DNA는 전사를 통해서 mRNA의 구조를 결정한다. DNA의 이중 가닥이 분리되고, DNA 뉴클레오티드는 RNA 뉴클레오티드와 쌍을 이룬다(그림 3.23의 1 · 2단계). 각 DNA의 뉴클레오티드는 다음의 유기염기 중의 하나를 포함한다: 티민, 아데닌, 시토신 혹은 구아닌. 각 mRNA의 뉴클레오티드는 우라실, 아데닌, 시토신 혹은 구아닌을 포함한다. DNA가 주형으로 작용하여 DNA의 뉴클레오티드의 개수와 배열에 맞추어 mRNA의 뉴클레오티드의 개수와 배열이 이루어진다. DNA 뉴클레오티드는 특정한 RNA 뉴클레오티드하고만 쌍을 이룬다: DNA의 티민과 RNA의 아데닌, DNA의 아데닌과 RNA의 우라실, DNA의 시토신과 RNA의 구아닌, 그리고 DNA의 구아닌과 RNA의 시토신.

DNA 뉴클레오티드가 RNA 뉴클레오티드와 쌍을 이룬 이후에, 효소가 RNA 뉴클레오티드 사이에 화학결합을 형성하여 긴 mRNA 분획을 형성하는 반응을 촉진시킨다(그림 3.23의 3단계 참조). 일단 mRNA 분절이 전사되고 나면 mRNA 분절은 제거된다.

mRNA의 정보는 특별한 아미노산에 명시된 **유전자부호** codon라는 세 개의 뉴클레오티드 무리에 담겨 있다. 예를 들면, 우라실, 시토신과 아데닌이 연속 배열된 뉴클레오티드 UCA는 구체적으로 아미노산 세린 serine을 의미한다. mRNA 유전자부호의 조합은 모두 64개이지만, 유전자부호에 의해 생산되는 아미노산은 20개뿐이다. 즉 여러 개의 유전자부호가 한 개의 아미노산에 특정된다. 예를 들어, 유전자부호 CGA, CGG, CGU와 CGC는 아미노산 아르기닌 arginine에 대응하고, 유전자부호 UUU와 UUC 부호는 페닐알라닌 phenylalanine에 대응한다. 일부 유전자부호는 특정한 아미노산에 특정되지 않고 다른 기능을 수행한다. 예를 들면, UAA는 아미노산을 위한 부호가 아니라, 유전자부호해독 과정을 끝내는 신호로 작용하기 때문에 정지유전자부호라고 한다.

유전자부호해독

유전자부호해독 translation은 mRNA의 정보를 기반으로 단백질을 합성하는 것으로 리보소체에서 일어난다(그림 3.22의 3~5단계 참조). mRNA는 전사에 의해 생산되어 핵구멍을 통과하여 리보소체로 이동한다. 리보소체는 유전자부호해독을 하는 동안 결합되어 있는 작은 소단위와 큰 소단위로 구성되어 있다. 유전자부호해독 과정은 mRNA에 덧 붙여서 두 종류의 RNA, 즉 tRNA와 **rRNA**가 요구된다. 각 mRNA 유전자부호를 위한 한 종류의 tRNA가 있다. tRNA의 세 개의 연속된 뉴클레오티드로 된 **대응유전자부호** anticodon는 mRNA의 유전자부호와 쌍을 이룬다. 아미노산은 tRNA의 다른 부분에 결합된다. 이런 방법은 mRNA의 유전자부호에 정확한 아미노산이 짝을 맞추는 것을 보장하게 한다. 예를 들면, mRNA의 UUU 유전자부호에 대해 tRNA는 대응유전자부호 AAA를 갖고 아미노산 페닐알라닌과 결합한다.

유전자부호해독을 하는 동안 리보소체는 mRNA에 결합한다. 리보소체는 mRNA를 tRNA 분자와 같이 정렬시킨다. 따라서 tRNA의 대응유전자부호가 적절한 mRNA의 유전자부호와 쌍을 이룬다(그림 3.24의 1 · 2 단계). 리보소체와 연관된 효소에 의해 tRNA에 결합된 아미노산 사이에 **펩티드 결합** peptide bond을 형성한다(그림 3.24의 3단계). 리보소체가 mRNA의 하나의 유전자부호로 움직여 내려가고 그 때 하나의 tRNA를 방출하고 다음 tRNA가 제자리로 이동하도록 한다. 이런 과정이 계속되어 **폴리펩티드 사슬** polypeptide chain을 형성한다. 유전자부호해독은 리보소체가 mRNA의 정지유전자부호에 도달할 때 끝난다(그림 3.24의 4단계). 폴리펩티드 사슬은 방출되고 접혀서 단백질 분자의 입체구조를 형성한다(그림 2.16 참조). 단백질은 분리된 리보소체에서 생산된 각 사슬이 합쳐진 단일 폴리펩티드 사슬 혹은 두 개 혹은 그 이상의 폴리펩티드 사슬로 구성된다.

심화학습 5

세포의 DNA 분자 속의 한 개의 뉴클레오티드가 어떻게 변화하여 세포에서 생산하는 단백질의 구조를 변하게 하는지를 생각해 보자.

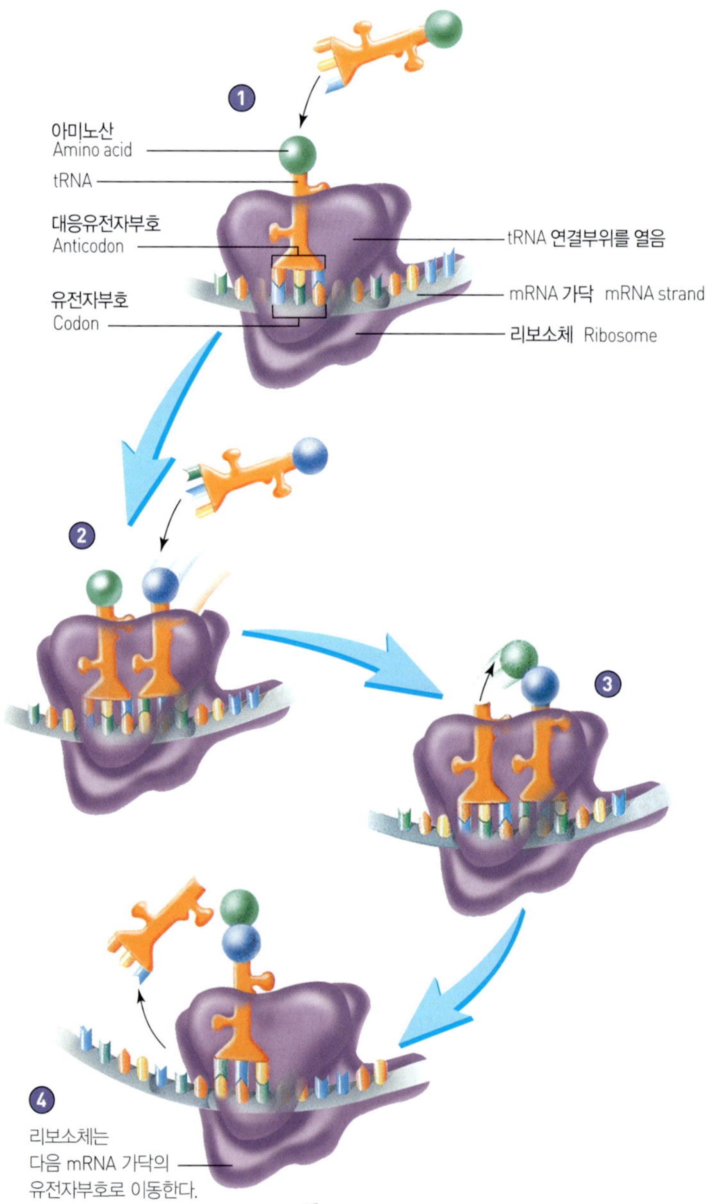

그림 3.24 단백질 생산을 위한 mRNA의 유전자부호해독

세포주기

성장과 분화를 하는 동안 세포분열은 난자의 수정 이후 세포 수가 극적으로 증가하는 것을 허용한다. 같은 과정이 손상된 조직의 교체와 재생을 위해 허용된다. 세포주기에는 **사이기** 간기, interphase라는 분열하지 않는 단계와 세포분열 단계가 있다. 세포는 자신의 일생의 대부분을 세포의 정상 기능을 수행하면서 사이기로 보낸다. 사이기가 진행되는 동안, DNA(세포핵 안의 염색체에 위치)는 복제된다. DNA의 두 가닥이 서로 분리되어, 각 가닥은 DNA의 새로운 가닥을 생산하기 위한 주형으로 제공된다(그림 3.25). 각 주형 DNA의 뉴클레오티드는 효소에 의하여 나중에 합쳐져서 DNA의 새 가닥을 형성한 뉴클레오티드와 쌍을 이룬다. 주형 DNA 안의 뉴클레오티드의 배열은 아데닌은 티민과 짝을 이루고, 시토신은 구아닌과 쌍을 이루기 때문에 DNA의 새로운 가닥의 뉴클레오티드의 서열을 결정한다. 두 개의 새로운 DNA 가닥이 두 개의 주형과 결합되어 DNA의 2개의 이중가닥을 형성한다.

사이기의 끝부분에, 세포는 두 개의 완전한 유전물질 집단을 갖게 된다. DNA는 핵 전체에 흩어져 있던 염색질은 가는 실같이(염색사) 된다(그림 3.26의 1단계, 그림 3.13b, 그림 3.14 참조).

세포분열 cell division은 단일 부모 세포로부터 딸세포를 형성한다. 새 세포는 성장과 조직 재생에 필요하며 유사분열을 통해 형성되고, 성세포는 생식을 위해 필요한데 감수분열(제17장에서 설명)을 통해 형성된다.

사람 몸의 각 세포에는 성세포를 제외하고, 46개의 염색체가 들어 있다. 성세포는 다른 세포들의 염색체 수의 절반을 갖고 있다(제17장의 "감수분열" 참조). 46개의 염색체는 염색체 수는 **이배체** diploid이고 23쌍의 염색체로 구성되어 있다. 23쌍에는 1쌍의 성염색체, 만약 여성일 때는 2개의 **X 염색체** X chromosome이고, 만약 남성일 때는 X 염색체와 **Y 염색체** Y chromosome로 구성되어 있다. 나머지 22쌍의 염색체를 **상염색체** autosome라 한다. 성염색체는 개인의 성을 결정하고, 상염색체는 대부분의 다른 특징을 결정한다.

유사분열

성세포를 제외한 몸에 있는 대부분의 세포는 **유사분열** mitosis에 의해 증식한다. 유사분열 기간 동안, 부모 세포는 분열하여 부모 세포와 같은 양과 같은 종류의 DNA를 갖은 두 개의 딸세포를 형성한다. DNA가 세포의 구조와 기능을 결정하기 때문에, 딸세포는 부모 세포와 똑같은 DNA를 갖고 있고, 부모 세포와 같은 구조와 같은 기능을 수행한다.

편의상 유사분열은 네 시기로 구분한다: 전기, 중기, 후기와 말기(그림 3.26의 2~5단계). 각 단계가 어떤 주요 사건을 나타내더라도, 유사분열 과정은 계속된다. 각 단계를 공부하는 것은 유용하지만, 그러나 더 중요한 개념은 부모 세포와 같이 같은 수의 염색체와 같은 종류의 염색체를 유사분열에 의해 어떻게 얻는지를 이해하는 것이다.

- **전기** prophase가 진행되는 동안(그림 3.26의 2단계), 염색질이 농축되어 가시적인 염색체를 형성한다. 사이기 이후에, 각 염색체는 **동원체** centromere라는 특정 부위에 연결되는 **염색분체** chromatid라는 두 개의 유전적으로 동일한 염색질 가닥으로 만들어진다. 유전물질의 복제는 사이기 동안 각 염색체의 두 개의 동일한 염색분체에서 일어난다. 또한 전기 동안에 방추사라 불리는 미세관이 중심소체에서 동원체까지 확장된다(그림 3.1, 그림 3.21 참조). 중심소체는 갈라진 후 세포의 양극으로 이동한다. 늦은 전기 때 핵소체와 핵막이 사라진다.

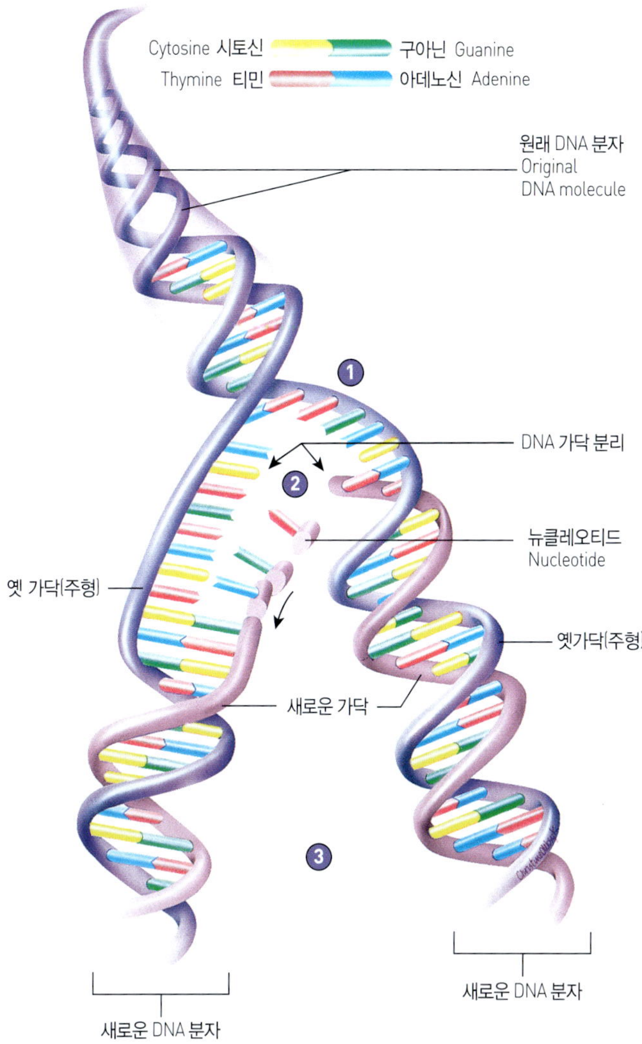

1 DNA의 가닥이 서로 분리된다.
2 각각의 옛가닥(*짙은 보라색*)은 새로운 가닥(*옅은 보라색*)의 형성을 위한 주형 기능을 한다. 뉴클레오티드의 염기배열은 새로 형성된 뉴클레오티드의 서열을 결정한다.
3 똑같은 두 개의 DNA가 생산된다.

그림 3.25 DNA의 복제
사이기 동안의 복제를 통해 똑같은 두 개의 DNA가 생산된다.

1 **사이기**는 세포분열 사이의 시간이다. DNA는 핵 속에서 염색질이 염색사를 형성한다. DNA의 복제는 사이기에 일어난다.

2 **전기:** 염색질이 응축하여 염색체로 변한다. 각 염색체는 동원체에서 합쳐진 두 개의 염색분체로 구성된다. 중심소체는 세포의 반대쪽 끝으로 이동하고, 핵소체와 핵막이 사라진다.

3 **중기:** 염색체는 방추사에 연결된 채로 세포의 중앙에 배열한다.

4 **후기:** 염색분체가 분리되어 똑같은 두 무리의 염색체를 형성한다. 방추사의 도움으로 염색체들은 중심소체를 향해 이동한다. 세포질이 나뉘기 시작한다.

5 **말기:** 염색체가 흩어지면서 핵막과 핵소체가 형성되며, 세포질이 나뉘면서 두 개의 세포를 형성한다.

6 세포분열이 완료되고 새로운 사이기가 시작한다. 염색체가 풀어져서 염색질이 된다. 세포분열로 인해 부모 세포와 똑같은 DNA를 갖고 있는 두 개의 딸세포가 생산된다.

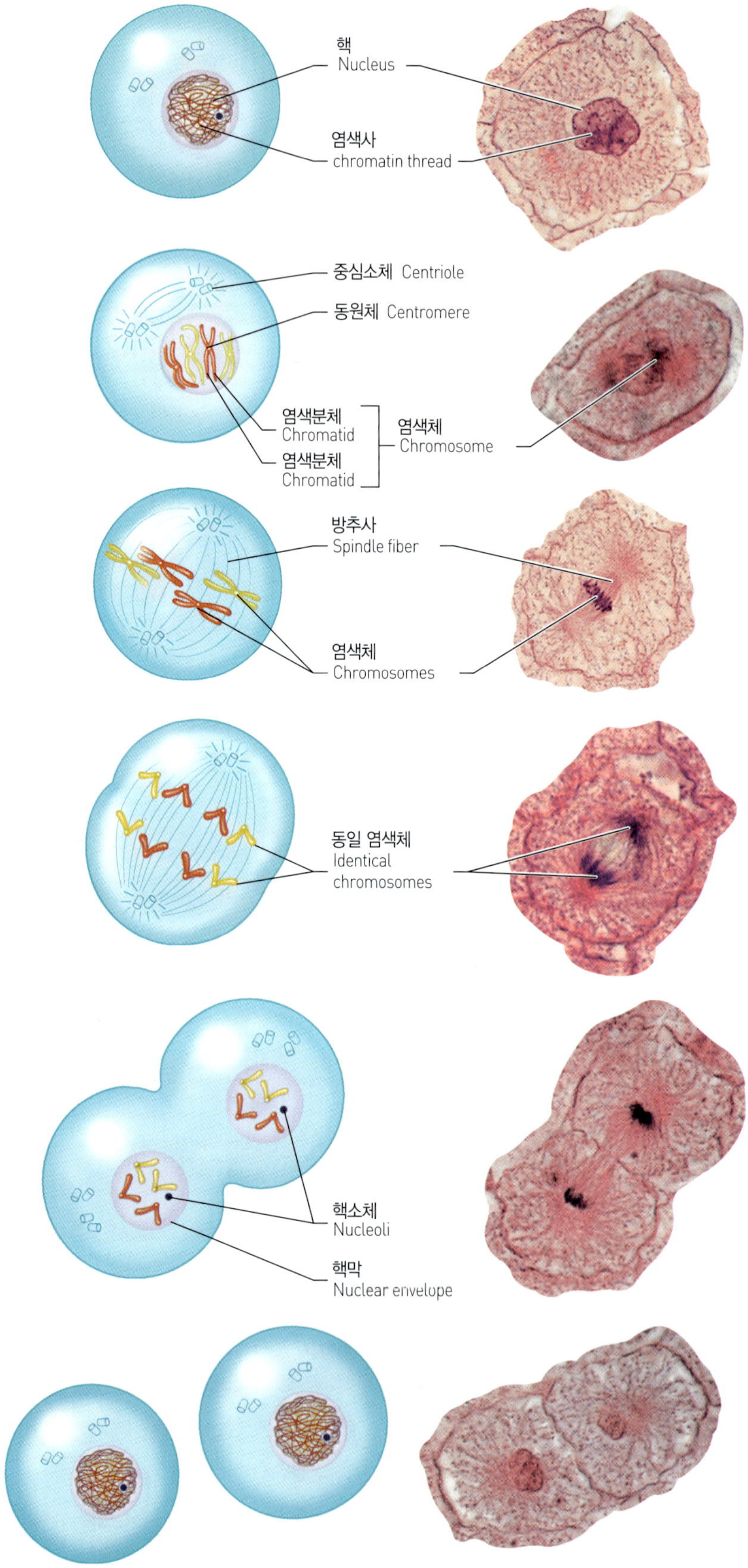

그림 3.26 세포생활사

임상에서 활용하기 암

종양 tumor은 세포의 증식에 의해 몸에 일부분이 부어오른 것이다. 종양은 **악성** malignant 혹은 **양성** benign이 될 수 있다.

양성 종양은 악성 종양보다 덜 위험하다. 양성 종양은 퍼지지는 않고 크기가 커지기만 한다. 양성 종양이 커질 때, 양성 종양이 주위의 조직을 압박하고 조직의 기능장애가 생길 수 있다. 뇌종양 같은 경우에는 그 결과가 치명적이다.

악성 종양은 **전이** metastasis에 의해 지역성장이나 확장하여 퍼진다. 그 결과 종양세포는 신생물에서 분리되어 림프계통 혹은 혈관으로 이차 종양이 형성되는 새로운 장소로 운반되어 퍼진다.

암 cancer은 악성 종양을 일컬으며, 전이하는 양상을 나타내고 이로 인해 병에 걸린다. 암은 대부분의 다른 성인 조직이 보이는 정상적인 성장조절이 결핍된 것이다. 암은 하나의 세포 혹은 세포무리가 성장과 분화의 정상 제어가 약화된 결과로 일어난다. 이와 같은 제어의 약화는 유전기전에 약하게 연루되고, 바이러스, 환경독소 및 다른 요인에 의해서도 일어날 수 있다. 암에 동반되는 질병은 보통 종양이 침투하고 건강한 주변의 조직을 기능을 없애서 파괴할 때 일어난다.

현재 개발 중인 유망한 항암치료법은 면역반응에 책임이 있는 세포가 자극을 받아 종양세포를 인식하고 파괴하는 것이다. 이와 같은 항암치료법의 중요한 장점은 면역계통의 세포는 건강한 조직은 공격하지 않고 종양세포만 특별하게 공격한다. 다른 치료방법으로 혈액공급을 차단하여 종양을 굶겨 죽이는 방법을 포함한 연구가 현재 진행 중이다. 혈관발생을 방해하는 약이 현재 이용되거나 연구 중이다.

심화학습 6

암세포는 계속 분열을 한다. 세포분열을 조절을 하는 정상 방법이 암세포에서는 올바르게 작동하지 않는다. 유방암세포와 같은 암세포는 정상 성숙세포처럼 보이지 않는다. 그 이유에 대해 생각해 보자.

- **중기** metaphase가 진행될 때(그림 3.26의 3단계), 염색체는 세포의 중심 가까이에 정렬한다.
- **후기** anaphase가 시작될 때(그림 3.26의 4단계), 염색분체가 분리된다. 이 때의 염색분체를 염색체라 한다. 현 시점에서는, 2개의 동일한 46개의 염색체가 세포 속에 존재한다. 후기의 끝 무렵에 염색체의 각 세트는 세포의 양극에 이르고, 세포질이 나뉘기 시작한다.
- **말기** telophase가 진행되는 동안(그림 3.26의 5단계), 각 딸세포의 염색체는 두 개의 분리된 핵을 형성해 간다. 염색체는 풀리기 시작하여 사이기 동안에 유전물질과 비슷해진다.

말기의 뒤를 따라서, 두 세포의 세포질이 완전하게 나뉘고, 2개의 분리된 딸세포가 생산된다(그림 3.26의 6단계).

분화

정자세포와 난자가 합쳐져서 단세포를 이루고, 새 개체가 시작된다. 수정이 진행되는 동안 단세포가 형성되고, 유사분열에 의해 분열되어 두 개의 세포를 형성하고, 두 세포는 나뉘어서 네 세포가 되는 과정을 계속한다(제18장 참조). 궁극적으로 성인의 몸을 형성하는 100조 개의 세포는 한 세포인 줄기세포에서 시작된다. 그러므로 개인의 몸에 있는 모든 세포는 같은 양과 같은 형태의 DNA를 포함하고 있다. 그러나 세포에 포함하고 있는 유전정보가 동일한 것이 사실이라고 하더라도, 모든 세포의 모양과 기능이 같지는 않다. 예를 들어, 뼈세포는 근육세포, 신경세포 또는 적혈구와는 같아 보이거나 기능이 같지 않다(그림 3.27).

세포가 특별한 구조와 기능으로 발전하는 과정을 **분화** differentiation라고 한다. 세포가 분화하는 동안, DNA의 일부분은 활동적이고, 다른 부분은 비활동적이다. DNA의 활동성 구분은 각 세포의 형태에 따라 다르다. 뼈세포의 구조와 기능에 밀접한 책임이 있는 DNA 부위는 지방세포의 구조 및 기능을 결정하는 DNA와는 다른 부위이다. 우리는 DNA의 어떤 부위가 어떠한 세포에서 활성적인가를 결정하는 정확한 기전을 완전하게 이해하고 있지는 못하지만 이것은 사람을 만드는 데 서로 다른 기능을 갖는 많은 세포의 형태를 만드는 분화에 의한 것으로 생각된다. 이제 어느 세포 형태에서 어느 부분의 DNA가 활성화되어 결정되는가에 대해 완전히 동의되지는 않지만, 그러나 그 결과로 발생한 분화는 기능이 서로 모여 사람은 만드는 많은 세포 형태를 생산한다. 결국 세포가 분화되고 성숙될 때, 세포는 분열이 늦어지거나 혹은 심지어 멈추기도 한다.

세포자멸사

세포자멸사 apoptosis 또는 *예정세포사 programmed cell death*는 다양한 조직에 있는 세포 수는 조정되고 조절되는 정상적인 과정이다. 발생 중인 태아에서 세포자멸사는 발생 중인 손가락과 발가락 사이의 세포들과 같은 여분 조직을 제거한다. 일부 성인 조직에서 세포자멸사는 조직 안의 세포 수를 일정하게 유지하기 위하여 여분의 세포를 제거한다. 손상받거나 잠재적으로 위험한 세포, 바이러스에 감염된 세포 및 잠재적인 암세포도 역시 세포자멸사에 의해 제거된다.

세포자멸사는 특별한 유전자에 의해 조절된다. 이러한 유전자에 의해 부호화된 단백질이 결국에는 세포의 죽음에 이르게 되는 세포 안에서 일을 일으킨다. 세포자멸사가 시작될 때, 핵 속의 염색질이 농축되고 해체된다. 세포자멸사는 핵이 파괴되고, 마지막으로 죽음에 이르는 세포의 해체에 뒤따르는 것이다. 큰포식세포라는 특성화된 세포가 세포 조각들을 잡아먹는다.

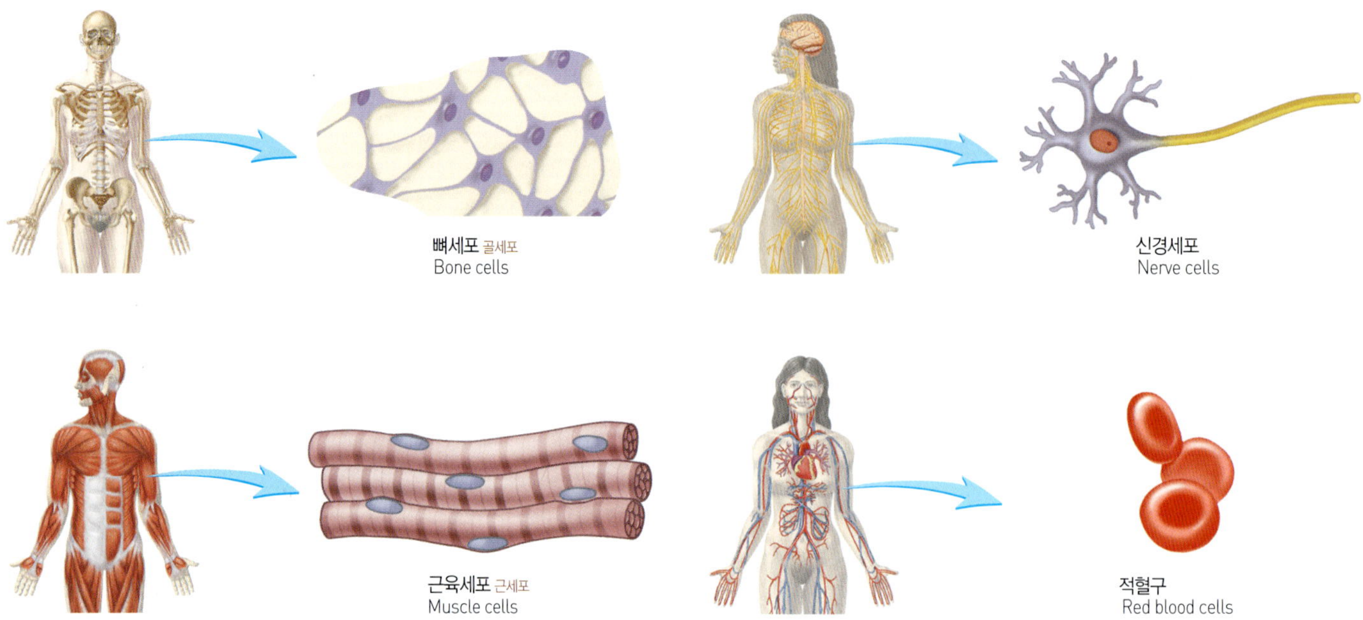

그림 3.27 세포 종류의 다양성

3.7 세포 수준에서의 노화

학습성과

A. 노화의 주된 이론 이해

우리는 모두 피부주름, 백발 및 시력감퇴와 같은 바깥으로 나타나는 노화의 현상에 익숙하다. 세포 구조의 숫자 또는 사건(일)이 노화증상의 원인이 되는 일과 함께 일어난다. 주요 학설은 노화가 어떻게 세포 안에서 지질, 단백질과 핵산과 같은 분자에 집중해서 일어나는지를 설명하려고 시도한다. 노화에 영향을 주는 요인의 적어도 35%가 유전적이라고 추정된다.

1. *세포시계*cellular clock. 노화에 대한 한 이론은 일정 시간이 경과한 후 또는 세포분열이 몇 번 일어나면 죽음에 이르는가 하는 세포시계가 존재한다고 제안한다.
2. *죽음 유전자*death genes. 다른 이론은 생명의 마지막에 켜지는, 또는 가끔 예상보다 빨리 세포가 악화되고 죽게 되는 죽음 유전자가 있다는 것이다.
3. *DNA 손상*DNA damage. 다른 이론은 시간이 지나면 DNA가 손상받고, 그 결과 세포가 퇴화되고 죽게 된다고 제안한다.
4. *자유기*free radical. DNA는 세포 기능장애와 궁극적으로 세포의 죽음에 이르는 돌연변이와 같은 직접적인 손상에 민감하다. DNA 손상의 한 가지 주요 원인은 쌍이 아닌 전자를 가진 원자 또는 분자로 이루어진 자유기이다.
5. *사립체 손상*mitochondrial damage. 사립체 DNA는 핵 DNA보다 자유기 손상에 매우 예민하다. 사립체 DNA 손상은 사립체 기능에 중요한 단백질의 손실의 결과로 생긴다. 사립체는 ATP의 근원으로 사립체 기능의 상실은 세포기능에 대단히 중요한 에너지 손실을 초래하여 궁극적으로 세포 죽음에 이르게 한다. 섭취열량을 줄임으로써 사립체의 자유기 손상을 감소시킬 수 있다는 계획을 제안한다.

단원요약

3.1 세포구조

1. 세포는 고도로 조직화된 세포소기관을 가진 단위로, 특정 기능을 수행한다.
2. 핵은 유전물질을 포함하고 있고, 세포질은 핵과 세포막 사이에 있는 살아있는 물질이다.

3.2 세포의 기능

1. 세포는 생명의 기본요소이다.
2. 세포는 몸을 보호하고 지지할 뿐만 아니라 세포 대사, 통신과 유전을 돕는다.

3.3 세포막

1. 세포막은 세포의 바깥 경계이다. 세포막은 세포 바깥과 속의 물질이 세포로 들고 나는 것을 결정한다.
2. 세포막은 단백질이 들어 있는 인지질 분자의 이중층으로 구성되어 있다. 단백질은 막통로, 운반체 분자, 수용체, 효소와 막의 구조 구성요소로서 작용한다.

3.4 세포막을 통한 물질이동

확산

1. 확산은 용매의 높은 농도부위에서 낮은 농도부위로의 용질의 이동이다. 평형상태에서 분자의 분포는 균일하다.
2. 농도 차이는 용매의 한 곳에서의 용질의 농도에서 용매의 다른 곳에서의 용질의 농도 사이의 차이를 두 지점의 거리 사이의 차이로 나눈 것이다.
3. 지용성 분자는 막의 지질부분을 용해하여 쉽게 세포막을 통과한다. 작은 분자와 이온은 세포 통로를 통과한다.

삼투

1. 삼투는 선택적 투과막을 가로지르는 물의 확산이다.
2. 삼투압은 선택적 투과막을 건너가는 물의 이동을 방해하는 데 필요한 힘이다.
3. 저장액에서 세포는 부푼다(그리고 용해된다). 등장액에서 세포는 부풀지도 쭈그러지지도 않는다. 고장액에서 세포는 쭈그러지고 무딘톱날모양으로 된다.

운반체 매개 운반

1. 운반체 매개 운반은 운반체 분자에 의해 막을 가로질러 물질이 이동하는 것이다. 운반된 물질은 크거나 수용성 분자 혹은 이온일 경향이 있다.
2. 촉진확산은 높은 농도로부터 낮은 농도로 물질의 이동으로 ATP 형태의 에너지를 필요로 하지 않는다.
3. 능동수송은 낮은 농도로부터 높은 농도로의 물질이동으로 ATP가 필요하다.
4. 이차 능동수송은 Na^+ 또는 H^+와 같은 이온이 농도가 높은 곳에서 낮은 쪽으로 이동할 때, 동시에 다른 분자 또는 이온이 전기화학적 구배나 농도에 역행하여 이동하는 것이다. 동향수송에서는 두 물질이 같은 방향으로 이동하고, 역방향수송에서는 물질이 반대방향으로 이동한다.

세포내섭취와 세포외배출

1. 세포내섭취는 소포형성에 의한 세포 속으로 물질의 이동이다. 수용체 매개 세포내섭취는 세포 속으로 그때 이동하는 분자에 부착하는 수용체를 참여시킨다. 포식(작용)은 세포 속으로의 고체 물질의 이동이다. 포액작용은 섭취한 물질이 아주 작고, 액체인 것을 제외하고는 포식작용과 유사하다.
2. 세포외배출은 소포형성에 의해 세포로부터 물질을 분비하는 것이다.

3.5 세포질 속 소기관들

핵

1. 핵막은 핵의 표면에 있는 많은 장소에서 핵구멍을 형성하는 두 분리된 막으로 구성되어 있다.
2. DNA와 제휴한 단백질이 핵 안에서 염색질로 존재한다. DNA는 세포의 유전물질이고 세포활동을 조절한다.
3. 핵소체는 RNA와 단백질로 구성되어 있고, 핵소체는 리보소체 소단위가 조립되는 장소이다.

리보소체

1. 리보소체는 단백질을 합성하는 장소이다.
2. 리보소체는 한 개의 큰 소단위와 한 개의 작은 소단위로 구성된다.

과립세포질그물과 무과립세포질그물

1. 과립세포질그물은 세포질그물에 리보소체가 부착되어 있다. 과립세포질그물이 단백질합성의 주요 장소이다.

단원 요약

2. 무과립세포질그물은 리보소체가 부착되어 있지 않고 지질합성의 주요 장소이다.

골지복합체

골지복합체는 세포질그물에서 생산된 단백질과 지질 모으고, 변경하고, 포장하고 분해하는 일련의 꽉 찬 주머니이다.

분비소포

분비소포는 막으로 싸인 주머니로, 골지복합체로부터 소포 내용물이 방출되는 것으로 세포막으로 물질을 운반한다.

용해소체와 과산화소체

용해소체와 과산화소체는 막으로 싸인 효소가 들어있는 주머니이다. 세포안에서 용해소체는 포식된 물질을 분해한다.

과산화소체는 지방산, 아미노산과 과산화수소를 분해한다.

사립체

사립체는 세포가 에너지원으로 사용하는 ATP를 생산하는 중요 장소이다. 사립체는 산소호흡을 수행한다(산소를 요구).

세포뼈대

1. 세포뼈대는 세포질과 세포소기관을 지지하고 세포 이동에 참여한다.
2. 세포뼈대는 미세관, 잔섬유와 중간잔섬유로 구성된다.

중심소체

세포중심에 위치한 중심소체는 미세관으로 되어 있다. 중심소체는 세포분열을 하는 동안 염색체 이동을 촉진한다.

섬모, 편모와 미세융모

1. 섬모는 세포 표면 위에 있는 물질을 이동시킨다.
2. 편모는 섬모보다 더욱 길고 정자를 나아가게 한다.
3. 미세융모는 세포의 표면을 증가시키고 따라서 흡수를 도와준다.

3.6 전체 세포 활동

세포의 특징은 세포가 생산하는 핵 속의 유전정보에 의해 결정되는 단백질의 종류에 의해 궁극적으로 결정된다.

세포 안에서 유전정보가 어떻게 이용되는지와 딸세포에 배분되는지를 아는 것은 기본 세포 활동을 이해하는 데 매우 중요하다.

유전자 발현

1. 세포 활동은 효소(단백질)에 의해 조절되고, DNA는 효소 생산을 조절한다.
2. 전사하는 동안, DNA(유전자)의 뉴클레오티드의 배열은 mRNA의 배열을 결정한다. mRNA는 핵구멍을 통해서 리보소체로 이동한다.
3. 유전자부호해독하는 동안 mRNA의 유전자부호 배열은 리보소체에서 단백질을 생산하는 데 이용된다. tRNA의 대응유전자부호는 mRNA의 대응유전자부호에 합쳐져서, tRNA에 의해 운반된 아미노산이 합쳐져서 단백질을 형성한다.

세포주기

1. 세포주기는 성장과 조직 재생을 위해 새로운 세포를 생산하는 일련의 사건들로 이루어져 있다.
2. 세포주기의 두 단계는 사이기와 세포분열이다.
3. DNA는 세포주기의 분열하지 않는 단계인 사이기에 복제된다.
4. 세포분열은 네 시기로 나뉘는 유사분열로 일어난다.
   - 전기-두 염색분체로 이루어진 각 염색체가 동원체에서 합쳐진다.
   - 중기-염색체가 세포의 중심에 정렬한다.
   - 후기-염색분체가 동원체에서 분리되고 반대 극으로 이동한다.
   - 말기-두 개의 새로운 핵이 정상적인 구조를 띠고, 세포분열은 완성되어 두 개의 새로운 딸세포를 만든다.

분화

분화는 DNA부분의 선택적인 활성화와 비활성화의 결과로 세포가 특정 구조와 기능을 형성하는 과정이다.

세포자멸사

세포자멸사는 예정된 세포 죽음이다. 세포자멸사는 몸의 다양한 조직에서 세포의 수를 조절한다.

3.7 세포 수준에서의 노화

노화는 세포시계의 존재, 죽음 유전자의 기능, DNA 손상, 자유기 및 사립체 손상에 기인한다.

CHAPTER

4 뼈대계통

4.1 뼈대계통의 기능

학습성과

A. 뼈대계통의 기능 이해

우리가 앉고 서고 걸으며 연필을 잡고 숨을 쉬는 모든 행동들은 뼈대계통과 밀접한 관련이 있다. 뼈대가 없으면 몸을 이루는 물렁조직을 지지할 수 없고 움직임도 불가능해진다. 뼈대계통은 그림 4.1에 나타낸 여러 뼈들과 연골, 힘줄, 인대 등의 결합조직으로 이루어져 있다. *뼈대skeleton*라는 용어는 건조한dried이라는 뜻의 그리스어에서 유래되었지만 실제로 뼈대는 전혀 건조하지도 않고 죽어 있는 구조도 아니다. 오히려 성장하고 통증을 느끼며, 스트레스에 반응하고, 손상 후 회복되는 그야말로 역동적으로 살아 있는 조직이다.

관절joint, articulation은 이웃한 두 개의 뼈 사이를 일컫는 말이다. 대부분의 관절은 운동성이 높지만 극히 제한된 움직임을 나타내는 곳도 있고 전혀 움직이지 않는 관절도 있다. 관절의 구조는 움직임의 정도와 매우 밀접한 관련이 있다.

뼈대계통은 몸을 지지하는 구조로서 많이 생각되고 있지만 이 외에도 여러 기능을 가지고 있다. 뼈대계통의 대표적인 예는 아래와 같다.

1. *지지 support*. 단단하고 강한 뼈bone는 체중을 전달하는 데 매우 적합하며, 몸을 지지하는 주요 구조이다. 연골cartilage은 견고하지만 유연한 지지구조로서 코, 바깥귀, 가슴우리, 기관 등을 이루고 있다. 인대ligament는 섬유결합조직으로 이루어진 강한 띠의 구조로서 뼈들을 붙잡아주는 역할을 한다.
2. *보호 protection*. 뼈는 그 안에 둘러싸인 장기를 보호한다. 예를 들면, 머리뼈skull는 뇌를 둘러싸 보호하고, 척추뼈vertebrae는 척수를 둘러싸 보호하며, 가슴우리rib cage는 심장, 허파 등의 가슴장기를 둘러싸 보호한다.
3. *운동 movement*. 뼈대근육skeletal muscle은 강한 띠 형태의 결합조직인 힘줄tendon을 통해 뼈에 붙는다. 뼈대근육이 수축하여 뼈가 움직이면 몸의 운동이 일어나게 되며, 두 개 이상의 뼈가 인접한 곳인 관절joint에서 그 운동이 일어나는 것이다. 일부의 관절안에는 연골이 뼈끝을 덮고 있어 뼈의 운동성을 증가시킨다. 인대는 관절의 과도한 운동을 억제한다.
4. *저장 storage*. 주로 칼슘calcium, 인phosphorus과 같은 혈액 속의 무기질이 뼈에 저장된다. 반대로 혈액 속의 농도가 떨어지면 뼈에 저장되었던 무기질이 혈액으로 유리된다. 지방세포도 뼈의 골수공간medullary cavity에 축적된다. 필요할 경우 지질lipid이 혈액으로 유리되어 다른 조직에서 에너지원으로 사용된다.
5. *혈구형성 blood cell production*. 대부분 뼈의 골수공간은 적색골수red bone marrow로 채워져 있으며, 이곳에서 혈구세포와 혈소판을 만들어낸다.

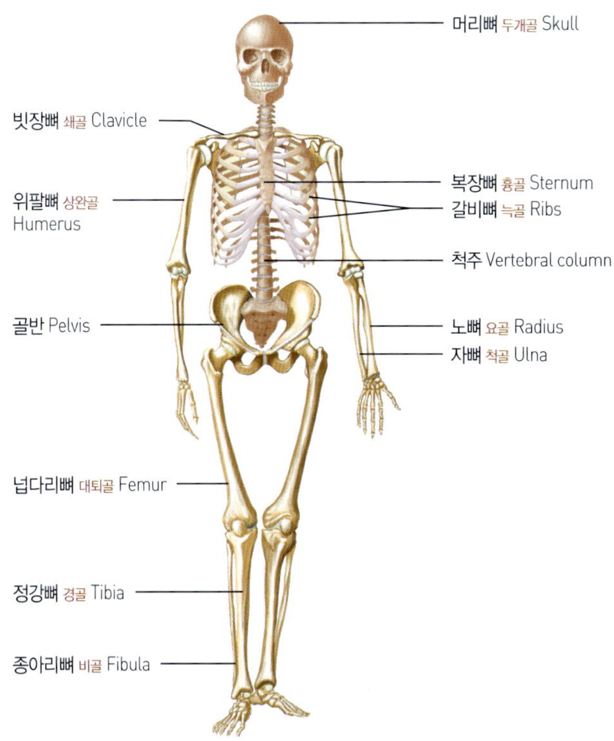

그림 4.1 뼈대를 이루는 주요 뼈들

4.2 세포바깥바탕질

학습성과

A. 세포바깥바탕질의 구성성분 나열

뼈대계통의 뼈, 연골, 힘줄, 인대는 모두 결합조직이다. 이들은 세포바깥바탕질세포외기질, extracellular matrix의 많은 부분을 차지하고 있다. 바탕질기질, matrix에는 물과 무기질뿐만 아니라 콜라겐collagen, 바탕질ground substance, 기타 유기물 분자들이 들어 있다. 결합조직의 종류에 따라 그 구성성분이 조금씩 다르다.

콜라겐collagen은 밧줄 형태의 단백질이다. **프로테오글리칸**proteoglycan은 **다당류**polysaccharide와 핵심단백질core protein로 이루어진 큰 분자로서, 소나무 가지에 솔잎이 붙은 것처럼 생겼다. 소나무 가지들이 모여 소나무가 되듯이 프로테오글리칸은 서로 모여 큰 덩어리를 형성한다. 프로테오글리칸은 다당류로 이루어진 뾰족한 수많은 가시들 사이에 많은 양의 물을 끌어당겨 잡아놓을 수 있다.

힘줄건, tendons과 **인대**ligaments의 세포바깥바탕질에는 많은 양의 콜라겐 섬유가 들어 있어서 밧줄처럼 질긴 특징이 있다. **연골**cartilage의 세포바깥바탕질에도 콜라겐과 프로테오글리칸이 들어 있는데, 콜라겐은 연골을 질기게 만들고 프로테오글리칸은 물을 많이 함유하고 있어서 연골을 부드럽고 탄력있게 만든다. 그 결과, 연골은 단단한 조직임에도 불구하고 구부러지거나 눌렸을 때 바로 제 모습으로 돌아올 수 있는 탄성을 가지고 있기 때문에 충격 흡수 기능이 아주 뛰어나다.

뼈의 세포바깥바탕질에는 콜라겐 및 칼슘과 인산염 같은 무기질이 들어 있다. 밧줄 형태의 콜라겐은 콘크리트 건물의 철근처럼 뼈에 어느 정도의 유연함을 제공한다. 콘크리트 자체에 해당하는 무기질 성분은 체중전달 등의 압박 강도를 높이는 데 작용한다. 뼈의 무기질은 **수산화인회석**hydroxyapatite이라는 인산칼슘결정calcium phosphate crystal의 형태로 존재한다.

관련된 질환

불완전골생성증

10세 소녀 Trix는 다발성 골절로 인하여 병원에 입원하였다. 처음에 의사들은 아동학대로 인해 발생한 것으로 의심하였으나 검사결과 그녀는 불완전골생성증으로 진단되었다. 불완전골생성증은 영어로 **brittle bone disease**라고도 표현하며 말 그대로 뼈의 형성이 불완전한 질병을 일컫는다. 나이에 비해 키가 작고 짧은 팔다리는 휘어 있는 것이 특징이다. 척주도 비정상적으로 휘어 있다. 불완전골생성증은 유전자 변형으로 인해 발생하는 드문 질환으로서 콜라겐의 양과 질이 떨어지는 결과를 초래한다. 그 결과 뼈바탕질이 유연성을 잃게 되고, 이로 인해 정상 뼈에 비해서 쉽게 부러지게 되는 것이다.

심화학습 1

뼈에서 무기질을 모두 제거한다면 어떤 형태로 남게 될지 생각해보자.
반대로 뼈에서 콜라겐을 모두 제거한다면 어떤 형태로 남게 될지 생각해보자.

4.3 뼈의 일반적인 특징

학습성과

A. 치밀뼈와 해면뼈 구분
B. 뼈의 뼈되기와 성장 및 재형성과 복구 이해

뼈는 모양에 따라 긴뼈, 짧은뼈, 납작뼈, 불규칙뼈의 4가지로 분류할 수 있다. **긴뼈**장골, long bone는 너비보다 길이가 긴 뼈를 말한다. 팔다리를 이루는 대부분의 뼈가 긴뼈이다. **짧은뼈**단골, short bone는 길이에 비해서 너비가 넓은 뼈를 말하며, 손목뼈와 발목뼈가 대표적인 예이다. **납작뼈**편평골, flat bone는 얇고 편평한 모양의 뼈이다. 머리뼈, 갈비뼈, 어깨뼈, 복장뼈가 여기에 해당한다. **불규칙뼈**불규칙골, irregular bone는 척추뼈 및 얼굴뼈와 같이 앞선 3가지의 어느 형태에도 들어맞지 않는 뼈이다.

긴뼈의 구조

긴뼈는 전형적인 뼈의 부분을 설명할 때 아주 유용하다(그림 4.2). 긴뼈는 가운데에 **뼈몸통**골간, diaphysis이 있고, 양쪽 끝에 **뼈끝**골단, epiphysis이 있는 모양이다. 다른 뼈와 관절을 이루는 부위인 뼈끝은 얇은 **관절연골**articular cartilage로 덮여 있다. 뼈몸통과 뼈끝 사이에는 성장판이라고 불리는 **뼈끝판**골단판, epiphyseal plate이 있는데, 연골로 이루어져 있으며 이곳을 통해 뼈의 길이 성장이 일어난다. 성장이 끝나면 뼈끝판의 연골이 뼈로 바뀌면서 **뼈끝선**골단선, epiphyseal line으로 남는다(그림 4.2b).

뼈몸통 속에는 **골수공간**골수강, medullary cavity이라는 공간이 있다. 이 공간은 뼈끝에도 있고 긴뼈가 아닌 다른 뼈에도 존재한다. 골수공간은 '**골수**bone marrow'로 채워져 있는데 **황색골수**황골수, yellow bone marrow는 주로 지방세포로 이루어져 있고, **적색골수**적골수, red bone marrow는 혈구형성세포로 이루어져 있어서 성인이 되어서도 유일하게 조혈작용을 하는 곳이다(제7장 참조). 소아의 뼈는 성인보다 적색골수로 채워져 있는 곳이 많으며, 나이가 들수록 적색골수는 점점 황색골수로 대치된다. 성인에서 적색골수는 오로지 몸통을 이루는 뼈대나 팔다리뼈의 몸쪽뼈끝에만 남게 된다.

뼈의 겉면은 **뼈막**골막, periosteum이라는 치밀결합조직으로 덮여 있으며, 뼈막에는 혈액과 신경이 풍부하게 분포되어 있다. 한편 뼈 속에서 골수공간을 둘러싸는 얇은 막의 결합조직을 **뼈속막**골내막, endosteum이라고 한다.

뼈의 조직학

뼈막과 뼈속막에는 뼈를 만드는 세포인 **뼈모세포**골모세포, osteoblast가 들어 있으며, 뼈의 복구repair와 재형성remodeling 과정에서 매우 중요한 역할을 한다. 뼈모세포가 바탕질로 둘러싸이게 되면 **뼈세포**골세포, osteocyte라고 한다.

뼈는 **층판**lamella이라고 하는 얇은 막의 세포바깥바탕질로 이루어져 있으며, 층판 사이에 **뼈세포방**골소강, lacuna에 갇힌 뼈세포가 위치한다(그림 4.3). 뼈세포에서 뻗어나와 세포바깥바탕질인 층판을 가로지르는 돌기를 **뼈세관**골소관, canaliculi이라고 한다.

조직학적 구조에 따라 뼈를 2종류로 분류할 수 있다. **치밀뼈**치밀골,

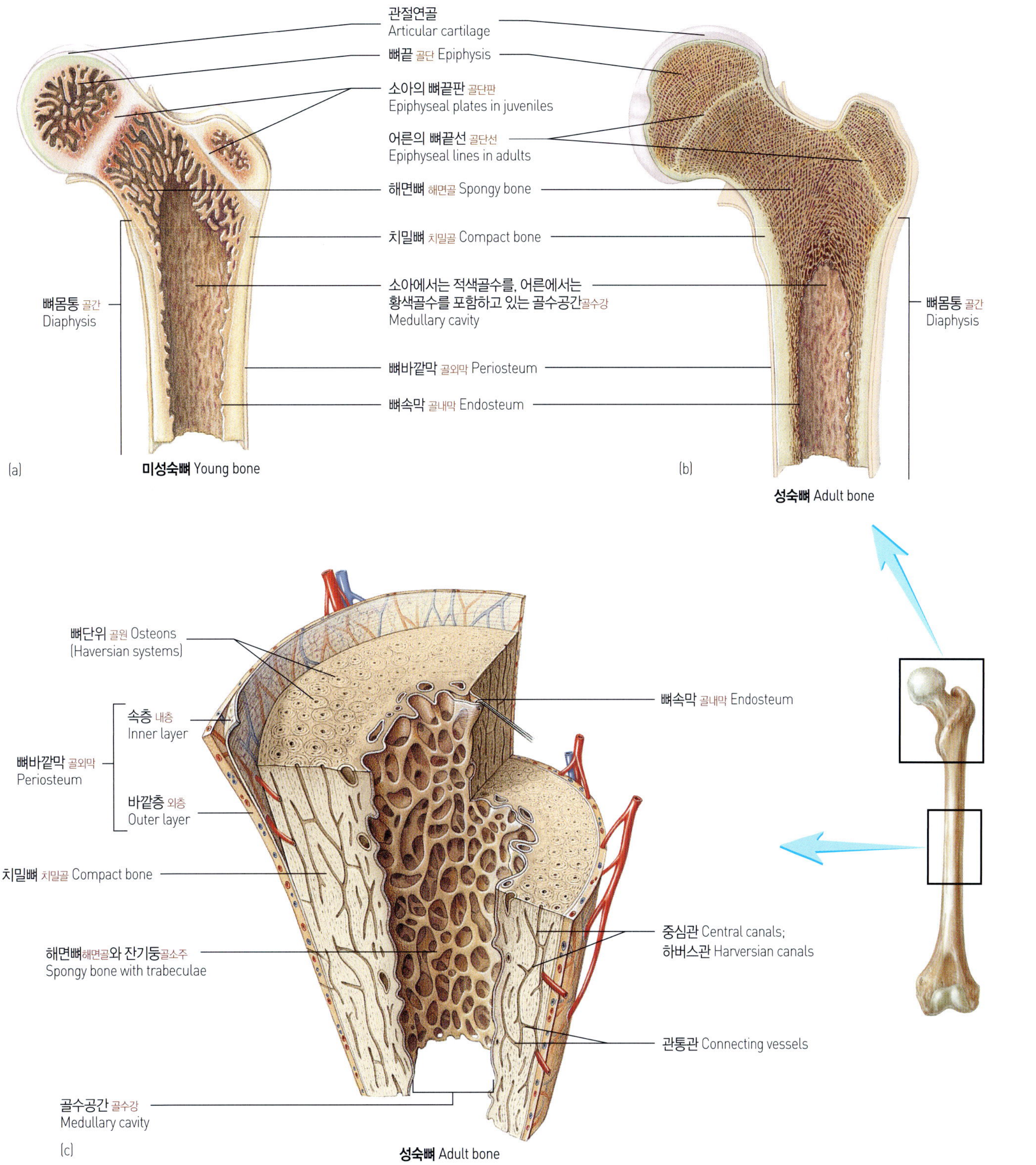

그림 4.2 긴뼈의 구조

(a) 미성숙 긴뼈의 뼈끝, 뼈끝판, 뼈몸통. (b) 성숙 긴뼈의 뼈끝선. (c) 뼈몸통의 속 구조

compact bone는 매우 치밀하고 단단한 형태의 바탕질과 세포로 이루어져 있으며, **해면뼈**해면골, spongy bone 는 얼기설기 얽혀 있는 잔기둥으로 이루어져 있어서 그 사이사이에 골수가 채워져 있다.

치밀뼈

치밀뼈치밀골, compact bone(그림 4.3)는 긴뼈 뼈몸통의 대부분을 구성하며, 다른 종류의 뼈에서는 얇은 겉면을 형성한다. 치밀뼈 층판은 주로 **중심관**central canal, *Haversian canal*을 가운데에 두고 동심원으로 배열된 원형의 층판들로 이루어져 있으며, 뼈의 장축을 따라 평행하게 주행하는 혈관이 중심관 안에 들어 있다. 각 중심관 및 이를 둘러싸는 원형의 층판과 뼈세포들을 하나의 **뼈단위**골원, osteon 또는 *하버스계통Haversian system*이라고 한다. 뼈의 단면을 현미경으로 보면 각 뼈단위는 과녁처럼 생겼으며 중심관은 과녁의 중심처럼 보인다(그림 4.3). 뼈세포방에 들어 있는 뼈세포는 뼈세관을 통해 다른 뼈세포와 연결되어 있다. 뼈세관은 마치 뼈단위의 층판에 금이 간 것처럼 보이게 한다.

중심관의 혈관에서 유리된 영양분은 뼈세관을 통해 확산되어 뼈세포로 공급된다. 노폐물은 영양분과 반대 방향으로 확산되어 배출된다. 중심관의 혈관은 뼈막이나 뼈속막의 혈관과 연결되어 있다.

해면뼈

해면뼈해면골, spongy bone는 그 모양 때문에 붙여진 이름으로서 주로 긴뼈의 뼈끝에 존재하며, 다른 종류의 뼈들에서도 그 속을 구성하는 뼈이다. 해면뼈는 건물을 지을 때 설치하는 가설물의 일종인 비계처럼 생긴 가느다란 막대기 형태의 **잔기둥**소주, trabecula으로 이루어져 있다(그림 4.4a). 잔기둥은 뼈의 무게를 증가시키지 않은 채 강도를 높여주는 역할을 하는데, 해면뼈가 없었다면 뼈의 무게는 지금보다 훨씬 무거웠을 것이다. 잔기둥 사이는 골수로 채워져 있다. 각 잔기둥은 몇몇 층의 층판과 그 사이에 있는 뼈세포로 이루어져 있다(그림 4.4b). 잔기둥에는 혈관이 없으며 따라서 중심관도 존재하지 않는다. 골수공간을 지나는 혈관에서 나온 영양분은 잔기둥의 뼈세관을 통해 확산되어 뼈세포로 공급된다.

뼈되기

뼈모세포골모세포, osteoblast가 뼈를 만들어내는 것을 **뼈되기**골화,ossification라고 한다. 뼈모세포가 뼈바탕질로 완전히 둘러싸이면 성숙한 뼈세

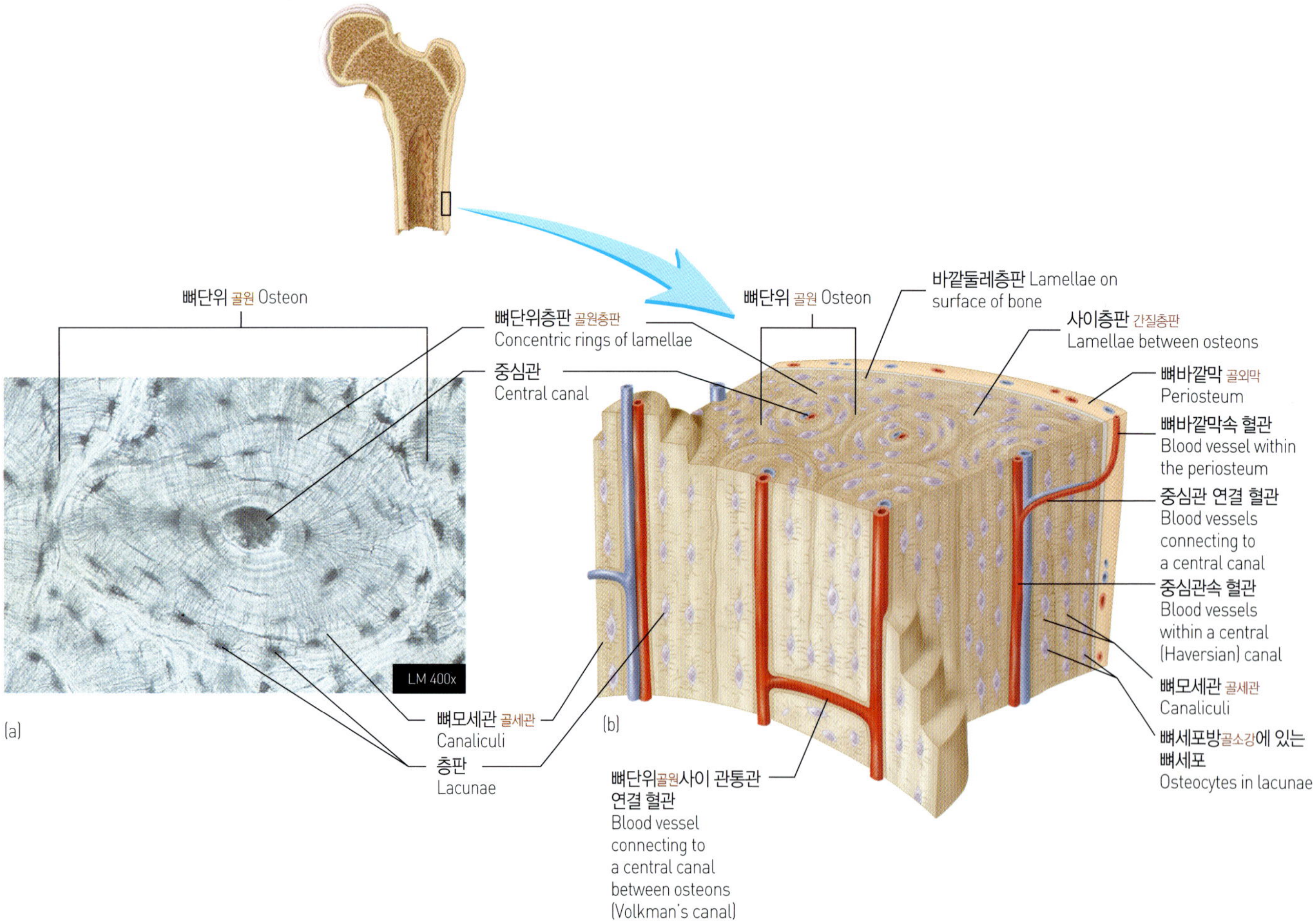

그림 4.3 뼈조직의 구조
(a) 치밀뼈의 현미경 사진. (b) 치밀뼈의 미세한 구조.

포osteocyte로 바뀐다. 태아에서 뼈는 2가지 방법으로 만들어지는데, 모두 기존에 있었던 결합조직이 뼈바탕질로 분화되면서 뼈를 형성한다(그림 4.5). 결합조직으로 만들어진 막에서 뼈가 만들어지는 것을 막뼈되기intramembranous ossification라고 하고, 연골에서 뼈가 만들어지는 것을 연골속뼈되기endochondral ossification라고 한다. 어느 방법이든지 모두 치밀뼈와 해면뼈를 만들어낸다.

뼈모세포가 결합조직막에서 뼈를 만들어내는 것이 **막뼈되기**막골화, intramembranous ossification인데, 주로 머리뼈에서 일어난다. 뼈모세포가 결합조직섬유에 일렬로 달라붙어 뼈바탕질을 만들어내면서 잔기둥trabecula을 형성한다. **뼈되기중심**골화중심, ossification center(그림 4.5a)에서 시작해서 방사상으로 뻗어나가며 잔기둥을 만든다. 머리뼈에는 대개 2개 이상의 뼈되기중심이 있는데, 각각 커지면서 뼈가 서로 만나게 된다. 처음 생긴 잔기둥은 지속적으로 재형성되고 커지면서 결국 치밀뼈로 변하게 된다.

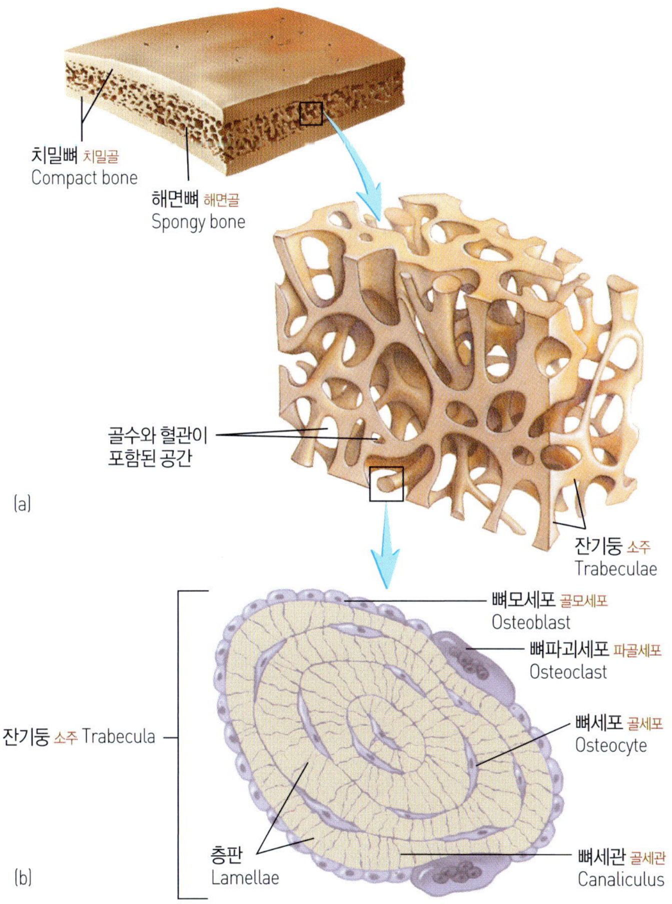

그림 4.4 해면뼈

(a) 뼈속공간의 뼈기둥, 잔기둥. 일생 동안 이 공간은 적색 혹은 황색골수와 혈관으로 가득차 있음.
(b) 잔기둥의 가로면.

머리뼈바닥 및 나머지 대부분의 뼈대는 연골모델cartilage model로부터 **연골속뼈되기**연골내골화, endochondral ossification를 통해서 뼈가 만들어진다. 연골모델은 뼈가 될 모양을 그대로 나타내고 있다(그림 4.6의 1단계). 연골속뼈되기의 과정은 다음과 같다. 처음에 **연골세포**chondrocyte가 점점 커지고 숫자도 많아지다가 결국 죽게 되면 연골바탕질cartilage matrix이 석회화된다(그림 4.6의 2단계). 이 과정은 연골모델의 몸통에서 일어나며, 이때 연골막perichondrium에는 혈관이 풍부하게 발달하게 된다. 발달한 혈관을 통해 들어온 비특이결합조직세포unspecified connective tissue cell가 연골막 안에서 뼈모세포로 분화하고, 이 뼈모세포가 뼈바탕질을 만들어내 뼈몸통diaphysis의 바깥면을 둘러싸면서 연골막이 뼈막으로 바뀌게 된다. 이어서 혈관이 뼈몸통의 중심을 뚫고 뼈모세포와 함께 안으로 들어오면서 뼈되기를 가속화시킨다. 처음 뼈가 나타나는 뼈몸통의 가운데를 **일차뼈되기중심**일차골화중심, primary ossification center라고 한다(그림 4.6의 3단계). 뼈모세포가 뼈속 중심을 차지하면서 **뼈파괴세포**파골세포, osteoclast가 석회화된 연골바탕질을 제거하고, 또 동시에 뼈모세포가 일렬로 배치되어 뼈잔기둥을 형성한다. 뼈를 만들고 제거하는 과정이 서로 뒤바뀌면서 계속 지속되는데, 그 결과 뼈몸통의 중심에 골수로 채워진 골수공간medullary cevity이 생겨나게 된다. 이후 뼈끝에 **이차뼈되기중심**이차골화중심, secondary ossification center이 발생한다(그림 4.6의 4단계).

뼈의 성장

뼈의 성장골의 성장, bone growth이란 기존의 뼈에 새로운 층판lamellae이나 다른 결합조직의 축적이 일어나는 것을 말한다. 뼈막periosteum과 기존의 뼈바탕질bone metrix 사이의 겉면에 뼈모세포osteoblast가 새로운 뼈바탕질을 생산하여 축적시키면 뼈의 넓이 혹은 단면 지름이 커지게 된다. 이 과정을 덧붙이성장appositional growth이라고 한다. 사람의 키와 관련이 있는 뼈의 길이 성장은 뼈끝판epiphyseal plate에서 일어나며, 이러한 성장은 연골속뼈되기endochondral ossification을 통해 발생한 뼈에서 일어난다(그림 4.7). 뼈끝판에서 뼈의 세로축과 평행하게 배열된 연골세포chondrocytes의 수가 증가하게 되면서 뼈의 길이가 길어지는 것이다. 그 후 연골세포는 팽창하면서 죽게 되고, 연골바탕질은 석회화되기 시작한다. 확장된 연골세포 주변의 연골은 대부분은 뼈파괴세포파골세포, osteoclasts에 의해 제거되고, 죽어가는 연골세포는 뼈모세포로 대체된다. 뼈모세포는 석회화된 연골 표면에서 뼈층판lamellae를 축적함으로써 뼈를 형성하기 시작한다. 이러한 과정은 뼈끝판의 뼈몸통 쪽에서 일어난다.

심화학습 2

만약 어렸을 때 긴뼈에서 연골의 성장이 일어나지 않는다면 성인이 되었을 때의 그 외형이 어떻게 될지 생각해보자.

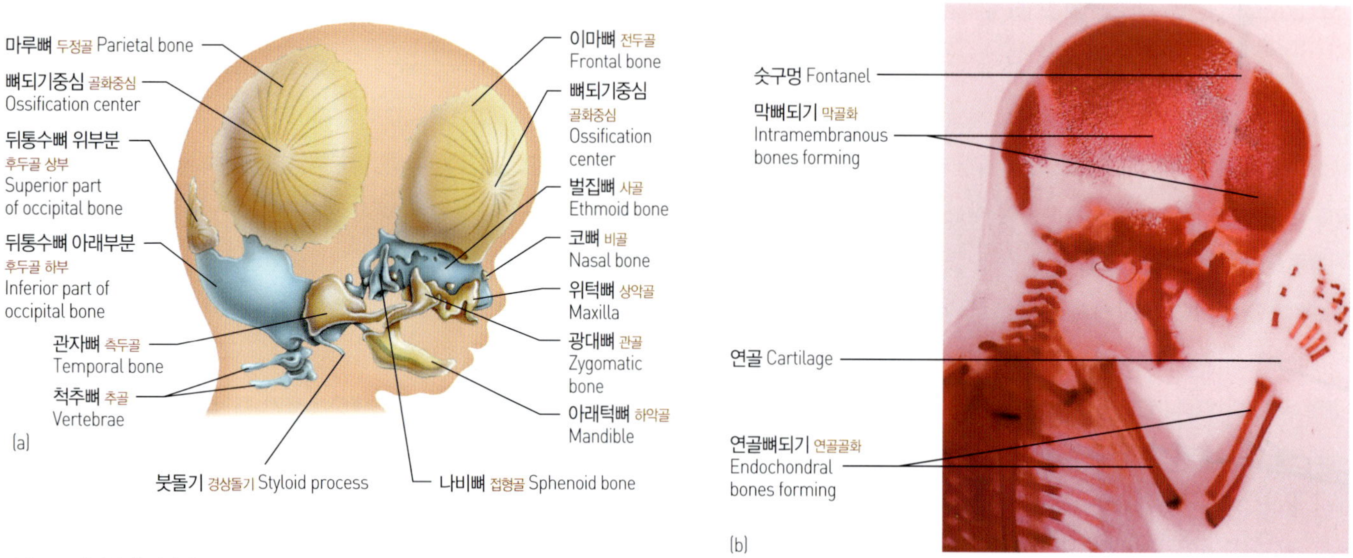

그림 4.5 태아에서 뼈되기

(a) 막뼈되기는 12주 태아에서 발생. 머리뼈의 납작뼈에서 뼈되기중심을 노란색으로 표시. 이 머리뼈 아랫부분에서 연골뼈되기는 파란색으로 표시.
(b) 18주 태아의 방사선 사진. 막뼈되기와 연골뼈되기 모두 나타남. 막뼈되기는 머리뼈의 납작뼈에서 뼈되기중심이 발생. 연골뼈되기는 긴뼈의 몸통에서 형성. 이 시기의 뼈끝은 연골상태임.

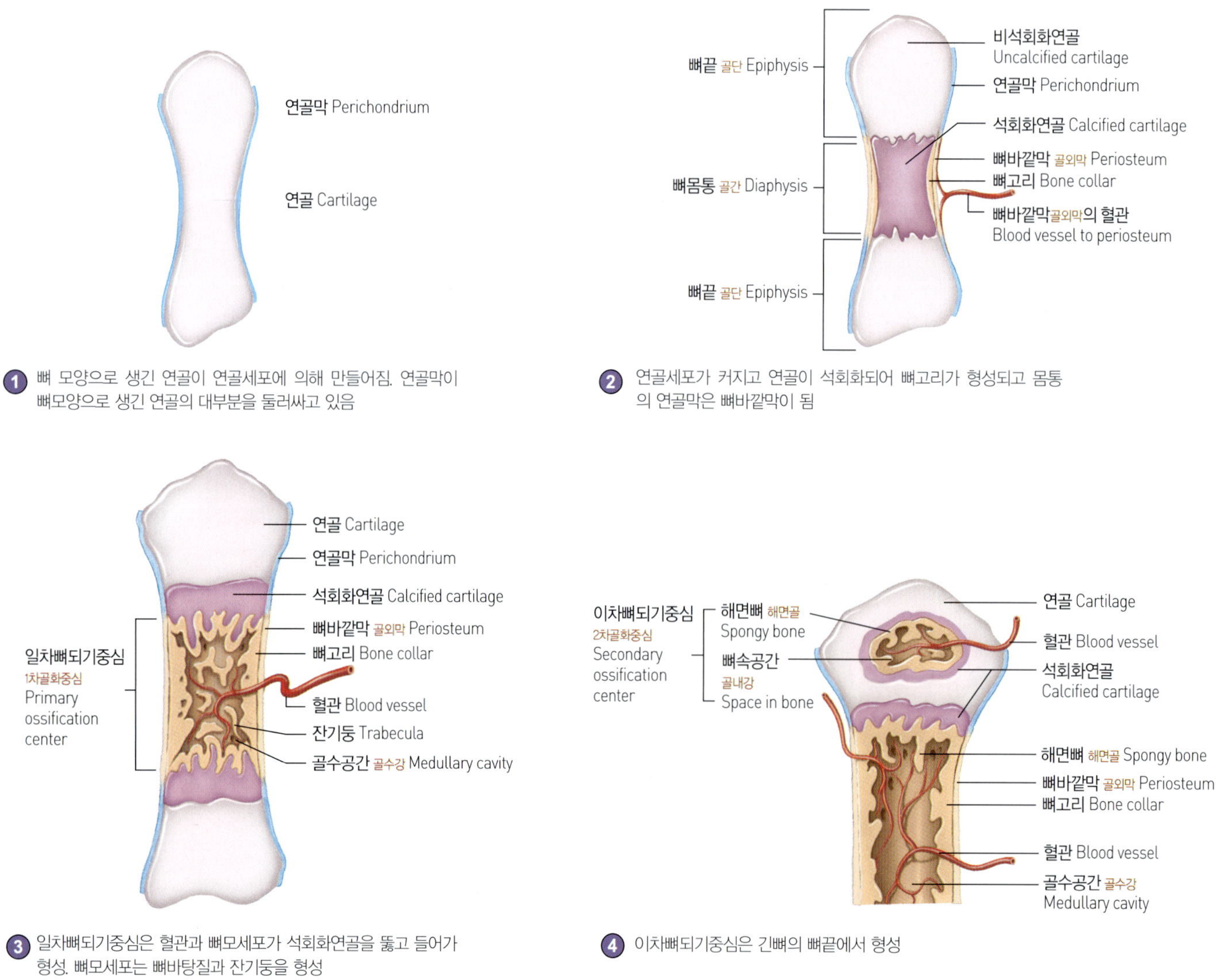

1. 뼈 모양으로 생긴 연골이 연골세포에 의해 만들어짐. 연골막이 뼈모양으로 생긴 연골의 대부분을 둘러싸고 있음
2. 연골세포가 커지고 연골이 석회화되어 뼈고리가 형성되고 몸통의 연골막은 뼈바깥막이 됨
3. 일차뼈되기중심은 혈관과 뼈모세포가 석회화연골을 뚫고 들어가 형성. 뼈모세포는 뼈바탕질과 잔기둥을 형성
4. 이차뼈되기중심은 긴뼈의 뼈끝에서 형성

그림 4.6 긴뼈의 연골뼈되기

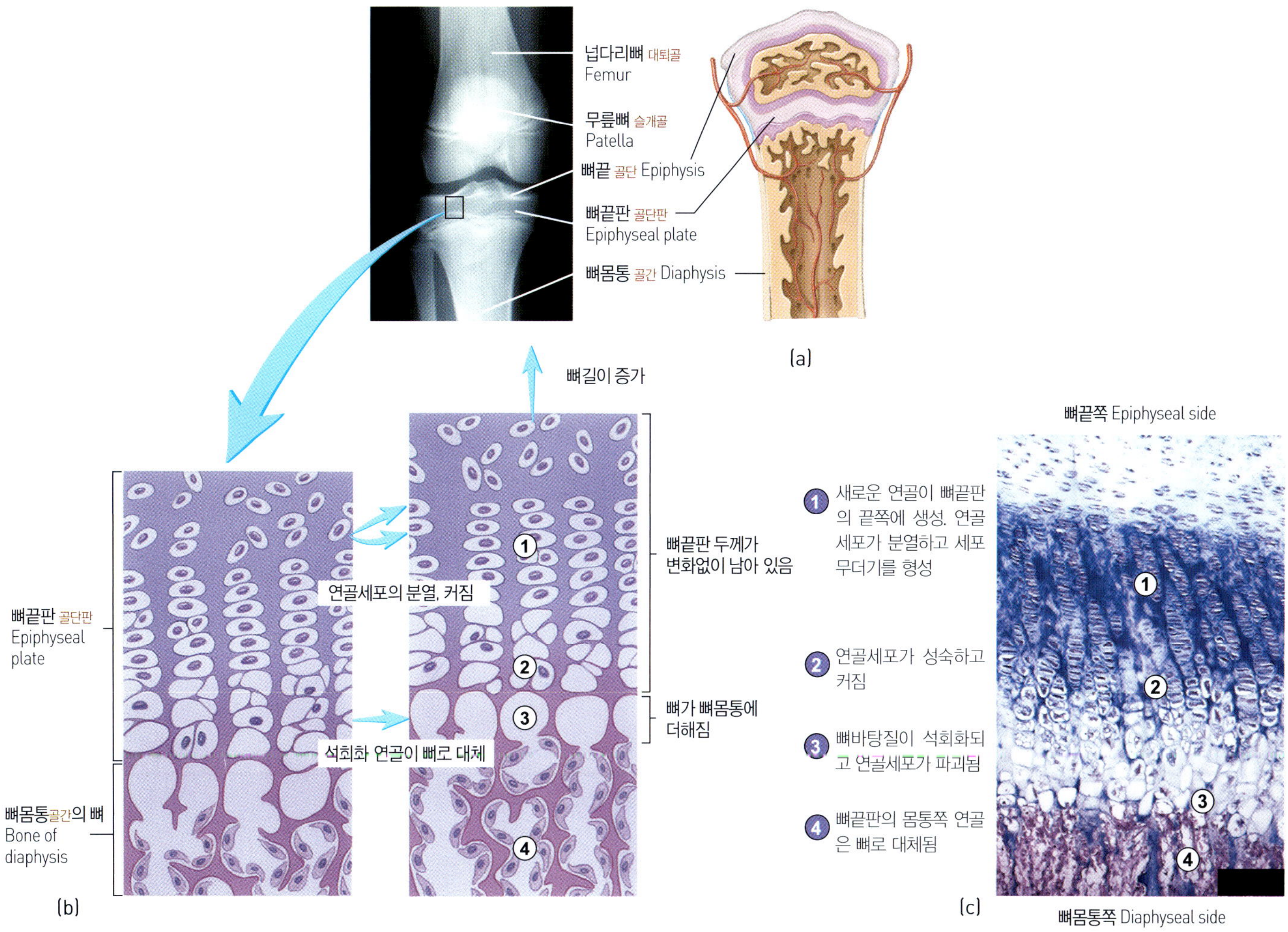

그림 4.7 연골뼈 성장

(a) 긴뼈에서 뼈끝판(epiphyseal plate)의 위치. (b) 뼈끝판의 연골세포들이 서로 나뉘어져 기둥을 형성한 다음 뼈끝을 향해 연골을 만들어내면서 뼈가 길어지게 된다. 동시에 오래된 연골들은 석회화가 진행되어 뼈로 교체되는 재형성(remodeling) 과정을 겪는데, 이로써 뼈몸통의 골수공간(medullary cavity)이 확장할 수 있게 된다. 최근의 연구결과에 의하면 뼈끝판의 두께가 일정하게 유지되면서 끊임없이 뼈끝을 향해 이동함으로써 뼈의 길이가 길어지는 것이라고 한다. (c) 뼈끝판의 현미경 사진으로 연골세포(chondrocyte)가 서로 나뉘어져 있으며, 석회화(calcification)와 뼈되기(ossification)가 일어나는 부위에서 뼈의 확장이 일어나고 있다.

뼈의 재형성

뼈의 재형성골의 재형성, bone remodeling이란 뼈파괴세포파골세포, osteoclasts에 의해 기존의 뼈가 제거되고, 뼈모세포osteoblasts에 의해 새로운 뼈가 형성되는 것을 말하며, 우리 몸의 모든 뼈에서 일어난다. 뼈의 재형성은 뼈의 형태 변화, 스트레스에 대한 적응, 체액의 칼슘 이온 조절 등에도 기여한다. 또한 재형성은 뼈끝판에서 새롭게 만들어진 해면뼈에서 치밀뼈가 만들어지는 뼈의 성장에도 관련되어 있다. 긴뼈에서 뼈 겉면에 새로운 뼈가 축적됨으로써 직경이 증가하고, 길이 성장은 뼈끝판에서 일어난다. 이와 동시에 뼈의 안쪽면에서는 뼈의 제거가 일어난다. 뼈의 직경이 증가할 때 골수공간medullary cavity의 확장이 함께 일어나기 때문에 치밀뼈의 두께는 비교적 일정하게 유지된다. 만약 뼈가 커지는데도 골수공간이 함께 확장되지 않는다면 뼈몸통의 치밀뼈가 두꺼워지면서 뼈가 매우 무거워질 것이다.

뼈는 몸의 주요한 칼슘 저장고이기 때문에 뼈의 재형성은 혈액의 칼슘 농도를 정상 범위 안에서 유지시키는 데 매우 중요한 역할을 한다. 혈액에서 칼슘 농도가 감소하면 뼈에 축적되었던 칼슘을 유리시키고, 식이를 통한 칼슘의 공급이 충분하면 칼슘을 뼈에 축적시킨다. 이러한 칼슘의 제거와 축적은 호르몬에 의해 조절된다(뒤에 나오는 "뼈와 칼슘 항상성" 참조).

만약 뼈에 칼슘의 축적이 너무 많이 진행된다면 뼈가 두꺼워지면서 비정상적인 뼈돌기spur나 종양lump이 만들어져 정상적인 기능을 수행하는 데 방해가 될 수 있다. 반대로 뼈엉성증골다공증, osteoporosis에서처럼 뼈의 형성이 적어지거나 칼슘의 제거가 많이 일어난다면 뼈가 약해져서 골절이 쉽게 일어날 것이다(다른 계통에 미치는 영향에서 "뼈엉성증" 참조).

뼈의 복구

뼈가 부러지게 되면 복구 과정이 일어나게 된다. 골절이 발생하면 뼈에 있는 혈관도 손상되며, 혈관에서 출혈이 일어나 손상된 부위에 **피덩이** 혈괴, clot가 형성된다(그림 4.8의 1단계). 이 후 2~3일이 지나면 주변 조직에서 혈관과 세포들이 피덩이에 침투하기 시작한다. 이 세포들 중에 어떤 세포는 부러진 뼈 사이에 섬유결합조직으로 이루어진 망을 형성하는데, 부러진 뼈조각들을 붙잡아주고 그 사이의 빈 공간을 채우는 역할을 한다. 다른 세포는 섬유결합조직망 안에 연골을 형성하기도 한다. 부러진 두 뼈 사이에 형성된 섬유결합조직망과 연골을 모두 합쳐 *가골callus*이라고 한다(그림 4.8의 2단계).

뼈모세포가 가골로 들어가서 해면뼈를 형성하기 시작한다(그림 4.8의 3단계). 대개 손상 4~6주 후에 가골 안의 해면뼈 형성이 완료된다. 이 기간 동안 움직이거나 하면 새로 생긴 뼈바탕질에 미세한 재골절이 발생할 수 있기 때문에 절대로 움직여서는 안 된다. 이후 가골 안의 해면뼈는 천천히 재형성되어 치밀뼈나 해면뼈로 대체되면서 뼈의 복구 과정이 끝나게 된다(그림 4.8의 4단계). 비록 뼈 복구의 초기 과정에서 골절이 일어난 부위의 고정immobilization이 필수적이지만 완전한 고정은 오히려 근육, 뼈, 관절에 좋지 않다. 얼마 전까지만 해도 약 10주에 이르는 기간 동안 뼈를 완전히 움직이지 못하게 하는 고정이 일반적이었지만 이제는 뼈가 고정된 채로 2주만 지나더라도 관련된 근육의 근력은 거의 절반 가까이 떨어진다는 사실을 이미 알고 있다. 더욱이 뼈가 완벽히 고정된다면 뼈의 형성을 돕는 데 필요한 정상적인 역학 스트레스가 작용하지 않아서 뼈바탕질이 흡수되고 뼈의 강도가 약해지게 된다. 동물실험을 통해 허리뼈를 완전히 고정시킨 채 한 달이 지나게 되면 척추뼈의 압박 강도가 3배까지 감소한다는 사실이 밝혀졌다. 현대적 치료법은 뼈를 고정시키면서도 근육의 크기와 근력의 감소를 방지하고 관절의 가동성을 유지하기 위하여 충분한 운동과의 균형을 추구한다. 이를 위해 석고붕대를 착용하고 있는 시간을 제한하거나 움직임이 일어나는 동안 뼈에 적당한 강도의 스트레스를 유지시키는 "walking cast"를 사용할 필요가 있다. 골절의 완전한 치유에는 수개월이 걸리기도 하는데, 적절히 치유되기만 한다면 치유된 곳은 인접한 부위의 뼈보다 훨씬 강해질 수 있다.

4.4 뼈와 칼슘 항상성

학습성과

A. 칼슘의 항상성 설명
B. 부갑상샘호르몬과 칼시토닌 기능 구분

뼈는 우리 몸에서 칼슘(Ca^{2+})의 주요한 저장고이며, 뼈에서 칼슘이 들어가고 나오는 작용은 근육과 신경이 정상적으로 기능할 수 있도록 필요한 혈액 내 칼슘의 농도를 결정하는 데 매우 중요하다. 뼈모세포osteoblasts가 새로운 뼈를 형성할 때 칼슘이 뼈로 들어가고, 뼈파괴세포가 뼈를 흡수할 때 칼슘이 뼈에서 유리된다. 뼈모세포와 뼈파괴세포의 활동이 균형을 이루게 되면, 뼈로 들어가고 나오는 칼슘의 이동도 균형을 이루게 된다.

혈액 내 칼슘의 농도가 낮아지게 되면 뼈파괴세포의 활동성이 증가하여 뼈에서 혈액으로 칼슘이 유리됨으로써 혈액 내 칼슘 농도가 올라가게 된다. 반대로 혈액 내 칼슘 농도가 높아지면 뼈파괴세포의 활동성이 감소되는 반면 뼈모세포의 활동성이 증가하여 혈액에서 새로운 뼈로 칼

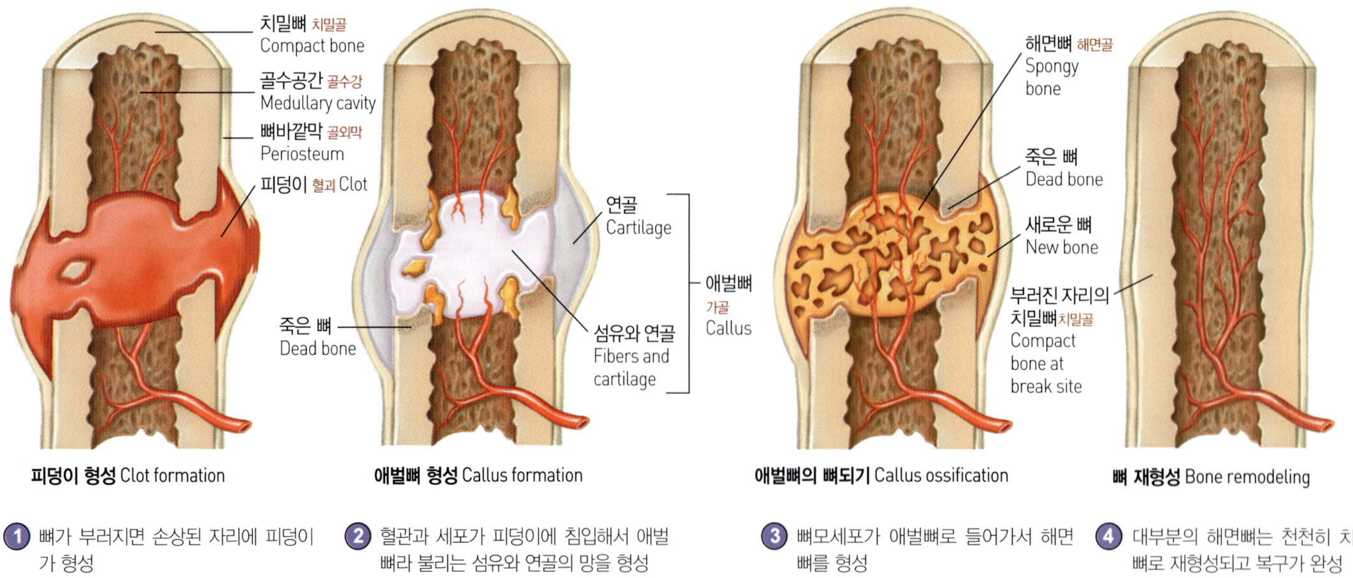

그림 4.8 뼈의 치유

임상에서 활용하기 골절

골절은 뼈가 피부를 뚫고 나오는 **개방골절**open fracture 혹은 *복합골절compound fracture*과 피부가 온전하게 유지된 **폐쇄골절**closed fracture 혹은 *단순골절simple fracture*로 분류할 수 있다. 여러 유형의 골절들을 그림 4A에서 확인할 수 있다. 뼈가 완전히 분리되어 두 조각으로 나누어진 것을 **완전골절**complete이라고 하고, 그렇지 않은 것을 **불완전골절**incomplete이라고 한다. 뼈가 곡선을 이루는 볼록한 면에 생긴 불완전골절을 **생나무골절**greenstick fracture이라고 한다. **분쇄골절**comminuted fracture이란 뼈가 두 조각 이상으로 부서졌을 때를 말한다. **끼임골절**impacted fracture은 부서진 뼈 중의 한 조각이 다른 조각의 해면뼈 사이에 끼어진 것을 말한다. 한편 골절선의 방향에 따라 긴 축과 평행한 **선형골절**linear, 긴 축과 수직인 **가로골절**transverse, 긴 축과 수직하지 않은 방향의 **빗골절**oblique 또는 **나선형골절**spiral 등으로 분류할 수 있다.

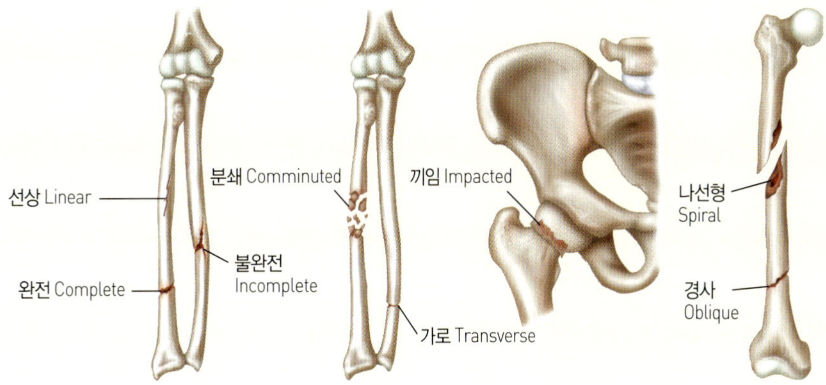

그림 4A 뼈골절의 종류

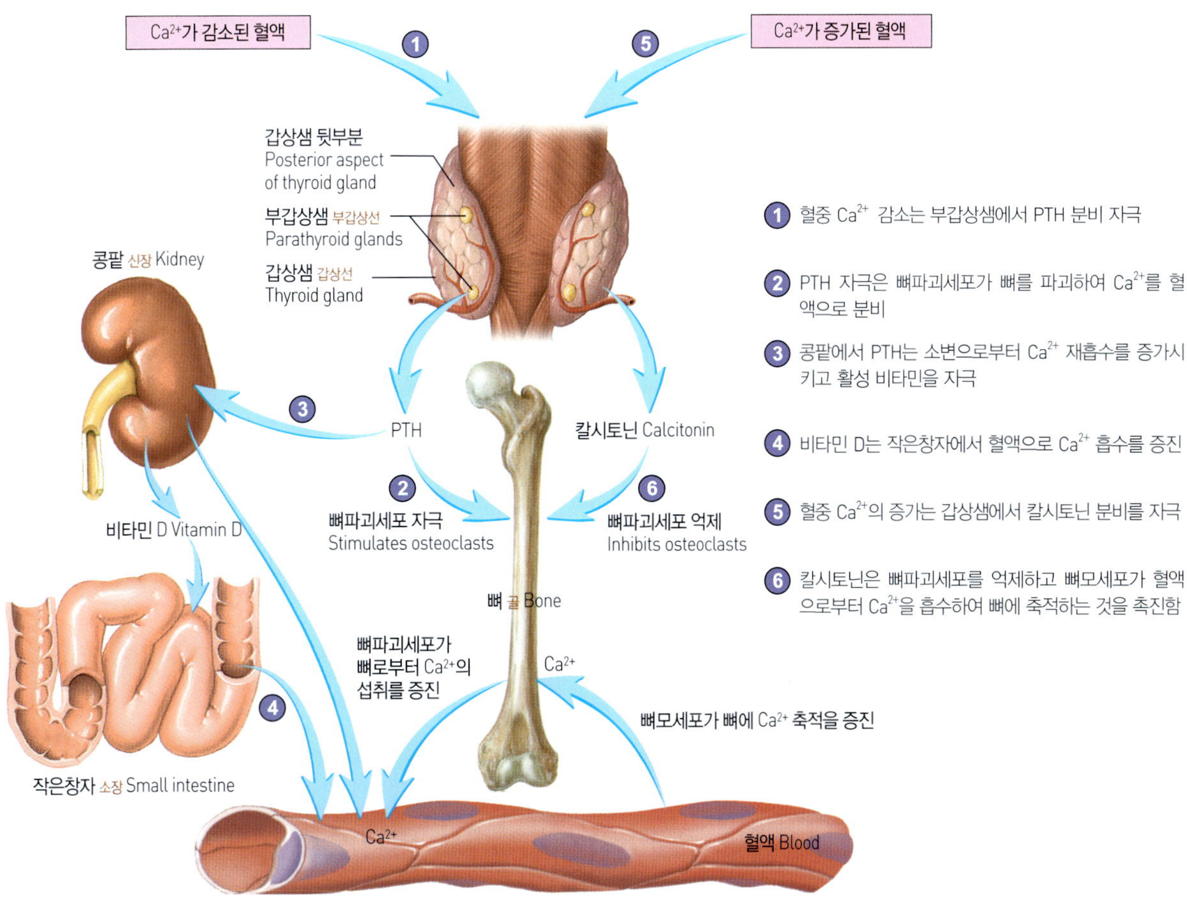

그림 4.9 칼슘 항상성

슘이 축적됨으로써 혈액 내 칼슘 농도가 낮아지게 된다.

칼슘의 항상성은 두 가지 호르몬에 의해서 유지된다. 혈액 내 칼슘의 농도가 낮아지면 부갑상샘에서 **부갑상샘호르몬**부갑상선호르몬, parathyroid hormone; PTH을 분비하여 뼈파괴세포의 활동성을 증진시킴으로써 뼈의 흡수를 통해 혈액 내 칼슘 농도가 올라가게 된다. 또한 부갑상샘호르몬은 콩팥의 오줌 형성 과정에서 칼슘의 흡수를 증가시키는 역할도 한다. 뿐만 아니라 콩팥을 자극하여 작은창자에서의 칼슘 흡수에 중요한 활동성 비타민 D의 형성을 촉진시킨다. 혈액 내 칼슘 농도의 감소가 부갑상샘호르몬의 분비를 자극하는 것이다.

혈액 내 칼슘의 농도가 높아지면 갑상샘에서 **칼시토닌**calcitonin을 분비하여 뼈파괴세포의 활동성을 감소시킴으로써 혈액 내 칼슘 농도가 낮아지게 된다. 혈액 내 칼슘 농도의 증가가 칼시토닌의 분비를 촉진시키는 것이다.

4.5 노화가 뼈대계통과 관절에 미치는 영향

학습성과

A. 뼈와 관절에 노화가 미치는 영향 설명

뼈대계통skeletal system에서 가장 중요한 나이와 관련된 변화는 관절뿐만 아니라 뼈바탕질bone matrix의 질과 양에도 영향을 준다. 나이 든 사람의 뼈바탕질은 젊은 사람의 뼈바탕질보다 좀 더 부서지기 쉽다. 왜냐하면 상대적으로 무기물은 증가하고 콜라겐 섬유는 감소하여 콜라겐 생산이 감소하였기 때문이다. 나이가 듦에 따라 뼈모세포osteoblast에 의해 뼈바탕질이 생산되는 속도가 뼈파괴세포osteoclast에 의해 바탕질이 파괴되는 속도보다 느리기 때문에 바탕질의 양도 자연 감소한다.

뼈 질량은 30대에 가장 높고 남자가 남성호르몬의 영향과 몸무게가 많이 나가기 때문에 일반적으로 여자보다 밀도가 높다. 인종 또한 뼈 질량에 영향을 미친다. 미국 흑인과 라틴계통의 사람들은 백인이나 아시아인보다 높은 뼈 질량을 가지고 있다. 35세 이후, 남자와 여자 모두 일 년에 0.3~0.5%의 뼈 손실을 경험한다. 이러한 손실은 폐경menopause 이후 10배 증가하며 거의 5~7년 동안 일 년에 3~5%의 속도로 증가한다(계통병리, "뼈엉성증" 참고).

뼈의 중요한 손실은 뼈골절의 가능성을 증가시킨다. 예를 들어, 기둥trabeculae의 손실은 척추뼈vertebra 골절의 위험을 크게 증가시킨다. 뿐만 아니라, 뼈의 손실과 골절의 결과는 기형, 키의 손실, 통증, 그리고 경직의 원인이 될 수 있다. 턱뼈에서의 뼈 손실은 치아손실을 초래하기도 한다.

사람의 나이에 따라 관절에서도 많은 변화가 발생한다. 윤활관절synovial joint에 가장 큰 변화가 일어나며 종종 나이 든 사람에게 큰 문제로 제시된다. 늘 사용하는 관절면을 덮고 있는 연골은 마모될 수 있다. 사람이 젊었을 때는 새롭고 탄력 있는 바탕질matrix의 생산이 마모를 보충한다. 사람처럼 나이가 들면 대체의 속도가 떨어지고 바탕질이 좀 더 딱딱하게 되며 거기에 마모의 속도가 더 해진다. 윤활액synovial fluid의 생산속도 또한 나이와 함께 떨어지고 추후에는 관절연골articular catilage의 마모에 관련된다. 많은 사람들이 나이가 들면서 관절의 염증성 퇴행인 관절염arthritis도 겪고 있다. 게다가 관절 둘레의 인대ligament와 힘줄tendon들이 나이가 들면서 짧아지고 신축성이 떨어지게 되어 운동범위가 줄어드는 결과가 발생된다. 나이 든 사람들은 대부분 관절의 신축성이 떨어지고 운동범위가 줄어들기 때문에 신체적 움직임도 줄어든다.

뼈대계통skeletal system의 나이에 의한 영향으로부터 가장 효과적인 예방대책은 신체적 움직임의 증가와 칼슘과 비타민 D 보충제 섭취를 같이 병형하는 것이다. 심한 운동은 오히려 뼈바탕질의 손실로 뒤바뀔 수 있다.

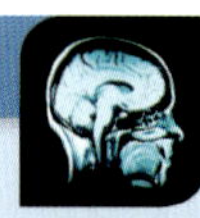

관련된 질환

어깨탈구

어깨관절shoulder joint은 우리 몸에서 탈구가 가장 일반적으로 발생하는 곳이다. Holder씨가 야구 경기를 하던 중 "과도한" 파울로 인하여 뒤로 넘어지면서 떨어져 그의 어깨가 탈구되었다. 그의 오른쪽 팔이 펴져 있는 상태에서 떨어져 오른쪽 위팔뼈머리head of humerus가 접시오목glenoid cavity에서 빠져나왔다. 그가 도움을 받아 바닥에서 일어나는 동안 그는 어깨에 심한 통증을 느꼈고 그의 오른쪽 팔이 축 쳐진 상태로 팔을 움직일 수 없었다. 대부분의 탈골은 관절주머니가 늘어나거나 위팔뼈머리가 접시오목의 앞 아래 방향으로 움직일 때 발생된다. 탈골된 위팔뼈머리는 접시오목의 아래입술inferior lip 위에서 가쪽으로 조심스럽게 밀어 접시오목쪽으로 움직이게 한다. 어깨탈골로 인해 한 번 어깨관절이 늘어나면 나중에도 탈골되는 경향이 있다. 몇몇 사람은 선천적으로 "느슨한" 관절을 가지고 있어 어깨탈골을 경험할 가능성이 더 많다.

뼈대계통의 질환과 장애

상태	설명
암	악성 혹은 양성의 종양이 발생할 수 있으며 다양한 뼈의 결손을 일으키는 원인이 된다.
	뼈대장애
성장과 발달의 장애	
거인증	뼈끝판이 과도하게 자라 몸의 크기가 비정상적으로 증가하는 것
난쟁이증	뼈끝판의 부적절한 성장으로 인해 몸의 크기가 비정상적으로 작은 것
불완전뼈형성	불충분하거나 비정상적인 콜라겐으로 인해 뼈가 쉽게 잘 부러지는 것
구루병	Ca^{2+}와 같은 미네랄이나 비타민 D의 부족으로 인해 성장이 지연되고 뼈가 무르고 약하며 쉽게 부러지게 된다.
박테리아 감염	
골수염	박테리아 감염에 한 뼈의 염증은 종종 뼈의 완전한 파괴를 초래한다.
결핵	전형적으로 결핵균은 뼈에 영향을 미친다.
탈석회	
뼈연화증	어른의 뼈에서 칼슘이 감소되어 부드러워지는 것으로 비타민 D의 결핍에 의해서도 발생된다.
뼈엉성증	전반적인 뼈조직의 양이 감소해서 발생된다.
	관절장애
관절염	관절의 염증으로 원인은 감염체, 대사장애, 외상, 면역장애이다.
류마티스성 관절염	일반적으로 결합조직의 자가면역질환이다.
뼈관절염	관절이 노화됨에 따라 서서히 퇴화되는 것으로 운동을 지연시킬 수 있다.
통풍	조직과 관절주머니 내 요산 결정 생산의 증가되고 축적된다.
윤활낭염과 엄지건막류	
윤활낭염	윤활주머니의 염증
엄지건막류	대부분의 엄지건막류는 첫째발허리뼈의 변형을 유발한다. 윤활낭염도 이 변형과 동반한다. 꽉 끼는 신발은 자극을 준다.
관절치환술	통증이 심한 관절을 인공관절로 치환한다.

※ 위 질환들에 대한 추가적인 정보들은 www.mhhe.com/seeleyess8에서 찾아볼 수 있다.

단원 요약

뼈대계통(skeletal system)은 뼈(bone), 연골(cartilage), 힘줄(tendon) 그리고 인대(ligament)로 이루어져 있다.

4.1 뼈대계통의 기능

1. 뼈대 계통은 몸을 지탱하는 주요 기관이다.
2. 뼈(bone)는 속기관을 보호한다.
3. 관절(joint)은 뼈 사이에 있으며 움직임을 가능하게 한다.
4. 뼈는 몸의 필요에 따라 무기질을 저장하고 분비한다.
5. 골수(bone marrow)는 혈액세포와 혈소판을 생성한다.

4.2 세포바깥바탕질

1. 뼈(bone), 연골(cartilage), 힘줄(tendon)과 인대(ligament)는 결합조직(connective tissue)이다.
2. 바탕질(matrix) 안의 다양한 양의 콜라겐, 프로테오글리칸, 유기분자, 물이 결합조직의 특징을 결정한다.

4.3 뼈의 일반적인 특징

뼈는 다음 4가지로 분류된다. 즉 긴뼈, 짧은뼈 납작뼈, 불규칙뼈.

긴뼈의 구조

긴뼈는 뼈몸통(diaphysis), 뼈끝(epiphyses)과 뼈끝판(epiphyseal plates)으로 구성된다. 뼈몸통은 골수공간(medullary cavity)을 포함하며 여기에는 골수(bone marrow)가 채워져 있다. 뼈끝판의 끝은 관절연골(articular cartilage)로 덮여 있다.

뼈의 조직학

1. 뼈모세포(osteoblast)는 뼈를 생성하는 세포이다.
2. 뼈세포(osteocyte)는 층판(lamella)이라 불리는 세포바깥바탕질(extracellular matrix)의 얇은 층 사이에 위치한다.
3. 치밀뼈(compact bone) 조직은 중심관(cental canal) 주위의 층판으로 편성되어 있는 뼈세포로 구성된 뼈단위(osteon)로 이루어져 있다.
4. 해면뼈(spongy bone) 조직은 중심관 없이 뼈잔기둥(trabeculae)로 이루어져 있다.

뼈되기

1. 막뼈되기(intramembranous ossification)는 결합조직 막 안에서 일어난다.
2. 연골뼈되기(endochondral ossification)는 연골 내에서 일어난다.

뼈의 성장

뼈의 길이 성장은 연골세포(chondrocyte)가 증식, 확장, 죽고 그리고 뼈로 대체되는 일련의 과정이 뼈끝판(epiphyseal plates)에서 일어난다.

뼈의 재형성

뼈의 재형성은 원래 있던 뼈가 뼈파괴세포(osteoclast)에 의해 제거되고 뼈모세포(osteoblast)가 새로운 뼈로 다시 채우는 과정이다.

뼈의 복구

뼈의 복구가 일어나면 세포들은 손상된 부위로 이동하여 애벌뼈(callus)를 형성하고 뼈로 대체된다.

4.4 뼈와 칼슘 항상성

1. 뼈파괴세포(osteoclast)가 뼈에서 칼슘을 내보내서 혈중 칼슘농도를 높이는 원인이 된다.
2. 뼈모세포(osteoblast)는 뼈에 칼슘을 보내서 혈중 칼슘농도를 낮추는 원인이 된다.
3. 부갑상샘호르몬(parathyroid hormone;PTH)은 뼈의 파괴를 증가시키는 반면 칼시토닌은 뼈의 파괴를 감소시킨다.

4.5 노화가 뼈대계통과 관절에 미치는 영향

1. 나이가 들면서 뼈바탕질(bone matrix)은 좀 더 부서지기 쉬워지며 전체적인 양이 감소하게 된다.
2. 관절(joint)에서 관절연골(articular cartilage)이 소실되고 나이가 들면서 신축성이 줄어들게 된다.
3. 예방대책은 운동과 칼슘, 비타민 D 보조식품 섭취가 포함된다.

CHAPTER

5 근육계통

5.1 근육계통의 기능

학습성과

A. 근육계통의 기능 나열

육상 선수가 마지막 바퀴를 돌아 결승점을 향해 달리고 있다. 팔과 다리를 힘차게 움직여 최대 속도에 도달하려 노력한다. 심장박동이 빨라지고 호흡은 빠르고 깊고 규칙적이 된다. 혈액이 소화기관에서 이동하여 많은 양의 혈액이 뼈대근육으로 옮겨지면서 뼈대근육으로 가는 산소공급을 최대화한다. 근육조직은 우리 몸에서 가장 풍부하고 가장 잘 적응을 하는 구조물이다.

일 하는 동안 모든 근육을 움직일 필요는 없다. 몸을 움직이지 않고 가만히 있더라도 자세를 잡아주는 근육은 앉거나 서 있는 자세를 유지시키고, 호흡근육은 호흡을 유지시키며, 심장은 혈액을 온몸으로 뿜어내고, 혈관은 수축과 이완을 반복하여 혈액이 필요한 장기로 혈액을 보낸다.

우리 몸의 움직임은 어떤 세포 표면의 섬모나 편모의 움직임, 중력과 근육의 수축에 의한 움직임 등 다양한 방식으로 이루어진다. 그런데 우리 몸 움직임의 대부분은 근육의 수축에 의해 일어난다. 근육조직은 세 종류, 즉 뼈대근육, 심장근육과 민무늬근육으로 구성된다(그림 5.1). 이 장에서는 주로 뼈대근육의 구조와 기능에 대해 다루기로 하며, 심장근육과 민무늬근육은 간단히 설명할 것이다. 다음은 근육계통의 주요한 기능이다.

1. *몸의 움직임*. 뼈대근육의 수축은 걷기, 달리기와 손가락 움직임 같은 몸의 움직임을 유발한다.
2. *자세유지*. 뼈대근육은 근긴장도를 유지하여 앉거나 똑바로 서 있게 끔 한다.
3. *호흡*. 가슴우리의 근육은 호흡에 필요한 움직임을 수행한다.
4. *열 발생*. 뼈대근육이 수축할 때 부산물과 열이 발생한다. 뼈대근육에서 방출된 열이 체온을 유지하는 데 매우 중요한 역할을 한다.
5. *의사소통*. 뼈대근육은 말하기, 쓰기, 몸짓과 얼굴 표정 등으로 의사소통에 관여한다.
6. *혈관과 소화기관의 수축*. 소화장기와 혈관벽에 있는 민무늬근육의 수축은 이 구조물을 수축시킨다. 이와 같은 수축 때문에 소화장기 속의 음식물과 물이 이동할 수 있고, 혈관은 혈액의 흐름을 조절한다.
7. *심장의 수축*. 심장근육의 수축은 심장박동을 유발하고 온몸으로 혈액을 내뿜는다.

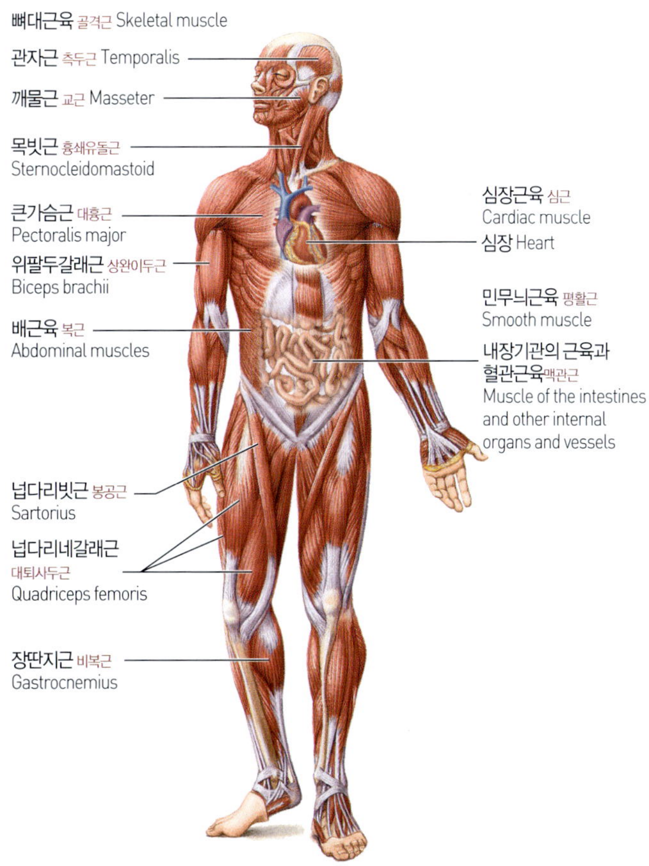

그림 5.1 인체의 주요근육

5.2 뼈대근육의 특징

학습성과

A. 뼈대근육의 미세 구조 설명
B. 안정막전위와 활동전위에 대해 설명
C. 신경근육이음부 설명
D. 뼈대근육의 수축과 이완과정 설명
E. 근육단일수축, 강축, 활성 운동단위 증가와 가중 구분
F. 유산소호흡과 무산소호흡 구별
G. 피로에 관여하는 주요한 원인 비교
H. 등척수축과 등장수축 구별
I. 근육긴장도의 정의
J. 빠른연축근육섬유와 느린연축근육섬유 구별

성인의 **뼈대근육**골격근, skeletal muscle은 체중의 약 40%를 차지한다. 뼈대근육이란 명칭은 근육의 대부분이 뼈대계통에 부착하는 것에서 유래하였다. 현미경으로 관찰했을 때 가로줄 무늬가 관찰되기 때문에 *가로무늬근 striated muscle*이라고 부르기도 한다.

뼈대근육의 네 가지 기능적 특징은 다음과 같다.

1. **수축성**contractility은 뼈대근육이 힘을 발휘하며 길이가 짧아지는 것이다. 뼈대근육이 수축하면 근육이 붙어 있는 구조물이 움직인다. 수축하면 근육의 길이가 힘껏 짧아지지만, 수동적으로 근육의 길이가 길어진다. 즉 중력의 힘 또는 반대 기능을 하는 근육이 수축하는 힘에 의해 근육의 길이가 길어진다.
2. **흥분성**excitability은 자극에 의해 뼈대근육이 반응할 수 있는 능력이다. 정상적으로, 자극은 의식의 조절을 받은 신경이 전달한다.
3. **확장성**extensibility은 뼈대근육이 늘어나는 것이다. 수축한 이후에, 뼈대근육은 정상상태로 회복하거나 약간 더 늘어날 수 있다.
4. **탄력성**elasticity은 뼈대근육이 약간 더 늘어났다고 하더라도 원래의 모습으로 되돌아오는 것을 뜻한다.

뼈대근육의 구조

근육을 덮고 있는 결합조직

각각의 뼈대근육은 **근육바깥막**근외막, epimysium 또는 *근막 muscular fascia*이라는 결합조직에 의해 둘러싸여 있다(그림 5.2a). **근육다발막**근주막, perimysium에 둘러싸인 **근육다발**근속, muscle fasciculus 묶음들이 근육을 형성하며, 근육다발은 근육섬유라고 불리는 **근육세포**근세포, muscle fiber로 구성된다(그림 5.2b). 각각의 근육섬유는 **근육섬유막**근세포막, endomysium이라는 결합조직에 둘러싸여 있다.

근육섬유의 구조

근육섬유의 구조를 이해하면 근육수축 기전을 이해할 수 있다. 한 개의 근육세포는 여러 개의 핵이 주변에 치우쳐 있는 한 개의 원기둥 모양 섬유이다. 우리 몸에서 가장 큰 근육섬유는 길이가 30 cm, 지경이 0.15 mm나 되며, 이렇게 거대한 근육세포는 몇 천 개의 핵을 가지고 있다. 근육섬유를 싸고 있는 막을 **근육세포막**근세포막, sarcolemma이라고 한다(그림 5.2b). 여러 개의 핵들은 근육세포막 바로 아래쪽에 위치한다. 근육세포막 표면을 따라 **가로세관**횡소관, transverse tubule, T tubule이라는 구조가 있어 일정한 간격으로 근육섬유를 따라가거나 근육섬유 속으로 파고들기도 한다. 가로세관은 무과립속형질그물이 고도로 발달한 형태인 **근육세포질그물**근형질내세망, sarcoplasmic reticulum과 연결되어, 근육세포막과 근육세포질그물을 서로 연결시킨다. 근육세포질그물은 근육수축에 중요한 역할을 하는 칼슘 이온을 풍부하게 함유하고 있다.

근육섬유의 안쪽을 **근육세포질**sarcoplasm이라고 하며, 근육섬유의 끝을 서로 연결시키는 실 모양의 **근육원섬유**근원섬유, myofibril를 다수 가지고 있다(그림 5.2c). 근육원섬유는 **액틴 잔섬유**actin myofilament와 **미오신 잔섬유** myosin myofilament(그림 5.2d)라는 두 종류의 단백질 섬유이다. 이들은 매우 질서 정연하고 반복적으로 배열하여 **근육원섬유마디**근절, sarcomere를 이루며, 근육원섬유를 서로 연결시킨다(그림 5.2c · d).

액틴 잔섬유와 미오신 잔섬유

얇은 액틴 잔섬유는 세 가지 성분, 즉 액틴, 트로포닌과 트로포미오신으로 이루어진다. 액틴 잔섬유는 진주알 두 줄을 엮어 놓은 모양을 하고 있고, 미오신 잔섬유가 부착하는 곳이다(그림 5.2e). **트로포닌**troponin은 일정한 간격을 두고 액틴 잔섬유에 부착되어 있으며 칼슘이 결합하는 부위이다. **트로포미오신**tropomyosin은 실처럼 꼬여 있는 액틴 잔섬유의 고랑을 따라 위치하며, 자극받지 않은 근육에서 미오신 잔섬유가 액틴 잔섬유와 결합하는 부위를 가로막고 있다. 만약 칼슘이 없다면 트로포미오신은 액틴 잔섬유에 있는 미오신 부착부위를 덮는다. 그러나 칼슘이 분비되면, 칼슘이 트로포닌과 결합하면서 트로포미오신을 잡아당겨서 액틴 잔섬유에 있는 미오신 부착부위를 노출시킨다.

두꺼운 미오신 잔섬유는 여러 개의 골프채를 모아놓은 모양을 하고 있고 골프채 끝부분을 **미오신 머리**myosin head라고 한다(그림 5.2f). 미오신 머리는 세 개의 중요한 기능을 수행한다: (1) 미오신 머리는 액틴 잔섬유에 있는 부착부위와 결합할 수 있다. (2) 수축하는 동안 미오신 머리가 굽혀진다. (3) ATP를 사용하여 에너지를 방출한다.

근육원섬유마디

근육원섬유마디는 수축할 수 있는 능력이 있는 뼈대근육 중에서 가장 작은 구조물이기 때문에 뼈대근육의 구조적 및 기능적 단위이다. 각각의 근육원섬유마디는 미끄러지듯 움직일 수 있어서 길이가 짧아진다.

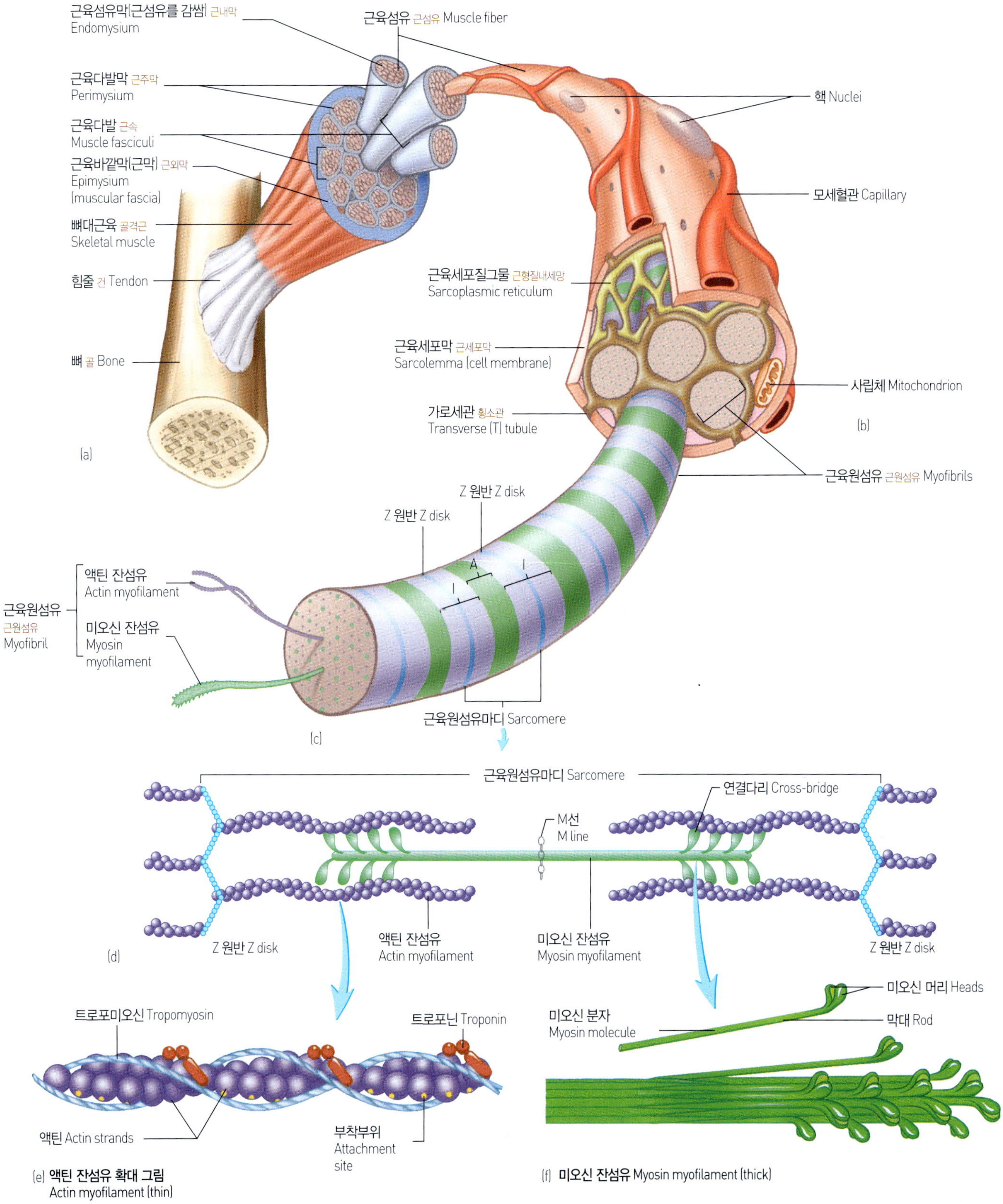

그림 5.2 근육의 구조

(a) 근육은 힘줄을 통해 뼈에 부착된다. 근육은 근육다발막에 둘러싸인 근육다발로 구성된다. 근육다발들은 근육섬유막에 둘러싸인 근육섬유라는 근육세포로 구성된다. 전체 근육은 근육바깥막 또는 근막에 의해 둘러싸여 있다.
(b) 여러 개의 근육원섬유를 함유하고 있는 근육섬유를 확대한 모습.
(c) 근육원섬유는 근육의 끝 쪽으로 확장하여 근육원섬유마디라는 띠 모양을 형성한다.
(d) 한 개의 근육원섬유마디는 주로 액틴 잔섬유와 미오신 잔섬유로 구성된다. Z 원반은 액틴 잔섬유가 고정되는 부위이며, 미오신 잔섬유는 M선에 의해 정렬한다.
(e) 액틴 잔섬유를 확대한 모습.
(f) 미오신 잔섬유를 확대한 모습.

근육원섬유마디가 짧아지면 근육원섬유도 짧아져서 결국은 근육섬유가 수축하게 된다. 근육원섬유마디는 한 개의 Z 원반에서부터 바로 곁에 있는 Z 원반 사이이다. 각각의 **Z 원반**Z disk은 액틴 잔섬유와 연결되어 그물 같은 구조를 형성한다. 근육원섬유 속에 있는 액틴 잔섬유와 미오신 잔섬유의 배열 때문에 근육원섬유가 띠 모양을 나타낸다(그림 5.3). 밝은 **I띠**I band는 액틴 잔섬유만 있는 부위로, Z 원반 및 미오신 잔섬유와 연결된다. 각 근육원섬유마디의 가운데부분은 어두운 **A띠**A band 부위로, 미오신 잔섬유의 길이와 같으며 액틴 잔섬유와 미오신 잔섬유는 A띠 양 끝부분에서 서로 겹쳐진다. 각 근육원섬유마디의 한 가운데는 옅은 **H띠**H zone 부위로, 미오신 잔섬유로만 구성되며 두 번째로 밝은 부위이다. 미오신 잔섬유는 근육원섬유마디의 중심에서 **M선**M line을 형성하며 고정된다. 반복되는 I띠와 A띠 때문에 현미경으로 뼈대근육을 관찰하면 줄무늬가 보인다. 근육원섬유마디, 가로세관과 근육세포질그물이 서로 밀접하게 작용하여 신경자극에 의해 근육섬유를 수축시킨다.

근육섬유의 흥분성

우리 몸의 다른 세포와 마찬가지로 근육섬유는 전기적 성질을 갖고 있다. 이번 단락에서 뼈대근육의 전기적 성질을 설명하고 다음 단락에서 근육수축에서 전기적 성질의 역할을 설명할 것이다.

대부분 세포막의 안쪽은 바깥쪽과 비교했을 때 음성 전하를 띠고 있다. 즉 세포막은 **극성**polarized을 나타내고 있다(그림 5.4의 1단계). 이와 같은 전기적 차이를 **안정막전위**resting membrane potential라고 하고, 세포막을 중심으로 안쪽과 바깥쪽에 존재하는 이온의 분포가 불균등하기 때문에 안정막전위가 발생하며, 다음 세 가지 이유 때문에 생긴다: (1) 세포막 안쪽의 칼륨 농도가 바깥쪽보다 매우 높다. (2) 세포막 바깥의 나트륨 농도가 안쪽보다 매우 높다. (3) 세포막에서 칼륨 이온이 나트륨 이온보다 쉽게 투과한다. 제3장에 있는 여러 이온통로를 참고해 보면, 누설통로는 언제나 열려 있고, 화학의존성 통로는 신경전달물질 같은 화학물질이 결합할 때에만 열린다(그림 5.5 참조). 따라서 흥분성이 있는 세포는 많은 칼륨 누설통로를 가지고 있어서, 세포 안쪽으로 나트륨이 유입되는

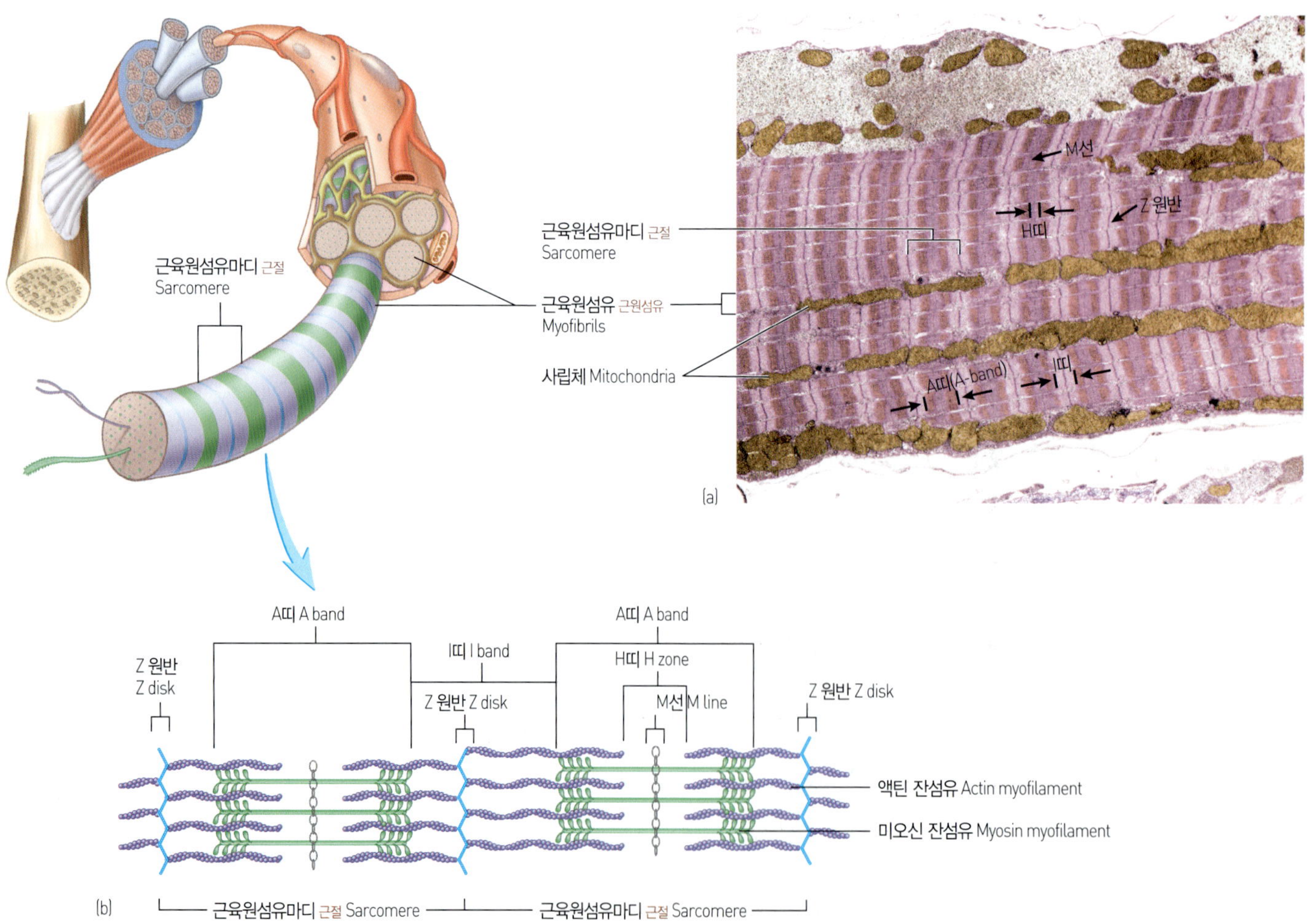

그림 5.3 뼈대근육

(a) 근육섬육 속에 있는 여래 개의 근육원섬유마디가 관찰되는 뼈대근육의 전자현미경 사진.
(b) 서로 연결되는 두 개의 근육원섬유마디에서 띠 모양이 나타나는 구조물을 모식도로 그린 모습.

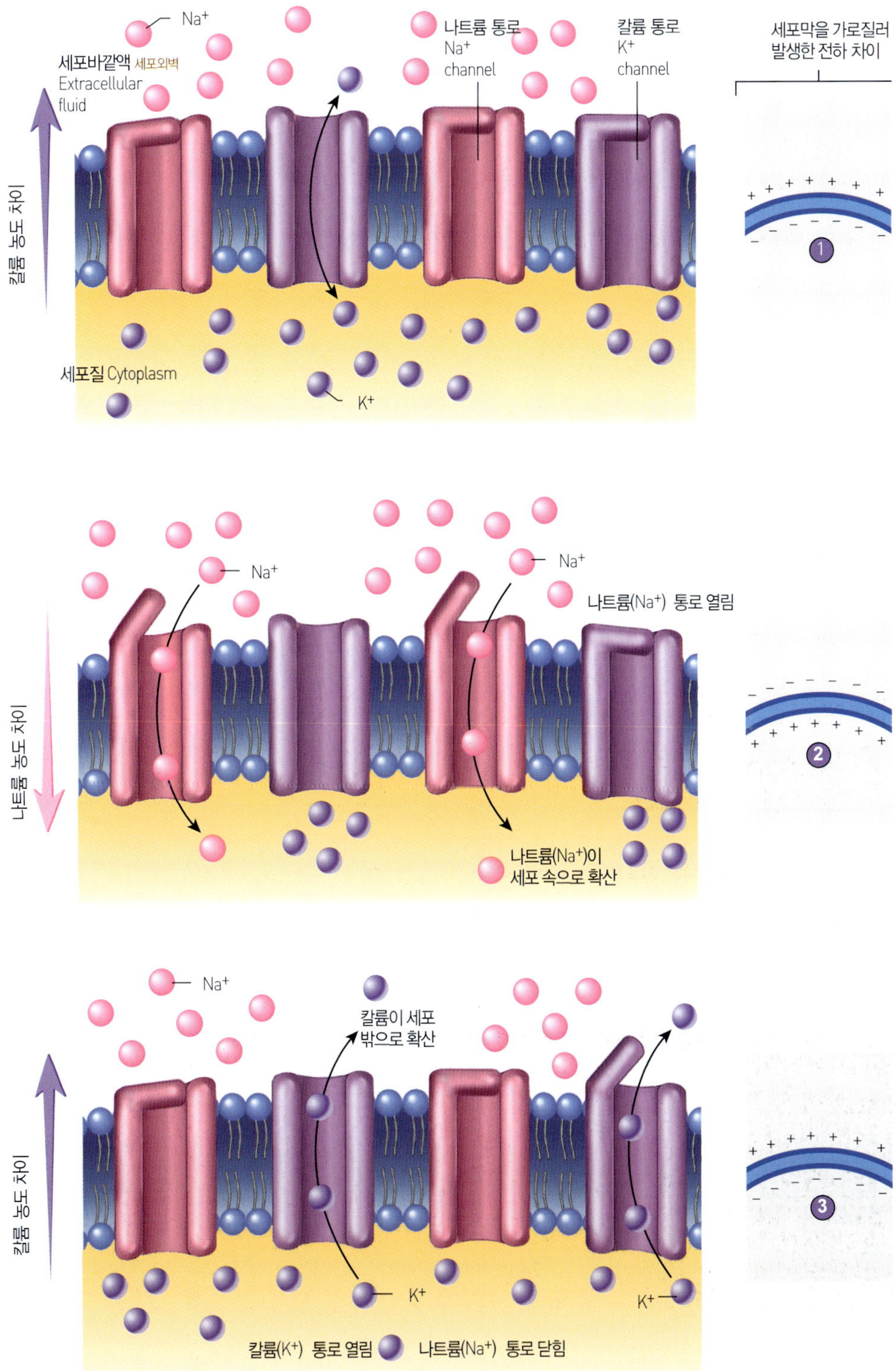

① **안정막전위.** 나트륨 통로(분홍색)와 대부분의 칼륨 통로(보라색)가 닫혀 있다. 칼륨이 농도 차이 때문에 일부 열려 있는 칼륨 통로를 통해 세포 바깥으로 확산하여, 세포막 속의 전하가 바깥쪽에 비해 음성을 띠도록 한다.

② **탈분극.** 나트륨 통로가 열린다. 나트륨이 농도차이 때문에 열린 나트륨 통로를 거쳐 세포 속으로 확산하여, 세포막 속의 전하가 바깥쪽에 비해 양성을 띠도록 한다.

③ **재분극.** 나트륨 통로가 닫히면서 나트륨의 이동이 멈춘다. 대부분의 칼륨 통로가 열린다. 칼륨이 세포 바깥으로 이동하는 것이 증가하여, 세포막 속의 전하가 다시 바깥쪽에 비해 음성을 띠도록 한다.

그림 5.4 이온 통로와 활동전위

1단계는 휴지기 상태에서 나트륨 통로와 칼륨 통로의 상태이다. 2단계와 3단계는 어떻게 이 두 이온의 통로가 열리고 닫히면서 활동전위를 생산하는지를 보여준다. 각 단계에서 세포막을 가로질러 발생하는 전하의 차이를 잘 확인해 보자.

것보다 세포 바깥으로 칼륨이 훨씬 더 빨리 빠져나간다. 즉 칼륨 이온이 이동하는 통로는 열렸지만 나트륨 같은 이온이 이동하는 통로는 닫혀 있다. 게다가 음성 전하를 나타내는 단백질 등이 세포막을 투과하지 못하고 세포막 안쪽에 위치하고 있다. 이러한 이유들 때문에 세포막 안쪽은 바깥쪽과 비교했을 때 더 많은 음성 전하를 갖게 된다.

약간의 칼륨 이온은 농도 차이 때문에 세포막 안쪽에서 바깥쪽으로 이동할 수 있다. 칼륨이 양성 전하를 띠기 때문에, 칼륨 이온이 세포막 안쪽에서 바깥쪽으로 이동하면 세포막 바깥쪽과 비교했을 때 세포막 안쪽 더 많이 음성 전하를 띠게 된다.

칼륨은 추가적인 칼륨이 세포막 바깥쪽으로 확산되는 것을 막을 만큼의 전하 차이에 도달할 때까지 계속 확산된다. 안정막전위는 칼륨 이온이 세포막 바깥으로 확산되려는 경향과 세포막 안쪽의 음성 전하 때문에 칼륨 이론이 세포막 안쪽으로 이동하려는 경향이 평형을 이룬 상태이다. 휴식 상태에서, 나트륨-칼륨 펌프는 세포막 바깥쪽에 있는 칼륨을 세포막 안쪽으로 이동시키고, 세포막 안쪽에 있는 나트륨을 세포막 바깥쪽으로 이동시킨다. 나트륨-칼륨 펌프를 통한 나트륨과 칼륨의 능동수송 때문에 세포막을 중심으로 나트륨과 칼륨의 불균형 분포가 유지된다(제3장 참조).

근육섬유나 신경세포가 자극받는 상황에서, 자극은 나트륨 통로를 빨리 열어서 짧은 순간에 나트륨이 세포막을 투과하게 된다(그림 5.4의 2단계). 세포막 안쪽보다 바깥쪽의 나트륨 농도가 매우 높고 세포막 안쪽이 음성 전하를 띠기 때문에, 양성 전하를 띤 나트륨은 급격하게 세포 안쪽으로 이동하여 세포막 안쪽이 양성 전하를 띠게 되고, 세포막 바깥쪽이 음성 전하를 띠게 된다. 이러한 변화를 **탈분극**depolarization이라고 한다. 탈분극이 끝날 무렵, 나트륨 통로가 닫히면서 추가적으로 칼륨 통로가 열린다(그림 5.4의 3단계). 따라서 나트륨이 세포 안쪽으로 이동하는 경향이 감소하는 반면 칼륨이 세포 바깥으로 이동하려는 경향이 증가한다. 이러한 변화 때문에 또 다시 세포막 안쪽이 바깥쪽에 비해 더 음성 전하를 띠게 된다. 추가적인 칼륨 통로가 닫히면서 세포막의 전하가 휴지기 상태로 되돌아간다(그림 5.4의 1단계). 안정막전위로 되돌아가는 변화를 **재분극**repolarization이라고 한다. 세포막의 빠른 탈분극과 재분극을 **활동전위**action potential라고 한다. 근육섬유의 활동전위는 근육의 수축을 유발한다. 안정막전위와 활동전위에 대한 자세한 설명은 제6장을 참고하기 바란다.

신경분포

뼈대근육섬유는 운동신경세포에서 비롯된 자극에 의해서만 수축할 수 있다. **운동신경세포**motor neuron는 근육의 수축을 자극할 수 있는 특화된 신경세포이며, 운동신경세포에서 발생한 활동전위가 전달되어 뼈대근육섬유가 수축한다. 운동신경세포의 축삭은 근육을 관통하여 여러 개의 근육섬유에 잔가지를 낸다. 각각의 잔가지들은 근육섬유와 **신경근육이음부**신경근육연접, neuromuscular junction를 형성한다(그림 5.5). 보다 일반적으로 사용하는 용어는 **연접**synapse이며, 한 신경세포와 다른 신경세포 또는 신경세포와 근육 또는 샘 같은 작용세포 사이의 연결부위를 일컫는다. 신경근육이음부는 근육섬유 중심부분에 위치한다. 한 개의 운동신경세포가 움직일 수 있는 뼈대근육섬유의 수를 **운동단위**motor unit라고 한다. 운동단위가 적은 경우, 운동신경세포가 한 개 또는 몇 개의 근육세포를 움직여서 손가락 움직임 같이 매우 정밀한 운동을 조절하지만, 운동단위가 큰 경우, 운동신경세포가 약 1,000개의 근육세포를 움직여서 넓적다리부위 근육의 움직임 같은 큰 힘을 낼 수 있다. 따라서 운동단위가 적을수록 보다 정밀한 운동을 조절할 수 있다.

신경근육이음부는 부풀은 축삭종말이 근육세포막에 무리지어 함입한 형태를 지닌다. 부풀은 축삭종말을 **연접전종말**presynaptic terminal이라고 한다. 연접전종말과 근육섬유막 사이 공간을 **연접틈새**연접간열, synaptic cleft라고 한다. 근육섬유막을 **연접이후막**연접후막, postsynaptic membrane이라고 한다. 연접전종말은 **연접소포**synaptic vesicle라는 작은 소포를 많이 함유하며, 이 소포 속에 **아세틸콜린**acetylcholine; Ach이라는 **신경전달물질**이 들어 있어서, 연접전신경에서 분비되어 연접이후 세포를 자극하거나 억제한다.

활동전위가 연접전종말에 도달하면 칼슘 통로가 열리고, 칼슘 이온이 연접전종말로 유입되면서 연접소포에서 아세틸콜린이 연접틈새로 세포외배출이 되도록 한다(그림 5.6의 1 · 2단계). 아세틸콜린은 연접틈새로 확산되어 근육섬유의 세포막에 있는 수용체와 결합한 다음, 세포막에 있는 나트륨 통로를 열어 나트륨의 투과도를 높인다. 나트륨의 움직임 때문에 활동전위가 시작되고, 근육섬유 전체로 활동전위가 퍼져서 근육이 수축한다(그림 5.6의 3 · 4단계). 연접틈새로 방출된 아세틸콜린은 **아세틸콜린에스테르분해효소**acetylcholinesterase에 의해 재빨리 분해된다. 이 효소의 분해작용 때문에 운동신경세포에서 발생한 활동전위는 한 번만 뼈대근육섬유에 전달되어 한 번의 근육수축이 유발된다.

근육수축

뼈대근육조직의 수축은 액틴 잔섬유와 미오신 잔섬유가 서로를 가로질러 미끄러져 들어옴으로써 근육원섬유마디가 짧아지는 것이다. 많은 근육원섬유마디의 끝과 끝이 연결되어 근육원섬유를 형성한다. 근육원섬유마디가 짧아져 근육원섬유가 짧아지고, 따라서 전체 근육이 짧아진다.

액틴 잔섬유가 미오신 잔섬유 사이로 미끄러져 들어오는 것을 **근육섬유 미끄럼 모델**활주필라멘트 모델, sliding filament model이라고 한다. 수축이 일어나더라도 액틴 잔섬유와 미오신 잔섬유의 길이는 변하지 않는다. 근육이 수축하

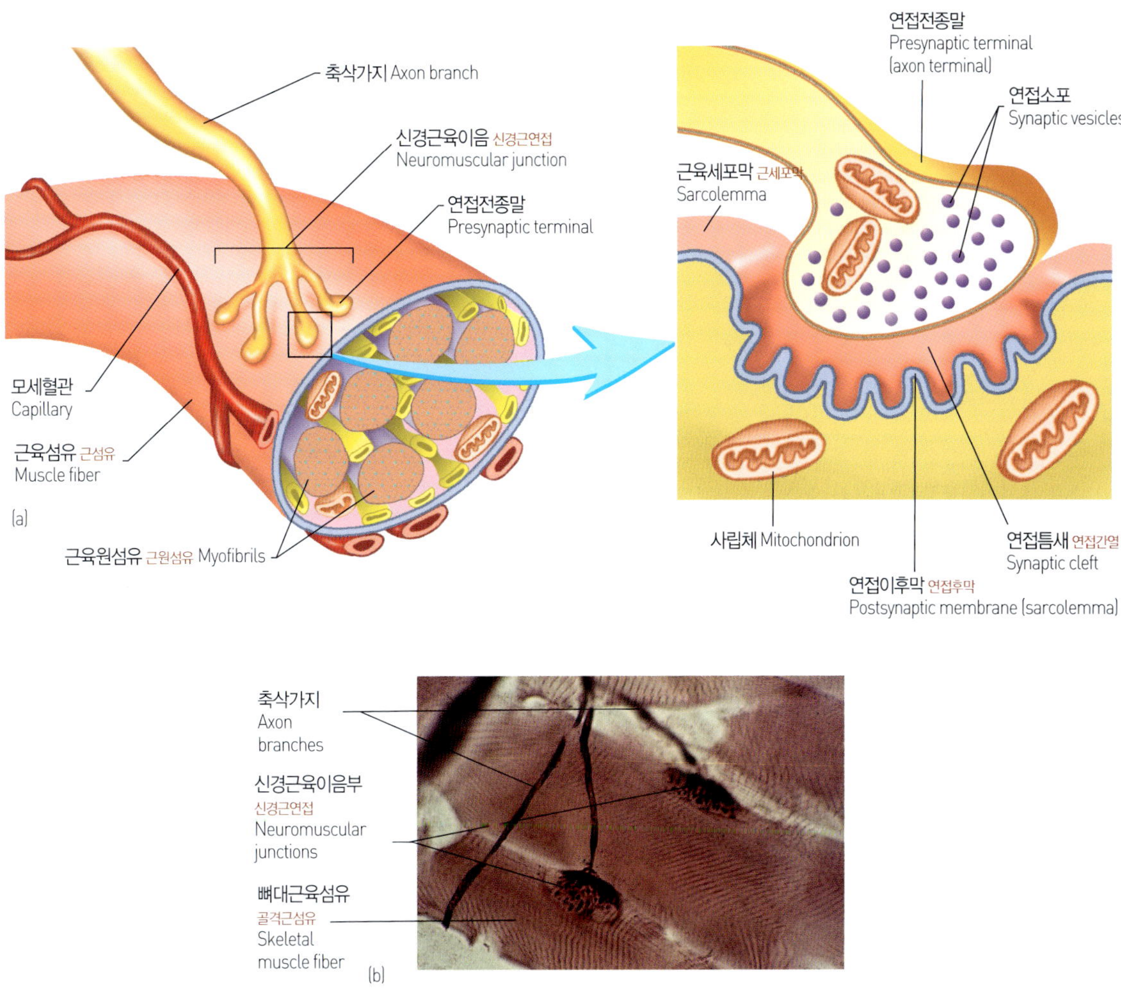

그림 5.5 신경근육이음부

(a) 신경근육이음부에서, 한 개의 근육섬유는 여러 개의 축삭가지와 연결된다. (b) 신경근육이음부의 현미경 사진.

는 동안 H띠와 I띠가 짧아지지만 A띠의 길이는 변하지 않는다(그림 5.7).

근육이 이완하면 근육원섬유마디가 길어진다. 길이가 길어지려면 다른 근육의 수축 또는 중력의 힘과 같은 반대방향의 힘이 필요하다.

그림 5.8은 뼈대근육의 수축을 유발하는 자극에 따른 연속적의 과정을 보여준다. 뼈대근육섬유에서 발생한 활동전위는 근육세포막과 가로세관으로 전달된다(그림 5.6 참조). 활동전위는 가로세관에 인접한 근육세포질그물의 칼슘 투과도를 증가시켜 근육세포질 속으로 칼슘을 확산시킨다. 칼슘은 액틴 잔섬유에 붙어있는 트로포닌과 결합하고, 이 결합 때문에 트로포미오신을 고랑에서 잡아당겨 액틴 잔섬유에 있는 미오신 부착부위를 노출시키며, 액틴 잔섬유의 미오신 부착부위와 미오신 머리는 **연결다리**교차결합, cross-bridge를 형성한다.

근육의 수축을 위한 에너지는 삼인산아데노신(ATP)을 사용하며, ATP는 대사과정에서 방출된 고에너지 분자이다(제3장과 제15장 참조). ATP가 이인산아데노신(ADP)과 인산염(P)으로 분해되면서 에너지가 방출된다. 근육이 수축하는 동안 ATP에서 방출된 에너지는 미오신 머리에 잠시

관련된 질환

중증근육무력증

45세인 Strong 씨는 면도를 할 때 왼쪽 뺨을 편평하게 만들지 못했기 때문에 얼굴근육이 마음대로 움직이지 않는 것을 깨달았다. 며칠 후, 오른쪽 얼굴근육도 제대로 움직이지 않았고, 왼쪽 눈꺼풀처짐증과 말이 어눌해지는 증상이 나타났다. Strong 씨를 진료한 신경과의사는 중증근육무력증이라는 진단을 내렸다.

중증근육무력증myasthenia gravis은 항체가 아세틸콜린 수용체를 공격하는 자가면역질환이다. 그 결과 정상적으로 연접이후막에 위치하는 아세틸콜린 수용체가 파괴된다. 수용체 수가 적어지면, 아세틸콜린이 근육을 제대로 수축시키지 못해서 근육의 약화와 피로가 발생한다. Strong 씨의 혈액검사에서 아세틸콜린 수용체에 대한 항체가 발견되어 중증근육무력증이 확진되었고, 항콜린에스테라아제인 네오스티그민을 처방받고 어느 정도 증상이 감소되었다. 항콜린에스테라아제는 아세틸콜린에스테르분해효소의 작용을 억제하여 연접틈새에서 아세틸콜린이 분해되는 것을 억제한다. 따라서 연접틈새의 아세틸콜린 농도가 높은 채로 유지되어 줄어든 아세틸콜린 수용체와 결합하는 빈도를 높인다.

동안 저장되었다가 미오신 머리가 근육원섬유마디의 중앙부 쪽으로 굽혀져서 액틴 잔섬유를 잡아당긴다. 그러면서 ADP와 P는 미오신 머리에서부터 방출된다.

새로운 ATP 분자가 미오신 머리와 결합하면 연결다리가 끊기면서 ATP가 ADP와 P로 변하지만 에너지를 사용하지 않은 채로 미오신 머리와 결합하고 있으며, 굽혀졌던 미오신 머리는 펴지면서 원래 위치로 되돌아가서 다음 번에 부착부위가 노출될 때까지 기다린다. 칼슘이 트로포닌과 결합하고 사용할 수 있는 ATP가 남아 있는 한, 연결다리 형성, 미오신 머리의 이동과 연결다리 분리가 반복된다(그림 5.9). 새로운 ATP가 미오신 머리와 결합해야만 연결다리가 분리된다. 사망 이후에는 ATP가 생산되지 않기 때문에 이미 형성된 연결다리가 분리되지 못해서 근육이 단단해진다. 이런 상태를 **사후경직**rigor mortis이라고 한다.

ATP에서 방출된 에너지의 일부는 근육을 수축하기 위해 연결다리를 형성하는 과정에 사용되고 나머지는 열로 방출된다. 근육수축 과정에서

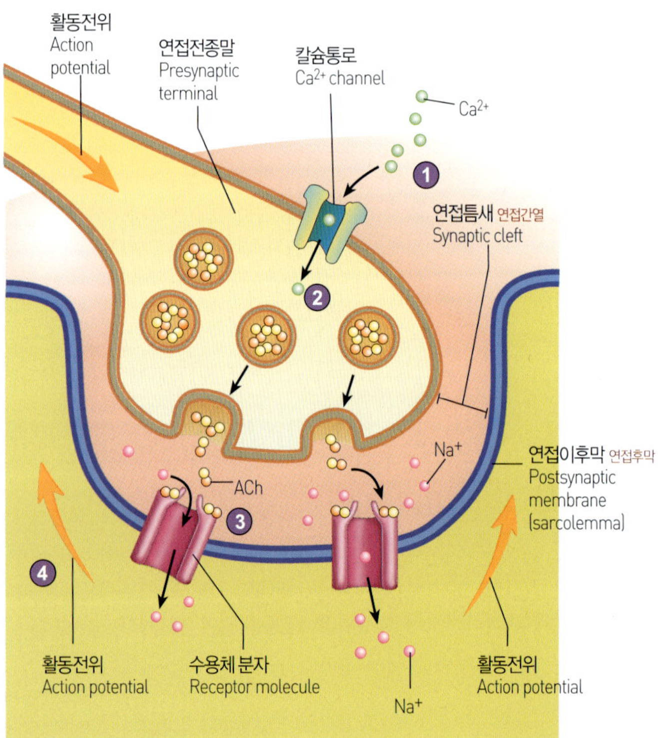

1. 연접전종말에 활동전위가 도달하면 칼슘 통로가 열린다.
2. 칼슘이 연접전종말로 들어오면 신경전달물질인 아세틸콜린이 연접소포에서 연접틈새로 분비된다.
3. 아세틸콜린은 연접틈새를 가로질러 확산하여 연접이후막에 있는 아세틸콜린 수용체와 결합하여 나트륨 통로를 연다.
4. 나트륨이 농도 차이에 의해 근육섬유로 확산하여 근섬유막을 탈분극시킨다. 일단 문턱값을 넘게 되면 연접이후 활동전위가 발생한다.

그림 5.6 신경근육이음부의 기능

신경근육이음부에서 활동전위에 반응하여 아세틸콜린이 분비된다.

발생한 열은 체온을 높이며, 운동을 하는 동안 더 열이 발생된다. 전체 근육이 수축하는 형태의 일종인 떨림은 추위를 극복하기 위해 몸이 반응하는 좋은 예이다. 떨림에 관여하는 근육의 움직임에 의해 체온이 증가한다.

근육의 이완은 칼슘이 근육세포질그물 속으로 ATP를 소모하면서 능동수송 되어 일어난다. 따라서 액틴 잔섬유 분자에 있던 미오신 부착부위가 다시 트로포미오신으로 덮여져서 연결다리를 형성하지 못한다.

심화학습 1

자극이 전달되기 전, 근육섬유 속에 충분한 ATP가 존재하지 않는다면 어떻게 될지 생각해 보자. 만약 충분한 ATP가 존재하고 활동전위가 너무 자주 발생하여 칼슘이 근육세포질그물로 되돌아가지 못한다면 어떻게 될지 생각해 보자.

근육단일수축, 강축, 가중과 활성 운동단위 증가

근육단일수축연축 muscle twitch은 한 번의 자극에 의해 한 개의 근육섬유가 수축하는 것이다. 대부분의 근육섬유는 운동단위를 이루고 있어서 근육단일수축은 같은 운동단위에 있는 근육섬유의 수축을 뜻한다. 근육단일수축은 세 단계로 구성된다(그림 5.10). **시동기**lag phase는 자극을 준 시간과 수축이 시작되는 시간 사이를 뜻한다. **수축기**contraction phase는 근육이 수축하는 데 걸리는 시간이고, **이완기**relaxation phase는 근육이 이완하는 데 걸리는 시간이다.

시동기 동안, 활동전위는 한 개 이상의 운동신경세포에서 발생하며, 그 중의 하나의 운동신경세포에서 발생한 활동전위가 신경근육이음부로 전달된다(그림 5.5 참조). 일단 자극이 신경근육이음부에 도달하면, 아세틸콜린은 연접이전종말에서 방출되며, 연접틈새를 확산하여 수용체와 결합하여 나트륨이 세포막을 가로지르게 하여 연접이후막의 활동전위를 유발한다(그림 5.6 참조). 수축기 이전에, 활동전위는 근육세포질그물에서 칼슘을 방출시켜서 연결다리를 형성시킨다(그림 5.9의 1 · 2단계 참조).

수축기는 연속적으로 연결다리가 움직여서(그림 5.9의 3~6단계 참조) 근육섬유에 의해 근육긴장도가 증가하는 것이다(그림 5.10 참조).

이완기 동안, 칼슘은 능동수송에 의해 근육세포질그물로 돌아간다. 칼슘이 트로포닌 분자에서 분리되면서, 트로포미오신 분자는 액틴 잔섬유에 있는 미오신 부착부위를 막는다. 연결다리 형성이 방해되어 근육섬유에 의한 근육긴장도가 감소한다(그림 5.10 참조).

근육수축의 힘은 다양하게 나타난다. 예를 들어, 깃털을 들어 올릴 때 필요한 힘은 10kg짜리 아령을 들어 올릴 때 필요한 힘보다 적게 필요하다. 근육수축에 의해 생산된 힘은 두 가지 방법으로 증가된다. (1) 가중은 근육 속의 근육섬유의 수축력이 증가하는 것이며, (2) 활성 운동단위 증가는 수축하는 근육섬유의 수가 증가하는 것이다.

가중summation은 각각의 근육섬유의 수축력이 재빠른 자극에 의해 증가하는 것이다. 초당 근육신경원이 생산하는 자극을 뜻하는 자극빈도

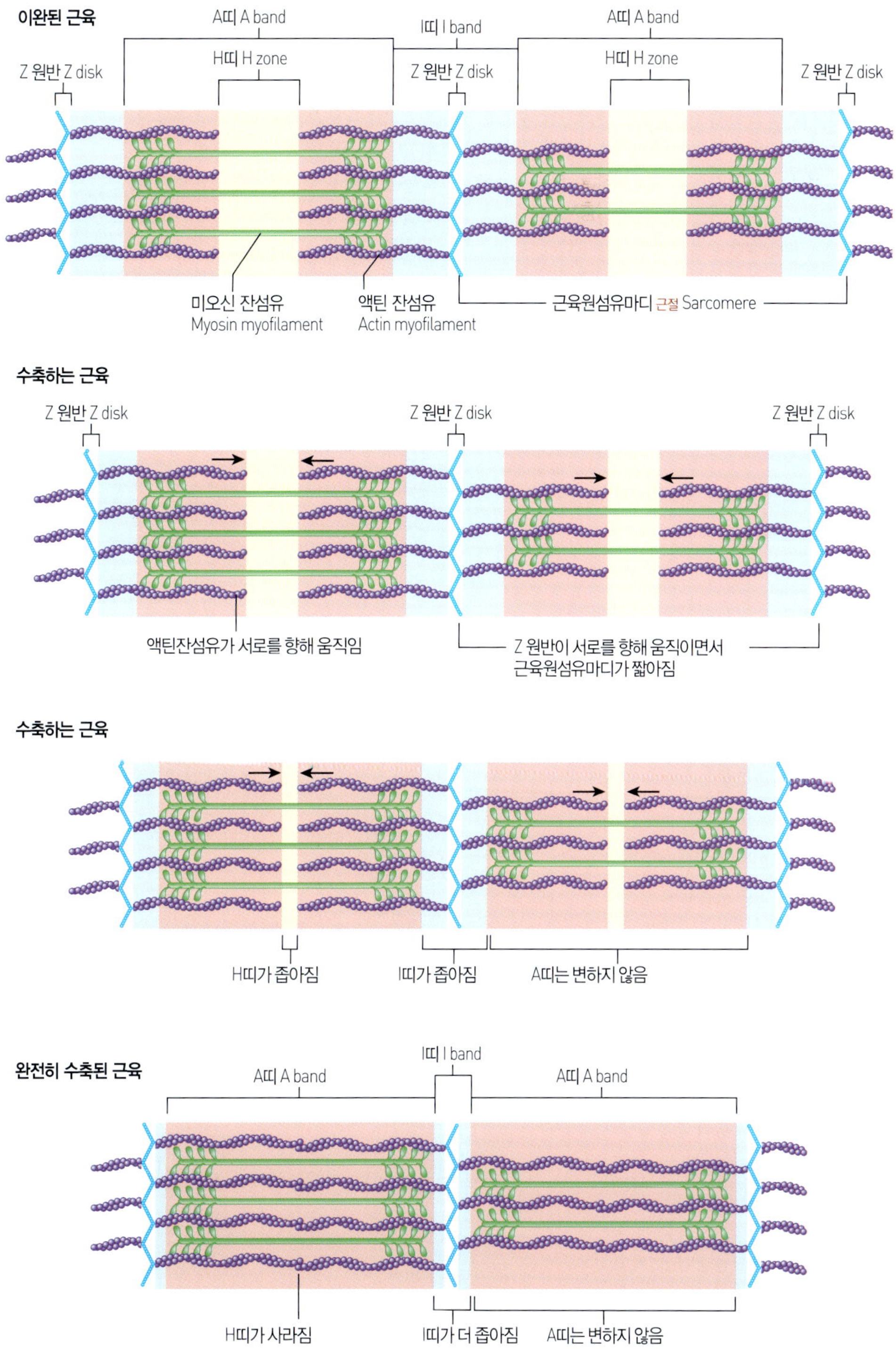

1 액틴 잔섬유와 미오신 잔섬유는 근육이 이완하거나 수축하는 것에 관계없이 잔섬유의 길이 자체는 변하지 않는다.

2 근육이 수축할 때, 근육원섬유마디의 끝인 Z 원반에 고정된 액틴 잔섬유가 미오신 잔섬유 위를 미끄러지면서 서로를 향해 움직인다. 그 결과 Z 원반들이 서로 가까와지면서 근육원섬유마디가 짧아진다.

3 액틴 잔섬유가 미오신 잔섬유 위를 미끄러지면서 H띠(*노란색*)와 I띠(*파란색*)가 좁아진다. 미오신 잔섬유의 길이인 A띠는 미오신 잔섬유의 길이가 변하지 않기 때문에 변하지 않는다.

4 근육이 완전히 수축하면 액틴 잔섬유의 끝이 서로 중첩되어 H띠가 사라진다.

그림 5.7 근육원섬유마디의 짧아짐

가 낮아지면, 근육단일수축 사이에 근육섬유가 완전히 이완되는 시간이 존재한다(그림 5.11의 자극빈도 1). 자극빈도가 증가하면(그림 5.11의 자극빈도 2·3), 근육섬유의 수축 사이에 근육섬유가 완전히 이완할 수 있는 충분한 시간이 없어진다. 따라서 이전 수축에 새로운 수축이 가중되어 전체적인 근육의 수축력이 증가한다. 경련성 수축인 **강축**tetanus은 자극빈도가 너무 빨라서 근육이 이완되지 못해서 발생한 지속적인 수축이다(그림 5.11의 자극빈도 4). 가중과 강축 상황에서 근육의 수축력이 증가되는 것은 연결다리 형성을 촉진하는 칼슘이 근육원섬유와 강력하게 연결되기 때문이다. 칼슘의 강력한 연결은 활동전위가 매우 빠르게 전달되어 칼슘이 능동수송에 의해 근육세포질그물로 돌아가는 속도보다 칼슘이 근육

임상에서 활용하기　아세틸콜린 대항제

아세틸콜린의 생산, 방출 및 분해와 아세틸콜린 수용체와 결합하는 것에 영향을 주는 어떤 물질도 활동전위의 전달에 영향을 줄 수 있다. 예를 들어, 유기인산염을 함유하는 살충제는 아세틸콜린에스테르분해효소와 결합하여 이 효소의 기능을 억제한다. 그 결과 아세틸콜린이 분해되지 못하고 연접틈새에 축적되어 계속해서 근육섬유를 자극한다. 살충제에 노출된 곤충은 호흡근육에 **경직마비**spastic paralysis가 유발되어 호흡근육이 이완하지 못하고 계속 수축한 채로 유지된다.

사람도 비슷한 반응을 보인다. 호흡을 담당하는 근육들은 정상적인 수축과 이완을 반복하지 못한다. 대신 호흡근육은 피로감에 빠질 때까지 경직마비 상태를 유지한다. 환자는 호흡기능상실로 사망한다. **쿠라레**curare는 남아메리카 인디언들이 독화살에 사용한 유기물로, 아세틸콜린 수용체와 결합하여 아세틸콜린이 수용체와 결합하는 것을 막는다. 쿠라레는 수용체가 활성화되는 것을 억제하여 신경자극이 있더라도 근육이 반응하지 않는 **이완마비**flaccid paralysis 상태를 유발한다. 쿠라레에 자주 노출되는 사람에게는 중독현상이 나타나지 않는다. 그런데, 쿠라레는 신경근육이음부에서 아세틸콜린의 역할에 대한 연구를 하는 데 활용되거나 어떤 수술과정에서 근육을 이완시킬 때 사용되기도 한다.

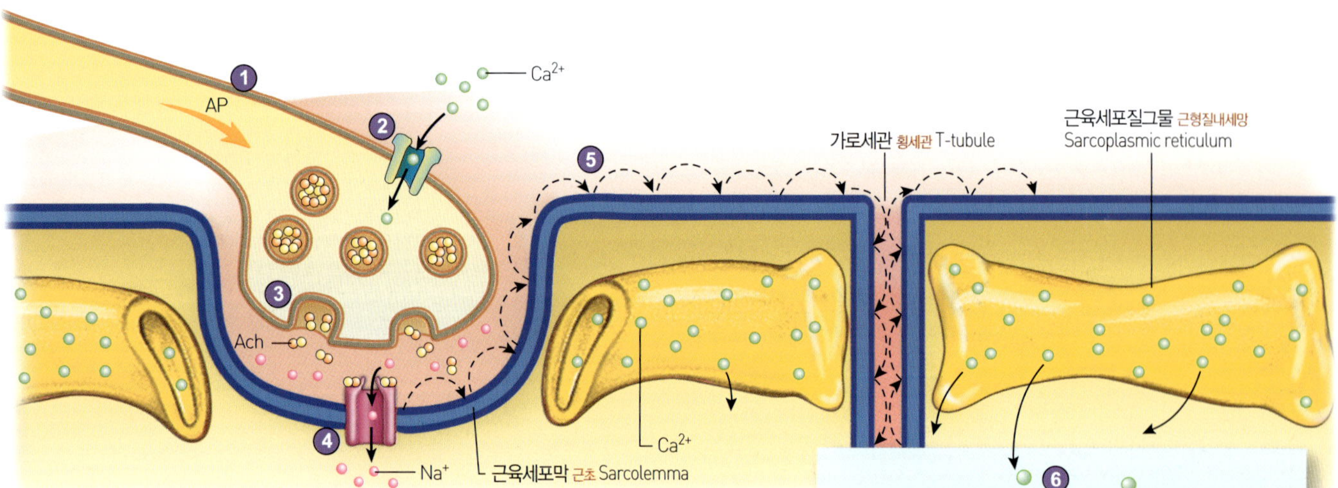

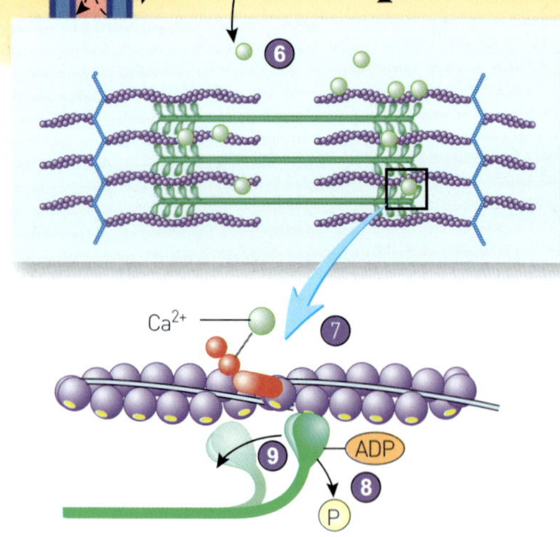

1. 활동전위가 축삭을 따라 신경근육이음부로 내려온다.
2. 칼슘 통로가 열려서 칼슘은 연접전종말로 들어간다.
3. 아세틸콜린이 연접소포에서 방출된다.
4. 아세틸콜린은 연접이후막에 있는 나트륨 통로를 연다.
5. 나트륨이 근육섬유로 확산하여 근육세포막과 가로세관을 따라 퍼지는 활동전위를 발생시킨다.
6. 가로세관의 활동전위는 근육세포질그물에서 칼슘이 방출되도록 유도한다.
7. 방출된 칼슘은 트로포닌과 결합하여 트로포미오신을 움직여서 미오신 부착부위를 노출시킨다.
8. ATP는 ADP와 인산염으로 분해되면서 미오신 머리를 움직일 수 있는 에너지를 방출한다.
9. 미오신 잔섬유에 있는 미오신 머리가 굽혀지면서 액틴 잔섬유가 미오신 잔섬유 위를 미끄러지면서 서로를 향해 움직이게 한다. 칼슘과 ATP가 존재하는 동안, 이러한 과정은 반복된다.

그림 5.8 뼈대근육 수축과정의 정리

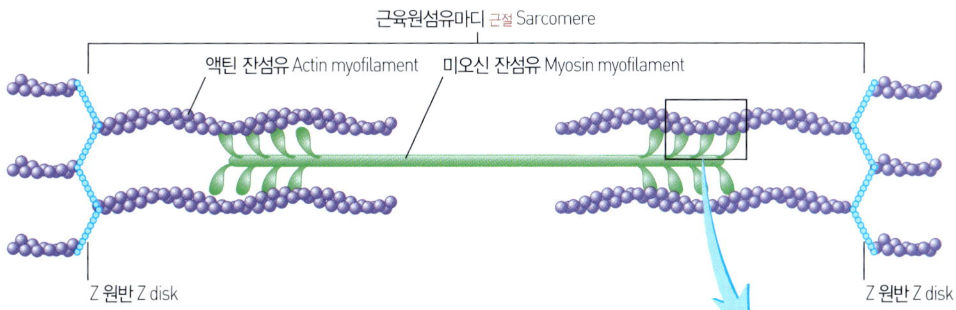

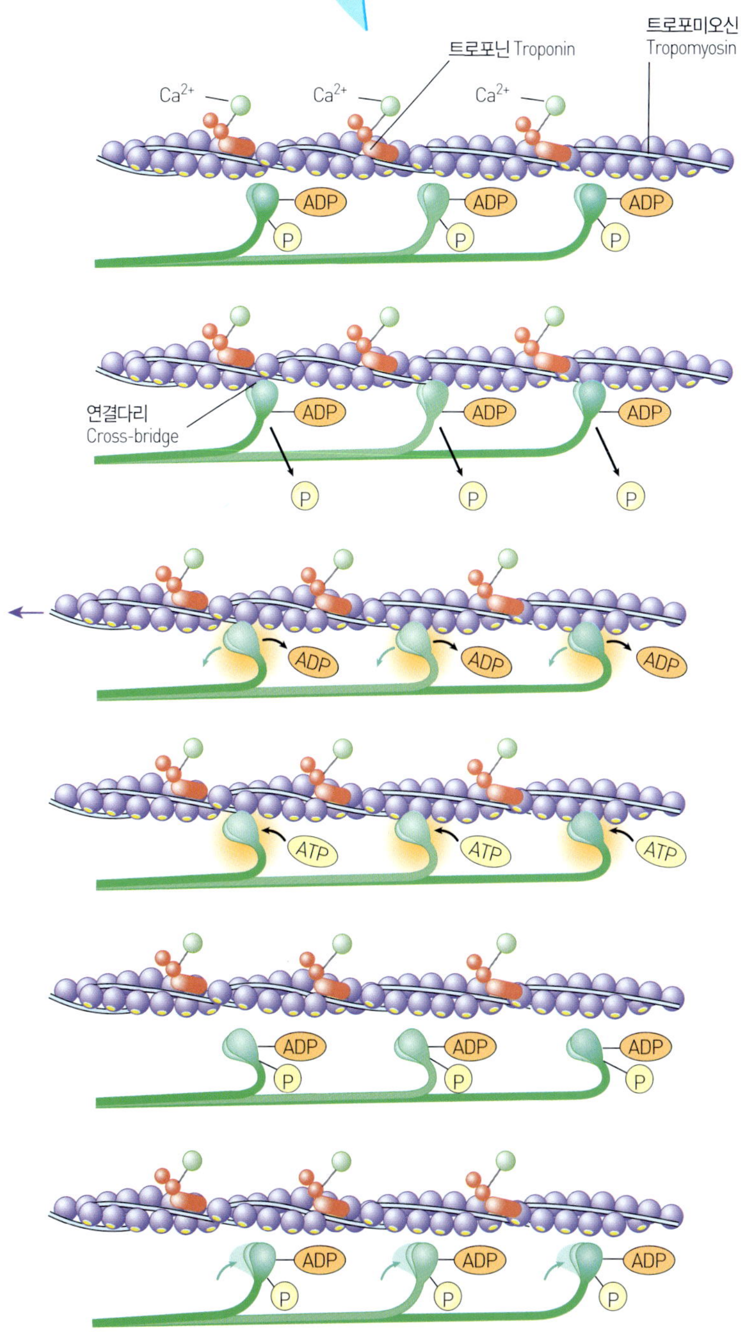

① 부착부위의 노출. 근육이 수축하는 동안, 칼슘은 트로포닌과 결합하여 트로포미오신을 움직여서 액틴 잔섬유에 있는 미오신 부착부위를 노출시킨다.

② 연결다리 형성. 미오신 머리가 액틴 잔섬유에서 노출된 부착부위와 연결다리를 형성하면 인산염이 미오신 머리에서 방출된다.

③ 힘찬 운동. 미오신 머리에 축적되었던 에너지가 사용되면서 미오신 머리를 움직여서*(초록색 화살표)* 액틴 잔섬유가 미오신 잔섬유 위를 미끄러지면서 움직이게*(보라색 화살표)* 한다. ADP 분자가 미오신 머리에서 방출(검정색 화살표)된다.

④ ATP 분자가 미오신 머리와 결합. ATP 분자가 미오신 머리와 결합한다.

⑤ 연결다리 분리. ATP 분자가 ADP와 인산염으로 분해되면서 미오신 머리가 액틴 잔섬유와 분리된다.

⑥ 회복 단계. 미오신 머리가 원래 위치로 되돌아가고*(초록색 화살표)*, 에너지는 미오신 머리에 축적된다. 칼슘이 여전히 트로포닌에 붙어 있으면 연결다리가 형성되면서 2단계로 돌아가 수축이 반복된다. 근육이 수축할 때 이와 같은 주기가 여러 번 반복된다. 모든 연결다리가 동시에 형성되고 분리되지 않는다.

그림 5.9 근육의 수축과정에서 일어나는 ATP의 분해와 연결다리의 운동

세포질그물에서 방출되는 속도가 더 빠르기 때문에 발생한다.

활성 운동단위 증가recruitment에서는 자극받는 운동단위의 숫자가 증가하여 수축하는 근육섬유의 숫자가 증가하기 때문에 근육의 수축력이 증가한다. 몇 개의 운동단위만이 자극된다면, 수축하는 근육섬유의 숫자가 적기 때문에 근육의 수축력이 약하다. 자극받는 운동단위의 숫자가 증가할수록 수축하도록 자극받는 근육섬유가 증가하여 근육의 수축력이 증가한다. 근육의 최대수축력은 근육을 구성하는 모든 운동단위가 자극받을(활성증가될) 때 발생한다.

만약 근육 속의 모든 운동단위가 동시에 수축한다면 운동은 매우 빠르고 격동적이다. 그러나 운동단위는 조금씩 활성증가되기 때문에 운동단위가 자극되어도 추가적인 운동단위가 활성증가할 때까지 일부만이 자극되어 강축상태를 유지한다. 따라서 수축이 느리고, 부드럽고, 지속적으로 발생한다. 같은 방식으로, 근육의 부드러운 이완은 다른 운동단위가 이완하더라도 운동단위의 일부가 강축상태로 유지되기 때문에 가능하다.

근육수축에 필요한 에너지

근육수축에 필요한 에너지는 반드시 ATP로부터 나오며, 휴식을 취하고 있는 근육섬유라도 세포 유지를 위해 상당히 많은 양의 ATP를 필요로 한다. 따라서 근육섬유는 끊임없이 ATP를 생산해야만 한다. ATP의 대부분은 유산소호흡에 의해 생산되고 일부는 무산소호흡에 의해 생산된다(제15장 참조).

산소가 반드시 필요한 **유산소호흡**유기호흡, aerobic respiration은 포도당을 분해하여 ATP, 이산화탄소 및 물을 생산한다. 유산소호흡은 근육세포질과 근육원섬유 사이에 있는 사립체에서 일어난다. 대사율이 높은 모든 세포와 마찬가지로, 근육섬유는 산소를 많이 소모하고 많은 수의 사립체를 함유한다.

산소를 필요로 하지 않는 **무산소호흡**무기호흡, anaerobic respiration은 포도당을 분해하여 ATP와 젖산을 생산한다. 뼈대근육에 의해 수행되는 무산소호흡은 젖산을 생산하며, 활용할 수 있는 산소가 부족할 때 매우 중요한 역할을 한다. 생산된 젖산의 일부는 혈관으로 이동하지만 일부 젖산은 근육세포에 남아서 3~5일 정도 불편함이나 통증을 유발하기도 한다. 열흘 정도 유지되는 근육통증은 젖산에 의한 통증이라기보다 근육 손상에 의한 통증일 가능성이 높다.

유산소호흡이 무산소호흡보다 훨씬 더 효율적이다. 유산소호흡에 의한 포도당대사는 무산소호흡보다 약 15.5배 정도 많은 양의 ATP를 생산한다. 게다가 유산소호흡은 ATP를 생산할 때 무산소호흡보다 여러 종류의 다양한 영양소를 활용한다. 예를 들어, 유산소호흡은 지방산과 아미노산을 사용하여 ATP를 생산할 수 있다.

유산소호흡이 더 많은 양의 ATP를 생산하지만 무산소호흡은 유산소호흡보다 빠르게 반응한다. 예를 들어, 단거리 육상선수처럼 격렬한 운동을 할 때, 무산소호흡을 통해 생산된 적은 양의 ATP를 소모하는 경우가 있다. 물론 많은 포도당을 사용하여 무산소호흡을 통해 다량의 ATP가 생산될 수도 있으나, 이와 같은 무산소호흡은 아주 짧은 시간동안만 수행된다.

근육섬유는 휴식기간에 대량의 ATP를 비축하지 못한다. 그래서 다른 고에너지 분자인 **크레아틴인산염**creatine phosphate을 비축하고 있다. 크레아틴인산염은 수축할 때 재빨리 사용되는 저장 에너지원으로 근육섬유에서 충분한 양의 ATP를 유지할 수 있도록 돕는다. 활동이 적은 기간에는 여분의 ATP를 사용하여 크레아틴인산염을 합성한다. 근육이 수축할 때에는 저장되었던 적은 양의 ATP가 제일 먼저 사용된다. 그 다음 크레아틴인산염에 비축되었던 에너지를 활용하여 생산된 ATP를 사용하며, 남은 ATP를 저장한다. 그림 5.12는 어떻게 유산소호흡, 무산소호흡

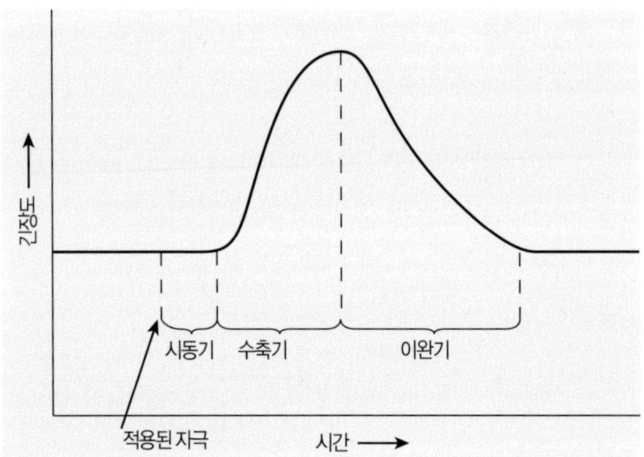

그림 5.10 근육단일수축연축**에서 각 시기들**

한 개의 근육섬유에서 일어나는 단일수축의 가설. 자극 이후에, 아주 짧은 시동기가 있고, 그 다음에 수축기와 이완기가 발생한다.

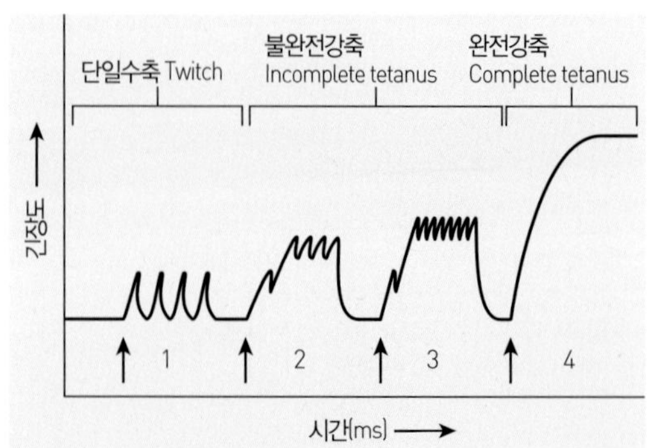

그림 5.11 근육단일수축에서 각 시기들

1~4로 가면서 자극의 빈도를 증가시켰다. 각각의 자극에서 화살표는 자극이 시작된 시점을 표시한다. 자극빈도 1은 자극의 간격에 따라 완전한 이완이 동반된 근육의 수축이 연속적으로 생긴다. 자극빈도 2~3은 자극의 간격에 따라 완전한 이완이 생기지 못하면서 불완전강축이 유발된다. 자극빈도 4는 자극의 간격에 따라 이완되지 않아 완전강축이 유발된다.

과 크레아틴인산염이 서로 작용하여 근육의 수축에 필요한 ATP를 생산하는지를 요약한 것이다.

휴지기 근육이나 마라톤 같이 긴 시간 수축한 근육은 유산소호흡에 의해 생산된 ATP를 사용한다. 포도당이 에너지원으로 사용되지만, 휴지기 근육이나 지속된 운동에서는 지방산이 더 중요한 에너지원이 된다. 운동을 하면 유산소호흡에 의해 생산된 ATP가 재빨리 소모되어 ATP 저장량이 감소하기 시작한다. 이때 크레아틴인산염에 저장된 에너지를 사용하여 ATP를 생산하게 되며, 저장된 크레아틴인산염을 모두 소모하면 무산소호흡에 의존해야 한다. 무산소호흡은 활용 가능한 포도당을 대사시켜 격렬한 운동을 하는 상황에서 2~3분 정도 사용할 수 있는 ATP를 생산한다. 격렬한 운동을 할 때, 근육섬유에 저장된 당원이 분해되어 포도당을 형성하여, 더 많은 ATP를 생산하는 데 사용된다. 무산소호흡은 궁극적으로 포도당이 떨어지면 멈추며 근육섬유 속에 젖산을 축척시킨다.

격렬한 운동 이후에, 근육이 더 이상 활발하게 수축하지 않더라도 호흡률과 호흡량은 증가된 채로 유지되며 이렇게 증가된 호흡은 *산소결핍 oxygen deficit* 상태를 보상하기 위한 산소를 제공할 수 있다. *산소소모의 회복recovery oxygen consumption*은 다음 화학반응 과정에 꼭 필요하다: (1) 젖산을 포도당으로 전환시킴. (2) 근육섬유 속에 부족해진 ATP와 크레아틴인산염을 원래대로 보충함. (3) 허파, 혈액 및 근육에 산소를 보충함. 무산소호흡에서 생산된 젖산이 포도당으로 전환되고 크레아틴인산염이 원래대로 보충된 이후에 호흡률은 정상으로 돌아온다. 산소결핍의 규모는 운동이 격렬한 정도, 운동이 지속된 시간 및 개인의 육체적 조건에 의해 달라진다. 허약한 사람의 대사능력은 잘 훈련된 운동선수보다 훨씬 낮다. 운동과 훈련을 통해 개인의 유산소호흡 능력과 무산소호흡 능력 모두 증진될 수 있다.

심화학습 2

10km 마라톤을 달리고 난 선수는 한동안 깊은 호흡을 계속하고 있다. 달리기 하는 동안, 전력 질주하는 동안, 그리고 달리기가 끝난 이후에 제공되는 에너지를 생산하는 호흡의 종류를 생각해 보자.

피로

피로는 일할 수 있는 능력이 줄어든 상태이다. **근육피로**muscular fatigue는 근육섬유가 생산되는 것보다 빨리 ATP를 소모하거나 칼슘이 효과적으로 액틴 잔섬유와 미오신 잔섬유를 자극하지 못하는 상태를 뜻한다. ATP 농도가 급격히 떨어짐에 따라 근육섬유의 최대수축력이 감소하고, 수축력은 점점 더 약해진다.

달리기 선수가 갑자기 운동장에서 쓰러지는 현상은 근육피로의 좋은 예이다. 이 상태에서 선수가 아무리 달리고 싶어도 근육은 더 이상 정상적인 기능을 하지 못한다. 극심한 근육피로 상태에서 근육은 수축이나 이완을 하지 못하게 된다. 이와 같은 상태는 ATP를 모두 사용한 상태로

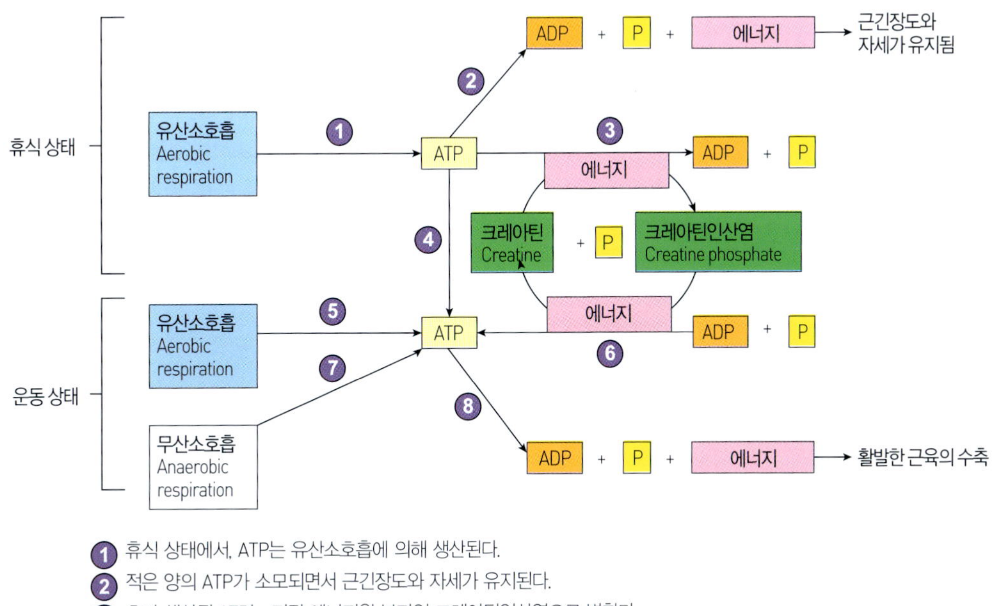

1. 휴식 상태에서, ATP는 유산소호흡에 의해 생산된다.
2. 적은 양의 ATP가 소모되면서 근긴장도와 자세가 유지된다.
3. 초과 생산된 ATP는 저장 에너지원 분자인 크레아틴인산염으로 변한다.
4. 운동이 시작되면, 이미 세포가 지니고 있던 ATP를 사용한다.
5. 보통의 운동을 하는 동안, 유산소호흡은 근육수축에 필요한 대부분의 ATP를 생산한다.
6. 크레아틴인산염에 저장된 에너지를 사용하여 ATP를 생산할 수 있다.
7. 심한 운동을 하는 동안, 무산소호흡은 짧은 기간 동안 근육의 수축을 유지할 수 있는 적은 양의 ATP를 생산한다.
8. 전체 운동을 하는 동안, 활동한 근육의 수축을 위한 ATP는 4~7단계를 거치면서 제공된다.

그림 5.12 휴식 상태와 운동 상태에서 ATP의 운명

생리적 구축physiological contracture이라고 부른다. ATP가 미오신 머리와 결합해야만 액틴 잔섬유와 미오신 잔섬유 사이의 연결다리가 끊기기 때문에 ATP가 모두 소모되면 연결다리가 끊기지 못해서 근육이 이완하지 못한다.

정신적 피로psychological fatigue는 가장 흔한 형태의 피로이며, 근육 자체의 문제가 아니라 중추신경계통의 문제 때문에 발생한다. 근육은 여전히 수축력이 있지만, 중추신경계통은 연속적인 근육수축이 불가능한 것처럼 인식한다. 지친 운동선수가 상대 선수의 자극에 반응하여 큰 힘을 발휘하는 것은 정신적 피로를 극복하는 좋은 예가 된다.

근육수축의 종류

근육의 수축은 등척수축과 등장수축으로 구별된다. **등척수축**isometric contraction은 근육의 길이가 변하지 않지만 수축과정에서 긴장도가 증가하는 것이다. 등척수축은 등 근육처럼 일정한 수축으로 자세를 유지시키는 근육에서 발견된다. 반면 **등장수축**isotonic contraction은 근육이 수축할 때 근육의 길이가 짧아지지만 근육에서 발생하는 긴장도가 일정한 것이다. 팔과 손가락의 움직임은 주로 등장수축에 의해 생긴다. 대부분의 근육수축은 등척수축과 등장수축이 혼합하여 일어나서 근육의 길이가 짧아지거나 근육의 긴장도가 증가한다.

동심수축concentric contraction은 근육의 길이가 짧아지면서 근육의 긴장도가 증가하는 수축이며 대부분의 움직임이 동심수축에 의해 발생한다. **편심수축**eccentric contraction은 근육의 긴장도가 유지되는 등장수축이지만 반대쪽 근육의 저항 때문에 근육의 길이가 늘어나는 수축이다. 편심수축의 예는 역도선수가 천천히 바벨을 내려놓을 때 발생한다. 편심수축을 하는 동안 근육에서는 상당한 힘이 발생하고 반복적으로 편심수축이 일어나게 되면 근육이 손상될 수 있다.

근긴장도

근긴장도muscle tone는 근육에서 발생하는 끊임없는 긴장도를 뜻한다. 근긴장도는 등을 꼿꼿이 하고, 다리를 똑바로 하며, 머리를 세우는 근육의 수축상태를 설명할 수 있게 해 준다. 근긴장도는 자극 받은 근육에 있는 전체 운동단위의 일부분이 관여하기 때문에 근육섬유를 끊임없이 강직하도록 유지한다.

느린연축섬유와 빠른연축섬유

근육섬유는 느린연축섬유와 빠른연축섬유로 구분되기도 하며(표 5.1), 이러한 구분은 미오신 잔섬유의 막대부분의 차이 때문에 가능하다(그림 5.2). 느린연축섬유는 제 I 형 미오신을 주로 함유한다. 빠른연축섬유는 제 IIa 형 또는 제 IIb 형 미오신을 함유한다. 세 개의 다른 미오신들은 서로 다른 미오신 유전자에 의해 생산된다. 빠른연축섬유는 빨리 수축하지만 쉽게 피로해지는 반면, 느린연축섬유는 천천히 수축하지만 피로에 대한 저항력이 크다. 제 IIb 형 섬유는 제 I 형 섬유보다 열 배나 빨리 수축할 수 있고, 제 IIa 형 섬유는 이 두 형의 중간 정도 속도로 수축할 수 있다. 제 IIa 형 섬유는 제 IIb 형 섬유보다 피로에 대한 저항력이 크다. 빠른연축섬유는 당원을 많이 저장하고 있고 무산소호흡에 매우 잘 적응할 수 있지만, 느린연축섬유는 사립체를 더 많이 함유하고 유산소호흡에 더 적합하다.

닭 가슴살에 있는 흰색 근육은 주로 빠른연축섬유로 구성되며, 이 근육은 짧은 시간에 빨리 수축할 수 있으나 쉽게 지친다. 그래서 닭은 먼 거리를 날지 못한다. 대신 닭은 잘 걷는다. 반면에 오리는 오랜 시간 날 수 있어서 먼 거리를 날아간다. 닭의 다리나 오리의 가슴근육은 느린연축섬유인 빨간색 또는 어두운 근육으로 이루어진다. 근육의 겉모습이 더 어둡게 보이는 것은 혈관이 풍부하고 순간적으로 산소를 저장할 수 있는 **미오글로빈**myoglobin이 존재하기 때문이다. 미오글로빈은 근육수축에 의해 혈액 흐름이 방해를 받더라도 계속해서 산소를 방출할 수 있다.

그러나 사람의 근육에서는 느린연축섬유와 빠른연축섬유를 완벽하게 구별할 수는 없다. 대부분의 근육들은 두 종류의 섬유를 모두 함유하고 있다. 자세를 잡아주는 근육들은 빠른연축섬유보다 느린연축섬유를 많이 함유하고 위팔에 있는 근육은 느린연축섬유보다 빠른연축섬유를 많이 함유하고 있다.

평균적으로, 건강하고 활동적인 성인은 비슷한 숫자의 느린연축섬유와 빠른연축섬유를 지니고 있으며, 제 IIa 형 섬유가 제 IIb 형 섬유보다 세 배 정도 많이 존재한다. 다양한 무산소운동 또는 유산소운동을 수행하는 운동선수는 느린연축섬유와 빠른연축섬유가 균형을 이루고 있다. 그러나 세계적인 단거리 선수들은 약 80% 이상의 제 II 형 섬유를 지니고 있으나 세계적인 마라톤 선수들은 약 95% 정도의 제 I 형 섬유를 지니고 있다고 한다.

사람 몸을 구성하는 근육섬유의 비율은 전적으로 유전적인 영향을 받지만 훈련에 의해서도 변할 수 있다. 반복적인 훈련은 근육으로 가는 혈류를 증가시켜서 근육섬유 속의 사립체 개수를 증가시킨다. 이로 인해 근육의 크기가 커지고 이를 **근비대**hypertrophy라고 한다. 근력강화운동을 통해 근육이 커지면서 제 IIb 형 근육섬유들은 제 IIa 형으로 대체되어 피로를 덜 느끼게 된다. 운동을 그만두게 되면 제 IIa 형이 제 IIb 형으로 대체된다.

뼈대근육 속에 있는 근육세포의 숫자는 출생 이후에 비교적 일정하게 유지된다. 근육의 크기가 커지는 것은 이미 존재하던 근육섬유의 크기가 커지는 것이지 근육세포의 숫자가 급증하는 것은 아니다. 오히려 나이가 들수록 근육세포의 숫자는 감소한다. 그러나 근육섬유막 바로 아

표 5.1 뼈대근육 섬유의 특징

	느린연축섬유 (제 I 형)	빠른연축섬유(제 IIa 형)	빠른연축섬유(제 IIb 형)
섬유 직경	가장 작다	중간 크기	가장 크다
미오글로빈 함량	풍부하다	풍부하다	부족하다
사립체	많다	많다	적다
대사	높은 유산소호흡 능력	높은 무산소호흡 능력, 중간 정도의 유산소호흡 능력	최고로 높은 무산소호흡 능력
피로에 대한 저항	높다	중간 정도	낮다
미오신 머리 활성도	느리다	빠르다	빠르다
당원의 농도	낮다	높다	높다
기능	자세를 유지한다, 활동을 지속한다	훈련된 근육에서의 활동을 지속한다	짧은 순간 지속되는 빠르고, 강도 높은 운동(단거리 달리기)

래 존재하는 미분화 세포인 **근육위성세포**근위성세포, satellite cell는 자극이 생겼을 때 새로운 근육섬유로 분화할 수도 있다. 자극은 손상, 질병 또는 극심한 훈련 때문에 존재하는 근육섬유가 파괴될 때 생긴다.

5.3 민무늬근육과 심장근육

학습성과

A. 뼈대근육, 민무늬근육과 심장근육 차이점 나열

민무늬근육평활근, smooth muscle은 세포당 한 개의 핵을 지닌 작고 방추형으로 생긴 세포로, 뼈대근육보다 근육원섬유마디를 형성하는 액틴 잔섬유와 미오신 잔섬유를 덜 함유하기 때문에 가로줄무늬가 없다. 민무늬근육은 신경계통의 자극을 받더라도 뼈대근육보다 느리게 수축하며 산소가 결핍되지 않는다. 민무늬근육세포의 안정막전위는 느린 탈분극과 재분극 사이의 변동을 거듭하고 있어서 주기적이며 자발적으로 활동전위를 발생하여 민무늬근육이 수축하기도 한다. 이러한 민무늬근육의 주기적 자발적 수축을 **자동성**autorhythmicity이라고 한다. 민무늬근육은 마음대로 움직일 수 없지만(불수의적) 뼈대근육은 마음대로 움직일(수의적) 수 있다. 소화계통을 조절하는 호르몬의 일부는 민무늬근육을 자극하여 수축시킬 수도 있다.

민무늬근육세포들은 서로 모여 근육층을 형성한다. 이 세포들 사이에는 틈새이음이라는 특화된 세포사이 연결이 발달되어, 활동전위가 같은 조직 안에 있는 민무늬근육세포로 퍼져나간다. 따라서 같은 조직 안의 민무늬근육세포들은 마치 하나의 근육처럼 동시에 수축할 수 있다.

심장근육은 뼈대근육과 민무늬근육의 장점들을 공유하고 있다. 심장근육세포는 길이가 길고, 가지치기를 한 모양으로 생겼으며 가로무늬를 가지고 있으면서도 세포당 한 개의 핵을 갖는다. 액틴 잔섬유와 미오신 잔섬유는 근육원섬유마디를 형성하지만, 뼈대근육처럼 일정한 배열을 하지는 않는다. 따라서 심장근육세포는 가로무늬가 있기는 하지만 뼈대근육처럼 뚜렷하지 않다. 신경 자극을 받았을 때 심장근육의 수축 속도는 민무늬근육보다 빠르고 뼈대근육보다 느리며 자동성이 있다. 심장근육은 산소가 부족해지면 움직임이 제한되지만, 산소가 꾸준히 공급되면 지속적으로 수축하며 쉽게 피로를 느끼지 않는다.

심장근육세포는 **사이원반**윤반, intercalated disk에 의해 서로 연결되어 있다. 사이원반은 치밀이음부와 틈새이음을 포괄하는 특화된 구조물로 세포사이로 활동전위가 잘 퍼지도록 한다. 이와 같은 세포사이 연결에 의해 심장근육세포들은 마치 하나의 근육처럼 작용할 수 있다. 따라서 한 번의 활동전위가 한 개의 심장근육세포에 전달되면 심장근세포들이 한 번에 수축할 수 있다. 민무늬근육과 마찬가지로 심장근육은 마음대로 움직일 수 없으며(불수의적), 에피네프린 같은 호르몬의 영향을 받는다.

단원 요약

5.1 근육계통의 기능

근육계통은 몸의 움직임, 자세유지, 호흡, 열 생산, 의사소통, 혈관과 소화기관의 수축과 심장수축에 의한 혈액의 이동에 관여한다.

5.2 뼈대근육의 특징

뼈대근육은 수축성, 흥분성, 확장성과 탄력성을 지니고 있다.

뼈대근육의 구조

1. 근육섬유는 근육섬유다발을 형성하고 근육섬유다발들이 결합조직에 의해 연결되어 근육을 형성한다.
2. 뼈대근육섬유는 여러 개의 근육원섬유를 함유한 한 개의 세포이다.
3. 근육원섬유는 액틴 잔섬유와 미오신 잔섬유로 이루어진다.
4. 근육원섬유의 양 끝이 연결되어 근육원섬유마디를 형성한다.

근육섬유의 흥분성

1. 세포막의 안쪽은 바깥쪽과 비교했을 때 음성 전하를 띠고 있다. 이와 같은 전기적 차이를 안정막전위라고 한다.
2. 활동전위는 세포막 전하가 아주 짧은 순간 뒤바뀌는 것이며, 세포막을 따라 아주 빠른 속도로 전달된다.
3. 나트륨 이온(Na^+)은 탈분극 순간에 세포 속으로 이동하고, 칼륨 이온(K^+)은 재분극 순간에 세포 바깥으로 이동한다.

신경분포

1. 운동신경세포는 활동전위를 뼈대근육에 전달하는 하며, 이 때 운동신경세포와 근육섬유 사이에는 신경근육이음부가 형성된다.
2. 운동신경세포는 아세틸콜린을 방출하고, 방출된 아세틸콜린은 근육세포막 위에 있는 아세틸콜린 수용체와 결합한 다음 근육섬유의 활동전위를 유발함으로써 근육이 수축하도록 한다.

근육수축

1. 활동전위는 가로세관을 따라 근육세포질그물로 전달되면, 근육세포질그물에서 칼슘 이온을 방출한다.
2. 근육세포질그물에서 방출된 칼슘 이온은 액틴 잔섬유와 결합하여 부착부위를 노출시킨다.
3. 액틴 잔섬유에서 노출된 부착부위에 미오신 머리가 결합하여 연결다리를 형성한다.
4. 미오신 머리가 굽혀지면서 액틴 잔섬유를 끌어당겨 액틴 잔섬유가 미오신 잔섬유 쪽으로 미끄러져 이동한다. 이것이 근육섬유미끄럼 모델이다. H띠와 I띠는 짧아지고, A띠는 변하지 않는다.
5. 이 과정은 ATP를 소모하면서 일어난다.
6. 근육단일수축은 한 번의 자극에 대해 반응하여 근육섬유가 수축하는 것이다. 시동기, 수축기, 이완기로 이루어진다.
7. 강축은 자극이 너무 빨리 전달되어 근육단일수축 사이에 근육이 이완되지 못하는 것이다.
8. 운동단위가 작으면 근육의 수축력이 약하고, 운동단위가 크면 근육의 수축력이 강하다.
9. 유산소호흡과 무산소호흡에 의해 에너지가 생산된다.
10. 극심한 운동 이후에, 산소결핍을 보상하기 위해 유산소호흡률이 증가된 상태로 유지된다.
11. 근육에 저장된 ATP가 모두 소모되면 근육피로가 생긴다. 근육이 극도로 피곤해질 때 근육이 수축도 못하고 이완도 못해서 생리학적 구축이 생긴다.
12. 근육수축의 종류는 등척수축(긴장도는 증가하지만 근육의 길이는 변하지 않음) 또는 등장수축(근육의 길이가 줄어들지만 긴장도는 변하지 않음)이 있다.
13. 근긴장도는 근육섬유의 작은 부분이 강축수축을 하는 것 때문에 발생하고 자세유지를 할 수 있게 한다.
14. 근육은 느린연축섬유와 빠른연축섬유를 함유한다.
15. 느린연축섬유는 유산소호흡에 적합하고, 빠른연축섬유는 무산소호흡에 적응한 것이다.
16. 단거리 선수는 보다 많은 빠른연축섬유를 보유하고, 마라톤 선수는 보다 많은 느린연축섬유를 보유한다.

5.3 민무늬근육과 심장근육

1. 민무늬근육은 가로무늬가 없고, 세포당 한 개의 핵을 지니며, 뼈대근육보다 느리게 수축한다. 또한 자동성이 있고 마음대로 움직일 수 없다.
2. 심장근육은 가로무늬가 있고, 보통 세포당 한 개의 핵을 지니며, 근육세포 사이에는 사이원반이 있다. 또한 자동성이 있고 마음대로 움직일 수 없다.

6 신경계통

6.1 신경계통의 기능

학습성과

A. 신경계통의 기능 이해

신경계통은 거의 모든 신체 기능에 어떠한 방식으로든 관련되어 있다. 신경계통의 주요 기능은 다음과 같다.

1. *감각정보의 수용.* 감각수용체는 다양한 내·외부의 자극을 감시한다. 우리는 보고(시각), 듣고(청각), 맛보고(미각), 냄새를 맡고(후각), 만지고(촉각), 아파하고(통증), 움직이고(몸의 자세), 뜨거움과 차가움(온도각) 같은 감각을 느낀다. 혈액의 수소 이온농도(pH)와 혈액의 가스 및 혈압 등의 일부 감각은 무의식 중에 인지된다.
2. *정보의 통합.* 뇌와 척수는 감각정보를 통합/분석하고, 그에 대한 반응을 하기 위한 중요 기관이다. 인체에서 즉각적인 반응을 만들어 내는 감각정보는 경우에 따라 기억에 저장되거나 지워진다.
3. *근육과 샘의 조절.* 뼈대근육은 일반적으로 신경계통에 의해 자극받았을 때만 수축한다. 따라서 신경계통은 뼈대근육의 조절을 통해 신체의 주요한 움직임을 조절한다. 또한, 신경계통은 심장근육, 민무늬근육 및 인체에 존재하는 많은 샘의 조절에 관여한다.
4. *항상성 유지.* 신경계통은 항상성 유지에 중요한 역할을 한다. 이러한 기능은 신체의 내외적 상태의 변화를 인지하고, 통합 및 분석하여 그에 적절한 반응을 나타내는 신경계통의 특성 때문이다. 이러한 특성을 통하여, 신경계통은 인체의 일정한 내부환경을 유지하기 위해 다른 계통의 활성을 자극하거나 억제할 수 있다.
5. *정신활동의 안정과 유지.* 뇌는 의식과 기억, 그리고 생각 등의 정신활동을 관장하는 중심이다.

6.2 신경계통의 구분

학습성과

A. 신경계통의 구성을 구분

신경계통은 중추신경계통과 말초신경계통으로 구분된다(그림 6.1). **중추신경계통**중추신경계, central nervous system; CNS은 뇌와 척수로 구성되어 있으며, **말초신경계통**말초신경계, peripheral nervous system; PNS은 중추신경계통의 밖에 위치하는 모든 신경조직(신경섬유와 신경절)으로 구성되어 있다.

말초신경은 다음과 같이 기능적으로 구분되는 두 가지의 구성성분으로 분류된다(그림 6.2). 첫째, **감각신경**지각신경, sensory division 또는 *들신경 afferent division*은 감각수용체에서 중추신경계통으로 활동전위를 전달한다. 말초신경계통에서 중추신경계통으로 활동전위를 전달하는 신경세포를 **감각신경세포**지각신경세포, sensory neurons라 한다. 둘째, **운동신경**motor division 또는 *날신경 efferent division*은 중추신경계통에서 인체에 있는 근육 및 샘과 같은 효과기로 활동전위를 전달하여 각 기관의 운동을 조절한다. 중추신경계통에서 말초신경계통 쪽으로 활동전위를 전달하는 신경세포를 **운동신경세포**motor neurons라 한다.

운동신경은 중추신경계통에서 뼈대근육으로 활동전위를 전달하는 **몸신경계통**체신경계, somatic nervous system과 중추신경계통에서 심장근육과 민무늬근육 및 샘 등으로 활동전위를 전달하는 **자율신경계통**자율신경계, autonomic nervous system으로 세분화된다. 이 중 자율신경계통은 교감과 부

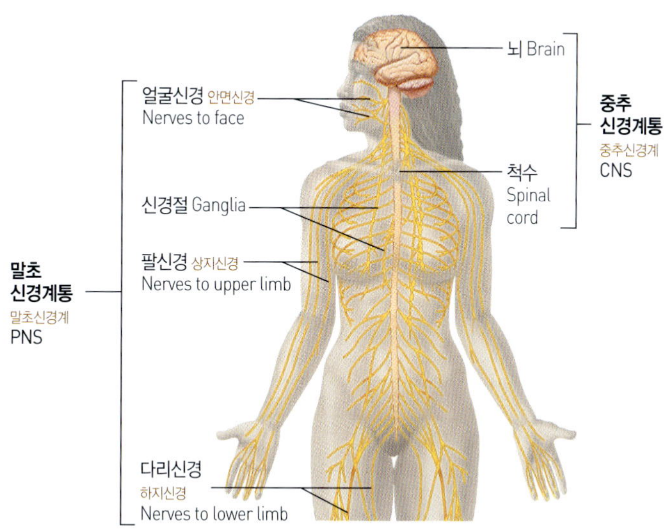

그림 6.1 신경계통

중추신경계통(CNS)은 뇌와 척수로 구성되어 있으며, 말초신경계통(PNS)은 신경섬유와 신경절로 구성되어 있다.

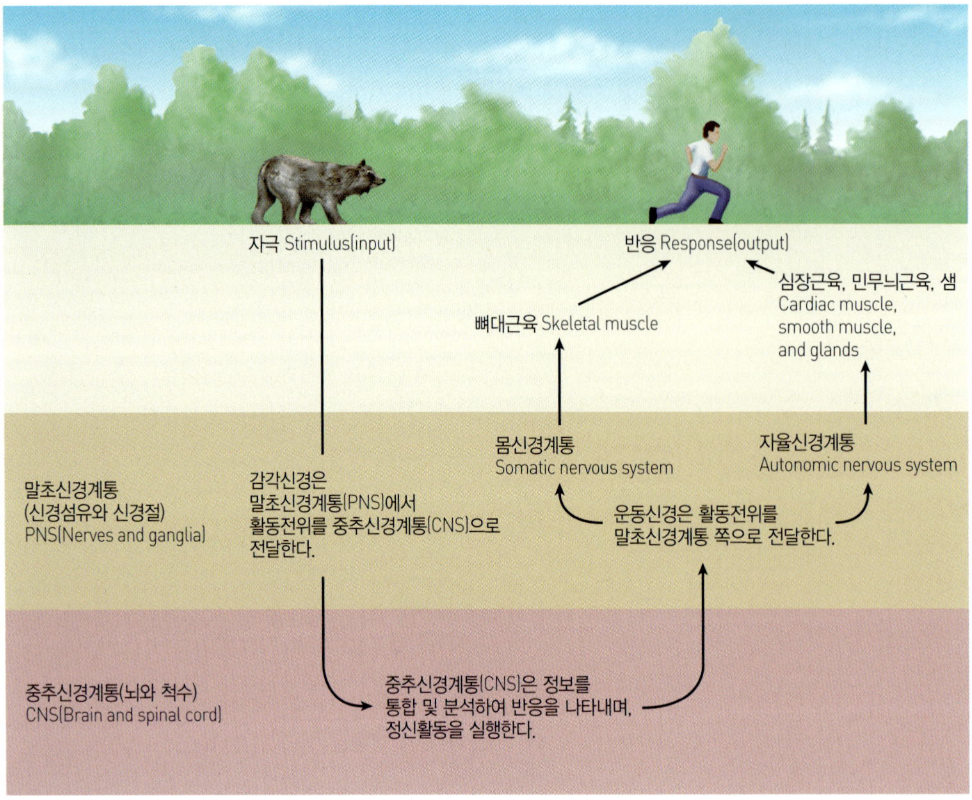

그림 6.2 신경계통의 구성

말초신경계통(PNS)의 감각신경 은 자극을 감지하고, 활동전위를 중추신경계통(CNS)으로 전달한다.
중추신경계통은 들어온 활동전위를 통합/분석하여 반응을 나타내기 위해 운동신경으로 전달되는 활동전위를 만든다. 운동신경은 몸신경계통과 자율신경계통으로 나뉜다.

교감신경으로 구분된다.

장관신경계통장관신경계, enteric nervous system; ENS은 말초신경계통의 독특한 구성성분이다. 장관신경계통은 모두 소화관 내에 위치한 감각과 운동신경세포로 구성되어 있다. 장관신경계통은 일반적으로 감각신경세포와 자율신경계통의 운동신경세포에 의해 중추신경계통의 조절을 받지만, 중추신경계통이나 말초신경계통의 다른 부분에서 오는 정보에 상관없이 기능을 할 수 있다.

6.3 신경계통의 세포

학습성과

A. 신경세포와 신경아교세포를 구분
B. 신경절, 신경로 및 신경섬유의 차이점 기술

신경계통을 구성하고 있는 두 가지의 세포형태는 신경세포와 신경아교세포이다.

신경세포

신경세포신경원, 뉴런, neurons, *nerve cell*는 자극을 받아들이고, 활동전위를 전달하여 신호를 다른 신경세포나 효과기로 전달한다(그림 6.3). 신경세포는 세포체와 가지돌기 및 축삭이라는 두 종류의 돌기로 구성되어 있다.

각 신경세포의 **세포체** cell body는 하나의 핵을 가지고 있다. 일반적인 다른 세포와 같이, 신경세포의 핵은 유전자발현을 위한 정보가 담겨 있으며, 많은 수의 과립세포질그물 rough ER과 골지복합체 및 사립체가 핵을 싸고 있다. 중간세사를 포함한 많은 양의 신경미세섬유와 미세관이 각각의 구역에서 세포질의 뼈대를 이루고 있다.

가지돌기수상돌기, dendrites는 짧고, 보통 신경세포의 세포체로부터 점점 가늘게 뻗어 있는 수많은 가지를 만든다. 대부분의 가지돌기는 신경세포의 세포체가 확장된 것이지만, 구조가 같은 가지돌기는 일부 감각신경세포 축삭의 끝부분으로부터 나오기도 한다. 가지돌기는 보통 다른 신경세포 또는 감각수용기로부터 정보를 받아 들이고, 신경세포의 세포체 쪽으로 정보를 전달한다.

각각의 신경세포는 세포체로부터 연장된 하나의 긴 세포돌기인 **축삭** axon을 가지고 있다. 축삭이 신경세포의 세포체로부터 시작되는 부위를 **축삭둔덕** axon hillock이라고 한다. 각각의 축삭은 동일한 두께로 일정하게 형성되어 있으며, 수 mm에서 1m가 넘는 길이로 매우 다양하게 나타날 수 있다. 감각신경세포의 축삭은 활동전위를 중추신경계통 쪽으로 전달하고, 운동신경세포의 축삭은 중추신경계통에서 말초 쪽으로 활동

전위를 전달한다. 또한, 축삭은 뇌 또는 척수의 한 부분으로부터 다른 부분으로 활동전위를 전달하기도 한다. 축삭은 일반적으로 가지를 뻗지 않지만, **곁가지**측지, collateral axons를 형성하는 분절을 만들기도 한다. 축삭은 **말이집**수초, myelin sheaths이라고 부르는 고도로 분화된 절연층에 의해 싸여 있을 수 있다(자세한 내용은 이장의 '말이집'에서 다룰 것이다).

신경세포의 종류

신경세포는 그 돌기가 어떻게 배열되어 있느냐에 따라 세 가지 종류로 구분된다(그림 6.3, 표 6.1). **뭇극신경세포**다극신경원, multipolar neurons는 많은 가지돌기와 하나의 축삭을 가지고 있다. 중추신경계통에 위치하는 대부분의 신경세포와 거의 모든 운동신경세포가 뭇극신경세포에 해당한다. **두극신경세포**양극신경원, bipolar neurons는 각각 한 개씩의 가지돌기와 축삭을 가지고 있으며, 눈의 망막이나 코안 공간과 같은 일부 감각기관에 존재한다. 대부분의 감각신경세포는 거짓홑극신경세포이다. **거짓홑극신경세포**위단극신경원, pseudo-unipolar neurons는 세포로부터 확장된 하나의 돌기를 가지고 있으며, 이 돌기는 세포체로부터 가까운 곳에서 두 개의 돌기로 갈라진다. 하나의 돌기는 말초 쪽으로, 다른 한 개는 중추신경계통 쪽으로 뻗는다. 두 개의 돌기는 각각 중추신경계통으로 들어가는 짧은 하나의 축삭과 말초에서 감각수용체와 같은 가지돌기로 작용한다. 축삭은 말초에서 감각정보를 받아서 중추신경계통 쪽으로 활동전위를 보내주는 역할을 한다.

신경아교세포

신경아교세포 neuroglia, *glial cell*는 중추와 말초신경계통의 신경세포와는 다른 세포로 신경세포에 비해 그 수가 훨씬 더 많다. 대부분의 신경아교세포는 신경세포와는 다르게 분열할 수 있는 능력을 가지고 있으며, 다섯 종류가 있다. **별아교세포**성상교세포, astrocytes는 중추신경계통에서 대부분 버팀세포와 같이 작용한다. 이러한 작용에 따라, 별아교세포는 신경세포의 가까이에서 신경세포 간의 신경정보전달 과정을 촉진하거나 억제할 수 있다. 더욱이, 별아교세포는 혈관의 내피세포와 함께 중추신경계통과 혈액 사이에서 **혈관뇌장벽** blood-brain barrier이라는 투과장벽을 형성하는데 관여한다. 별아교세포는 신경세포에 가해지는 손상을 감소시키는 데 도움이 되지만, 회복과정에서 손상된 축삭의 재생을 방해할 수 있는 상처를 만든다. **뇌실막세포**상의세포, ependymal cells는 중추신경계통 내 액체가 가득 찬 공간(뇌실계통)에 존재한다. 일부의 뇌실막세포는 뇌척수액을 만들고, 표면에 섬모를 가지고 있는 일부의 뇌실막세포는 중추신경계통을 통한 뇌척수액의 흐름을 도와준다. **미세아교세포**미교세포, microglia는 중추신경계통에서 면역세포처럼 작용한다. 이 세포는 세균과 신경세포의 손상에 따라 나타나는 부산물을 제거함으로써 뇌를 보호하는 데 도움을 준다. 중추신경계통의 **희소돌기아교세포**희돌기교세포, oligodendrocytes와 말초신경계통의 **신경집세포**신경초세포, Schwann cells는 축삭을 싸고 있는 말이집을 만드는 데 관여한다(그림 6.5, 표 6.1).

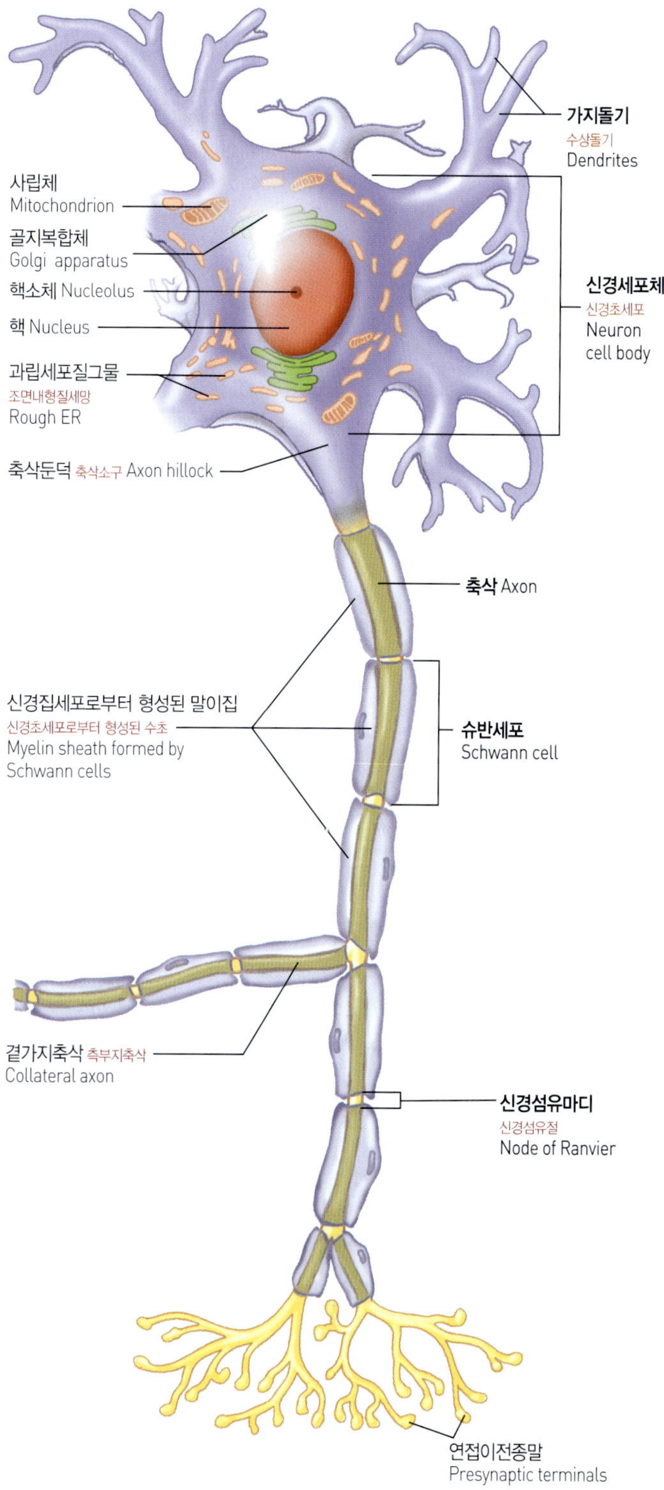

그림 6.3 전형적인 신경세포

말초신경계통에서 전형적인 신경세포의 구조적인 특징은 세포체와 축삭 및 가지돌기와 같은 두 가지 형태의 돌기이다.

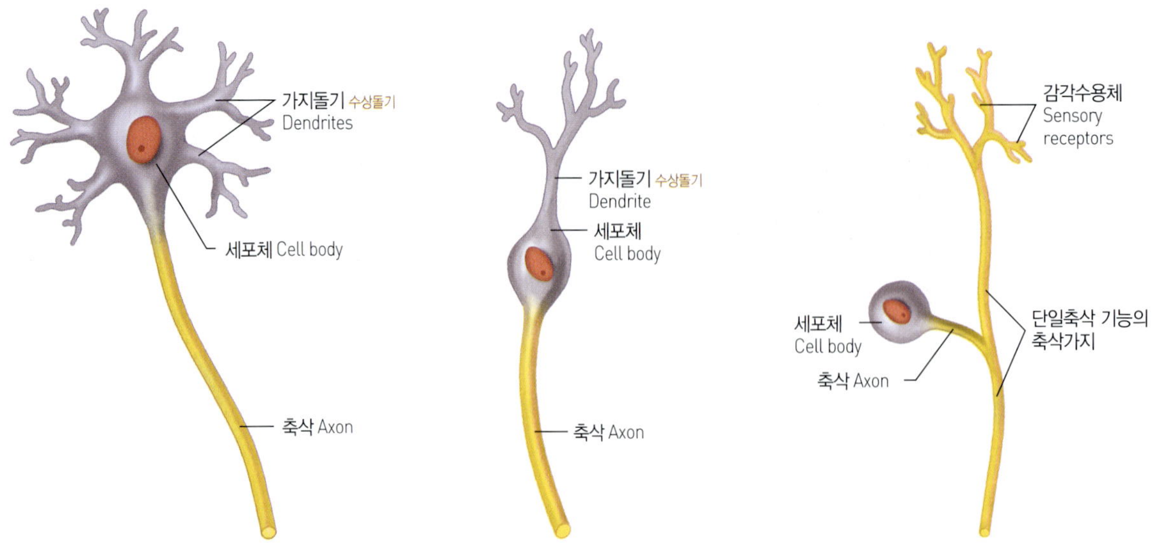

(a) **뭇극신경세포**다극신경원는 많은 가지돌기와 축삭을 가지고 있다.

(b) **두극신경세포**양극신경원는 각각 하나씩의 가지돌기와 축삭을 가지고 있다.

(c) **거짓홑극신경세포**위단극신경원의 축삭은 있고, 가지돌기는 없는 것으로 보인다.

그림 6.4 신경세포의 종류

표 6.1 신경계통의 세포

세포유형	특징	기능
신경세포		
뭇극신경세포	많은 가지돌기와 하나의 축삭	대부분의 운동신경세포와 중추신경계통에 위치하는 신경세포임
두극신경세포	하나의 가지돌기와 하나의 축삭	눈 및 코와 같은 특수감각기관에서 관찰됨
거짓홑극신경세포	하나의 축삭을 가진 것처럼 보임	대부분의 감각신경세포
신경아교세포		
별아교세포	많은 돌기를 뻗고 있음	신경세포를 구조적으로 지지하고, 신경정보의 전달과정을 조절하며, 혈관-뇌장벽을 형성하는 데 관여함. 신경조직의 재생을 도움
뇌실막세포	상피세포와 유사함	뇌의 뇌실계통과 척수의 중심관에 존재하고, 뇌척수액을 순환시키며, 일부는 뇌척수액을 생성하는 맥락얼기를 형성함
미세아교세포	작고, 이동할 수 있는 세포임	세균의 감염으로부터 중추신경계통을 보호하고, 염증에 반응하여 포식세포가 됨
희소돌기아교세포	다양한 축삭을 에워쌀 수 있는 돌기를 가진 세포임	세포의 돌기는 중추신경계통에서 축삭을 싸는 말이집을 형성하거나 민말이집 축삭을 에워쌈
신경집세포	축삭을 에워싸고 있는 하나의 세포임	말초신경계통에서 축삭을 둘러싸는 말이집을 형성하거나 민말이집 축삭을 에워쌈

말이집

축삭은 중추신경계통에서는 희소돌기아교세포와 말초신경계통에서는 신경집세포의 세포돌기에 의해 싸여 있다(그림 6.5). **민말이집축삭**무수축삭, unmyelinated axons은 중추신경계통에서는 희소돌기아교세포와 말초신경계통에서는 신경집세포의 함몰 부위에 놓여 있다(그림 6.6). **말이집축삭**유수축삭, myelinated axons은 **말이집**수초, myelin sheaths이라는 특수하게 분화된 구조로 싸여 있다(그림 6.6). 각각의 희소돌기아교세포 돌기 및 신경집세포는 견고하게 둘러싸여 있는 세포막을 형성하도록 축삭의 주위를 반복적으로 싸고 있다. 많은 신경세포의 축삭으로 구성된 전형적인 작은 신경은 보통 말이집축삭 보다 민말이집축삭을 많이 가지고 있다. 말이집은 세포막을 가로지르는 거의 모든 이온의 이동을 방지하는 우수한 절연체이다. **신경섬유마디**신경섬유절, nodes of Ranvier라 불리는 말이집의 틈새는 희소돌기아교세포의 구역 사이 또는 각 신경집세포 사이에 mm 단위로 나타나며, 이온의 이동은 신경섬유마디에서만 일어날 수 있다. 축삭의 말이집 형성은 축삭을 따라 발생하는 활동전위의 효율성과 속도를 증가시킨다. 활동전위에 대한 자세한 내용은 뒤에서 자세히 설명될 것이다.

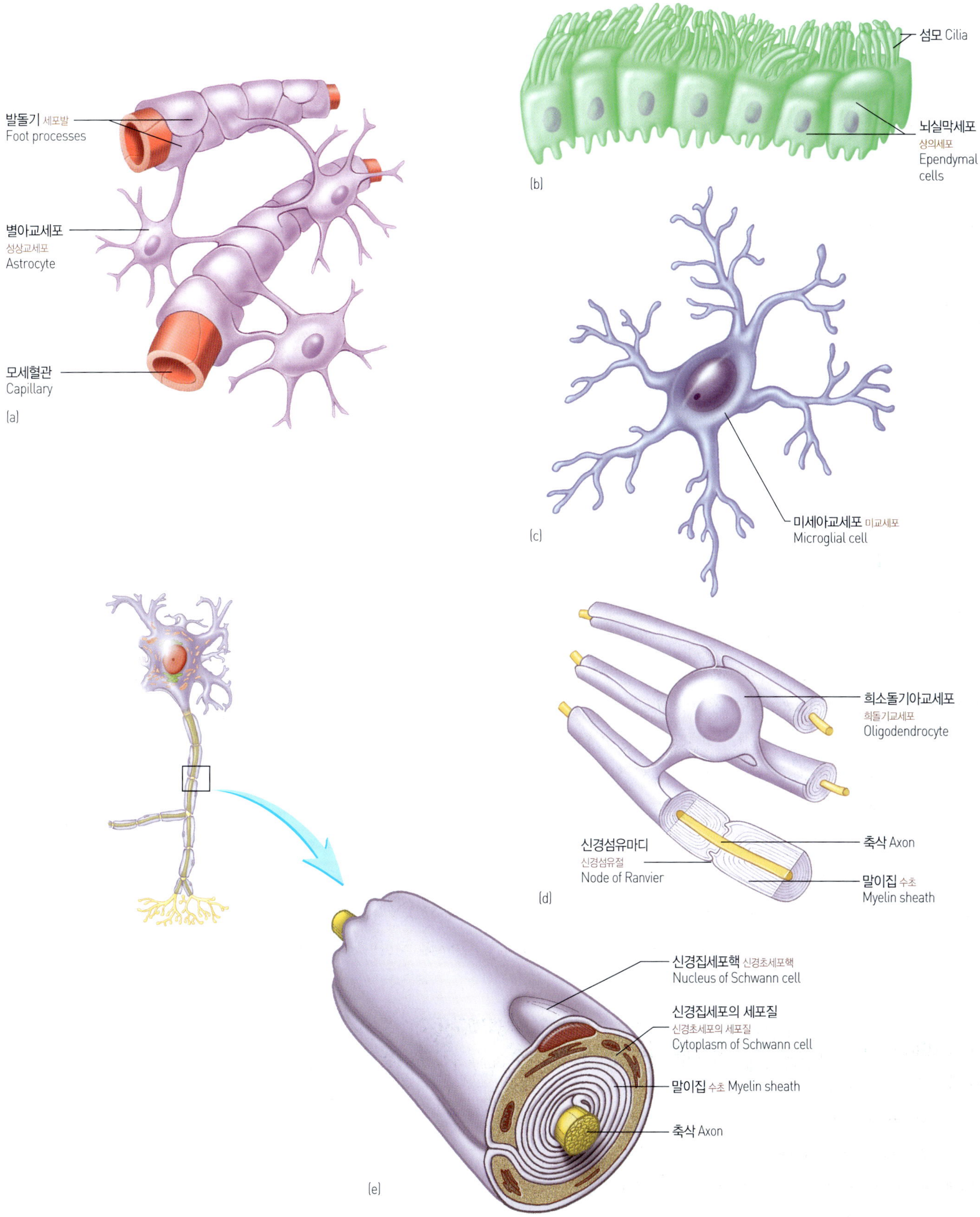

그림 6.5 신경아교세포의 종류

(a) 혈관을 싸고 있는 발돌기를 만드는 별아교세포.
(b) 표면으로부터 연장된 섬모를 가지고 있는 뇌실막세포.
(c) 미세아교세포.
(d) 중추신경계통에서 세 개의 축삭을 싸고 있는 말이집을 형성한 희소돌기아교세포.
(e) 말초신경계통에서 축삭의 말이집을 형성하고 있는 신경집세포.

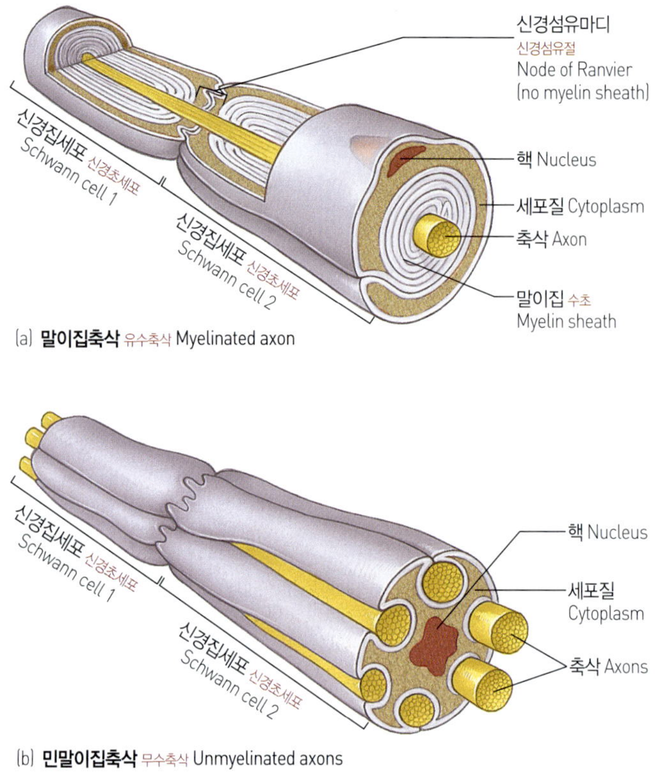

그림 6.6 말이집축삭과 민말이집축삭의 비교

(a) 하나의 축삭을 사고 있는 말이집을 두 개의 신경집세포가 각각 형성하고 있는 것을 볼 수 있다.
(b) 여러 개의 축삭을 싸고 있는 두 개의 신경집세포는 말이집을 형성하지 않고 있는 것을 볼 수 있다.

신경조직의 구성

중추신경계통과 말초신경계통 모두에는 회색질 구역과 백색질 구역이 포함되어 있다. **회색질**회백질, gray matter은 신경세포의 세포체와 가지돌기의 집단으로 구성되어 있으며, 말이집이 거의 없다. 중추신경계통에서 뇌의 표면에 존재하는 회색질을 **겉질**피질, cortex이라 부르고, 뇌의 깊은 곳에 회색질의 덩어리 형태로 모여 있는 곳을 **핵**nuclei이라 부른다. 이때, 뇌의 깊은 곳에 존재하는 회색질의 덩어리인 핵과 세포의 핵은 개념적으로 다르다는 것을 명심해야 한다. 말초신경계통에서, 신경세포의 세포체가 덩어리를 이루고 있는 것을 **신경절**ganglion이라 부른다.

백색질백질, white matter은 흰색으로 보이는 말이집에 싸여 같은 방향으로 뻗어 있는 축삭의 다발로 구성되어 있다. 중추신경계통의 백색질은 중추신경계통의 한 곳에서 다른 곳으로 활동전위를 전파하는 **신경로**nerve tract 또는 *전도로*를 형성한다. 말초신경계통에서 축삭과 축삭을 싸고 있는 결합조직의 다발을 **신경**nerve이라 부른다.

6.4 전기신호와 신경경로

학습성과

A. 활동전위생성과 안정막전위와의 관계를 기술
B. 신경연접의 구조 설명
C. 반사활의 주요 구성성분을 나열
D. 신경경로와 자극가중의 종류를 나열

안정막전위

모든 세포는 전기적인 특성을 나타내는데, 대부분 세포막의 안쪽은 음전하를, 세포막의 바깥쪽은 양전하를 나타낸다. 이러한 전하 분포의 불균형은 세포막이 **극성화**polarized되어 있음을 의미한다. 휴지기의 세포에서 이와 같은, 불균형한 전하의 분포를 **안정막전위**resting membrane potential라 한다. 세포막의 바깥쪽은 배터리의 양극이고, 안쪽은 음극에 해당된다. 따라서 전위라 부르는 미량의 전압 차이는 휴지기의 세포막을 가로질러 측정할 수 있다.

안정막전위는 다음과 같은 3가지 주요한 요인에 의해 형성된다.(1) 세포막의 바로 안쪽에 있는 칼륨 이온의 높은 농도, (2) 세포막의 바로 바깥쪽에 있는 나트륨 이온의 높은 농도, (3) 그리고 나트륨에 비해 칼륨에 대한 세포막의 높은 투과율(그림 6.7, 1단계)이다. 따라서 안정막전위는 세포막을 가로지르는 이온의 농도 차이와 세포막 투과율의 특성에 의해 나타난다.

세포막 투과율의 차이는 막을 통해 열리는 이온 통로의 수적인 차이 때문이다. 이온은 혼자 세포막을 가로질러 자유롭게 이동하지 못하고, 세포막에 존재하는 이온 통로를 통해 흐른다. 통로를 통한 이온의 흐름은 세포막을 가로지르는 이온의 농도차 때문이다. 이러한 종류에는 누출통로와 관문통로 두 가지 기본 형태의 이온 통로가 있다(그림 3.5). **누출통로**leak channels는 항상 열려 있다. 따라서 누출통로의 명칭이 의미하는 것과 같이 이온은 세포막을 가로질러 세포의 밖으로 누출될 수 있고, 그들의 농도경사는 떨어진다. 세포가 휴지기에 있을 때, 막전위는 누출통로를 통한 이온의 확산에 의해 안정화된다. 나트륨 누출통로보다 칼륨 누출통로가 50~100배 가량 많기 때문에, 휴지기의 세포막은 나트륨에 비해 칼륨에 더 높은 투과성을 보인다. 그러므로 칼륨 누출통로는 휴지기의 막전위에 가장 크게 기여한다. **관문통로**gated channels는 특정한 신호에 의해 열리기 전까지는 닫혀 있다. **전압의존형 통로**voltage-gated channels은 막전위의 변화에 의해 열리는 반면, **화학작동 통로**chemically gated channels는 신경전달물질이나 다른 화학물질에 의해 열린다. 통로가 열리면 관문통로는 막전위를 변화시킬 수 있다. 따라서 이러한 과정을 통해 다음 장에서 설명될 활동전위가 발생될 수 있다.

앞서 설명한 바와 같이, 휴지기의 세포 안쪽은 음전하를 바깥은 양전하를 띤다. 세포 안쪽이 음전하를 나타내는 근본적인 원인은 음전하를

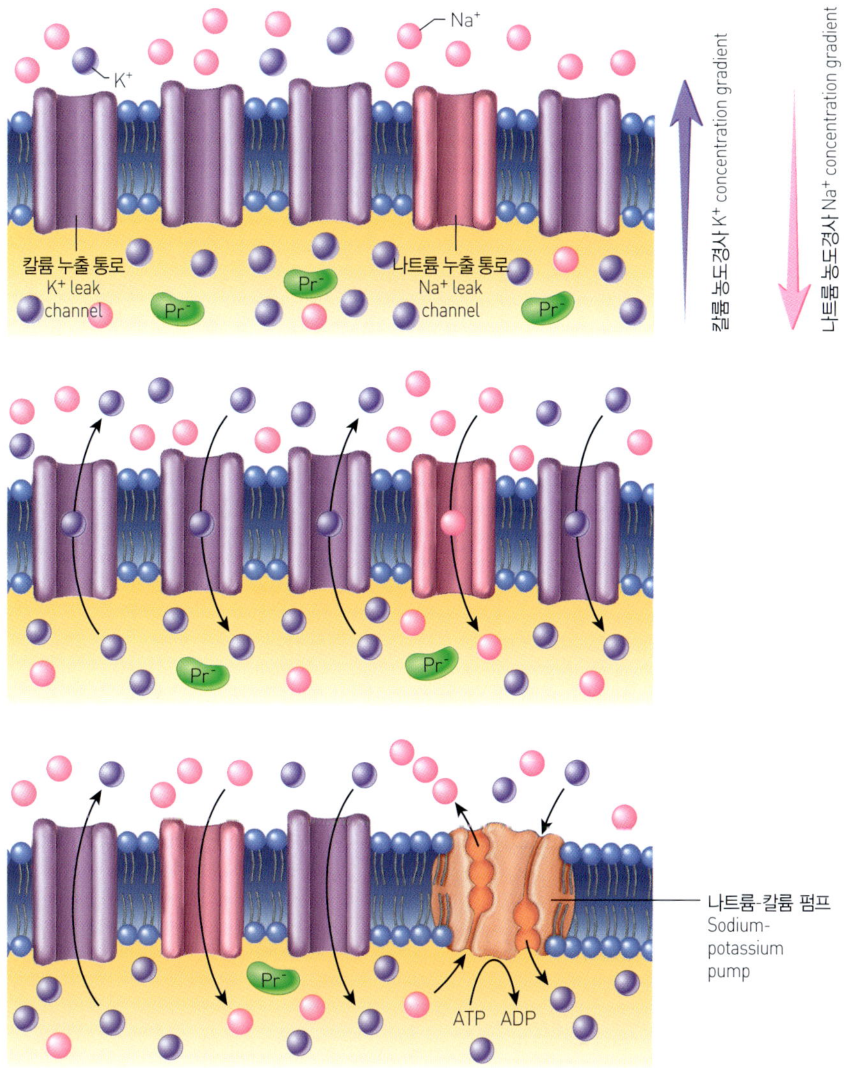

1. 휴지기의 세포에서 세포막의 안쪽은 칼륨 이온의 농도가 높고, 세포의 밖은 나트륨 이온의 농도가 높다. 세포막은 음전하를 띠고 있는 단백질이 투과할 수 없기 때문에 이들은 세포막의 안쪽에 분리되어 있다.

2. 이곳에는 나트륨 누출통로보다 칼륨 누출통로가 더 많이 있다. 휴지기의 세포에서 오직 누출통로만이 열리고, 관문통로는 닫혀 있다. 형질막을 교차하는 이온 농도의 차이 때문에 칼륨은 세포 밖으로 확산되어 그것의 농도경사를 떨어뜨리고, 나트륨은 세포 안으로 확산되어 그것의 농도경사를 떨어뜨린다. 세포 밖으로 확산되려는 칼륨의 경향성은 음전하를 띠는 단백질에 의해 세포 안으로 끌어당겨지는 칼륨의 성향에 의해 방해 받게 된다.

3. 나트륨-칼륨 펌프는 세 개의 나트륨 이온을 세포 밖으로 두 개의 칼륨 이온을 세포 안으로 교환되게 하는 펌프작용에 의해 나트륨과 칼륨의 격차수준을 유지하는 데 도움이 된다. 이 펌프는 ATP의 가수분해에 의해 작용한다. 안정막전위는 세포 밖으로 이동하는 칼륨 이온이 세포 안으로 이동하는 칼륨과 평형을 이룰 때 유지된다.

그림 6.7 안정막전위의 발생

가진 단백질과 같은 분자의 농도가 높기 때문인데, 세포막은 이러한 물질에 대해서 불투과성을 가지기 때문에 단백질은 세포 밖으로 확산되어 나가지 못한다(그림 6.7의 2단계). 그 결과, 양전하를 띠는 칼륨이 누출통로를 통해 세포 밖으로 유출되기 때문에, 세포막의 안쪽은 더욱 더 음전하가 된다. 세포 안쪽의 음전하를 나타내는 분자들은 양전하를 띠고 있는 칼륨을 세포 안쪽으로 잡아 당기는 경향을 나타낸다. 안정막전위는 세포 밖 칼륨의 농도경사는 세포 안으로 칼륨을 끌어당기는 세포 안의 음전하에 의해 균형이 유지되기 때문에 평형상태가 유지된다(그림 6.7의 2단계).

세포막을 가로지르는 이온의 누출에 대한 보상차원으로 **나트륨-칼륨 펌프** sodium-potassium pump가 세포막 안쪽의 칼륨과 바깥쪽의 나트륨 농도를 유지하기 위해 필요하다. 이 펌프는 능동적으로 칼륨을 세포 안쪽으로 나트륨을 세포 바깥쪽으로 운반한다(그림 6.7의 3단계). 이 펌프는 이온의 평형상태를 유지하기 위해 많은 양의 에너지를 소모하는 아주 중요한 펌프로 정상적인 세포에서 총 ATP의 25%와 신경세포에서 총 ATP의 70%을 소모한다.

활동전위

근육세포와 신경세포는 **흥분성 세포** excitable cells이고, 안정막전위는 관문통로를 활성화시킬 수 있는 자극에 반응하여 변하게 된다. 관문통로의 열림과 닫힘은 형질막의 투과율 특성을 변화시킬 수 있고, 그 결과 막전위를 바뀌게 할 수 있다.

활동전위의 생성에 관여하는 통로는 전압의존형 나트륨 통로와 칼륨 통로이다(그림 6.8의 1단계). 형질막이 휴지기에 있을 때, 전압의존형 통로는 닫혀 있다(그림 6.8의 1단계). 화학물질에 의해 열리는 화학작동 통로의 신경전달물질이 활성화된 이후 근육세포와 신경세포에 자극이 주어질

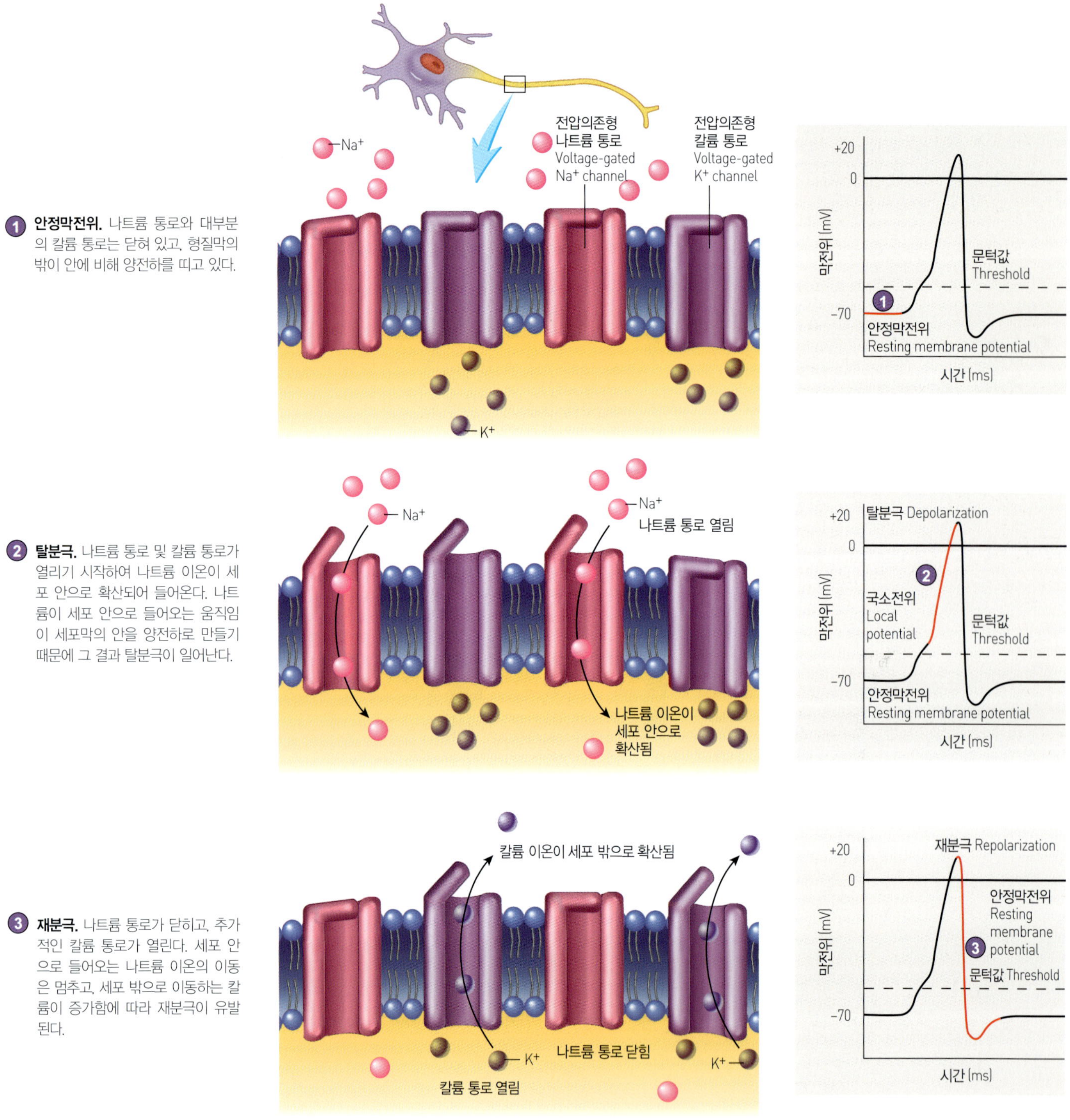

그림 6.8 전압의존형 이온 통로와 활동전위

단계 1은 휴지기의 세포에서 전압의존형 나트륨 통로와 칼륨 통로의 상태를 보여주고 있다. 2단계와 3단계는 어떻게 통로가 열리고, 닫혀서 활동전위를 만드는지를 보여주고 있다. 각 단계에 대한 다음 그래프는 이온 통로의 상태에 의해 야기되는 막 전위를 붉은 선으로 보여주고 있다.

때, 나트륨 통로가 아주 빨리 열리게 되고, 이때 나트륨이 신속하게 세포 안으로 유입된다(그림 6.8의 2단계). **국소전류** local current라 불리는 이러한 나트륨의 이동은 세포막의 안쪽을 양전하를 띠게 만들고, 그 결과 세포막은 **탈분극** depolarization된다. 이러한 탈분극은 **국소전위** local potential를 생성되게 하는데 탈분극이 충분하게 강하지 않을 경우, 나트륨 통로는 다시 닫히고, 국소전위는 신경세포의 막을 따라 전파되지 못하고 사라지게 된다. 탈분극의 강도가 충분하면 나트륨은 세포 안으로 유입되고, 국소전위는 **문턱값** threshold에 도달하게 된다. 이러한 문턱값 이상의 탈분극은 전압의존형 나트륨 통로를 열리게 하여 문턱값은 거의 대부분 세포체 근처의 축삭둔덕axon hillock에 도달하게 된다. 이러한 통로가 열림에 의해 나트륨에 대한 세포막의 투과성은 600배 이상 증가된다. 또한, 전압의존형 칼륨 통로도 열리기 시작한다. 더욱 더 많은 나트륨이 세포 안으로 유입되므로 인해 빠른 시간 안에 막 전위를 역전시킬 수 있는 탈분극이 일어나고, 이 때 세포막의 안쪽은 바깥쪽에 비해 상대적으로 양전하를 띠게 된다. 전위의 역전은 나트륨 통로를 닫히게 하고, 더욱 더 많은 칼륨 통로가 열리게 하기 때문에 나트륨 이온의 세포내 유입은 멈추고, 칼륨 이온은 세포의 바깥쪽으로 확산되어 나가게 된다(그림 6.8의 3단계). 이러한 과정은 세포막을 안정막전위로 재분극시킨다. 따라서, 탈분극과 재분극은 **활동전위**action potential의 구성요소가 된다(그림 6.9). 재분극이 끝날 때 세포막의 전위는 일시적으로 안정막전위보다 음전하를 띠게 되는데, 이러한 상태를 **과분극**hyperpolarization이라 한다. 이 동안 증가되었던 칼륨에 대한 투과율은 짧은 시간 동안만 유지된다.

심화학습 1

흥분성 신경세포에서 활동전위의 발생 동안 세포 바깥의 나트륨 수준이 감소되었을 때의 영향에 대하여 예상해 보자.

요약하면, 안정막전위는 누출통로의 활성도에 의해 조절된다. 자극에 의해 화학개방 통로가 열리고 국소전위가 발생한다. 국소전위가 충분히 강하게 일어나면 활동전위를 생성하는 전압의존형 통로를 활성화시킨다.

활동전위는 **실무율**all-or-none을 나타내며, 이것이 문턱값에 도달하면 활동전위를 발생시키지만, 문턱값에 도달하지 못하면 활동전위는 발생하지 않는다. 세포에서 활동전위는 모두 같은 크기의 값을 가지기 때문에 전위의 역전을 위한 크기도 항상 같은 값을 가진다. 강력한 자극은 아주 높은 빈도의 활동전위를 만들지만, 각 활동전위의 크기는 증가하지 않는다. 따라서 신경정보의 전달은 활동전위의 빈도에 의해 조절된다.

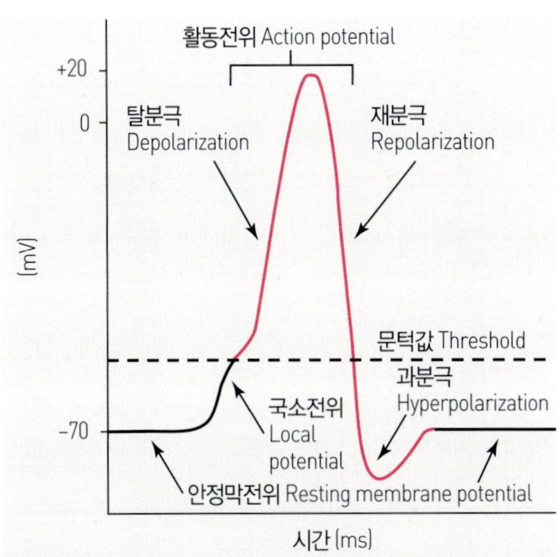

그림 6.9 활동전위

국소전위가 문턱값에 도달하면, 실무율의 활동전위가 시작된다. 과분극단계 동안 세포막을 가로지르는 전압은 대략 −70mV에서 +20mV로 변한다. 재분극단계 동안 세포막을 가로지르는 전압은 −70mV로 되돌아간다. 세포막이 안정막전위로 회복되기 전 재분극이 끝날 무렵에 짧은 과분극 기간이 나타나며, 전체 과정은 1~2ms간 지속된다.

활동전위는 민말이집축삭에서는 전달속도가 느리지만, 말이집에 싸여 있는 말이집축삭에서는 전달속도가 더욱 더 빨라진다. 민말이집축삭 세포막의 일정한 구역에서 발생하는 활동전위는 세포막의 인접한 부위에서 국소전위의 발생을 촉진한다. 막의 인접한 부위에서 발생한 국소전위는 활동전위를 생성하고, 이것에 의해 활동전위는 축삭에 형성되어 있는 형질막을 따라 전달된다. 이러한 종류의 활동전위 전파를 **연속전도**continuous conduction라고 한다(그림 6.10).

말이집축삭의 신경섬유마디에서 활동전위는 그 주위를 싸고 있는 세포 바깥액과 축삭의 세포질을 통해 다음 섬유마디로 활동전위의 전달을 촉진시키는 국소전위가 흐르도록 한다. 이것에 의해 활동전위는 신경섬유마디에서 다음 마디로 건너뛰면서 축삭을 따라 전파된다. 이러한 활동전위의 전파 형태를 **도약전도**saltatory conduction라 한다(그림 6.11). 이러한 도약전도는 세포막의 전체 길이에 걸쳐 활동전위가 전파될 필요가 없기 때문에 전도속도를 크게 증가시킨다. 말이집축삭에서 일어나는 활동전위의 전도는 메뚜기가 뛰는 것과 같지만, 민말이집 축삭에서는 메뚜기가 걸어가는 것과 같다.

자율신경세포의 특징과 같이 소량의 말이집에 의해 싸여 있는 중간 정도의 두께를 가진 축삭은 1초에 3~15m의 속도로 활동전위를 전달하는데 반해, 두꺼운 말이집에 싸여 있는 축삭은 초당 15~120m의 속도로 활동전위를 전달한다. 감각신경과 운동신경에 의해 전달되는 빠른 활동전위의 전도는 인체가 외부환경의 변화에 대하여 신속하게 대응할 수 있도록 한다. 더욱이, 민말이집축삭에 비해 말이집축삭의 전도 동안 세포막을 가로지르는 이온의 양이 현저하게 감소하게 된다. 그렇기 때문에, 이온의 분포를 유지하는 나트륨-칼륨 펌프를 위해 필요로 하는 에너지의 양이 최소화된다.

신경연접

신경연접synapse은 신경세포의 축삭이 이웃하고 있는 또 다른 신경세포나 근육 또는 샘과 같은 효과기와 맞닿아 있는 구조로(그림 6.12), 축삭의 끝부분은 **연접이전종말**presynaptic terminal을 형성한다. 가지돌기 또는 효과기세포의 세포막을 **연접이후막**postsynaptic membrane이라 하고, 연접이전과 연접이후막 사이의 공간을 **연접틈새**synaptic cleft라 한다. **신경전달물질**neurotransmitters이라고 하는 화학물질은 연접이전종말에서 **연접소포**synaptic vesicles에 저장된다. 활동전위가 연접이전종말에 도달하면 전압의존형 칼슘 통로가 열리고, 칼슘이 세포의 안쪽으로 들어오게 된다. 이

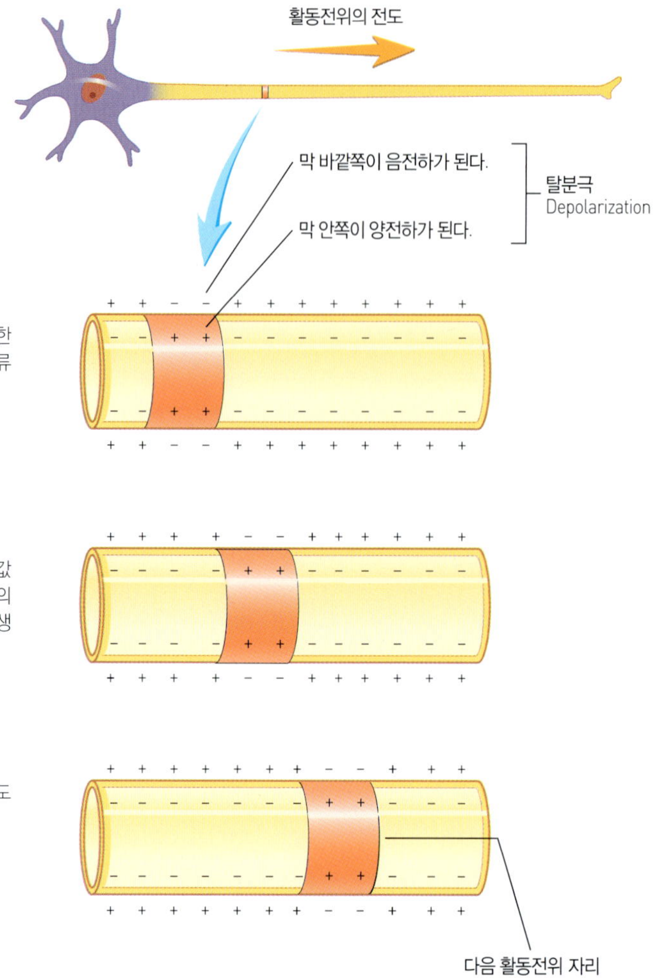

그림 6.10 민말이집축삭의 연속적인 신경전도

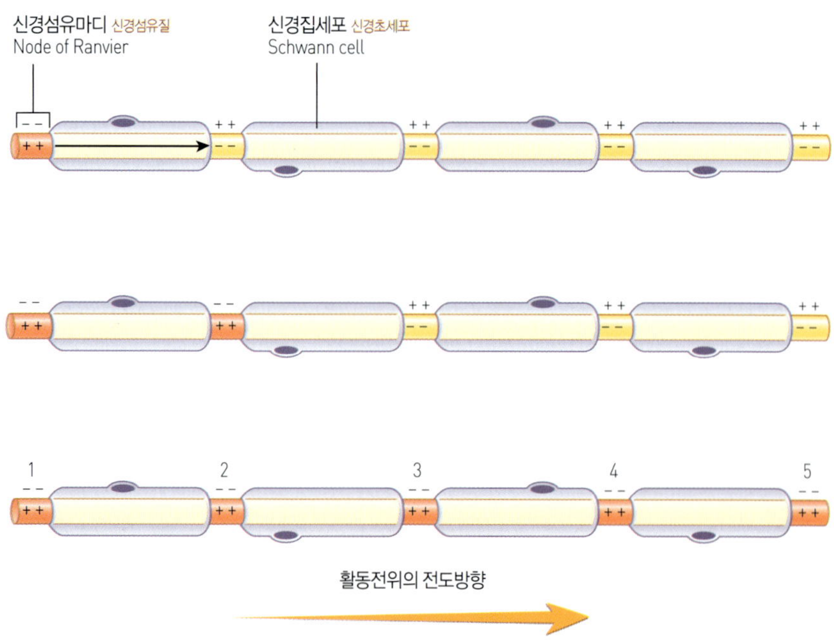

그림 6.11 도약전도: 말이집축삭에서 활동전위의 전도

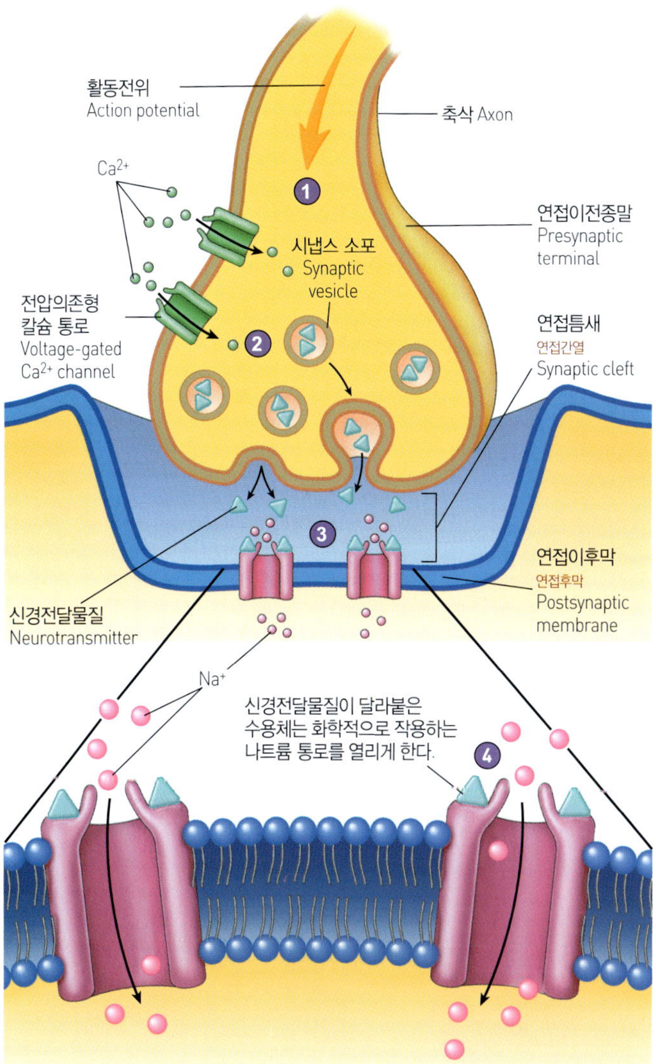

1. 연접이전종말에 도착한 활동전위는 전압의존형 칼슘 통로의 개방을 유도한다.
2. 칼슘은 세포 안으로 확산되어 들어가고, 연접소포가 신경전달물질을 분비하도록 촉진한다.
3. 신경전달물질은 연접이전종말을 가로질러 연접틈새로 분비된다.
4. 신경전달물질은 특정한 수용체에 결합하고, 화학적으로 작용하는 나트륨 통로의 개방을 유도한다. 나트륨 이온은 세포 안으로 확산되어 들어가서 막전위의 변화를 촉진한다.

그림 6.12 신경연접

신경연접은 신경세포의 끝부분(연접이전종말)과 작은 공간(연접틈새) 및 다른 신경세포나 근육 및 샘세포와 같은 효과기 세포의 연접이후막으로 구성되어 있다.

러한 칼슘의 세포내 유입은 연접이전종말로부터 세포외 유출을 통해 신경전달물질의 방출을 유도한다. 이렇게 분비된 신경전달물질은 연접틈새를 가로질러 연접이후막에 존재하는 특정한 수용체에 달라붙는다. 연접이후막에 존재하는 막 수용체에 신경전달물질이 붙게 되면 연접이전종말에서 분비되는 신경전달물질의 종류와 연접이후막에 존재하는 수용체의 종류에 따라 연접이후막에서는 나트륨과 칼륨 및 염화물에 대해 화학적으로 개방되는 통로를 열리거나 닫히게 한다. 이러한 반응에 의해 연접이후세포에서 활동전위가 발생하거나 억제된다. 예를 들어, 나트륨 통로가 열리게 되면 연접이후세포는 탈분극되기 시작하고, 문턱값에 도달하면 활동전위가 생성된다. 그러나 칼륨이나 염화물 통로가 열리게 되면 연접이후세포의 안쪽은 더욱 더 음전하를 띠게 되거나 **과분극화** hyperpolarized되고, 활동전위의 발생이 억제된다.

많은 신경전달물질이나 신경전달물질의 구성물로 잘 알려져 있는 것은 **아세틸콜린** acetylcholine; Ach과 **노르에피네프린** norepinephrine이다. 그 밖의 신경전달물질에는 세로토닌, 도파민, 감마아미노 부티르산, 글리신, 엔도르핀 등이 있다(표 6.2). 신경전달물질은 연접틈새에서 효소에 의해 빠르게 분해되거나 연접이전종말로 재흡수 된다. 이러한 과정에 의해 신경전달물질은 연접틈새로부터 제거되기 때문에, 연접이후막에서 이 물질의 영향은 아주 짧은 시간 안에 이루어진다. 아세틸콜린이 신경전달물질로 사용되는 신경근육접합과 같은 연접부에서 **아세틸콜린에스테라아제** acetylcholinesterase라는 효소가 아세틸콜린을 분해한다(제5장 참고). 이렇게 분해된 물질은 재사용을 위해 연접이전종말로 재흡수된다. 노르에피네프린은 연접이전종말로 빠르게 재흡수되거나 효소에 의해 분해된다. 신경전달물질의 방출과 분해 또는 재흡수는 빠른 시간에 일어나고, 연접이후세포는 수 초간 받게 된다. 약물은 신경연접에서 이러한 신경전달물질의 영향을 조절할 수 있다. 코카인과 암페타민은 노르에피네프린의 방출을 증가시키고, 재흡수를 막아서 연접이후 신경세포를 과도하게 자극하여 인체에 유해한 영향을 준다. 세로토닌의 재흡수를 막는 약물은 우울증과 행동장애를 치료하는 데 효과적인 물질이다.

관련된 질환

보툴리눔독소증

Ima Kannar는 식품 저장고 선반에서 껍질 콩이 들어 있는 오래된 항아리를 정리하였다. 그녀가 항아리 뚜껑의 먼지를 털고 있을 때, 이물질이 조금 흘러나온 것을 알게 되었고, 항아리를 열어보자 항아리 안의 콩은 괜찮아 보였으며, 이상한 냄새도 나지 않았다. 그녀는 저녁 때 텔레비전을 보면서 콩의 일부를 먹었고, 이 후 침실로 가서 잠을 청했다. 다음 날 오후 Ima는 그녀의 정원에서 일을 하고 있을 때 목구멍이 건조해지는 것을 느꼈다. 그리고, 사물이 겹쳐 보였고, 호흡하기가 힘들었다. 그래서 그녀는 황급히 응급센터에 전화를 걸었다. 응급구조사가 도착한 후 20분 뒤에 그녀는 숨을 쉴 수가 없었다. 응급구조사는 그녀에게 인공호흡장치를 달고 병원으로 이송했다. 진단결과 의사는 그녀가 보툴리눔독소증botulism에 걸린 것을 알게 되었다. 인공호흡장치에 의지한 그녀는 아주 더디게 회복되었고, 몇 달간 병원에 입원해 있었다. 보툴리눔독소증은 보툴리누스균의 독성에 의해 유발되는데, 이 균은 불완전하게 만들어진 통조림 식품과 같이 산소가 없는 혐기성 환경에서 자란다. 이 독성물질은 신경연접에서 아세틸콜린의 방출을 차단하기 때문에 근육이 수축하지 못하고, 호흡근육의 장애로 호흡기능이 상실되면 사람은 사망할 수 있다.

표 6.2	신경전달물질		
물질	**분비장소**	**효과**	**임상예**
아세틸콜린	중추신경계통 및 자율신경계통의 신경연접, 신경근육이음부	흥분성 또는 억제성	노인 치매의 한 종류인 알츠하이머병은 아세틸콜린을 분비하는 신경세포의 감소와 연관되어 있다. 뼈대근육이 약화되는 중증근육무력증은 아세틸콜린 수용체의 감소에 의해 야기된다.
노르에피네프린	일부 중추신경계통 및 자율신경계통의 신경연접	흥분성	코카인과 암페타민은 노르에피네프린의 방출을 증가시키고, 재흡수를 막기 때문에 연접이후신경세포를 과도하게 자극한다.
세로토닌	중추신경계통의 신경연접	일반적으로 억제성	이 물질은 감정, 불안장애 및 수면유도와 관련되어 있다. 세로토닌의 수준은 정신분열증(과대망상, 환청 및 환각, 금단증상)에서 증가된다. 세로토닌 전달체를 막는 프로작Prozac과 같은 약물은 불안장애와 우울증을 치료하기 위해 사용된다.
도파민	일부 중추신경계통 및 자율신경계통의 신경연접	흥분성 또는 억제성	수의운동 조절의 저하를 나타내는 파킨슨병은 도파민을 분비하는 신경세포의 파괴에 의해 나타난다.
감마아미노부티르산	중추신경계통의 신경연접	억제성	감마아미노부티르산의 기능을 증가시키는 약물은 신경세포가 지나치게 과흥분하는 간질을 치료하기 위해 사용된다.
글라이신	중추신경계통의 신경연접	억제성	글리신 수용체는 스트리크닌 독소에 의해 억제된다. 스트리크닌은 일부 신경세포의 억제작용을 감소시키기 때문에 신경세포를 과흥분시킨다. 스트리크닌 독성은 강력한 근육수축과 경련을 유발한다. 호흡근육의 지속성 강직은 사망을 초래할 수 있다.
엔도르핀	내림통증경로	억제성	마약성 모르핀과 헤로인은 연접이전 신경세포의 엔도르핀 수용체에 붙으며, 신경전달물질의 분비를 막음으로 통증을 감소시킨다.

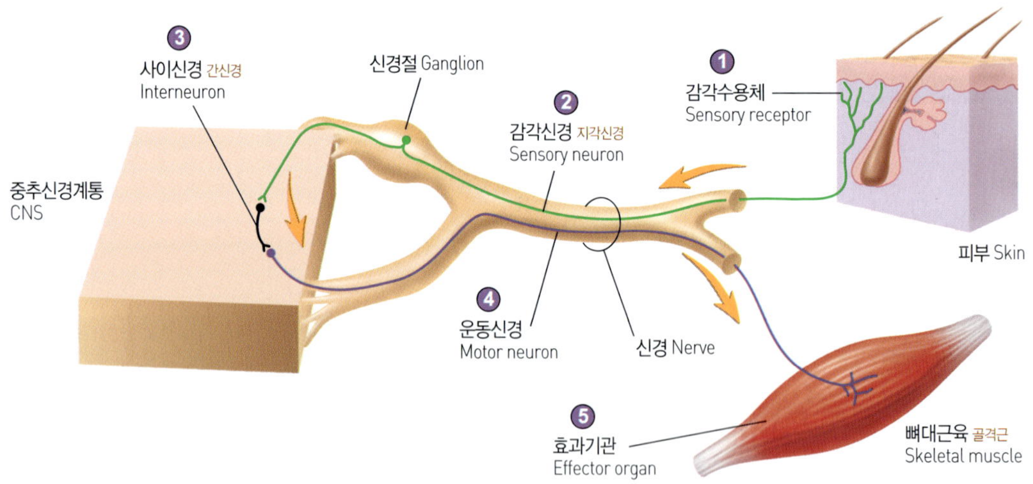

그림 6.13 반사활

반사활의 부분은 활동전위가 그것을 통과하는 순서에 따라 표시되어 있다. 다섯 가지의 구성성분은 (1) 감각수용체, (2) 감각신경세포, (3) 사이신경, (4) 운동신경세포 및 (5) 효과기관이다. 단순반사활은 반사작용에 사이신경이 관여하지 않기 때문에 네 가지의 성분만으로만 구성되어 있다.

반사작용

반사작용reflex은 말초에 가해져서 중추신경계통으로 전달되는 자극에 반응하여 나타나는 불수의적 작용이다. 반사작용은 사람이 자극에 가능한 더욱 더 빠르게 반응할 수 있게 한다. **반사활**반사궁, reflex arc은 반사작용을 일으키게 하는 신경경로이다(그림 6.13). 반사활은 작고, 자극을 감지하며, 반응할 수 있는 단순한 경로이기 때문에 신경계통의 기본적인 기능단위이다. 반사활은 일반적으로 **감각수용체**sensory receptor, **감각신경**지각신경, sensory neuron, 일부의 반사활에서는 신경세포들 사이에 위치하여 다른 신경세포들과 정보를 주고 받는 **사이신경**interneurons, **운동신경**motor neuron, 근육 및 샘과 같은 **효과기관**effector organ 등 5가지의 기본적인 구성성분을 가지고 있다. 단순반사활은 사이신경이 관여하지 않는다. 대부분의 반사작용은 고등한 기능을 수행하는 대뇌중추보다 오히려 척수나 뇌줄기에서 일어난다.

반사작용의 한 가지 예는 사람의 손가락이 뜨거운 난로에 닿을 때 발생하는 것이다. 뜨거운 열은 피부의 통증수용기를 자극하고, 활동전위를 발생시킨다. 감각신경은 활동전위를 척수로 전달하고, 그곳에서 사이신경에게 정보를 전달한다. 사이신경은 척수에 존재하는 운동신경과 신경연접을 하고 있기 때문에 활동전위는 운동신경의 축삭을 따라 위팔의 굽힘근육으로 전달된다. 이 근육들이 수축하여 뜨거운 난로로부터 손가락을 떼게 한다. 이러한 반사작용은 의식적인 생각을 필요로 하지 않으며, 자극으로부터 손가락을 떼게 하는 것은 사람이 통증을 의식적으로 인지하기 전에 일어난다.

신경경로

신경세포는 중추신경계통에서 비교적 단순한 형태에서 아주 복잡한 형태로 배열되어 있는 신경경로를 만든다. 두 가지의 단순한 경로는 모음과 퍼짐경로이다. **모음경로** converging pathway는 두 개 또는 그 이상의 신경세포가 같은 신경세포에 집중되어 있는 형태의 신경연접을 형성한다(그림 6.14a). 이것은 하나의 신경경로에서 전달되는 신경정보보다 더 많은 정보가 단일경로에 모여드는 형태로 전달될 수 있게 한다. **퍼짐경로** diverging pathway는 하나의 신경세포에서 나온 축삭이 여러 갈래로 나뉘어지고, 하나 이상의 신경세포와 신경연접을 형성한다(그림 6.14b). 이것은 하나의 신경경로가 두 개 또는 그 이상의 신경경로로 퍼져나가는 형태로 정보가 전달될 수 있게 한다.

중추신경계통과 말초신경계통의 신경연접에서 이러한 연결은 활동전위가 많은 효과를 가지게 한다. 하나의 연접이전 활동전위는 일반적으로 문턱값에 도달하여 표적 세포에서 활동전위를 유도하기에 충분한 연접이후 국소전위를 발생시키지 못한다. 따라서 많은 연접이전 활동전위는 **가중** summation이라는 과정이 필요한데, 신경경로에서 신호의 가중은 다수의 문턱밑 국소전위를 통합하게 한다. 국소전위의 가중은 막전위에 문턱값을 일으키고, 활동전위를 유발한다. **공간가중** spatial summation은 국소전위가 연접이후 신경세포의 서로 다른 구역으로부터 일어날 때 발생하고, **시간가중** temporal summation은 국소전위의 시간이 중복될 때 발생한다. 이것은 국소전위가 일시적으로 중복될 수 있도록 빠르게 발생하는 단일입력으로부터 만들어진다. 공간 및 시간가중은 신호의 형태에 따라 흥분이나 억제의 원인이 될 수 있다. 다중입력의 이러한 통합은 연접이후 신경세포가 활동전위를 생성할 수 있는지를 결정한다.

6.5 중추 및 말초신경계통

학습성과

A. 중추신경계통과 말초신경계통 구분

앞서 설명한 대로, 중추신경계통은 뇌와 척수로 구성되어 있다(그림 6.1). 뇌는 머리뼈 안에 들어 있고, 척수는 척주 안에 들어 있다.

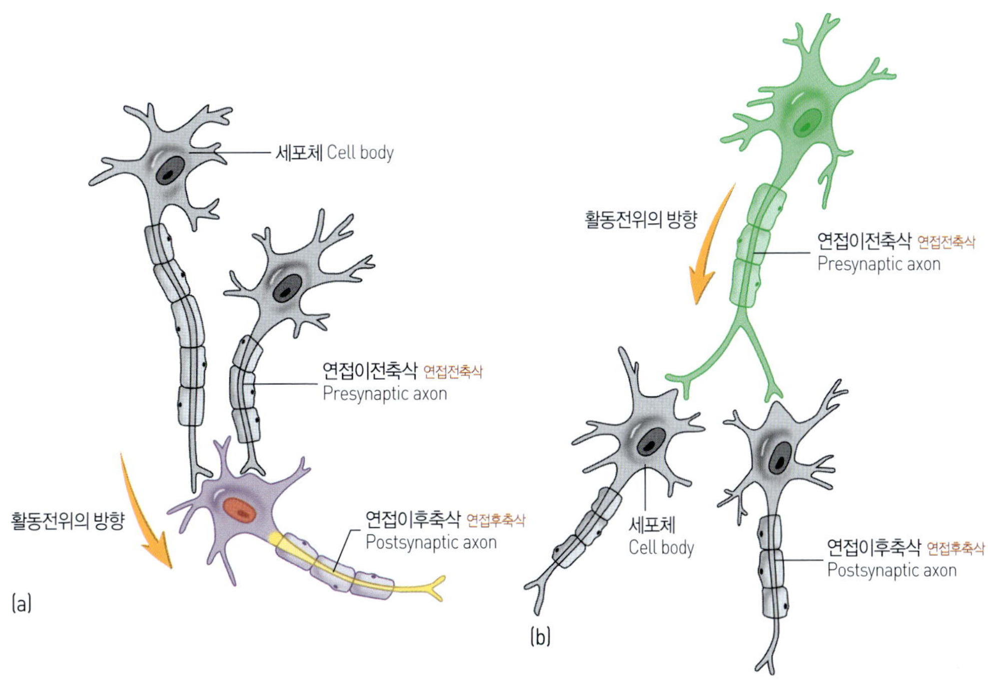

그림 6.14 신경계통의 모음과 퍼짐 신경경로

(a) 두 개의 신경세포가 하나로 모이는 것을 보여주는 모음경로의 일반적인 방식.
(b) 하나의 신경세포가 두 개 이상의 신경세포로 퍼져 나가는 것을 보여주는 퍼짐경로의 일반적인 방식.

말초신경계통은 뇌와 척수 밖의 모든 신경과 신경절로 구성되어 있다. 말초신경계통은 인체의 내부와 표면 모두의 광범위한 곳으로부터 정보를 수집하고, 감각신경섬유로 구성된 신경경로를 통해 중추신경계통으로 정보를 전달한다. 그 결과 외부의 일부 정보는 인체에서 무시되거나 반사작용을 촉진하는 등 뇌에서 더욱 광범위하게 평가된다. 말초신경계통의 운동신경은 중추신경계통으로부터 인체의 다양한 곳에 위치하는 근육과 샘으로 정보를 전달하여 이 구조의 기능과 활성도를 조절한다. 말초신경계통의 신경은 뇌신경 12쌍과 척수신경 31쌍의 두 가지로 구분된다.

6.6 척수

학습성과

A. 척수와 척수신경 구분
B. 척수의 가로면 구성 나열

척수spinal cord는 머리뼈 바닥의 큰구멍foramen magnum에서 첫째 또는 둘째허리뼈lumbar vertebra까지 이어진다(그림 6.15). 척수신경은 척수와 인체 사이를 연결하는 기능을 한다. 척수의 아래 끝과 척수신경은 말의 꼬리와 비슷하게 밑으로 뻗어 있는데, 이것을 총칭해서 **말총**마미, cauda equina이라 한다.

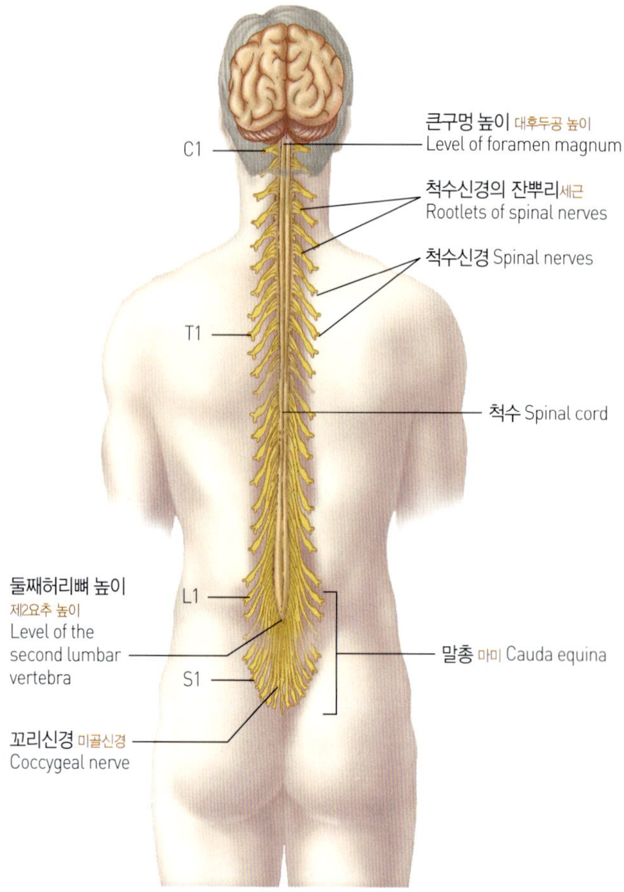

그림 6.15 척수신경과 척수신경뿌리

가로면을 통해 척수가 표면 쪽의 백색질과 깊은 쪽의 회색질로 구성되어 있음을 알 수 있다(그림 6.16a). 백색질은 말이집축삭으로 구성되어 있고, 회색질은 주로 신경세포의 세포체 집단으로 이루어져 있다. 척수의 각 절반에 있는 백색질은 **뒤기둥**후주, posterior column, **앞기둥**전주, anterior column, **가쪽기둥**측주, lateral column이라는 세 가지의 기둥으로 구성되어 있다. 척수의 각 기둥은 오름 및 내림신경로 또는 길을 포함하고 있다. **오름신경로**상행신경로, ascending tracts는 활동전위를 뇌로 전달하는 축삭으로 구성되어 있고, **내림신경로**하행신경로, descending tracts는 뇌로부터 전파되는 활동전위를 전달하는 축삭으로 구성되어 있다. 오름신경로와 내림신경로는 이 장의 뒤에 나올 "감각기능"과 "운동기능"에서 더 자세하게 논의될 것이다.

척수의 회색질은 **앞뿔**전각, anterior horns과 **뒤뿔**후각, posterior horns을 가지는 알파벳 H자와 같은 모양을 하고 있다. 작은 **가쪽뿔**측각, lateral horns은 자율신경계통과 관련된 신경세포가 존재하는 척수 부위에서 관찰할 수 있다. **중심관**central canal은 척수의 중앙에 위치하며, 뇌척수액으로 가득 채워진 공간이다.

척수신경은 척수의 앞면과 뒤면을 따라 위치하는 수많은 잔뿌리rootlets로 부터 시작된다(그림 6.16a). 배쪽 잔뿌리는 척수의 앞면에서 **앞뿌리**전근, ventral root를 형성하고, 등쪽 잔뿌리는 척수의 뒤면에서 **뒤뿌리**후근, dorsal root를 형성한다. 앞뿌리와 뒤뿌리는 척수의 가쪽에서 척수신경으로 합쳐지며, 뒤뿌리는 **뒤뿌리신경절**후근신경절, dorsal root ganglion이라는 신경절을 가지고 있다.

거짓홑극감각신경세포의 세포체가 뒤뿌리신경절에 존재한다(그림 6.16b). 이러한 신경세포의 축삭은 인체의 말초에서 시작된다. 이 세포들의 축삭은 척수신경을 통하여 뒤뿌리를 거쳐 척수의 회색질에 형성되어 있는 뒤뿔로 들어간다. 뒤뿔에서 축삭은 사이신경과 신경연접을 형성하거나, 척수의 백색질로 들어가 위로 올라가거나 아래로 내려가기도 한다.

인체의 근육과 샘의 활성도를 조절하는 운동신경의 세포체는 척수 회색질의 앞뿔과 가쪽뿔에 존재한다. 수의성 운동신경은 앞뿔에 있고, 자율신경은 가쪽뿔에 있다. 운동신경의 축삭은 앞뿌리를 형성하여 척수신경과 합쳐진다. 따라서 뒤뿌리는 감각신경의 축삭을 가지고 있고, 앞뿌리는 운동신경의 축삭을 가지고 있기 때문에 척수신경은 감각과 운동신경의 축삭을 모두 가지고 있게 된다.

심화학습 2

척수신경과 뒤뿌리 및 앞뿌리에서 형성되는 활동전위의 전달방향에 대하여 생각해보자.

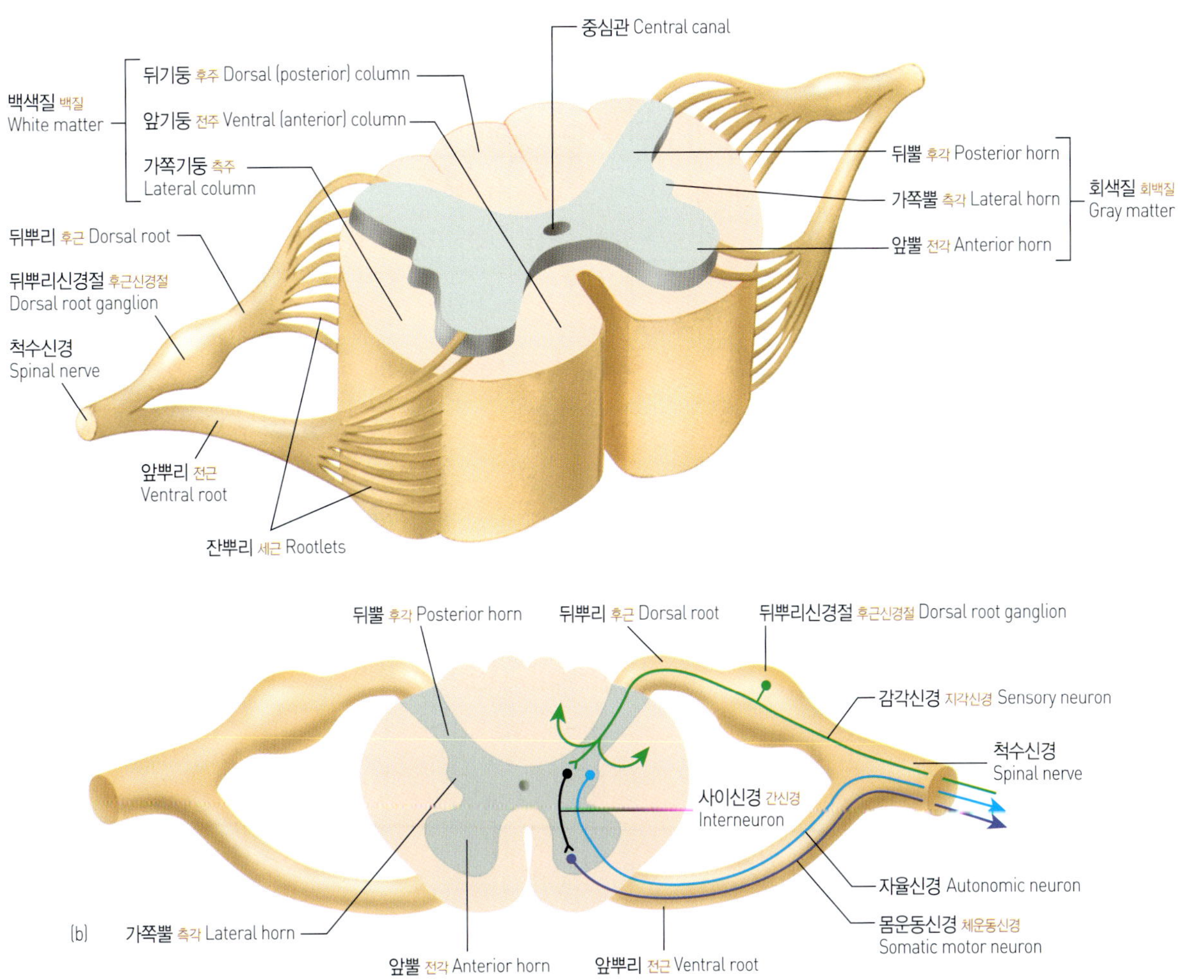

그림 6.16 척수의 가로면

(a) 각각의 척수분절에서 잔뿌리는 뒤부분에서 뒤뿌리와 앞부분에서 앞뿌리를 형성하기 위해 합쳐진다.
(b) 척수에서 감각신경과 운동신경의 연관관계.

모음경로의 예는 척수에 있는 운동신경세포가 근육의 수축을 유발하는 것이다(그림 6.17a). 통증수용기에서 시작된 감각신경은 활동전위를 전달하여 사이신경과 신경연접 한 다음 운동신경세포와 계속해서 신경연접한다. 또한, 의식적인 움직임을 조절하는 대뇌겉질의 신경세포는 내림신경로에 포함된 축삭을 통해 같은 운동신경세포와 신경연접을 형성한다. 사이신경과 대뇌겉질의 신경세포 모두는 운동신경세포에 모여드는 축삭을 가지고 있다. 따라서, 운동신경세포는 반사활을 거치거나 의식적인 생각에 의해 조절될 수 있다.

퍼짐경로의 예는 척수에 있는 감각신경세포이다(그림 6.17b). 감각신경세포의 축삭은 척수에 있는 통증수용기의 가지에 활동전위를 전달한다. 하나의 가지는 사이신경과 신경연접을 형성함으로써 반사반응을 일으킨다. 이후, 사이신경은 통증의 원인으로부터 인체의 손상부위를 제거하기 위한 근육을 조절하게끔 운동신경세포와 신경연접을 형성한다. 다른 가지는 활동전위를 신경로를 통해 뇌로 전달하는 오름신경세포와 신경연접을 형성하여 자극이 뇌에서 통증으로 인지되게 한다.

척수반사

무릎반사

단순반사는 근육에 가해지는 늘어나는 힘에 반응하여 근육이 수축하게 하는 **뻗침반사**신장반사, stretch reflex다. **무릎반사**슬개반사, knee-jerk reflex, *patellar reflex*는 뻗침반사의 전형적인 예이다(그림 6.18). 즉 무릎인대patella ligament를 두드리면 넙다리네갈래근대퇴사두근, quadriceps femoris muscle의 힘줄건tendon과 근육들이 늘어난다. 또한, 이 근육에 존재하는 감각수용기도 늘어나고 뻗침반사가 촉진된다. 그 결과, 근육의 수축은 종아리leg를 펴게 하는데, 이것은 전형적인 무릎반사의 특징이다.

임상의사들은 이 반사작용에 영향을 미치는 중추신경계통의 특정한 부분이 정상적으로 기능을 하는지를 확인하기 위해 무릎반사에 대한 검사를 이용한다. 척수의 내림신경로를 형성하는 신경세포는 뻗침반사

임상에서 활용하기

척수손상

미국에서만 매년 약 1만 명 이상의 **척수손상 환자**가 생긴다. 자동차와 오토바이 사고가 척수손상의 주된 원인이며, 다음으로는 총상, 추락 및 수영사고 등에 의한 척수손상이 발생하기도 한다. 대부분의 척수손상은 척수의 목 부위에 가해지는 심각한 타박상contusion이 원인이며, 완전히 척수가 끊어지지는 않는다.

척수손상은 오름 또는 내림신경로를 손상시킬 수 있다. 척수가 손상 받은 부위의 아래에서는 정상적인 척수반사가 일어나지만, 감각 및 운동기능과 반사작용의 조절기능은 파괴된다.

척수손상 시, 일차적으로 기계적인 손상이 일어나며, 이차적인 손상은 척수의 더 많은 구역으로 손상부위가 확장되는 등 두 가지 종류의 조직손상이 발생한다. 척수손상의 일차적인 손상에 대한 유일한 예방법은 자동차에 탈 때 안전벨트를 매는 것과 얕은 물에서 다이빙을 하지 않는 것 등이다. 그러나 그럼에도 불구하고 사고가 발생하면 거의 일차손상으로 진행된다.

일차손상 후 몇 분 이내에 시작되는 이차 척수손상은 허혈(혈액공급의 부족), 부종(체액의 증가), 이온농도의 불균형, 흥분성 독소(글루타민산 등) 및 염증성 세포 침입 등에 의해 발생한다. 척수의 일차손상과는 달리, 대부분의 이차손상은 치료가 신속하게 이루어지면 예방하거나 회복될 수 있다. 척수손상 후 8시간 안에 많은 양의 합성 항염증성 스테로이드인 메틸프레드니솔론을 투여하면 척수에 가해지는 이차손상을 극적으로 줄일 수 있다. 다른 치료는 척추의 해부학적인 재정렬과 안정화 및 척수의 감압술이다. 재활은 손상부위에 걸쳐 살아 있는 나머지 척수의 신경연결을 환자가 정상적으로 사용하게 하는 교육에 초점을 맞춘다.

이전에는 척수에 심각한 손상이 발생한 후에는 신경조직의 재생이 일어나지 않는 것으로 생각했지만, 최근에 연구자들은 성인의 척수에 있는 대부분의 신경세포들이 손상에서 살아남고, 조직이 비활성화 되는 위축상태로 퇴화되기 전에 재생이 일어나는 것을 알게 되었다. 성인 척수의 재생을 방해하는 가장 큰 요인은 상처부위에 주로 별아교세포로 구성된 흉터가 형성되는 것이다. 이러한 흉터에서는 말이집의 재생이 현저하게 억제된다. 그러나 말초신경과 신경집세포 또는 태아의 중추신경계 조직의 이식을 통해 흉터를 제거하고, 재생을 촉진할 수 있다. 또한 특정한 성장인자는 재생을 촉진하는 데 도움이 된다. 현재의 연구는 화학물질과 척수손상 후 조직의 재생을 자극하는 다른 요인의 적절한 결합법을 찾는 데 초점을 맞추고 있다.

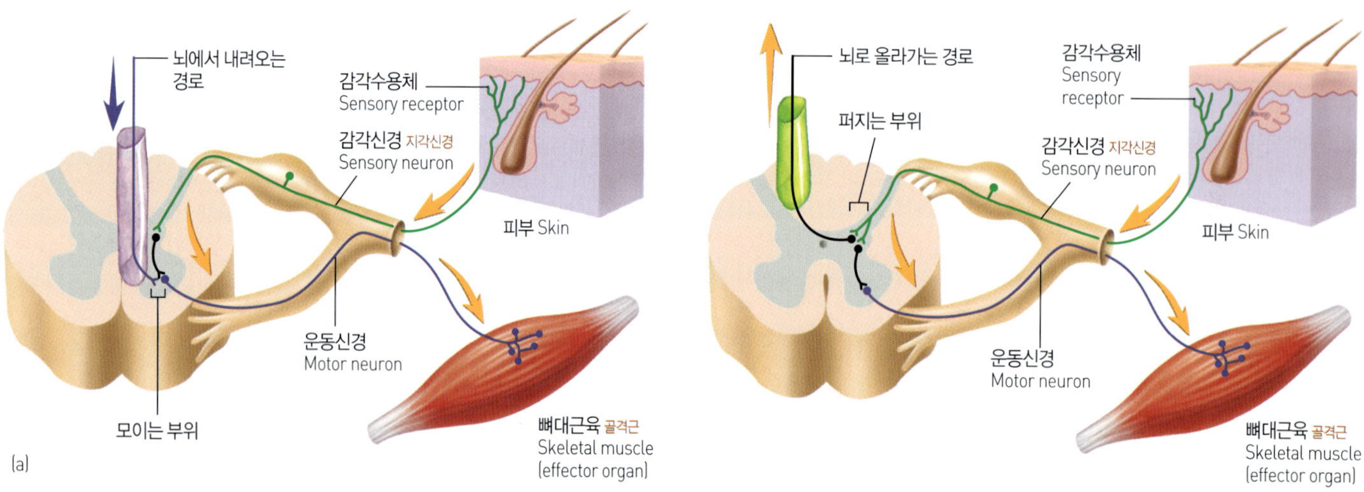

그림 6.17 척수의 퍼짐과 모음 신경경로

(a) 모음경로는 말초에 있는 감각신경세포(초록색)와 사이신경(검은색) 및 뇌에서 내려오는 내림신경세포(자주색)가 하나의 운동신경세포(파란색)에 집중된다.
(b) 퍼짐경로는 말초에 있는 감각신경세포(초록색)가 갈라져서, 사이신경(검은색)의 경로를 통해 운동신경세포에 정보를 보내고, 동시에 뇌로도 정보를 전달한다.

를 담당하는 신경세포와 신경연접을 형성하고, 이들의 활성도를 조절한다. 이러한 활성도는 자세를 유지하고, 근육의 작용을 조절하는 데 중요하다. 심각한 척수신경손상 후, 모든 척수반사는 손상된 척수 아래에서 사라지게 된다. 손상 후 약 2주경에, 무릎반사는 회복되지만 종종 악화되기도 한다. 뻗침반사가 없어지거나 지나치게 손상되었다면, 이러한 반사작용을 조절하는 뇌 또는 척수에 있는 신경세포가 손상되었음을 의미한다.

회피반사

회피반사withdrawal reflex 또는 *굽힘근반사flexor reflex*의 역할은 통증을 수반하는 자극으로부터 팔다리와 몸의 다른 부위를 보호하는 것이다. 감각수용기는 통증수용기이다(제7장 참조). 통증을 수반하는 자극이 가해진 후, 감각신경은 뒤뿌리신경절을 통하여 척수로 활동전위를 전달하고, 감각신경세포는 사이신경과 신경연접을 형성한다. 이 후 사이신경은 다시 운동신경세포와 신경연접을 계속해서 형성한다(그림 6.19). 신경연접이 형성된 운동신경세포는 일반적으로 통증성 자극으로부터 팔다리를 떼게 하는 굽힘근육flexor muscles을 자극한다.

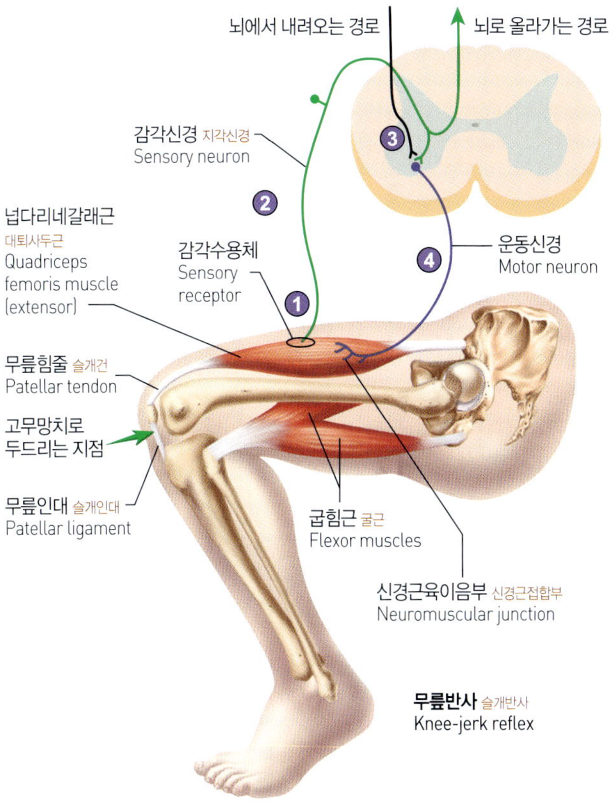

1. 근육에 있는 감각수용체는 근육의 신장을 감지한다.
2. 감각신경은 척수로 활동전위를 전달한다.
3. 감각신경세포는 운동신경세포와 신경연접을 형성한다. 척수에 있는 내림 신경세포는 뻗침반사를 하는 운동신경세포와 신경연접을 형성하여 이 근육의 활성을 조절한다.
4. 운동신경세포의 자극으로 근육이 수축하게 되며, 근육이 늘어난 것에 저항한다.

그림 6.18 무릎반사

6.7 감각기능

학습성과

A. 주요한 오름신경로 기술
B. 대뇌겉질의 감각영역과 감각연합영역 구분

중추신경계통은 몸의 내부와 외부에서 발생하는 다양한 자극을 받는다. 우리는 이러한 감각정보의 대부분을 인지하지 못하지만, 이 정보는 우리의 생존과 인체의 정상적인 기능에 매우 중요하다. 뇌줄기와 사이뇌로 전달되는 감각정보는 인체의 항상성유지에 도움이 된다. 대뇌와 소뇌로 전달되는 감각신경은 외부환경에 대한 정보를 우리에게 알리고, 중추신경계통이 운동기능을 조절할 수 있게 한다. 감각정보의 작은 부분만으로도 자극의 의식적인 인지가 가능하다(제7장 참고).

오름신경로

척수와 뇌줄기는 활동전위를 통해 말초에서 뇌의 다양한 부분으로 신경정보를 전달하는 많은 **오름신경로**상행신경로, ascending tracts 또는 통로를 가지고 있다(표 6.3, 그림 6.20). 각각의 신경로는 특정한 유형의 자극을 감지하기 위해 고도로 분화된 감각수용세포의 축삭이 포함되어 있기 때문에 통증, 온도, 촉각, 자세, 압력과 같은 특정한 감각유형과 관련된 정보를 전달하는 기능을 한다(제7장 참고).

신경로는 일반적으로 그들의 이는 곳과 끝나는 곳을 가리키는 복합

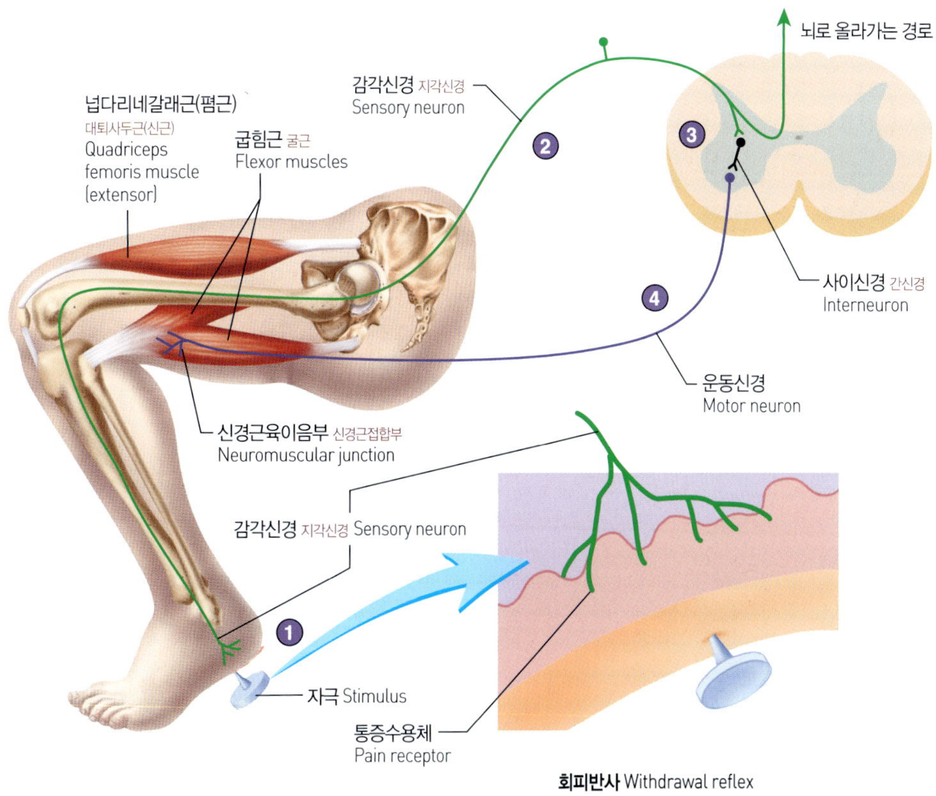

1. 통증수용체는 통증성 자극을 감지한다.
2. 감각신경세포는 활동전위를 척수로 전달한다.
3. 감각신경세포는 운동신경과 연결되어 있는 사이신경과 신경연접을 형성한다.
4. 운동신경세포의 자극은 굽힘근육의 수축을 유발하고, 다리를 통증성 자극으로부터 떼게 한다.

그림 6.19 회피반사

적인 이름이 붙는다. 오름신경로의 이름은 보통 그것이 척수에서 시작됨을 나타내는 *척수-spino-*라는 접두사로 시작된다. 예를 들어, 척수시상로 spinothalamic tract는 척수에서 시작되어 시상에서 끝이 나는 신경로다.

대부분의 오름신경로는 말초로부터 뇌까지 배열되어 있는 두 개 또는 세 개의 신경세포로 구성되어 있다. 대뇌로 정보를 전달하는 거의 대부분의 신경세포는 시상에서 끝이 난다. 이때, 또 다른 세포가 시상에서 대뇌겉질로 정보를 전달한다. 통증과 온도감각과 관련된 활동전위를 시상으로 전달하는 **척수시상로** spinothalamic tract는 오름신경로의 좋은 예이다. 촉각, 자세 및 압력과 관련된 활동전위를 전달하는 **뒤기둥**후주, posterior column은 또 다른 예이다(그림 6.21). 뒤 기둥의 앞쪽이 쐐기다발fasciculus cuneatus이고, 뒤쪽이 널판다발fasciculus gracilis이다.

감각신경로는 일반적으로 척수나 뇌줄기의 한 곳으로부터 인체의 다른 곳으로 교차한다. 따라서 뇌의 왼쪽 부분은 인체의 오른쪽 부분으로부터 반대방향에서 감각정보를 받는다.

또한, 오름신경로는 뇌줄기나 소뇌에서도 끝이 난다. 예를 들어, 앞 또는 뒤 **척수소뇌로** spinocerebellar tracts는 신체의 자세와 관련된 정보를 소뇌로 전달한다(이 장의 "소뇌" 부분 참고).

대뇌겉질의 감각영역

그림 6.22는 일부의 감각영역과 운동영역이 표시되어 있는 왼쪽 대뇌겉질의 가쪽면을 보여주고 있다. 영역area과 겉질cortex이라는 용어는 종종 대뇌겉질의 이 구역에 대한 명칭으로 사용되기도 한다. 오름신경로는 감각이 인지되는 **일차감각영역** primary sensory area이라는 대뇌겉질의 특정한 구역으로 투사된다. **일차몸감각겉질**일차체성감각피질, primary somatic sensory cortex 또는 *일반감각영역 general sensory area*은 중심고랑의 뒤에 있는 마루엽에 위치한다. 통증, 압력 및 온도와 같은 일반감각정보를 전달하는 감각신경은 시상에서 신경연접을 하고, 시상에 있는 신경세포가 계속해서 정보를 일차몸감각겉질로 정보를 전달한다. 신체의 특정한 부위에서 감각신경은 일차몸감각겉질의 일정한 부위에 투사되기 때문에 머리가 가장 아래로 가있는 신체의 지형도가 대뇌겉질의 감각겉질에 나타난다(그림 6.22). 다른 일차감각영역으로는 뒤통수엽의 시각겉질, 관자엽의 일차청각겉질 및 뇌섬엽의 미각영역 등이 있다.

연합영역 association area이라는 일차감각영역에 인접한 겉질영역은 인지과정과 관련되어 있다. 예를 들어, 눈의 망막에서 시작된 감각활동전위는 시각영역에 도달하기 때문에 형상이 인지된다. 이 후, 활동전위는 시각겉질로부터 시각연합영역으로 넘어가기 때문에 현재의 시각정보가

표 6.3	오름신경로
신경로	**기능**
척수시상로	통증, 온도, 가벼운 촉각, 압력, 간지럼, 가려움
뒤기둥경로	고유감각, 촉각, 심부압력, 진동
척수소뇌로 (앞, 뒤)	소뇌로 가는 고유감각

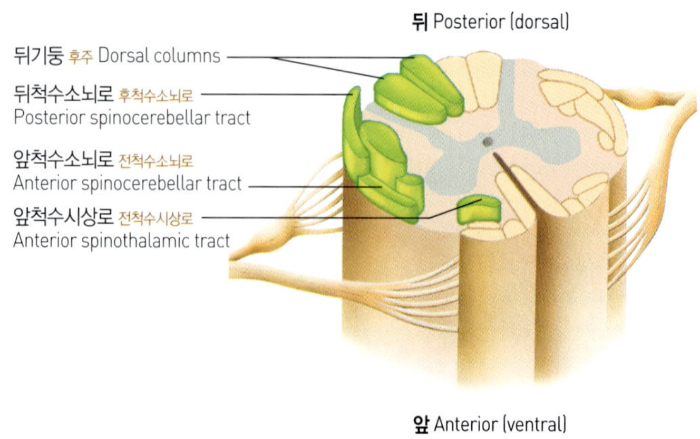

그림 6.20 척수의 오름신경로

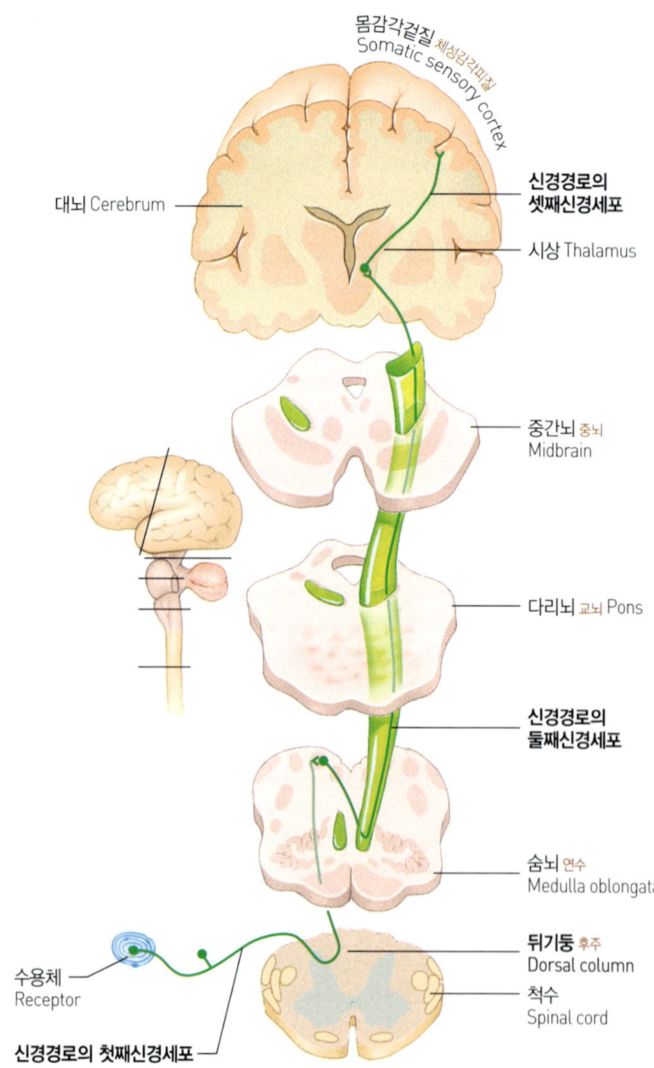

그림 6.21 뒤기둥

뒤기둥은 촉각, 자세, 압력과 관련된 활동전위를 전달한다. 삽입된 그림의 라인은 절단 높이를 나타낸다.

과거의 시각경험과 비교되어 "내가 전에 본적이 있는가?"을 판단하게 된다. 이러한 비교에 기반하여, "판단"을 담당하는 시각연합영역은 시각정보를 인식하고, 정보가 중요한지를 결정하게 된다. 예를 들어, 우리가 거리에서 사람들과 지나칠 때, 우리는 보통 그 사람을 이전에 본적이 없다면 스쳐가는 사람들을 주목하지 않지만, 스쳐 지나가는 그 사람을 알고 있다면 그 사람의 고유한 특징이 우리의 주의를 끌게 된다. 또 다른 연합영역에는 일차청각겉질 주위의 청각연합영역과 일차몸감각겉질 주위의 몸감각연합영역 등이 있다.

6.8 운동기능

학습성과

A. 대뇌겉질의 운동영역을 구분
B. 위운동신경 및 아래운동신경과의 연결방식 구분
C. 바닥핵과 소뇌의 운동기능 이해

뇌와 척수의 운동계통은 인체의 자세와 균형을 유지할 뿐만 아니라, 몸통, 머리, 팔다리, 혀 및 눈을 움직이고, 얼굴표정과 언어를 통해 타인과의 소통을 위한 반응을 한다. 척수와 뇌줄기를 통해 조절되는 반사작용은 약간의 신체 움직임에 대한 근원이 된다. 의식적인 생각 없이 발생하는 운동을 **무의식운동**불수의운동, involuntary movement이라 한다. 한편, **맘대로 운동**수의운동, voluntary movement은 걷기 또는 타자치기와 같은 특별한 목적을 달성하기 위해 의식적으로 활성화된다. 의식적으로 활성화되긴 하지만, 대부분 수의운동의 세부적인 작용은 자동적으로 일어난다. 예를 들어, 우리가 걷기 시작하면, 그물체와 척수에 있는 신경회로가 우리의 팔다리를 자동적으로 조절하기 때문에, 우리는 모든 근육의 순간운동량조절 momentto-moment control에 대하여 생각하지 않는다. 타자치기와 같이 한 번 배운 복잡한 작업은 비교적 자동적으로 이루어진다.

수의운동은 위운동신경세포와 아래운동신경세포의 자극에 의해 일어난다. **위운동신경세포**상위운동신경원, upper motor neurons는 대뇌겉질에 신경세포체가 위치한다. 위운동신경세포의 축삭은 아래운동신경세포와 연결되는 내림신경로를 형성한다. **아래운동신경세포**하위운동신경원, lower motor neurons는 척수 회색질의 앞뿔 또는 뇌신경핵에 신경세포체가 위치한다. 아래운동신경세포의 축삭은 중추신경계통을 빠져 나와 척수신경이나 뇌신경을 통해 뼈대근육을 지배하며, 제5장에서 설명한 운동단위 motor units를 만든다.

대뇌겉질의 운동영역

일차운동겉질일차운동피질, primary motor cortex은 중심고랑의 바로 앞에 있는 이마엽의 뒤부분에 위치한다(그림 6.22). 이 부분에서 시작된 활동전위는 뼈대근육의 수의운동을 조절한다. 위운동신경세포의 축삭은 이 겉질의 특정한 부분에서 신체의 일정한 부분으로 투사되고, 이것에 의해서 일차몸감각겉질의 지형도와 유사하게 머리가 아래쪽으로 가 있는 신체 지형도가 일차운동겉질에 만들어진다(그림 6.22). 이마엽의 **운동앞영역**전운동영역, premotor area은 신체의 운동이 일차운동겉질에서 실제적으로 일어나기 전에 조직화되는 곳이다. 예를 들어, 사람이 걷는 것을 결정할 때,

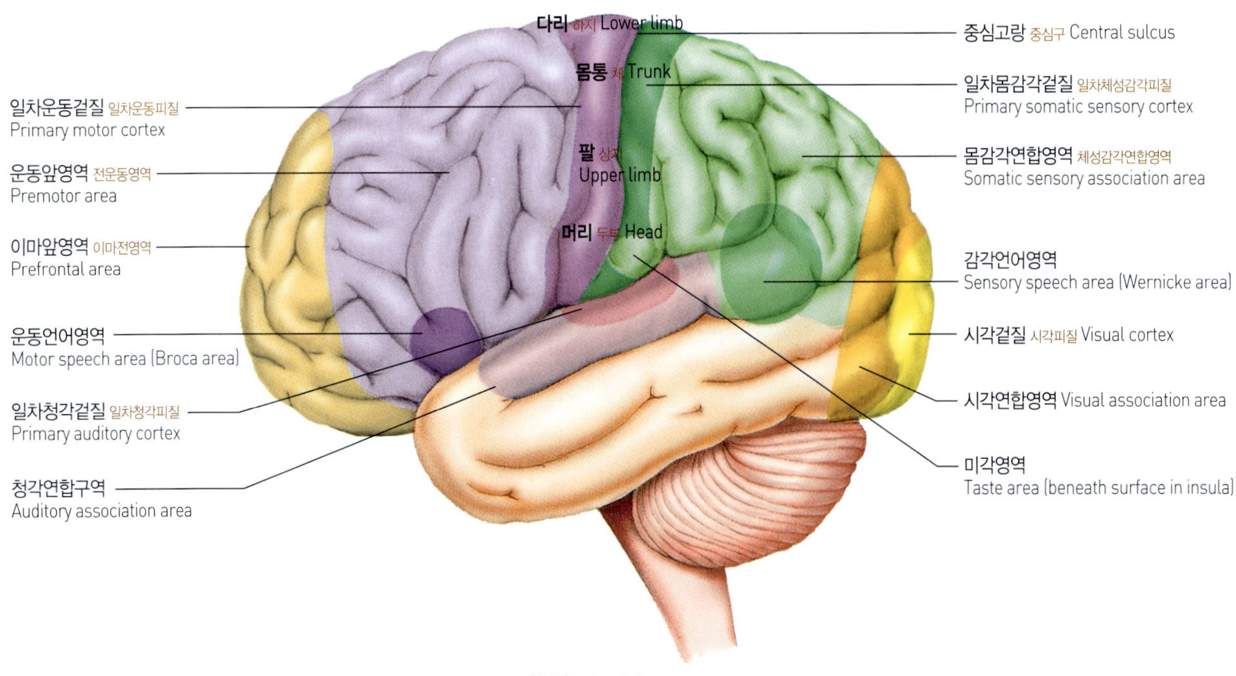

그림 6.22 왼쪽 대뇌반구의 가쪽면에 있는 감각과 운동영역

관련된 질환

척수손상의 회복

Harley Chopper는 오토바이를 타고 곡선을 돌 때, 자갈 부스러기에 미끄러져 옆으로 넘어졌다. 그 결과 Harley는 오토바이에서 떨어졌고, 옹벽에 머리를 부딪쳤다. 그는 헬멧을 착용했음에도 불구하고, 큰 힘으로 벽에 부딪히는 압력에 의해 목이 손상되었다. 병원에서의 검사를 통해 Harley는 C5와 C6의 척추에 골절이 있는 것을 알게 되었다. 담당의사는 척수 주위의 염증을 감소시키기 위해 메틸프레드니솔론을 투여하였고, Harley의 목 척추는 안정되었다. 처음에, Harley는 팔에 감각이 없고, 움직이지 못했지만, 이후 조금의 감각이 되살아났고, 팔을 움직일 수 있게 되었다. 그는 몇 주간 병원에 입원해 있으며 팔다리의 감각과 운동기능이 점차 회복되었지만, 물리치료에 몇 개월을 소모했다. 3년 후, Harley는 여전히 걷기능력이 완전히 회복되지 않았다.

Harley의 손상 후 즉각적으로 내림신경로와 오름신경로 모두의 기능상실이 나타났다. 이것은 전체 척수환자가 외상에 의한 "쇼크"을 경험하는 것 같이 척수손상에서 종종 일어나는 손상의 형태이다. 이러한 손상 후 치료를 하지 않으면, 초기 충격은 영구적인 손상으로 이어질 수 있다. 종종, 이러한 치료에도 불구하고, 손상이 너무 심하여 기능의 영구적인 손실을 야기하기도 한다. Harley의 경우에서는, 모든 오름신경로는 정상 기능을 회복했지만, 사고가 난 지 3년이 지났음에도 불구하고, 일부 다리로 가는 가쪽겉질척수로의 기능적 손상이 여전히 남아 있는 예이다.

운동앞영역의 신경세포가 첫 번째로 자극되고, 근육이 어떤 순서와 정도로 수축해야 하는지에 대한 결정이 내려진다. 그 때, 활동전위는 각각의 계획된 움직임이 시작되는 일차운동겉질의 위운동신경세포를 거쳐 목표장기로 전달된다.

운동을 계획하고, 실행하기 위한 동기부여와 예측은 **이마전영역**전두엽 전영역, prefrontal area이라는 이마엽의 앞부분에서 일어난다. 연합겉질의 이 부분은 사람과 같은 영장류에서만 잘 발달되어 있다. 이곳은 동기부여와 감성적인 행동 및 감성과 관련되어 있다. 사람에서 이 영역이 크고 넓은 것은 우리 감정의 복잡성과 앞서 생각하고, 인간에게서 비교적 잘 발달된 일에 대한 동기부여의 능력으로 설명될 수 있다.

내림신경로

내림신경로의 명칭은 그것들의 이는 곳과 끝나는 곳에 기초하여 만들어진다(표 6.4, 그림 6.23). 예를 들어, 겉질척수로 corticospinal tracts는 대뇌겉질에 시작되어 척수에서 끝나기 때문에 그 명칭이 만들어졌다. 겉질척수로는 대뇌겉질에 있는 위운동신경세포에서 척수에 있는 아래운동신경세포로(유사한 직접적인 신경로가 뇌줄기의 아래운동신경세포로) 직접 뻗기 때문에 **직접경로** direct pathway인 것으로 간주된다. 다른 신경로는 시작되는 뇌줄기 일부분의 이름을 따서 명칭이 만들어 진다. 그것들은 뇌줄기에서 시작되지만, 이러한 신경로는 대뇌겉질, 바닥핵 및 소뇌에 의해 간접적으로 조절된다. 대뇌겉질과 척수의 신경세포 사이에 직접적인 연결이 형성되어 있지 않기 때문에 이러한 신경로를 **간접경로** indirect라 한다.

내림신경로는 각기 다른 운동형태를 조절한다(표 6.4). 가쪽기둥 lateral columns에 있는 신경로는 손가락을 뻗고, 조절하는 것과 같이 목표지향적 팔다리운동을 제어하는 데 중요하다(그림 6.16, 그림 6.23). **가쪽겉질척수신경로**외측피질척수신경로, lateral corticospinal tracts는 숙련된 손 움직임의 속도와 정확도를 조절하는데 특히 중요하다. 그물척수신경로 reticulospinal tract와 같은 앞쪽기둥 anterior columns의 신경로는 몸의 자세, 균형 및 목, 몸통, 몸 쪽 팔다리근육의 조절을 통한 팔다리의 위치를 유지하는 데 중요하다.

가쪽겉질척수신경로는 어떻게 내림신경로가 기능을 하는지를 설명하는 데 도움이 된다. 이 신경로는 대뇌겉질에서 시작하여 뇌줄기로 내려온다(그림 6.24). 숨뇌에 있는 피라미드의 아래 끝에서, 축삭은 신체의 반대편으로 건너와 계속해서 척수로 내려온다. 뇌줄기나 척수에서 신체의 반대편으로 축삭이 건너가는 것은 내림경로의 전형적인 교차방법이다. 따라서 뇌의 왼쪽은 신체의 반대쪽인 오른쪽에 있는 뼈대근육을 조절한다.

바닥핵

바닥핵기저핵, basal nuclei은 기능적으로 관련된 여러 가지 신경핵의 집단이다(그림 6.25). 이 구조물의 주요한 두 개의 핵은 대뇌 깊은 곳에 위치하는 **줄무늬체**선조체, corpus striatum와 중간뇌에 검게 착색된 세포의 집단인 **흑색질**흑질, substantia nigra이다.

바닥핵은 운동의 계획, 조직 및 협응과 자세유지에 중요하다. 복잡한 신경회로가 시상 및 대뇌겉질과 함께 바닥핵에 서로 연결되어 있다. 이러한 연결은 일부는 자극하고, 다른 일부는 억제하는 되먹임 회로를 형성한다. 자극회로는 특히 앉은 자세에서 일어나거나 걷기 시작할 때와 같은 수의 운동이 시작될 때 근육활동을 촉진한다. 억제회로는 근육에 대항하여 근육활동을 억제시키므로 자극회로의 작용을 촉진한다. 더욱이, 억제회로는 몸통과 팔다리의 임의적인 움직임을 억제하고, 몸통, 팔다리 및 머리

표 6.4 내림신경로

경로	기능
직접경로	
가쪽겉질척수로	근육의 긴장도, 숙련된 손의 움직임
앞쪽겉질척수로	근육의 긴장도, 몸통근육의 움직임
간접경로	
적색척수로	운동 조화
그물척수로	움직임 중의 자세 조정
안뜰척수로	자세와 평형
덮개척수로	시각반사에 반응한 움직임

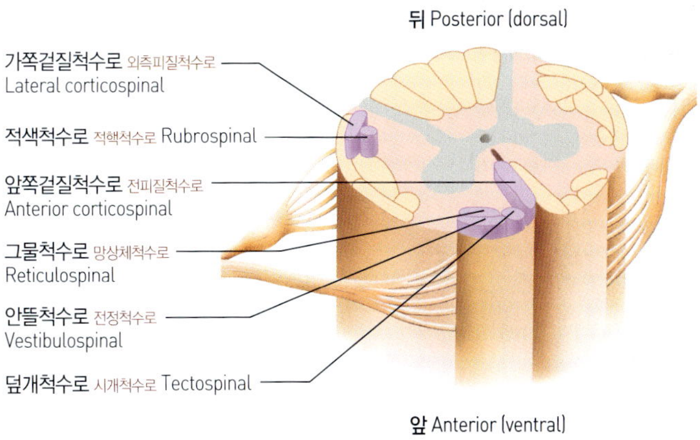

그림 6.23 척수의 내림신경로

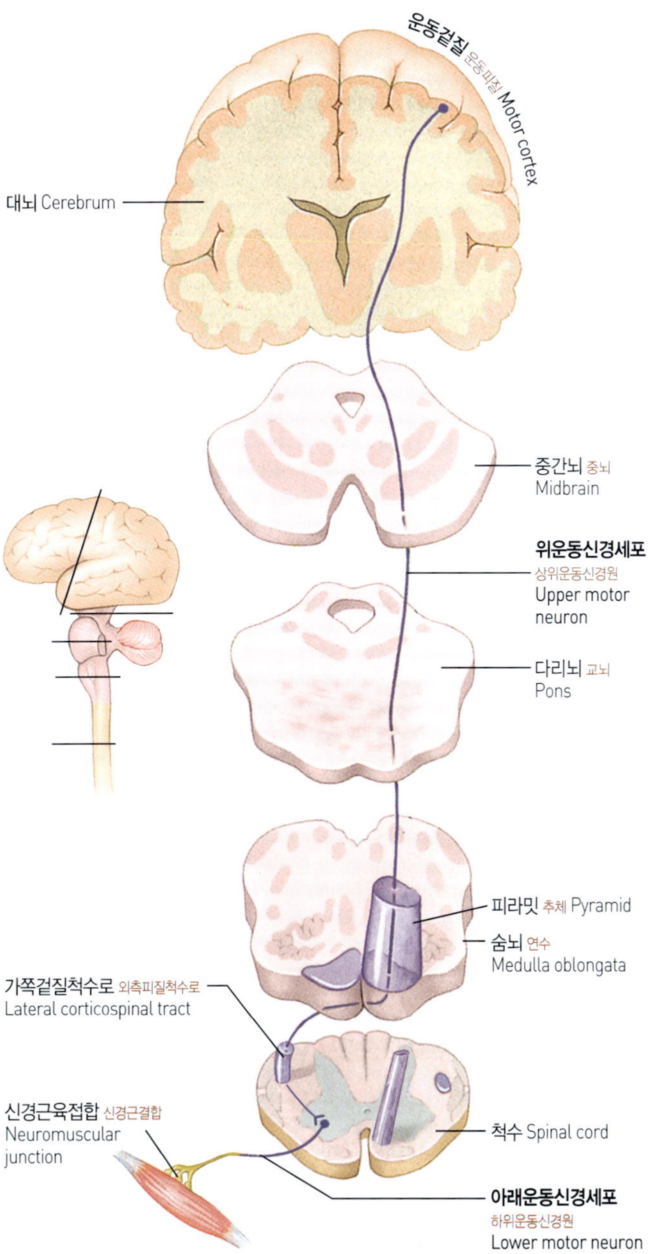

그림 6.24 직접경로의 예

가쪽겉질척수로는 머리 아래쪽의 움직임을 조절하는 데 관여한다. 삽입된 그림의 라인은 절단 높이를 나타낸다.

가 설 때 근육긴장도를 감소시킨다. 바닥핵의 장애는 앉은 자세에서 일어나거나, 걸음을 시작하기 힘들게 한다. 바닥핵의 장애를 가진 사람들은 근육긴장도가 증가하고, 그들이 설 때 과장되거나 제어되지 않는 움직임을 나타낸다. 일부 바닥핵 장애의 독특한 특징은 사람이 작업을 수행하지 않을 때 손의 미세한 떨림이 있는 "안정시 떨림 resting tremor"이다. 파킨슨병 Parkinson disease, 헌팅톤병 Huntington disease 및 뇌성마비 cerebral palsy는 바닥핵의 질환이다(이 장의 마지막에 있는 "질병과 질환 표" 참고).

소뇌

소뇌 cerebellum는 소뇌다리에 의해 뇌줄기에 붙어 있다. 소뇌겉질 cerebellar cortex은 회색질로 구성되어 있으며, 이랑과 고랑을 가지고 있지만, 이랑은 대뇌보다 훨씬 작게 형성되어 있다. 내부적으로, 소뇌는 회색질과 백색질로 된 신경경로로 구성되어 있다. 소뇌는 몸의 균형과 근육의 긴장도를 유지하고, 몸의 미세한 움직임을 조정하는 데 관여한다. 소뇌에 장애가 생기면 근육의 긴장도는 떨어지고, 몸의 미세한 움직임은 매우 서툴게 된다.

소뇌의 중요한 기능은 **비교측정기**로서의 역할이다(그림 6.26). 비교측정기는 이 경우에 운동겉질 및 말초의 구조물과 같은 두 가지 출처로부터 온 정보를 비교하는 감지장치로서의 역할을 수행한다. 대뇌운동겉질로부터 시작된 활동전위는 척수로 내려와 수의운동을 시작하게 한다. 또한, 곁가지 collateral branches는 운동겉질에서 소뇌로 내려오며, 의도된 움직임을 나타내는 정보를 제공한다. 게다가, 동시에 소뇌에 전달되는 활동전위는 관절, 인대 및 근육에 분포하며, 몸의 위치에 대한 정보를 제공하는 **고유감각신경세포** proprioceptive neurons로부터 시작된다. 소뇌는 운동겉질에서 나오는 의도된 움직임에 대한 정보를 움직이는 구조물로부터 나오는 감각정보와 비교한다. 차이점이 발견되면, 소뇌는 불일치를 바로잡기 위한 활동전위를 운동겉질에 있는 운동신경세포와 척수로 보낸다. 이 결과 부드럽고, 조화된 움직임이 가능해진다. 예를 들어, 눈을 감으면 소뇌의 비교측정 기능은 손가락으로 원활하고, 쉽고 부드럽게 우리의 코를 두드릴 수 있게 한다. 소뇌에 장애가 있으면 과도한 힘으로 손가락으로 코를 두드리게 하는 경향이 있다. 알코올의 한 가지 효과는 소뇌의 기능을 억제하는 것이다.

소뇌의 또 다른 기능은 피아노를 연주하는 것과 같은 운동능력을 배우는데 있어 대뇌와 함께 운동학습에 관여하는 것이다. 대뇌와 소뇌는 이러한 운동능력을 학습하기 때문에 전문화된 운동은 부드럽고, 자동적으로 만들어질 수 있다.

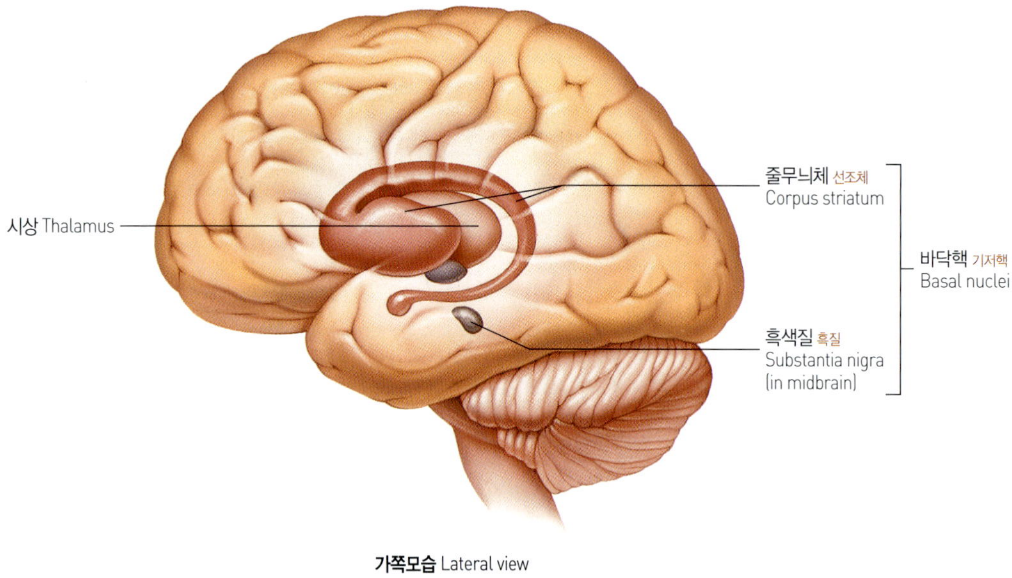

그림 6.25 바닥핵

1. 대뇌겉질의 운동영역은 척수의 아래운동신경에 활동전위를 전달한다.
2. 운동겉질의 활동전위는 소뇌에 의도된 움직임을 알려준다.
3. 척수의 아래운동신경은 활동전위를 뼈대근육으로 보내 근육을 수축시키게 한다.
4. 뼈대근육과 관절에서 고유감각신호가 근육의 상태와 근육수축에 따른 구조의 변화와 연관된 정보를 소뇌로 전달한다.
5. 소뇌는 운동겉질에서 오는 정보를 뼈대근육과 관절에서 오는 고유감각정보와 비교한다.
6. 소뇌의 활동전위는 척수의 아래운동신경에서 운동겉질의 자극을 수정한다.
7. 소뇌의 활동전위는 대뇌겉질로 보내져서 움직임의 활동을 조절하게 한다.

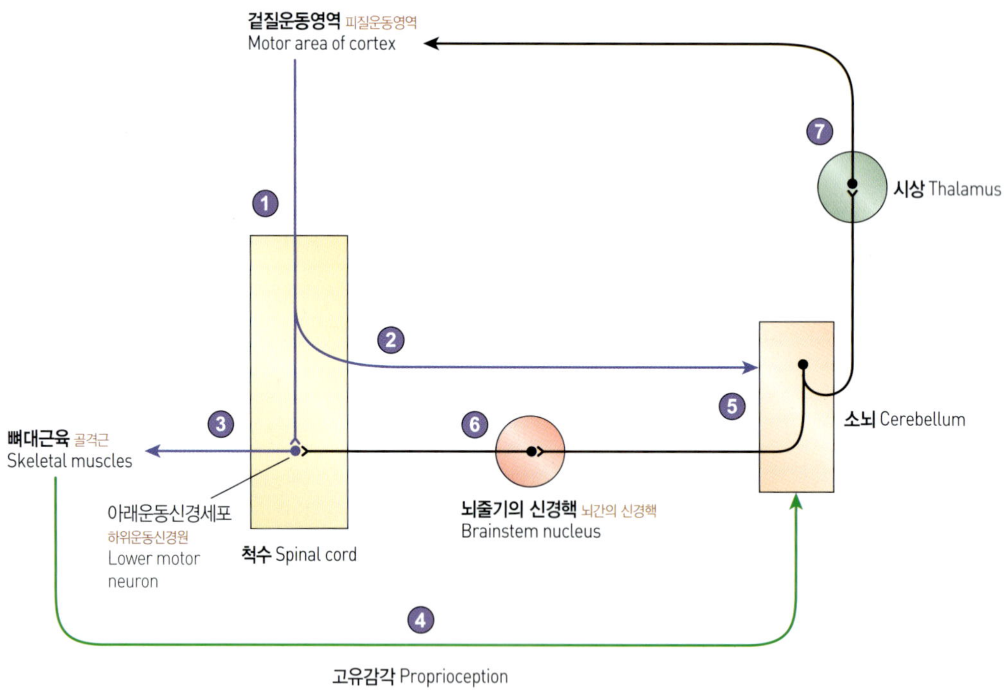

그림 6.26 소뇌의 비교측정 기능

6.9 그 밖의 뇌기능

학습성과

A. 왼쪽 및 오른쪽 대뇌반구와 언어영역 구분
B. 감각과 단기기억 및 두 가지 형태의 장기기억 이해

왼쪽과 오른쪽 대뇌반구 사이의 소통

오른쪽 대뇌반구는 신체의 왼쪽 절반으로부터 감각정보를 받고 근육활동을 조절한다. 왼쪽 대뇌반구는 신체의 오른쪽 절반으로부터 감각정보를 받고 근육을 조절한다. 한 곳의 대뇌반구에 의해 받아들여지는 감각정보는 **맞교차**교련, commissure라는 양쪽 대뇌반구 사이의 연결을 통해 서로 공유된다. 이러한 맞교차의 가장 큰 구조물은 세포틈새의 바닥에 있는 넓은 띠 모양의 신경로인 **뇌들보**뇌량, corpus callosum이다.

언어와 예술활동과 같은 서로 다른 기능은 양쪽 대뇌반구 사이에 동등하게 공유되지 않는다. 연구자들은 오른쪽 대뇌반구가 삼차원적인 공간인지능력이나 음악적인 능력과 같은 기능에 더 많이 관련되어 있는 반면, 왼쪽 대뇌반구는 수학 및 언어와 같은 능력에 뛰어난 분석적인 대뇌반구라고 믿고 있다.

언어

대부분 사람들의 언어영역은 왼쪽 대뇌겉질에 있다. 마루엽의 한 부분인 **감각언어영역**sensory speech area(베르니케 영역, Wernicke area)과 이마엽의 아래 부분에 있는 **운동언어영역**motor speech area(브로카 영역, Broca area)과 같은 중요한 대뇌겉질영역이 언어와 관련되어 있다(그림 6.22). 이 부분 또는 이와 연관된 뇌구역에 손상이 오면 말하기 또는 언어 이해에 장애나 결함이 있는 **언어상실증**실어증, aphasia이 발생할 수 있다. 이러한 장애의 가장 일반적인 원인은 뇌졸중으로, 뇌졸중 생존자의 25~40%가 언어상실증을 겪는 것으로 추정된다.

언어와 관련된 기능은 서로 유사한 기본 경로를 필요로 한다. 예를 들어, 우리가 듣는 단어를 반복하기 위해 다음의 신경로가 관여한다. 귀로부터 발생하는 활동전위가 일차청각겉질에 도달하면 말을 들을 수 있고, 청각연합영역에서 인지되며, 감각언어영역에서 그 뜻이 이해된다. 말을 나타내는 활동전위는 이때 감각언어영역과 운동언어영역을 연결하는 신경로를 통해 전달된다. 운동언어영역에서, 말은 그것이 반복되는 것과 같이 만들어진다. 활동전위는 이때 말을 만들어 내는 움직임의 계획을 세우기 위해 운동앞영역premotor area으로 가고, 최종적으로 특정한 말의 움직임을 일으키는 일차운동겉질로 전달된다.

기록된 언어를 말하는 것은 약간 다른 경로를 가진다. 정보는 시각겉질로 들어가고 난 뒤, 시각연합영역으로 전달된 후 인지된다. 이러한 정보는 계속해서 감각언어영역으로 전달되어 이해되고, 말하는 것처럼 인지된다. 감각언어영역에서부터 정보는 우리가 듣는 말에 대한 경로와 같은 신경로를 통하여 운동언어영역, 운동앞영역을 차례대로 거쳐 최종적으로 일차운동겉질로 전달된다.

심화학습 3

눈을 가린 사람이 손에 있는 물체의 이름을 알 수 있게 하는 신경경로에 대하여 생각해보자.

뇌파와 의식

각기 다른 의식수준은 뇌의 특이한 전기적 활성에 의해 나타날 수 있다. 사람의 머리피부에 부착하고, 측정장치에 연결된 전극은 **뇌파도**electroencephalogram; EEG를 생성하여 뇌의 전기적 활성상태를 측정할 수 있다(그림 6.27). 이 전극은 개별적인 활동전위를 측정하지는 않지만, 많은 신경세포의 집단에서 동시에 발생하는 활동전위를 측정할 수 있다. 대부분의 시간, 뇌의 전기적 활성상태가 일반적으로 동기화되지 않기 때문에 뇌파의 모양은 일정한 형태가 없이 불규칙하다. 그러나 특정한 때에 전기적인 신호는 **뇌파**brain wave로 알려진 파도와 같은 형태로 측정될 수 있다. 이들의 강도와 빈도는 뇌의 활성상태에 따라 차이가 있다. 깨어 있는 사람과 잠자는 사람에서 나타나는 각기 다른 의식수준은 특정한 형태의 뇌파에 의해 표시된다. **알파파**alpha wave는 일반적으로 깨어 있지만, 조용하게 눈을 감고 휴식을 취하는 사람에게서 관찰된다. **베타파**beta wave는 알파파보다 높은 빈도를 가지며, 강한 정신활동을 하는 동안에 발생한다. 수면이 시작되는 동안, 뇌파는 알파파에서 델타파로 급격하게 변화된다. 깊은 잠에 빠지면 점진적으로 더 많은 델타파가 발생한다. **델타파**delta wave는 유아와 심각한 뇌 손상을 가진 환자, 어른에서는 깊은 수면 중에 발생한다. 뇌파의 네 번째 유형인 **세타파**theta wave는 일반적으로 어린이에서 관찰되지만, 특정한 뇌질환이나 좌절을 경험한 성인에서 발생할 수 있다. 신경과의사는 장애에 대한 치료를 진단하고, 결정하기 위해 이러한 뇌파를 이용한다.

기억

기억의 저장은 작업기억, 단기기억, 장기기억의 세 단계로 나눠진다. 또한, 장기기억은 사실(*서술적*)과 관계되거나 숙련(*절차적*)과 관계된 기억의 유형에 따라 세분화 된다.

뇌는 작업의 즉각적인 수행을 위해 필요한 정보를 즉시 저장한다. 이러한 작업과 관련된 기억을 **작업기억**working memory이라 한다. 그것은 몇 초에서 몇 분간만 지속되고, 주로 이마엽에서 발생한다. 작업기억은 주로 한 번에 저장될 수 있는 정보의 조각 수에 의해 제한된다. 새로운 정보가 제공되면 이전에 저장되었던 작업기억의 오래된 정보는 제거된다.

단기기억short-term memory은 작업기억보다 오래 지속되고, 몇 분에서 며칠 동안 유지될 수 있다. 단기기억은 신경연접의 증가에 의해 형성되는

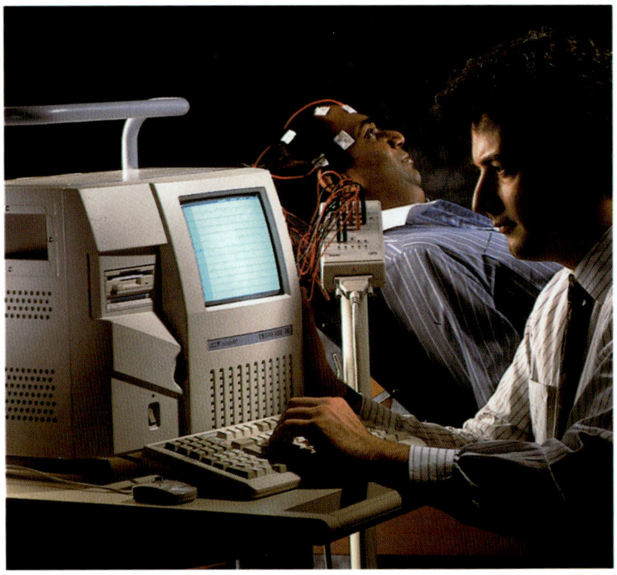

(b)

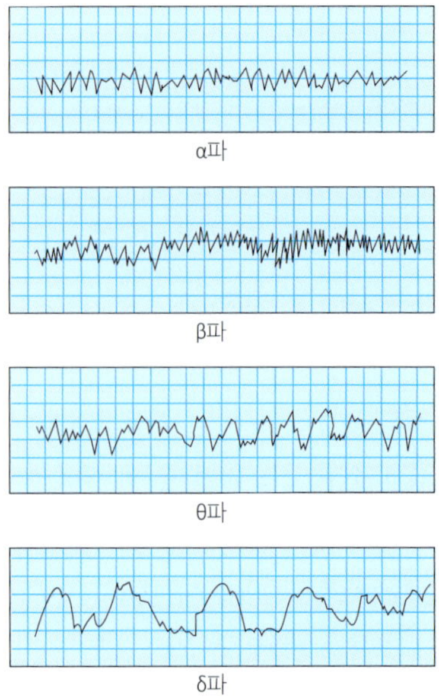

그림 6.27 뇌파
(a) 전극을 머리에 붙이고 있는 환자. (b) 네 가지 뇌파기록.

정보의 전달과 관련된 기전에 의해 저장된다. 단기기억은 물리적 손상이나 산소의 부족과 같은 뇌 손상이나 전신마취와 같이 신경의 기능에 영향을 주는 특정한 약물에 민감하다.

단기기억은 새롭고, 강력한 신경연접연결의 형성과 관련된 점진적 단계인 **강화** consolidation에 의해 몇 분 내에 저장되고, 영구적으로 보관되는 **장기기억** long-term memory으로 전환된다. 기억이 저장되는 시간의 길이는 얼마나 자주 그것을 회상하고 사용하는가에 달려 있다. **서술적 기억** declarative memory 또는 *명시적 기억 explicit memory*은 이름, 날짜, 장소와 같은 사실뿐만 아니라 감성적인 숨은 뜻과 관련된 기억과 연관되어 있다. 감정과 분위기는 뇌의 입구처럼 작용하고, 어떤 것이 장기서술기억에 저장될 것인지를 결정한다. **절차적 기억** procedural memory 또는 *반사기억 reflexive memory*은 자전거를 타는 것과 같은 운동 숙련도의 발달과 관련되어 있다. 절차기억은 시간이 지남에 따라 작은 정도의 기억만이 없어진다.

장기기억은 신경연접을 통한 정보전달의 장기적인 향상을 유발하는 구조적, 기능적 변화와 관련되어 있다. **기억심상** memory engram 또는 *기억흔적 memory trace*이라는 모든 연속적인 과정은 정보, 사고 또는 생각의 주어진 한 부분에 대한 장기보존과 관련된다. 정보를 반복하고, 기존의 기억과 연결하는 것은 우리가 단기기억에서 장기기억으로 정보를 전달하는 데 도움이 된다.

둘레계통

후각겉질과 대뇌의 일부분 및 신경핵은 **둘레계통** 변연계, limbic system이라는 이름으로 함께 무리지어 있다(그림 6.28). 둘레계통은 장기적인 서술기억, 감성, 감정에 대한 내장반응, 동기부여 및 기분에 영향을 미친다. 둘레계통의 가장 중요한 감각정보는 후각정보이다. 둘레계통은 배고픔, 갈증과 같은 생존을 위해 필요한 후각자극에 반응한다. 둘레계통은 기능적으로 시상하부와 연결되어 있다. 둘레계통의 장애는 게걸스러운(왕성한) 식욕, 비정상적인 성활동의 증가 및 공포와 분노 반응을 포함하는 행동 등을 나타내게 한다.

6.10 뇌신경

학습성과

A. 뇌신경 기능 이해

뇌신경 cranial nerves 12쌍은 표 6.5와 그림 6.29에 설명되어 있다. 뇌신경은 로마 숫자에 의해 CN I부터 CN XII까지 표시된다. 뇌신경은 기능에 따라 일반적으로 감각과 운동의 두 가지 종류가 있다. 감각기능은 시각과 같은 특수감각이나 얼굴의 촉각과 통증감각 같은 더 많은 일반감각으로 나눠질 수 있다. 운동기능은 몸운동과 부교감신경으로 세분화된다. 몸운동 성분이 있는 뇌신경은 머리와 목의 뼈대근육에 신경지배를 한다. 부교감신경 성분이 포함되어 있는 뇌신경은 샘, 민무늬근육 및 심장근육에 신경지배를 한다.

일부의 뇌신경들은 감각, 몸운동, 부교감신경 성분이 혼합되어 있는 반면, 다른 일부 뇌신경은 오직 감각 성분이나 몸운동 성분만으로 되어 있다. 후각신경(CN I), 시각신경(CN II), 및 속귀신경(CN VIII) 등 세 가지 뇌신경은 오직 감각 성분으로만 구성되어 있다. 도르래신경(CN IV), 갓

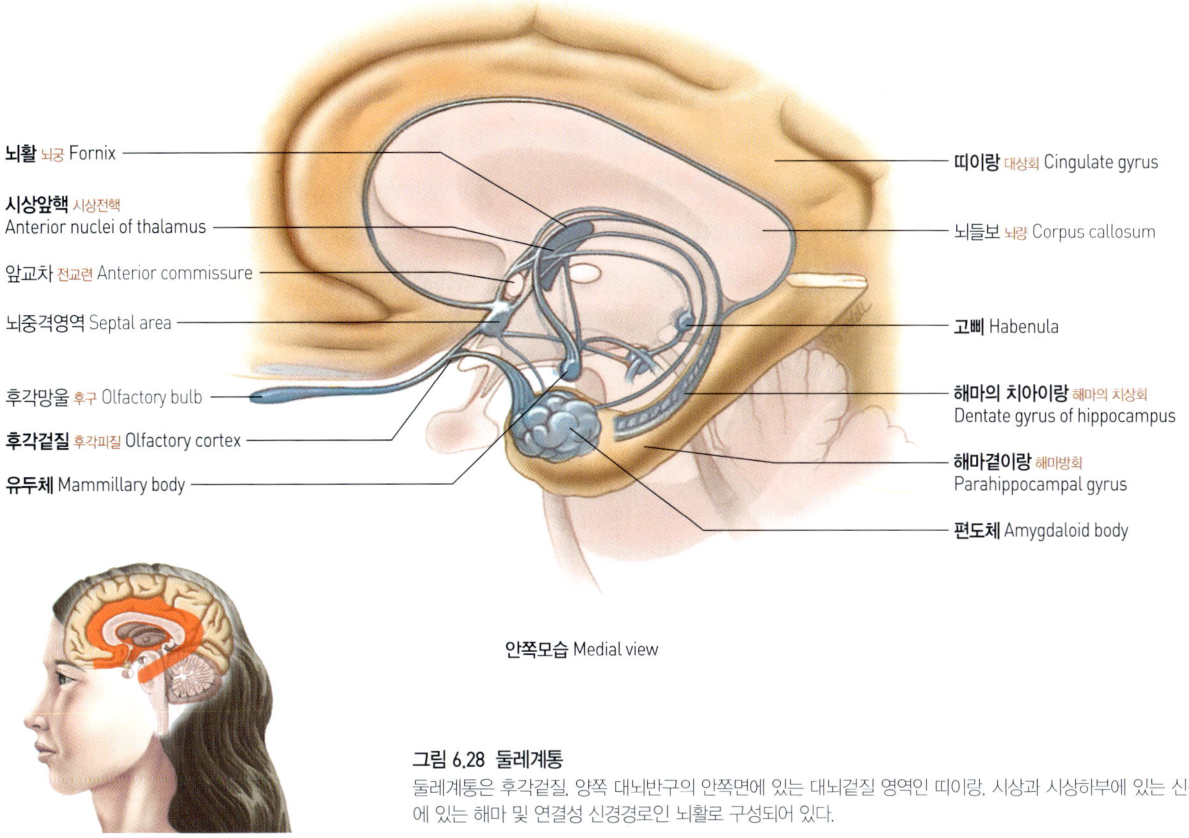

그림 6.28 둘레계통
둘레계통은 후각겉질, 양쪽 대뇌반구의 안쪽면에 있는 대뇌겉질 영역인 띠이랑, 시상과 시상하부에 있는 신경핵, 관자엽에 있는 해마 및 연결성 신경경로인 뇌활로 구성되어 있다.

돌림신경(CN VI), 더부신경(CN XI) 및 혀밑신경(CN XII) 등 네 가지 뇌신경은 이들의 운동신경이 고유감각정보를 전달하긴 하지만 몸운동 성분으로만 구성되어 있다.

삼차신경(CN V)은 감각과 몸운동 기능을 가지고 있다. 이 신경은 모든 뇌신경 중에서 가장 넓은 범위에 일반감각분포를 가지고 있으며, 얼굴의 피부에서 뇌로 감각정보를 전달하는 유일한 뇌신경이다. 인체 나머지 피부의 감각정보는 척수신경에 의해 중추신경계통으로 전달된다. 치과의사에 의해 투여된 마취제는 치아에서 삼차신경의 가지를 통해 전달되는 감각신경전달을 효율적으로 차단한다. 삼차신경에서 치아로 뻗어 있는 이러한 가지는 몸의 다른 신경보다 더 빈번하게 마취된다.

눈돌림신경(CN III)은 몸운동과 부교감신경 성분이 포함되어 있다. 얼굴신경(CN VII), 혀인두신경(CN IX) 및 미주신경(CN X)은 감각, 몸운동, 부교감신경 성분 모두를 가지고 있다(표 6.5). 미주신경은 인체에서 가장 중요한 부교감신경 중 하나이다. 이 신경은 심장박동수, 호흡 및 소화와 같은 가슴과 소화기관의 기능을 조절한다.

척수신경과 같이, 많은 뇌신경의 감각과 운동기능은 머리와 몸의 한 부분에서 대뇌겉질의 반대쪽으로 건너간다. 예를 들어, 삼차신경을 통해 들어온 오른쪽 얼굴의 감각정보는 뇌줄기에서 반대쪽으로 건너가 왼쪽 대뇌겉질에 전달된다. 왼쪽 대뇌겉질에서 시작된 운동명령은 뇌줄기에서 반대쪽으로 건너가 얼굴신경을 통해 얼굴의 오른쪽 근육으로 전달된다.

6.11 자율신경계통

학습성과

A. 자율신경계통과 몸신경계통의 구조 나열
B. 자율신경계통의 두 구성성분 구분
C. 교감신경과 부교감신경의 일반적인 기능 나열

자율신경계통(ANS)은 활동전위를 중추신경계통으로부터 말초로 전달하는 운동신경세포로 이루어져 있다. 자율신경계통을 구성하는 신경세포는 민무늬근육, 심장근육 및 샘에 신경분포한다. 자율신경계통의 기능은 광범위하게 무의식적으로 조절된다.

자율신경계통의 신경세포에서 시작된 축삭은 자유신경절에서 신경절이후신경세포와 신경연접을 하고 있다. 이것은 중추신경계통에서 시작된 축삭이 뼈대근육으로 뻗는 몸운동신경계통의 신경세포와 대조를 이룬다. 자율신경계통은 중추신경계통에서 효과기관으로 신경정보를 전달하는 과정에 두 가지 종류의 신경세포가 관여한다. 첫째는 **신경절이전신경세포**절전신경세포, preganglionic neuron이고, 두 번째는 **신경절이후신경세포**절후신경세포, postganglionic neuron이다(그림 6.29). 신경절이전신경세포는 중추신경계통의 밖에 위치하는 **자율신경절**자유신경절, autonomic ganglion에서 신경절이후신경세

표 6.5	뇌신경과 각각의 기능		
로마숫자	이름	일반기능	특수기능
CN I	후각신경	감각	냄새
CN II	시각신경	감각	시각
CNIII	눈돌림신경	몸운동, 부교감	몸운동: 위곧은근, 안쪽곧은근, 아래곧은근, 아래빗근 등 4가지 종류의 안구근육과 위눈꺼풀올림근 부교감: 동공의 수축과 수정체 두께 조절
CN IV	도르래신경	몸운동	안구근육 중 위빗근
CN V	삼차신경	감각, 몸운동	감각: 얼굴과 치아 몸운동: 씹기근육
CN VI	갓돌림신경	몸운동	안구근육 중 가쪽곧은근
CN VII	얼굴신경	감각, 몸운동, 부교감	감각: 맛 몸운동: 얼굴의 표정근 부교감: 침분비와 눈물샘
CN VIII	속귀신경	감각	청각, 평형
CN IX	혀인두신경	감각, 몸운동, 부교감	감각: 맛과 혀 뒤쪽의 촉각 몸운동: 인두근 부교감: 침샘
CN X	미주신경	감각, 몸운동, 부교감	감각: 인두, 후두 및 내장 몸운동: 입천장, 인두 및 후두 부교감: 가슴안과 배안의 장기
CN XI	더부신경	몸운동	목빗근 및 등세모근과 위쪽 등근육들
CN XII	혀밑신경	몸운동	혀근육

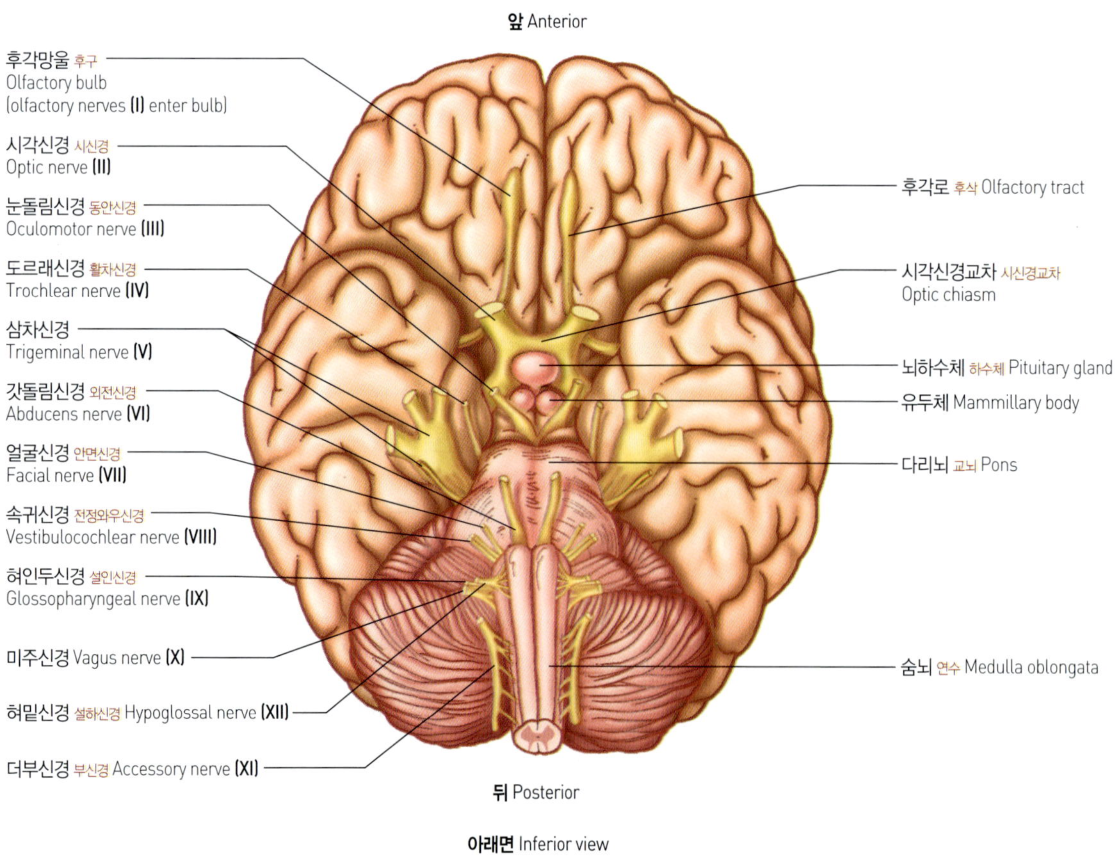

그림 6.29 뇌신경의 시작점을 보여주는 뇌의 아래면

포와 신경연접을 하기 때문에 이렇게 불린다. 유일한 예외는 부신으로 신경을 뻗는 신경절이전신경세포이다. 이곳의 신경절이후신경세포는 부신속질에서 실제적으로 호르몬을 분비하는 세포이다.

자율신경계통은 **교감신경계통**교감신경계, sympathetic division과 **부교감신경계통**부교감신경계, parasympathetic division으로 구성되어 있다(표 6.6, 그림 6.30). 교감신경계통에 존재하는 신경세포는 일반적으로 개개인의 신체활동에 대한 준비를 하는 반면에, 부교감신경은 일반적으로 휴식 시에 인체에서 일어나는 소화와 같은 불수의적인 기능을 촉진한다.

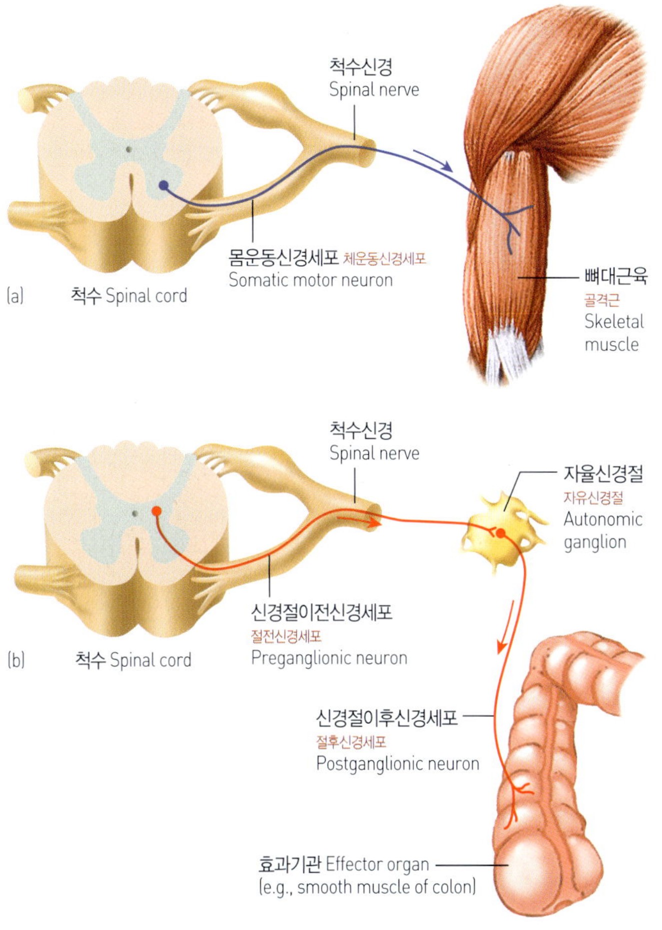

그림 6.30 몸신경계통과 자율신경계통에서 신경세포의 조직화

(a) 몸운동신경세포의 세포체는 중추신경계통에 있으며, 축삭이 뼈대근육에 신경지배를 하고 있다.
(b) 신경절이전신경세포의 세포체는 중추신경계통에 있으며, 축삭은 자율신경절에서 신경절이후신경세포와 신경연접을 하고 있다. 신경절이후신경세포는 연장되어 효과기관과 신경연접을 형성한다.

교감신경계통의 해부학

교감신경계통의 신경절이전신경세포의 세포체는 첫 번째 가슴분절(T1)에서 두 번째 허리분절(L2) 사이 척수회색질의 가쪽뿔에 있다(그림 6.16). 신경절이전신경세포의 축삭은 앞뿌리를 통하여 뻗고, 교감신경줄기 신경절이나 곁신경절로 투사된다(그림 6.31). **교감신경줄기신경절**교감신경간신경절, sympathetic chain ganglion은 다른 교감신경줄기 신경절과 연접하고, 이들은 척수의 양쪽 면을 따라 연속적으로 사슬을 형성하기 때문에 이렇게 이름 붙여졌다. 가슴안 공간은 신경절이후교감신경에 의해 신경지배가 일어난다. **곁신경절**측부신경절, collateral ganglion은 표적장기 근처에 위치하며, 복강신경절, 위창자간막신경절, 아래창자간막신경절로 구성되어 있다. **내장신경**splanchnic nerve은 배와 골반부분에 있는 곁신경절로 연장되는 교감신경이다. 일부의 신경절이전신경세포는 교감신경줄기신경절에서 신경연접을 하지만, 다른 일부는 이 신경절을 지나쳐 곁신경절에 신경연접을 한다. 신경절이후신경세포는 교감신경줄기신경절이나 곁신경절에서 시작되며, 표적조직으로 투사된다.

부교감신경계통의 해부학

부교감신경계통의 신경절이전신경세포체는 뇌줄기에 위치하는 눈돌림신경(CN III), 얼굴신경(CN VII), 혀인두신경(CN IX) 및 미주신경(CN X)의 신경핵이나 S2~S4의 척수신경이 시작되는 척수 중심회색질의 가쪽부분에 있다.

신경절이전신경세포의 축삭은 척수나 뇌신경을 통해 머리의 효과기관 근처나, 가슴, 배 및 골반의 효과기관 벽에 묻혀 있는 **종말신경절**terminal ganglion로 뻗는다(그림 6.31). 신경절이후신경세포의 축삭은 종말신경절로부터 표적 기관으로 상대적으로 짧은 신경섬유를 뻗는다. 대부분의 가슴안 및 배안 장기는 뇌줄기로부터 연장된 **미주신경**vagus nerve의 신경절이전신경세포에 의해 신경지배를 받는다. 미주신경은 심장, 허파, 간 및 위와 다른 소화기관으로 부교감신경지배를 하는 가지를 뻗는다.

자율신경계통의 신경전달물질

교감신경과 부교감신경계통의 모든 신경절이전신경세포와 부교감신경계통의 모든 신경절이후신경세포는 **아세틸콜린**acetylcholine이라는 신

표 6.6 자율신경계통의 교감신경 성분과 부교감신경 성분

구분	신경절이전신경세포의 위치	신경절이후신경세포의 위치	일반적인 기능
교감신경	T1~L2	교감신경줄기 신경절 또는 곁신경절	신체활동에 인체를 준비시키는 “투쟁반응”
부교감신경	뇌신경: CN III, CN VII, CN IX, CN X 척수신경: S2~S4	표적 기관의 벽 근처나 표적 기관에 묻혀 있는 종말신경절	휴식기에 인체의 불수의적인 활동을 촉진

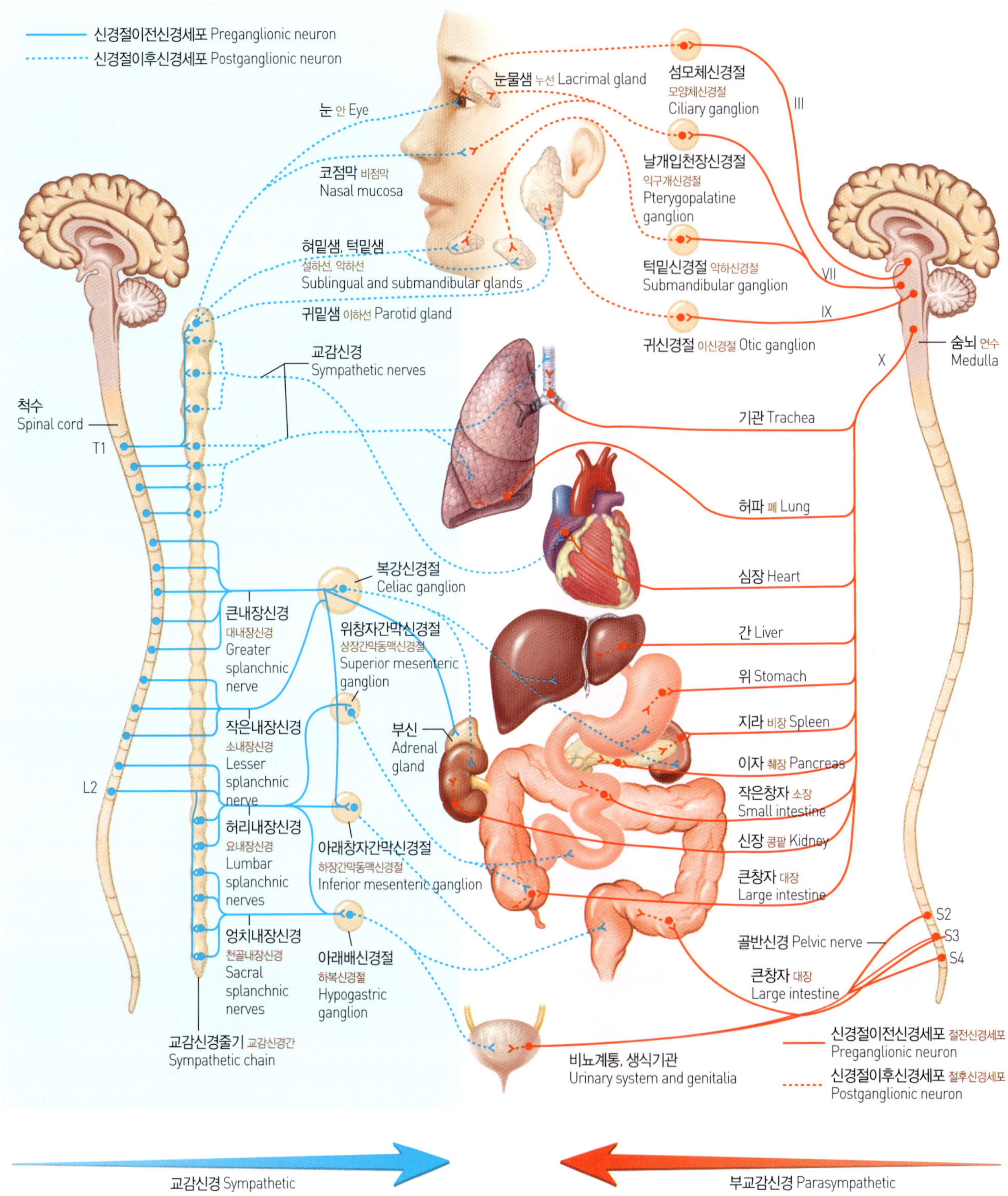

그림 6.31 자율신경계통에 의한 인체 각 기관의 신경지배

신경절이전섬유는 실선으로, 신경절이후섬유는 점선으로 나타냈다.

경전달물질을 분비한다. 대부분 교감신경계통의 신경절이후신경세포는 **노르에피네프린** norepinephrine을 분비한다. 많은 신체의 기능은 이러한 신경전달물질의 기능을 모방하거나, 이들의 표적조직에 대한 작용을 방해하는 약물에 의해 촉진되거나 억제된다.

자율신경계통의 기능

교감신경계통은 신체활동에 인체를 준비시키는 역할을 한다(표 6.7). 이러한 반응은 심박동수와 혈압을 증가시키고, 공기의 흐름을 증가시키기 위해 호흡통로를 확장시키며, 에너지 생산을 위해 간에서 포도당의 분비를 촉진한다. 이와 동시에, 이 반응은 소화활동을 억제한다. 이러한 과정을 통해, 교감신경계통은 신체활동을 유지하는 데 필요하지 않은 기관의 활성을 억제하고, 혈액과 영양소를 운동을 하는 동안 활성화되는 기관으로 보낸다. 또한, 신체의 과도한 열은 발한작용을 증가시키고, 피부 근처의 혈관을 확장시킴으로써 내린다. 교감신경계통은 우리가 위험에 직면하거나, 그 상황에서 가능한 빨리 벗어나고자 하는 행동을 준비하기 때문에 종종 **맞섬도피반응체계** fight-or-flight system와 관계된다.

자율신경계통의 부교감신경 성분은 일반적으로 신체의 휴식상태와 관계된다(표 6.7). 부교감신경계통의 활성화는 소화, 배설 및 배뇨와 같은 불수의활동을 촉진한다. 소화계통에서 부교감신경의 작용은 어떻게 자율신경계통이 다양한 장기의 활동을 통합적으로 조절할 수 있는지를 설명한다. 부교감신경의 활성은 이자로부터 소화효소의 분비를 증가시키고, 작은창자에서 음식과 효소를 혼합하며, 소화관을 통해 물질을 이동시키는 수축을 유도한다. 이러한 협력은 소화와 음식의 흡수작용을 증가시킨다. 동시에, 부교감신경성 자극은 심장박동수를 감소시켜 혈압을 떨어드리고, 공기통로를 수축시켜 공기의 흐름을 저하시킨다.

교감과 부교감신경계통은 표적조직에 따라 각각 촉진작용과 저하작용을 일으킨다. 예를 들어, 교감신경계통은 혈관의 벽에 있는 민무늬근육의 수축을 촉진하고, 허파의 공기통로 벽에 있는 민무늬근육의 수축을 억제한다. 이와 마찬가지로, 부교감신경계통은 방광의 수축을 촉진하고, 심장의 수축을 억제한다.

자율신경세포에 의해 신경지배를 받는 대부분의 기관은 교감과 부교감신경계통 모두에 의해 조절된다. 대부분의 경우에, 두 가지 자율신경계통의 영향은 반대로 작용한다. 예를 들어, 심장의 교감신경성 자극은 심장의 박동수를 증가시키지만, 부교감성 자극은 심박동수를 감소시킨다. 두 가지의 계통이 한 기관에 모두 신경지배를 할 때, 교감신경계통은 신체활동이나 스트레스 상황에서 주요한 역할을 수행하지만, 부교감신경계통은 신체의 휴식기 동안 더 많은 기능을 한다. 이러한 두 가지 계통의 일반적인 반대작용에도 불구하고, 일부의 상황에서는 다양한 표적 기관의 활성을 조절하기 위해 두 계통 모두 함께 작용한다. 예를 들어, 남자에서 부교감신경계통은 음경의 발기를 촉진하고, 교감신경계통은 분비물의 분비를 자극하고, 사정이 시작되는 것을 돕는다. 그러나 모든 기관이 이 둘의 신경지배를 받는 것은 아니다. 땀샘과 혈관은 대부분 오로지 교감신경세포에 의해서만 신경지배를 받는 반면, 눈의 수정체와 관련된 민무늬근육은 주로 부교감신경세포에 의해 신경지배를 받는다.

심화학습 4

극도로 화가 난 사람과 방금 식사를 끝내고, 휴식을 취하고 있는 사람에서 자율신경계통에 의해 유발되는 반응을 나열해보자.

6.12 장관신경계통

학습성과

A. 장관신경계통과 중추신경계통 별개작용 이해

장관신경계통 enteric nervous system; ENS은 소화관의 벽에 있는 신경얼기로 구성되어 있다. 이 신경얼기는 소화관을 중추신경계통으로 연결시켜 주는 감각신경세포와 중추신경계통을 소화관으로 연결시켜주는 교감과 부교감신경세포 및 장관신경얼기 내에 위치하는 장관신경세포로 구성된다. 장관신경세포의 독특한 특성은 이 계통이 국소반사를 통해 중추신경계통과는 별개로 소화관을 감시하고, 조절할 능력이 있다는 것이다. 예를 들어, 소화관의 확장은 장관감각신경세포에 의해 감지되고, 장관사이신경을 자극한다. 장관사이신경은 샘에서 분비작용을 촉

표 6.7 자율신경계통의 영향

표적 기관	교감성 영향	부교감성 영향
심장	심장의 수축력과 심박동수의 증가	심박동수의 감소
혈관	수축과 확장	
허파	세기관지의 확장	세기관지의 수축
눈	동공확장, 먼 거리의 시야를 위해 수정체를 조절하는 섬모체근의 이완	동공수축, 근거리의 시야를 위해 수정체를 조절하는 섬모체근의 수축
창자와 위의 벽	운동성 감소, 조임근의 수축	운동성 증가, 조임근의 이완
간	당원분해, 포도당 분비	당원합성
지방조직	지방분해	
부신	에피네프린과 노르에피네프린의 분비	
땀샘	땀 분비	
침샘	진한 침 분비	맑은 침 분비
방광	근육이완, 조임근 수축	근육수축, 조임근 이완

임상에서 활용하기 생체되먹임과 명상

생체되먹임biofeedback은 대부분 자율신경계통에 의해 조절되는 잠재의식의 활동을 측정하는 것으로 전자기계나 그 밖의 방법을 이용하는 기술이다. 예를 들어, 피부온도, 심장의 박동수 및 뇌파는 전기적으로 측정할 수 있다. 이때, 기록장치를 관찰하고, 생체되먹임 기법을 이용하여 우리는 인체의 심장박동수와 혈압을 의식적으로 감소시키거나, 뇌파를 변화시키는 방법을 배울 수 있다. 심한 소화궤양, 편두통, 고혈압, 불안장애 및 우울증 등은 생체되먹임 기법을 이용하여 완화될 수 있다.

명상meditation은 자율신경계통의 기능에 영향을 주는 또 다른 방법이다. 명상을 이용하는 의사들은 정신적인 행복, 의식 및 우주에 대한 전체적인 관점을 향상시킬 수 있다고 주장한다. 일부의 사람들은 심장박동수, 혈압, 심한 궤양과 스트레스와 빈번하게 관련된 다른 증상을 완화시키기 위해 유용한 명상요법을 찾는다.

진하는 장관운동신경세포를 자극한다. 장관신경계통이 중추신경계통과는 완전히 별개로 소화관의 활성을 조절할 수 있지만, 일반적으로 두 계통은 함께 작용한다. 미주신경의 부교감신경 성분을 통한 중추신경계통의 조절과 교감신경은(주로 내장신경) 장관신경세포의 기능과 독립적으로 작용할 수 있다. 그러므로 장관신경계통은 자율신경계통을 완전하게 하는 말초신경계통의 독특한 부분이다.

6.13 노화가 신경계통에 미치는 영향

학습성과

A. 노화와 신경계통변화 이해

사람의 연령에 따라, 감각은 감각신경의 감소와 남은 신경세포의 기능장애 및 중추신경계통의 처리과정의 변화 때문에 점차 쇠퇴한다. 피부에 있는 감각수용체의 수가 감소하는 결과, 노인은 무언가가 피부를 건드리거나 누르는 감각을 인지하는 능력이 떨어지고, 손으로 물체를 만져서 확인하기 힘들어진다. 이러한 변화는 노인이 더욱 피부손상에 노출되기 쉽게 한다.

팔다리와 관절위치에 대한 감각저하는 평형과 신체 동작의 조정능력에 영향을 미칠 수 있다. 신체의 자세, 긴장도 및 근육과 인대의 길이에 대한 정보 또한 감소하고, 더욱이 운동조절과 조화뿐만 아니라 신체의 움직임, 자세, 위치에 대한 감각이 저하된다.

또 다른 감각신경세포의 기능저하는 혈압, 갈증, 목구멍의 이물질, 방광에 있는 소변의 양, 곧창자에 있는 배설물의 양을 감지하는 능력이 감소하는 것과 관련되어 있다. 그 결과, 노인은 고혈압, 탈수, 연하장애 및 숨 쉬기 곤란, 요실금, 변비나 변실금에 더 걸리기 쉽다.

더욱이, 운동신경세포 수의 일반적인 감소가 나타난다. 척수의 허리분절에 있는 아래운동신경세포의 50%나 되는 정도가 60세 정도에 감소된다. 감소된 운동신경세포에 의해 신경지배를 받았던 근육섬유 또한 줄어서 근육량의 전반적인 쇠퇴가 나타난다. 운동단위의 손실은 남아 있는 운동단위가 보상작용을 수행해야 하기 때문에 더욱 빨리 근육의 피로가 나타나게 한다. 그러나 규칙적인 신체 운동은 이러한 쇠퇴를 방지하고 감소시킨다.

반사작용은 활동전위의 발생과 전도 및 신경연접의 기능이 느려지기 때문에 사람이 나이가 들어감에 따라 더뎌진다. 신경전달물질과 수용체의 숫자도 감소한다. 반사작용이 느려진 것 같이 노인은 신체의 내외부적인 상태의 변화에 자동적이며, 빠르고, 정확하게 반응할 수 없게 된다.

뇌의 크기와 무게는 사람이 나이가 들어감에 따라 감소한다. 적어도 이러한 변화는 대뇌에 있는 신경세포의 감소에 의해 유발된다. 그러나 남아 있는 신경세포는 이러한 손실의 대부분을 보상할 수 있다. 또한, 구조적인 변화도 신경세포에서 나타난다. 신경세포의 형질막은 더욱 단단해지고, 세포질그물은 구조가 더욱 불규칙해지며, 신경원섬유매듭이 세포에서 발생하고, 아밀로이드판이 신경연접에서 형성된다. 이러한 모든 변화는 신경세포의 기능을 저하시킨다.

단기기억은 대부분의 노인에서 저하된다. 이러한 변화는 개개인에 따라 다르게 나타나지만, 일반적으로 60세까지는 변화가 천천히 일어나고, 70세가 넘어가면서 더욱 빨라지는 경향이 있다. 그러나 기억력의 감소량은 보통 대부분의 사람에서 크지 않다. 노인은 대부분 말에 의해 빠르게 제공되는 생소한 정보를 받아들이기 어렵게 된다 장기기억은 영향을 받지 않는 모습을 보이며, 오히려 노인에서 좋아진다.

단기기억과 마찬가지로, 문제를 해결하는 생각, 계획, 사고력은 일반적으로 60세까지 서서히 저하되지만, 그 이후에는 빠르게 저하된다. 그러나, 이러한 변화는 가볍고, 사실상 일정치 않다. 실제 이러한 기능은 많은 노인들에게서 변하지 않지만, 10% 정도의 노인들은 오히려 사고능력이 증가된다. 이러한 변화의 많은 부분이 개개인의 배경, 교육, 건강, 동기 및 경험에 의해 좌우된다. 지속적인 정신활동이 나이가 들어감에 따라 나타나는 정신적인 기량의 손실을 감소시키는 것으로 알려져 있다.

노인들은 잠드는 데 더 많은 시간이 필요하고, 밤에 깨어 있는 시간이 많아지는 것을 경험하는 경향이 있다. 수면에 영향을 미칠 수 있는 요인은 통증, 소화불량, 규칙적인 다리의 움직임, 수면무호흡증, 방광의 용량 감소 및 말초혈액순환 저하이다.

질병과 질환: 신경계통

상태	설명
	중추신경계통 질환
중추신경계통의 감염	
뇌염	바이러스와 세균이나 다른 병원체에 의해 유발되는 뇌의 감염으로 열, 혼수상태 및 경련의 증상을 나타낸다.
수막염	바이러스성 감염이나 세균감염에 의해 유발되는 뇌척수막의 염증으로 목의 경직, 두통 및 열의 증상을 보이며, 심한 경우 마비, 혼수상태 또는 죽음을 초래할 수 있다.
광견병	감염된 동물에 의해 전파되는 바이러스성 질환으로 뇌 감염은 비정상적인 흥분성, 공격성, 마비와 같은 증상 및 심한 경우 죽음을 초래할 수 있다.
파상풍	세균성 신경독소에 의해 발생하며, 척수와 뇌줄기의 아래운동신경세포에 영향을 미쳐 근육을 수축시키고, 근육이완을 방해하여 신체에 "입벌림장애"와 같은 강직이 나타나고, 호흡근육의 경련에 의한 사망을 초래할 수 있다.
다발경화증	자가면역질환으로 바이러스성 감염에 의해 발생하며, 뇌 염증과 척수의 말이집탈락 및 경화성 말이집은 비정상적인 활동전위 상태를 유발하여 지나친 반사작용, 떨림 및 언어장애의 증상을 나타낸다.
중추신경계통의 운동장애	
운동이상증	바닥핵이 관련된 질환으로 경련성 운동, 안정 시 떨림 등과 같은 증상을 나타낸다.
헌팅톤병	우성의 유전성 질환으로 바닥핵의 점진적인 변성을 야기하고, 불수의성 움직임의 특징을 나타낸다.
뇌성마비	비정상적인 뇌의 발달이나 손상에 의해 유발되는 뇌손상으로 운동기능과 운동협응력의 장애를 나타내는 일반적인 말이며, 근육긴장도의 증가, 안정 시 떨림, 말하기 및 삼키기의 어려움, 목적 없는 움직임 등과 같은 증상을 나타낸다.
파킨슨병	바닥핵의 손상에 의해 유발되며, 근경직, 안정 시 떨림, 일반적인 움직임의 부족, 셔플링(shuffling) 보행 등의 특징이 있다.
다른 중추신경계통의 질환	
뇌졸중	뇌에서의 출혈이나 뇌 일부 구역의 세포사멸을 유발하는 대뇌의 혈관을 막는 덩어리 및 연축에 의해 발생하며, 무감각, 언어손실, 마비 등의 증상을 나타낸다.
알츠하이머병	대뇌겉질에서 신경세포의 감소에 의해 유발되는 정신적인 황폐화나 치매로 보통 노년층에 영향을 미치는 질환이며, 정상적인 지능의 결함, 기억상실, 짧은 주의집중 기간, 우울감, 방향감 장애 및 과민성과 같은 증상을 나타낸다.
테이새크스병	태아의 유전성 지질축적장애로 주로 중추신경계통에 영향을 주며, 마비, 시각상실 등의 증상을 나타내며, 심한 경우 사망을 초래한다.
간질	불수의적인 근육수축을 유발하는 갑작스러운 광범위한 신경발화에 의해 발생하는 발작이 나타난다.
두통	염증, 치아 자극, 안구장애, 목과 머리근육의 긴장 및 알 수 없는 원인에 의해 발생한다.
	말초신경계통 질환
일반적인 말초신경계통의 질환	
마비	병리학적인 상태나 의료조치를 촉진하기 위해 일시적으로 유도된 감각소실이다.
신경염	원인의 수에 의해 유발되는 신경의 염증으로 운동신경에서는 운동기능의 손실과 감각신경에서는 마비나 신경통을 나타낼 수 있다.
신경통	신경의 경로를 따라 욱신거리거나 찌르는 듯한 통증의 극심한 발작이 있는 신경의 통증으로 염증, 신경손상 및 알 수 없는 원인에 의해 발생한다.
말초신경계통의 감염	
나병	피부와 말초신경계통의 세포를 죽이는 세균성 질환으로 흉하게 보이는 혹과 조직괴사가 나타난다.
포진(헤르페스)	감각신경절에 있는 헤르페스 바이러스에 의한 피부손상의 특징을 가지는 질환이며, 서로 다른 바이러스는 입술의 발진에 의한 구강손상, 성적행위에 의해 전파되는 질환으로 생식기의 손상이나, 어린이에서는 수두를 성인에서는 대상포진을 유발한다.
회색질척수염	중추신경계통의 바이러스성 감염으로 몸운동신경세포에 손상을 주며, 근육의 마비와 위축을 유발한다.
다른 말초신경계통의 질환	
근긴장성 이영양증	우성의 유전성 질환으로 근력저하, 근육의 기능장애 및 근위축의 특징이 있다.
신경섬유종증	유전자질환으로 말초신경로를 따라 나타나는 양성종양인 신경섬유종은 피부가 성장하는 유아기에 나타난다.
중증근육무력증	아세틸콜린 수용체에 영향을 미치는 자가면역질환으로 신경근육이음부의 기능장애로 근육의 쇠약과 약화를 증가시켜 근육의 마비를 초래한다.

※ 자세한 정보들은 **www.mhhe.com/seeleyess8**에서 찾아볼 수 있다.

단원 요약

6.1 신경계통의 기능

신경계통의 기능은 감각정보를 받아들이고, 정보를 통합 · 분석하고, 근육과 샘을 조절하고, 항상성을 유지하고, 정신활동의 중추처럼 작용한다.

6.2 신경계통의 구분

1. 중추신경계통(CNS)은 뇌와 척수로 구성된 반면, 말초신경계통(PNS)은 중추신경계통 밖의 모든 신경조직으로 구성되어 있다.
2. 말초신경계통의 감각신경은 활동전위를 중추신경계통으로 전달하고, 운동신경은 활동전위를 중추신경계통으로부터 말초로 내보낸다.
3. 운동신경은 몸신경계통과 자율신경계통으로 나뉜다. 몸운동신경계통은 뼈대근육에 신경지배를 하고, 대부분 수의조절을 받는다. 자율신경계통은 심장근육, 민무늬근육 및 샘에 신경지배를 하고, 대부분 불수의조절을 받는다.
4. 자율신경계통은 교감신경과 부교감신경계통으로 나뉜다.
5. 장관신경계통은 중추신경계통과 별개로 작용할 수 있는 감각과 운동신경 모두가 포함되어 있다.

6.3 신경계통의 세포

신경세포

1. 신경세포는 자극정보를 받아 들이고, 활동전위를 전도한다. 신경세포는 세포체, 가지돌기 및 축삭으로 구성되어 있다.
2. 신경세포의 종류는 뭇극신경세포, 두극신경세포 및 거짓홑극신경세포가 있다.

신경아교세포

신경아교세포는 신경계통의 지지세포이다. 신경아교세포는 별아교세포, 희소돌기아교세포, 미세아교세포, 뇌실막세포 및 신경집세포로 구성되어 있다.

말이집

축삭은 민말이집축삭과 말이집축삭으로 구분된다.

신경조직의 구성

신경조직은 백색질과 회색질로 구성되어 있다. 회색질은 뇌의 겉질과 핵, 말초신경계통의 신경절을 형성한다. 백색질은 중추신경계통에서 신경로를 말초신경계통에서 신경섬유를 형성한다.

6.4 전기신호와 신경경로

안정막전위

1. 안정막전위는 세포의 막을 가로지르는 전위차에 의해 발생한다.
2. 안정막전위는 누출 이온 통로와 나트륨-칼륨 펌프에 의해 조절된다.

활동전위

1. 활동전위는 세포막을 가로지르는 전위가 일시적으로 역전될 때 발생한다.
2. 화학적으로 열리거나 전압의존형 이온 통로는 활동전위를 발생시킨다.

신경연접

1. 신경연접은 두 개의 신경세포나 신경세포와 근육세포 및 샘세포와 같은 또 다른 세포 사이의 접촉지점이다.
2. 신경연접에 도달한 활동전위는 연접이전종말로부터 신경전달물질의 분비를 촉진하여 이 물질이 연접틈새를 가로질러 확산되게 하고, 연접이후막의 수용체에 붙게 한다.

반사작용

1. 반사활은 신경계통의 기능적 단위이다.
2. 복합반사활은 감각수용기, 감각신경세포, 사이신경, 운동신경세포 및 효과기관으로 구성되어 있는 반면, 단순반사활은 사이신경이 포함되지 않는다.

신경경로

1. 신경경로는 모음과 퍼짐의 경로 모두를 가진다.
2. 시공간적인 가중은 신경경로에서 일어난다.

6.5 중추신경계통과 말초신경계통

중추신경계통은 뇌와 척수로 구성되어 있고, 말초신경계통은 중추신경계통 밖의 신경과 신경절로 구성되어 있다.

6.6 척수

1. 척수는 큰구멍에서부터 둘째허리뼈까지 연장되어 있으며, 그 아래는

단원 요약

말총으로 구성되어 있다.

2. 척수는 뿔을 만드는 중간회색질부분과 신경로를 형성하는 주변의 백색질부분을 가지고 있다.
3. 척수의 뿌리는 척수 밖으로 연장된다.

척수반사

1. 무릎반사는 넙다리네갈래근이 이완되었을 때 일어난다.
2. 회피반사는 통증성 자극으로부터 신체를 벗어나게 한다.

6.7 감각기능

1. 중추신경계통은 항상 감각정보를 받는다.
2. 우리는 감각정보의 많은 부분을 의식하지 못하지만, 그것은 우리의 생존에 반드시 필요하다.
3. 일부의 감각정보는 마음으로 끝난다.

오름신경로

1. 오름신경로는 말초로부터 뇌로 활동전위를 전달한다.
2. 각 신경로는 특정한 형태의 감각정보를 운반한다.

대뇌겉질의 감각영역

1. 오름신경로는 대뇌겉질의 일차감각영역으로 투사된다.
2. 감각연합영역은 감각정보를 인지하는 데 관여한다.

6.8 운동기능

1. 운동기능은 수의성 운동과 불수의성 운동으로 나뉜다.
2. 대뇌겉질의 위운동신경세포는 척수와 뇌신경핵의 아래운동신경세포와 연결된다.

대뇌겉질의 운동영역

1. 위운동신경세포는 일차운동영역에 있다.
2. 운동앞영역과 이마앞영역은 운동을 조절한다.

내림신경로

내림신경로는 대뇌겉질에 있는 위운동신경세포에서 척수와 뇌줄기에 있는 아래운동신경세포로 직접 연결되고, 바닥핵, 소뇌 및 대뇌겉질에서 뇌줄기를 통하여 척수의 아래운동신경세포로 간접적으로 연결된다.

바닥핵

1. 바닥핵은 자세와 인체 움직임을 계획하거나, 체계화하고, 조화시키는 데 도움이 된다.
2. 바닥핵의 장애가 있는 사람은 근육의 긴장도가 증가하고, 휴식을 취할 때 통제되지 않은 움직임이 나타난다.

소뇌

1. 소뇌는 평형, 근육의 긴장도 및 근육 조정과 관련된다.
2. 그것의 비교측정 기능을 통하여 소뇌는 어떤 것이 차이를 제거하기 위한 행동을 일어나게 하고, 수정되는지에 대한 의도된 움직임을 비교한다.
3. 소뇌가 손상되면, 근육의 긴장도는 감소하고, 좋은 신체 움직임은 아주 서툴러지게 된다.

6.9 그 밖의 뇌기능

왼쪽과 오른쪽 대뇌반구 사이의 소통

1. 각 대뇌반구는 신체의 반대쪽을 조절한다.
2. 맞교차는 양쪽 대뇌반구를 서로 연결한다.
3. 왼쪽 대뇌반구는 분석적 기능에 우성을 나타내고, 오른쪽 대뇌반구는 공간적인 인지와 음악적인 재능에 우성을 나타낸다.

언어

언어는 감각언어영역, 운동언어영역 및 그것들과 다른 대뇌겉질영역 사이의 상호작용과 관련되어 있다.

뇌파와 의식

뇌파도는 뇌의 전기적인 활성을 통합하는 뇌파를 측정한다.

기억

1. 기억의 종류는 몇 초에서 1분간 유지되는 작업기억, 몇 분간 지속되는 단기기억 및 영구적인 장기기억이 있다.
2. 장기기억은 절차기억과 서술기억을 포함한다.

둘레계통

1. 둘레계통은 후각겉질, 대뇌겉질의 깊은 구역 및 신경핵을 포함한다.
2. 둘레계통은 기억, 동기부여, 감정 및 다른 내장기능에 영향을 준다. 후각자극은 주요한 영향이다.

단원 요약

6.10 뇌신경

1. 12쌍의 뇌신경이 있으며, 3쌍은 감각기능만(S), 4쌍은 몸운동기능만(M), 1쌍은 몸운동(M)과 감각기능(S)을, 1쌍은 몸운동(M)과 부교감기능(P)을, 3쌍은 세 가지의 기능(S, M, P)을 모두 가지고 있다. 뇌신경중 4쌍은 부교감기능을 가지고 있다.
2. 뇌신경 12쌍은 후각신경(CN I, S), 시각신경(CN II, S), 눈돌림신경(CN III, M, P), 도르래신경(CN IV, M), 삼차신경(CN V, S, M), 갓돌림신경(CN VI, M), 얼굴신경(CN VII, S, M, P), 속귀신경(CN VIII, S), 혀인두신경(CN IX, S, M, P), 미주신경(CN X, S, M, P), 더부신경(CN XI, M), 혀밑신경(CN XII, M)이다.

6.11 자율신경계통

1. 자율신경계통은 신경절이전신경세포와 신경절이후신경세포를 가지고 있다.
2. 자율신경계통은 교감신경과 부교감신경계통으로 나뉜다.

교감신경계통의 해부학

1. 교감신경계통의 신경절이전신경세포의 세포체는 척수의 가슴분절과 위허리분절에 위치한다.
2. 신경절이후신경세포의 세포체는 교감신경줄기신경절이나 곁신경절에 위치한다.

부교감신경계통의 해부학

1. 부교감신경계통의 신경절이전신경세포의 세포체는 일부 뇌신경 및 엉치신경과 관련되어 있다.
2. 신경절이후신경세포의 세포체는 표적 기관의 안 또는 근처의 종말신경절에 위치한다.

자율신경계통의 신경전달물질

1. 모든 자율신경계통의 신경절이전신경세포와 부교감신경의 신경절이후신경세포는 아세틸콜린을 분비한다.
2. 대부분 교감신경의 신경절이후신경세포는 노르에피네프린을 분비한다.

자율신경계통의 기능

1. 교감신경계통은 심박동수, 혈압, 호흡 및 에너지를 위한 포도당의 분비를 증가시키는 작용을 위해 인체를 준비시킨다.
2. 부교감신경계통은 인체의 휴식 시 음식의 소화, 배변 및 배뇨와 같은 불수의성 작용과 관련된다.

6.12 장관신경계통

1. 장관신경계통은 소화관의 벽에 신경얼기를 형성한다.
2. 장관신경계통은 감각신경, 운동신경, 사이신경을 가지고 있으며, 이들은 중추신경계통에서 정보를 받지만 독립적으로 작용할 수 있다.

6.13 노화가 신경계통에 미치는 영향

1. 일반적으로 감각과 운동기능은 노화에 따라 저하된다.
2. 기억을 포함하는 정신기능은 노화에 따라 쇠퇴하지만 이것은 개개인에 따라 차이가 많다.

CHAPTER 7 감각기관

7.1 감각

학습성과

A. 감각을 정의
B. 일반감각과 특수감각 구분

감각sense은 자극을 인지하는 능력으로 주위 환경과 인체에 대한 정보를 받아들이는 것을 의미한다. **감각**sensation 또는 *인지perception*는 감각수용체에 의해 받아들여진 자극을 의식적으로 지각하는 것이다. 뇌는 끊임없이 인체의 내부와 외부로부터 광범위한 자극을 받아들이지만, 감각수용체의 자극이 곧바로 감각이 되지는 않는다. 감각수용체는 뇌와 척수로 전파되는 활동전위를 생성해서 자극에 반응하는데, 활동전위가 대뇌겉질에 도달하였을 때 감각이 일어난다. 뇌의 일부 다른 구역 또한 감각에 관여한다. 예를 들어, 시상은 통증을 인지하는 데 아주 중요한 역할을 한다.

일반적으로 후각, 미각, 시각, 청각 및 촉각의 5가지 감각이 알려져 있는데, 감각은 일반감각과 특수감각과 같이 두 개의 종류로 나눈다. **일반감각**general sense은 인체의 많은 부분에 분포하는 수용체를 가지고 있으며, 몸감각 및 내장감각의 하위 집단으로 구분된다. **몸감각**체성감각, somatic sense은 주위 환경과 인체에 대한 감각정보를 전달한다. **내장감각**visceral sense은 기본적으로 내장기관에서 일어나는 통증과 압력에 관련된 정보를 전달한다.

특수감각special sense은 인체의 특정 부위에 위치하며, 그 구조가 더 특수하게 분화되어 있다. 특수감각에는 후각, 미각, 시각, 청각 및 평형에 대한 감각이 포함된다.

7.2 일반감각

학습성과

A. 인체의 수용체를 나열
B. 통증과 연관통증 이해

일반감각은 인체 전반에 걸쳐 광범위하게 분포하는 촉각, 압력, 통증, 온도, 진동 및 가려움에 대한 감각과 신체와 팔다리의 자세와 움직임에 대한 고유감각을 말한다.

감각수용체sensory receptor는 감각신경종말이나 활동전위가 발생함에 따라 자극에 반응할 수 있는 특수하게 분화된 세포의 한 부분이다. 다양한 종류의 수용체가 특수감각과 일반감각 모두와 관련되어 있으며, 각기 다른 형태의 자극에 반응한다.

1. **기계수용체**mechanoreceptor는 굽힘이나 신장과 같은 기계적인 자극에 반응한다.
2. **화학수용체**chemoreceptor는 냄새 입자와 같은 화학성분에 반응한다.
3. **광수용기**photoreceptor는 빛에 반응하고, **온도수용체**thermoreceptor는 온도의 변화에 반응한다.
4. **통각수용체**nociceptor는 통증에 대한 감각으로 유발되는 자극에 반응한다.

일반감각에 대한 수용체의 대부분은 피부와 관련되어 있으며(그림 7.1), 일부의 수용체는 근육, 힘줄 및 인대와 같이 몸의 깊은 구조와 관련되어 있다. 구조적으로 가장 단순하고, 일반적인 수용체는 상대적으로 덜 특수하게 분화된 가지돌기와 유사한 신경가지인 **자유신경종말**free nerve ending이다. 자유신경종말은 인체의 모든 구역에 광범위하게 분포되어 있다. 일부 자유신경종말은 통증 자극에, 일부는 온도에, 일부는 가려움에, 일부는 움직임에 반응한다. 온도에 대한 수용체는 **냉각수용체**cold receptor와 **온각수용체**warm receptor가 있다. 냉각수용체는 온도가 떨어지면 반응하지만, 온도가 12℃ 아래로 떨어지면 반응을 멈춘다. 온각수용체는 온도가 올라가면 반응하지만, 온도가 47℃ 위로 올라가면 반응을 멈춘다. 통증수용체는 12℃ 아래나 47℃ 위의 온도일 때 반응하기 때문에, 아주 추울 때 따뜻한 물체가 피부에 닿는 것을 구별하기가 힘들다.

촉각수용체tactile receptor는 구조적으로 자유신경종말에 비해 더 복잡하며, 많은 부분은 피막에 싸여 있다. 인체에는 다양한 종류의 촉각수용체가 있다(그림 7.1). **촉각원반**촉반, Merkel disk은 표층에 위치하는 신경종말로 가벼운 촉감과 표면의 압력을 감지한다. 또한, 털과 관련된 **털주머니수용체**모낭수용체, Hair follicle receptor는 가벼운 촉각을 감지하는데 관여한다. 가벼운 촉각에 대한 수용체는 아주 민감하지만, 식별성이 떨어져서 접촉되는 지점을 정확하게 찾을 수 없다. **마이스너소체** Meissner corpuscle는 식별성 촉각인 미세 촉각에 반응하며, 표피의 깊은 곳에 위치한다. 이 수용체는 촉각감각을 국소화할 수 있는 아주 특수한 구조물이다. 피부의 깊은 곳에 위치한 촉각수용체인 **루피니소체** Ruffini corpuscle는 피부에서 지속적인 압력을 감지하는 데 중요한 역할을 수행한다. 가장 깊은 곳에 있는 수용체는 **층판소체** Pacinian corpuscle라 하며, 힘줄 및 관절과 관계되어 있으며, 깊은 압력, 진동 및 자세(고유감각)에 대한 정보를 전달한다.

통증

통증 pain은 불쾌한 정서적인 인지와 감정적인 경험을 특징으로 하는 감각정보이다. 통증감각은 빠르게 전달되고 통증의 위치를 알 수 있는 절단통, 느리게 전달되어 확산되는 쑤시는 듯한 통증 및 날카로운 통증과 작열통 등의 몇 가지 형태가 있다.

피부의 표층에서 일어나는 통증에 대한 감각은 통증수용체와 촉각수용체에서 동시에 일어나는 자극의 결과이기 때문에 고도로 국소화 되어 있다. 피부 깊은 곳의 통증감각과 내장통증의 인지는 피부의 깊은 구조에 촉각수용체가 없기 때문에 고도로 국소화 되어 있지 않다. 내장통증 자극은 일반적으로 확산되는 통증처럼 인지된다.

인체의 일부 구역에 있는 통증수용체에서 발생하는 활동전위는 **국소마취** local anesthesia에 의해 억제되는데, 이는 화학적 마취제를 감각수용체나 신경 근처에 주사하면 통증에 대한 뇌의 인지를 감소시키기 때문이다. 또한, 통증에 대한 뇌의 인지는 의식이 상실되면 억제된다. 이는 보통 **전신마취** general anesthesia에 의해 가능한데, 화학적 마취제가 그물체 formatio reticularis에 영향주기 때문이다.

또한, 통증에 대한 인지는 본래 가지고 있는 인체의 신경조절계통에 의해 영향을 받는다. 피부에 있는 촉각수용체에서 시작된 감각축삭은 척수의 뒤뿔에서 신경세포와 신경연접하는 곁가지를 가지고 있다. 계속해서 이 신경이 신경연접을 형성하고, 통증감각을 뇌로 전달하는 척수시상로로 축삭을 뻗는 신경을 억제한다(표 6.3 참고). 예를 들어, 상처부위의 피부를 문지르면 촉각수용체가 자극되어 척수로 연결된 감각축삭을 따라 활동전위의 전달이 증가한다. **문조절 이론** gate control theory에 따라 이 활동전위는 문을 닫고, 통증 정보가 척수시상로를 따라 뇌로 전달되는 활동전위를 억제한다.

문조절 이론은 통증의 정도를 감소시키는 데 사용되는 다양한 기술에 대한 생리학적 근거를 설명할 수 있다. 척수시상로에 의해 전달된 활동전위는 뒤기둥의 내림신경세포에 의해 전달되는 활동전위에 의해 억제될 수 있다(제6장 참조). 이 신경세포는 정신활동과 팔다리의 움직임을 수반하는 육체활동에 의해 자극된다. 내림신경세포는 척수시상로가 시작되는 뒤뿔에 있는 신경세포와 연접하여 이 세포를 억제한다. 강력한 정신활동이나 육체활동은 뒤기둥의 신경세포에서 활동전위의 비율을 증가시켜 통증에 대한 인지를 감소시킨다. 신체적인 운동의 계획 및 실행은 만성통증의 임상적인 치료에서 중요한 치료법이다. 또한, 침술과 지압술과 같은 방법은 척수시상로에 있는 신경세포의 활동전위를 억제하

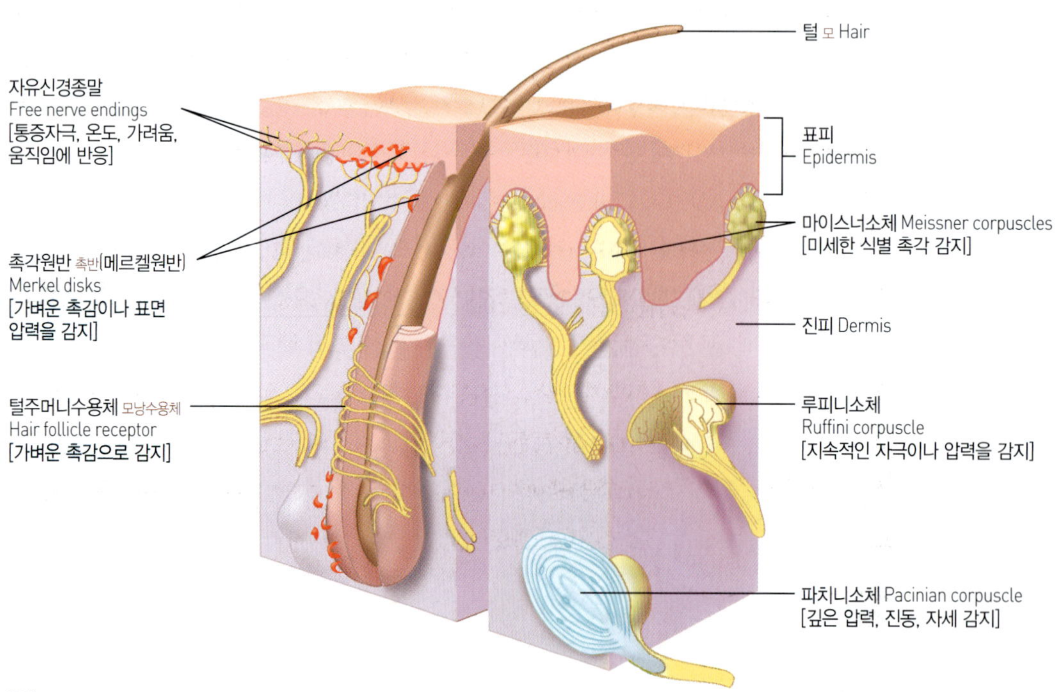

그림 7.1 피부의 감각수용체

는 내림 뒤기둥 신경세포를 자극함으로써 통증의 인지를 감소시킬 수 있다. 문조절 이론은 사람들의 주의를 다른 곳으로 전환시키면 왜 통증의 정도가 억제되는지를 설명한다.

연관통증

연관통증 referred pain은 통증 자극의 근원이 아닌 다른 인체 영역에서 통증을 감지하는 통증감각이다. 가장 일반적으로 우리는 내장 장기와 같은 깊은 구조물이 손상받거나 염증이 일어났을 때 연관통증을 느낀다(그림 7.2). 이는 통증을 보내는 표층부위와 깊은 내장구역에 있는 감각신경세포의 통증 자극이 척수의 같은 오름신경세포에 모이기 때문에 나타난다. 뇌는 통증 자극의 두 가지 원인을 구분하지 못하기 때문에, 우리는 피부와 같이 특정한 신경지배를 받고 있는 표층구조물에서 통증감각이 전달되는 것으로 인지한다.

연관통증은 내장기관의 손상과 관련된 실제적인 원인을 진단하는데 임상적으로 유용하다. 예를 들어, 심장발작 동안 심장에 있는 통증수용체는 심장근육의 일부에 혈류가 차단되었을 때 통증감각이 자극된다. 그러나 심장발작 환자는 종종 심장에 통증을 느끼지 못하고, 대신 왼쪽 어깨에서 팔 아래로 퍼지는 피부통증을 느끼게 된다(그림 7.2).

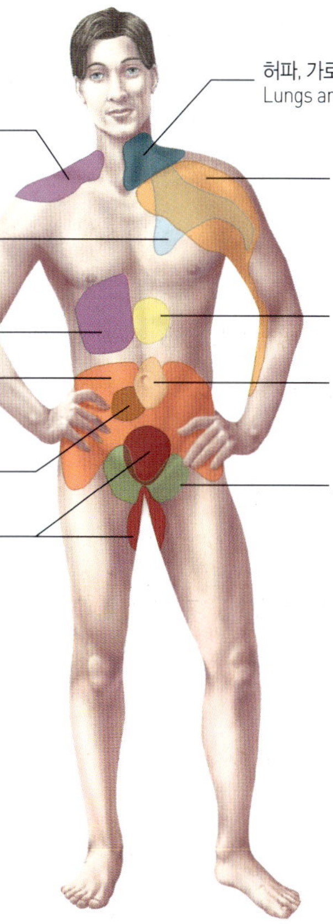

그림 7.2 인체의 연관통증부위
표시된 내장장기에서 시작된 통증과 연관되어 있는 피부영역을 보여준다.

심화학습 1

대장에 통증성 경련과 팽만감을 유발하는 변비가 있는 사람이 있다. 그가 경험하고 있는 통증이 어떤 종류이고, 그가 그것을 인지하고 있는 곳이 어디인지 생각해보자.

7.3 특수감각

학습성과

A. 특수감각 종류 나열

후각, 미각, 시각, 청각 및 평형에 대한 감각은 아주 고도로 분화되고, 국소화된 감각수용체이다. 후각과 미각의 인지는 구조적으로나 기능적으로 밀접하게 연관되어 있고, 감각수용체와 화학물질의 상호작용에 의해 감지된다. 시각에 대한 감각은 감각수용체와 빛의 상호작용에 의해 일어난다. 청각과 평형은 모두 감각수용체와 기계적 자극의 상호작용에 반응하여 전달된다. 청각은 음파에 반응하여 발생하고, 평형은 중력이나 신체의 움직임에 반응하여 발생한다.

7.4 후각

학습성과

A. 후각신경의 활동전위를 자극 이해

후각 olfaction은 냄새에 대한 감각으로 코안으로 들어오는 **방향제** odorants라는 공기 중의 입자에 반응하여 발생한다. **후각신경세포**후신경세포, olfactory neuron는 코안의 윗부분에 위치하는 **후각상피** olfactory epithelium로 두극신경세포 bipolar neuron이다(그림 7.3a). 후각신경세포의 가지돌기는 상피 표면으로 연장되어 있으며, 가지돌기의 끝은 상피 표면에 점액성의 얇은 피막과 같이 놓여 있는 길고 특수하게 분화된 섬모로 변형되어 있다. 점액은 코 안의 상피를 축축하게 하고, 공기 중의 입자를 끌어들여서 녹이며, 코 상피로부터 미립자와 분자 입자의 제거를 촉진한다.

공기 중의 방향제는 상피 표면의 점액에서 용해되기 시작하여 특수하게 분화된 섬모의 막에서 수용체 분자에 결합한다. 수용기에 결합한 방향제는 감각신경세포에 의해 대뇌의 후각겉질로 전달되는 활동전위를 일으킨다. 사람에게는 적어도 400개가 넘는 **후각수용체** olfactory receptor가 있다. 인체의 대부분의 다른 수용기와 다르게, 각각의 후각수용체는 다양한 형태의 방향제와 결합할 수 있다. 반대로, 각 형태의 방향제는 다양한 후각수용체와 결합할 수 있다. 방향제와 수용체의 다양한 결합은 우리가 어림잡아 10,000 가지의 서로 다른 냄새를 맡을 수 있게 한다. 방향제가 수용체에 결합하면, 그 수용체는 감수성이 줄어들고, 특정한 냄새 정보를 감지하는 것을 돕기 위해 얼마 동안 다른 방향제에 반응하지 않는다. 냄새를 감지하기 위한 문턱값은 아주 낮아서 후각신경세포에 결합된 아주 소량의 방향제로도 활동전위를 일으킬 수 있다. 동물은 많은

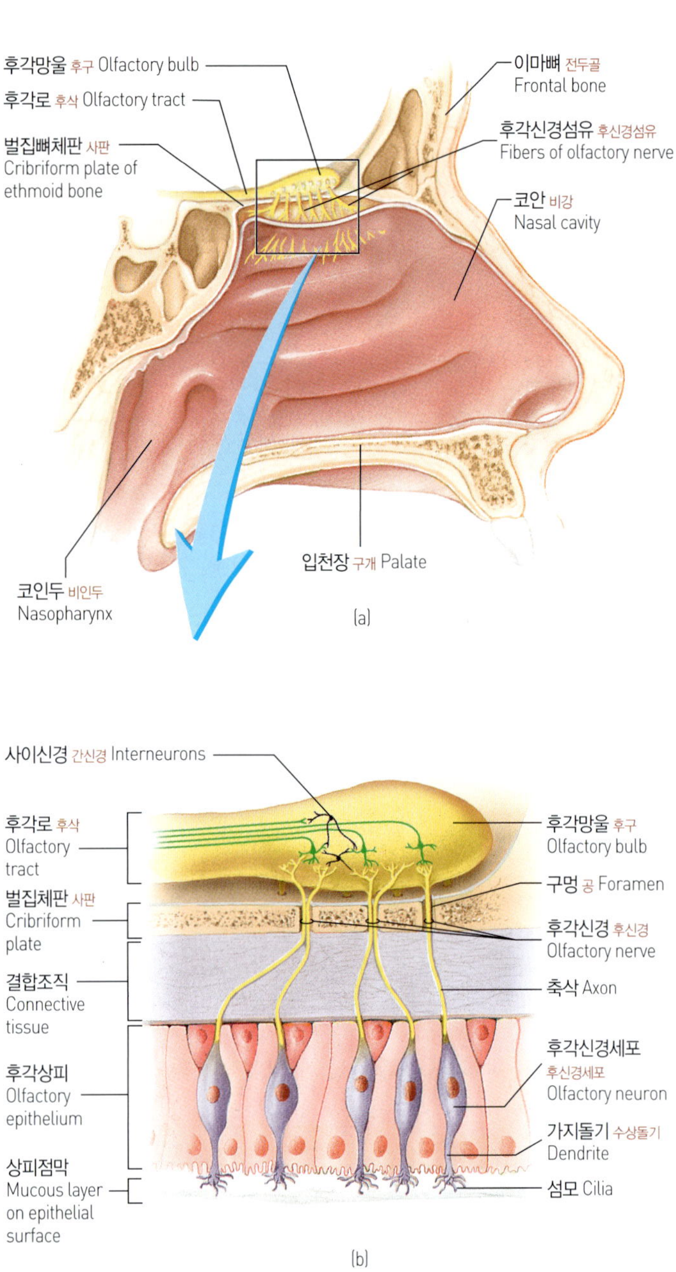

그림 7.3 후각상피와 후각망울

(a) 코안 가쪽벽의 시상면을 통해 후각신경, 후각망울, 후각로를 보여준다.
(b) 후각신경세포는 후각상피에 위치하며, 후각신경세포의 축삭은 벌집체판을 통해 후각망울로 들어간다.

종류와 수의 후각수용체를 가지기 때문에 후각의 범위와 민감도가 사람보다 더 크다. 예를 들어, 개는 종종 냄새로 폭발물을 추적하거나 사람이 맡지 못하는 다른 화학물질을 탐지하기 위해 이용된다.

후각과 관련된 신경경로

후각신경세포로부터 나온 축삭은 벌집체판의 구멍을 빠져나가 **후각망울**후구, olfactory bulb로 들어가 첫 번째 뇌신경인 후각신경(CN I)을 만든다(그림 7.3b). 이곳에서 축삭은 사이신경과 신경연접을 하고, **후각로**후삭, olfactory tract를 통해 뇌로 활동전위를 전달한다. 각각의 후각로는 관자엽과 이마엽에 위치한 **후각겉질**후각피질, olfactory cortex이라는 뇌의 일부 영역에 후각 정보를 전달한다. 후각은 시상을 통과하지 않고 직접 대뇌겉질과 연결되는 유일한 감각이다. 이것은 후각겉질의 기원을 반영하고 있는 것으로 후각겉질은 냄새를 의식적으로 인지하는 것과 냄새에 대한 내장 및 감정반응 모두와 관련되어 있다.

후각망울과 후각겉질 안은 냄새 입자에 지속적으로 노출될 때 활동전위의 전달을 억제하는 되먹임 고리가 작동한다. 이 되먹임 고리는 일시적으로 수용체의 민감도를 감소시키기 때문에 후각기관이 냄새에 **적응**adaptation할 수 있게 한다. 예를 들어, 우리가 팝콘 냄새가 나는 영화관 안에 들어간다면, 우리는 곧 팝콘 냄새에 적응되고, 몇 분 뒤에 그 냄새를 맡지 못하게 된다. 그러나 우리가 얼마 동안 그 곳을 벗어났다가 다시 그곳에 들어가면 냄새는 다시 더 진해지게 된다.

7.5 미각

학습성과

A. 맛봉오리의 구조 기술
B. 맛감각 신경경로 나열

맛봉오리미뢰, taste bud는 미각 자극을 감지하는 감각구조이다. 맛봉오리는 혀의 표면으로 확장된 구조인 **유두**papillae의 표면에 위치하는 타원형의 특수한 구조이다(그림 7.4). 또한, 맛봉오리는 입천장, 혀의 뿌리 및 후두덮개와 같은 입과 인두 전체에 걸쳐서 분포한다. 각각의 맛봉오리는 두 가지 형태의 세포로 구성되어 있다. 특수하게 분화된 상피세포는 각 맛봉오리 바깥쪽의 지지피막을 형성하고, 안쪽은 대략 40개의 **미각세포**taste cell로 구성되어 있다. 각각의 미각세포는 중층상피로 둘러싸여 있는 **맛구멍**미공, taste pore의 작은 구멍으로 뻗는 **미각털**미각모, taste hair이라는 돌기를 가지고 있다. 용해된 분자나 이온은 미각털의 수용체에 결합하고, 감각신경세포에서 활동전위가 만들어져서 대뇌겉질의 대뇌섬insula으로 전달된다.

맛감각은 신맛, 짠맛, 쓴맛, 단맛 및 감칠맛umami 등 다섯 가지의 기본적인 유형으로 나뉜다. 모든 맛봉오리가 다섯 가지 기본적인 맛감각을 모두 감지할 수 있지만, 각 맛봉오리는 보통 한 가지 미각 자극에 더 민감하다. 그 결과, 여러 가지 서로 다른 맛을 감지하는 우리의 능력은 이러한 다섯 가지 종류의 다양한 맛봉오리의 결합을 통하여 이루어진다.

많은 맛감각은 후각에 의해 강하게 영향을 받는다. 이는 우리가 코를 막았을 때와 막지 않았을 때의 음식의 맛을 비교해보면 코를 막았을 때 맛감각이 감소되는 것으로 알 수 있다.

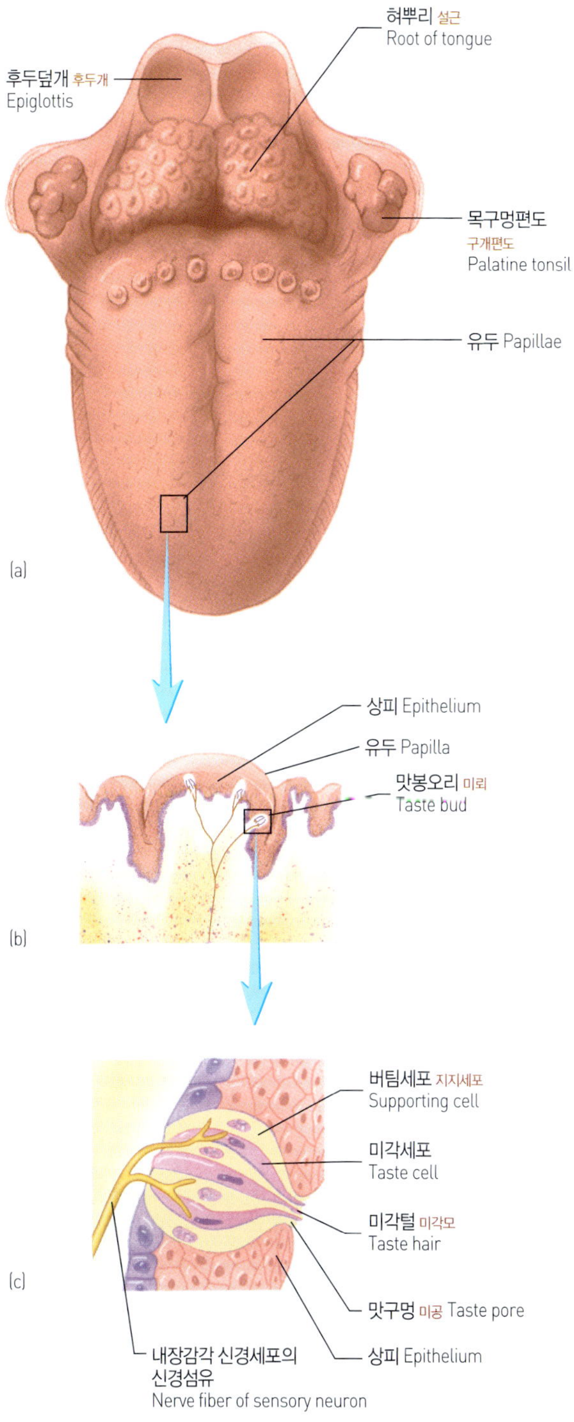

그림 7.4 혀와 맛봉우리

(a) 혀의 표면.
(b) 유두의 단면은 맛봉오리의 위치를 잘 보여준다.
(c) 맛봉오리의 확대된 단면 그림.

미각과 관련된 신경경로

맛감각은 세 가지 뇌신경에 의해 전달된다. 얼굴신경은 혀의 앞쪽 2/3에서 미각 정보를 전달하고, 혀인두신경은 혀의 뒤 1/3에서 미각 정보를 전달한다. 또한, 미주신경은 혀의 뿌리에서 미각 정보를 전달한다.

관련된 질환

미각상실

T. Burnes는 홍차를 만들기 위해 주전자에 물을 끓였다. 물이 끓자 그녀는 찻잔에 물을 따른 뒤, 뜨거운 차를 한번에 마셨고, 혀가 심하게 데었다. 앞으로 며칠 동안, 그녀는 맛감각과 촉각을 포함하는 혀 감각이 크게 감소될 것이다. 혀의 상피조직에 가해진 열에 의한 손상은 혀에 상처를 만들거나, 맛봉오리에 있는 미각세포와 같은 상피세포의 사멸을 유발한다. 상피세포에 손상이 있는 경우라면 맛감각은 몇 시간에서 며칠 내에 회복되지만, 만일 미각세포가 사멸한 경우에는 상피세포가 재생되는 데 약 2주가 소요된다.

이 세 가지 뇌신경의 축삭은 뇌줄기의 신경핵에 위치한 미각구역에 신경연접한다. 뇌줄기의 신경핵에 위치하는 신경세포의 축삭은 시상에 신경연접하고, 시상의 신경세포로부터 시작된 축삭은 대뇌섬에 있는 미각영역으로 맛감각을 전달한다(그림 6.22 참고).

심화학습 2

감기에 걸렸을 때 음식 맛이 좋지 않은 이유를 생각해보자.

7.6 시각

학습성과

A. 안구와 그 부속 구조물 설명
B. 안구의 층과 각 층의 주요 부분 나열
C. 막대세포와 원뿔세포간 기능의 차이점
D. 안구방와 안방수 설명
E. 망막과 상 설명

시각계통은 안구, 안구의 부속 구조 및 감각신경세포로 구성된다. 안구는 눈확이라는 뼈로 된 공간 안에 들어 있다. 시각과 관련된 활동전위는 안구에서 뇌로 정보를 전달한다. 우리는 시각계통을 통하여 세상에 대한 많은 정보를 얻는다. 예를 들어, 교육은 대부분 시각 정보에 근거하고, 숫자나 낱말을 읽는 능력에 좌우된다. 시각 입력은 빛과 어둠, 움직임과 색깔에 대한 정보를 포함한다.

눈의 부속 구조물

눈의 부속 구조물은 안구를 보호하고, 미끄럽게 하며, 움직이게 한다. 이러한 안구의 부속 구조물에는 눈썹, 결막, 눈물기관 및 안구근육이 있다(그림 7.5, 그림 7.6).

눈썹

눈썹미, eyebrow은 땀과 빗물 등이 이마에서 눈으로 흘러내려 눈을 자극하는 것을 막아줌으로써 안구를 보호한다. 또한, 태양의 직사광선으로부터 눈을 그늘지게 하는 데 도움이 된다.

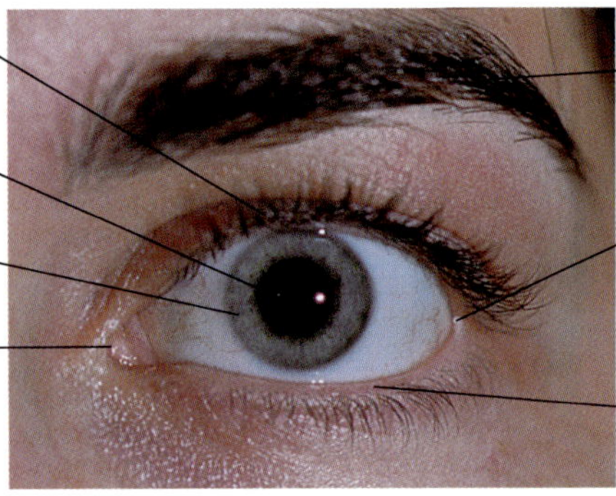

그림 7.5 왼쪽 눈의 안구와 부속 구조물의 일부

눈꺼풀

눈꺼풀안검, eyelid은 속눈썹과 함께 외부 이물질로부터 눈을 보호한다. 물체가 갑자기 안구로 다가오면 눈꺼풀은 닫히면서 눈을 보호한 후, 아주 빠르게 열린다(눈깜박반사). 또한, 일반적으로 1분에 약 20번 정도 나타나는 눈의 깜박임은 눈물을 안구의 표면으로 퍼지게 하기 때문에 안구를 미끄럽게 유지하는 데 도움이 된다.

결막

결막 conjunctiva은 얇고, 눈꺼풀의 안쪽 면과 안구의 앞쪽면을 덮고 있는 투명한 점액성 막이다. 결막의 분비물은 안구의 표면을 미끄럽게 하는 데 도움이 된다. 결막염 conjunctivitis은 결막의 염증이다(이 장의 끝에 있는 질병과 질환 표를 참고하라).

눈물기관

눈물기관누기, lacrimal apparatus은 눈확의 위가쪽모서리에 있는 눈물샘과 눈확의 아래안쪽모서리에 있는 코눈물관 및 이와 관련된 구조물로 구성되어 있다(그림 7.7). **눈물샘**누선, lacrimal gland은 안구의 앞쪽면 표층으로 흘러내리는 눈물을 분비한다. 눈물샘에 의해 분비되는 액체의 대부분은 안구의 표면에서 증발되지만, 과도한 눈물은 **눈물모세관**누소관, lacrimal canaliculi이라고 하는 작은 관에 의해 안구의 안쪽모서리에 모인다. 이 소관들은 코안으로 통하는 **코눈물관**비루관, nasolacrimal duct이 확장된 **눈물주머니**누낭, lacrimal sac로 열린다. 눈물은 안구를 미끄럽게 하고 정화한다. 또한, 눈물에는 안구의 감염을 방어하는 데 도움이 되는 효소가 들어 있다.

심화학습 3

안구의 표면에 떨어뜨리는 점안약과 같은 약물의 냄새나 맛을 느낄 수 있는 이유에 대해서 생각해보자.

눈의 해부학

안구는 속이 비어 있고, 액체로 채워져 있는 구형으로 2개의 방으로 나뉘어 각기 다른 종류의 액체를 담고 있다(그림 7.8). 먼저 안구의 벽을 형성하고 있는 세 개의 단층 또는 **층**tunic에 대해서 알아보자. 안구의 제일 바깥쪽 층인 **안구섬유층**안구섬유막, fibrous tunic은 각막과 공막으로 구성되어 있다. 중간층인 **안구혈관층**안구혈관막, vascular tunic은 맥락막, 섬모체 및 홍채로 구성되어 있다. 안구의 가장 안쪽 층인 **안구신경층**안구신경막, nervous tunic은 망막으로 구성되어 있다.

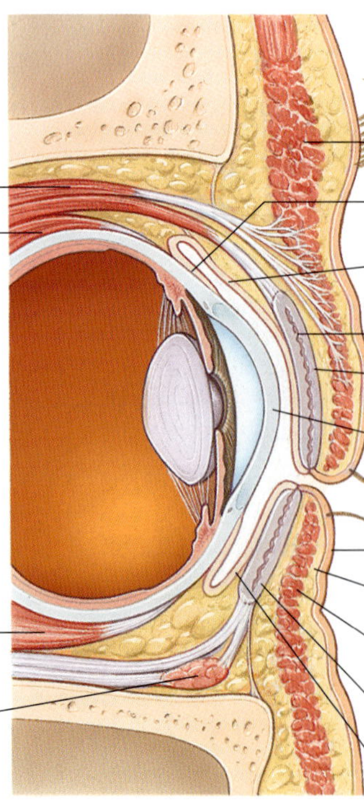

그림 7.6 시상면에서 본 안구와 부속 구조물

임상에서 활용하기 각막 이식

각막은 성공적으로 이식되는 주요한 기관 중의 하나이다. 각막 이식은 각막이 상처에 의해 손상 받거나, 감염이 각막의 표면을 심각하게 손상시켰을 때 종종 시행된다. 여러 가지의 특징이 각막을 비교적 쉽게 이식할 수 있게 한다. 각막은 외부에서 쉽게 접근할 수 있고, 기증자로부터 떼어내기가 비교적 용이하기 때문에, 환자에게 간단히 이식할 수 있다. 또한, 각막에는 혈관이 없기 때문에 이식 후 조직 안으로 광범위하게 혈관이 자라 들어가지 않고, 혈액을 공급할 필요도 없다. 그리고 각막에는 혈관이 없어서 면역계통을 자극하지 않기 때문에 다른 조직에 비해 거부반응이 일어날 위험성이 적다.

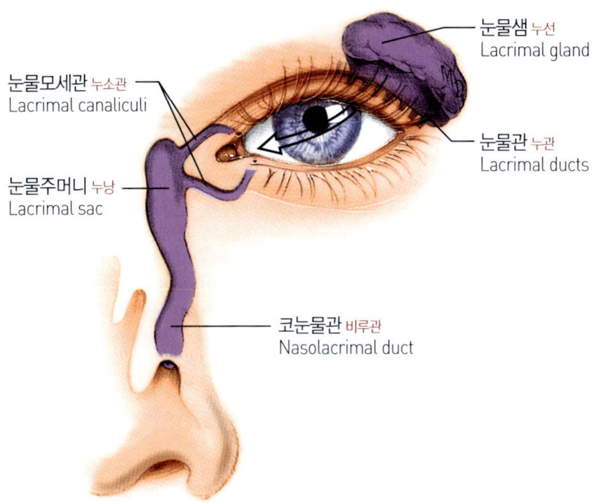

그림 7.7 눈물기관

안구섬유층

흰색의 **공막** sclera은 안구섬유층 뒤쪽으로 전체의 5/6를 차지하며, 견고한 결합조직층이다. 안구의 모양을 유지하는 데 도움이 되는 공막은 내부 구조를 보호하고, 안구근육의 부착점이 된다. 공막의 일부분은 바깥에서 흰자위로 보인다.

각막 cornea은 빛이 통과하는 안구의 투명한 앞쪽으로 섬유층의 1/6 부분에 해당하며, 안구섬유층에 형성된 초점 계통의 한 부분으로 들어온 빛을 휘게 하거나 굴절시킨다.

안구혈관층

눈의 중간층은 안구로 들어오는 대부분의 혈관이 있기 때문에 **안구혈관층**안구혈관막, vascular tunic이라 한다. 공막과 연관된 안구혈관층의 뒷부분을 **맥락막** choroid이라 한다. 이것은 혈관그물과 멜라닌이 들어 있는 색소세포로 구성되어 있기 때문에 검게 보이며, 아주 얇은 구조로 형성되어 있다. 검은색은 빛을 흡수하여 안구 안으로 빛이 반사되지 않게 한다. 빛이 안구 안으로 반사되면 시야를 간섭하게 되는데, 이는 카메라의 안

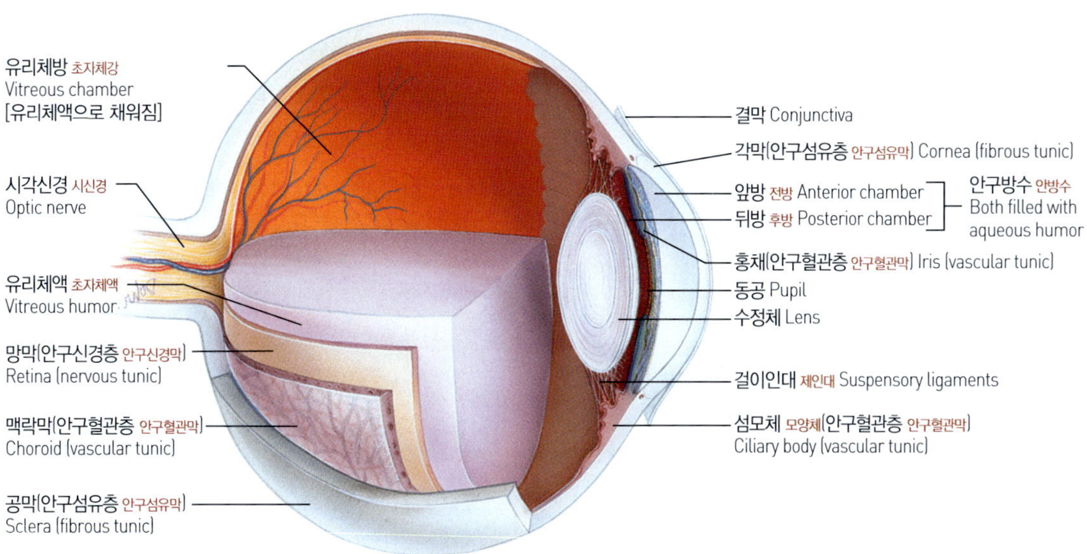

그림 7.8 안구의 층을 나타내는 눈의 시상면

쪽이 검은 이유와 유사하다.

안구혈관층의 앞쪽은 섬모체와 홍채로 구성되어 있다. **섬모체**모양체, ciliary body는 맥락막의 앞쪽 가장자리로 이어진다. 섬모체는 **걸이인대**제인대, suspensory ligament에 의해 수정체의 가장자리에 붙어 있는 **섬모체근육**모양체근, ciliary muscle이라는 민무늬근육을 가지고 있다(그림 7.9). 유연성이 있는 **수정체**lens는 양쪽이 불룩하며, 투명한 원반이다.

홍채iris는 눈의 색을 결정하는 부분이다. 홍채는 섬모체의 앞쪽 모서리에 붙어 있으며, 수정체의 앞쪽에 위치한다. 홍채는 대부분 **동공**pupil을 둘러싸고 있는 민무늬근육으로 구성되어 있기 때문에 수축성이 있다. 홍채는 눈으로 들어오는 빛의 양을 조절하기 위해 동공의 크기를 조절한다. 눈돌림신경을 통한 부교감신경성 자극은 홍채에 있는 돌림근육의 수축을 유발하여 동공을 좁아지게 하는 반면, 교감신경성 자극은 홍채에 있는 부챗살 근육의 수축을 유발하여 동공을 넓어지게 한다(그림 7.10). 빛의 세기가 증가함에 따라 동공은 수축하고, 빛의 세기가 감소함에 따라 동공은 확장된다.

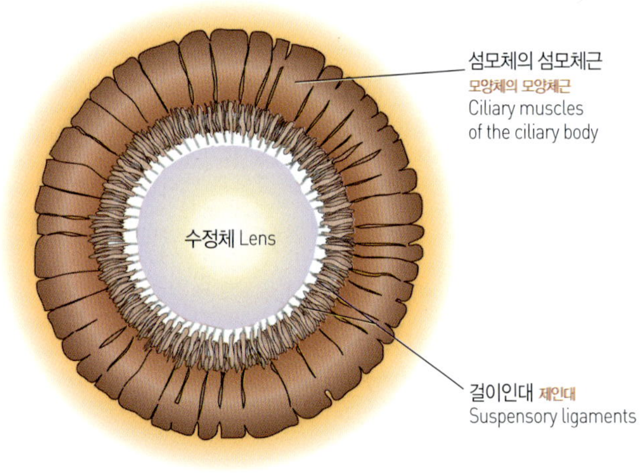

그림 7.9 수정체와 섬모체

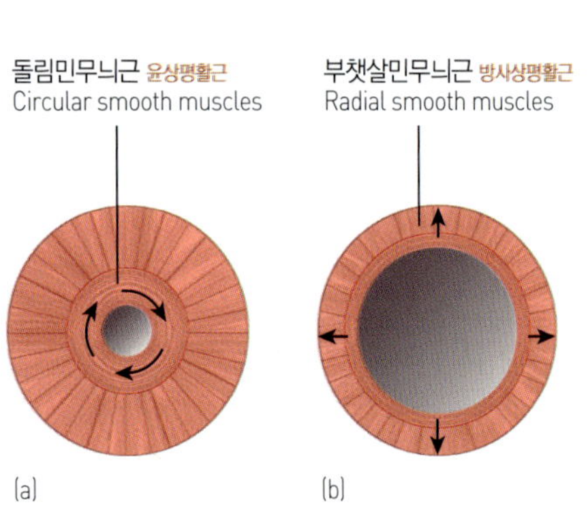

그림 7.10 홍채

(a) 홍채의 돌림근육은 동공을 축소시킨다.
(b) 홍채의 부챗살근육은 동공을 확장시킨다.

안구신경층

안구신경층안구신경막, nervous tunic은 눈의 가장 안쪽 층으로 **망막**retina으로 구성되어 있다. 망막은 안구 내부의 뒤쪽 5/6을 덮고 있으며, 바깥쪽의 **색소망막**pigmented retina과 안쪽의 **감각망막**sensory retina의 두 층으로 구성되어 있다(그림 7.11a). 색소망막은 맥락막과 함께 빛이 안구 안에서 반사되는 것을 막는다. 감각망막은 빛에 반응하는 **막대세포**간상세포, rod cell와 **원뿔세포**추상체세포, cone cell라는 광수용기세포가 존재한다. 또한, 감각망막은 그림 7.11과 같이 다양한 사이신경이 존재한다. 망막의 대부분을 덮고 있는 막대세포는 원뿔세포에 비해 20배 이상 더 많이 존재한다. 막대세포는 빛에 아주 민감하고, 희미한 빛에서 기능할 수 있지만, 색에 대해서는 반응하지 못한다. 원뿔세포는 더 많은 빛을 필요하고, 색 정보에 대해 반응한다. 파란색, 초록색 및 빨간색과 같이 각각 다른 색에 반응하는 세 종류의 원뿔세포가 있다.

심화학습 4

어두운 조명에서 색상은 퇴색되어 보이고, 회색음영으로 나타난다. 이 현상에 대하여 생각해 보자.

막대세포와 원뿔세포의 바깥분절은 세포막의 수 많은 주름에 의해 변형된 원반이 많이 존재한다(그림 7.11b~d). 막대세포는 노란 색소인 **레티날**retinal과 엉성한 화학적 결합을 하는 무색 단백질인 **옵신**opsin이 화학적으로 결합된 **로돕신**rhodopsin이라는 감광성 색소가 들어 있다(그림 7.11e, 그림 7.12의 1단계). 빛이 막대세포에 부딪히면 옵신의 외형에 변형을 유도하여 레티날의 모양이 변하게 하고, 레티날은 옵신 분자로부터 떨어져 나간다. 로돕신의 외형에서 나타나는 이러한 변화는 막대세포의 반응을 촉진하여 상을 볼 수 있게 한다(그림 7.12의 2 · 3단계). 이때 레티날은 옵신으로부터 완전히 떨어져 나간다. 레티날이 옵신에 다시 붙기 위해 에너지(ATP)가 필요하고, 이와 동시에 로돕신의 외형이 빛에 의해 자극 받기 시작한 이전으로 되돌아 오게 된다(그림 7.12의 4~6단계).

막대세포에서 레티날의 제조를 위해서는 많은 시간이 걸리고, 비타민 A가 필요하다. 밝은 빛에서 로돕신의 대부분은 막대세포에서 분해된다. 예를 들어, 밝은 날에 어두운 건물로 들어간다고 가정하자. 막대세포에서 옵신과 레티날이 로돕신을 만들기 위해 재결합해야 어두운 빛에 반응할 수 있기 때문에 어둠에 적응하기 위해 우리의 눈은 몇 초의 시간이 필요하다. 비타민 A 결핍이 있는 사람은 어두운 빛에서 사물을 보기 힘든 **밤소경증**야맹증, night blindness이 쉽게 나타날 수 있다. 또한, 야맹증은 색소망막에서 감각망막이 분리되는 **망막박리**retinal detachment에 의해 발생할 수도 있다. 망막박리는 원뿔세포가 있는 망막의 중앙보다 막대세포가 위치하는 망막의 주변부에 영향을 준다. 원뿔세포보다 막대세포가 빛에 더 민감하기 때문에 망막박리는 밝은 빛에서의 시야보다 약한 빛에서 넓은 범위의 시야에 영향을 준다.

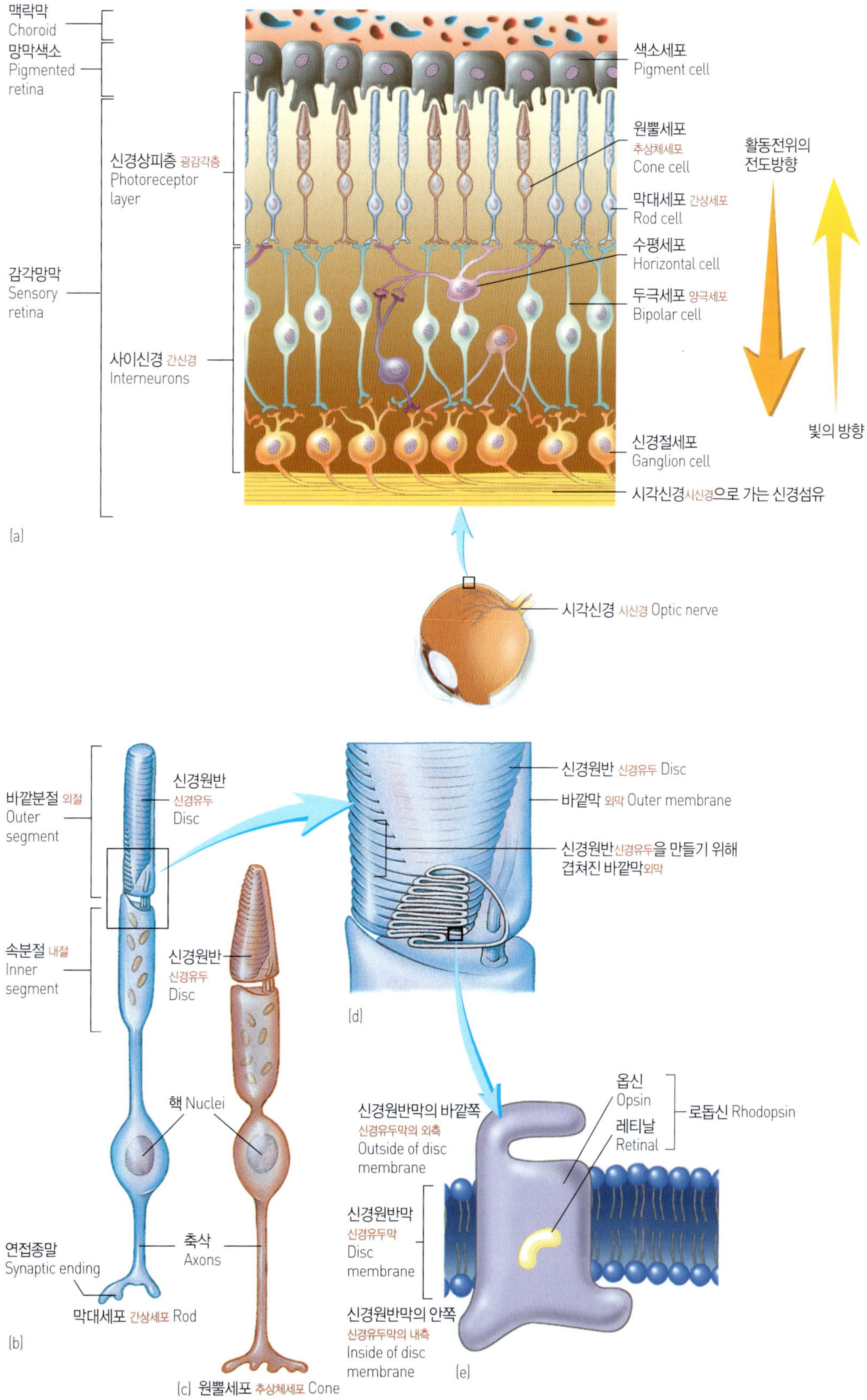

그림 7.11 망막

(a) 주요한 층이 표시된 망막의 확대 그림.
(b) 막대세포.
(c) 원뿔세포.
(d) 바깥분절에 있는 원반의 확대 그림.
(e) 로돕신과 막의 상호관계를 보여주는 하나의 원반을 확대한 그림

원뿔세포의 감광성 색소는 막대세포의 색소에 비해 약간 차이가 있다. 원뿔세포의 색소는 색상에 민감하다. 각각의 색상은 빛의 특정한 파장에 의한 자극으로 나타난다. 원뿔세포에는 세 가지 주요한 색상에 민감하게 반응하는 옵신이 있어서 파란, 초록, 빨간색을 감지한다. 우리가 볼 수 있는 많은 색상은 원뿔세포에서 일어나는 세 가지 색의 결합에 의한 자극 때문이다.

막대세포와 원뿔세포는 감각망막의 두극세포와 신경연접을 한다(그림 7.11). 이러한 세포와 망막의 수평세포는 막대세포와 원뿔세포의 신호를 변형시켜, 우리가 밝기를 대조하는 물체 사이의 가장자리를 인지하는 데 도움이 된다. 두극세포와 수평세포의 축삭이 안구의 뒤에서 모여서 **시각신경**시신경, optic nerve을 형성하는 신경절세포와 신경연접한다(그림 7.8, 그림 7.11a).

망막의 뒷부분을 검안경으로 검사하면, 황반과 시각신경원반과 같은 특징적인 두 가지의 주요 구조물을 관찰할 수 있다(그림 7.13a). **황반** macula은 망막의 뒤 중앙 근처에 있는 작은 지점이다. 황반의 중앙에 **중심오목**중심와, fovea centralis이라는 작은 홈이 있다. 중심오목에는 눈이 사물을 직접 볼 때 빛이 대부분 집중된다. 중심오목은 오직 원뿔세포만 존재하고, 망막의 다른 곳보다 이곳에 더 많이 있다. 따라서 중심오목은 사물의 형상을 구별할 수 있는 가장 좋은 능력을 가진 구역으로 일직선상으로 앞을 볼 때 가장 잘 보이는 이유가 된다.

시각신경원반시신경원판, optic disc은 황반의 바로 안쪽에 있는 하얀 지점으로 많은 혈관이 이곳을 통해 안구 내부로 들어오고, 망막의 표면 위로 퍼져 나간다. 또한, 망막에서 나오는 신경절세포의 축삭이 모여 시각신경을 만들고, 안구를 빠져 나가는 지점이다. 시각신경원반은 광수용기세포가 없고, 빛에 반응하지 않기 때문에 이곳을 안구의 **맹점**blind spot이라 한다. 맹점으로 투영된 상은 볼 수 없다(그림 7.13b).

안구의 방

안구의 안쪽은 **앞방**전안방, anterior chamber, **뒤방**후안방, posterior chamber 및 **유리체방**초자체강, vitreous chamber으로 나뉜다(그림 7.8). 앞방과 뒤방은 각막과 수정체 사이에 위치하며 홍채에 의해 나뉘고, 각 방은 동공을 통해 연결된다. 아주 큰 유리체방은 수정체의 뒤에 있다.

앞방과 뒤방은 안구의 압력을 유지하는 데 도움이 되는 **안구방수**안방수, aqueous humor로 채워져 있으며, 빛을 굴절시키고, 안구의 안쪽에 영양물질을 공급한다. 안구방수는 섬모체에 의해 만들어지고, 각막을 싸고 있는 정맥고리를 통하여 순환계로 되돌아간다. 안구방수는 농구공 안의 공기와 같이 안구가 팽창되어 있게 유지한다. 정맥고리를 통해 안구로부터 나가는 안구방수의 흐름이 막히면, 눈의 압력이 증가하여 **녹내**

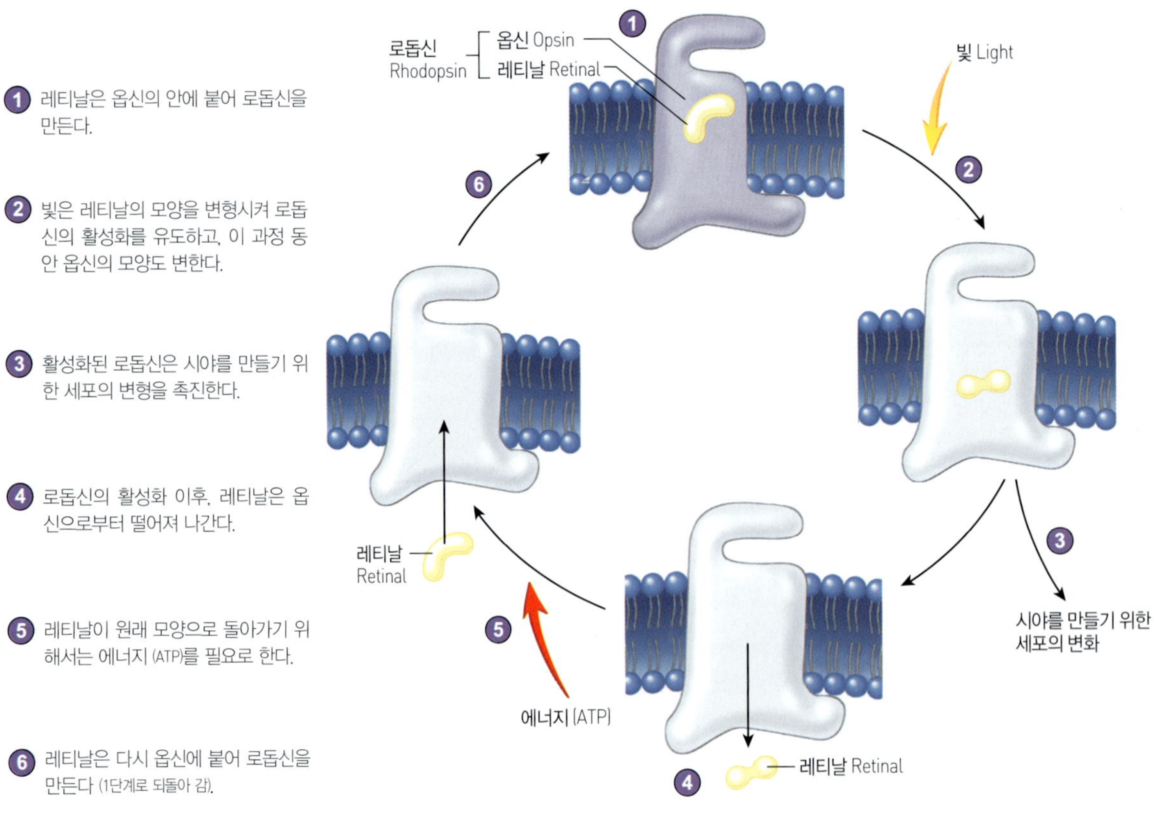

7.12 로돕신에서 빛의 영향

장glaucoma 상태를 야기할 수 있다(이 장의 질병과 질환 표를 참고하라). 녹내장은 액체가 망막을 압박하고, 그것에 의해서 혈류가 차단되기 때문에 결국에는 시각상실을 유발할 수 있다.

안구의 유리체방은 젤리 같은 물질인 투명한 **유리체**초자체, vitreous humor로 채워져 있다. 유리체는 눈의 압력을 유지하며, 망막과 수정체를 제자리에 고정시키는 역할을 한다. 또한, 유리체는 안구방수와는 달리 빛을 굴절시키고 순환하지 않는다.

안구의 기능

안구는 카메라와 아주 유사한 기능을 한다. 홍채는 각막, 수정체 및 망막의 체액에 의해서 모인 빛을 안구의 안으로 들어오게 한다. 망막에 부딪친 빛은 뇌로 전달되는 활동전위를 만든다.

빛의 굴절

빛의 중요한 특성은 굴절될 수 있다는 것이다. 빛이 공기에서 아주 투명한 물질을 통과할 때 빛 광선은 굴절된다. 수정체의 표면이 오목한 경우 빛 광선은 구부러져서 수정체를 통하여 지나갈 때 확산되고, 수정체의 표면이 볼록하면 빛 광선은 모인다. 빛 광선이 한 곳으로 모이기 때문에 빛은 최종적으로 그것이 교차하는 지점에 도달한다. 교차하는 지점을 **초점**focal point; PF이라 하고, 빛이 한 곳에 모이게 하는 것을 **초점조절**focusing이라 한다(그림 7.14). 눈의 초점은 망막의 바로 앞에서 일어나고, 망막에 초점이 맞춰진 작은 상은 실제 사물과 대조적으로 역전된다.

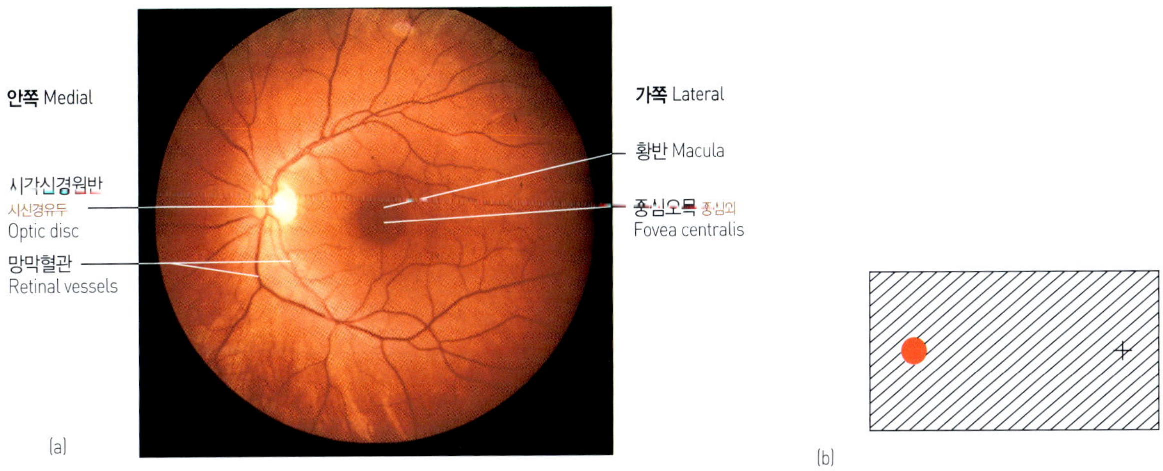

그림 7.13 검안경으로 본 망막

(a) 동공을 통해 왼쪽 눈의 뒤쪽벽을 보여주는 사진. 시각원반을 통해 혈관이 안구의 안으로 들어오는 것을 주목하라. 황반은 중앙에 있는 중심오목과 함께 시각원반의 가쪽에 위치하고 있다. (b) 맹점의 증명. 오른쪽 눈을 감고, 왼쪽 눈 앞의 도면을 잡고, +를 응시하라. 도면을 눈이 있는 쪽으로 움직여라. 점이 시각원반 위에 오는 특정한 지점에서 붉은 점이 사라질 것이다.

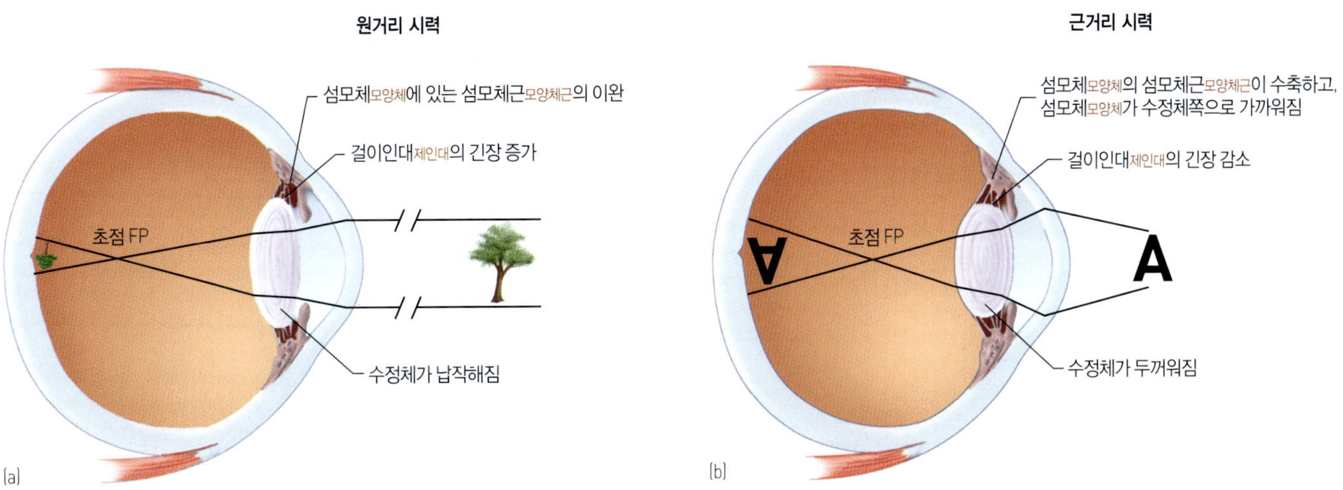

그림 7.14 눈에 의한 초점

초점 (FP)은 빛 광선이 교차하는 지점이다.
(a) 먼 거리의 사물을 볼 때, 수정체는 편평해지고, 사물의 상이 망막에 맺힌다. (b) 가까운 시야를 위한 조절에서는 수정체가 더욱 더 원형이 되고, 사물의 상이 망막에 맺힌다.

임상에서 활용하기

색맹

색맹 color blindness은 하나 또는 그 이상의 색을 인지하지 못하는 것이다(그림 7A). 색에 대한 지각은 감소되거나 완전히 소실된다. 이러한 소실은 세 가지 색깔 모두나, 하나 또는 두 가지의 색깔에 대한 인지를 포함한다. 대부분 색맹의 종류는 X 염색체 연관성의 유전적 특성으로 남자에게서 더욱 빈번하게 발생한다(제18장 참고). 서유럽에서는 모든 남성의 8%가 색맹의 일부 형태를 가지고 있지만, 여성은 단지 1% 정도만이 색맹이다.

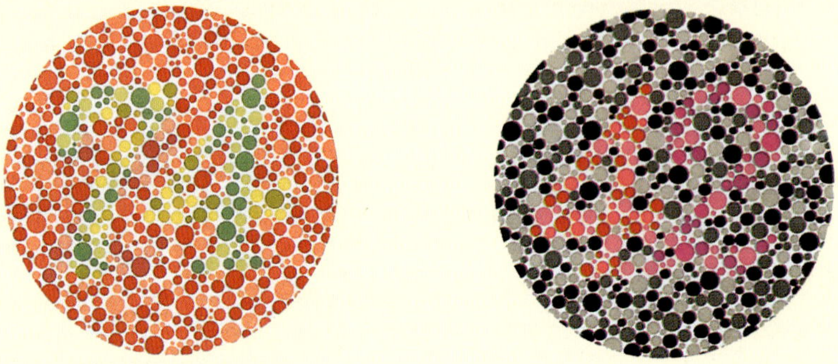

(a) (b)

그림 7A

이러한 색맹검사표는 색맹의 일부 형태와 관련된 색에 대한 인지 차이를 보여준다.
(a) 정상적인 시력을 가진 사람은 74번 숫자가 보이지만, 붉은–초록색에 색맹(적록색맹)이 있는 사람은 21번 숫자를 보게 된다.
(b) 정상적인 시력을 가진 사람은 42번 숫자를 볼 수 있다. 붉은 색에 색맹을 가진 사람은 2번 숫자를 보게 되고, 초록색에 색맹을 가진 사람은 4번 숫자를 보게 된다.

망막에서 사물의 초점

각막은 볼록한 구조이므로 광선이 공기로부터 각막을 통과하면서 굴절되어 빛이 한 곳에 모인다(그림 7.13). 추가적인 빛의 집중은 빛이 안구방수, 수정체 및 유리체를 통하여 지나갈 때 일어난다. 가장 대조적인 매체 밀도는 공기와 각막 사이이다. 따라서 집중의 가장 큰 부분은 그 지점에서 일어난다. 그러나 각막의 모양과 망막으로부터의 거리가 고정되어 있어서 각막은 초점을 맞추는 데 어떠한 역할도 하지 못한다. 초점을 잡는 미세한 조절은 수정체의 모양이 변함에 따라 이루어진다.

섬모체의 걸이인대는 섬모체근육이 이완될 때 수정체의 둘레에서 탄력성이 있는 압력을 유지하고, 수정체가 비교적 편평하게 유지되게 하여 멀리 있는 상을 볼 수 있게 한다(그림 7.14a). 사물이 눈으로부터 일정한 거리 이내로 가까워질 경우 섬모체근육은 부교감신경성 자극에 의해 수축하여 수정체를 섬모체 쪽으로 당기게 된다. 이것은 수정체 걸이인대의 긴장도를 감소시키고, 수정체 본래의 탄성 때문에 수정체가 더욱 구형의 모양을 만들 수 있게 한다(그림 7.14b). 구형의 수정체는 이때 더욱 더 볼록한 표면을 가지게 되고, 빛이 보다 많이 굴절되게 한다. 이 과정을 **조절** accommodation이라 하고, 이것은 일정한 거리 이내로 가까워진 사물에 대한 초점을 망막에서 맞출 수 있게 한다.

심화학습 5

우리가 운전을 할 때 속도계를 보다가, 다시 도로를 볼 때 눈에서는 어떠한 변화가 일어나는지 생각해보자.

사람의 시력을 검사할 때 검안표를 눈으로부터 약 650cm 정도에 놓고, 정상 시력에 대해 표준화된 글자 줄을 읽을 수 있는지 물어본다. 사람이 글자 줄을 읽을 수 있으면 그 사람은 정상 시력을 가지고 있으며, 이것은 정상 시력을 가진 사람이 6m에서 보는 것을 우리가 6m에서 볼 수 있다는 것을 의미한다. 한편, 정상적인 시야를 가진 사람이 12m에서 볼 수 있는 글자를 오직 6m에서만 볼 수 있다면 그 사람의 시력은 6/12이고, 대개는 교정 렌즈가 필요하다.

관련된 질환

겹보임

I.C. Double는 어느 날 아침에 일어나 시야가 흐린 것을 알았다. 그러나 그녀의 한쪽 눈을 감았을 때 시야가 다시 맑아졌다. 그녀는 이러한 시야 문제를 무시하고 일하러 갔지만 상태가 지속되었다. 결국, 그녀는 검안사에게 상담을 받았고, 검안사는 그녀가 겹보임 또는 복시에 의해 유발되는 흐린 시력을 경험하고 있는 것을 알게 되었다. 겹보임의 가장 일반적인 원인은 두 눈의 정렬이 어긋나는 것(두눈복시)이다. 이것은 종종 안구를 움직이는 근육의 약화에 의해 유발된다. 대부분의 성인은 이 증상을 쉽게 무시하지 못하고, 하나의 상을 제거하기 위해 한쪽 눈에 안대를 착용하기도 한다. 겹보임을 가진 아이들의 뇌는 이미지 중 하나를 무시하여 두 개의 조화되지 않은 상을 보정할 수 있기 때문에 이 문제는 사라질 수 있다. 겹보임은 뇌종양이 안구근육으로 가는 신경을 눌러서 그 기능을 저하시킴으로써 일어날 수도 있는데, 이와 같이 겹보임은 심각한 신경학적 문제의 증상 일 수 있기 때문에 무시하면 안 되고, 가능한 한 의사와 상의해야 한다.

시각의 신경경로

그림 7.15는 신호정보가 시각을 인지하는 뇌의 영역에 도달할 때까지 빛이 눈에 들어가는 것부터 빛에 의해 생성된 신호를 전달하는 신경경로를 보여준다. **시각신경**시신경, optic nerve은 눈을 떠나 시각신경구멍을 통해 눈확을 빠져 나와 머리뼈안으로 들어간다. 머리뼈안의 바로 안쪽에서 두 개의 시각신경이 합쳐져서 **시각교차**시신경교차, optic chiasm를 형성한다. 각 망막의 코쪽(안쪽) 부분에서 시작된 축삭은 시각교차를 통해 반대로 건너가고, 뇌의 반대쪽으로 투사된다. 각 망막의 관자쪽(가쪽) 부분에서 시작된 축삭은 시각신경을 통해 지나가고, 교차 없이 인체의 같은 쪽 뇌로 투사된다.

시각교차를 지난 신경절세포의 축삭경로는 두 개의 **시각로**시삭, optic tracts를 통해 전달된다(그림 7.15). 대부분 시각로의 축삭은 시상에서 끝난다. 시각로에서 분리되어 나온 일부의 축삭은 시상에서 끝나지 않고, 시각반사의 중추인 위둔덕에서 끝난다. 시각반사의 예는 갑작스런 소리나 불빛과 같은 자극이 주어지면, 소리가 나는 방향으로 머리와 눈을 돌리는 것이다. 시상에 있는 신경세포는 대뇌 뒤통수엽의 시각겉질에 투사되는 **시각부챗살**시방사, optic radiation이라는 섬유를 만든다(그림 7.15). 시각겉질은 시각정보를 인지하는 대뇌의 영역이다.

각각의 눈으로 본 모습은 눈의 **시야**visual field이다(그림 7.15a). 거리감각(입체적이거나 두 눈으로 보는 시야)은 양쪽 눈 모두가 필요하고, 두 개의 시야가 겹칠 때 나타난다(그림 7.15c). 각각의 눈은 동일한 사물의 미세한 차이점을 인지한다. 이때, 뇌는 사물의 입체적인 모습으로 두 개의 형상을 처리한다. 오직 한 개의 눈만 기능을 한다면 사물의 모습은 사진을 보는 것과 매우 흡사하게 평면일 것이다.

7.7 청각과 평형

학습성과

A. 바깥귀와 가운데귀의 기능 설명
B. 달팽이의 기능 기술
C. 안뜰과 반고리뼈관의 기능 나열

청각과 평형각의 기관은 바깥귀, 가운데귀 및 속귀의 세 부분에 나뉘어져 있다(그림 7.16). 바깥귀는 머리의 표면에서 고막으로 확장된 부분이다. 가운데귀는 고막의 안쪽으로, 공기로 채워진 방이다. 속귀는 가운데귀의 안쪽으로, 액체로 채워져 있는 방이다. 바깥귀와 가운데귀는 오직 청각에만 관련되어 있지만, 속귀는 청각과 평형 모두의 기능을 한다.

귀의 해부학과 기능

바깥귀

귓바퀴이개, auricle는 머리의 표면에 있는 바깥귀의 도톰한 부위이다. 귓바퀴는 고막에 이르는 통로인 **바깥귀길**외이도, external auditory canal 쪽으로 통한다. 귓바퀴는 음파를 모으고, 고막으로 전달하기 위해 바깥귀길 방향으로 향하게 된다. 바깥귀길은 털과 **귀지**cerumen를 만드는 **귀지샘**이도선, ceruminous gland이 있는 길로 피지를 일반적으로 귀지로 변형시킨다. 털과 귀지는 섬세한 고막에 외부 이물질이 닿는 것으로부터 귀를 보호하는 데 도움이 된다.

고막tympanic membrane은 가운데귀로부터 바깥귀를 분리하는 얇은 막이다. 두 개의 상피 층 사이에 끼여 있는 결합조직으로 된 얇은 층으로 구성되어 있다. 고막에 도달한 음파는 고막의 진동을 유발한다.

가운데귀

가운데귀는 고막의 안쪽으로 공기로 채워져 있는 공간이다. 가운데귀의 안쪽부분에 감추어진 두 개의 구멍은 가운데귀를 속귀와 연결시켜 주는 **안뜰창**전정창, oval window과 **달팽이창**와우창, round window이다. 가운데귀에는 **망치뼈**추골, malleus, **모루뼈**침골, incus, **등자뼈**등골, stapes라는 세 개의 **귀속뼈**이소골, auditory ossicle가 있다. 이 뼈들은 고막에서 안뜰창으로 진동을 전달한다. 망치뼈는 고막의 안쪽 면에 붙어 있으며, 모루뼈는 망치뼈와 등자뼈를 연결시켜 준다. 등자뼈의 바닥부분은 유연성이 있는 인대에 의해 둘러싸여 있는 안뜰창에 얹혀져 있다. 고막의 면적이 안뜰창에 비해 20배 이상 크기 때문에 진동이 망치뼈에서 등자뼈로 전달될 때 진동의 세기는 20배 이상 증폭된다. 가운데귀에서 망치뼈와 등자뼈에 붙어 있는 두 개의 근육은 시끄러운 소음에 의해 유발되는 진동을 완충하고, 부드러운 속귀의 구조물을 보호하는 데 도움이 된다.

가운데귀에는 막히지 않은 두 개의 구멍이 있는데 하나는 관자뼈의 꼭지돌기에 있는 꼭지벌집으로 열려 있다. **귀인두관**이관, auditory tube 또는 *유스타키오관 Eustachian tube*이라고 하는 다른 하나의 구멍은 인두로 열려 있고, 공기 압력이 가운데귀 공간과 바깥 공기 사이에서 동일해지도록 한다. 바깥 환경과 가운데귀 사이의 불균형한 공기 압력은 고막을 비틀어지게 하여 소리 진동을 저하시키고, 소리를 듣기 어렵게 할 수 있다. 또한, 고막의 비틀림은 이와 연관된 통증신경을 자극한다. 이러한 비틀림은 사람이 고도를 바꿨을 때, 왜 소리가 약해지고 고막이 아픈 이유를 설명할 수 있다. 이러한 증상은 삼키기, 하품, 씹기운동이나 입과 코를 막고 허파에서 나오는 공기를 강제로 가운데귀로 보내는 방법 등을 이용해 귀인두관을 뚫리게 하여 가운데귀로 공기가 들어오거나 빠져 나가게 함으로써 완화시킬 수 있다.

속귀

속귀는 관자뼈 안에 **뼈미로**골미로, bony labyrinth라고 하는 서로 연결된 터널과 방으로 구성되어 있다(그림 7.17a). 뼈미로의 안쪽은 **막미로**membranous

1 각 시야의 영역은 관자쪽 반과 코쪽 반으로 나뉜다.

2 수정체를 통과한 빛 광선은 시각영역의 각 반쪽을 망막의 반대쪽에 투사한다.

3 시각신경은 망막에서 시각교차로 뻗어가는 축삭으로 구성되어 있다.

4 시각교차에서 코쪽 망막에서 오는 축삭은 교차하여 반대쪽 뇌로 가고, 관자쪽 망막에서 오는 축삭은 교차하지 않고 뇌의 같은 쪽으로 투사된다.

5 시각로는 시각교차를 통해 시상으로 가는 신경세포의 축삭으로 구성되어 있다.

6 축삭은 시상에서 신경연접하고, 시각로를 형성하는 축삭의 곁가지는 위둔덕에서 신경연접을 한다.

7 시각로부챗살은 시각겉질로 투사되는 시상에 있는 신경세포의 축삭으로 구성되어 있다.

8 각 시야영역의 오른쪽 부분은 뇌의 왼쪽에 (어두운 초록색과 밝은 푸른색), 시야영역의 왼쪽 부분은 뇌의 오른쪽에 (밝은 초록색과 어두운 푸른색) 투사된다.

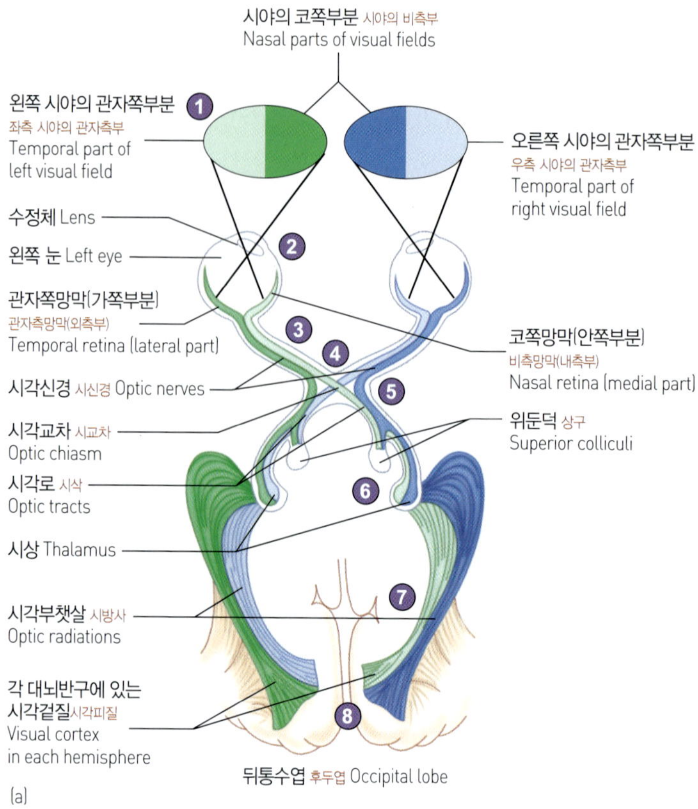

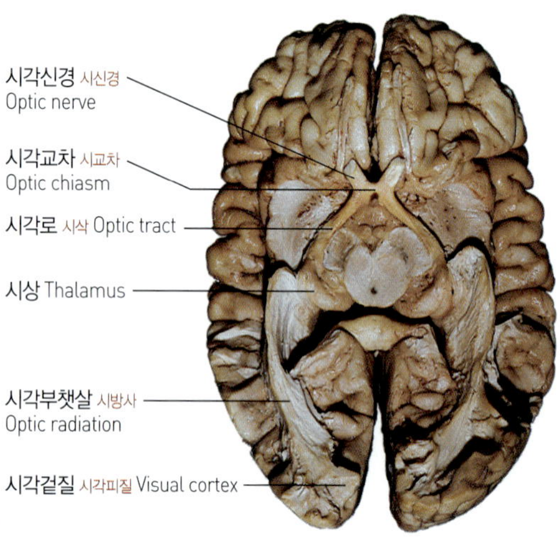

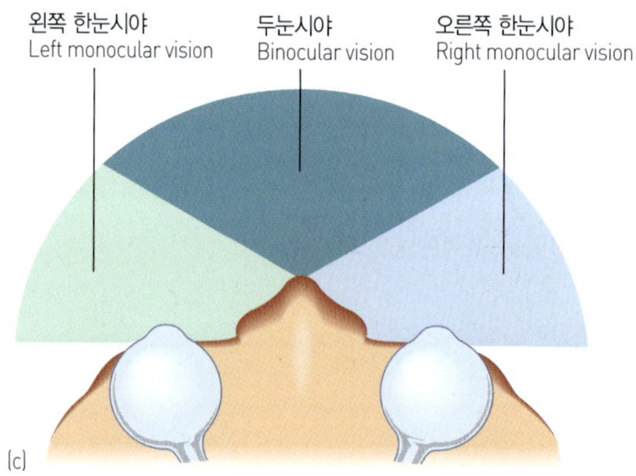

그림 7.15 시각경로

(a) 양쪽 눈에 대한 신경경로.
(b) 뇌의 가로면 사진은 시각신경, 시각로 및 시각경로를 보여주고 있다.
(c) 시야 영역의 중복.

labyrinth라고 하는 막으로 만들어진 작은 터널과 방이 있다(그림 7.17b). 막미로는 **속림프**내림파, endolymph라는 맑고 투명한 액체로 채워져 있고, 막미로와 뼈미로 사이의 공간에는 **바깥림프**외림파, perilymph가 채워져 있다. 뼈미로는 달팽이, 안뜰 및 반고리뼈관의 세 부분으로 구분된다. 달팽이는 청각과 관련되고, 안뜰과 반고리뼈관은 주로 평형과 관련되어 있다.

달팽이와우, cochlea는 달팽이 껍질과 같은 모양으로 나사 모양의 뼈로 된 중심부가 들어 있다. 이 나사의 나사판을 **나선판**나선층판, spiral lamina이라 한다. 달팽이는 안뜰계단, 고실계단 및 달팽이관 등 세 개의 도관으로 나뉘어진다(그림 7.17b). **안뜰계단**전정계, scala vestibuli은 안뜰창에서 달팽이의 꼭대기까지 계속된다. **고실계단**고실계, scala tympani은 꼭대기의 뒤에서 달팽이창까지 안뜰계단과 나란히 연장된다. 이러한 두 개의 도관은 뼈미로와 막미로의 벽 사이에 바깥림프로 채워져 있는 공간이다. 안뜰계단에

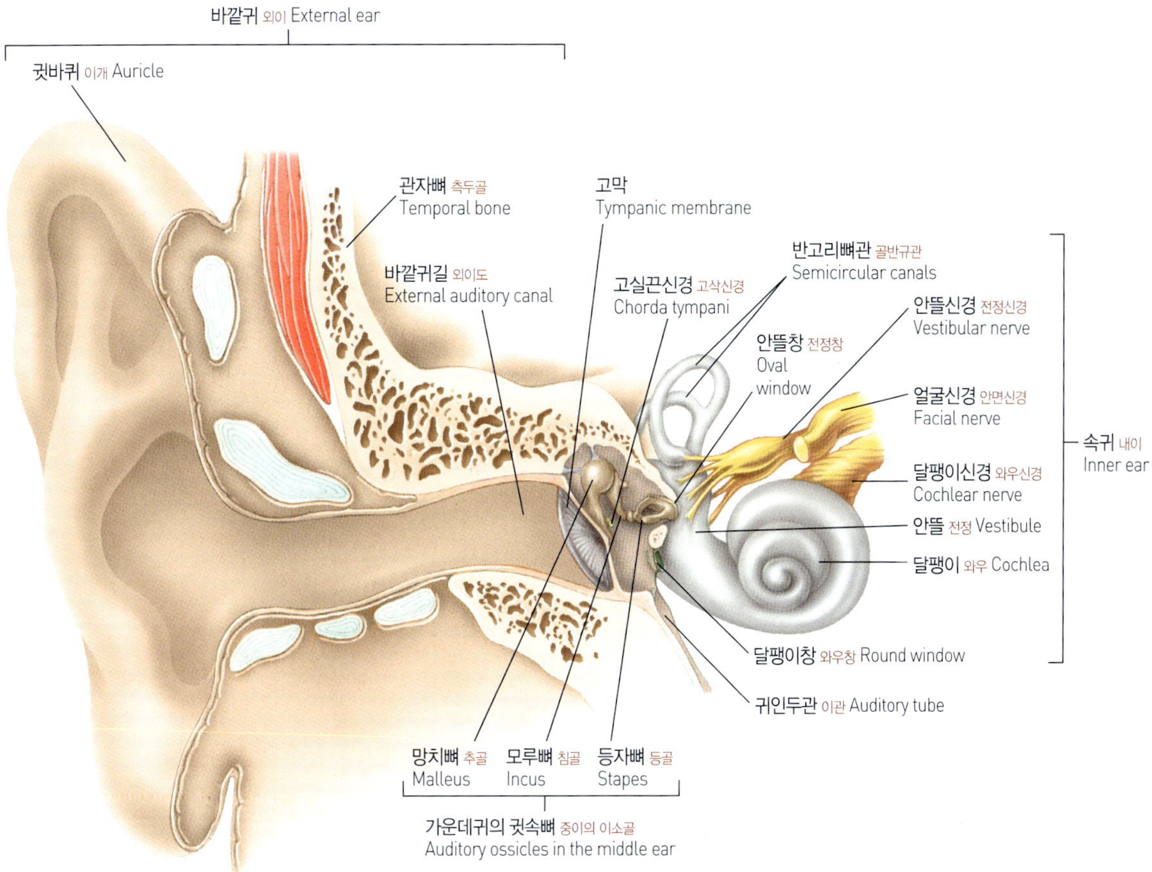

그림 7.16 귀의 구조

있는 막미로의 벽은 **안뜰막**전정막, vestibular membrane이라 하고, 고실계단에 있는 막미로의 벽은 **바닥막**기저막, basilar membrane이라 한다. **달팽이관**와우관, cochlear duct은 안뜰막과 바닥막 사이의 공간에 의해 만들어지고, 속림프로 채워져 있다.

달팽이관의 안쪽은 **나선기관**나선기, spiral organ 또는 *코르티기관 organ of Corti*이라는 특수하게 분화된 구조가 있다(그림 7.17c). 나선기관은 그 표면에 종종 부동섬모로 알려진 미세융모와 같은 털을 가진 **털세포**모세포, hair cell가 있으며, 이 세포는 특수하게 분화된 감각세포이다(그림 7.17c·d). 미세융모는 가는근육잔섬유에 의해 빳빳하게 형성되어 있다. 털의 끝은 나선판에 붙어 있는 **덮개막**개막, tectorial membrane이라는 무세포젤라틴성 선반에 묻혀 있다(그림 7.17b·c).

털세포는 축삭이 없지만, 각 털세포의 세포체는 **달팽이신경절**나선신경절, cochlear ganglion 또는 *나선신경절 spiral ganglion*에 존재하는 감각신경세포의 축삭종말과 관련되어 있다. 감각신경세포의 축삭은 달팽이신경을 형성하기 위해 합쳐진다. 이 신경은 안뜰신경과 만나서 활동전위를 뇌로 보내는 **속귀신경**내이신경, vestibulocochlear nerve(CN Ⅷ)이 된다.

청각

진동은 음파를 만든다. 음파는 귓바퀴에 의해 모이고, 바깥귀길을 통해 고막쪽으로 전달된다. 음파는 고막에 부딪히고, 그것에 의해 진동이 만들어진다. 이러한 진동은 가운데귀에 있는 세 개의 귓속뼈 진동을 유발하고, 이러한 기계적인 연쇄반응에 의해 진동의 세기는 증폭되며, 안뜰창으로 전달된다(그림 7.18의 1~3단계).

심화학습 6

당신이 어렴풋한 소리를 들을 때, 소리가 나는 쪽으로 머리를 돌리는 이유에 대해서 생각해 보자.

안뜰창에 놓여 있는 등자뼈의 바닥부분이 진동하면 달팽이의 바깥림프에 파동이 생긴다. 두 개의 계단은 안뜰계단의 한쪽 끝에 있는 안뜰창과 고실계단의 또 다른 끝에 있는 달팽이창과 함께 계속 이어지는 U자 모양의 관처럼 생각할 수 있다. 안뜰창에 닿아 있는 등자뼈의 진동은 달팽이창을 덮고 있는 막을 밀어내는 바깥림프의 움직임을 유발한다(그림 7.18의 4단계). 이 현상은 액체로 채워진 유리관의 끝부분이 고무막으로 덮여 있을 때 고무막을 밀어내는 것과 비슷하다. 관의 양쪽 끝에 고무관이

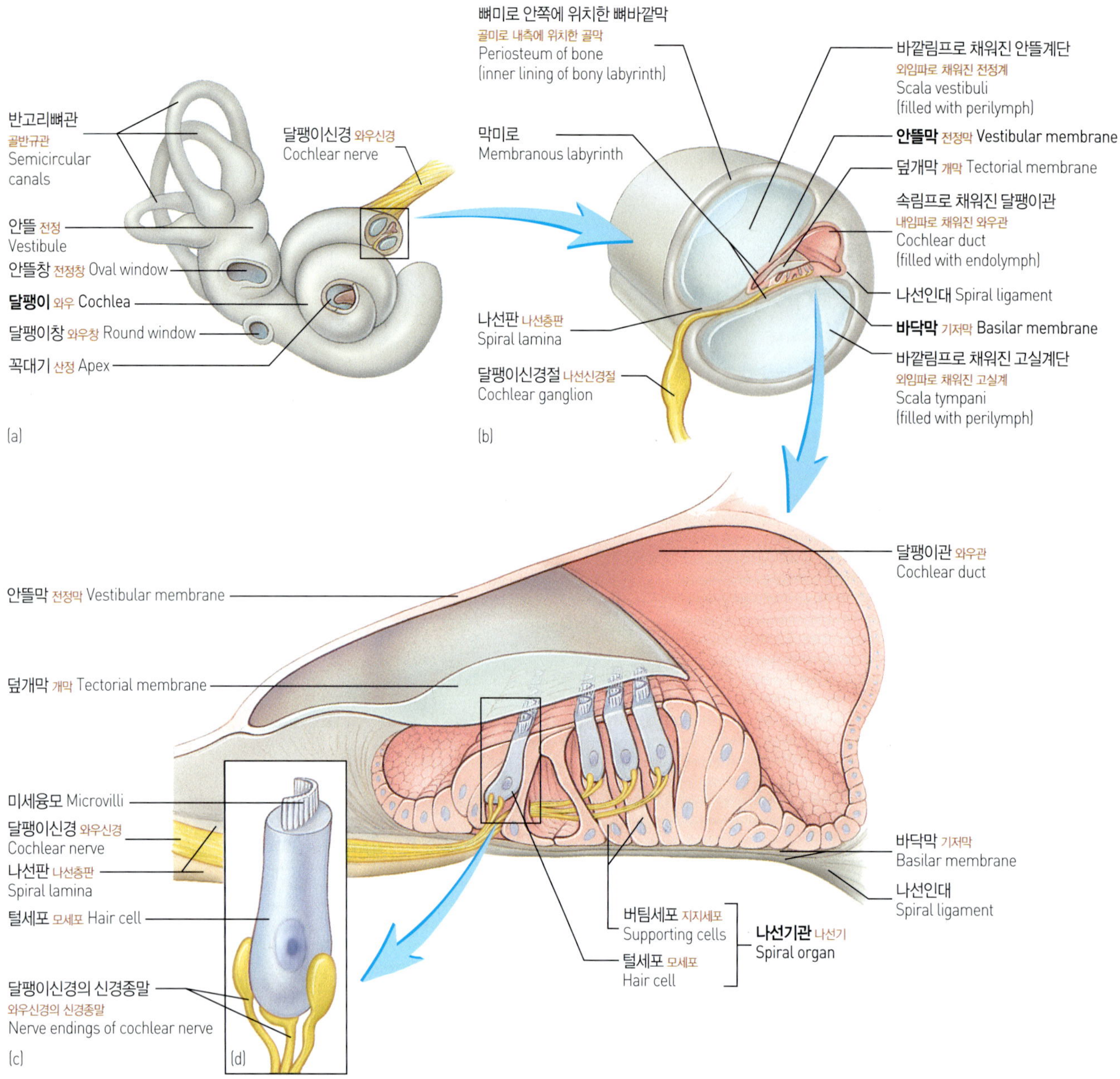

그림 7.17 속귀의 구조

(a) 뼈미로. 바깥면 (회색)은 뼈미로의 안쪽면에 있는 뼈바깥막이다.
(b) 달팽이의 가로면에서 바깥층은 뼈미로의 안쪽 면에 있는 뼈바깥막이다. 막미로는 달팽이에서 아주 작으며, 안뜰막과 바닥막으로 구성되어 있다. 뼈미로와 막미로 사이의 공간은 안뜰계단과 고실계단의 두 개의 평행한 터널로 구성되어 있다.
(c) 달팽이관의 확대 그림(막미로).
(d) 털세포의 확대 그림.

있으면 액체는 움직일 수 있지만, 관의 한쪽이 단단하게 막혀 있다면 액체의 움직임은 일어나지 않는다.

바깥림프에서 만들어진 파동은 안뜰막을 통해 지나가고, 속림프의 진동을 유발한다. 달팽이관 안에 있는 속림프의 진동은 바닥막의 움직임을 유발한다. 바닥막이 움직임에 따라 바닥막에 놓여 있는 털세포는 막의 운동과 함께 같이 움직인다. 털세포의 미세융모는 고정되어 움직이지 않는 단단한 선반 형태의 덮개막에 묻혀 있다. 털세포와 함께 움직이는 미세융모의 한쪽 끝부분과 다른 쪽 끝부분은 움직이지 않는 덮개막에 묻혀 있기 때문에 미세융모는 휘어진다. 미세융모의 휘어짐은 달팽이신경에서 활동전위를 유발하는 털세포를 자극한다(그림 7.18의 5·6단계).

바닥막은 전체 길이에 걸쳐 균일하지 않다. 막은 안뜰창 근처에서 보다 더 좁고, 단단하며, 달팽이의 끝 근처에서는 넓어지고 단단하지 않다. 막의 각 구역은 일부는 짧고, 두꺼우며, 다른 일부는 길고, 얇은 피아노 줄과 비교할 수 있다. 이러한 구성의 결과 높은 **음조**pitch의 소리는

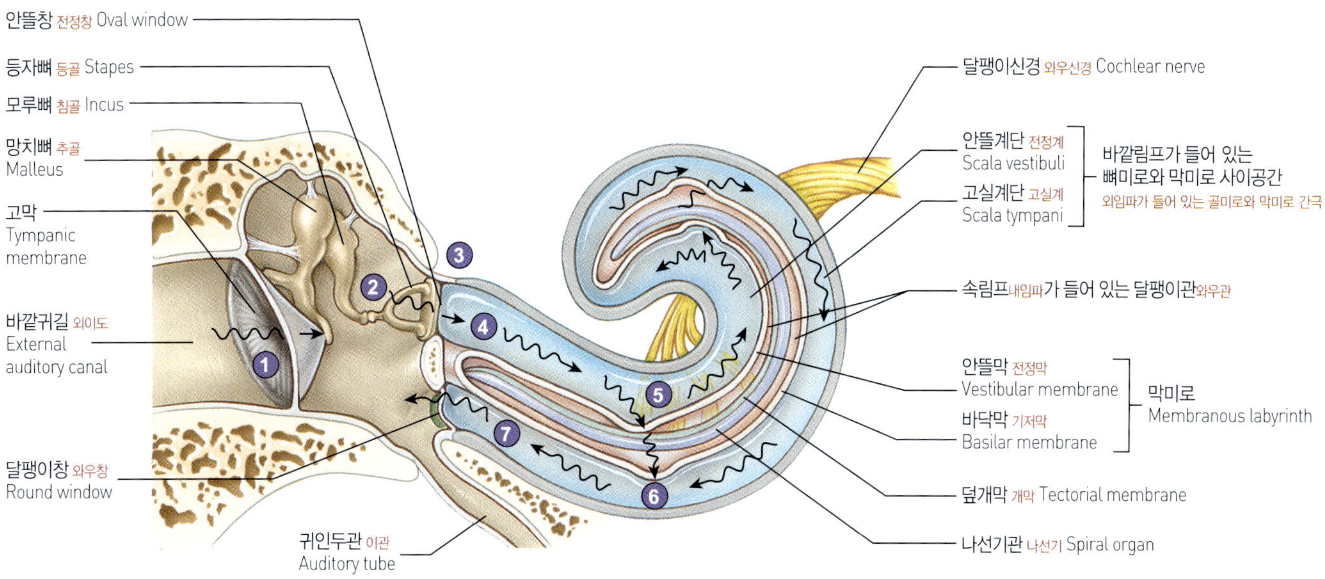

1. 음파는 고막에 부딪혀서 진동을 유발한다.
2. 고막의 진동은 망치뼈, 모루뼈, 등자뼈가 울리게 한다.
3. 등자뼈의 발판은 안뜰창을 진동시킨다.
4. 발판의 진동은 안뜰계단의 바깥림프를 울리게 한다.
5. 바깥림프의 진동은 안뜰막의 진동을 유발하여 속림프의 진동을 만들어낸다.
6. 속림프의 진동은 바닥막의 움직임을 유발한다. 높은 음조의 단파는 안뜰창 근처에 있는 바닥막의 움직임을 유발하고, 낮은 음조의 장파는 안뜰창에서 먼 곳의 바닥막의 움직임을 촉진한다. 바닥막의 움직임은 바닥막에 붙어 있는 나선기관의 털세포에 감지된다. 안뜰계단의 바깥림프와 바닥막의 진동은 고실계단의 바깥림프로 전달된다.
7. 고실계단에 있는 바깥림프의 진동은 달팽이창으로 전달되어 공기 속으로 빠져 나간다.

그림 7.18 가운데귀와 속귀에서 음파의 영향

안뜰창 가장 가까이에 있는 바닥막의 최대 비틀림을 유발하는 반면, 낮은 음조의 소리는 달팽이의 끝에 가장 가까운 막의 최대 비틀림을 유발한다. 각각의 경우, 각기 다른 털세포가 자극되고, 털세포가 자극되고 이러한 차이 때문에 사람은 음조에서 진동을 감지할 수 있다. **음량**sound volume은 바닥막이 더욱 심하게 비틀어지게 하고, 털세포가 더욱 강하게 자극되게 하는 음파 진폭의 기능이다.

청각의 손실은 많은 원인에 의해 발생할 수 있다. 일반적으로 청각장애는 전도성 난청과 감각신경성 난청 등과 같은 두 개의 범주가 있다(이 장의 아래에 있는 질병과 질환을 참고하라). **전도성 난청**conduction deafness은 예를 들어, 망치뼈와 모루뼈를 함께 잡아주는 인대의 파괴와 같은 기계적인 결함에 의해 유발된다. **감각신경성 난청**sensorineural hearing loss은 나선기관이나 신경의 결함에 의해 유발된다. 예를 들어, 커다란 소리는 털세포의 섬세한 미세융모를 손상시켜 나선기관을 파괴할 수 있다.

청각의 신경경로

청각과 평형에 대한 감각은 모두 속귀신경(CN Ⅷ)에 의해 전달된다. 이 신경은 두 개로 분리되어 있지만, 구조적으로는 밀접하게 관련된 곳에서 정보를 전달받는 신경이다. 달팽이신경은 청각과 관련된 속귀신경의 부분이고, 안뜰신경은 평형과 관련되어 있다. 달팽이신경은 뇌줄기의 **달팽이핵**와우핵, cochlear nucleus으로 축삭을 보낸다. 달팽이핵에 있는 신경세포는 뇌줄기의 다른 영역과 중간뇌에 있는 **아래둔덕**하구, inferior colliculus으로 정보를 전달한다. 또한, 아래둔덕에 있는 신경세포는 갑자기 큰 소리가 들리면 눈과 머리를 소리가 나는 쪽으로 돌리는 반사작용을 위해 정보를 위둔덕으로 투사한다. 아래둔덕으로부터 신경섬유는 시상으로 투사되고, 이곳으로부터 대뇌의 청각겉질로 정보가 전달된다.

평형

균형 또는 평형에 대한 감각은 정적평형과 동적평형의 두 가지 구성성분을 가지고 있다. **정적평형**static equilibrium은 안뜰과 관련되어 있으며, 중력과 연관된 머리의 자세를 평가하는 데 관여한다. **동적평형**dynamic equilibrium은 반고리뼈관과 관련되어 있으며, 머리의 움직임 속도와 방향에서 변화를 감지하는 것과 연관된다.

속귀의 **안뜰**전정, vestibule은 **타원주머니**난형낭, utricle와 **둥근주머니**구형낭, saccule의 두 개의 방으로 나뉠 수 있다(그림 7.19a). 각각의 방은 속림프에 의해 싸여 있는 **평형반**macula이라는 특수하게 분화된 상피조직이 포함되어 있다. 나선기관과 같이 평형반에는 털세포가 있다. 이 세포의 미세융모 끝은 **평형모래**평형사, otolith에 의해 눌려 있는 젤라틴성 덩어리인 *평형모래막otolithic membrane*에 묻혀 있고, 이 구조의 미립자는 단백질과 탄산칼슘으로 구성되어 있다. 이렇게 눌려 있는 젤라틴성 덩어리는 중력에 반응하여 움직이며, 털세포의 미세융모를 휘어지게 하고(그림 7.19c), 이와 관련된 신경세포에서 활동전위를 유발한다. 신경세포로부터 발생하는 활동전위는 속귀신경의 안뜰부분에 있는 축삭에 의해서 뇌로 전달되어 머리 자세의 변화를 판단한다. 예를 들어, 사람이 몸을 구부리면 평형모래가 중력에 의해 움직이고, 결과로서 생기는 활동전위는 뇌에 머리의 자세에 관한 정보를 제공한다(그림 7.20).

반고리뼈관골반규관, semicircular canals은 동적평형에 관여한다. 관은 또 다른 관의 오른쪽에 위치하며, 사람의 움직임을 어떤 방향에서도 감지할 수 있게 한다. 각각의 반고리뼈관의 밑부분은 팽대ampulla로 확장된다(그림 7.21a). 각 팽대 안의 상피는 특수하게 분화하여 **팽대능선**팽대릉, crista ampullaris을 형성한다(그림 7.21b). 각각의 능선은 구부러진 상피능선으로 구성되어 있고, 젤라틴성 덩어리인 **팽대능선마루**막팽대부정, cupula는 능선 위에 놓여 있다. 팽대능선마루는 평형모래가 없는 것을 제외하고는 구조적으로나 기능적으로나 평형반과 비슷하다. 능선에 있는 털세포의 털과 비슷한 미세융모는 팽대능선마루에 묻혀 있다(그림 7.21). 팽대능선마루는 반고리뼈관 안에서 속림프의 움직임에 의해 위치가 바뀌는 부유물처럼 작용한다(그림 7.22). 머리가 한쪽 방향으로 움직이기 시작할 때 속림프는 움직이지 않고 남아 있는 경향이 있는 반면, 팽대능선마루는 머리와 함께 움직인다. 이러한 차이는 팽대능선마루의 방향을 머리가 움직이는 방향의 반대로 바꾸어 놓는다. 움직임은 액체를 따라잡으려는 노력을 계속한다. 머리와 팽대능선마루의 움직임이 멈추면 림프액은 운동의 방향에서 팽대능선을 바꾸어 놓는 움직임을 계속한다. 팽대능선의 운동은 털세포의 미세융모가 휘어지게 하여 털세포에서 탈분극이 발생한다. 탈분극은 달팽이신경과 만나 속귀신경을 형성하는 안뜰신경에서 활동전위가 시작되게 한다.

보트의 좌우 흔들림 운동 때문에 나타나는 것과 같이 반고리뼈관의 지속적인 자극은 구역질과 쇠약감을 특징으로 하는 **멀미**motion sickness를

관련된 질환

뱃멀미

Earl e. F는 그의 첫 번째 여행으로 낚싯배를 타고 낚시를 하기로 했다. 배에 탑승한 후, 뱃멀미가 나지 않는 것에 내심 안도했다. 마침내, 배는 낚시 장소에 도착했고, 엔진을 끄고 닻을 내렸다. 시간이 지나면서 배가 표류하기 시작했고, 그 때문에 배가 앞뒤좌우로 흔들렸다. 어느 순간 Earl는 미끼의 냄새와 디젤 연기가 혼합되어 불쾌한 냄새가 나는 것을 알게 되었다. Earl는 약간의 현기증과 졸음을 느꼈으며, 그때 속이 매스꺼운 것을 알게 되었다. "내가 멀미를 하는구나"라고 그는 깨달았다. 뱃멀미는 눈과 속귀의 반고리뼈관 같은 각기 다른 감각의 근원으로부터 뇌에 도달하는 정보의 충돌로 인해 발생한다. 뇌는 어지러운 느낌과 뱃멀미에 반응한다. Earl의 경우에서 계속해서 낚시를 시도하는 것은 그의 상태를 악화시킬 것이다. 결국, 그는 배속의 메스꺼움이 격렬해졌고, 배 난간 위에 기대어 바다에 구토를 했다. 시간이 지나 Earl는 자신의 상태가 어느 정도 나아지는 느낌이 드는 것을 알았고, 물을 보는 것 보다 수평선을 보는 것이 그의 상태에 더 도움이 되는 것을 알게 되었다. 그는 나머지 여행을 즐겼고, 아주 큰 물고기 몇 마리를 잡았다.

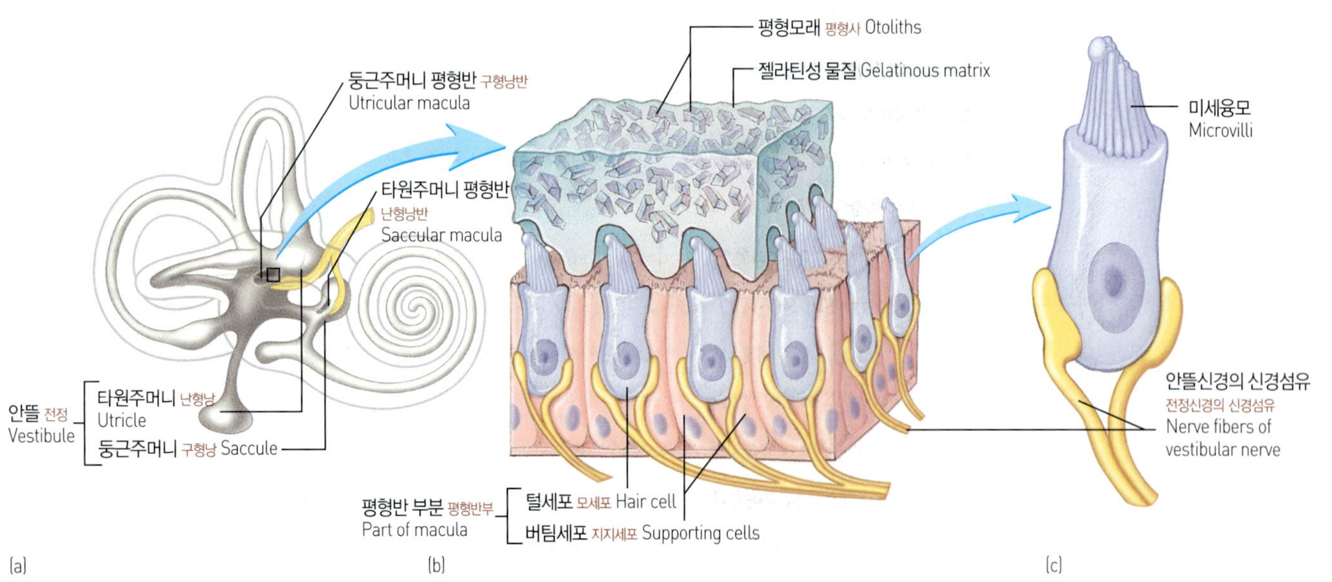

그림 7.19 평형반의 위치와 구조

(a) 안뜰의 타원주머니와 둥근주머니에 있는 평형반의 위치.
(b) 털세포와 평형모래를 보여주는 둥근주머니에 있는 평형반의 확대 그림.
(c) 미세융모를 보여주는 털세포의 확대 그림.

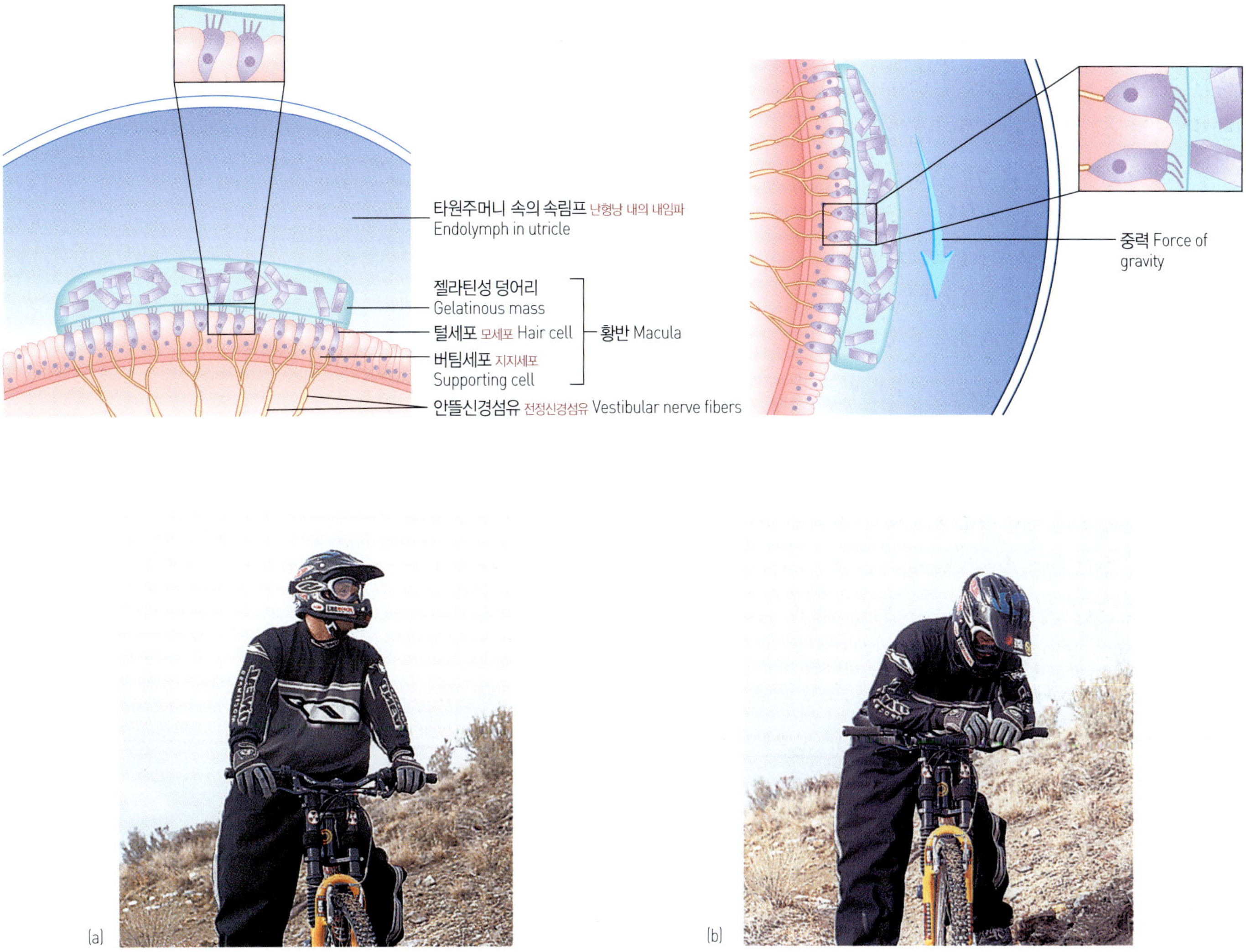

그림 7.20 평형유지를 위한 안뜰의 기능

(a) 똑 바로 선 자세에서 평형반은 움직이지 않는다.
(b) 사람이 몸을 구부릴 때, 머리의 자세가 변하면 평형반은 중력의 방향이 움직이는 것에 의해 반응한다.

유발 할 수 있다. 뇌는 반고리뼈관, 눈 및 등과 다리에 있는 자세수용기(고유감각)로부터 들어오는 정보와 감각정보를 비교한다. 이러한 공급원으로부터 들어오는 정보의 불일치에 의해 멀미가 유발될 수 있다.

심화학습 7

눈을 감거나 수평선을 바라보는 것이 멀미를 감소시키는 데 도움이 되는 이유에 대하여 생각해보자.

평형의 신경경로

속귀신경의 안뜰 부분에서 형성된 축삭은 뇌줄기의 안뜰신경핵으로 투사된다. 축삭은 이 신경핵으로부터 소뇌 및 대뇌겉질과 같은 뇌의 수많은 영역으로 퍼진다. 평형은 속귀에서 뿐만 아니라, 팔다리(고유감각)와 시각계통에서 안뜰신경핵으로 가는 감각정보와 연관된 복잡한 감각이다. 음주 측정 시 알코올이 평형감각의 시각 구성성분보다 큰 범위의 고유감각과 평형감각의 안뜰 구성성분에 영향을 주기 때문에 음주에 따른 평형감각을 평가하는 동안 눈을 감게 한다.

7.8 감각기관에 미치는 노화의 영향

학습성과

A. 노화에 따른 감각기관의 변화 나열

나이가 들어가면서 일반감각 기능과 특수감각 기능은 점차 감소하게 된다. 일반감각 중에서 피부에 광범위하게 남아 있는 자유신경종말과 털주머니 수용체는 변하지 않지만, 마이스너소체와 파치니소체는 나이가 들어감에 따라 감소되고, 남아 있는 소체들은 종종 구조적으로 변형되거나 기능이 소실된다. 그 결과, 노인들은 무엇인가가 피부에 닿거나,

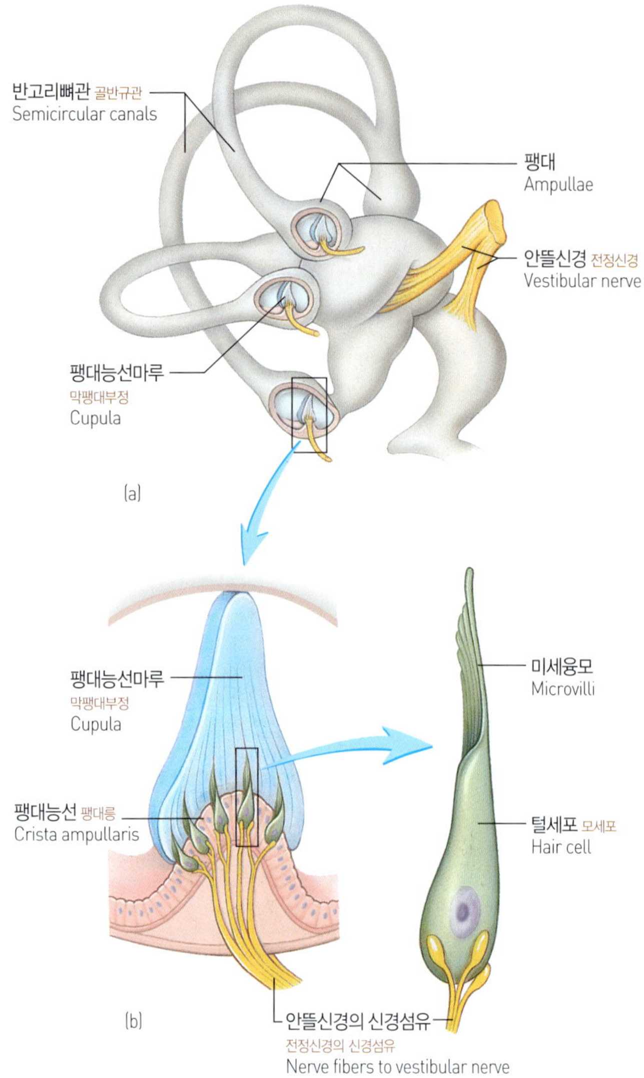

그림 7.21 반고리뼈관

(a) 반고리뼈관에 있는 반고리관팽대의 위치.
(b) 팽대능선마루와 털세포를 보여주는 팽대능선의 확대 그림.
(c) 털세포의 확대 그림.

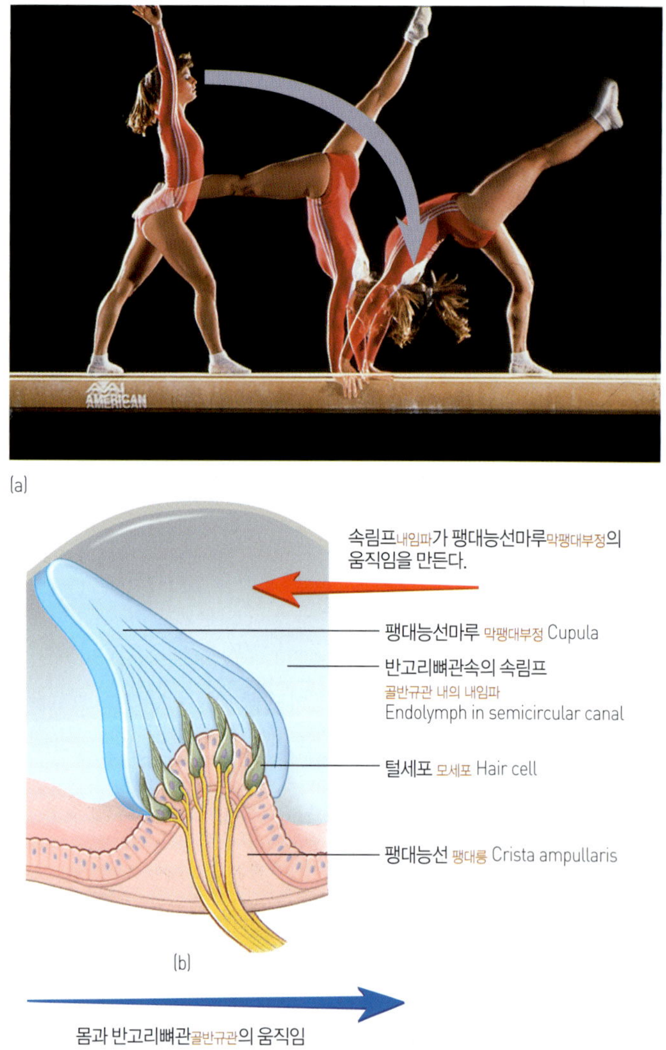

그림 7.22 팽대능선의 기능

(a) 사람이 덤블링을 하기 시작할 때, 반고리뼈관.
(b) 몸과 같은 방향으로 움직인다(파랑 화살표). 반고리뼈관에 있는 속림프는 몸과 팽대능선이 움직이기 시작할 때, 그 곳에 머무르려는 경향을 나타낸다. 그 결과, 팽대능선마루는 속림프의 움직임(붉은색 화살표)에 의해 몸 운동이 일어나는 반대쪽 방향으로 위치가 바뀐다.

눌러서 피부손상의 위험성을 증가시키는 것을 알아차리는 능력이 감소된다. 두 지점에 대한 식별감각은 떨어지고, 촉감에 의해 물체를 확인하는 것이 더욱 어려워진다. 또한, 파치니소체의 감소는 평형과 운동 협응력에 영향을 미치는 팔다리와 관절의 자세에 대한 인지능력을 감소시킨다. 고유감각에 대한 수용체의 기능 또한 나이에 따라 저하되어 자세, 근육의 긴장도 및 인대와 근육의 길이에 대한 정보가 감소된다. 이것은 움직임의 조절과 조정을 더욱더 저하시킬 수 있다.

특수감각 중에서 노인은 유일하게 냄새를 맡는 능력의 감소가 적게 나타난다. 그러나 특정한 냄새를 정확하게 알아내는 능력은 특히 70세가 넘어가면서 감소하게 된다.

일반적으로 맛에 대한 감각은 나이가 들어감에 따라 현저하게 떨어진다. 맛에 대한 감각수용체의 숫자가 감소하고, 맛감각을 판단하는 뇌의 능력이 저하된다.

눈의 수정체는 나이가 들어가면서 결합조직 성분이 더욱 단단해지기 때문에 수정체의 유연성이 떨어진다. 그 결과, 처음에는 수정체의 모양을 변화시키는 능력이 저하되고, 결국에는 소실된다. **노안**presbyopia이라는 이 상태는 눈에서 일어나는 노화와 관련된 가장 일반적인 변화이다. 더욱이, 눈에 있는 원뿔세포, 특히 망막의 중심오목에 있는 원뿔세포의 수가 감소하여 시력과 색의 인지도가 점차적으로 저하되는 결과를 야기한다.

수술과 같은 임상적인 치료를 요하는 노인들의 가장 일반적인 시력장애는 백내장의 발생이다. 백내장 다음으로 빈번하게 발생하는 노인들의 시각장애는 황반변성, 녹내장 및 당뇨망막병증이다.

나이가 들어감에 따라 달팽이에 있는 털세포의 수가 감소하여 **노청**presbyacusis이라는 노화와 관련된 감각신경난청이 발생한다. 그러나 이러한 털세포의 감소는 양쪽 귀에 동시에 발생하지 않는다. 따라서 방향성은 양쪽 귀로 들어오는 소리를 비교하여 결정하기 때문에 노인들은 특정한 소리의 시작 지점을 알아내는 능력이 저하된다. 이것은 방향감 장애와 관련된 일반감각의 소실로 이어질 수 있다. 더욱이 청각신경로에 대한 중추신경계통의 결함은 메아리나 잡음이 있을 때 소리를 이해하기 어려워지게 할 수 있다. 이러한 결함은 노인들이 빠른 말이나 끊기는 소리를 이해하기 어렵게 만든다.

노화와 함께 둥근주머니, 타원주머니 및 반고리관팽대에 있는 털세포의 수가 감소하고, 평형모래의 수 또한 감소한다. 그 결과, 노인들은 중력, 가속 및 회전에 대한 민감도가 저하되어 평형장애와 어지럼증을 유발할 수 있다. 또한, 일부 노인들은 몸의 자세를 유지하지 못하고, 쉽게 넘어지기도 한다.

질병과 질환: 시각, 청각, 평형

질환	설명
시각장애	
감염	
결막염	결막의 염증으로 보통 세균 감염으로 유발되며, 급성유행성결막염과 같은 형태는 주로 어린아이에게서 발생한다.
트라코마	클라미디아에 의해 유발되는 결막염의 형태로 전염성 시력상실의 주요한 원인이며, 접촉이나 공기 중으로 전파된다.
맥립종(다래끼)	속눈썹의 털주머니에 발생한 감염
초점, 눈정렬, 색각의 결함	
근시	가까운 사물을 보는 능력의 저하로 각막과 수정체의 굴절력이 눈의 길이에 비해 상대적으로 너무 클 때 발생한다.
원시	멀리 있는 사물을 보는 능력의 저하로 각막이 너무 편평하거나 수정체의 굴절률이 눈의 길이에 비해 너무 낮을 때 발생한다.
노안	근거리 시력의 저하로 수정체의 유연성이 감소되고, 조절기능이 저하되기 때문에 나타나는 일반적인 노화의 증상이다.
난시	각막이나 수정체가 균일하게 휘지 않아서 사물의 초점을 뚜렷하게 맞추지 못한다.
사시	한쪽이나 양쪽 눈의 방향이 일치하지 않는 것으로 안구근육의 약화에 의해 발생한다.
겹보임	사물이 두 개의 상으로 보이는 것이다.
색맹	하나 또는 두 개 이상의 색을 인지하는 능력이 완전히 손상되거나 부분적으로 손상된 것으로 대부분 남자에게서 더 빈번하게 발생한다.
시각상실	
백내장	외상, 감염 및 노화에 의한 수정체의 혼탁으로 시각상실의 가장 일반적인 원인이다.
황반변성	뚜렷한 중심시야의 소실로 주변 시야는 그대로 유지되며, 원인은 잘 알려져 있지 않다.
녹내장	안구방수에 의해 발생한 과도한 압력에 의해 유발되며, 망막이나 시각신경을 손상시켜 시각을 상실할 수 있다.
당뇨망막병증	시각신경 변성, 백내장, 망막박리와 관련되어 있으며, 종종 혈관변성과 출혈에 의해 발생한다.
망막박리	색소망막에서 감각망막이 떨어져 나온 것으로 상대적으로 일반적인 장래로 시각장애를 유발한다.
청각장애	
전도난청	바깥귀에서 나선기관으로 가는 음파전달의 기계적인 결함이다.
감각신경성 난청	나선기관이나 신경경로의 결함이다.
이명	귀울림과 같은 소리에 대한 인지의 착각으로 일반적인 장애이다.
중이염	증상은 귀에서의 미열 및 과민성 등이며, 심한 경우 고막에 손상이나 고막파열을 유발할 수 있는 것으로 어린아이에서 일반적으로 발생한다.
속귀염	소리의 감지와 평형의 유지가 저하될 수 있는 것으로 만성적인 중이염에 의해 발생할 수 있다.
평형장애	
멀미	반고리뼈관에서 뇌로 가는 정보와 등 및 다리의 자세와 눈에서 뇌로 가는 정보가 서로 상충될 때 유발되는 속의 메스꺼움과 허약이다.
메니에르병	영향을 받는 귀에 어지러움, 난청, 귀울림(이명) 및 충만한 느낌 등이 나타나며, 속귀에서 나타나는 어지러움과 관련된 가장 일반적인 질환이다. 원인을 잘 알려져 있지 않지만 귀의 액체이상이 관련된다.

※ 자세한 정보들은 **www.mhhe.com/seeleyess8**에서 찾아볼 수 있다.

단원 요약

7.1 감각

감각은 대뇌겉질에 도달한 자극의 결과로서 일어나고, 의식적으로 인지된다. 감각신경은 일반감각과 특수감각으로 구분될 수 있다.

7.2 일반감각

통증, 온도, 촉감, 압력 및 고유감각과 같은 일반감각에 대한 수용체는 인체 전체에 걸쳐서 광범위하게 분포한다.

통증

1. 통증은 한 곳에 집중되거나 확산되는 불유쾌한 감각이다.
2. 통증은 문조절 이론을 포함한 "동기화 기전"에 의해 조절되거나 감소될 수 있다.
3. 깊은 구조로부터 오는 통증은 피부와 같은 보다 더 표면에 있는 구조물과 연관될 수 있다.

7.3 특수감각

후각과 미각은 화학자극에, 시각은 빛 자극에, 청각과 평형은 기계적인 자극에 반응한다.

7.4 후각

1. 후각신경세포는 긴 섬모를 가진 팽대된 먼쪽 끝부분을 가지고 있다. 섬모는 코안점막에 용해되는 물질에 반응하는 수용체를 가지고 있다.
2. 넓은 범위의 감지 가능한 냄새는 수용체 반응의 조합에 의해 가능하다.

후각과 관련된 신경경로

후각신경세포의 축삭은 후각신경을 형성하여 후각망울로 들어간다. 후각로는 후각망울에서 뇌의 후각영역으로 활동전위를 전달한다.

7.5 미각

1. 맛봉오리는 맛구멍으로 연장된 털이 있는 미각세포를 가지고 있다. 털에 있는 수용체는 이곳에 용해되는 물질을 감지한다.
2. 맛의 종류는 신맛, 짠맛, 쓴맛, 단맛과 감칠맛 등의 5가지가 있다.

미각과 관련된 신경경로

얼굴신경은 혀의 앞쪽 2/3에서, 혀인두신경은 혀의 뒤쪽 1/3에서, 미주신경은 혀의 뿌리에서 맛 정보를 뇌로 전달한다.

7.6 시각

눈의 부속 구조물

1. 눈썹은 땀이 눈으로 들어오는 것을 예방한다.
2. 눈꺼풀은 외부 이물질로부터 눈을 보호한다.
3. 결막은 눈꺼풀의 안쪽과 안구의 앞쪽 표면을 덮고 있다.
4. 눈물샘은 안구의 표면을 매끄럽게 하고, 보호하는 위해 눈물을 분비한다. 과도한 눈물은 코눈물관을 통해 코안으로 배출된다.
5. 안구근육은 안구를 움직인다.

눈의 해부학

1. 안구섬유층은 안구의 바깥층이다. 이것은 공막과 각막으로 구성되어 있다.
2. 안구혈관층은 안구의 중간층이다. 이것은 맥락막, 섬모체 및 홍채로 구성되어 있다.
3. 수정체는 걸이인대에 의해 섬모체의 민무늬근육에 붙어 고정되어 있다.
4. 안구신경층(망막)은 안구의 속층으로 빛에 반응하는 신경세포가 있다.
5. 막대세포는 낮은 불빛에 시야(야간 시야)의 원인이 된다.
6. 원뿔세포는 색상에 대한 시각의 원인이 된다.
7. 빛은 옵신의 외형 변화를 유발하기 위해 망막의 모양이 변하게 하고, 결국 시야를 야기하는 세포의 변화를 유도한다.
8. 황반의 중앙에 있는 중심오목은 원뿔세포가 아주 많이 밀집되어 있으며, 물체의 상이 가장 선명하게 감지되는 영역이다.
9. 시각신경원반 또는 맹점은 시각신경이 안구를 빠져나가고, 혈관이 들어오는 곳이다.
10. 안구의 앞방과 뒤방은 수정체의 앞에 있고, 안구방수로 채워져 있다. 유리체방은 유리체로 채워져 있다. 방수는 안구가 팽창되어 있게 유지하고, 빛을 굴절시키며, 안구의 속층에 영양물질을 공급한다.

안구의 기능

1. 오목한 표면을 통해 지나가는 빛은 분산되고, 볼록한 표면을 통해 지나가는 빛은 모인다.
2. 한 점에 모인 빛 광선은 초점에서 교차하고, 초점을 맞출 수 있다고 얘기한다.

단원 요약

3. 각막, 안구방수, 수정체 및 유리체 모두는 빛을 굴절시킨다. 각막은 대부분 집중의 원인이 되는 반면, 수정체는 모양의 변화를 통해 초점을 조정할 수 있다(조절).

시각의 신경경로

1. 시각신경을 통해 시각교차로 지나가는 축삭은 이곳에서 일부가 교차된다. 코쪽에서 오는 축삭은 교차하고, 관자쪽에서 오는 축삭은 같은 편으로 지나간다.
2. 시각교차에서 연장된 시각로는 시상으로 이어진다.
3. 시각부챗살은 시상으로부터 뒤통수엽의 시각영역으로 뻗는다.

7.7 청각과 평형

귀의 해부학과 기능

1. 바깥귀는 귓바퀴와 바깥귀길로 구성되어 있다.
2. 가운데귀에는 세 종류의 귀속뼈가 있다.
3. 고막은 바깥귀길을 가로질러 뻗어 있다.
4. 망치뼈, 모루뼈, 등자뼈는 고막에서 속귀의 안뜰창으로 연결된다.
5. 귀인두관 또는 유스타키오관은 가운데귀에서 인두로 연결되어 압력을 같게 유지한다. 또한, 가운데귀는 꼭지벌집으로 연결되어 있다.
6. 속귀는 반고리뼈관, 안뜰 및 달팽이 등 세 부분으로 나뉜다.
7. 달팽이는 달팽이껍질과 같은 모양의 관이다.
8. 달팽이는 안뜰막과 바닥막에 의해 세 가지 구획으로 나뉘어진다.
9. 나선기관은 바닥막과 덮개막에 붙어 있는 털세포로 구성되어 있다.

청각

1. 음파는 귀바퀴를 통해 바깥귀길로 모여 들어 고막의 진동을 유발한다.
2. 고막의 진동은 귀속뼈를 따라 속귀에 있는 안뜰창으로 전달된다.
3. 안뜰창에 있는 등자뼈의 움직임은 바깥림프가 안뜰막을 움직이게 하고, 속림프가 바닥막을 움직이게 유도한다. 바닥막의 움직임은 나선기관에 있는 털세포의 움직임을 야기하고, 속귀신경을 따라 이동하는 활동전위를 만든다.

청각의 신경경로

속귀신경에서 활동전위는 달팽이 신경핵과 대뇌겉질로 전달된다.

평형

1. 정적평형은 중력과 연관된 머리의 자세를 평가한다.
2. 안뜰에 위치하는 평형반은 평형모래가 들어 있는 젤라틴성 덩어리에 묻혀 있는 털세포로 구성되어 있으며, 이 세포는 미세융모를 가지고 있다. 젤라틴성 덩어리는 중력에 반응하여 움직인다.
3. 동적평형은 머리의 움직임을 감지한다.
4. 속귀는 서로 수직으로 배열된 세 가지의 반고리뼈관을 가지고 있다. 각 반고리뼈관의 반고리관팽대는 팽대능선마루라는 젤라틴성 덩어리에 묻혀 있는 털세포가 있는 팽대능선이 있으며, 이 세포는 미세융모를 가지고 있다.

평형의 신경경로

속귀신경의 안뜰부분에서 시작되는 축삭은 안뜰신경핵과 대뇌겉질로 투사된다.

7.8 감각기관에 미치는 노화의 영향

노인들은 일부의 일반감각과 미각, 시각, 청각 및 평형감각 전체에 걸친 감각소실을 경험한다.

CHAPTER

8 혈 액

8.1 혈액의 기능

학습성과

A. 혈액의 기능 나열

혈액blood은 항상 사람의 마음을 사로잡아왔다. 사람들은 역사를 통해 혈액의 기능에 대한 추측을 하고 있다. 어떤 사회학자들은 혈액의 조절되지 않는 손실은 죽음의 결과를 불러올 수 있으므로 혈액을 "삶의 본질"이라고 하였다. 고대와 현대 모두를 포함한 이 세계 많은 문화권에서 혈액은 마술적 자질을 가지고 있다고 믿었다. 혈액은 우리의 성격과 감정을 정의하는 것이라 생각되어 왔다. 예를 들어, 고귀한 혈통의 사람들은 종종 '귀족의 혈통blue blood'이라고 하였고, 반면에 범죄자들은 '나쁜' 피를 가지고 있다고 말한다. 일반적으로 사람들은 화는 그들의 피를 '끓게' 만들고, 반면 공포는 피를 '굳게' 만든다고 말한다. 과학적 연구를 통해 이러한 환상과 관련된 혈액의 특징들을 규명할 수 있을 것이다. 혈액은 생명에 필수적인 많은 기능을 수행하고, 우리의 건강상태를 확인할 수 있는 수많은 정보들을 제공해준다. 심장이 혈관을 통해 혈액을 보내고 온몸으로 순환시킨다. 혈액은 여러 방법으로 **항상성**homeostasis을 유지하는 데 도움을 준다.

1. *가스, 영양분, 그리고 노폐물의 교환.* 산소는 허파 속의 혈액으로 들어가서 세포로 옮겨진다. 이산화탄소는 세포에서 만들어지고 혈액을 통해 허파로 가서 호흡을 통해 배출된다. 혈액은 소화관에서 섭취된 영양소, 이온, 물을 이동시키고 세포에서 생산된 노폐물을 배설하기 위해 콩팥으로 운반한다.
2. *가공물질의 수송.* 많은 물질은 몸의 한 부분에서 생산되어 처리될 다른 부분으로 혈액을 통해 이동된다. 예를 들어, 비타민 D의 **전구물질**precursor은 피부에서 생산되어 혈액을 통해 간으로 이동한 후 활성화 비타민 D 과정을 위해 콩팥으로 이동한다. 또한 혈액은 활성 비타민 D를 작은창자로 이동시켜 칼슘의 흡수를 증진시킨다. 다른 예로 젖산lactic acid은 무산소호흡 동안 뼈대근육에서 생산된다(제5장 참고). 혈액은 젖산을 간으로 이동시키고 그곳에서 글루코오스로 변환시킨다.
3. *조절인자의 수송.* 혈액은 많은 양의 호르몬과 효소를 운반하여 몸의 여러 부위가 유기적으로 조절될 수 있도록 한다.
4. *pH와 삼투압의 규제.* 혈액에서 발견되는 완충제buffer는 혈액의 pH를 정상 범위인 7.35~7.45 내에서 유지되도록 도와준다(제2장 참고). 혈액의 삼투 조성 또한 체액과 이온의 정상적인 균형을 유지하는 데 매우 중요하다.
5. *체온유지.* 따뜻한 혈액은 체내에서 표면으로 전달되어 방출된다. 이것은 체온조절을 돕는 기전 중 하나이다.
6. *이물질에 대한 보호.* 혈액세포와 화학물질은 미생물, 독성물질과 같은 이물질로부터 보호하는 면역계통immune system의 중요한 부분을 구성한다.
7. *피덩이 형성*혈괴 형성, *clot formation*. 혈관이 손상되었을 때 혈액은 응고되어 과도한 혈액의 손실을 막는다. 조직이 손상되었을 때 피덩이혈괴, blood clot는 조직 복구와 정상적인 기능 복구의 첫 단계에서 만들어진다.

8.2 혈액의 구성

학습성과

A. 혈액의 구성요소 나열

혈액blood은 세포와 세포 조각들이 포함되어 있는 **액체 바탕질**liquid matrix로 구성된 결합조직의 한 종류이다. 액체 바탕질은 **혈장**plasma이고 세포와 세포 조각들은 **고형성분**formed element를 형성한다. 혈장은 총 혈액량의 반보다 조금 더 차지하고 고형성분은 반보다 조금 덜 차지한다. 성인의 평균 총 혈액량은 여자가 약 4~5L이고, 남자가 5~6L이다. 혈액은 총 몸무게의 약 8%를 차지한다.

8.3 혈장

학습성과

A. 혈장 구성물 나열

혈장plasma은 옅은 노란색의 액체로 약 91%가 물, 7% 가 단백질, 그리고 2%는 이온, 영양물질, 가스, 노폐물, 조절물질과 같은 물질로 구성되어 있다(그림 8.1, 표 8.1). 성긴결합조직과 같은 결합조직에서 발견되는 섬유단백질과는 달리 혈장은 용해단백질을 포함하고 있다. 혈장단백질은 알부민, 글로불린, 피브리노겐이 포함되어 있다. **알부민**albumin은 혈장단백질의 58%를 구성하고 있다. 혈액의 삼투압osmotic pressure이 주로 염화나트륨에 의해 일어나지만 알부민도 중요한 기여를 한다(제3장 참고). 혈액과 조직 사이 물의 균형은 물이 삼투압에 의해 혈액으로 들어가거나 나오는 것으로 결정된다. 글로불린은 혈장단백질의 38%를 차지한다. **항체**antibody와 **보체**complement 같은 몇몇 **글로불린**globulin은 면역계통의 한 부분이다(제11장 참고). 기타 글로불린과 알부민도 호르몬처럼 분자와 결합하여 몸 전체로 운반하는 수송 분자로서의 역할을 수행한다(제11장 참고). 몇몇 글로불린은 피덩이 형성에 필요한 응고인자이다. **피브리노겐**fibrinogen은 응고인자로 혈장단백질의 4%를 차지하고 있다. 응고인자의 활성화는 피브리노겐을 **피브린**fibrin으로 전환시키고 실같은 단백질이 피덩이를 형성한다(이 장의 뒤에 나오는 "혈액응고" 참고). **혈청**serum은 응고인자가 없는 혈장이다.

혈장의 양은 비교적 일정하게 유지된다. 일반적으로 물은 **소화계통**digestive tract을 통해 섭취되고 콩팥, 허파, 소화계통, 그리고 피부를 통해 그 만큼의 양이 소실된다. 산소는 허파에 있는 혈액으로 들어오고 이산화탄소는 조직으로부터 혈액으로 들어온다. 혈액 안의 다른 부유물질이나 용해물질은 간, 콩팥, 창자, 내분비샘과 림프절이나 지라와 같은 면역조직에서 온다. 혈액 속에 있는 이러한 물질의 농도도 좁은 제한범위 내에서 조절되고 유지된다.

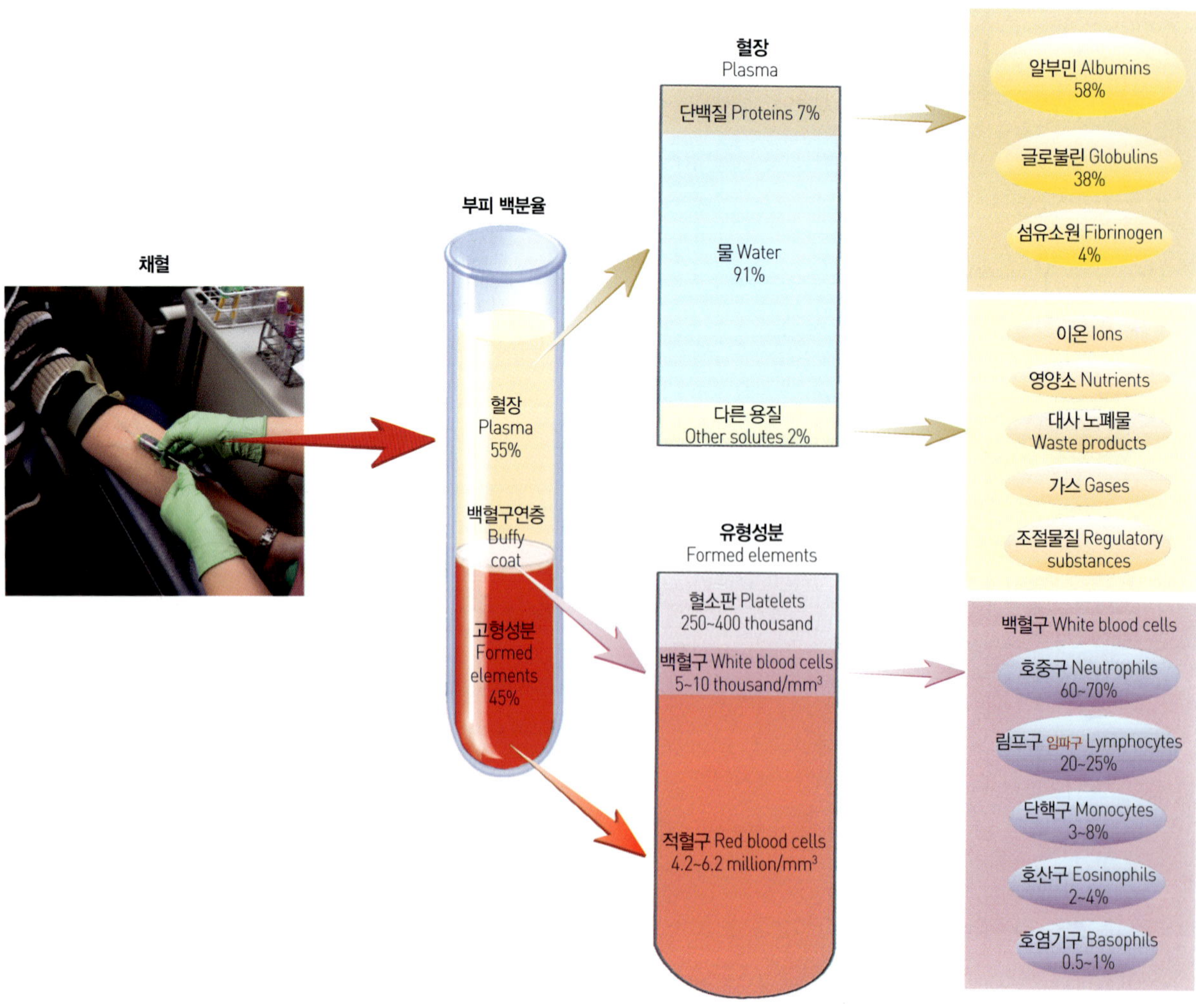

그림 8.1 혈액의 구성성분

정상 성인 혈액의 성분에 대한 대략적인 값.

표 8.1 혈장의 구성

혈장 구성요소	기능과 예
물	혈액성분에 대한 용매와 부유액으로서 작용
단백질	삼투압 유지하는 알부민, 외부물질을 파괴하는 항체와 보체, 분자를 이동시키는 알부민과 글로불린, 그리고 피덩이를 형성하는 섬유소원
이온	삼투압에 관여하는 나트륨 이온과 염화물, 막전위의 나트륨 이온과 칼륨 이온, 그리고 산-염기균형에 관여하는 수소 이온, 수산화물, 중탄산염 이온
영양소	에너지를 제공하고 포도당, 아미노산, 중성지방과 같은 좀 더 복잡한 분자의 구성요소
가스	산소호흡에 관여(산소와 이산화탄소)
노폐물	단백질의 대사산물(요소와 암모니아), 적혈구의 빌리루빈, 무산소호흡의 젖산
조절물질	화학적 작용을 촉매하는 효소, 사람 몸의 많은 기능을 자극하거나 억제하는 호르몬

8.4 유형성분

학습성과

A. 고형 성분의 생산과 기원 설명
B. 적혈구의 구조, 기능, 그리고 순환 이해
C. 백혈구의 5가지 종류 나열
D. 혈소판의 기원과 구조 설명

유형 성분 formed element의 약 95%는 **적혈구** red blood cell; RBCs로 구성되어 있다. 나머지 5%는 **백혈구** white blood cell; WBCs와 **혈소판** platelet으로 불리는 세포 조각으로 되어 있다. 적혈구는 혈소판보다 17배 더 많다. 표 8.2는 혈액의 고형성분을 표시한 것이다.

유형성분의 생산

혈액세포 blood cell이 생산되는 과정을 **혈구생성** hematopoiesis라고 한다. 태아기 때 혈구생성은 간, 가슴샘, 지라, 림프절, 그리고 적색골수를 포함한 많은 조직에서 발생된다. 출생 후 혈구생성은 주로 적색골수로 제한되지만 어떤 **백혈구** white blood cell는 림프조직에서 만들어진다(제11장 참고).

혈액의 모든 고형성분은 **줄기세포** 간세포, stem cell이라 불리는 하나의 모집단에서 유래된다. 이 줄기세포는 유형성분의 특정 종류의 형성으로 끝나는 각기 다른 **세포주** cell line가 생기게 한다(그림 8.2). 각 세포주의 발달은 특별한 성장인자의 조절을 받는다. 즉 성장인자는 줄기세포에서 유래된 고형성분의 종류와 생산량을 결정한다.

적혈구

일반적인 적혈구 red blood cell는 디스크 모양으로 가장자리가 세포의 중심보다 두껍다(그림 8.3). 양면이 오목한 형태는 같은 크기의 평형한 세포와 비교했을 때 표면적이 증가한다. 보다 큰 표면적은 가스가 적혈구로 들어가거나 나오는 것을 좀 더 쉽게 만들어준다. 또한, 적혈구는 얇은 중심부로 접을 수 있어 크기를 작게 하여 작은 혈관으로 좀 더 쉽게 통과할 수 있다.

적혈구는 성숙되면서 핵 nucleus과 많은 소기관 organelle들을 손실한다. 따라서 적혈구는 분할되지 않는다. 적혈구의 수명은 남자가 약 120일, 여자가 110일이다. 적혈구의 주요 구성물은 색소침착 단백질인 **헤모글로빈** hemoglobin이다. 이것은 세포 양의 약 3분의 1정도이며 붉은색을 띠고 있다.

기능

적혈구의 주요 기능은 산소를 허파에서 몸의 여러 조직으로 이동시키고, 이산화탄소를 조직에서 허파로의 이동을 돕는 것이다. 산소 이동은 헤모글로빈에 의해 이루어지며 여기에는 네 개의 단백질 사슬과 네 개의 **헴** heme 집단이 있다. **글로빈** globin이라 불리는 각각의 단백질은 하나의 헴과 결합하는 붉은색 분자이다. 각각의 헴은 하나의 철 iron 원자를 포함하고 있고, 이것은 헤모글로빈이 정상적인 기능을 하기 위해 필요하다. 헤모글로빈은 허파에서 산소를 획득하고 다른 조직에서 산소를 배출한다(제12장 참고). 산소와 결합한 헤모글로빈은 밝은 붉은색을 띠고, 반면 산소와 결합하지 않은 헤모글로빈은 어두운 붉은색을 띤다. 헤모글로빈은 혈액에서 산소 이동의 98.5%를 책임지고 있다. 나머지 1.5%는 혈장에 용해되어 이동된다.

철은 산소 이동에 필요하기 때문에 우리 몸에 존재하는 철의 3분의 2가 헤모글로빈에서 발견된다. 소변과 대변으로 소실된 양 때문에 음식을 통해 철이 요구되기는 하지만, 그렇지 않다면 몸 안에 존재하는 철은 계속 재순환된다. 이에 대한 상세한 설명은 이 장의 뒷부분에서 다룬다. 여자는 **월경** menstruation으로 인해 철을 손실하기 때문에 남자보다 더 많은 양의 철을 섭취해야 한다.

산소가 헤모글로빈을 결합하는 주요 분자이지만 다른 분자들도 헤모글로빈을 결합할 수 있다. 예를 들어, 가솔린과 같은 탄화수소의 불

임상에서 활용하기

줄기세포와 암 치료(stem cells and cancer therapy)

많은 암 치료는 종양tumor에서 빠르게 분할되는 세포들을 공격하는 것이다. 그래서 원하지 않는 부작용이 나타나 줄기세포stem cell와 적색골수red bone marrow 안의 줄기세포 유도체와 같이 종양세포가 아니지만 빠르게 분할하는 세포를 파괴할 수 있다. 암 치료 이후 몇몇 환자들은 적색골수의 빠른 재생을 촉진하는 성장인자들을 처방받는다. 암 자체를 치료하는 것은 아니지만 성장인자는 암 치료 부작용의 회복을 빠르게 할 수 있다.

어떤 종류의 백혈병leukemia과 유전적 면역결핍 질환은 혈액줄기세포가 포함된 골수를 이식하면 치료될 수 있다. 조직거부반응을 방지하기 위해 이러한 질환의 가족력이 있는 가족들은 신생아의 탯줄혈액제대혈, umbilical cord blood을 동결하여 보관할 수 있다. 탯줄혈액은 많은 줄기세포를 포함하고 있어 골수이식 대신 사용할 수 있다.

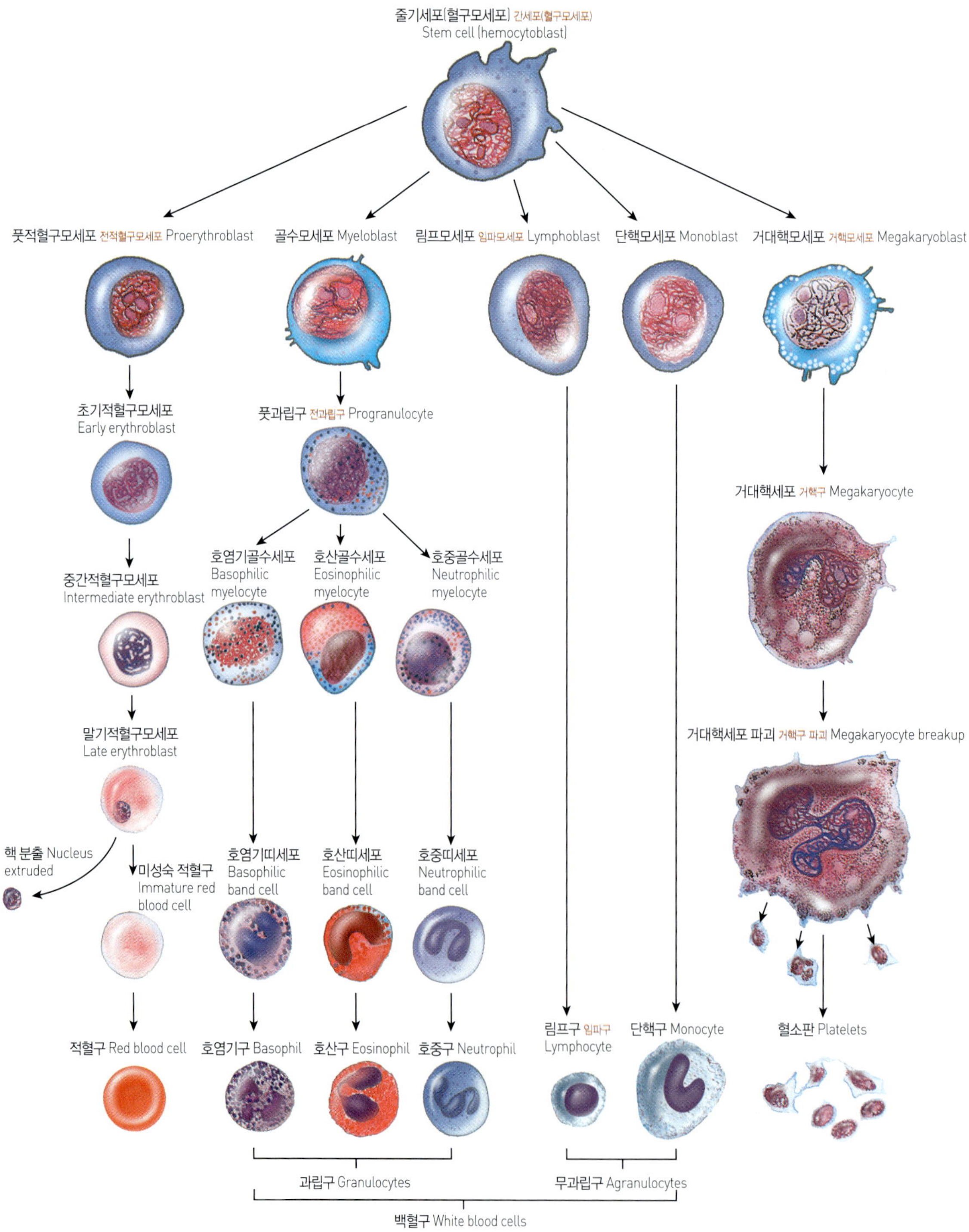

그림 8.2 혈구생성

줄기세포에서 고형성분을 생산하는 세포주를 일으킴.

표 8.2 혈액의 유형성분

세포 종류	사진	설명	기능
적혈구	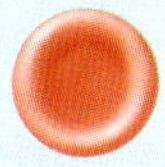	양면이 오목한 디스크. 핵이 없음. 헤모글로빈이 들어 있음. 붉은색의 세포. 바깥지름은 6.5~8.5㎛	산소와 이산화탄소 운반
백혈구		핵이 있는 구 모양의 세포	다섯 가지 종류가 있고 각각 특별한 기능이 있음
과립구			
호중구	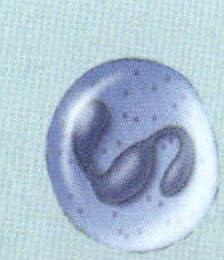	핵은 두 개 혹은 네 개의 엽으로 나누어져 있고 얇은 잔섬유로 연결되어 있음. 세포질과립이 옅은 분홍색이나 붉은 보라색으로 염색됨. 바깥지름은 10~12㎛	미생물이나 다른 물질 포식
호염기구	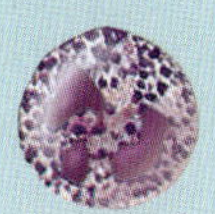	핵은 뚜렷하지 않은 두 개의 엽으로 나누어져 있음. 세포질과립은 진한 보라색으로 염색됨. 바깥지름은 10~12㎛	염증에 반응하는 히스타민 분비, 피덩이 형성을 예방하는 헤파린 분비
호산구	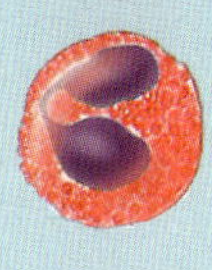	핵은 종종 두 개의 엽으로 되어 있음. 세포질과립은 주황색이나 분홍색으로 염색됨. 바깥지름은 11~14㎛	알레르기나 천식과 관련된 염증반응에 관여. 특정 기생충 파괴
무과립구			
림프구	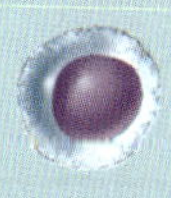	원형의 핵. 세포질은 핵 주위에서 얇은 고리를 형성. 바깥지름은 6~14㎛	항체와 미생물을 파괴하는 화학물질을 생산. 알레르기 반응, 이식거부 반응, 암 조절과 면역계통 조절에 관여
단핵구	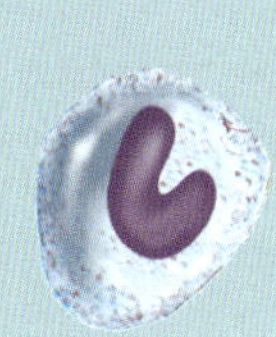	핵은 원형, 콩팥 모양 혹은 말굽 모양. 림프구보다 세포질이 더 많이 들어 있음. 바깥지름은 12~20㎛	혈액에서 분화되어 큰포식세포가 되어 박테리아, 죽은 세포, 세포 조각, 그리고 조직 안의 조직파편을 포식
혈소판		세포 조각이 형질막에 의해 둘러싸여 있고 과립이 포함되어 있음. 바깥지름은 2~4㎛	혈소판 형성. 혈액응고에 필요한 화학물질 분비

완전한 연소로 발생되는 일산화탄소는 헤모글로빈의 철과 결합하는데 산소보다 약 210배 정도 더 쉽게 결합하며 결합한 것을 풀지 않는다. 이런 결과로 헤모글로빈은 일산화탄소에 의해 결합하여 더 이상 산소를 이동시키지 않는다. 일산화탄소에 장시간 노출되면 오심, 두통, 의식상실이 일어날 수 있으며, 심한 경우 사망할 수도 있다.

이산화탄소는 조직에서 만들어지고 혈액을 통해 허파로 이동한 후 제거된다(제12장 참고). 이산화탄소의 이동은 중탄산이온, 헤모글로빈, 그리고 혈장이 관여한다. 보통 혈중 이산화탄소의 70%는 중탄산 이온의 형태로 이동된다. 적혈구에서 주로 발견되는 **탄산탈수효소** carbonic anhydrase는 이산화탄소 CO_2와 물 H_2O을 수소 이온 H^+과 중탄산 이온 HCO_3^-으로 전환시키는 작용을 촉진시킨다.

$$CO_2 + H_2O \rightleftarrows H_2CO_3 \rightleftarrows H^+ + HCO_3^-$$

이산화탄소는 헤모글로빈의 글로빈 부분에 가역적으로 결합할 수 있다. 혈중 이산화탄소의 약 23%는 헤모글로빈이나 다른 혈액단백질과 결합하여 이동한다. 나머지 7%는 혈장에 용해되어 이동된다.

적혈구의 일생

정상적인 상황에서 약 250만 개의 적혈구가 매 초 파괴된다. 다행스럽게도 새로운 적혈구는 빠르게 만들어진다. 줄기세포가 **픗적혈구모세포** 전적혈구모세포, proerythroblast의 형태가 되고 이것은 적혈구의 세포주가 생기게 한다(그림 8.2). 적혈구는 연속적인 세포분열을 통해 생산된 마지막 세포이다. 각각 세포분열 후 만들어진 세포는 변화하고 좀 더 성숙한 적혈구와 비슷하게 된다. 예를 들어, 이러한 세포분열을 한 다음 새로 만들어진 세포는 많은 양의 **헤모글로빈** hemoglobin을 만들어낸다. 마지막 세포분열 후 세포는 핵을 손실하고 완전히 성숙한 적혈구가 된다.

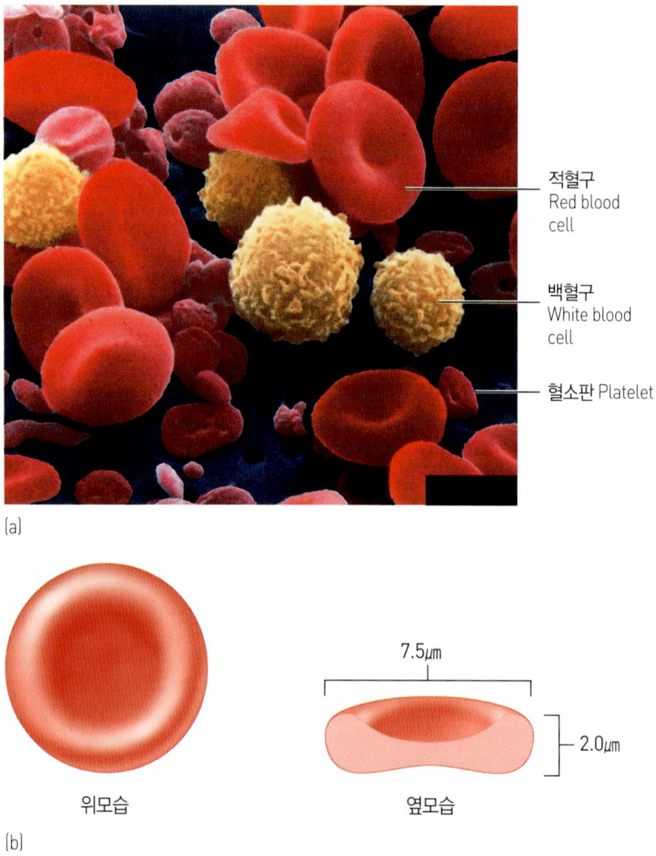

그림 8.3 적혈구와 백혈구

(a) 고형성분의 주사형전자현미경 사진: 적혈구는 붉은색 도넛 모양, 백혈구는 노란색.
(b) 적혈구의 모양과 크기

세포분열 과정에는 DNA의 합성을 위해 엽산과 비타민 B_{12}가 필요하다(제3장 참고). 철은 헤모글로빈 생산에 필요하다. 따라서 엽산, 비타민 B_{12} 혹은 철의 결핍은 정상 적혈구 생산을 방해할 수 있다.

적혈구 생산은 낮은 혈중 산소 수치에 의해 자극된다. 낮은 혈중 산소 수치의 전형적인 원인은 적혈구 숫자의 감소, 헤모글로빈의 감소나 결함, 허파질환, 높은 고도, 혈액을 조직으로 보내는 심장혈관계통의 불능, 그리고 지구력 운동으로 인해 조직의 산소요구량의 증가이다.

낮은 혈중 산소 수치는 주로 콩팥에서 당단백질인 **적혈구형성인자**erythropoietin의 형성과 방출을 증가시켜 적혈구 생산을 자극한다(그림 8.4). 적혈구형성인자는 적색골수red bone marrow를 자극하여 적혈구를 더 생산하게 자극한다. 이와 같이 혈중 산소 수치가 감소하면 적혈구형성인자 생산이 증가하고 적혈구 생산이 증가한다. 많은 양의 적혈구는 산소를 이동시키는 능력을 증가시킨다. 이러한 음성 되먹임 기전negative feedback mechanism은 조직으로의 산소 이동이 증가되어 혈중 산소 수치를 정상으로 되돌리고 항상성을 유지한다. 반대로, 혈중 산소 수치가 증가하면 적혈구형성인자가 적게 방출되고 적혈구 생산이 감소된다.

심화학습 1

흡연은 일산화탄소를 생산한다. 만일 비흡연자가 몇 주 동안 하루에 한 갑의 담배를 피웠다면 그 사람의 혈중 적혈구 숫자에 어떤 변화가 일어날 수 있는지 생각해 보자.

적혈구가 생산된 지 오래되었거나 비정상적이거나 혹은 손상받았을 때 지라와 간에 있는 큰포식세포대식세포, macrophage에 의해 혈액에서부터 제거된다(그림 8.5). 큰포식세포 안에서 헤모글로빈의 글로빈부분은 아미노산으로 분해되고 다른 단백질 생산에 재사용된다. 헴에서 방출된 철은 혈액을 통해 적색골수로 이동하고 새로운 헤모글로빈 생산에 사용된다. 이렇게 철은 재활용된다. 헴 분자는 노란색 분자인 **빌리루빈**담즙, bilirubin으로 전환된다. 빌리루빈은 일반적으로 간에서 흡수되고, **쓸개즙**담즙, bile의 한 부분으로 작은창자로 방출된다(제13장 참고). 만일 간이 정상적인 기능을 하지 못하거나 간에서 작은창자로 쓸개즙의 이동이 방해를 받으면 빌리루빈이 순환과정에서 쌓여 피부가 노랗게 되는 **황달**jaundice을 유발한다. 쓸개즙이 창자로 들어간 후 빌리루빈은 박테리아에 의해 갈색을 띠는 스테르코빌린stercobilin으로 변환된다. 대변이 갈색인 것은 이러한 이유 때문이며, 나머지는 창자에서 재흡수되어 혈액으로 들어가 콩팥을 통해 우로빌리노겐urobilinogen이라는 물질로 소변으로 배출되며 이로 인해 소변의 색이 노랗게 되는 것이다.

백혈구

백혈구white blood cell는 헤모글로빈이 결핍된 공모양세포spherical cell이다. 백혈구는 혈액의 구성요소가 서로 완전히 분리되면 혈장과 적혈구 사이의 얇은 흰색 층을 형성한다(그림 8.1 참고). 백혈구는 적혈구보다 크고

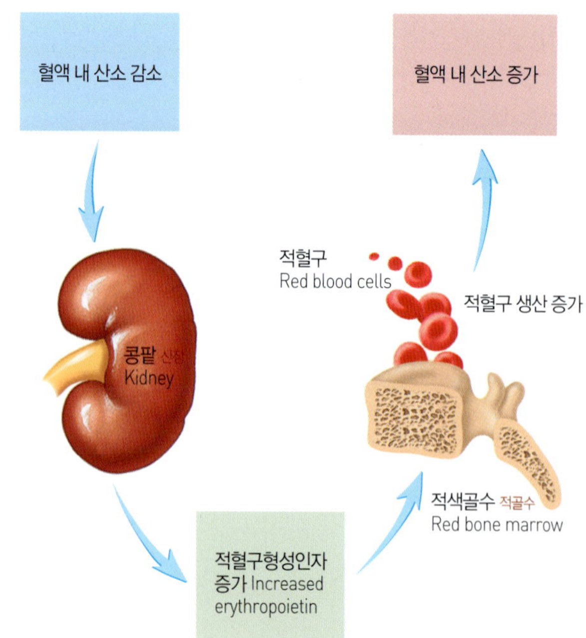

그림 8.4 적혈구 생산

혈액 내 산소가 감소하면 콩팥에서 적혈구형성인자를 분비한다. 적혈구형성인자가 증가하면 적색골수에서 적혈구 생산이 증가한다. 이러한 과정을 통해 혈액 내 산소 수치를 증가시킨다.

1. 포식세포에서 헤모글로빈의 글로빈 부분은 아미노산(빨간 화살표)으로 파괴되어 대사되거나 새로운 단백질을 형성하는 데 사용된다.
2. 헤모글로빈의 헴은 철을 분비한다. 헴은 빌리루빈으로 바뀐다.
3. 혈액은 철을 적색골수로 운송하고 그곳에서 새로운 헤모글로빈을 생산하는 데 사용된다(초록색 화살표).
4. 혈액은 빌리루빈을 간으로 이동시킨다(파란색 화살표).
5. 빌리루빈은 작은창자에서 쓸개즙의 형태로 분비되고 종종 빌리루빈은 대변 색깔의 원인이 된다.
6. 창자에서 혈액으로 재흡수된 다른 빌리루빈 파생물은 콩팥에서 소변으로 배출된다.

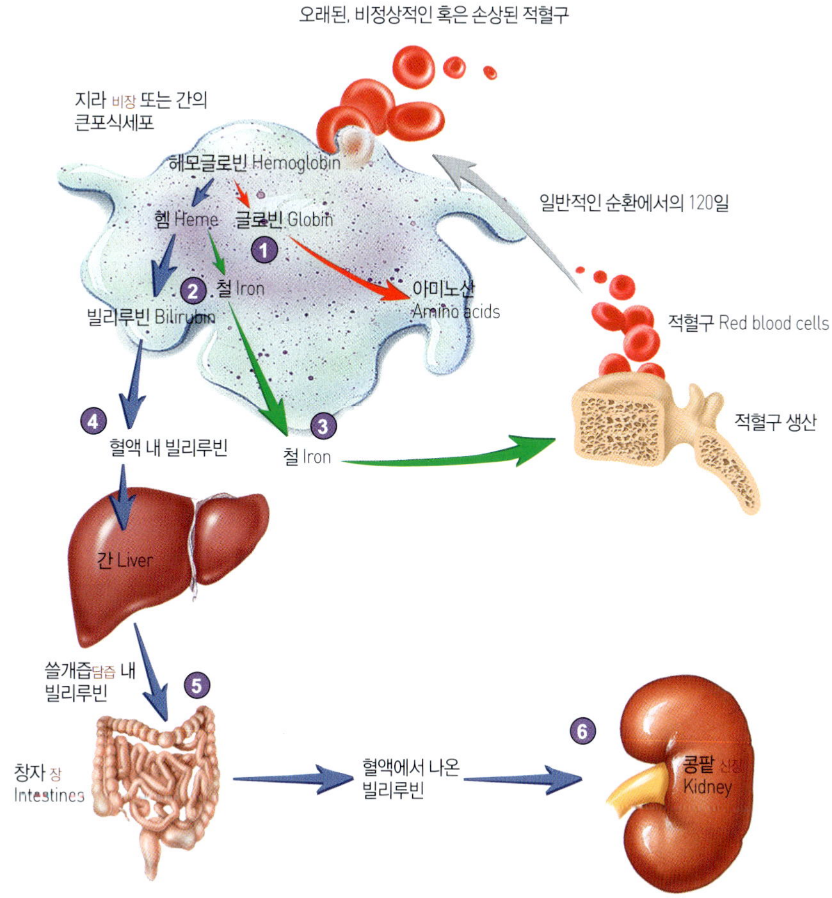

그림 8.5 헤모글로빈 파괴
큰포식세포가 헤모글로빈을 파괴하고 파괴된 부산물은 재사용되거나 배출된다.

핵을 가지고 있다(표 8.2). 혈액은 주로 다른 신체 조직으로 세포들을 운반하는 수단으로서 역할을 한다. 백혈구가 혈액의 구성요소임에도 불구하고 백혈구는 혈액에서 빠져나와 **아메바운동** ameboid movement으로 조직을 통해 이동할 수 있다. 백혈구의 세포질이 확장되면서 세포돌기를 형성한 다음, 벽에 붙으면 나머지 세포질이 돌기를 통해 틈새로 빠져나가 이동할 수 있게 되는 것이다. 백혈구의 두 가지 기능은 우리 몸에 침투한 미생물로부터 몸을 보호하고, 포식작용 phagocytosis에 의해 죽은 세포와 조직의 잔해를 제거하는 것이다.

백혈구의 종류는 염색 상태에서 나타난 모양에 따라 이름이 붙여졌다. 큰 세포질과립을 포함하고 있는 것은 *과립백혈구 granulocyte*이고, 매우 작은 과립을 가지고 있어 광학현미경으로도 보기 힘든 것은 **무과립구** agranulocyte라고 한다.

과립백혈구는 호중구, 호염기구, 호산구라는 세 가지 종류가 있다. **호중구** neutrophil는 백혈구의 가장 일반적인 형태로 작은 세포질과립을 가지고 있고 산과 염기에 모두 염색된다(그림 8.6). 호중구의 핵은 일반적으로 2~4개의 엽으로 되어 있는 잎 모양이다. 호중구는 보통 10~12시간의 짧은 시간동안 혈액에 머물러 있고, 이후에는 다른 조직으로 이동하여 미생물이나 다른 이물질을 포식한다. 죽은 호중구, 세포 잔해, 그리고 액체는 감염 부위에서 **고름** 농, pus으로 축적되기도 한다.

호염기구 basophil는 백혈구에서 가장 적은 양이며 큰 세포질과립이 포함되어 있어 염기물감 basic dye에 파란색이나 보라색으로 염색된다(표 8.2). 호염기구는 히스타민 histamine과 염증에 반응하는 다른 화학물질을 배출한다(제11장 참고). 이것들은 피덩이 형성을 방지하는 헤파린 heparin을 배출한다.

호산구 eosinophil는 세포질과립을 내포하고 있고 에오신 eosin과 산에 의해 분홍색으로 염색된다. 호산구는 두 개의 엽이 있는 핵을 가지고 있다(표 8.2). 호산구는 알레르기와 천식과 관련된 염증반응에 관여한다. 뿐만 아니라 호산구에서 나오는 화학물질은 기생충 파괴에도 관여한다.

무과립구는 림프구와 단핵구 두 가지가 있다. **림프구** 임파구, lymphocyte는 백혈구 중 가장 작다(표 8.2). 림프구의 세포질은 핵을 둘러싸고 있는 얇은 띠로 눈에 보이지 않는 고리로 구성되어 있다. 림프구는 여러 종류가 있고 그들은 몸의 면역반응에 중요한 역할을 한다. 그들의 다양한 활동은 항체와 미생물을 파괴하는 다른 화학물질을 생산하는 데 관여하며, 알레르기 반응, 이식에 대한 거부반응, 종양의 조절, 면역계통의 조절에 기여한다. 제11장에서 이에 대한 상세한 설명을 다룬다.

단핵구단구, monocyte는 백혈구 중 가장 크다(표 8.2). 백혈구가 혈액에서 떠나 조직으로 들어간 후 단핵구는 커져 큰포식세포대식세포, macrophage가 되어 박테리아, 죽은 세포, 세포의 조각, 그리고 조직 안의 다른 세포 잔해들을 잡아먹는다. 게다가 큰포식세포는 이물질을 분해한 다음 그 표식을 림프구에 붙임으로써 림프구를 활성화시킬 수 있다(제11장 참고).

심화학습 2

각 백혈구의 종류를 모양에 따라 그림 8.7에서 찾아보자.

혈소판

혈소판platelet은 세포의 극히 작은 조각으로 세포막을 둘러싸고 있는 적은 양의 세포질로 구성되어 있다(그림 8.6). 혈소판은 적색골수red bone marrow에 있는 큰 세포인 **거대핵세포**거핵구, megakaryocyte에서 생산된다(그림 8.2 참고). 이 세포들의 작은 조각들은 분리되고 혈액으로 들어가 혈액손실을 방지하는 중요한 역할을 하는 혈소판이 된다.

8.5 혈액손실 방지

학습성과

A. 혈소판 마개와 피딩이 형성
B. 피딩이 형성의 조절

혈관이 손상되었을 때 혈액은 다른 조직으로 셀 수 있고, 정상 조직의 기능을 방해하거나 몸에서 혈액을 상실할 수 있다. 우리 몸은 적은 양의 혈액상실은 견딜 수 있고, 상실된 혈액을 대체할 새로운 혈액을 생산할 수도 있다. 그러나 많은 양의 혈액을 상실하면 죽을 수도 있다. 다행히도, 혈관이 손상되었을 때 혈액상실을 최소화하는 세 가지 방법인 혈관연축, 혈소판 마개 형성, 혈액응고가 있다.

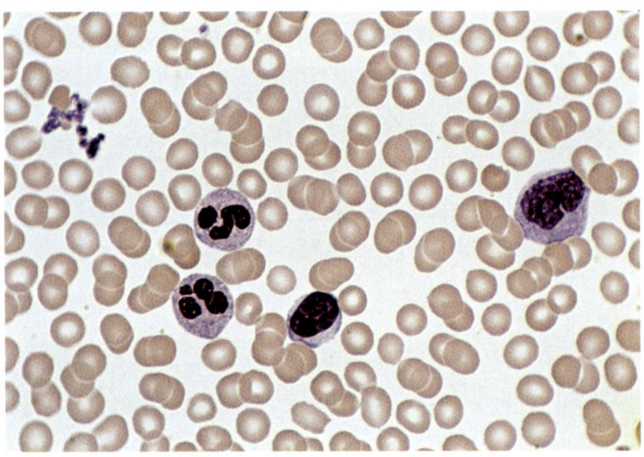

그림 8.6 표준 혈액 도말

얇은 혈액 막이 현미경 슬라이드에 펴져 있고 염색되어 있다. 백혈구는 분홍색의 세포질과 보라색의 핵을 가지고 있다. 적혈구는 핵이 없고 얇은 중심부위가 두꺼운 모서리부위보다 더 많이 빛나 보이기 때문에 적혈구의 중심부위는 하얗게 보인다. 혈소판은 보라색 세포 조각이다.

혈관연축

혈관연축vascular spasm은 혈관벽 안의 민무늬근육의 수축으로 인해 발생되는 혈관의 즉각적이며 일시적인 수축을 말한다. 이러한 수축은 작은 혈관을 완전히 막을 수 있고 그들의 혈액 흐름을 멈출 수 있다. 혈관의 손상은 신경계통의 반사를 활성화할 수 있어 혈관연축의 원인이 된다. 화학물질 또한 혈관연축을 유발한다. 예를 들어, 혈소판은 프로스타글란딘에서 파생된 **트롬복산**thromboxanes을 배출하고 혈관을 덮고 있는 내피세포endothelial cell에서 펩티드 **엔도텔린**peptide enthodelin을 배출한다.

혈소판 마개 형성

혈소판 마개platelet plug는 혈소판이 축적된 것으로 혈관의 작은 틈은 막을 수 있다. 혈소판 마개가 매일 발생하는 아주 작은 혈관과 모세혈관의 찢어진 틈새를 매우기 때문에 순환계통의 온전함을 유지하는 데 매우 중요하다. 혈소판 결핍이 있는 사람들은 그들의 피부와 속 장기internal organ에 많은 작은 출혈이 발생되는 경향이 있다.

혈소판 마개의 형성은 여러 단계로 설명할 수 있으나 실질적으로 이러한 여러 단계는 동시에 일어난다(그림 8.8). 첫째, 혈소판은 혈관손상으로 노출된 콜라겐에 달라붙는데 이러한 현상을 **혈소판 부착**platelet adhesion이라 한다. 대부분의 혈소판 부착은 혈관의 내피세포에서 분비되고 생산되는 단백질인 **폰 빌레브란트 인자**von Willebrand factor를 통해 이루어진다. 폰 빌레브란트 인자는 혈소판 표면 수용체와 콜라겐을 결합하여 콜라겐과 혈소판 사이 다리를 형성한다. 혈소판이 콜라겐에 부착한 후 혈소판은 활성화되고 모양을 바꿔 화학물질을 배출한다.

혈소판 방출반응platelet release reaction에서 혈소판은 ADP나 다른 혈소판 표면에 있는 각각의 수용체에 결합하는 트롬복산thromboxane과 같은 화학물질을 배출하고 혈소판을 활성화시킨다. 이런 활성화된 혈소판도 ADP와 트롬복산을 배출하고 더 많은 혈소판이 활성화된다. 이렇게 화학물질이 한꺼번에 많이 방출되면 많은 혈소판이 활성화된다. 이것은 양성 되먹임positive feedback의 한 예이다. 혈소판이 활성화되면 혈소판에 **섬유소원 수용체**fibrinogen receptor라 불리는 표면 수용체가 나타나고, 이것은 혈장단백질인 섬유소원fibrinogen과 결합할 수 있다. **혈소판 응집**platelet aggregation에서 섬유소원은 많은 혈소판의 섬유소원 수용체 사이에 다리를 형성하고 그 결과 혈소판 마개가 형성된다.

임상에서 활용하기 — 혈소판 활성화의 임상적 중요성

혈소판platelet의 활성화는 혈소판 마개platelet plug 형성과 혈액응고blood clotting에 중요한 화학물질인 인지질phospholipid과 같은 화학물질 형성의 결과로 발생한다. 이와 같이 혈소판 활성화의 억제는 피덩이 형성을 줄인다.

혈소판을 활성화시키는 트롬복산thromboxane은 프로스타글란딘에서 얻어진다. 아스피린aspirin은 프로스타글란딘 합성을 억제하고 이로 인해 트롬복산 합성도 억제되어 혈소판 활성화가 줄어든다. 만일 임산부가 임신 말기쯤 아스피린을 복용했다면 트롬복산 합성이 억제되고 그 결과 혈소판 기능의 감소로 산모는 분만 후 엄청난 출혈을 경험하고 신생아는 피부 곳곳에 많은 출혈을 보인다. 만일 복용한 아스피린의 양이 많다면 산모와 신생아 모두 과다출혈로 사망할 수 있다.

혈소판 마개와 피덩이는 혈관을 막을 수 있고 심장마비와 뇌졸중stroke을 일으킬 수 있다. 심장마비 의심환자는 응급실로 가는 길에 일반적으로 치료의 목적으로 아스피린이 투여된다. 미국 예방의학 태스크 포스USPSTF와 미국 심장협회에서는 심장혈관질환의 높은 위험요소를 가진 사람의 치료로 하루에 75~160mg 정도의 적은 양의 아스피린을 복용하라고 추천하였다. 의사와 상담하여 여러 요인을 분석한 다음 가장 높은 위험인자를 결정해야 한다. 아스피린 치료로 심장혈관질환의 위험요소를 줄이는 것은 출혈성 뇌졸중과 위창자출혈의 위험요소가 증가하는 것과 비교 검토해야 한다. 남자는 40대 이후, 여자는 폐경기 이후 높은 콜레스테롤, 고혈압, 흡연, 당뇨, 심장혈관질환의 가족력, 그리고 이전에 심장마비, 일과성 허혈발작, 폐쇄뇌졸중occlusive stroke과 같은 피덩이로 인한 질환이 위험요소에 포함된다.

플라빅스plavix, clopidogrel bisulfate는 혈소판 표면에 있는 ADP 수용체를 차단하여 혈소판 활성을 줄이는 약으로 응고를 예방하고, 다른 항응고제와 함께 심장마비를 치료하는 데 사용된다.

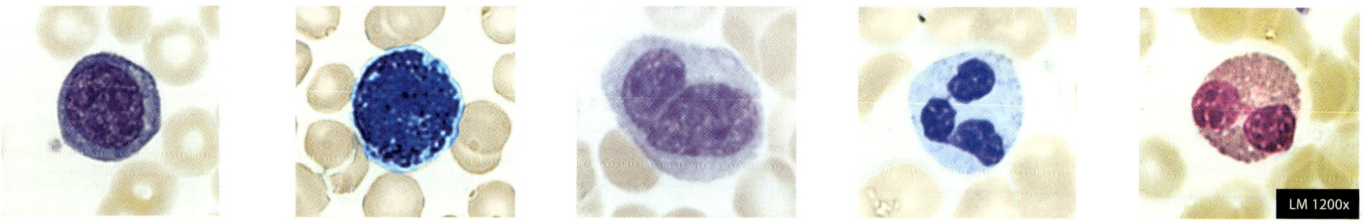

그림 8.7 백혈구의 종류

혈액응고

혈관의 수축과 **혈소판 마개**platelet plug 단독으로 혈관이 심하게 찢어지거나 잘린 것을 막기에 충분하지 않다. 혈관에 심한 손상이 있을 때 **피덩이**혈괴, clot가 형성되는 **혈액응고**blood clotting, *coagulation*가 발생한다. 피덩이는 실같이 가는 단백질 섬유인 **섬유소**fibrin가 얼기설기 엮어진 것으로 혈액세포, 혈소판 그리고 액체fluid를 가두는 역할을 한다.

피덩이의 형성은 **응고인자**clotting factor라 불리는 혈장 안에서 발견된 단백질의 개수와 관련 있다. 하지만 혈장에 일반적으로 존재하는 응고인자는 비활성화되어 있어 응고의 원인이 아니다. 그러나 손상 후 응고인자는 활성화된다. 피덩이의 형성은 많은 화학반응이 관련된 완전한 과정이다. 이러한 과정을 다음과 같이 세 단계로 요약하였다(그림 8.9).

1. 화학반응은 다음의 두 가지 방법으로 시작될 수 있다.
   (a) 비활성화 응고인자가 노출된 결합조직과 접촉하면 그들이 활성화되거나
   (b) **트롬보플라스틴**thromboplastin과 같은 화학물질이 손상된 조직에서 배출되어 응고인자를 활성화시킨다. 초기 응고인자의 활성화 이후 그들은 차례차례 다른 응고인자들을 활성화시킨다. 이러한 연속 반응은 응고인자인 **프로트롬빈 분해효소**prothrombinase가 형성될 때까지 계속된다.
2. 프로트롬빈 분해효소는 비활성 응고인자인 **프로트롬빈**prothrombin을 활성화시켜 **트롬빈**thrombin으로 전환시킨다.
3. 트롬빈은 비활성화 응고인자인 **섬유소원**fibrinogen을 활성화시켜 **섬유소**fibrin로 전환시킨다.

응고과정의 각 단계에서 각각의 응고인자는 많은 응고인자들이 더해져 활성화되고 그 결과 피덩이를 형성하게 된다.

대부분의 응고인자들은 간에서 생산되고 많은 수가 합성을 위해 비타민 K를 필요로 한다. 게다가 응고의 화학작용 대부분은 Ca^{2+}를 필요로 하고 화학물질들은 혈소판으로부터 배출된다. 응고과정은 낮은 비타민 K 수치, 낮은 Ca^{2+} 수치, 드물게 혈소판 혹은 간기능의 이상으로 발생된 응고인자 합성의 감소로 심하게 손상될 수 있다.

사람은 두 가지 방법으로 비타민 K를 얻는다. 약 절반은 음식물에서 얻고, 나머지 반은 큰창자large intestine에 있는 박테리아에 의해 얻는다. 박테리아 감염 때문에 항생제를 먹으면 때때로 창자에 있는 박테리아도

죽게 되는데, 이로 인해 비타민 K의 수치가 내려가고 출혈 문제가 발생한다. 비타민 K 보충제는 장기간 항생제 치료를 하는 환자들에게는 필요할 수 있다. 신생아newborn는 창자의 박테리아가 결핍되어 있어 일상적으로 태어날 때 비타민 K를 주사로 놓는다. 영아infant는 우유와 같은 음식으로부터 비타민 K를 얻을 수 있다. 우유는 모유보다 더 많은 비타민 K를 포함하고 있어 모유를 먹는 영아가 분유를 먹는 영아보다 좀 더 출혈에 민감하다. 하지만 먹는 비타민과 같은 모유 보충제가 충분히 모유를 먹는 영아의 비타민 K 수치를 높여 출혈의 위험성을 줄인다.

피덩이 형성의 조절

조절이 없으면 응고는 그것이 처음 시작된 곳에서부터 전체 순환계통circulatory system을 통해 확산될 것이다. 다행스럽게도 혈액은 정상적인 상태에서는 응고인자를 방지하는 많은 **항응고인자**anticoagulant를 포함하고 있다. 예를 들어, **항트롬빈**antithrombin과 **헤파린**heparin은 트롬빈thrombin을 비활성화시킨다. 트롬빈이 없으면 섬유소원fibrinogen이 섬유소fibrin로 전환되지 못하고 결국 피덩이가 형성되지 않는다. 상처부위에서는 응고인자가 빠른 속도로 활성화된다. 충분한 응고인자가 활성화되면 항응고인자가 피덩이의 형성을 더 이상 방지할 수 없다. 상처부위에서 떨어진 곳에서는 충분한 항응고인자가 피덩이의 확산을 방지하고 있다.

피덩이 수축과 섬유소 용해

피덩이가 형성된 후 응결되면서 좀 더 촘촘한 구조물이 되기 시작하는데 이러한 과정을 **피덩이 수축**혈괴 수축, clot retraction이라 한다. 혈소판은 수축단백질contractile protein인 액틴과 미오신을 포함하고 있다. 이것은 근육에 있는 액틴과 미오신의 역할과 비슷하게 작용한다(제5장 참고). 혈소판은 표면수용체를 통해 섬유소에 붙게 조금 확장된다. 확장된 피덩이가 섬유소를 빨아들이면서 피덩이 수축으로 이어진다. 피덩이 수축이 일어나는 동안 응고인자가 없는 혈장인 혈청serum은 피덩이에서 빠져나오게 된다.

피덩이 수축은 손상된 혈관의 모서리도 함께 빨아들이는데 이것은 혈액의 흐름을 멈추는 데 도움을 주고, 감염의 가능성을 줄이고, 치료를 향상시킨다. 섬유모세포fibroblast가 손상된 부위로 이동하여 새로운 결합조직을 만들어 혈관을 보수한다. 게다가 상처 주위의 상피세포epithelial cell가 분열하여 찢어진 부위에 꽉 찬다.

피덩이는 **섬유소 용해**fibrinolysis라 불리는 과정에 의해 용해된다(그림 8.10). 비활성화된 혈장단백질 **플라스미노겐**plasminogen은 활성 형태인 **플라스민**plasmin으로 전환된다. 조직부위에서 배출된 트롬빈, 피덩이 형성 동안 활성화된 다른 응고인자, 그리고 **조직 플라스미노겐 활성제**tissue plasminogen activator; tPA는 플라스미노겐에서 플라스민으로의 전환을 자극할 수 있다. 며칠이 지난 후 플라스민은 서서히 섬유소를 파괴한다.

심장마비는 피덩이가 심장에 혈액을 공급하는 혈관을 막아 발생할 수 있다. 심장마비의 치료 중 하나는 활성 플라스민을 혈관에 주사하는 것이다. 아스피린이나 항응고제 치료와는 달리 플라스민 활성제는 빠르게 피덩이를 용해하고 심장근육의 혈액 흐름을 회복시켜 조직의 손상을 감소시킨다. 유전공학으로 생산된 **스트렙토키나아제**streptokinase, 박테리아 효소, 그리고 조직 플라스미노겐 활성제는 피덩이 용해에 성공적으로 사용되고 있다.

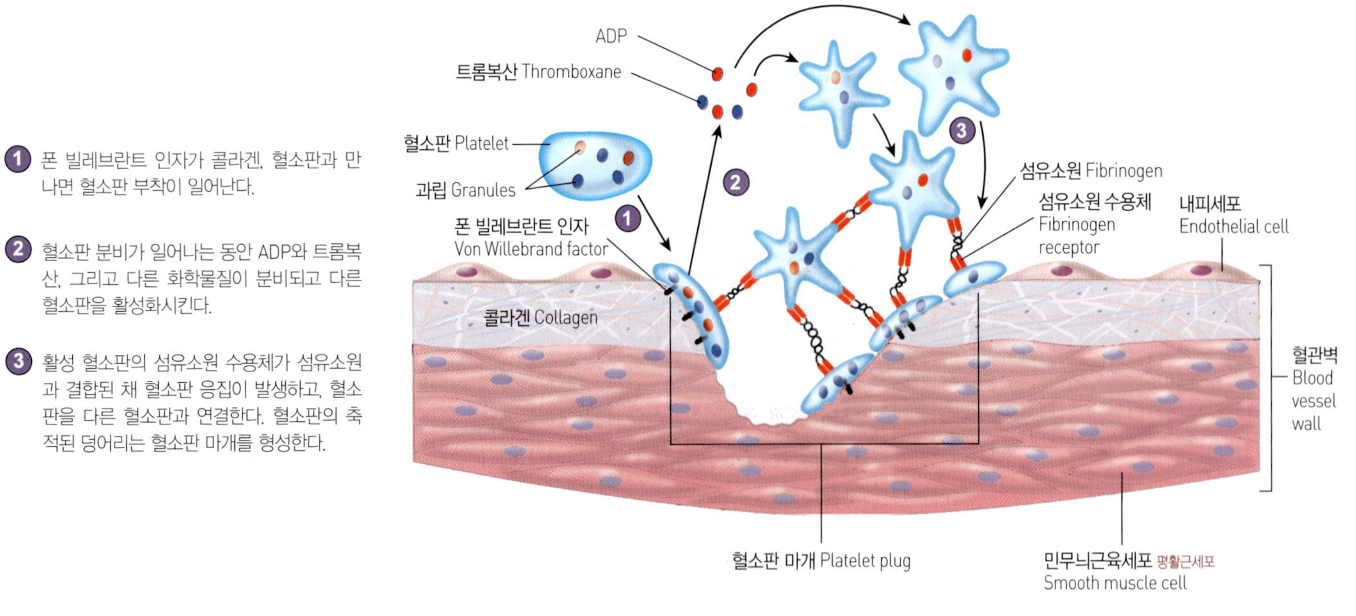

그림 8.8 혈소판 마개 형성

임상에서 활용하기

원하지 않은 피덩이의 위험Danger of unwanted clots

혈소판platelet은 혈관이나 심장벽의 질환 또는 손상이 있는 부분에 맞닥뜨릴 때 **혈전**thrombus이라 불리는 피덩이에 부착된다. 혈전이 떨어져 순환을 통해 떠다니기 시작한 것을 **색전**embolus이라 한다. 혈전과 색전 모두에 의해 심장, 뇌, 혹은 허파와 같이 필수 기관들에 혈액을 공급하는 혈관이 막힌다면 사망할 수 있다. 비정상적인 응고는 헤파린heparin과 같은 반응이 빠른 항응고제를 투약하여 예방하거나 응고를 방지할 수 있다. 쿠마딘Coumadin의 상품명인 와파린warfarin은 헤파린보다 반응이 느리다. 와파린은 비타민 K 의존응고인자vitamin K dependent clotting factor가 간에서 생산되는 것을 억제함으로써 응고를 예방한다.

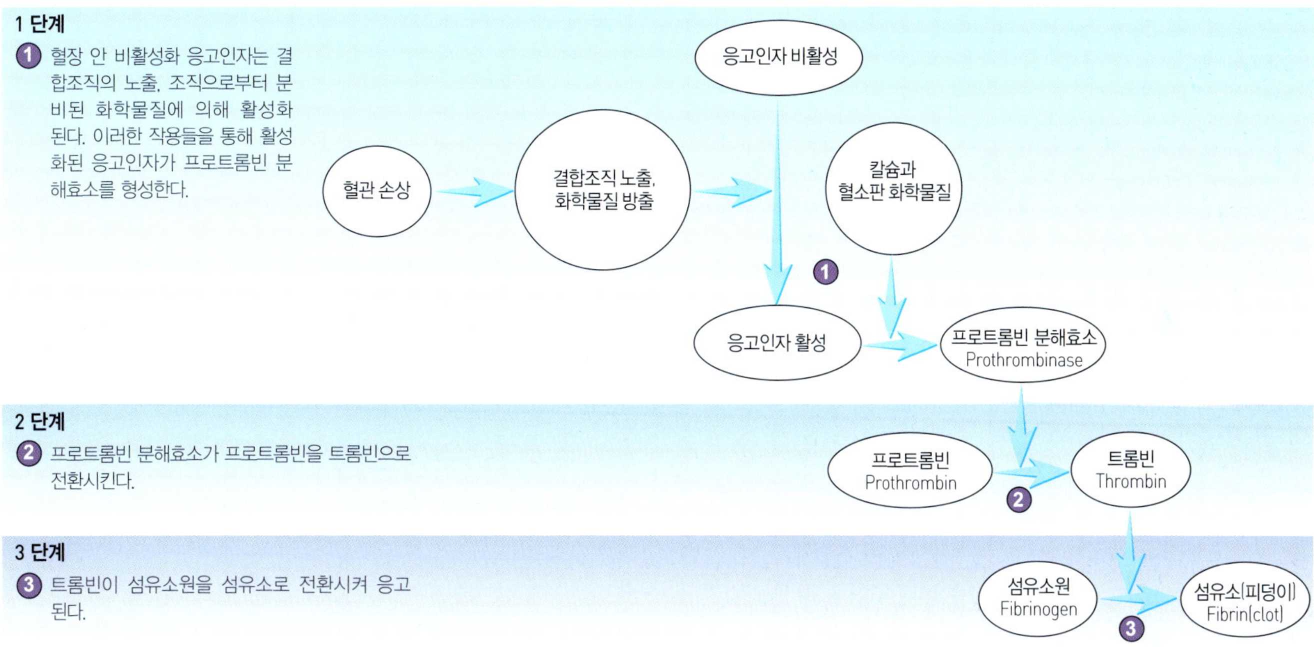

그림 8.9 피덩이 형성

피덩이는 3개의 단계를 거쳐 형성된다.

관련된 질환

특발저혈소판자색반병

Bruz Moore는 주말에 터치 풋볼 후 여러 개의 작은 멍들이 발견되었다고 하였다. 멍이 이상했지만 그는 신경 쓰지 않았다. 며칠 후 Bruz는 갑자기 그의 다리에서 발진rash을 발견했고 그는 이것을 무시했다. 어느날 양치질을 하던 중 잇몸에서 출혈이 일어나자 의사를 만나러 갔다. 발진은 피부에 많은 핀머리 크기의 출혈 때문에 발생된다는 것을 알게 되었다. 멍이 잇몸출혈과 함께 나타나는 증상은 출혈을 멈추는 능력이 정상보다 낮다는 것을 나타낸다. 혈액검사 결과 Bruz의 혈소판platelet 개수가 정상보다 낮은 것을 확인하였다. 독성 화학물질에 노출되거나 질환에 걸린 어떤 증거가 없는 상황에서 의사는 특발저혈소판자색반병idiopathic thrombocytopenic purpura을 진단했다. 이 질환은 면역계통의 항체가 혈소판과 결합하게 만든다(제11장 참고). 이러한 결과로 "표지된" 혈소판은 적색골수red bone marrow에서 만들어지는 것보다 빠른 속도로 지라에 있는 포식세포에 의해 혈액에서 제거된다. 이러한 상황에서 혈소판의 숫자는 감소하고 출혈의 원인이 된다. 혈소판감소증thrombocytopenia에 대한 자세한 정보는 이 장 뒤에 나오는 "혈소판 수"를 참고하라.

8.6 혈액형

학습성과

A. ABO 혈액형의 원리와 Rh 부적합 기술

수술이나 손상에 의해 많은 양의 혈액을 손실하였을 때 혈액의 산소 운반능력이 있는 적혈구로 대처되지 않는다면 환자는 쇼크에 빠지거나 사망할 수 있다. 이러한 상황을 예방하기 위해서 **수혈**transfusion이나 **수액주입**infusion을 실시한다. 수혈은 혈액 혹은 혈액 구성요소를 한 사람에게서 다른 사람에게 옮기는 것이다. 수액주입은 혈액 외에 식염수 혹은 포도당액과 같은 액체를 혈관으로 넣는 것이다. 많은 경우, 혈액의 양을 정상으로 회복시켜야 쇼크를 예방할 수 있다. 결국, 우리 몸은 손실에 대처할 충분한 적혈구를 생산한다.

초창기 시도되었던 수혈은 혈구세포의 군집 혹은 파열, 혈관 내에서의 응고와 같은 **수혈반응** transfusion reaction 때문에 종종 실패했다. 현재는 수혈반응은 **항원** antigen과 **항체** antibody 사이의 반응이 원인이 된다는 사실을 알게 되었다(제11장 참고). 간단히 말하면, 적혈구의 표면은 항원이라 불리는 분자를 가지고 있고 혈장은 항체인 단백질을 포함하고 있다. 항체는 매우 특별해서 각각의 항체는 오직 특정 항원하고만 결합한다. 혈장의 항체가 적혈구의 표면에 있는 항원과 결합할 때 그들은 분자다리를 형성해 적혈구를 함께 연결한다. 그 결과 **응집** agglutination 혹은 세포의 군집이 발생한다. 항체와 항원의 조합은 **용혈** hemolysis 혹은 적혈구 파열 반응이 시작될 수 있다. 조직 파편은 파열된 적혈구에서 형성되고 작은 혈관 안에서 응고를 촉발시킬 수 있다. 이러한 결과로 조직손상과 조직의 죽음이 발생될 수도 있다.

적혈구 표면의 항원은 **혈액형** blood group으로 나누어진다. 많은 혈액형이 알려져 있지만 ABO와 Rh 혈액형이 수혈반응을 논의할 때 가장 중요하다.

ABO 혈액형

ABO 혈액형 체계 ABO blood group는 사람 혈액을 분류하는 데 사용된다. ABO 항원은 적혈구 표면에 나타난다. A형은 A형 항원을 가지고 있고, B형은 B형 항원을, AB형은 두 가지 모두 다, 그리고 O형은 모두 가지고 있지 않다(그림 8.11). 또한 A형의 혈장에는 항 B 항체가 포함되어 있어 B형 항원에 대하여 반응하고, B형의 혈장에는 항 A 항체가 A형 항원에 대하여 응집반응을 한다. AB형 혈장은 어떤 종류의 항체도 가지고 있지 않고, O형의 혈장은 항 A 항체와 항 B 항체 모두 가지고 있다.

ABO 혈액형은 균등하게 존재하지 않는다. 미국에 살고 있는 백인의

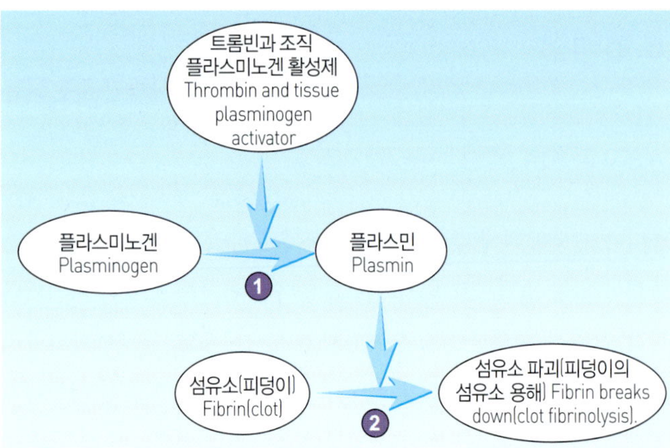

1 트롬빈과 조직 플라스미노겐 활성제는 혈장에서 비활성 플라스미노겐으로 전환된다.

2 플라스민은 피덩이에 있는 섬유소를 파괴하고 그 결과 피덩이에 섬유소 용해가 일어난다.

그림 8.10 섬유소 용해 기전

경우 O형이 47%, A형이 41%, B형이 9%, 그리고 AB형이 3%의 분포를 나타낸다. 미국 흑인은 O형이 46%, A형이 27%, B형이 20%, 그리고 AB형이 7%의 분포를 나타낸다.

일반적으로 우리 몸이 항원에 노출되지 않으면 항체가 항원에 반하여 만들어지지 않지만 항 A 항체 혹은 항 B 항체는 외래 적혈구의 항원에 노출되지 않았음에도 불구하고 혈액 안에 존재한다. 항 A 항체 혹은 항 B 항체가 생산되는 이유는 박테리아나 섭취한 음식물에 있는 A형 항원 혹은 B형 항원이 우리 몸 자체의 항원과 다르기에 이에 대한 항체 형성이 자극되기 때문이다. 이러한 설명에 대한 증거로 항 A 항체와 항 B 항체는 생후 2달까지는 혈액에서 발견되지 않는 점을 들 수 있다. A형 혈액을 가진 영아는 B형 항원에 반대하는 항 B 항체를 박테리아나 음식에서 만드는 것이 가능하다. 한편, A형 항원을 가진 영아는 박테리아나 음식에서 A 항원에 반하는 항체를 만들 수 없다. 왜냐하면 우리 몸에는 우리 몸 자체 항원과 반응하는 항체를 생산하는 것을 예방하는 기전이 존재하기 때문이다(제11장 참고).

수혈 시 혈액을 주는 사람은 **주는이** 공혈자, donor라고 하고, 혈액을 받는 사람을 **받는이** 수혈자, recipient라고 한다. 일반적으로 받는이는 같은 혈액형을 가진 주는이의 혈액을 받아야 한다. 예를 들어, A형의 사람은 A형 혈액을 가진 사람으로부터 혈액을 받을 수 있다. 받는이는 A형 항원에 반대되는 항 A 항체가 없기 때문에 ABO 수혈반응이 발생하지 않는다. 반면에, A형 혈액을 B형 사람에게 수혈했을 경우 B형의 사람은 A형 항원에 반하는 항 A 항원을 가지고 있어 수혈반응이 발생될 수 있고 응고의 원인이 된다(그림 8.12).

역사적으로 O형 혈액을 가진 사람을 *만능공혈자* universal donor라고 하는데 그들은 일반적으로 ABO 수혈반응을 일으키는 원인 없이 다른 ABO 혈액형에게 혈액을 줄 수 있기 때문이다. 그들의 적혈구에는 ABO 표면 항원이 없어 받는이의 항 A 항체 또는 항 B 항체와 반응하지 않는다. 예를 들어, A형 혈액형의 사람이 O형의 혈액을 받으면 O형의 적혈구는 받는이의 항 B 항원과 반응하지 않는다.

그러나 *만능공혈자*라는 용어는 오해의 소지가 있다. O형 혈액의 수혈은 다음 둘 중 하나의 방법으로 수혈반응이 일으킬 수 있다. 첫째, ABO 혈액형 외 다른 불일치 혈액형은 수혈반응의 원인이 될 수 있다. 수혈반응의 가능성을 줄이기 위해 모든 혈액형을 올바르게 일치시켜야 한다(이 장 다음 부분의 "종류와 교차적합검사" 참고). 둘째, 주는이 혈액에 있는 항체가 받는이의 적혈구의 항원과 반응할 수 있다. 예를 들어, O형 혈액형은 항 A 항체와 항 B 항체를 가지고 있다. 만일 O형 혈액이 A형 혈액형의 사람에게 수혈되면 주는이 O형 혈액에 있는 항 A 항체가 받는이 A형 혈액 적혈구에 있는 A 항원에 반하여 반응한다. 일반적으로 이런 반응은 주는이의 혈액에 있는 항체는 받는이의 많은 양의 혈액에 희석되

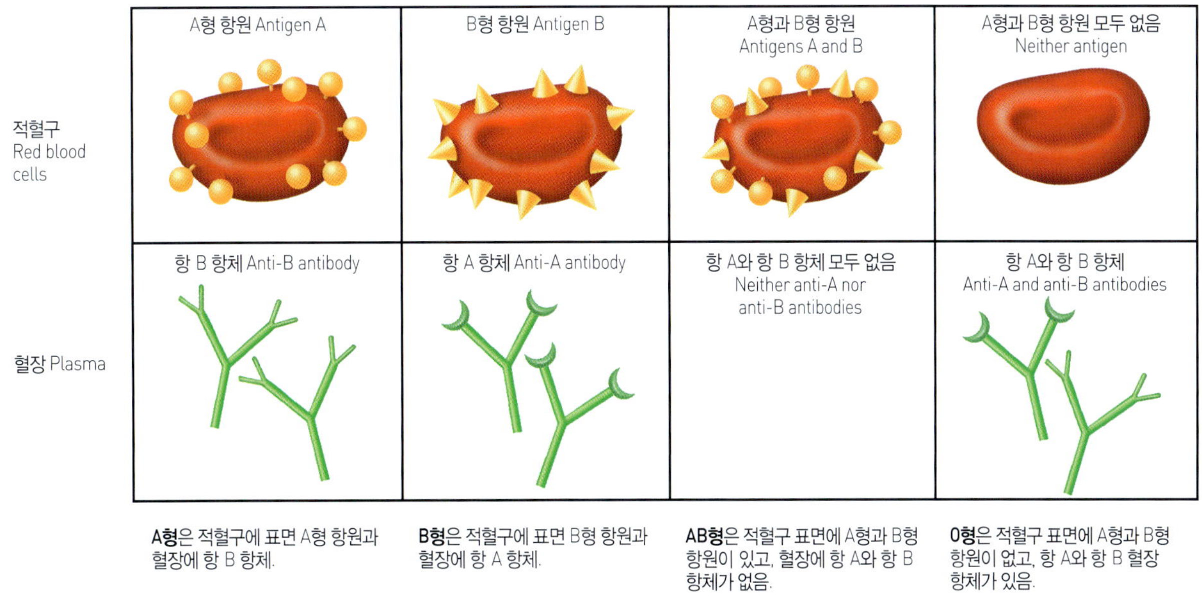

그림 8.11 ABO 혈액형

어 심가하게 일어나지 않는다. 이런 수혈반응이 좀처럼 일어나지 않지만 O형 혈액을 다른 혈액형을 가진 사람에게 주었을 때 곧잘 생사가 걸린 상황이 된다.

심화학습 3

역사적으로, AB형 혈액을 가진 사람은 만능수혈자universal recipient라 불리는데, 이 용어가 의미하는 것은 무엇이며, 이 용어가 왜 이런 오해의 소지가 있는지 생각해보자.

Rh 혈액형

다른 중요한 혈액형 blood group은 **Rh 혈액형** Rh blood group으로 이렇게 명명된 것은 처음에 붉은털원숭이 rhesus monkey에서 연구되어졌기 때문이다. 만일 적혈구 표면에 Rh 항원을 가지고 있다면 그 사람들은 Rh 양성이고, Rh 항원을 가지고 있지 않으면 그들은 Rh 음성이다. 백인의 약 85%

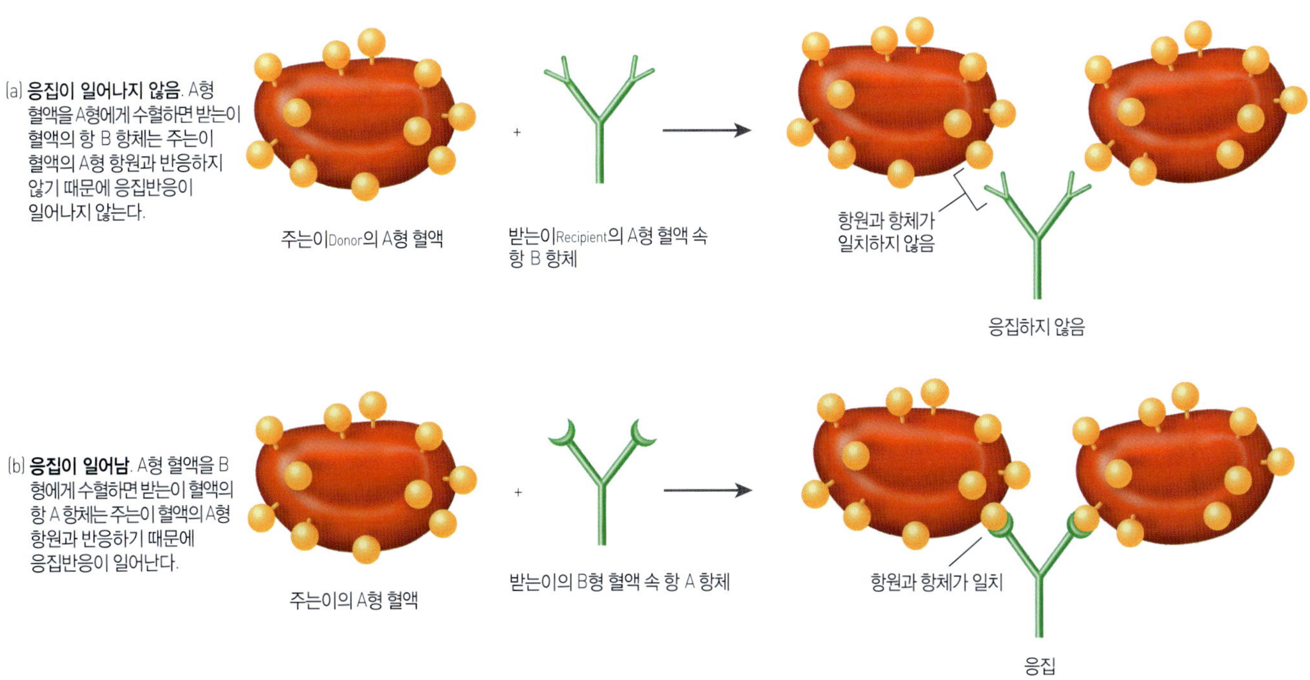

그림 8.12 응집반응

와 미국 흑인의 95%는 Rh 양성이다. 우리나라 사람은 99.6%가 Rh 양성이고, Rh 음성인 사람은 0.4% 정도이다. ABO 혈액형과 Rh 혈액형은 일반적으로 같이 표현된다. 예를 들어, ABO 혈액형에서 A형과 Rh 양성으로 표시된 사람은 A 양성이라고 한다. 미국에서 아주 드문 조합은 AB 음성으로, 이것은 인구집단의 1% 미만으로 발생한다.

Rh 항원에 반응하는 항체는 Rh 음성인 사람이 Rh 양성 적혈구에 노출되지 않는 한 만들어지지 않는다. 이것은 수혈transfusion 혹은 태아fetus에서 엄마에게로 혈액이 태반placenta을 가로질러 이동할 때 발생될 수 있다. Rh 음성의 사람이 Rh 양성의 혈액을 수혈 받았을 때 받는이는 Rh 항원에 예민해져 항 Rh 항체를 생산한다. 만일 Rh 음성인 사람이 예민해진 후 불행하게도 Rh 양성의 혈액을 두 번째로 충분히 수혈 받는다면 수혈반응이 일어난다.

Rh 부적합은 엄마가 Rh 음성이고, 태아가 Rh 양성인 경우 임신기간에 주요한 문제로 제기될 수 있다. 만일 태아의 혈액이 태반을 통해 역류하고 엄마의 혈액과 섞인다면 엄마는 Rh 항원에 민감해진다. 엄마는 항 Rh 항체를 생산하고 태반을 가로질러 태아에게로 이동하여 태아의 적혈구의 용해와 응고의 원인이 된다. 이러한 장애를 태아의 **용혈병**용혈성 질환, hemolytic disease of the newborn; HDN 혹은 태아적혈모구증erythroblastosis이라고 한다(그림 8.13). 엄마가 첫 번째 임신인 경우, 이것은 종종 문제가 되지 않는다. 일반적으로 임신 말기나 출산과정에서 태반이 찢어졌을 때 태아혈액이 엄마에게 누출되는 것이다. 게다가, 엄마가 태아에게 해를 끼칠 수 있는 만큼 충분한 항 Rh 항체를 생산할 시간이 충분하지 않다. 엄마가 Rh 음성으로 첫째 아기가 Rh 양성이었던 엄마가 분만 후 다시 임신하였을 경우, 엄마는 첫째 태아의 Rh 항원에 민감해져 있기 때문에 문제가 발생될 수 있다. 따라서 태아의 혈액이 Rh 양성이고, 태아의 혈액이 엄마의 혈액으로 누출된다면 엄마는 빠르게 많은 양의 항 Rh 항체를 생산하고 이것이 태반을 가로질러 태아에게 전해질 수 있고 그 결과 태아적혈모구증이 발생된다. HDN은 태아에게 치명적일 수 있기 때문에 엄마 혈액의 항 Rh 항체의 수치를 관찰해야 한다. 만일 수치가 용납할 수 없는 수치까지 증가하면 태아는 HDN의 민감성을 판단하는 실험을 해야 한다. 심한 경우에는 손실된 적혈구를 대처하기 위해 탯줄제대, umbilical cord을 통해 수혈을 해야 하거나 아기가 충분히 성숙하였다면 출산해야 한다.

만일 Rh 음성의 엄마가 특별한 준비로 Rh 항원에 대항하는 항 Rh 항체가 포함된 Rho 면역글로불린Rho immune globulin인 RhoGAM을 주사 맞는다면 HDN 예방은 종종 가능하다. 주사는 임신기간 동안 분만 전, 분만 후 혹은 자연유산, 인공유산 후 즉시 맞아야 한다. 주사된 항체는 태아의 적혈구에 있는 Rh 항원과 결합하고 엄마의 혈액으로 들어갈 수 있다. 이러한 치료는 태아의 Rh 항원을 비활성화시키고 엄마의 민감화sensitization를 예방한다.

심화학습 4

태아적혈모구증 치료에 교환수혈이 이용될 때 주는이의 혈액이 Rh 양성 혹은 Rh 음성이 되어야 하는지 생각해보자.

8.7 진단적 혈액검사

학습성과

A. 진단적 혈액검사와 정상 수치 기술

종류와 교차적합검사

수혈반응transfusion reaction을 방지하기 위해서 혈액을 분류해야 한다. **혈액형**blood typing은 혈액표본을 ABO 혈액형과 Rh 혈액형으로 분류한다. 전형적으로 세포는 혈청serum에서 분리하여 세포 표면항원의 종류를 결정하기 위해 공지된 항체antibody로 검사한다. 예를 들어, 환자의 혈액세포blood cell가 A형 항체와 섞었을 때 응고되고 B형 항체와 섞었을 때 응고가 일어나지 않는다면 이 세포는 A형 항원을 가진 것을 알 수 있다. 이와 비슷하게 혈청은 혈청에 있는 항체의 종류를 알기 위해 공지된 항원과 섞는다.

일반적으로, 주는이공혈자, donor의 혈액은 받는이수혈자, recipient의 ABO 혈액형과 Rh 혈액형을 맞추어야 한다. 하지만 다른 혈액형은 수혈반응의 원인이 될 수 있기 때문에 교차적합검사crossmatch를 시행한다. 교차적합검사에서 주는이의 혈액세포는 받는이의 혈청과 섞이게 되고 주는이의 혈청은 받는이의 혈액세포와 섞이게 된다. 주는이의 혈액이 적합검사에서 하나라도 응고agglutination가 발생되지 않는다면 그 혈액은 수혈에 안전하다고 판단한다.

관련된 질환

태아적혈모구증의 치료

Billy Rubin은 태아적혈모구증HDN을 가지고 태어났다. 그는 광선요법, 교환수혈, 적혈구형성인자와 모든 효과적인 치료를 받았다.

태아발생 동안 적혈구 파괴 속도의 증가는 엄마의 항 Rh 항체가 빌리루빈bilirubin의 생산을 증가시켜 발생되었다. 빌리루빈의 수치가 높아지면 신경세포가 죽으면서 뇌를 손상시킬 수 있지만 태반에서 빌리루빈을 제거하기 때문에 태아에게 일반적으로 문제가 되지 않는다. 출생 후 적혈구가 계속 용해하고 신생아의 간은 많은 양의 빌리루빈을 처리할 능력이 없어 빌리루빈의 수치는 증가할 수 있다. 하지만 피부밑으로 지나는 혈관에 파란색 혹은 흰색의 빛을 노출시키는 광선요법phototherapy을 사용하면 빌리루빈을 파괴하여 신생아의 간에서 이것이 제거되게 할 수 있다.

교환수혈exchange transfusion은 Rubin의 혈액을 주는이의 혈액으로 대체하여 빌리루빈과 항 Rh 항체의 수치를 감소시킨다. 보다 적은 수의 항 Rh 항체는 응고와 적혈구의 용해를 감소시킨다. 교환수혈은 적혈구의 수가 적은 상태인 빈혈을 완화하는 데 역시 도움을 준다. 교환수혈은 신생아의 혈액을 좀 더 적혈구가 많은 혈액으로 대체하는 것이다. 마지막으로, 적혈구형성인자erythropoietin의 투여도 역시 신생아가 좀 더 많은 적혈구를 생산하게 자극하여 빈혈을 치료할 수 있다.

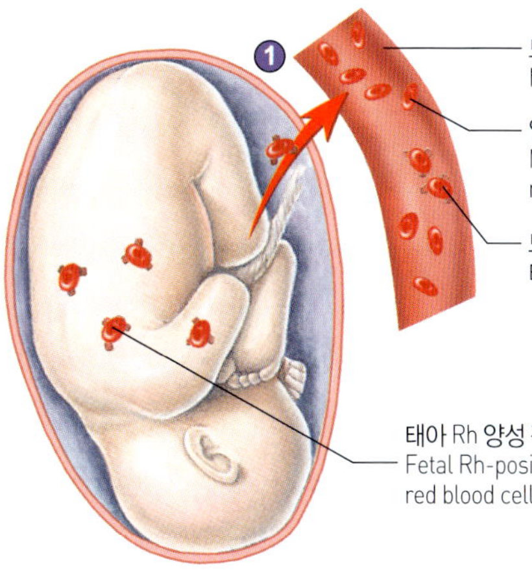

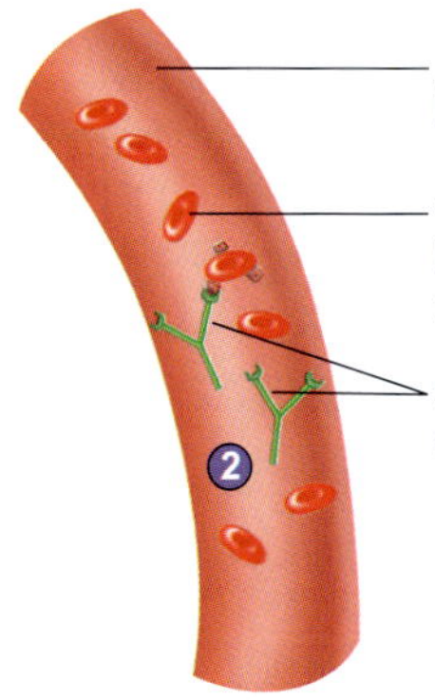

① 출산 전 혹은 출산 중 태반이 찢어져 Rh 양성 적혈구가 태아에서 Rh 음성인 엄마에게 들어간다.

② 엄마는 Rh항원에 민감해져서 항 Rh 항체를 생산한다. 이러한 과정은 출산 후 일어나기 때문에 첫 번째 임신에서 태아는 영향을 받지 않는다.

③ 그 다음에 Rh 양성 태아를 임신한 경우 Rh 양성 적혈구가 태반을 통해 모체순환으로 들어가고 자극하여 엄마가 Rh 항원에 대항하는 항체를 생산한다. 엄마가 Rh 항원에 민감해져 있는 상태이기 때문에 항체는 빠르게 생산된다.

④ 엄마에게서 만들어진 항 Rh 항체는 태아 적혈구의 용해와 응집의 원인이 되며 태아적혈모구증을 유발한다.

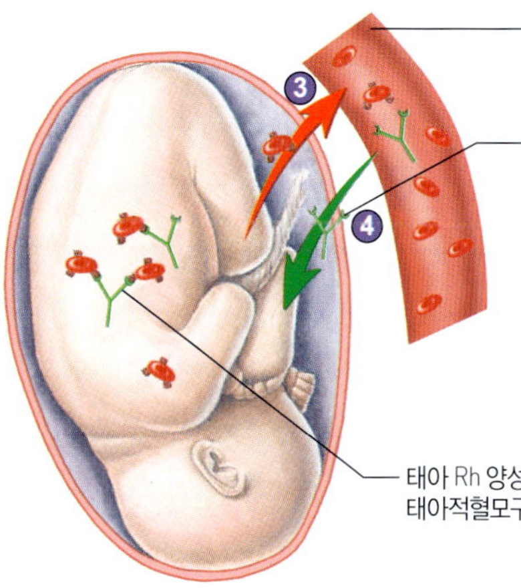

그림 8.13 신생아의 용혈성 질환(태아적혈모구증)

온혈구수

온혈구수전체혈구수, complete blood count; CBC는 많은 유용한 정보를 제공하는 혈액의 분석이다. CBC는 적혈구수red blood cell count, 헤모글로빈hemoglobin과 적혈구용적률hematocrit 그리고 백혈구수white blood cell count로 구성되어 있다.

적혈구수

혈액세포계산은 일반적으로 기계에 의해 전자적으로 시행되나 현미경을 이용해서 손으로 하기도 한다. 정상적인 **적혈구수**red blood count; RBC는 남자가 혈액 마이크로리터당 460~620만, 여자는 420~540만 개가 있다. 마이크로리터(μL)는 $1mm^3$ 혹은 $10^{-6}L$와 같고 혈액 한 방울은 대략 50μL이다. 적혈구증가증erythrocytosis은 적혈구의 과잉을 말한다.

헤모글로빈 측정

혈액의 주어진 양에서 헤모글로빈의 양은 일반적으로 혈액 100밀리리터(mL)당 헤모글로빈의 그램(g)으로 표현된다. 정상적인 헤모글로빈의 양은 남자가 혈액 dL당 14~18g, 여자가 12~16g이다. 비정상적으로 낮은 헤모글로빈의 양은 **빈혈**anemia의 표시이다. 빈혈은 적혈구수의 감소 혹은 적혈구의 헤모글로빈 양의 감소 중 하나로 발생된다(이 장 후반부 「임상에서 활용하기」의 '빈혈'을 참고).

적혈구용적률 측정

총혈액량에서 적혈구가 차지하는 비율을 **적혈구용적률**hematocrit이라고 한다. 적혈구용적률을 측정하는 한 가지 방법은 모세관에 혈액을 넣고 원심분리기로 돌린다. 혈장보다 무거운 것들은 튜브의 바닥으로 이동

임상에서 활용하기

적혈구증가증

적혈구증가증 적혈구과다증, erythrocytosis은 적혈구의 과잉으로 혈액의 점도를 증가시킬 수 있고, 혈액의 이동속도가 줄어들고, 만일 심하다면 모세혈관을 막는다. **상대적 적혈구증가증**relative erythrocytosis은 탈수, 이뇨제 그리고 화상과 같이 원인에 의해 혈청 양의 감소로 생긴다. 종종 **진성 적혈구증가증**polycythemia vera이라고도 하는 **일차적 적혈구증가증**primary erythrocytosis은 알 수 없는 원인에 의한 줄기세포의 손상으로 적혈구, 과립백혈구, 그리고 혈소판의 과잉생산을 초래한다. 이때 적혈구형성인자의 수치는 낮고 지라는 커질 것이다.

이차적 적혈구증가증secondary erythrocytosis은 높은 고도, 만성폐쇄폐질환chronic obstructive pulmonary disease 혹은 울혈심장기능상실울혈성 심부전증, congestive heart failure에 의해 발생되는 산소공급의 감소로 생긴다. 콩팥으로 가는 산소량의 감소로 적혈구형성인자의 분비와 적혈구 생산이 자극된다. 일차적 적혈구증가증과 이차적 적혈구증가증은 적혈구의 많은 양이 혈액 점도와 혈액의 양을 증가시킨다. 모세혈관은 막히게 되고 고혈압이 나타날 수 있다.

된다. 이들 중 백혈구와 혈소판이 얇고 흰색의 층인 **백혈구 연층**buffy coat을 형성하고 혈장과 적혈구 사이에 위치한다(그림 8.14). 적혈구가 남자는 총혈액량의 40~52%, 여자는 38~48%를 차지한다. 적혈구용적률 측정은 적혈구가 혈액량의 기본이 되기 때문에 적혈구의 개수와 크기에 영향을 받는다. 예를 들어, 정상 크기의 적혈구수가 감소하거나 작은 적혈구가 정상 개수일 때 적혈구용적률이 감소할 수 있다. 평균 적혈구의 크기는 적혈구의 개수로 적혈구용적률을 나눈 것이다. 다수의 이상은 적혈구가 정상보다 작거나 큰 것이 원인이다. 예를 들어, 철의 섭취가 부족하면 헤모글로빈hemoglobin 생산이 낮아질 수 있다. 따라서 적혈구가 만들어지는 동안 충분히 헤모글로빈이 충분하지 적혈구의 크기가 정상보다 작은 상태로 남는다.

백혈구수

백혈구수white blood count; WBC는 혈액 내 백혈구의 총 개수를 말한다. WBC는 정상적으로 혈액 마이크로미터(μL)당 5,000~9,000개이다. **백혈구감소증**leukopenia은 생산이 감소하거나 적색골수red bone marrow 파괴의 결과로 정상 WBC 개수보다 낮다. 방사선, 약물, 종양, 바이러스 감염, 엽산염, 비타민 B_{12}의 부족은 백혈구감소증의 원인이 될 수 있다. **백혈구증가증** 백혈구과다증, leukocytosis는 비정상적으로 WBC가 높은 것이다. 박테리아 감염은 중성구neutrophil의 수를 증가시키는 자극에 의해 종종 백혈구증가증을 일으킨다. 적색골수의 암인 **백혈병**leukemia은 백혈구 종류의 하나 혹은 그 이상이 비정상적으로 생산되어 나타나는 것으로 백혈구증가증의 원인이 될 수 있다. 그러나 백혈구는 정상적인 기능을 하지 않는다. 이 세포들은 일반적으로 미숙하고 혹은 비정상적이고 결핍된 면역기능을 하여 백혈병 환자는 감염에 매우 취약하다. 적색골수에서 백혈구의 과도한 생산은 적혈구와 혈소판 생성을 방해하고 따라서 빈혈과 출혈로 이어진다.

감별 백혈구수

감별 백혈구수differential white blood count는 백혈구의 다섯 종류 각각의 비율을 밝히는 것이다. 보통 총 백혈구white blood cell 중 중성구 호중구, neutrophil는 60~70%, 림프구lymphocyte는 20~25%, 단핵구monocyte는 3~8%, 호산구eosinophil는 2~4%, 그리고 호염기구basophil는 0.5~1%이다. 환자 상태에 대한 많은 이해는 감별 백혈구수로부터 얻을 수 있다. 예를 들어, 박테리아 감염이 있으면 중성구의 수가 종종 크게 증가하고 알레르기 반응에는 호산구와 호염기구의 수가 상승한다.

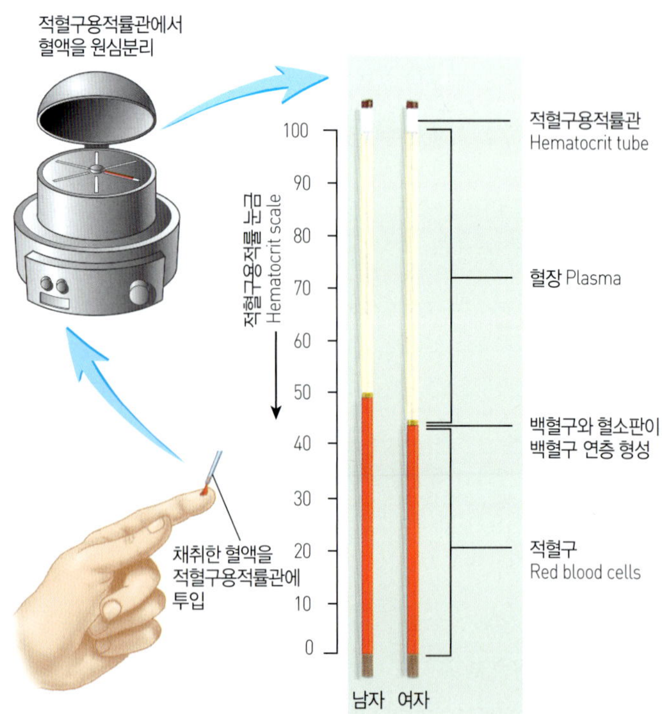

그림 8.14 적혈구용적률

혈액을 모세관에 넣고 원심분리기에서 돌리면 혈액은 혈장과 적혈구로 분리되고 백혈구와 혈소판이 그 사이에서 좁은 층을 형성한다. 적혈구용적률은 혈액 양에서 적혈구의 비율을 말한다. 이것은 백혈구와 혈소판은 계산하지 않는다. 그림에서 보여지는 것처럼 정상 적혈구용적률은 남자가 총혈액량의 40~52%, 여자가 38~48%이다.

임상에서 활용하기

빈혈

빈혈anemia은 혈액의 정상 헤모글로빈의 부족으로 적혈구 수의 감소, 적혈구의 헤모글로빈 수의 감소 혹은 두 가지 모두에 의해서 발생된다. 빈혈은 비정상적인 헤모글로빈의 생산으로도 발생할 수 있다.

빈혈은 혈액이 산소를 이동시키는 능력을 감소시킨다. 빈혈을 가지고 있는 사람은 기운이 부족하고 과도하게 피곤함과 무기력함을 느낀다. 이들은 창백하게 보일 수 있고 조금 힘을 쓴 후에는 호흡이 가빠질 수 있다.

빈혈의 일반적인 원인 중 하나는 충분하지 않은 적혈구의 생산이다. **재생불량빈혈** 재생불량성 빈혈, aplastic anemia은 적색골수red bone marrow에서 적혈구 생산, 그리고 종종 백혈구white blood cell와 혈소판platelet 생산의 능력이 떨어져서 발생된다. 이것은 일반적으로 벤젠과 같은 화학물질, 특정 항생제와 진정제 또는 방사선에 의해 적색골수에 있는 줄기세포stem cell의 손상으로 일어난다.

적혈구 생산은 영양결핍에 의해 정상보다 적을 수 있다. **철결핍빈혈** 철결핍성 빈혈, iron deficiency anemia은 철분의 섭취나 재흡수가 충분하지 않거나 과도한 철의 손실로 발생한다. 그 결과, 충분하지 않은 헤모글로빈이 생산되고 적혈구의 숫자가 감소하고 적혈구가 정상보다 작게 생산된다.

엽산결핍folate deficiency도 빈혈의 원인이다. 엽산결핍의 일반적인 원인은 음식을 통한 엽산섭취가 충분하지 않거나, 가난과 발달장애, 임신부, 그리고 만성 알코올중독이다. 엽산은 DNA 합성을 도와주기 때문에 엽산결핍은 보다 적은 세포분열을 야기하고 그 결과 적혈구 생산을 감소시킨다. 임신기간 동안 엽산의 결핍은 태아의 척추갈림증spina bifida과 같은 신경관 손상을 야기할 수 있다.

영양상 빈혈의 종류인 **악성빈혈**pernicious anemia은 엽산 합성에 중요한 비타민 B_{12}의 불충분이 원인으로 비타민 B_{12}의 양이 충분하지 않으면 적혈구생산의 감소를 야기할 수 있다. 비록 섭취한 비타민 B_{12}의 불충분한 수치가 악성빈혈의 원인일 수 있지만, 일반적인 원인은 비타민의 충분하지 않은 재흡수이다. **내인자**intrinsic factor의 수치가 충분하지 않으면 비타민 B_{12}가 충분히 흡수되지 않아 악성빈혈이 발생된다. 악성빈혈의 대부분은 아마도 우리 몸의 면역계통이 위stomach에서 내인자를 생산하는 세포를 파괴하는 자가면역질환autoimmune disease이 원인이다.

빈혈의 다른 일반적인 원인은 적혈구의 손실이나 파괴이다. **출혈빈혈** 출혈성 빈혈, hemorrhagic anemia은 외상, 궤양 혹은 과도한 월경에 의한 혈액손실이 원인이다. 적은 양의 혈액이 일정 시간 동안 손실되는 만성 혈액손실은 철결핍빈혈의 원인이 될 수 있다.

용혈빈혈 용혈성 빈혈, hemolytic anemia은 적혈구가 파열되거나 적혈구 파괴속도가 너무 빠를 때 발생한다. 이것은 적혈구의 유전적인 결함이 원인이 될 수 있다. 예를 들어, 유전적 용혈빈혈 중 하나는 세포막의 결함으로 적혈구가 쉽게 파열되는 것이 원인이다. 많은 종류의 용혈빈혈은 약, 뱀독, 인공심장판막, 자가면역질환 혹은 신생아에서의 용혈성 질환에 의한 적혈구의 특이한 손상이 원인이다.

빈혈은 헤모글로빈에서 글로빈 사슬의 합성속도가 줄어들어 생길 수도 있다. **지중해빈혈** 지중해성 빈혈, thalassemia은 유전병으로 지중해, 아시아 그리고 아프리카계에서 발견된다. 만일 헤모글로빈 생산이 심하게 감소하면 보통 20세 이전에 사망한다. 덜 심한 경우에 지중해빈혈은 가벼운 빈혈을 초래한다.

어떤 빈혈은 결함이 있는 헤모글로빈 생산이 원인이다. **낫적혈구빈혈** 겸상적혈구성 빈혈, sickle cell anemia은 유전병으로 주로 아프리카계 사람들에게서 발견된다. 적혈구가 단단한 낫 모양을 띠며 작은 혈관을 막히게 한다. 이 적혈구는 정상 혈구보다 더 부서지기 쉽다. 심한 경우, 너무 많은 비정상적인 헤모글로빈이 생산되고 대개 30세 이전에 죽음을 초래한다. 많은 경우 충분한 정상 헤모글로빈이 생산되면 비정상적인 헤모글로빈을 보상하고 아무런 증상이 나타나지 않는다.

응고

혈액이 응고되는 능력은 혈소판의 수와 프로트롬빈 시간prothrombin time 측정으로 평가된다.

혈소판수

정상 **혈소판 개수** platelet count는 혈액 마이크로리터(μL)당 250,000~400,000개이다. 혈소판의 개수가 크게 줄어드는 **혈소판감소증** thrombocytopenia은 작은 혈관과 모세혈관을 통한 만성 출혈로 야기된다. 이것은 유전병의 결과로 혈소판 생산이 감소되거나 비타민 B_{12}의 결핍, 약물 치료 혹은 방사선 치료에 의해 발생되기도 한다.

프로트롬빈 시간 측정

프로트롬빈 시간 측정prothrombin time measurement은 혈액이 응고를 시작하는데 걸리는 시간을 계산하는 것으로 일반적으로 9~12초이다. 프로트롬빈 시간은 혈장에 트롬보플라스틴thromboplastin을 추가하여 결정된다. 트롬보플라스틴은 손상된 조직에서 배출되는 화학물질로 응고과정을 시작한다(그림 8.9 참고). 프로트롬빈 시간은 트롬보플라스틴에 기초하여 응고하는 데 걸리는 시간을 국제정상화비율International Normalized Ratio; INR에서 공식적으로 발표한 표준시간으로 실험실마다 다를 수 있는 수치를 표준화하였다. 왜냐하면 많은 응고인자clotting factor는 섬유소를 형성하도록 활성화되어야 하는데 이들 중 어느 하나라도 부족하면 프로트롬빈 시간이 비정상적으로 되는 원인이라 할 수 있다. 어떤 간질환으로 인한 비타민 K의 결핍과 약물치료는 프로트롬빈 시간을 증가시킬 수 있다.

혈액화학

혈장plasma에 용해되었거나 그 속에 부유물질의 구성요소들은 우리 몸 계통의 많은 기능들을 평가하는 데 사용될 수 있다. 예를 들어, 높은 혈당 수치는 이자가 충분한 양의 인슐린insulin을 생산하지 못한다는 것을 보여주고, 높은 혈액요소질소blood urea nitrogen; BUN은 콩팥의 기능이 줄어들었다는 신호이고, 빌리루빈이 증가하는 것은 간기능장애를 보여줄 수 있고, 높은 콜레스테롤 수치는 심장혈관질환cardiovascular disease의 위험이 증가되었다는 표시라고 할 수 있다. 몇몇 혈액화학검사는 혈액검사를 할 때 일상적으로 하는 것이고, 더불어 추가 검사를 할 수 있다.

심화학습 5

환자가 배abdomen의 급성통증을 호소하자 의사가 박테리아 감염에 의한 막창자꼬리염충수염, appendicitis을 의심하였다. 어떤 혈액검사가 이 진단을 지지하는 증거를 제시할 수 있을지 생각해 보자.

질환과 장애: 혈액

상태	설명
적혈구증가증	
상대적 적혈구증가증	탈수나 이뇨 혹은 화상과 같은 혈액 양의 감소로 인한 적혈구의 과잉
일차적 적혈구증가증	알 수 없는 원인에 의한 줄기세포의 손상. 적혈구, 과립구, 혈소판의 과잉생산. 낮은 적혈구생성인자 수치와 지라의 비대에 의한 증상. 혈액의 점도와 혈액 양의 증가는 모세혈관의 막힘과 고혈압의 원인이 될 수 있다.
이차적 적혈구증가증	높은 고도, 만성폐쇄폐질환, 울혈심장기능상실울혈성 심부전과 같은 원인으로 발생되는 산소공급의 감소로 적혈구가 과잉. 콩팥으로 가는 산소량의 감소는 적혈구형성인자를 자극하고, 그 결과 혈액의 점도와 혈액량의 증가는 모세혈관의 막힘과 고혈압의 원인이 될 수 있다.
응고장애	
파종혈관내응고	혈관을 따라 응고가 발생한 다음 출혈이 일어남. 심한 조직 손상으로 인해 항응고제에 의한 응고 계통에 문제가 생겼을 때 발생함. 감염이나 뱀에게 물렸을 때 혈관벽의 변화에 의해서도 발생한다.
폰빌레브란트병	대부분 유전적인 출혈장애임. 혈액응고에 혈소판 마개 형성과 활성화 혈소판 관여의 손상. 폰 빌레브란트 인자 혹은 폰 빌레브란트의 혈중 수치를 증가시키는 약을 투여하면 혈소판이 콜라겐에 부착하고 활성화되는 것을 돕는다.
혈우병	유전적 장애로 응고가 비정상적이거나 되지 않는 것. 여러 종류의 혈우병은 각각 응고인자의 결핍이나 기능장애로 발생. 대부분 성별연관 특성을 가지며, 오직 남자에게서만 발병한다(제18장 참고).
혈액의 감염질환	
패혈증	미생물과 그것의 독성이 혈액을 타고 퍼짐. 종종 정맥내주사와 같은 시술에 의해서도 발생. 박테리아에 의한 독의 분비는 패혈쇼크의 원인이 되며 혈압을 감소시키고 사망할 수 있다.
말라리아	말라리아 모기에 의해 혈액에 원생동물이 침투하여 발생. 증상으로는 원생동물이 적혈구를 파괴할 때 발생되는 독에 의한 오한과 열이 있음
감염단핵구증	엡스타인-바 바이러스가 원인으로 침샘과 림프구에 감염. 증상은 감염된 림프구에 대한 면역계통의 반응으로 나타나는 열, 목앓이 그리고 부은 림프절임
후천면역결핍증후군	사람면역결핍바이러스가 원인, 림프구를 감염시키고 면역계통을 억제

※ 자세한 정보들은 **www.mhhe.com/seeleyess8**에서 찾아볼 수 있다.

단원 요약

8.1 혈액의 기능

1. 혈액은 가스, 영양분, 노폐물, 가공물질 및 조절인자를 이동시킨다.
2. 혈액은 pH 뿐만 아니라 체액과 이온 균형을 조절한다.
3. 혈액은 체온조절과 미생물, 독과 같은 이물질에 대한 보호에도 관여한다.
4. 혈액의 응고는 체액과 세포의 손실을 예방하고 조직 복구의 첫 단계이다.

8.2 혈액의 구성

1. 혈액은 혈장을 구성하는 결합조직과 고형성분이다.
2. 평균 성인의 총 혈액 양은 대략 5L이다.

8.3 혈장

1. 혈장은 91%의 물과 9%의 부유물이 용해된 물질이다.
2. 혈장은 삼투압을 유지하며, 면역에 관여하고, 혈액 손실을 예방하고, 분자를 이동시킨다.

8.4 고형성분

고형성분 formed element은 세포인 적혈구, 백혈구 그리고 세포 조각인 혈소판이다.

고형성분의 생산

고형성분은 적색골수에 있는 줄기세포로부터 만들어진다.

적혈구

1. **적혈구** red blood cell는 원반 모양으로 산소와 이산화탄소를 운반하는 헤모글로빈을 포함하고 있다. 적혈구는 이산화탄소를 이동시키는 데 관여하는 탄산탈수효소를 포함하고 있다.
2. 혈액의 산소 수치가 낮은 것에 대응하여 콩팥은 적혈구형성인자를 생산하고 적색골수에서 적혈구 생산을 자극한다.
3. 수명이 끝난 적혈구는 지라 혹은 간에서 큰포식세포에 의해 처리된다. 헤모글로빈은 쪼개지고 철과 아미노산은 재사용되며, 헴은 빌리루빈이 되어 쓸개즙으로 분비된다.

백혈구

1. **백혈구** white blood cell는 미생물로부터 몸을 보호하고, 죽은 세포와 잔해를 제거한다.
2. **과립백혈구** granulocyte는 세포질과립을 포함한다. 과립구의 3가지 종류는 작은 포식세포인 **중성구** 호중구, neutrophil, 염증을 촉진하는 **호염기구** basophil, 그리고 염증에 영향을 미치는 **호산구** eosinophil이다.
3. **무과립구** agranulocyte는 매우 작은 과립을 가지고 있고 2가지 종류가 있다. **림프구** lymphocyte는 항체 형성에 관여하고 다른 면역계통에 반응하며, **단핵구** monocyte는 큰포식세포가 되어 미생물과 세포 잔해를 삼킨다.

혈소판

혈소판 platelet은 세포 조각으로 혈액손실을 방지하는 데 관여한다.

8.5 혈액손실 방지

혈관연축

혈관이 손상에 대한 반응으로 수축하여 혈액의 흐름이 감소된다.

혈소판 마개 형성

1. **혈소판 마개** platelet plug는 혈관의 작은 손상을 보수한다.
2. 혈소판 마개는 혈소판에 콜라겐이 붙고 다른 혈소판을 활성화시키는 화학물질(ADP, 트롬복산)을 분비하여 섬유소원이 서로 엉킨 결과물이다.

혈액응고

1. **혈액응고** blood clotting는 섬유소라 불리는 단백질 섬유의 망인 피덩이의 형성이다.
2. 혈액응고는 3 단계로 이루어지는데 결합조직과 화학물질에 의해 응고인자가 활성화되고 그 결과 프로트롬빈 분해효소가 만들어진다. 프로트롬빈 분해효소에 의해 프로트롬빈이 트롬빈으로 전환되고, 트롬빈에 의해 섬유소원이 섬유소로 전환된다.
3. 혈액에서 항트롬빈, 헤파린과 같은 항응고제는 피덩이 형성을 방지한다.
4. 피덩이 수축은 피덩이를 응결시켜 손상된 조직의 가장자리를 서로 가깝게 당긴다.
5. **혈청** serum은 응고인자가 없는 혈장이다.
6. **섬유소용해** fibrinolysis는 플라스민에 의해 이루어진다.

단원 요약

8.6 혈액형

1. 혈액형은 적혈구의 표면에 있는 항원으로 구별된다.
2. 수혈반응에서 항체는 적혈구 항원과 결합할 수 있고 그 결과 응고 혹은 적혈구의 용혈을 초래할 수 있다.

ABO 혈액형

1. A형 혈액형은 A 항원을 가지고 있고 B형 혈액형은 B 항원, AB형 혈액형은 A 항원과 B 항원을 가지고 있고, O형 혈액형은 항원을 가지고 있지 않다.
2. A형 혈액형은 항 B 항체, B형 혈액형은 항 A 항체를 가지고 있고, AB형 혈액형은 두 가지 모두 가지고 있지 않으며, O형 혈액형은 두 가지 모두 가지고 있다.
3. ABO 혈액형의 불일치는 수혈반응을 야기할 수 있다.

Rh 혈액형

1. Rh 양성은 Rh 항원을 가지고 있고 Rh 음성은 가지고 있지 않다.
2. Rh 항원에 반대하는 항체는 Rh 음성인 사람이 Rh 양성 혈액에 노출되었을 때 생산된다.
3. Rh 혈액형은 태아가 Rh 양성이고 엄마가 Rh 음성일 때 발생할 수 있는 신생아의 용혈성 질환에 대한 책임이 있다.

8.7 진단적 혈액검사

종류과 교차적합검사

1. 혈액표본의 혈액형은 ABO 형과 Rh 형으로 결정된다.
2. 교차적합검사는 주는이 donor와 받는이 ricipient 간의 응고반응을 위한 검사이다.

온혈구수

온혈구수 complete blood count는 적혈구수, 헤모글로빈 측정, 적혈구용적률 그리고 백혈구수로 구성되어 있다.

감별 백혈구수

감별 백혈구수 differential white blood count는 백혈구 종류의 비율로 결정한다.

응고

혈소판 수와 프로트롬빈 시간 측정은 혈액의 응고 능력을 결정한다.

혈액화학

혈장 plasma에 용해되거나 부유물질들의 구성물인 포도당, 요소질소화합물, 빌리루빈, 콜레스테롤은 우리 몸 계통의 기능과 상태를 평가하는 데 사용될 수 있다.

CHAPTER

9 심 장

9.1 심장의 기능

학습성과

A. 심장의 주요 기능 설명

사람들은 심장을 강력한 감정의 근원으로 여기는 경우가 많다. 예를 들어, 두려움이 없는 사람을 "강심장의 소유자"라고 하며, 실연을 당한 사람에게는 "심장이 무너지는 아픔을 겪었다"라고 표현한다. 그러나 감정은 심장의 기능이 아니라 뇌기능에 의해 조절된다. 심장근육으로 이루어진 심장은 혈액을 온몸으로 보내는 기관이며 생명을 유지하는 데 필수적인 기관이다.

도관 속의 액체는 강력한 추진력이 있어야만 움직일 수 있다. 추진력은 펌프에서 만들어지며 증가된 펌프의 압력 때문에 도관의 압력도 증가한다. 따라서 액체는 펌프에서 도관으로, 압력이 높은 곳에서 낮은 곳으로 흐르게 된다. 펌프의 압력이 증가하면 도관의 압력도 증가하고, 펌프의 압력이 감소하면 도관의 압력도 감소한다(그림 9.1).

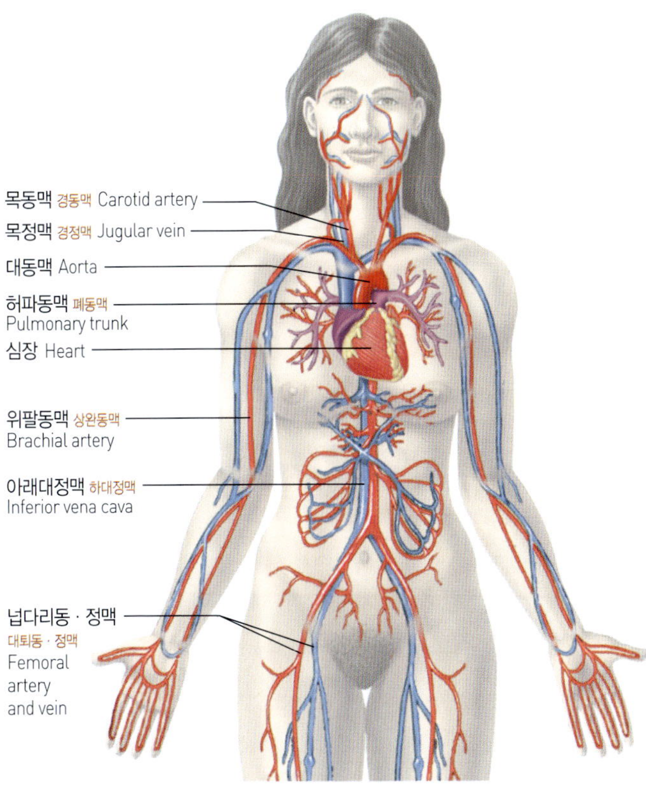

그림 9.1 심장혈관계통
일종의 혈관인 심장과 혈액은 심장혈관계통에서 가장 중요한 구성요소이다.

펌프가 도관 속의 물을 흐르게 하는 것처럼, 심장도 강력하게 수축하여 혈액을 혈관 속에서 흐르게 한다. 심장, 혈관과 혈액은 함께 **심장혈관계통**심혈관계, cardiovascular system을 형성한다. 건강한 성인의 심장은 1분당 5L의 혈액을 뿜어낸다. 대부분의 사람에서 심장은 비슷한 박동 속도로 75년 이상을 계속해서 수축한다. 짧은 순간동안 아주 심하게 운동할 때에는 분당 뿜어내는 혈액량이 급증한다. 그러나 심장의 수축능력이 몇 분 정도 소실되면 혈관 속 혈액의 흐름이 정지하고 생명이 위태롭게 된다.

심장은 실제 두 개의 펌프로 이루어져 있다. 오른쪽 심장은 혈액을 허파로 보냈다가 왼쪽 심장까지 보내는 **허파순환**폐순환, pulmonary circulation을 담당하고, 왼쪽 심장은 혈액을 온몸에 있는 조직으로 보냈다가 오른쪽 심장까지 보내는 **전신순환**체순환, systemic circulation을 담당한다(그림 9.2).

심장의 기능은 다음과 같다.

1. *혈압의 발생*. 심장의 수축은 혈액을 혈관을 통해 이동시키는 데 필요한 혈압을 발생시킨다.
2. *혈액의 분배*. 심장은 허파순환과 전신순환을 분리하여 산소가 풍부한 혈액을 조직으로 가도록 분배한다.
3. *혈류의 일방통행 확보*. 심장 속의 판막은 혈액이 심장에서 혈관으로 일방통행 하는 것을 보장한다.
4. *혈액 공급의 조절*. 심장 수축의 속도와 힘의 변화는 조직에서 휴식 상태 또는 운동 상황에 따라 발생하는 대사량 요구의 변화와 조화를 이루게 한다.

9.2 심장의 크기, 모양과 위치

학습성과

A. 심장의 크기, 모양과 위치 설명

정상 성인 심장의 모양은 통통한 원뿔 모양이며 주먹을 꽉 쥔 정도의

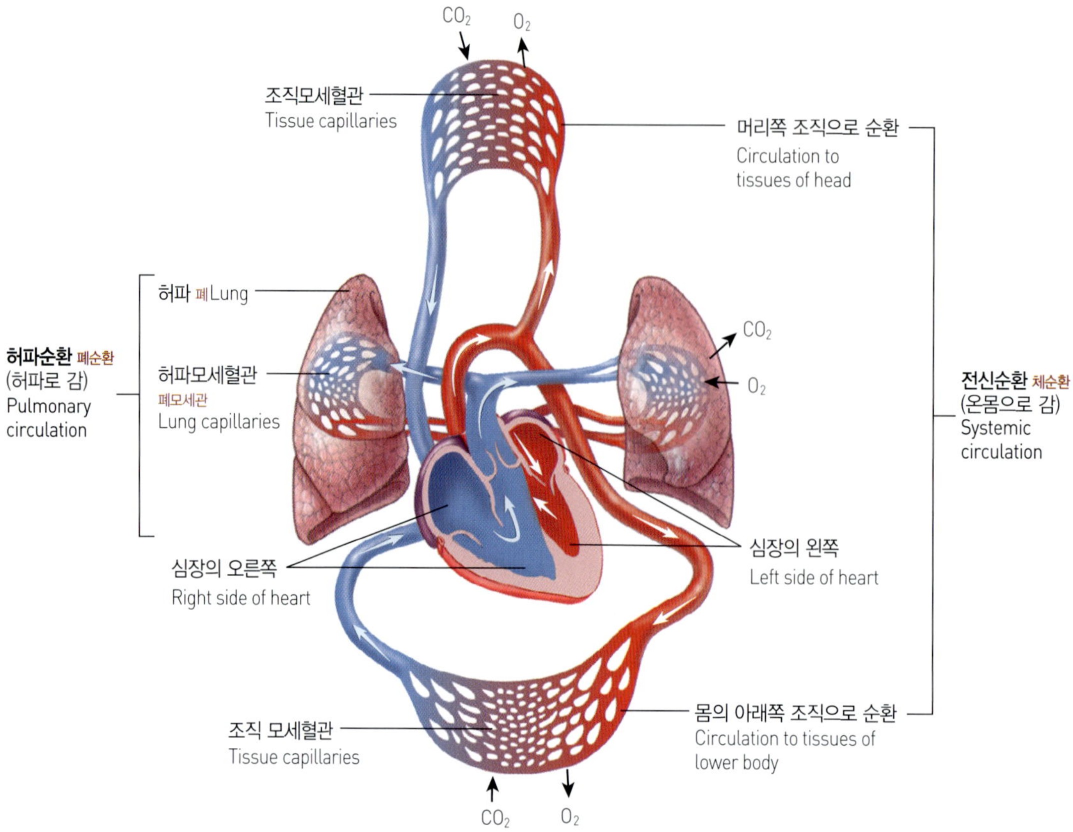

그림 9.2 순환계통의 개요

순환계통은 허파순환과 전신순환으로 구성된다. 심장의 오른쪽은 허파순환에 관여하여 혈액을 허파로 보내고 심장의 왼쪽으로 되돌아오게 한다. 심장의 왼쪽은 전신순환에 관여하여 혈액을 조직으로 보내고 심장의 오른쪽으로 되돌아오게 한다.

크기이다. 일반적으로 육체적으로 활동적인 사람의 심장 크기는 덜 활동적인 사람보다 크며, 65세 이후부터 조금씩 크기가 작아진다. 심장에서 둥근 모양으로 돌출된 부분을 **심장꼭지**심첨, apex라고 하고, 이 부분의 반대쪽이면서 크고 편평한 부분을 **심장바닥**심저, base이라고 한다.

심장은 가슴안에서 허파를 감싸고 있는 두 개의 가슴막 사이에 위치한다. 두 개의 가슴막 사이 공간을 **가슴세로칸**종격, mediastinum이라고 하며, 심장, 기도, 식도 및 이 기관들과 연관된 구조물들이 위치한다. 심장은 자신만의 공간인 **심장막안**심낭강, pericardial cavity에 의해 둘러싸여 있다.

의료인들에게 가슴안에서 심장의 위치와 모양에 대한 지식은 매우 중요하다. 이 지식을 기반으로 심음을 청진하기 위해 청진기를 정확히 위치시킬 수 있고, 심전도를 측정하는 단자를 정확히 위치시킬 수 있으며 정확한 **심장허파소생술**심폐소생술, cardiopulmonary resuscitation; CPR을 시행할 수 있게 된다.

심장은 가슴세로칸에서 바닥이 뒤쪽과 위쪽, 심장꼭지가 앞쪽과 아래쪽을 향하면서 약간 비스듬하게 놓여 있다. 또한 심장꼭지가 왼쪽으로 향해 있어서 심장의 2/3 정도는 복장뼈를 중심으로 왼쪽에 위치하게 된다(그림 9.3a). 심장바닥은 복장뼈보다 깊은 곳에 위치하며, 둘째갈비사이공간까지 확장되기도 한다. 심장꼭지는 왼쪽 다섯째갈비사이공간과 빗장중간선(빗장뼈의 중간에서 수직으로 아래쪽으로 확장된 선)에서 7~9cm 정도 왼쪽에 위치한다(그림 9.3b).

9.3 심장의 전기적 활성도

학습성과

- **A.** 심장근육의 활동전위 이해
- **B.** 심장전도계통 나열
- **C.** 심전도의 파형 나열

심장근육의 활동전위

뼈대근육과 신경세포와 마찬가지로 심장근육은 탈분극과 재분극을 나타낸다. 그러나 심장근육은 활동전위가 매우 길게 연장되고 재분극이 느리게 나타난다(그림 9.4). 뼈대근육의 활동전위는 1,000분의 2초이내에 완료되는 것이 비해 심장근육의 활동전위는 1,000분의 200초에서 500초 정도 유지된다. 게다가 뼈대근육과 달리 심장근육의 활동전위를 세포에서 세포로 전도된다.

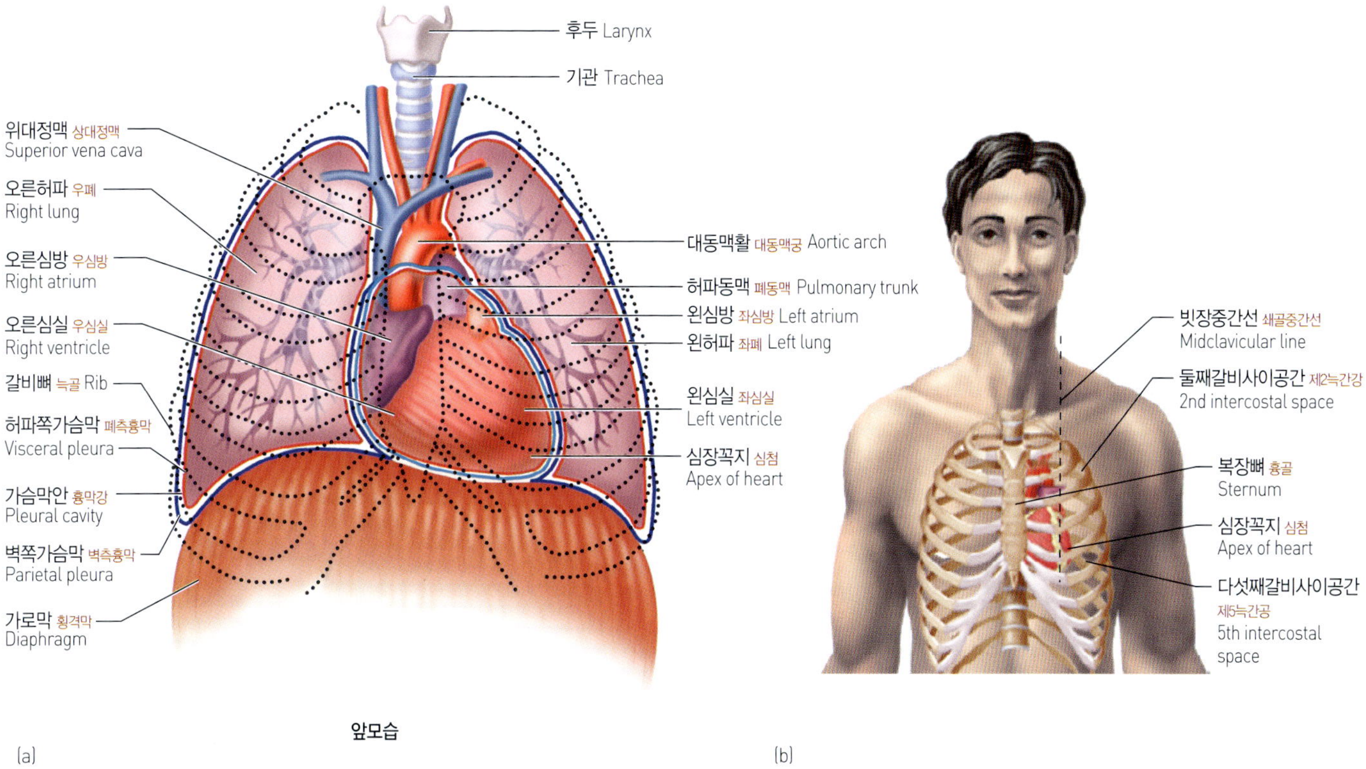

그림 9.3 심장의 위치

(a) 심장은 가슴안에서 허파 사이에 위치하고, 복장뼈보다 약간 왼쪽으로 치우친 깊은 곳에 위치한다.
(b) 복장뼈 아래쪽에 위치한 심장바닥은 위쪽으로 둘째갈비사이공간으로 확장하고, 심장꼭지는 왼쪽 다섯째갈비사이공간과 빗장중간선에서 약 7~9cm 왼쪽에 위치한다.

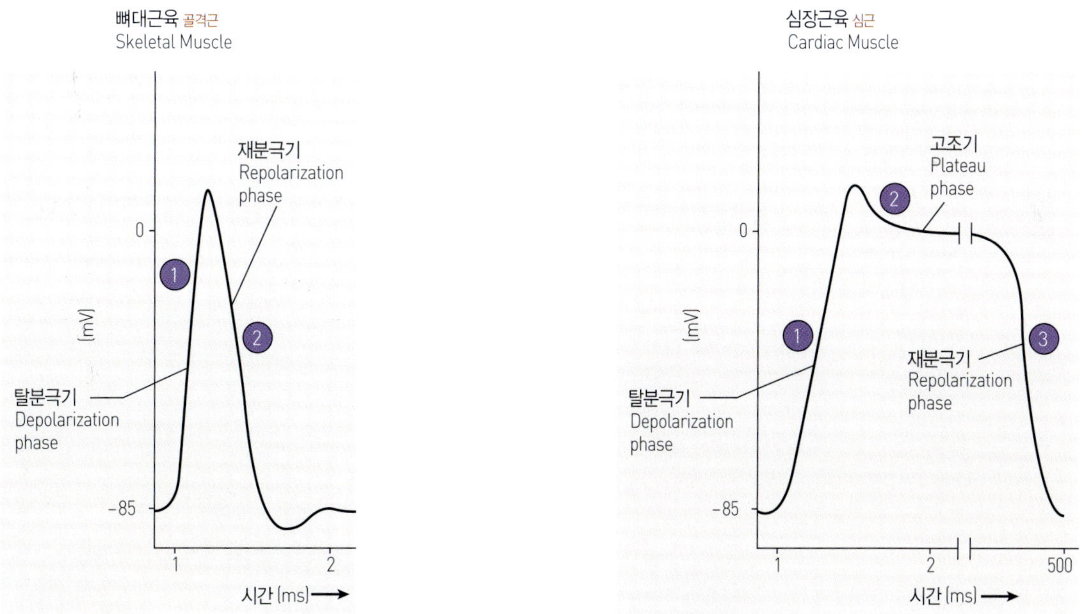

(a)

① **탈분극기**
- 나트륨 통로가 열림.
- 칼륨 통로가 열리기 시작함.

② **재분극기**
- 나트륨 통로가 닫힘.
- 칼륨 통로가 계속 열려 있어서 재분극을 유발함
- 재분극이 완료되면 칼륨 통로가 닫히고 안정막전위로 되돌아감.

(b)

① **탈분극기**
- 나트륨 통로가 열림.
- 칼슘 통로가 열림.

② **고조기**
- 나트륨 통로가 닫힘.
- 칼륨 통로의 일부가 열리면서 재분극을 유발함
- 칼슘 통로가 계속 열려 있어서 재분극을 늦추면서 고조기를 유발함.

③ **재분극기**
- 칼슘 통로가 닫힘
- 많은 칼륨 통로가 열림.

그림 9.4 뼈대근육과 심장근육의 활동전위 비교

(a) 뼈대근육의 활동전위는 탈분극기와 재분극기로 구성된다.
(b) 심장근육의 활동전위는 탈분극기, 고조기 및 재분극기로 구성된다. 심장근육은 고조기(곡선에서 끊긴 부분으로 표시됨)가 있기 때문에 뼈대근육만큼 빨리 재분극되지 않는다.

심장근육에서 각 활동전위는 **탈분극기**depolarization phase와 **고조기**plateau phase라는 느린 **재분극기**repolarization phase로 이루어진다. 고조기가 끝나면 빠른 재분극이 발생한다. 재분극이 끝나면(그림 9.4b) 안정막전위로 되돌아간다.

막통로의 열림과 닫힘은 활동전위를 형성하는 세포막의 투과도를 변화시킨다(제6장 참조). 빨리 시작하는 활동전위의 탈분극은 세포막의 나트륨 투과도를 증가시키는 나트륨 전압작동 통로가 열려 나트륨이 세포 속으로 유입되면서 발생한다. 이 탈분극은 칼슘 전압작동 통로를 열리게 하여 칼슘이 세포로 유입되어 전체 탈분극에 영향을 끼친다. 탈분극의 최고점에서 나트륨 통로가 닫히면서 칼륨 통로를 열지만, 아직도 칼슘 통로는 열린 상태이다. 따라서 칼슘이 연속해서 세포 속으로 이동함에 따라 칼륨이 세포 밖으로 이동하게 된다. 따라서 고조기는 주로 칼슘 전압작동 통로가 열리기 때문에 발생한다. 칼슘의 느린 확산 때문에 심장근육의 활동전위가 뼈대근육의 활동전위보다 길게 된다. 고조기가 끝나면 칼슘 통로가 닫히고 칼륨 통로가 열려 칼륨이 세포 바깥으로 이동하면서 재분극이 시작된다.

뼈대근육이나 신경세포와 마찬가지로 심장근육의 활동전위는 **불응기**refractory period가 있다. 불응기는 심장근육의 활동전위의 고조기 동안 지속된다. 길어진 활동전위와 불응기 때문에 심장근육은 다음 번 활동전위가 발생되기 이전에 수축과 이완을 완성할 수 있다. 또한, 심장근육의 긴 불응기는 강직성 연축을 방지하여 심장근육이 규칙적인 수축과 이완을 할 수 있도록 한다. 결론적으로 심장근육의 활동전위가 뼈대근육의 활동전위와 다른 점은 고조기가 활동전위와 불응기의 시기를 길게 지속시키기 때문이다.

심화학습 1

강직성 연축이 방지되는 것이 심장근육의 수축에서 중요한 이유를 생각해 보자.

심장전도계통

신경자극에 의해서만 수축하는 뼈대근육과 달리 심장근육은 신경자극 없이도 수축이 가능하다. 심방과 심실의 수축은 심장근육세포가 특화되어 형성된 **심장전도계통**심장전도계, conduction system of the heart에 의해 조절된다(그림 9.5).

심장전도계통에 있는 모든 세포는 자발적인 활동전위를 생산할 수 있다. 심장전도계통은 위에서 아래로 가면서 굴심방결절, 방실결절, 방실다발, 오른다발가지, 왼다발가지와 심장속막밑가지로 구성된다. 오른심방과 위대정맥이 만나는 곳에 위치한 **굴심방결절**동방결절, sinoatrial node(SA) node은 심장길잡이 역할을 하여 심장의 수축을 시작하게 한다. 굴심방결절에서 시작한 활동전위는 심방들로 퍼져 심방을 수축시킨다. 굴심방결절은 다른 심장전도계통보다 빠른 빈도로 활동전위를 생산하고, 심장의 다른 세포보다 훨씬 더 많은 수의 칼슘 통로를 지닌다. 또한 굴심방결절에 있는 나트륨과 칼슘 통로는 자발적이며 규칙적으로 열리고 닫힌다. 심장박동수는 특정 약제의 영향을 받는다. 예를 들어, 칼슘 통로 차단제는 굴심방결절에서 활동전위 발생비율을 감소시켜 심장박동수를 줄인다. 칼슘 통로가 막히게 되면 탈분극이 문턱값에 이르는 시간이 길어지고 활동전위 사이의 간격이 길어진다.

두 번째 부위인 **방실결절**atrioventricular node; AV node은 오른심방의 아래 부분에 위치한다. 굴심방결절에서 시작하여 심방으로 퍼진 활동전위가 방실결절에 도달하면, 활동전위가 느리게 관통하여 **방실다발**방실속, atrioventricular bundle로 전달된다. 방실결절에서의 느린 활동전위 발생빈도 때

1. 활동전위는 굴심방결절에서 시작하여 심방의 벽을 통과(화살표)하여 굴심방결절에서 방실결절로 이동한다.
2. 활동전위는 방실결절을 통과하여 방실다발을 따라 이동한다. 방실다발은 방실결절에서 시작하여 심장뼈대를 통과한 다음 심실사이막으로 확장한다.
3. 방실다발은 오른방실다발갈래와 왼방실다발갈래로 나뉘고, 활동전위는 다발갈래를 따라 심장꼭지 쪽으로 내려간다.
4. 심실의 벽에서 활동전위는 다발갈래에서 심장속막밑가지에 의해 전달된다.

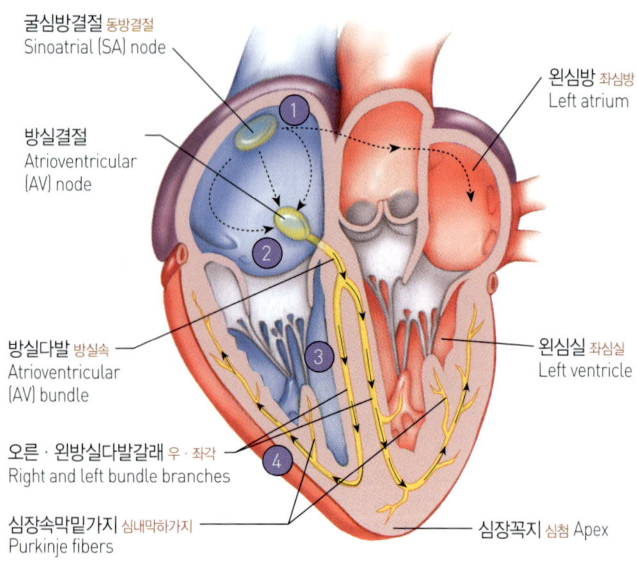

그림 9.5 심장전도계통

임상에서 활용하기

심장의 세동

심장근육에 이상이 생겨서 마치 수천 개의 심장길잡이가 독립적으로 심장수축을 유발하는 상황이 생길 수 있는데 이러한 상황을 **세동** fibrillation이라고 하며, 세동이 일어나면 심실로 혈액이 채워지지 않아서 심장에서 혈액을 뿜어내지 못한다. 심실세동이 멈추지 않으면 환자의 생명이 위태로울 수 있다.

세동을 멈추기 위해서, 의료진들은 강력한 전기적 충격을 가슴부위에 가하는 제세동 기술을 사용한다. 강력한 전기적 충격은 모든 심장근육세포의 탈분극을 한 번에 일으킨다. 탈분극 이후에, 굴심방결절이 회복되어 다른 심장부분보다 빨리 활동전위를 생산할 수 있게 된다. 결과적으로 활동전위 발생 양상이 정상으로 돌아와서 정상적인 수축 주기가 회복된다.

제세동 기계를 만드는 기술이 엄청나게 발전하여 현재는 이동식 제세동기가 개발되어 의료인이 아니더라도 집이나 직장에서 제세동기를 사용할 수 있다. 그래서 응급상황에 대처하여 제세동기를 사용하는 시간이 짧아졌다.

세동은 심장의 다른 곳에서 활동전위가 발생할 때 유발될 수 있다. 주기외 박동은 심실의 일부에서 생산된 활동전위 때문에 발생한다.

문에 심실로 활동전위가 전달되기 이전에 심방의 수축이 완료될 수 있다.

활동전위가 방실결절을 통과하고 나면, 활동전위는 심방과 심실을 분리하는 결합조직 판으로 돌출하고 있는 방실다발을 거쳐 빠르게 전달된다. 방실다발은 두 개의 전도 조직인 **오른방실다발갈래** 우각, right bundle branch와 **왼방실다발갈래** 좌각, left bundle branch로 나뉜다(그림 9.5). 각 다발갈래의 끝은 작은 전도 조직인 **심장속막밑가지** 심내막하가지, purkinje fiber로 변한다. 심장속막밑가지는 심장의 꼭지를 통과하여 심실에 있는 심장근육으로 확장한다. 방실다발, 다발갈래와 심장속막밑가지는 심장근육에서 변형된 특수 섬유로써 다른 심장근육보다 빨리 활동전위를 전달한다. 결과적으로 활동전위는 빠르게 모든 심실의 심장근육으로 전달된다. 심장전도계통에 의한 활동전위의 전달에 의해 조화로운 심실의 수축이 일어난다.

심화학습 2

만약, 왼방실다발갈래가 포함된 심장부분에 혈액공급이 감소하게 된다면 심실 수축에 어떤 영향을 끼치게 될지 생각해 보자.

심실 수축 이후에 심실이 이완하기 시작한다. 심실이 완전히 이완된 이후에 다음 번 수축을 위해 굴심방결절에서 활동전위를 발생한다.

굴심방결절이 심장길잡이이지만, 심장전도계통에 있는 다른 세포 역시 자발적인 활동전위를 발생할 수 있는 능력이 있다. 예를 들어, 굴심방결절이 기능을 작동하지 못하면, 방실결절이 심장길잡이가 되며, 심장박동수는 정상보다 약간 느려진다. 굴심방결절 이외의 다른 심장전도계통에서 활동전위가 발생되는 것을 **주기외 박동** ectopic beat이라고 한다.

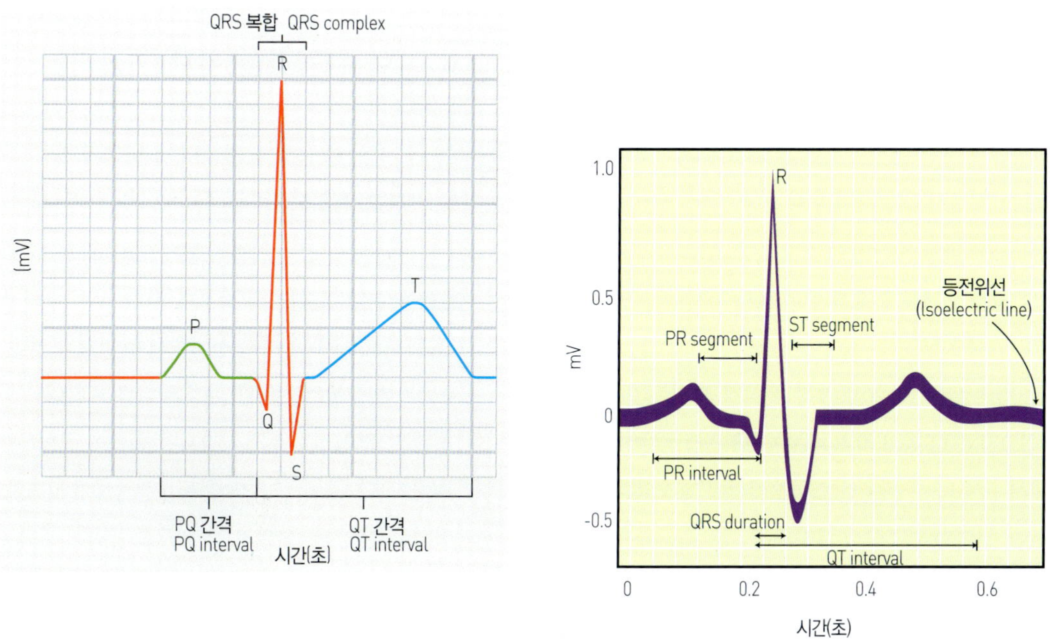

그림 9.6 심전도
심전도에서 확인해야 하는 주요한 파와 간격을 표시하였다. 심전도 기록지에 있는 얇은 세로선은 한 칸이 1mV를 의미하고, 얇은 가로선은 한 칸이 0.04초를 의미한다.

관련된 질환

심폐소생술 Cardiopulmonary resuscitation; CPR

Kitt 씨는 65세인 은행원이다. 사무실까지 계단을 올라간 뒤, 엄청난 가슴통증과 얼굴이 창백해지는 증상이 나타났다. Kitt 씨는 이내 바닥에 쓰러져 의식을 잃었고, 호흡이 멈춘 것을 동료가 발견하였다. 동료는 Kitt 씨의 심장박동이 없다는 것을 확인한 뒤 심폐소생술을 시작하였다. 또 다른 동료가 응급의료팀을 요청한 뒤 심폐소생술을 도왔다. 다행히도 두 명의 동료가 모두 심폐소생술을 배운 적이 있어서, 한 명은 Kitt 씨의 복장뼈를 1분에 100번 정도로 압박하였고, 30번 압박한 뒤 다른 한 명이 Kitt 씨의 머리를 뒤로 젖혀 기도를 확보한 뒤 Kitt 씨의 코를 막고 입으로 공기를 불어넣었다. 복장뼈를 누르면 심실을 압박하여 대동맥과 허파동맥으로 혈액을 보낸다. 압박과 압박 사이에 심방에서 심실로 혈액이 유입된다.

응급의료팀이 도착하여 이동식 심전도로 검사해 보니 Kitt 씨의 심장이 세동 상태인 것을 확인하였다. 응급의료팀은 이동식 제세동기로 Kitt 씨의 가슴에 강력한 전기적 충격을 가했고, Kitt 씨의 심장이 정상적인 주기로 박동을 시작하였다.

아마도 Kitt 씨는 심방세동이 먼저 생겼다가 이것이 심실세동까지로 진행한 것으로 판단된다. 대부분 심실세동이 발생한 사람이 생존하는 것은 매우 어렵다. Kitt 씨의 경우는 심폐소생술이 빠르고 효과적으로 시행된 상태에서 응급의료팀이 도착하였기에 생존이 가능했다.

Kitt 씨는 병원으로 옮겨져서 정밀 검사를 시행하였고, 심근경색증이 아닌 것을 확인하기 위해 여러 진단방법을 거쳐야 할 것이다.

심전도

심장주기 동안 심장을 거쳐 간 활동전위는 몸 표면에서 측정할 수 있는 전류를 생산한다. 전극을 몸 표면에 붙이면 심장근육세포에서 발생한 활동전위에 의해 생산된 작은 전기적 변화를 측정할 수 있다. 이런 측정과정을 **심전도** electrocardiogram; ECG 또는 EKG라고 한다(그림 9.6).

정상 심전도는 P 파, QRS 복합과 T 파로 구성된다. **P 파** P wave는 심방의 탈분극 때문에 생기고, P 파가 시작되어 진행하면 심방의 수축이 일어난다. **QRS 복합** QRS complex은 Q 파, R 파와 S 파라는 세 개의 독립적인 파들로 구성된다. QRS 복합은 심실의 탈분극 때문에 생기고, QRS 복합이 시작되어 진행하면 심실의 수축이 일어난다. **T 파** T wave는 심실의 재분극 때문에 생기고, T 파가 시작되어 진행하면 심실의 이완이 일어난다. A 파는 심방의 재분극 때문에 생기지만, QRS 복합이 발생하는 동안에 생기기 때문에 심전도에서는 관찰할 수 없다.

P 파가 시작된 시점과 QRS 복합이 시작한 시점 사이는 **PQ 간격** PQ interval이지만, 일반적으로는 Q 파가 작기 때문에 **PR 간격** PR interval이라고 부른다. PQ 간격에서 심방의 수축이 완료되고 이완이 시작된다. PQ 간격이 끝나는 시점에서 심실의 탈분극이 시작된다.

QT 간격 QT interval은 QRS 복합의 시점에서 확장하여 T 파가 끝나는 곳까지이며, 심실이 탈분극하여 재분극할 때까지 필요한 시간을 의미한다. 표 9.1에는 비정상적인 심장주기와 관련된 증상을 정리하였다. QRS 간격은 심실탈분주 하는데 소요되는 시간이다. ST분절은 QRS복합파의 끝에서 T파의 시작까지이며, 심실전체가 탈분주된 상태에서 바닥선 위치한다.

심전도는 심장의 기능을 직접 측정하는 진단기구가 아니기 때문에 심전도로는 심장의 수축력이나 혈압을 측정할 수 없다. 그러나 심전도에서 관찰된 파동의 편향을 해석하면 관련된 심장의 기능성 이상을 알아낼 수 있다. 심전도는 통증이 없고, 검사 방법이 쉬우며, 비침습적이기 때문에 여러 심장질환을 진단하는데 있어서 매우 소중한 진단기기이다. 심전도를 분석하면 심장박동수와 심장주기가 비정상적인 것을 알 수 있고, 심장전도계통의 문제를 찾을 수 있고, 심비대와 심위축을 알아낼 수 있으며, 심장근육이 손상된 부위를 알아낼 수 있다.

심화학습 3

왼다발가지가 손상된 사람에게서 심전도가 어떻게 변하는지 생각해 보자. 또한 주기외박동이 심방에서 생긴 사람의 심전도는 어떻게 변하는지 생각해 보자.

9.4 심장주기

학습성과

A. 심장주기와 연관된 기작 기술

심장의 오른쪽 절반과 왼쪽 절반은 마치 두 개의 구별된 펌프라고 생각할 수 있다. 각각의 펌프는 심방과 심실로 구성된다. 심방은 심실에 혈액을 가득 채우기 때문에 시동 펌프라고 여겨지고, 심실은 큰 수축력을 통해 혈액을 허파동맥과 전신순환으로 뿜어내기 때문에 구동 펌프라고 여겨진다. **심장주기** cardiac cycle는 심장근육이 수축을 시작하여 이완한 다음, 다음 번 수축이 시작될 때까지의 반복되는 수축과정을 뜻한다(그림 9.7). 심장근육이 수축하고 혈액이 혈압이 높은 곳에서 낮은 곳으로 이동함에 따라 심방과 심실 속의 압력이 변한다.

심방수축기 atrial systole는 두 심방이 수축한 것이고, **심실수축기** ventricular systole는 두 심실이 수축한 것이다. **심방이완기** atrial diastole는 두 심방이 이완한 것이고, **심실이완기** ventricular diastole는 두 심실이 이완한 것이다. Systole과 diastole이 단독으로 사용되면 systole은 심실수축, diastole은 심실이완을 뜻한다. 심실은 심방보다 훨씬 많은 수의 심장근육을 함유하고 큰 힘을 발휘할 수 있어서 전신순환에 필요한 힘을 발휘한다.

심장주기에 발생하는 주요 현상은 다음과 같다.

- *심실수축*: 심실수축이 시작되면 혈액이 심방쪽으로 이동하면서 방실판막을 닫고 심실 속의 압력이 증가하기 시작한다(그림 9.7의 1단계).
- 심실수축이 계속되면서 심실 속의 압력이 허파동맥과 대동맥의 압력보다 커지면, 반달판막들을 열어서 허파동맥과 대동맥으로 혈액을 보낸다(그림 9.7의 2단계).
- *심실이완*: 심실의 이완이 시작되면 심실 속의 압력이 대동맥과 허

표 9.1 중요한 부정맥; Arrhythmia

상태	증상	가능한 원인
비정상적인 심장 박동		
빠른맥(빈맥)	일 분당 심장박동수가 100회 이상	체온 상승, 지나친 교감신경의 자극, 중독 상황
느린맥(서맥)	일 분당 심장박동수가 60회 미만	운동선수에 있어서 증가된 심장박출량, 지나친 부교감신경의 자극, 굴심방결절의 기능에 이상, 목동맥팽대증후군
굴부정맥	호흡주기에 따라 심장박동수가 달라지거나 깊은 호흡 동안에도 달라짐	허혈, 감염 또는 심장기능상실에 의해 발생할 수도 있음
발작성 심방성 빈맥증	심장박동수가 갑자기 150~250회로 증가하고, P파가 QRS 복합을 항상 앞서서 발생함. P파가 거꾸로 되거나 T파와 합쳐짐	지나친 교감신경의 자극, 칼슘에 대한 심장근육의 투과도가 비정상적으로 상승
심방된떨림(심방조동)	300번 P파와 125번 QRS 복합이 발생함. 심실수축인 QRS 복합이 한 번 발생할 때마다 심방수축인 P파가 두세 번 발생함	심방에서 생긴 주기외 박동
심방잔떨림(심방세동)	P파가 없지만 정상적인 QRS 복합과 T파가 발생함. 심방의 자극에 의해 심실이 끊임없이 수축함. 심실 채우기가 줄어듬	심방에서 생긴 주기외 박동
심실빠른맥(심실성 빈맥)	세동을 유발함	방실결절의 손상이나 심실근육의 손상과 연관됨
심장차단		
굴심방결절(동심방결절) 차단	P파가 없음. 심장박동수가 느려져서 방실결절이 심장길잡이가 됨. 정상적인 QRS 복합과 T파가 발생함	경색증으로 인한 허혈과 조직손상
방실결절 차단		
1도	PQ 간격이 0.2초 이상	방실결절의 염증
2도	PQ 간격이 0.25~0.45초. P 파가 QRS 복합을 유발하기도 함. P파와 QRS 복합의 비율이 2 : 1, 3 : 1 또는 3 : 2로 나타남	지나친 부교감신경의 자극 또는 방실결절의 손상
3도(완전차단)	P파와 QRS 복합 사이의 연관성이 없어짐. 심방은 100번 수축하는데, 심실은 40번 이하로 수축함	방실결절의 허혈손상 또는 방실다발의 압박
조기수축		
심방 조기수축	정상인에서도 관찰되며 가끔 수축간격이 짧아짐	지나친 흡연, 수면 부족 또는 지나친 카페인 음용
심실 조기수축	QRS 복합이 길어짐. 한 쪽 심실만 탈분극됨. T파가 거꾸로 됨. 세동의 가능성이 높아짐	심실에서 생긴 주기외 박동, 수면부족 또는 지나친 카페인 음용. 가끔은 심장동맥혈전증에 의해서도 발생함

파동맥의 압력보다 낮아져서. 혈액이 심실쪽으로 역류하면서 반달판막을 닫는다(그림 9.7의 3단계).

- 심실이완이 계속되면, 심실 속의 압력이 심방의 압력보다 낮아지게 되고, 방실판막이 열리면서 심방의 혈액이 이완한 심실로 이동한다. 심실수축 동안에 심방이 이완하여 모아 두었던 혈액을 심실로 보내면(그림 9.7의 4단계), 심실의 약 70% 정도가 채워진다.
- 심실이완이 완성될 무렵에 심방이 수축하면서 가해진 추가적인 힘에 의해 심방에 남아 있던 혈액이 심실로 이동하면서 심실 채우기가 완성된다(그림 9.7의 5단계). 이 때 반달판막들은 닫힌 채로 유지된다.

그림 9.7은 혈류에 따른 판막의 변화를 모식도로 나타낸 것이다. 그림 9.8은 심장주기에서 발생하는 주요한 현상을 모식도로 나타내었고 각 시기에 검사해야 하는 내용을 나타내었다. 심전도는 심방과 심실의 수축과 이완을 유발하는 전기적 현상이다. 압력 도표는 심방과 심실의 수축에 따라 왼심방, 왼심실 및 대동맥의 압력이 변하는 것을 표시하였다. 이 그림에서 오른쪽 심장의 압력 변화는 왼쪽 심장과 비슷하기 때문에 표시하지 않았다. 부피 도표는 압력 변화에 따라서 왼심실에 있는 혈액 부피의 변화를 표시하였다. 소리 도표는 혈류에 의해 판막이 닫히는 것을 기록한 것이다.

심화학습 4

왼심실 수축 바로 이전에 대동맥판막에서 혈액이 새어나오면 왼심실의 혈액 부피에 어떤 영향이 생길지 생각해 보자. 대동맥판막의 입구가 심하게 좁아지면 대동맥으로 혈액을 뿜어내기 위해 심실의 근육세포의 작용에 어떤 변화가 생길지 생각해 보자.

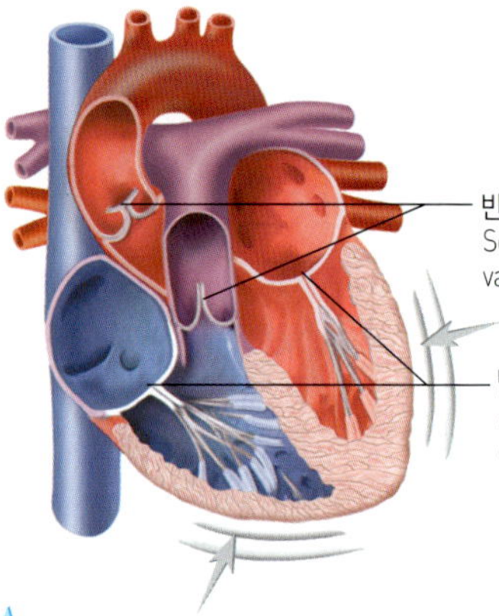

① 심실의 수축은 심실의 압력을 증가시킨다. 거의 동시에 방실판막 닫힌다(제1심음). 심실의 압력은 계속 증가한다.

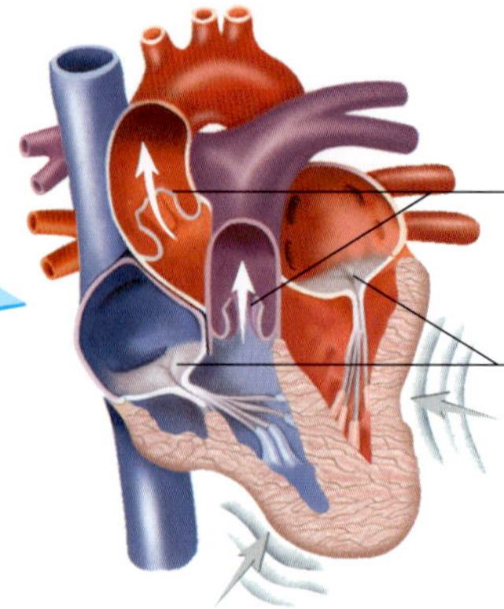

② 계속된 심실의 수축으로 인해 심실의 압력은 대동맥과 허파동맥의 압력보다 커진다. 따라서 반달판막이 열리면서 혈액이 대동맥과 허파동맥으로 내뿜어진다.

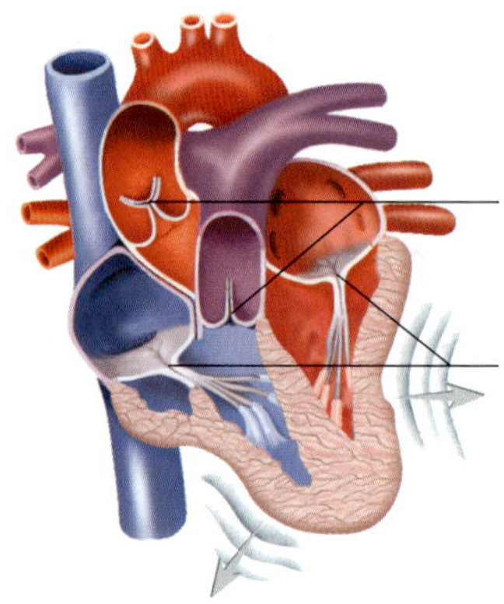

③ 심실의 이완이 시작되면, 반달판막이 닫힌다(제2심음).

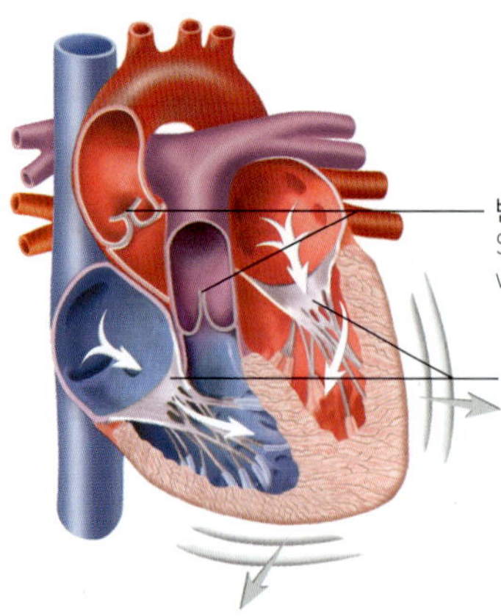

④ 방실판막이 열리면서 혈액이 심실로 이동한다. 심실은 약 70% 정도 혈액으로 채워진다.

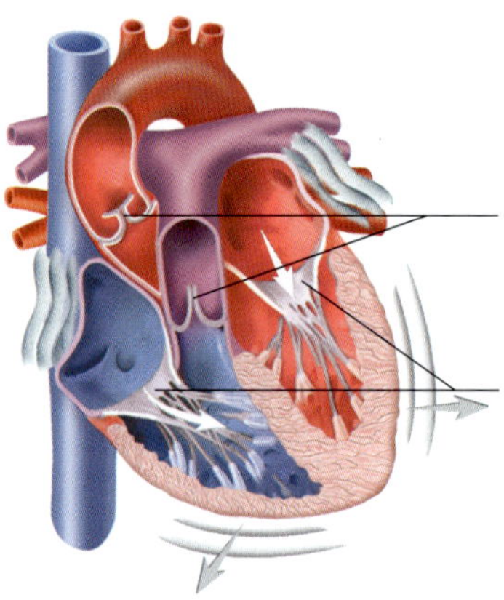

⑤ 심방이 수축하고 심실채우기가 완성된다.

그림 9.7 심장주기

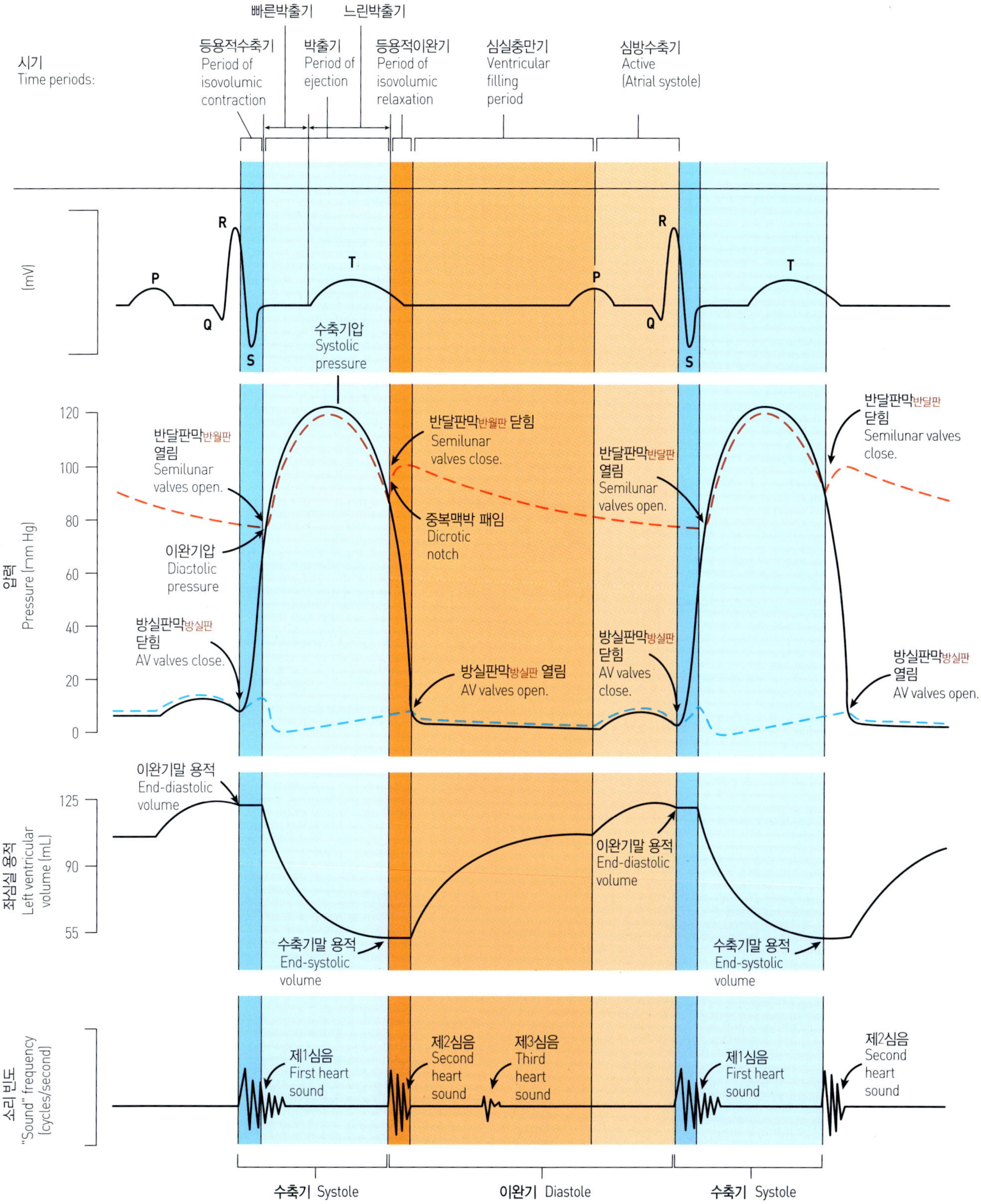

그림 9.8 심장주기 동안 일어나는 일

심장주기는 다섯 시기로 구별된다(맨 윗줄). 그림에서는 제일 위쪽에 심전도를 표시하였고, 그 아래쪽에 왼심방 속의 압력변화(파란색 점선), 왼심실 속의 압력변화(검은색 선)과 대동맥의 압력변화(빨간색 점선)을 표시하였으며, 그 아래쪽에 왼심실의 용적변화를 표시하였고, 제일 아래쪽에 연속된 심음을 표시하였다.

임상에서 활용하기

승모판막부전증의 예후

심장판막이 완전히 닫히지 않는 임상 증상을 **판막부전증** valvular insufficiency이라고 한다. 판막부전증이 생기면 혈류를 막아야 할 곳에서 혈액이 새서 혈류의 반대방향으로 혈액이 흐르게 된다. 예를 들어, 승모판막부전증은 왼심실이 수축하는 동안 혈류가 왼심실에서 왼심방으로 흐르는 현상이며, 이 현상 때문에 대동맥으로 뿜어져야 할 혈액량이 감소한다. 따라서 왼심실이 수축하는 동안 왼심방과 허파정맥의 압력이 많이 증가한다. 왼심실이 이완하는 동안, 추가적으로 왼심방으로 이동했던 혈액이 정상적으로 허파정맥을 거친 혈액과 합쳐져서 왼심실로 유입된다. 따라서 왼심실로 들어오는 혈액량이 정상보다 많아지게 된다. 왼심실을 채우는 혈액이 증가하게 되면 왼심실비대를 유발할 수 있고 심장기능상실이 될 수도 있다. 허파정맥의 압력이 증가하면 허파부종이 생길 수도 있다.

9.5 심음

학습성과

A. 심음의 발생원리 설명

청진기stethoscope는 원래 허파와 심장의 소리를 듣기위해 발명되었지만 몸의 다른 부분의 소리를 들을 때에도 활용된다. 그림 9.9는 청진기로 심음을 가장 잘 들을 수 있는 위치를 표시한 것이다. 심음은 주요한 두 개의 소리로 구성된다. 제1심음은 소리 *lubb*로 표현하고, 제2심음은 소리 *dupp*로 표현한다. 제1심음의 높이는 제2심음보다 낮다. 제1심음은 심실이 수축되는 순간에 방실판막이 닫히면서 발생하는 소리다(그림 9.7의 1단계, 그림 9.8). 제2심음은 심실이 이완될 때 반달판막이 닫히면서 발생하는 소리이다(그림 9.7의 3단계, 그림 9.8). 정상일 때 판막이 열릴 때에는 소리가 발생하지 않는다.

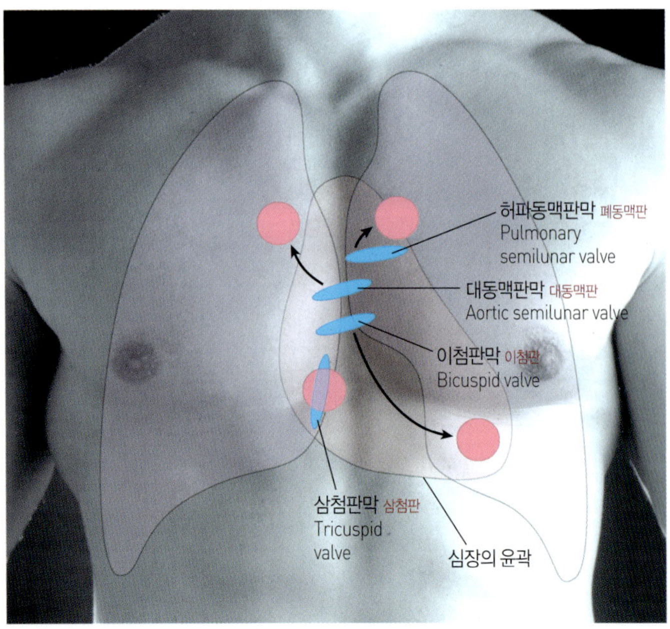

그림 9.9 표면해부학으로 확인한 심장판막의 위치
성인 남성의 심장을 표면해부학으로 표현한 모식도. 네 개의 심장판막의 위치를 파란색 타원으로 나타냈고, 각각의 판막의 소리를 청진기로 가장 잘 들을 수 있는 위치를 분홍색 원으로 표시하였다.

임상적으로 제1심음과 제2심음 사이에 심실수축기가 일어나고, 제2심음과 제1심음 사이에서 심실이완기가 일어난다. 심실이완기가 심실수축기보가 길기 때문에 제1심음과 제2심음 사이의 시간이 제2심음과 제1심음 사이의 시간보다 짧다.

심화학습 5

제1심음과 제2심음 사이에 심실에서 뿜어지는 혈류의 빈도와 제2심음과 제1심음 사이에 심실에서 뿜어지는 혈류의 빈도를 비교하면 어떻게 될지 생각해 보자.

비정상적인 심음인 **심장잡음**심잡음, murmur은 판막의 이상 때문에 생긴다. 예를 들어, 판막부전증 때문에 판막이 완전히 닫히지 않으면 혈액이 새면서 소리가 발생한다(임상에서 활용하기: '승모판막부전증' 참조). 판막부전증 때문에 생기는 심장잡음은 판막이 닫힌 직후에 '휙' 하는 소리가 발생한다. 승모판막부전증의 경우 제1심음 직후에 '휙' 하는 소리가 발생한다.

판막의 열린 부분이 좁아진 **협착증**stenosis의 경우, 판막이 닫히면서 '휙' 하는 소리가 발생한다. 승모판막협착증의 경우 제1심음보다 이전에 '휙'하는 소리가 발생한다.

심화학습 6

만약 정상 심음을 lubb-dupp, lubb-dupp이라고 표현한다면, lubb-duppshhh, lubb-duppshhh 같은 심음은 어떤 상태에서 발생하는지 생각해 보자.
그리고 왜 lubb-shhhdupp, lubb-shhhdupp 같은 심음이 발생하게 되는지 생각해 보자. (이 때 shhh로 표현된 것은 '휙' 하는 소리라고 가정한다)

9.6 심장 기능의 조절

학습성과

A. 심장의 조절 기능 나열
B. 심장약과 치료법 이해

심장 기능을 측정하기 위해 다양한 측정법이 있다. **심장박출량**cardiac output; CO은 1 분당 심실에 의해 뿜어지는 혈액량이다. **일회박출량**stroke volume; SV은 심장이 한 번 수축할 때 뿜어지는 혈액량이고, **심장박동수**heart rate; HR는 1 분당 심장이 수축하는 숫자이다. 심장박출량은 일회박출량 곱하기 심장박동수로 계산할 수 있다.

심장박출량(CO) = 일회박출량(SV) × 심장박동수(HR)
(mL/min) (mL/beat) (beats/min)

평상시에 심장박동수는 약 72 beats/min이고, 일회박출량은 약 70mL/beat이기 때문에 심장박출량은 5L/min 정도가 된다.

CO = SV × HR
= 70mL/beat × 72 bpm
= 5,040mL/min(약 5L/min)

심장박동수와 일회박출량은 사람마다 상당히 다양하다. 운동선수들은 운동에 의해 심장의 크기가 커져 있어서 일회박출량이 많고 심장박동수가 적은 경향이 있다. 일반인은 빠른 심장박동수와 적은 일회박출량을 갖는 경향이 있다. 운동을 할 때, 일반인의 심장박동수는 1분당 190회 정도, 일회박출량은 115mL/beat이 된다. 따라서 심장박출량은 약 22L/min이 된다.

CO = SV × HR
= 115 mL/beat × 190 bpm
= 21,850 mL/min(약 22 L/min)

이 때 심장박출량은 평상시 보다 몇 배나 커진 것이다. 운동선수들은 일반인보다 심박출량을 더 많이 높일 수 있다. 일회박출량과 심장박동수를 조절하는 조절기전은 내재적 조절과 외인적 조절로 분류할 수 있다.

심장의 내재적 조절

심장의 **내재적 조절**intrinsic regulation은 심장 자체가 함유하고 있는 조절기전을 뜻한다. 심장근육에 의해 생산된 수축력은 심장근육섬유의 긴장도와 연관된다. 심실이완기의 끝에서 심실 속에 있는 혈액량은 심장근육섬유의 긴장도를 결정한다. **복귀정맥혈**venous return은 심장으로 돌아온 혈액량이고, 심실이완이 완료되었을 때 심실벽에 가해진 긴장도는 **전부하**preload라고 한다. 만약 복귀정맥혈이 증가하고, 심장에 혈액이 많아져서 심장근육섬유 긴장도가 커지면 전부하가 증가한다. 이에 반응하기 위해서, 심장근육섬유가 더 큰 힘으로 수축해야 한다. 수축력이 증가할수록 심장에서 뿜어지는 혈액량이 증가하여 일회박출량이 증가한다. 복귀정맥혈이 증가하면 전부하가 증가하고, 심장근육섬유도 길어진다. 이에 비례하여 수축력이 증가하고 심장박출량도 증가한다. 반대로, 복귀정맥혈이 감소하면 전부하가 감소하고, 심장박출량도 감소한다. 전부하와 일회박출량 사이의 연관성을 심장의 **Starling 법칙**Starling's law of the heart이라고 한다.

복귀정맥혈에 영향을 주는 요소들이 여러 개이기 때문에, 심장의 Starling 법칙은 심장박출량에 영향을 끼치는 주요한 요소이다. 예를 들어, 운동을 하면서 근육이 움직이면 복귀정맥혈이 증가하여 전부하의 증가, 일회박출량의 증가와 심장박출량의 증가가 나타난다. 뼈대근육의 운동에 의해 산소공급이 증가해야 하는데 증가한 심장박출량 때문에 이 문제를 해결할 수 있다.

후부하afterload는 심실이 혈액을 내뿜기 위해 반드시 극복해야 하는 압력을 뜻한다. 고혈압 환자는 심실이 수축하는 동안 대동맥 압력이 증가된 상태이기 때문에 증가한 후부하 상태이다. 심장은 왼심실에서 대동맥으로 혈액을 보내기 위해 더 큰 힘으로 수축해야 하며, 심장에 무리가 생겨서 결국에는 심장기능상실이 될 수도 있다. 감소한 후부하는 심장이 수행해야만 하는 일의 양을 줄일 수 있다. 혈압이 높지 않은 사람은 후부하가 높지 않아서 고혈압 환자보다 심장기능상실이 걸린 확률이 낮다. 그러나 후부하는 전부하보다 심장박출량에 끼치는 영향이 적다.

심장의 외재적 조절

심장의 **외재적 조절**extrinsic regulation은 신경이나 화학물질과 같이 심장 바깥쪽에서 심장을 조절하는 기전을 뜻한다.

신경조절: 압력수용기 반사

신경조절은 자율신경계통을 통해 그 영향이 전달된다. 교감신경과 부교감신경섬유는 굴심방결절에 영향을 주어 심장을 지배한다. 교감신경의 자극은 심장박동수와 일회박출량을 증가시키는 반면, 부교감신경의 자극은 심장박동수만을 감소시킨다.

압력수용기 반사baroreceptor reflex는 심장의 기능을 조절하는 데 중요한 역할을 담당한다. **압력수용기**baroreceptor와 뻗침수용기신전수용기는 대동맥과 속목동맥 벽의 혈압을 감시한다. 이들 혈관 벽의 긴장도가 혈압의 변화에 의해 변하면 압력수용기의 활동전위 진동수가 증가한다. 이 활동전위는 신경을 거쳐 뇌줄기인 숨뇌로 전달된다.

심장조절중추cardioregulatory center인 숨뇌는 압력수용기에서 비롯된 활동전위를 받아들여 통합한다. 숨뇌는 대뇌와 척수를 거쳐 심장을 조절하는 교감신경과 부교감신경섬유의 활동전위를 조절한다. 또한 숨뇌는 교감신경에 영향을 주어 부신을 자극하도록 한다. 부신에서 분비되는 에피네프린과 노르에피네프린은 일회박출량과 심장박동수를 증가시킨다.

그림 9.10은 어떻게 압력수용기 반사가 심장박동수와 일회박출량을 정상 범위에 유지하는지를 설명한 것이다. 혈압이 상승하면 압력수용기가 자극되어 진동수가 증가된 활동전위가 신경섬유를 따라 숨뇌로 전달된다. 이 자극은 즉각 심장조절중추에 전달되어 부교감신경 자극을 증

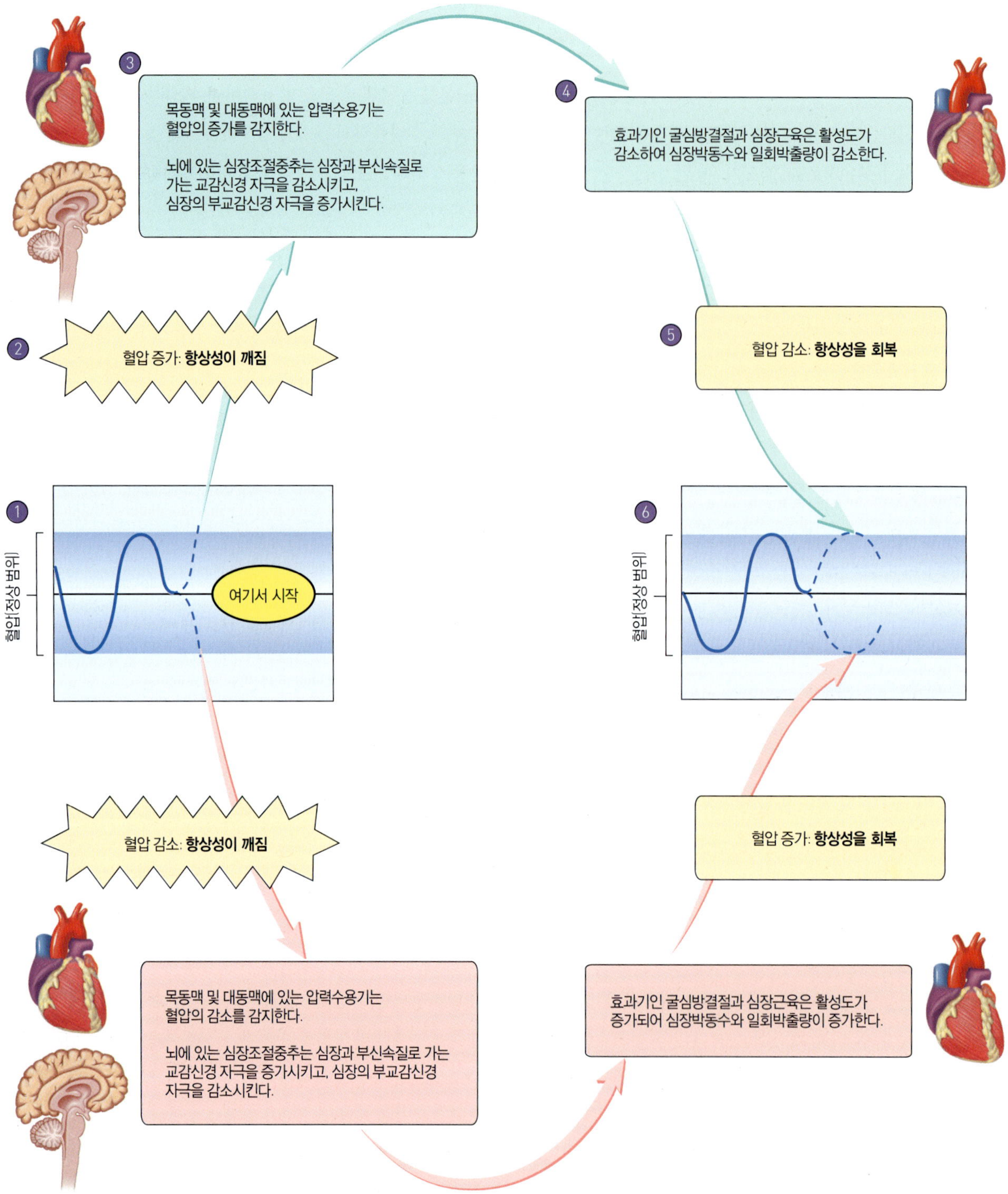

그림 9.10 압력수용기 반사

압력수용기 반사는 혈압의 변화에 반응하여 항상성을 유지한다.
(1) 혈압이 정상 범위에 머무른다.
(2) 혈압이 증가하여 정상 범위를 벗어나면 항상성이 깨진다.
(3) 목동맥 및 대동맥에 있는 압력수용기는 혈압의 증가를 감지하고, 뇌에 있는 심장조절중추는 심장의 자율신경 자극을 조절한다.
(4) 심장박동수와 일회박출량이 감소한다.
(5) 그 결과, 혈압이 감소한다.
(6) 혈압이 정상 범위로 되돌아와서 항상성이 회복된다.

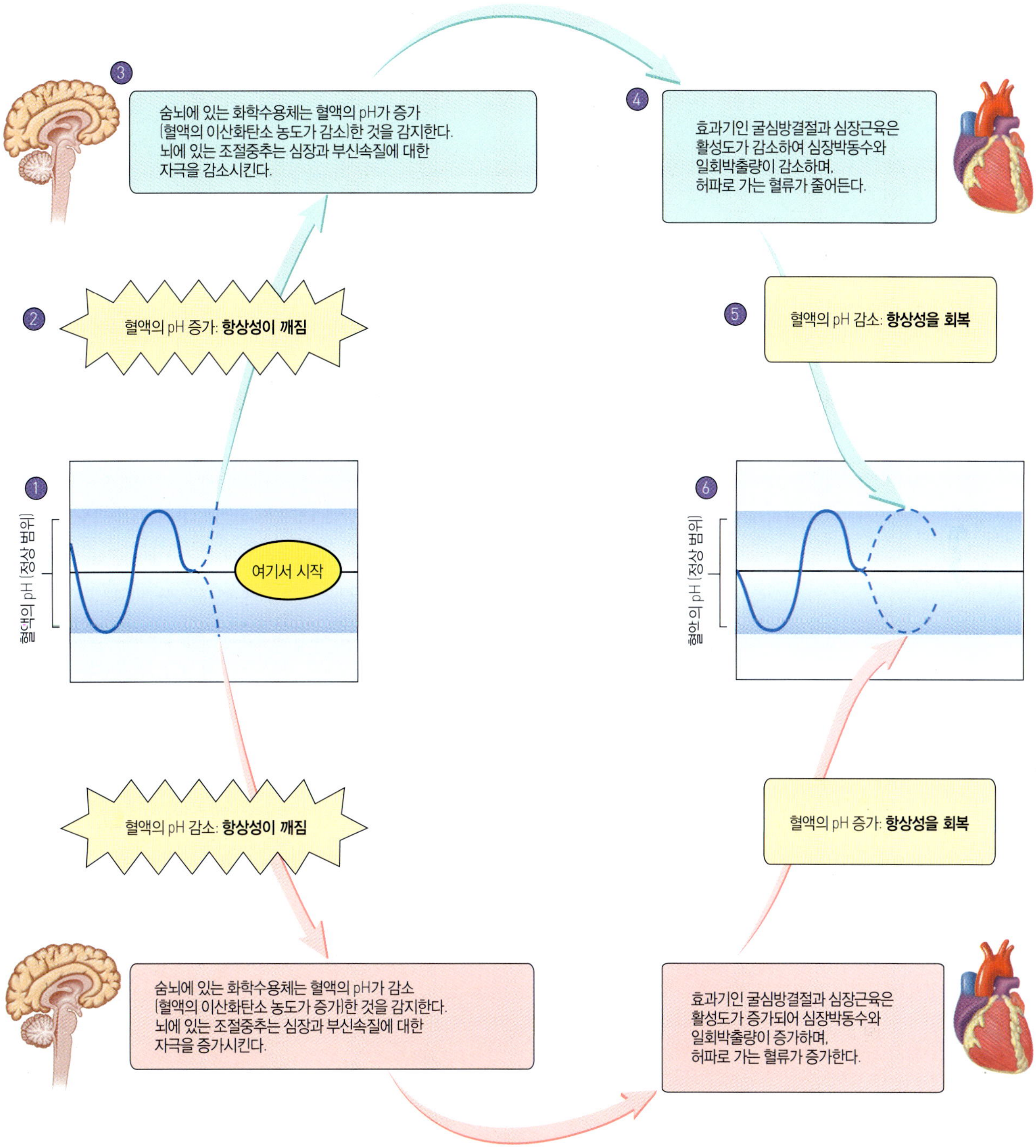

그림 9.11 화학수용체 반사–pH

화학수용체 반사는 혈액의 이산화탄소 농도와 수소이온농도(pH)에 반응하여 항상성을 유지한다.

(1) 혈액의 pH가 정상 범위에 머무른다.
(2) 혈액의 pH가 증가하여 정상 범위를 벗어난다.
(3) 숨뇌에 있는 화학수용체는 혈액의 pH가 증가 감지한다. 뇌에 있는 심장조절중추는 심장과 부신속질로 가는 교감신경의 자극을 감소시킨다.
(4) 심장박동수와 일회박출량이 감소하여, 허파로 가는 혈류가 줄어든다.
(5) 그 결과, 혈액의 이산화탄소 농도가 증가하면서 혈액의 pH가 감소한다.
(6) 혈액의 pH가 정상 범위로 되돌아와서 항상성이 회복된다.

관련된 질환

발작성 심방성 빈맥증

70세 나이인 Beat 씨는 딸과 저녁 식사를 하러 갔다. Beat 씨가 차에서 내리려는 순간 어지러움을 느꼈고, 얼굴이 창백해지면서 가슴에 통증을 느꼈다. 딸이 Beat 씨의 심장박동수 측정하니 1분에 180~200회이면서도 불규칙하다는 것을 알았다. 딸은 Beat 씨를 근처 병원 응급실로 데려갔다. 의사는 Beat 씨의 심장박동수가 충분함에도 불구하고 혈압이 매우 낮은 것을 확인했다. 과거 병력에서 발작성 심방성 빈맥증paroxysmal atrial tachycardia을 진단받은 적이 있어서 Beat 씨는 규칙적으로 칼슘 통로 차단제를 복용하고 있었다.

빈맥증은 심방에서 시작된 빠른 주기외 박동이 생기는 것이 특징이다. 발작성이란 용어는 빈맥증의 원인을 알 수 없다는 뜻이다. 심장박동수가 불규칙한 것은 심방을 수축시키는 활동전위의 빈도가 심실이 수축하는 빈도보다 많기 때문이다. 따라서 모든 심방의 수축이 심실의 수축을 유발하지 못한다. Beat 씨의 혈압이 낮은 것은 심장박동수가 너무 빨라서 심방이나 심실로 혈액을 채울 수 있는 시간이 부족하기 때문이다. 그래서 Beat 씨 심장에서의 일회박출량과 심장박출량이 적었다. 가슴통증은 심장근육의 활동이 많아졌음에도 불구하고 심장동맥에서 심장근육으로 보내는 혈류가 부족하여 심장근육이 충분한 산소를 공급받지 못하기(허혈상태) 때문이다.

일단 Beat 씨의 심장박동수와 주기가 안정화된 다음 칼슘 통로 차단제로 치료를 시작하였다. 칼슘 통로 차단제와 함께 심장근육 수축 빈도를 줄이지만 수축력을 증가시키는 디곡신digoxin을 함께 복용하면 발작성 심방성 빈맥증에 도움이 된다.

가시키고 교감신경 자극을 감소시킨다. 따라서 심장박동수와 일회박출량이 감소하여 혈압이 떨어진다.

혈압이 감소하면 압력수용기의 자극이 줄어든다. 활동전위의 적은 진동수가 뇌줄기인 숨뇌로 전달되면 심장조절중추의 반응을 유발한다. 심장조절중추는 교감신경 자극을 증가시키고 부교감신경신경의 자극을 감소시킨다. 따라서 심장박동수와 일회박출량이 증가하여 혈압이 상승한다. 혈압이 심하게 떨어지면 부신속질에 의한 교감신경 자극도 증가한다. 부신속질에서 분비된 에피네프린과 노르에피네프린은 심장박동수와 일회박출량을 증가시켜 혈압을 정상 범위로 끌어 올린다(그림 9.10).

심화학습 7

심각한 출혈과 저혈압에 반응하면, 심장박동수가 놀라울 정도로 증가하지만 일회박출량은 적은 상태로 유지된다. 낮은 혈압 때문에 교감신경 자극이 증가됨에도 불구하고 왜 일회박출량은 적은 상태로 유지되는지 생각해 보자.

화학적 조절: 화학수용체 반사

운동, 감정적 흥분, 스트레스에 반응하여 부신속질에서 분비된 에피네프린과 노르에피네프린은 심장의 기능에 영향을 끼친다. 에피네프린과 노르에피네프린은 심장근육에 있는 단백질 수용체와 결합하여 심장박동수와 일회박출량을 증가시킨다. 흥분, 분노와 근심은 심장조절중추에 영향을 주어 교감신경 자극을 증가시켜 심장박출량을 증가시킨다.

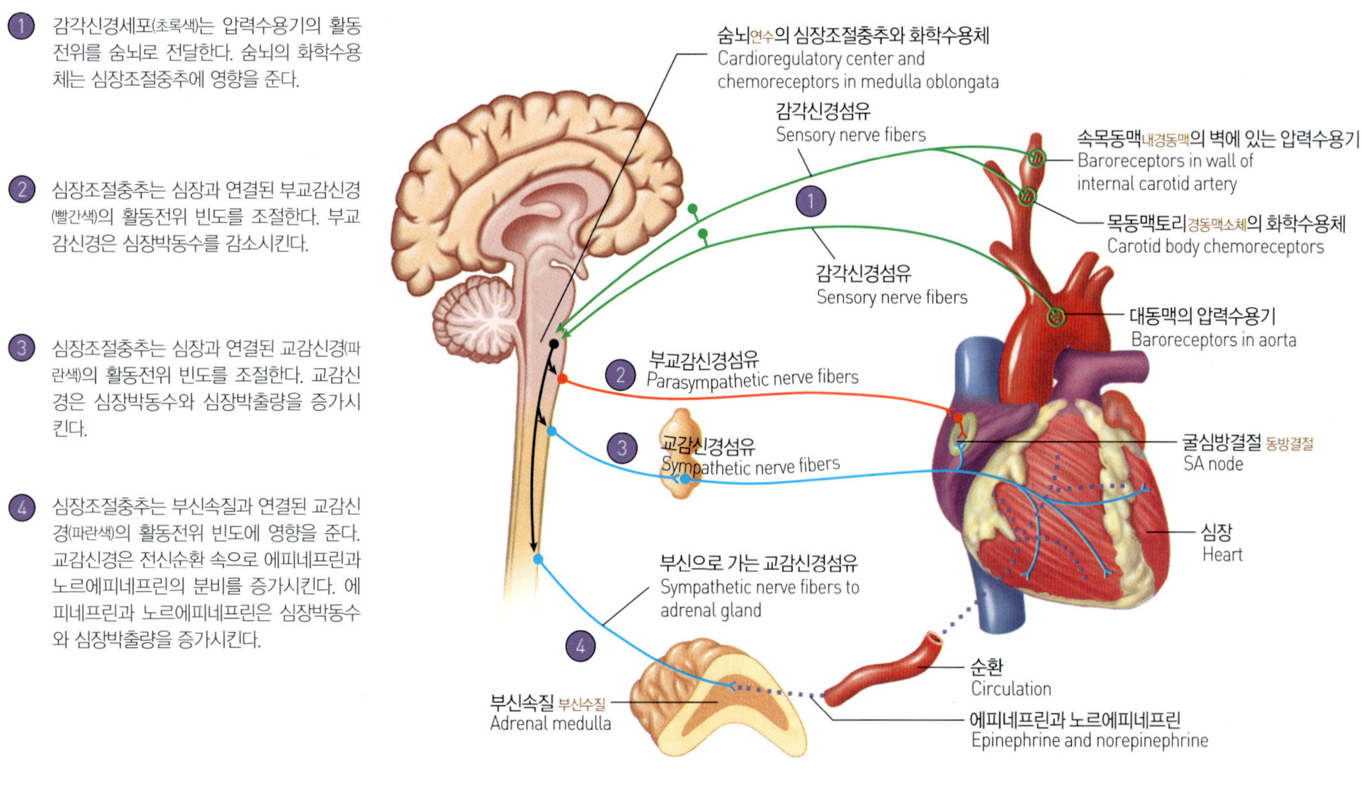

그림 9.12 심장의 외재적 조절의 정리

감각신경세포(초록색)는 감각수용기의 활동전위를 숨뇌로 전달한다. 척수 또는 숨뇌에서 시작된 교감신경(파란색)과 부교감신경(빨간색)은 심장과 연결되어 심장의 기능을 조절한다. 부신속질에서 분비된 에피네프린과 노르에피네프린은 심장의 활성도를 조절한다.

임상에서 활용하기 — 심장기능상실의 예후

심장기능상실이 젊은 나이에도 발병할 수 있지만, 보통은 노인에서 심장근육이 점진적으로 약해져서 발생한다. 심장기능상실이 나타나면, 심장근육세포가 심하게 늘어나서 일회박출량을 증가시키지 못하면서 심장으로 돌아온 혈액을 내뿜지 못하게 된다. 따라서 혈액이 정맥으로 역류하게 된다. 오른심실의 기능이 상실된 **오른심장기능상실증**우심부전증, right heart failure이 나타나면 전신에서 온 정맥혈액이 심장으로 들어오지 못하게 된다.

정맥에 혈액이 정체하면 혈관 바깥쪽 조직으로 액체가 빠져 나가서 다리와 발 부위에 부종이 생길 수 있다. 왼심실의 기능이 상실된 **왼심장기능상실증**좌심부전증, left heart failure이 나타나면, 허파에서 심장으로 들어오는 정맥이 역류하게 된다. 허파정맥에 혈액이 정체하면 허파에 부종을 유발하고 숨을 쉬기가 곤란해진다.

반대로 우울증은 부교감신경 자극을 증가시켜서 심장박출량을 약간 감소시킨다.

숨뇌 또한 pH와 이산화탄소 농도 변화에 민감한 화학수용체를 함유하고 있다. pH가 감소하거나 이산화탄소의 농도가 증가하면 교감신경 자극을 증가시킬 수 있다(그림 9.11). 숨뇌의 화학수용체는 목동맥 토리와 대동맥토리에 있는 화학수용체로부터 자극을 받아들인다.

세포 바깥의 칼륨, 칼슘과 나트륨 농도의 변화가 심장전도계통에 영향을 주어 심장근육의 기능에 영향을 줄 수 있다. 세포 바깥의 과도한 칼륨 농도는 심장박동수와 일회박출량을 감소시킨다. 만약, 세포 바깥의 칼륨 농도가 엄청나게 증가하면 심장근육을 통과하는 정상적인 활동전위가 막혀서 사망에 이를 수도 있다. 세포 바깥의 칼슘 농도가 증가하면 심장박동이 불규칙하게 되며, 세포 바깥의 칼슘 농도가 너무 낮으면 심장박동수와 일회박출량이 감소한다.

그림 9.12는 어떻게 신경과 화학물질이 심장박동수와 일회박출량을 조절하는지를 정리한 것이다.

체온은 심장 대사에 영향을 준다. 체온이 상승하면 심장박동수가 증가하고, 체온이 하강하면 심장박동수가 감소한다. 예를 들어, 열이 있는 환자의 심장박동수는 증가한다. 심장 수술을 하는 동안 체온을 일부러 낮춰서 심장박동수와 대사를 낮추기도 한다.

9.7 노화가 심장에 미치는 영향

학습성과

A. 노화와 심장변화 현상 나열

나이가 들어감에 따라 심장 기능에 점차적인 변화가 생긴다. 평상시에는 이런 변화들에 대해 체감을 못하지만 심하게 운동을 하거나 질병이 생기면 심장 기능의 변화를 실감하게 된다.

70세가 되면 심장박출량은 정상의 2/3 정도로 줄어든다. 심장의 여력이 부족해지기 때문에 노인들은 감염, 실혈과 스트레스 등 응급상황에 대한 반응이 약해진다.

왼심실 비대는 나이에 따른 변화 중에서 가장 흔하며, 왼심실이 이겨내야 하는 대동맥(후부하)의 압력이 나이가 증가함에 따라 커지기 때문에 왼심실도 보다 강력한 수축을 반복하다보니 심실비대가 생기게 된다. 증가된 대동맥 압력은 대동맥의 탄력을 점차 감소시킨다. 이 상황에서 왼심실이 커져 있기 때문에 혈액을 뿜어내는 양이 줄어들고, 이에 따라 왼심방의 압력도 증가하여 허파부종이 생길 수 있다. 따라서 노인들은 조금만 운동을 해도 숨이 찰 수 있다.

노인의 심장근육은 수축과 이완을 하는 데 더 많은 시간이 필요하기 때문에 심장박동수는 감소한다. 85세가 되면, 심장박동수가 30~60% 정도로 감소하기 때문에 심장박출량도 동반하여 감소한다.

노화는 심장판막의 결합조직에도 변화를 초래한다. 결합조직의 탄성이 점점 감소하고 판막에 칼슘이 침착된다. 따라서 심장판막들이 협착하거나 부전증에 빠질 수 있다.

노화는 빈맥증도 유발할 수 있는데, 그 이유는 굴심방결절에 있는 세포의 수가 감소하거나 방실다발에 있는 세포수가 감소하기 때문이다.

심장동맥질환과 울혈심장기능상실도 노화와 연관되어 있다. 80세 이상 된 노인의 약 10%에서 울혈심장기능상실이 나타나며, 노화는 심장동맥질환의 주요한 병인이다. 심장기능상실이 발생할 수 있는 병인은 노화, 영양부족, 만성 감염증, 독소, 중증 빈혈, 갑상샘항진증(hyperthyroidism)과 유전적인 요소 등이다.

운동은 심장 기능의 항진에 도움이 된다. 규칙적인 유산소운동은 심장의 기능적 용량을 향상시킨다. 그렇지만, 심장질환을 앓고 있는 사람은 전문가와 상의하여 자신에게 적합한 유산소운동을 선택하여야 한다.

임상에서 활용하기

심장병의 치료와 예방

심장병은 사망원인 중에서 매우 흔하지만, 다행히도 약물적 또는 수술적 치료방법을 사용하여 치료할 수 있다.

심장약

디지탈리스

디지탈리스 digitalis는 디기탈리스 식물에서 추출한 성분으로 심장근육의 수축을 느리지만 강하게 한다. 이 약물은 심방성빈맥증을 치료하기도 하지만 심장기능상실증을 앓는 환자에게도 자주 사용된다.

니트로글리세린

운동을 하면, 심장박동수와 일회박출량이 증가하고, 뼈대근육으로 가는 혈관이 이완되지만, 다른 장기로 가는 혈관이 수축하여 심장으로 오는 복귀정맥혈이 증가하고 전부하가 증가한다. **니트로글리세린** nitroglycerin은 심장박동수와 일회박출량을 증가시키지 않으면서도 모든 혈관을 확장시킬 수 있다. 모든 혈관이 확장되면 확장된 혈관 속으로 혈액이 모이게 되어 심장으로 오는 복귀정맥혈이 감소한다. 감소한 전부하는 심장근육의 수축을 감소시켜서 심장박출량을 감소시킨다. 니트로글리세린은 심장동맥이 좁아진 환자의 치료에 흔하게 사용된다. 심장근육의 수축을 감소시키면 심장근육의 산소요구량이 감소한다. 게다가 심장동맥의 확장으로 인해 심장근육으로 가는 혈류는 증가한다. 그래서 심장은 산소부족에 의한 통증이 생기지 않아서 협심증이 발생하지 않게 된다.

베타아드레날린 차단제

베타아드레날린 차단제 beta-adrenergic blocking agent는 심장근육 수축의 빈도와 수축력을 감소시켜서 심장의 산소요구도를 줄인다. 이 약물은 노르에피네프린과 에피네프린의 수용체와 결합하여 노르에피네프린과 에피네프린이 수용체와 결합하는 것을 방해하여 이 들의 정상적인 작용을 방해한다. 베타아드레날린 차단제는 빠른 심장박동수, 부정맥과 고혈압을 치료하는 데 사용된다.

칼슘 통로 차단제

칼슘 통로 차단제 calcium channel blocker는 심장근육과 평활근육세포 속으로 확산하는 칼슘의 빈도를 줄인다. 심장근육을 수축시키는 활동전위는 칼슘이 심장근육세포 속으로 유입되는 것과 관련이 깊기 때문에, 칼슘 통로 차단제는 심장의 수축력을 조절하고 부정맥, 빈맥증 및 고혈압을 줄일 수 있다. 칼슘이 평활근육세포 속으로 들어감으로써 평활근육이 수축하기 때문에, 칼슘 통로 차단제는 심장동맥을 확장시켜서 심장근육으로 가는 혈류를 증가시킨다. 그래서 협심증 치료제로도 사용된다.

고혈압치료제

몇몇 약제는 고혈압을 치료하는데 특화되어 있다. 약물들이 혈압을 낮추기 때문에 약물들은 심장의 부담을 덜어준다. 게다가 낮아진 혈압은 심장발작과 뇌졸중의 위험을 감소시킨다. 고혈압 치료제는 교감신경 활동을 억제하고, 혈관을 확장시키고, 소변량을 늘이며, 안지오텐신 I이 안지오텐신 II(제10장 참조)로 변하는 것을 막는다.

항응고제

항응고제 anticoagulant는 심장판막이나 혈관이 손상된 환자와 심근경색증이 있는 환자의 혈관에서 피덩이형성을 억제한다. 아스피린은 혈소판에서 프로스타글란딘의 합성을 방해함으로써 피덩이가 형성되는 것을 억제하는 항응고제이다. 몇몇 연구에 의하면 매일 소량의 아스피린을 복용하면 심장발작의 빈도가 감소한다고 한다. 아기용 아스피린을 하루 한 알씩 복용하면 심장혈관의 일부가 피덩이로 막혔던 사람에게 도움이 된다.

기구

인공심장길잡이

인공심장길잡이 artificial pacemaker는 피부 아래에 삽입하는 기구로 전극이 심장까지 확장되어 있다. 심장길잡이는 정해진 빈도만큼 심장에 전기적 자극을 전달한다. 인공심장길잡이는 심장전도계통이 정상적인 활동을 유지할 수 있는 심장박동수를 생산하지 못하는 환자의 치료에 사용한다. 최근의 기술은 인공심장길잡이가 활동이 증가하는 것을 감지하여 심장박동수를 증가시킬 수도 있다. 게다가 특수한 인공심장길잡이는 심장의 부정맥이 심해질 때 제세동을 하는 기능도 있다. 기술이 더 발전해서 인공심장길잡이가 보다 효과적인 심장 조절을 할 가능성이 높다.

심장-허파기계

심장-허파기계 heart-lung machine는 일시적으로 환자의 심장과 허파의 기능을 대신 수행하는 기계이다. 몸 전체로 혈액을 순환시키고 산소를 제공하고 이산화탄소를 제거할 수 있다. 심장수술이나 허파수술을 할 때 이 기계를 사용한다.

외과적 처치

판막대치술

판막대치술 valve replacement은 심장내막염 같은 질병에 의해 손상되어 제기능을 하지 못하는 판막을 외과적 수술로 바꿔주는 것이다. 심한 판막부전증이나 판막협착증의 경우 플라스틱이나 다크론으로 만든 인공판막으로 대치술을 한다. 돼지의 판막을 사용하기도 한다.

심장이식

심장이식 heart transplant은 기증한 사람과 기증받는 사람의 면역 적합성이 일치하면 가능하다. 장기를 기증하려는 사람의 생명이 끝나는 순간에 심장을 적출해야 한다. 심장이식을 받은 사람은 이식된 심장의 면역거부 반응을 억제하기 위해서 여생 동안 면역억제제를 복용해야 한다.

인공심장

인공심장 artificial heart은 심장이식을 받을 사람이 일시적으로 사용하는 실험적인 시술이다. 그러나 영구적으로 삶의 질을 확보할 수 있는 인공심장이 개발되지는 못한 상황이다.

심장병의 예방

적절한 식이요법이 심장병 위험을 줄이는 데 있어서 중요하다. 추천된 식단은 포화지방과 콜레스테롤이 낮은 식사, 정제된 설탕이 적은 식사를 하는 것이다. 식단에는 많은 양의 섬유소, 전곡, 과일과 채소가 포함되어야 한다. 또한, 소금의 섭취를 줄이고 비만하지 않도록 음식 섭취량을 줄여야 한다.

추가적으로, 담배와 지나친 음주를 삼가야 한다. 흡연은 심장병에 걸릴 위험도를 10배 가량 증가시키고, 지나친 음주 역시 심장병에 걸릴 위험도를 높인다.

만성 스트레스, 잦은 감정의 기복과 운동 부족 역시도 심혈관병에 걸릴 위험도를 높인다. 치료법은 이완요법, 수영, 걷기, 조깅과 춤추기 등 유산소운동을 하는 것이다.

비정상적으로 전신 혈압이 높은 상태인 고혈압은 전체 인구의 1/5 정도에 영향을 준다. 고혈압은 원인도 불분명하고 특이한 증상을 나타내지 않기 때문에 규칙적으로 혈압을 측정하는 것이 좋다. 고혈압이 식이요법과 운동을 통해 조절되지 않으면 혈압약을 복용해야 한다.

질병과 질환 : 심장

상태	설명
심장조직의 염증	
심내막염	심장속막의 염증. 판막에 심한 손상을 줌. 판막의 흉터에 의해 판막협착증이나 판막무력증이 생길 수 있음
심장막염	심장막의 염증.「임상에서 활용하기」'심장막의 염증' 참조
심근병증	심장근육증의 질병으로 원인은 정확하지 않음. 심장근육의 약화로 인해 심장에 있는 방 구조가 커지고 울혈심장기능상실로 발전할 수 있음
류마티즘 심장병	사슬알균연쇄구균 감염의 합병증으로 생김. 세균이 생산한 독소에 의해 류마티스열이 몇 주간 유지되며, 류마티즘 심내막염으로 발전할 수 있음
심장근육의 혈류 감소	
심장동맥질병	심장동맥이 심장근육으로 운반하는 혈류가 감소함
심장동맥혈전증	심장동맥 속에 피덩이가 형성됨
심근경색증	심장근육으로 가는 혈류가 막혀 심장근육세포가 손상됨
선천기형	
중격결손	오른쪽과 왼쪽 심장 사이의 중격에 구멍이 남아 있어 혈류가 섞이면서 심장의 효율이 감소함
동맥관개존증	출생 이후에 동맥관이 막히지 않고 열린 채로 남아 있어 대동맥의 혈액이 허파동맥으로 유입되어 허파를 손상시킴. 정상 혈압을 유지하기 위해 왼심실이 더 많이 일해야 함
심장판막협착증	심장판막의 입구가 좁아진 것. 대동맥판막협착증과 허파동맥판막협착증은 심장의 부하를 가중시킴. 이첨판막협착증은 혈액이 왼심방에서 역류하게 하여 허파 부종을 일으킴. 삼첨판막협착증은 혈액이 오른심방에서 역류하게 하여 말초조직에 부종이 생김
청색증	선천기형이 있는 아이에서 심장기능이 적절하지 않을 때 나타나는 증상. 말초혈액의 산소 농도가 낮아서 피부가 파랗게 보임

※ 자세한 정보들은 **www.mhhe.com/seeleyess8**에서 찾아볼 수 있다.

단원 요약

9.1 심장의 기능

1. 심장은 혈압을 발생시킨다.
2. 심장은 전신순환과 허파순환으로 혈액을 보내는 통로이다.
3. 심장의 펌프 기능과 심장 속의 판막은 혈액이 심장에서 혈관으로 일방통행 하는 것을 보장한다.
4. 심장은 조직으로 가는 혈액 공급을 조절한다.

9.2 심장의 크기, 모양과 위치

심장은 주먹을 꽉 쥔 크기 정도이며 심장막안에 위치한다.

9.3 심장의 전기적 활성도

심장근육의 활동전위

1. 심장근육의 활동전위는 뼈대근육보다 길게 연장된 탈분극기, 고조기와 재분극기를 나타낸다.
2. 탈분극은 주로 나트륨 전압작동 통로가 열리기 때문에 발생하고, 고조기는 칼슘 전압작동 통로가 열려서 발생한다. 고조기가 끝나면서 생기는 재분극은 짧은 시간동안 칼륨 통로가 열리면서 발생한다.
3. 연장된 심장근육의 활동전위는 심방과 심실의 수축과 이완을 보장하고 강직성연축을 예방한다.
4. 오른심방과 위대정맥이 만나는 곳에 위치한 굴심방결절은 심장길잡이이며, 굴심방결절에 있는 세포는 심장의 다른 부위보다 훨씬 많은 칼슘 전압작동 통로를 함유하고 있다.

심장전도계통

1. 심장전도계통은 심장근육세포가 특화되어 변형된 것이다.
2. 굴심방결절이 발생한 활동전위는 심방으로 퍼졌다가 방실결절로 모인다.
3. 방실결절과 방실다발은 심실을 수축하기 위한 활동전위를 발생한다.
4. 오른방실다발갈래와 왼방실다발갈래는 방실다발에서 발생한 활동전위를 심장속막밑가지로 보내고, 심장속막밑가지는 심실의 심장근육으로 활동전위를 보낸다.
5. 주기외박동은 굴심방결절 이외의 다른 심장부위에서 발생한 활동전위에 의해 심장이 수축한 것이다.

단원 요약

심전도

1. 심전도 심장 속에서 발생한 전기적 변화를 측정하는 것이다.
2. 심전도를 분석하면 비정상적인 심장박동수 또는 수축주기, 비정상적인 심장전도계통, 심장의 비대 또는 위축과 심장근육이 손상된 부위를 짐작하는 것이 가능하다.
3. 정상 심전도는 P 파(심방의 탈분극), QRS 복합(심실의 탈분극)과 T 파(심실의 재분극)로 구성된다.
4. PQ 간격에서 심방의 수축이 일어나고, QT 간격에서 심실의 수축과 이완이 일어난다.

9.4 심장주기

1. 심방수축기는 두 심방이 수축한 것이고, 심실수축기는 두 심실이 수축한 것이다. 심방이완기는 두 심방이 이완한 것이고, 심실이완기는 두 심실이 이완한 것이다
2. 심실수축이 시작되면 혈액이 심방쪽으로 이동하면서 방실판막을 닫고 심실 속의 압력이 증가하기 시작한다. 심실 속의 압력이 허파동맥과 대동맥의 압력보다 커지면, 반달판막들을 열어서 허파동맥과 대동맥으로 혈액을 보낸다.
3. 심실의 이완이 시작되면 심실 속의 압력이 대동맥과 허파동맥의 압력보다 낮아져서 혈액이 심실쪽으로 역류하면서 반달판막을 닫는다.
4. 심실 속의 압력이 심방의 압력보다 낮아지게 되면 방실판막이 열리면서 심방의 혈액이 이완한 심실로 이동한다.
5. 심방수축기 동안 심방이 수축하여 혈액이 심실로 이동하면서 심실 채우기가 완성된다.

9.5 심음

1. 제1심음은 방실판막이 닫히면서 발생하는 소리이며, 제2심음은 반달판막이 닫히면서 발생하는 소리이다.
2. 비정상적인 심음인 심장잡음은 판막부전증 또는 판막협착증이 있을 때 발생한다.

9.6 심장 기능의 조절

심장박출량(1분당 심실에서 뿜어낸 혈액의 부피)은 일회박출량(심실이 한 번 수축할 때 뿜어낸 혈액의 부피)×심장박동수(1분당 심실의 박동수)로 계산한다.

심장의 내재적 조절

1. 내재적 조절 심장 자체가 함유하고 있는 조절기전을 뜻한다.
2. 복귀정맥혈이 증가할수록 심장벽에 가해진 긴장도가 증가하게 되고, 이 때 증가된 심장벽의 긴장도를 전부하라고 한다.
3. 증가한 전부하는 일회박출량을 증가시키기 때문에 심장박출량을 증가시킨다(심장의 Starling 법칙).
4. 후부하는 심실이 혈액을 내뿜기 위해 반드시 극복해야 하는 압력을 뜻한다.

심장의 외재적 조절

1. 외재적 조절은 신경이나 화학물질이 심장을 조절하는 기전을 뜻한다.
2. 교감신경 자극은 일회박출량과 심장박동수를 증가시킨다. 반면 부교감신경은 심장박동수만을 감소시킨다.
3. 압력수용기 반사는 혈압의 변화를 발견한다. 혈압이 갑자기 증가하면, 압력수용기 반사에 의해 심장박동수와 일회박출량이 감소한다. 혈압이 갑자기 감소하면, 압력수용기 반사에 의해 심장박동수와 일회박출량이 증가한다.
4. 감정은 심장 기능에 영향을 끼친다. 운동, 감정적 흥분, 근심 또는 분노는 교감신경을 자극하고, 우울증은 부교감신경을 자극한다.
5. pH 및 이산화탄소 농도 변화, 이온 농도의 변화와 체온은 심장 기능에 영향을 준다.

9.7 노화가 심장에 미치는 영향

다음과 같은 노화와 연관된 변화가 흔하다.

1. 70세가 되면 심장박출량은 정상의 2/3 정도로 줄어든다.
2. 왼심실비대는 허파부종을 유발할 수 있다.
3. 최대 심장박동수가 노화에 의해 점점 감소하고, 85세가 되면, 심장박동수가 30~60% 정도로 감소하기 때문에 심장박출량도 동반하여 감소한다.
4. 대동맥판막이 협착하거나 부전증에 빠질 수 있다.
5. 심장동맥질환과 울혈심장기능상실이 발생할 수 있다.
6. 규칙적인 유산소운동은 심장의 기능적 용량을 향상시킨다.

CHAPTER

10 혈관과 순환계통

10.1 순환계통의 생리학

학습성과

A. 혈압이 저항혈류를 극복하는 기전 이해
B. 모세혈관벽의 이동 기전 이해

순환계통의 기능은 적당한 혈류를 온몸의 조직에 분포하도록 유지시키는 것이다. 적당한 혈류란 조직에 영양분과 산소를 공급하고 조직으로부터 대사산물인 노폐물을 제거하는 데 필요한 혈액량이다. 동맥계통을 통한 혈류는 심장의 심실수축에 의해 형성된 압력에 의해 발생한다.

혈압

혈압blood pressure은 혈액이 혈관벽을 밀어내는 힘을 측정한 것이다. 동맥에서, 혈압은 심장의 주기적인 수축에 의한 주기에 따라 변한다. 심실이 수축하면, 혈액이 동맥에 힘을 가하게 되고, 압력이 최고값에 이르게 되면 이를 **수축기 혈압**systolic pressure이라고 한다.

심실이 이완하면 동맥 속의 혈압이 최소값으로 떨어지며, 이를 **이완기 혈압**diastolic pressure이라고 한다. 혈압을 측정하는 표준 단위는 수은이 위쪽으로 이동한 밀리미터 수이다(mmHg). 예를 들어, 혈압이 100mmHg라고 하면, 혈액의 압력이 유리관 속의 수은을 위쪽으로 100mm 들어 올린 것을 뜻한다.

혈압을 측정하는 방법 중 가장 흔하게 사용되는 것은 **청진법**auscultatory method이다(그림 10.1). **혈압계**sphygmomanometer에 연결된 혈압측정띠를 위팔에 감싼 다음 청진기를 위팔동맥에 근처에 놓는다. 혈압측정띠를 위팔동맥의 혈류가 완전히 막힐 때까지 팽창시킨다. 혈류가 완전히 막히기 때문에 청진기에는 아무 소리도 들리지 않게 된다(그림 10.1의 1단계). 그 다음, 혈압측정띠에 있는 압력을 조금씩 낮춘다. 혈압측정띠에 있는 압력이 수축기 혈압보다 낮아지기 시작하면서 왼심실이 수축할 때마다 혈류가 흐르기 시작한다. 이 때 혈류는 **소용돌이 흐름**tubulent flow을 형성하게 되고 이 소용돌이 흐름은 혈액을 진동시켜서 혈액이 혈관벽에 충돌하면서 청진기로 소리를 들을 수 있게 된다. 이 소리를 **코로트코프음**Korotkoff sound이라고 하며, 이 코로트코프음이 처음 발생한 압력이 수축기 혈압이다(그림 10.1의 2단계의).

혈압측정띠의 압력이 점점 낮아질수록 코로트코프음은 음색과 소리의 크기가 변한다(그림 10.1의 3단계). 혈압측정띠의 압력이 위팔동맥을 압박하지 못할 정도로 감소하여 더 이상 혈류가 소용돌이 흐름을 형성하지 못하면, 소리는 완전히 사라진다. 코로트코프음이 사라지기 시작할 때의 압력이 이완기 혈압이다(그림 10.1의 4단계). 혈압측정띠의 압력이 사라지면 위팔동맥은 열린 채로 유지되어 지속적인 혈류가 다시 형성된다.

수축기 혈압은 큰 동맥에 생산된 최대압력이며, 왼심실 속의 최대압력을 뜻한다. 이완기 혈압은 큰 동맥의 최소압력과 비슷하다. 왼심실이 이완하는 동안, 대동맥판막이 닫혀서 왼심실이 수축할 때 내뿜었던 혈액을 대동맥 속에 가두어 둔다. 심실이 이완할 때 심실 속의 압력은 0mmHg까지 내려가지만, 큰동맥인 탄력동맥 속에 갇혀 있던 혈액은 탄력반동 때문에 압력이 심실보다 더 천천히 떨어져서 이완기 혈압을 형성하게 된다(그림 10.8).

압력과 저항

수축기 혈압과 이완기 혈압 수치는 사람마다 다양하기 때문에 정상 범위는 넓은 편이다. 게다가 정상에서도 운동이나 감정 같은 요소들이 혈압에 영향을 준다. 젊은 성인의 표준 혈압은 수축기 혈압이 120mmHg, 이완기 혈압이 80mmHg이며, 흔히 120/80으로 표현한다.

동맥의 혈류가 모세혈관과 정맥을 거치면서, 혈압은 혈액이 오른심방으로 되돌아오면서 점점 0mmHg 정도로 떨어진다. 게다가, 직경이 작은 혈관에서는 수축기 혈압과 이완기 혈압 사이의 변동이 너무나 심하게 나타난다. 직경이 작아질수록 혈류에 대한 저항이 증가하나 혈관의 개수가 증가하나 혈관의 개수가 증가하기 때문에 혈압의 변동이 줄어든다. 혈액이 모세혈관에 도달할 무렵인, 세동맥에서는 혈압의 변동이 거의 없이 약 30mmHg의 혈압이 유지된다(그림 10.2).

혈류에 대한 **저항**resistance은 혈관의 직경과 연관되어 있다. 혈관의 직경이 작아질수록 혈류에 대한 저항이 커지고 혈류가 혈관을 통과함에 따라 빠르게 혈압이 감소한다. 세동맥과 모세혈관은 직경이 작아 혈류에 대한 저항이 크기 때문에 세동맥과 모세혈관에서 혈압이 가장 빠르

임상에서 활용하기

고혈압

혈압이 높은 상태인 **고혈압**hypertension은 전 세계 인구의 약 20%에서 나타나며, 성인의 혈압은 다음과 같은 기준*으로 나뉜다.

- *정상혈압*: 수축기 혈압이 120mmHg 이하이고, 이완기 혈압이 80mmHg 이하
- *고혈압 예비단계*: 수축기 혈압이 120~139mmHg이고, 이완기 혈압이 80~89mmHg
- *제1기 고혈압*: 수축기 혈압이 140~159mmHg이고, 이완기 혈압이 90~99mmHg
- *제2기 고혈압*: 수축기 혈압이 160mmHg 이상이고, 이완기 혈압이 100mmHg 이상

고혈압 예비단계인 사람은 혈압을 주기적으로 측정해야 하고, 혈압을 낮출 수 있는 생활습관으로 바꿔야 한다.

고혈압은 후부하가 커지기 때문에 심장이 정상보다 훨씬 더 많은 일을 하도록 강요하는 상태이다 (제9장 참조). 추가적인 활동으로 특히 왼심실의 심장근육의 비대가 발생하여 심장기능상실이 생길 수도 있다. 또한, 고혈압에 의해 죽상동맥경화증의 발생빈도가 상승한다. 죽상동맥경화증은 피떡의 생성빈도를 높이고 혈관이 파열되는 빈도를 높인다. 고혈압에 의한 합병증은 뇌출혈, 심장발작, 콩팥혈관의 출혈과 망막혈관의 확장에 의해 시력이 약화되는 것이다.

고혈압을 치료하는 가장 흔한 치료는 혈관의 확장, 소변 생성의 증가 또는 심장박출량을 감소시키는 것이다. 저 염식이 역시 작은창자와 큰창자에서 나트륨과 물을 흡수하는 것을 줄이기 때문에 고혈압 치료에 도움이 된다.

* 고혈압의 예방, 진단, 평가와 치료를 위한 연합위원회에서 정한 기준임.

1. 위팔동맥상완동맥을 막히게 할 정도로 혈압측정기의 압력이 높으면 혈류가 흐르지 못해서 소리가 들리지 않는다.
2. 혈압측정기의 압력이 감소하면서 위팔동맥을 막힌 상태로 유지하지 못하면, 혈액 위팔동맥벽의 일부를 밀면서 혈류가 소용돌이 흐름을 형성하면서 처음 소리가 들리게 된다. **수축기 혈압**은 처음 소리가 들릴 때의 압력이다.
3. 혈압측정기의 압력이 계속 감소하면, 수축기 때 위팔동맥이 조금씩 더 열리게 된다. 이 과정에서도 혈류는 소용돌이 흐름을 형성하고 있어서 코로트코프음을 생산한다. 위팔동맥이 거의 완전히 열리게 되면서 코로트코프음의 음색이 달라진다.
4. 혈압측정기의 압력이 위팔동맥의 이완기 압력보다 낮아지게 되면 위팔동맥이 완전히 열리면서 혈류의 소용돌이 흐름이 사라지면서 코로트코프음이 사라진다. **이완기 혈압**은 소리가 사라지는 순간의 압력이다.

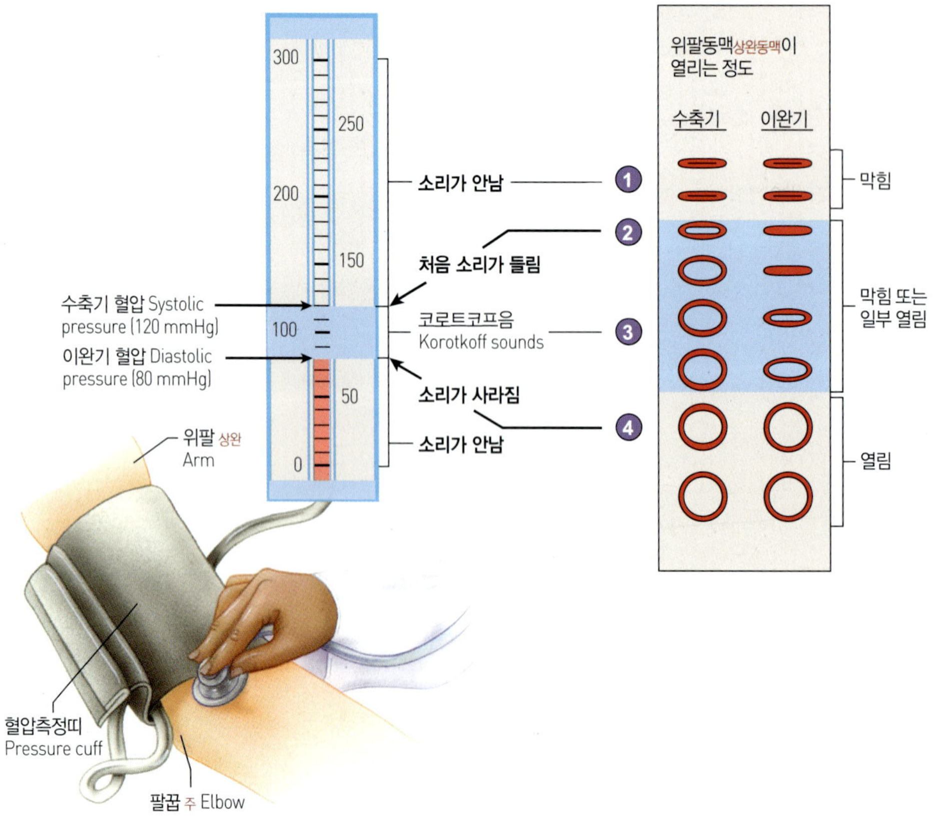

그림 10.1 혈압측정

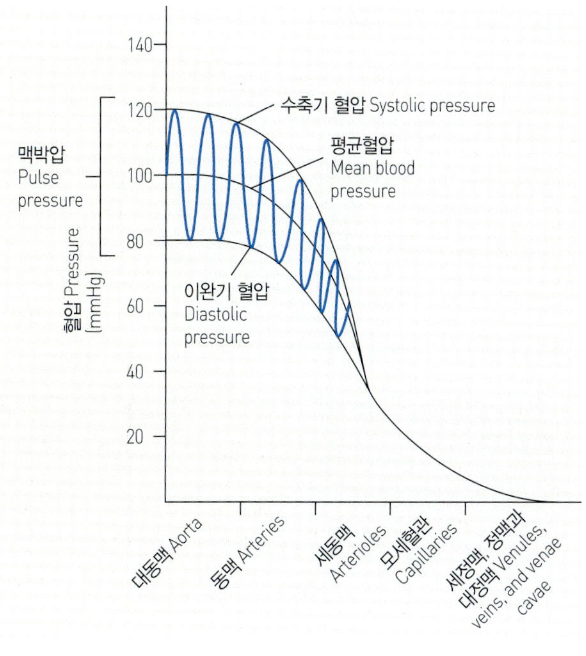

그림 10.2 다양한 혈관 형태에서 측정되는 혈압

동맥의 직경이 작은동맥과 세동맥으로 작아지면서 수축기 혈압과 이완기 혈압의 차이가 줄어든다. 모세혈관을 지나면서 심장에서 생산된 압력이 사라지기 때문에 모세혈관과 정맥에서는 수축기 혈압과 이완기 혈압의 차이가 없다.

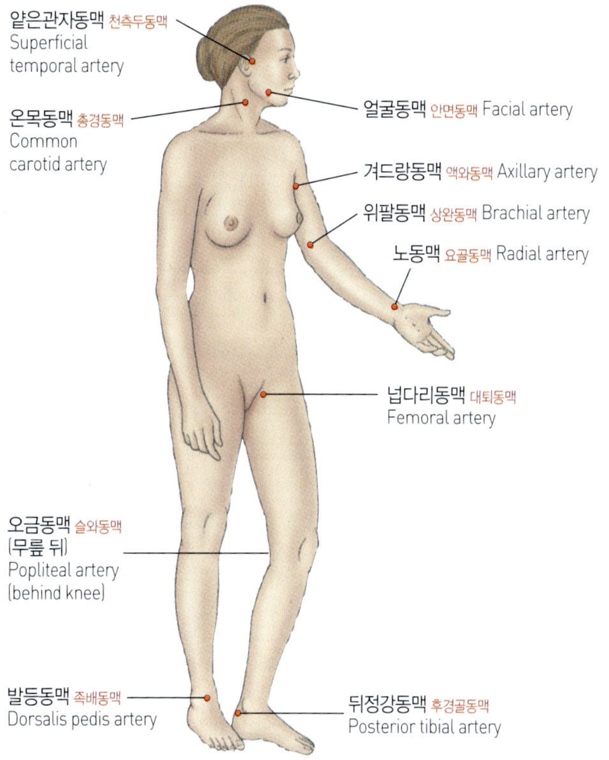

그림 10.3 맥박을 측정할 수 있는 주요 동맥의 위치

피부 가까이에 위치한 동맥에서 맥박을 측정할 수 있음.

게 감소한다. 혈압이 천천히 감소할 때는 큰동맥에서 중간동맥으로 혈류가 흐를 때이며 직경이 커서 혈류에 대한 저항이 크지 않기 때문이다.

정맥의 직경이 크기 때문에 정맥의 혈류에 대한 저항은 매우 낮다. 또한, 정맥에 있는 판막이 혈액의 역류를 예방할 뿐만 아니라, 뼈대근육의 주기적인 수축이 정맥을 압박하여 혈액을 심장으로 흐르게 하기 때문에 정맥의 혈류에 대한 저항은 매우 낮다. 따라서 정맥을 통과하는 혈류는 압력이 매우 낮다.

근육동맥, 세동맥과 모세혈관앞조임근은 혈관을 수축시키거나 이완시킬 수 있다. 혈관이 수축하면 혈류에 대한 저항이 증가하고, 혈관을 흐르는 혈류의 부피가 감소한다. 근육동맥은 수축과 이완을 할 수 있기 때문에 몸의 부위로 가는 혈류 양을 조절하는 데 도움이 된다. 반면, 세동맥과 모세혈관앞조임근은 조직으로 가는 혈류를 조절한다.

맥박압

수축기 혈압과 이완기 혈압 사이의 차이를 **맥박압**pulse pressure 또는 맥압이라고 한다. 예를 들어, 어떤 사람의 수축기 혈압이 120mmHg이고, 이완기 혈압이 80mmHg라면, 맥박압은 40mmHg가 된다. 맥박압은 일회박출량과 혈관 탄성이 영향을 준다. **일회박출량**이 증가하면, 수축기 혈압이 이완기 혈압보다 증가하여 맥박압이 증가하게 된다. 운동을 하는 동안 일회박출량과 맥박압이 동시에 증가한다.

혈관 탄성vascular compliance은 혈관벽의 탄력성과 연관된다. **동맥경화증**vascular sclerosis이 있는 사람의 동맥은 정상보다 탄력이 줄어든다. 동맥의 혈압이 빨리 증가했다가 빨리 감소한다. 수축기 혈압이 증가함에 따라서 이완기 혈압이 약간 낮거나 약간 증가할 수 있다. 내뿜어지는 혈액량은 같아도 탄력이 적은 동맥으로 내뿜어지면 탄력이 좋은 동맥보다 높은 수축기 혈압을 나타낸다. 따라서 대동맥으로 내뿜어지는 혈액량이 같더라도 동맥의 탄성에 따라 맥박압은 차이가 있게 된다. 왼심실이 탄력이 덜한 혈관으로 같은 양의 혈액을 보내기 위해 더 큰 압력을 생산해야 하기 때문에 동맥경화증에서 심장의 수축에 대한 강도는 가중된다. 심한 경우, 증가된 심장의 수축 강도 때문에 심장기능상실이 발생할 수도 있다.

왼심실에서 대동맥으로 내뿜어진 혈액은 동맥을 따라서 빠르게 퍼지는 압력의 파동인 **맥박**pulse을 생산한다. 맥박은 피부에 가까운 곳에 위치한 큰 동맥이 있는 부위에서 느낄 수 있다(그림 10.3). 의료인은 맥박을 확인하여 심장박동수, 심장주기와 심장 관련 징후를 알아낼 수 있기 때문에 맥박을 확인할 수 있는 인체 부위를 알아야 한다. 예를 들어, 맥박이 약하면 일회박출량이 감소하였거나 동맥의 수축이 증가한 상태라는 것을 알 수 있다.

심화학습 1

조기 심장박동이나 출혈성 쇼크가 발생하면 맥박이 약해질 수 있다. 운동을 할 때에는 정상보다 강한 맥박이 발생할 수 있다. 이와 같은 조건들에서 맥박이 변하는 이유는 무엇인지 생각해 보자.

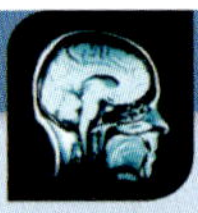

관련된 질환

죽상동맥경화증

Payne 씨 부부는 결혼 40주년을 맞이하였다. 백화점에서 물건을 구입하다가 남편인 Mori가 왼쪽 다리의 고통을 느끼기 시작하였다. 예전에도 빨리 걷거나 멀리 걸을 때 통증을 느낀 적이 있어서 Mori는 부인인 Leslie가 물건을 사는 동안 잠시 앉아서 쉬기로 하였다. 5분쯤 지났을 때, Mori는 휴식을 취하고 있음에도 극심한 통증을 느꼈고, 아내에게 병원에 가자고 하였다.

응급실의 의사는 Mori의 왼쪽 종아리부위에서 얼룩덜룩한 청색증이 나타나며 만졌을 때 찬 기운을 확인하였다. 반면 오른쪽 다리는 따뜻하고 혈색도 좋았다. 왼쪽 종아리의 도플러 검사 결과 맥박이 약해지고 비정상적인 잡음이 왼오금동맥의 먼쪽에서 관찰되었다. 그 밖의 다른 다리동맥에서는 정상적인 맥박을 나타냈고 잡음은 들리지 않았다. 체온이 약간 상승하였고, 혈압은 165/95mmHg이었다. 심장박동수는 1분당 96회로 규칙적이었고 호흡도 1분당 20회였다.

의사는 Leslie에게 맥박이 약해진 것은 혈류가 감소한 것을 의미하고 잡음은 혈류에 소용돌이 흐름이 있다는 것을 의미한다고 설명해 주었다. 또한, 이 두 가지 현상과 통증이 갑작스럽게 발생한 것은 Mori의 왼오금동맥의 먼쪽이 동맥혈전증에 의해 막혔기 때문이라고 하였다. Mori는 즉시 피딩이의 섬유소를 파괴하는 효소로 치료받기를 시작하였고, 이 치료법이 효과가 있어서 혈전을 성공적으로 녹였다. 종아리부위의 혈류가 증가하면서 통증과 청색증이 감소하였다.

Mori의 혈관조영술 결과 왼쪽 종아리부위 동맥인 왼오금동맥의 먼쪽부위가 죽상경화판에 의해 심하게 협착한 것을 확인하였다. 동맥이 협착하면, 휴식상태에서는 조직의 항상성을 유지하는 데 필요한 혈액공급이 적당할 수 있으나 운동을 하게 되면 혈액공급이 부족해진다. Mori의 경우, 걸을 때 다리의 통증이 나타났기 때문에 작은 **죽상동맥경화증**(atherosclerosis)에 의한 증상임을 알 수 있다. 산소가 부족하기 때문에 혐기성 호흡과 젖산과 같은 물질이 조직에 쌓일 수도 있다.

Mori가 갑작스럽고 극심하게 증가한 통증을 느낀 것은 큰 죽상경화판에 있던 혈전이 왼오금동맥을 통과하는 혈류를 거의 막았기 때문이다. 혈전이 용해되고, 동맥성형술을 통해 왼오금동맥의 혈류는 증가하게 된다.

추가적인 검사에 의해 Mori의 혈액에는 동맥의 죽상경화판 형성빈도를 높이는 콜레스테롤과 당 수치가 높다는 것을 확인하였다. 혈당이 높은 것은 제2형 당뇨병과도 연관성이 있을 수 있다(제14장 참조). 앞으로 Mori는 혈압, 콜레스테롤과 혈당을 낮추기 위한 노력을 해야만 한다.

모세혈관의 물질교환

우리 몸에는 약 100억 개의 모세혈관이 있다. 영양분은 모세혈관벽을 가로질러 세포질사이공간으로 확산하고, 노폐물은 반대방향으로 확산한다. 또한, 적은 양의 액체가 세동맥의 끝부분에 있는 모세혈관에서 빠져나와 세포질사이공간으로 들어가며, 대부분의 액체는 모세혈관이 끝나서 세정맥이 시작하는 부분으로 되돌아간다.

모세혈관벽을 관통하여 액체를 이동시키는 힘은 혈압과 삼투압에 의해 발생한다(그림 10.4). 혈압은 모세혈관 바깥으로 액체를 내보내고, 삼투압은 모세혈관 속으로 액체를 끌어당긴다. 혈액이 사이질공간보다 삼투압이 높기 때문에 세포질사이공간에 있는 액체는 삼투압에 의해 모세혈관으로 이동한다. 액체에 녹아 있는 분자의 농도가 크면 클수록 액체의 삼투압은 높아진다(제3장 참조). 혈액이 높은 삼투압을 갖게 되는 것은 모세혈관벽을 통과하지 못하는 혈장단백질의 농도가 크기 때문이다(제7장 참조). 사이질공간의 단백질 농도는 혈액의 단백질 농도보다 매우 낮다. 모세혈관벽은 선택적 투과막으로 작용하여 모세혈관에서 사이질공간으로 단백질이 이동하는 것을 방지하고, 단지 액체가 모세혈관벽을 관통하는 것은 허락한다.

세동맥의 끝부분에 있는 모세혈관에서는 혈압에 의해 모세혈관에서 액체가 빠져나가는 것이 삼투압에 의해 모세혈관으로 액체가 들어오는 것보다 훨씬 더 많다. 따라서 세동맥의 끝부분에 있는 모세혈관에서는 모세혈관에서 사이질공간으로 빠져나가는 액체의 양이 더 많게 된다(그림 10.4).

모세혈관 통과하는 혈류에 대한 저항 때문에 모세혈관이 끝나서 세정맥이 시작하는 부분의 혈압은 세동맥의 끝부분에 있는 모세혈관보다 혈압이 낮다. 그래서 혈압에 의해 모세혈관에서 액체가 빠져나가는 것이 삼투압에 의해 모세혈관으로 액체가 들어오는 것보다 훨씬 더 적다. 따라서 모세혈관이 끝나서 세정맥이 시작하는 부분에서는 세포질사이공간에서 모세혈관으로 이동하는 액체의 양이 더 많게 된다(그림 10.4).

모세혈관을 빠져나간 액체의 약 90%는 다시 모세혈관으로 되돌아오고, 나머지 10%의 액체는 림프모세혈관으로 들어가서 전신순환으로 되돌아온다(제11장 참조).

심화학습 2

혈장단백질의 농도가 감소하는 것에 반응하여 부종이 발생하는 이유는 무엇인지 생각해 보자. 또한 모세혈관 속의 혈압이 증가하기 때문에 부종이 발생하는 이유는 무엇인지 생각해 보자.

10.2 조직에서 혈류의 조절

학습성과

A. 지역조절 기전 이해
B. 신경과 호르몬에 의한 혈류조절 이해

순환계통에의 조직에 제공된 혈류는 아주 잘 조절되어 조직의 대사요구량과 부합하도록 공급된다. 혈류를 조절하는 기전은 크게 두 가지, 즉 (1) 지역조절과 (2) 신경 및 호르몬에 의한 조절이 있다.

혈류의 국소적 조절

혈류의 국소적 조절은 모세혈관앞조임근의 수축과 이완에 의해 수행된다. 조임근이 이완하면 모세혈관을 지나는 혈류가 증가하고, 조임근이 수축하면 모세혈관을 지나는 혈류가 감소한다. 모세혈관앞조임근은 조직의 대사요구량에 의해 조절된다. 예를 들어, 세포의 대사에 의해 생산된 부산물이 증가하면 혈류가 증가한다. 운동을 하게 되면, 뼈대근육의 대사요구량이 급격히 증가하고 대사에 의해 생산된 부산물이 빠르게 생산된다. 그렇게 되면 모세혈관앞조임근이 이완하여 모세혈관을 통과하는 혈류를 증가시킨다.

임상에서 활용하기 — 부종

모세혈관벽을 가로지르는 압력이 정상 범위를 벗어나게 되면 **부종**edema이 생긴다. 예를 들어, 염증이 생기면 모세혈관의 투과도가 증가하게 된다. 투과도가 증가하면 모세혈관 바깥으로 알부민 같은 혈장단백질이 새어나와 사이질공간으로 들어간다. 새어나온 단백질은 사이질에 있는 액체의 삼투압을 증가시키게 되고, 그 결과로 세동맥의 끝부분에 있는 모세혈관에서 액체가 사이질공간으로 빠져나오는 양이 모세혈관이 끝나서 세정맥이 시작하는 부분에서 액체가 재흡수되는 양보다 많아지게 된다. 게다가 림프모세혈관이 늘어난 액체를 모두 수용하지도 못한다. 따라서 사이질공간에 액체가 축적되어 부종이 생긴다.

1 세동맥의 끝부분에 있는 모세혈관에서는 혈압에 의해 모세혈관에서 빠져나가는 액체가 삼투압에 의해 모세혈관으로 들어오는 액체보다 훨씬 더 많다.

2 모세혈관이 끝나서 세정맥이 시작하는 부분(그림에서는 세정맥의 끝으로 표시됨)에서는 혈압에 의해 모세혈관에서 빠져나가는 액체가 삼투압에 의해 모세혈관으로 들어오는 액체보다 훨씬 더 적다.

3 모세혈관을 빠져나간 액체의 90%는 세정맥이 시작하는 부위의 모세혈관으로 되돌아온다. 10%의 액체는 림프모세혈관으로 들어간다.

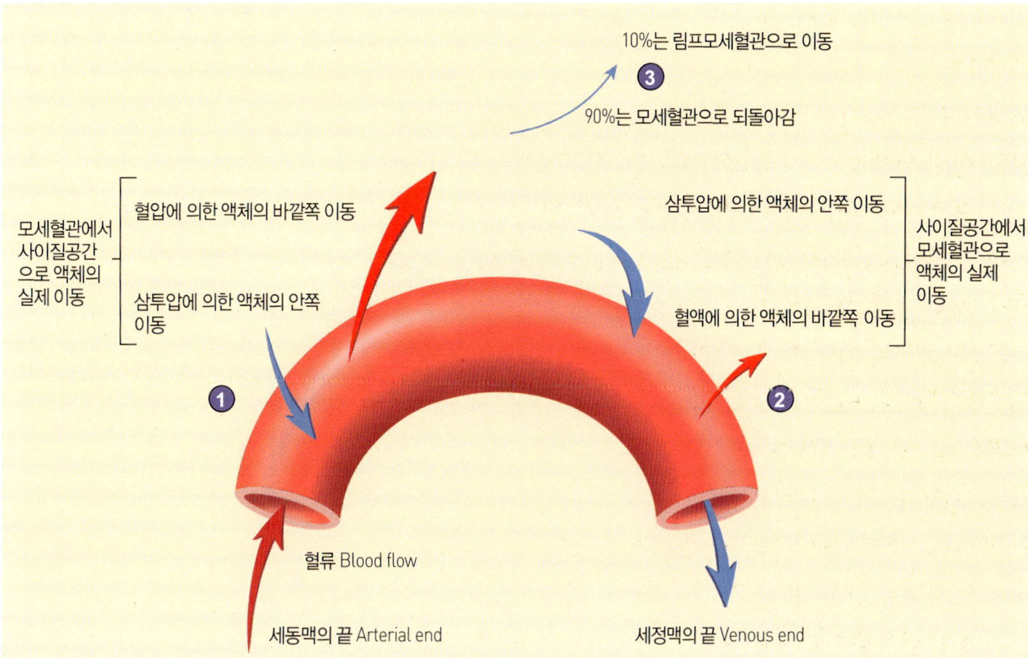

그림 10.4 모세혈관에서의 교환

모세혈관을 통과하는 혈류를 조절하는 다른 요소는 세포의 산소와 포도당, 아미노산과 지방산 같은 영양분의 농도이다(그림 10.5, 표 10.1). 산소 농도가 감소하거나 포도당, 아미노산, 지방산 같은 영양분이 감소하면 혈류가 증가한다. 이산화탄소 농도가 증가하거나 pH가 감소하면 모세혈관앞조임근을 이완시켜서 혈류를 증가시킨다.

심화학습 3

다리를 꼬고 앉은 사람이 있다. 자리에서 일어날 때 오금부위에 붉은 반점이 있는 것을 알게 되었다. 혈류의 국소적 조절 기전을 바탕으로 하여 붉은 반점이 생긴 이유를 생각해 보자.

혈류의 국소적 조절에서, 이미 존재하고 있는 모세혈관을 통한 혈류보다 조직의 대사활동이 자주 증가하게 되면, 추가적인 모세혈관이 그 지역으로 자라야 한다. 모세혈관이 추가되면 국소적 혈류가 증가하여 그 지역에서 증가한 대사요구량에 적합한 혈류를 공급할 수 있게 된다. 예를 들어, 잘 훈련된 운동선수의 뼈대근육에 있는 모세혈관의 밀도는 일반인의 뼈대근육에 있는 모세혈관의 밀도보다 훨씬 더 크다(표 10.1).

신경 및 호르몬에 의한 혈류의 조절

신경에 의한 혈류의 조절은 주로 자율신경계통의 교감신경에 의해 일어난다. 신경이 분포하지 않는 모세혈관과 모세혈관앞조임근을 제외하고, 우리 몸에 있는 대부분의 혈관은 교감신경섬유에 의해 조절된다(그림 10.6).

혈관운동중추vasomotor center인 다리뇌의 아래부위와 숨뇌의 위부위는 낮은 주파수의 활동전위를 끊임없이 교감신경섬유에 보낸다. 따라서 말초혈관은 끊임없이 부분적으로 수축된 상태를 유지하게 되며 이를 **혈관운동긴장도**vasomotor tone라고 한다. 혈관운동긴장도가 증가되면 혈관의 수축을 야기하여 혈압이 증가하며, 혈관운동긴장도가 감소하면 혈관의 이완을 야기하여 혈압이 감소한다. 신경에 의해 혈관의 직경이 조절되는 것은 혈압을 조절하는 중요한 방법 중 하나이다.

신경에 의한 혈관의 조절에 의해 혈액이 몸의 한 부분에서 다른 부분으로 이동할 수 있다. 예를 들어, 운동을 하는 동안 장기와 피부에 있는 혈관운동 긴장도가 증가하고 운동하는 뼈대근육의 혈관운동 긴장도가 감소한다. 그 결과, 장기와 피부로 가는 혈류가 감소하고 뼈대근육으로 가는 혈류가 증가한다. 근육의 활동이 증가함에 따라서 신경에 의한 혈관직경의 조절과 모세혈관앞조임근의 이완에 의해 운동하고 있는 뼈대근육으로 가는 혈류가 몇 배 증가한다(표 10.1).

또한 교감신경은 부신속질에서 에피네프린과 노르에피네프린을 분비하여 호르몬에 의한 혈류의 조절에도 관여한다. 이 호르몬들은 혈액을 통해 온몸으로 이동한다. 대부분의 혈관에서, 이 호르몬들은 혈관을 수축시켜서 혈류를 감소시킨다. 그러나 뼈대근육과 심장근육에서는 이 호르몬들이 혈관을 이완시켜서 혈류를 증가시킨다.

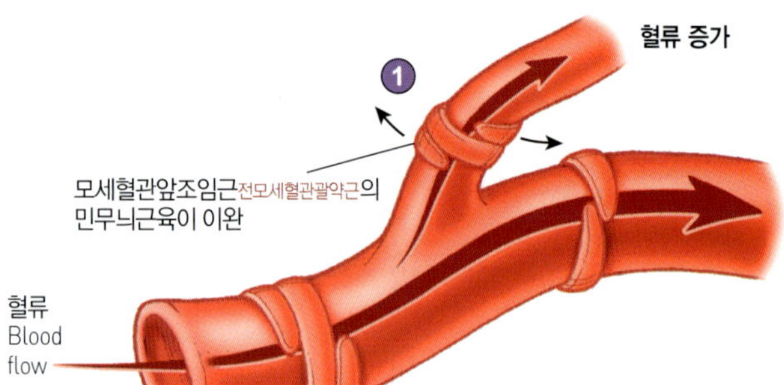

① **모세혈관앞조임근의 이완.** 조직에서 포도당, 아미노산, 지방산 같은 영양분과 산소 농도가 감소하게 되면 모세혈관앞조임근이 이완한다. 또한, 대사산물이 쌓이거나 이산화탄소의 농도 및 젖산의 농도가 증가하거나, pH가 감소하게 되면 모세혈관앞조임근이 이완한다.

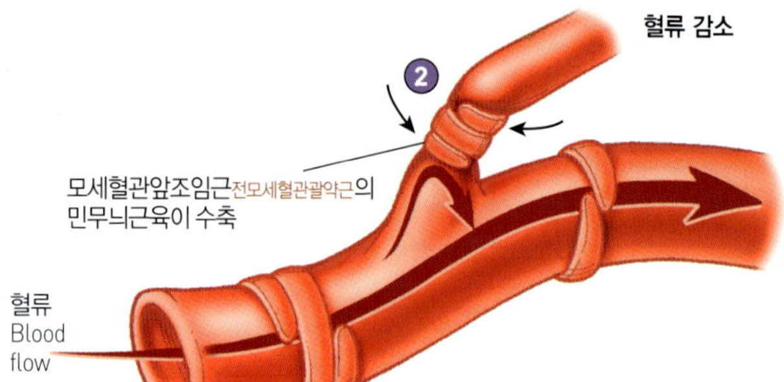

② **모세혈관앞조임근의 수축.** 조직에서 포도당, 아미노산, 지방산 같은 영양분과 산소 농도가 증가하게 되면 모세혈관앞조임근이 수축한다. 또한, 대사산물이 줄어들거나 이산화탄소의 농도 및 젖산의 농도가 감소하거나, pH가 증가하게 되면 모세혈관앞조임근이 수축한다.

그림 10.5 모세혈관계를 통한 혈류의 지역조절

표 10.1 항상성 : 혈류의 조절*

자극	반응
조직의 대사요구량에 의한 조절	
산소 농도 감소, 이산화탄소 농도 증가, pH 감소, 대사량 증가에 의해 조직에서 포도당, 아미노산, 지방산 같은 영양분 감소	모세혈관앞조임근이 이완하여 모세혈관을 지나는 혈류가 증가
산소 농도 증가, 이산화탄소 농도 감소, pH 증가, 조직에서 포도당, 아미노산, 지방산 같은 영양분 증가	모세혈관앞조임근이 수축하여 모세혈관을 지나는 혈류가 감소
신경에 의한 조절	
육체적 활동 증가, 교감신경의 활성도 증가	피부와 장기에 있는 혈관이 수축
체온의 증가(뇌하수체 신경세포가 감지)	피부에 있는 혈관이 이완
체온의 감소(뇌하수체 신경세포가 감지)	피부에 있는 혈관이 수축
체온이 위험 수준 이하로 내려감	피부에 있는 혈관이 이완(극심한 추위에 대해 피부 보호)
분노와 당황	얼굴과 가슴부위 피부에 있는 혈관이 이완
호르몬에 의한 조절(교감신경이 활성화 됨)	
육체적 활동 증가와 교감신경의 활성도 증가로 인해 부신속질에서 에피네프린과 노르에피네프린 분비 촉진	피부와 장기에 있는 혈관이 수축, 뼈대근육과 심장근육에 있는 혈관이 이완
장시간 국소적 혈류 조절	
잘 훈련된 운동선수처럼 장기간 조직의 대사활동의 증가	모세혈관의 수가 증가함
육체활동을 장기간 하지 못해 장기간 조직의 대사활동 감소	모세혈관의 수가 감소함

* 조절기전은 혈압이 정상 범위에 있을 때에만 가능하다.

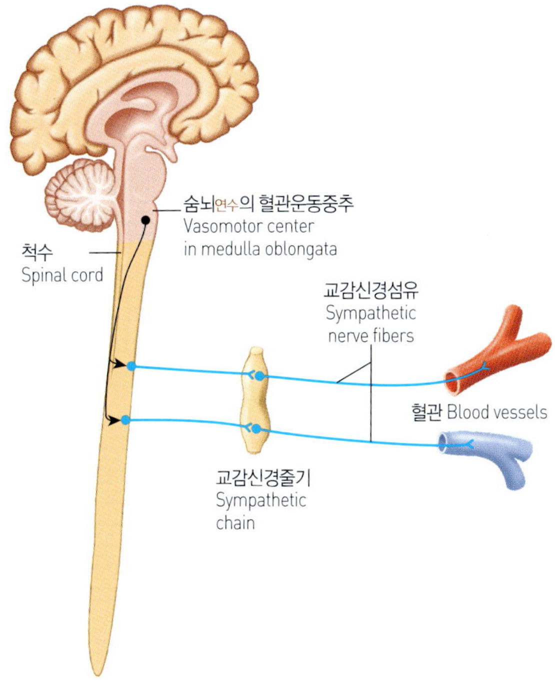

그림 10.6 혈관에 대한 신경조절

대부분의 동맥과 정맥은 교감신경의 지배를 받는다. 숨뇌에 있는 혈관운동중추는 교감신경의 활동전위 발생빈도를 조절한다. 대부분의 혈관에서 활동전위 발생빈도가 증가하면 혈관수축이 일어나고 활동전위 발생빈도가 감소하면 혈관 이완이 일어난다.

심화학습 4

레이노증후군Raynaud syndrome은 손가락과 발가락에 있는 혈관들이 감정이나 추위에 반응하여 아주 심하게 혈관수축이 일어나는 증후군이다. 심한 레이노증후군에서 손가락과 발가락에 발생할 수 있는 현상에 대해 설명하고 왜 이런 현상이 일어나는지 생각해 보자.

10.3 동맥압의 조절

학습성과

A. 동맥압 조절기전 나열

혈관을 지나는 혈류가 유지되기 위해서는 적당한 혈압이 필요하고, 몇 개의 조절기전에 의해 혈압이 조절된다. 심실이완기가 심실수축기보다 길기 때문에 **평균 동맥압**mean arterial pressure; MAP은 대동맥의 수축기 혈압과 이완기 혈압의 평균값보다 약간 낮다. 태어날 때 평균 동맥압은 약 70mmHg이고, 사춘기와 중년 시기에는 약 95mmHg로 유지되다가, 노인이 되면 약 110mmHg에 이르게 된다. 심장주기 전체를 통하여 혈액을 조직으로 운반하는 힘을 나타내는 평균 동맥압은 수축기압과 확장기압의 평균치를 의미한다. 평균 동맥압은 보통 확장기압에 맥압의 1/3을 더한 값이다.

$$\text{평균동맥압} = \text{확장기혈압} + (\text{맥압} \times \frac{1}{3})$$

우리 몸의 평균 동맥압은 **심장박출량**cardiac output; CO × **말초혈관 저항**peripheral resistance; PR으로 계산하며, 말초혈관 저항은 모든 혈관들이 혈류에 저항하는 것을 의미한다.

$$\text{MAP} = \text{CO} \times \text{PR}$$

심장박출량은 **심장박동수**heart rate; HR × **일회박출량**stroke volume; SV으로 계산하기 때문에, 평균 동맥압은 심장박동수 곱하기 일회박출량 곱하기 말초혈관 저항(PR)으로 계산한다.

$$\text{MAP} = \text{HR} \times \text{SV} \times \text{PR}$$

따라서 평균 동맥압은 심장박동수, 일회박출량과 말초혈관 저항이 증가하는 것에 반응하여 증가하고, 평균 동맥압은 심장박동수, 일회박출량과 말초혈관 저항이 감소하는 것에 반응하여 감소한다. 평균 동맥압은 이 변수들의 변화에 의해서 조절된다. 예를 들어, 출혈이나 다른 원인에 의해 갑자기 혈압이 떨어지면 혈압을 다시 복구하려는 조절기전 때문에 심장박동수, 일회박출량과 말초혈관 저항이 증가하게 되어 정상 생활을 하기에 적합한 혈압이 유지된다. 또한, 혈압이 낮아지면 혈액 부피를 증가시키는 기전도 활성화된다.

압력수용기 반사

압력수용기 반사는 혈압을 정상 범위로 유지시키는 반응을 활성화시킨다. **압력수용기**baroreceptor는 증가된 압력에 의해 동맥이 늘어나는 것에 반응한다. 압력수용기는 목부위와 가슴부위에 있는 큰 동맥의 혈관벽을 따라 흩어져 있고, 속목동맥의 시작부위에 있는 목동맥팽대와 대동맥활의 혈관벽에는 많은 수의 압력수용기가 있다. 압력수용기에서 시작된 활동전위는 감각신경섬유를 통해 숨뇌로 전달된다(그림 10.7).

혈압이 갑자기 증가하여 동맥의 벽이 늘어나면 압력수용기의 활동전위 빈도가 증가한다. 증가한 활동전위 빈도는 숨뇌에 있는 혈관운동중추와 심장조절중추에 전달되어 혈압을 낮추기 위한 반응을 유발한다. 주요한 반응 중 하나는 혈관운동 긴장도를 감소시켜서, 혈관을 확장시키고 말초혈관 저항을 감소시킨다. 심장조절중추에 의해 조절되는 다른 반응은 심장에 대한 부교감신경 자극을 증가시켜서 심장박동수를 감소시키고, 심장의 교감신경 자극을 감소시켜서 일회박출량을 줄이게 한다. 감소된 심장박동수, 일회박출량과 말초혈액 저항 때문에 혈압이 정상 값을 향해 낮아진다(그림 10.8).

혈압이 갑자기 감소하면 압력수용기의 활동전위 빈도가 감소한다. 감소한 활동전위 빈도 때문에 숨뇌에 있는 혈관운동중추와 심장조절중추는 혈압을 높이기 위한 반응을 유발한다. 심장의 교감신경 자극을 증가시켜서 심장박동수와 일회박출량을 증가시킨다. 추가적으로, 혈관운동 긴장도가 증가하여 혈관을 수축시키고 말초혈관 저항을 증가시킨다. 증

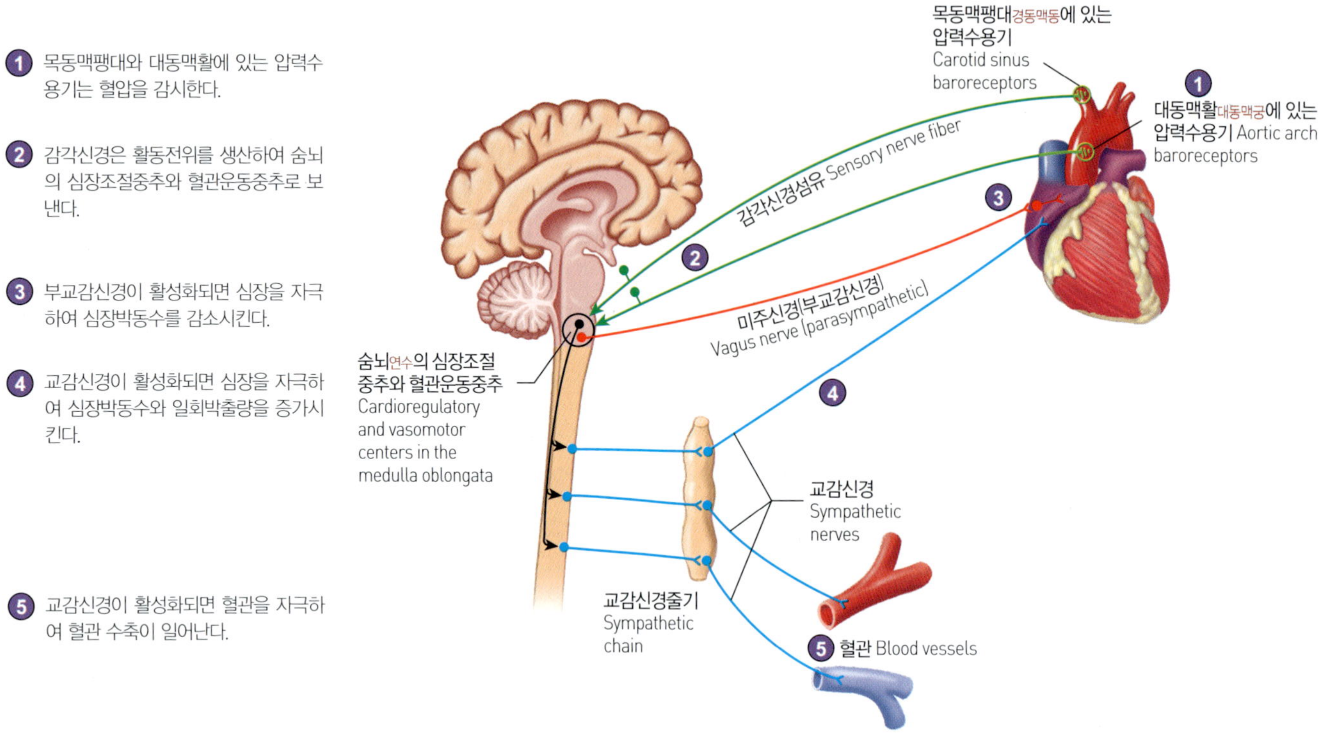

그림 10.7 압력수용기 반사 기전
압력수용기 반사는 혈압을 조절하는 데 도움을 준다.

가한 심장박동수, 일회박출량과 말초혈관 저항 때문에 혈압이 정상 값을 향해 높아진다(그림 10.8).

압력수용기 반사baroreceptor reflexes는 혈압을 몇 초 단위로 조절한다. 앉아 있거나 누워 있다가 빨리 일어서게 되면, 가슴과 목부위의 혈압이 중력 때문에 급격히 감소한다. 혈압의 감소가 너무 심하면 뇌로 가는 혈류가 충분하지 못해서 어지럽거나 심지어 의식을 잃을 수도 있다. 혈압이 떨어지면서 압력수용기 반사가 활성화되어, 몇 초 안에 혈압을 정상으로 되돌리려는 반응이 나타난다. 따라서 건강한 사람은 아주 잠시 동안 어지러움을 느낀다.

화학수용체 반사

목동맥토리경동맥소체, carotid body와 **대동맥토리**는 목동맥팽대와 대동맥활의 근처에 있는 작은 구조물이다. 목동맥토리와 대동맥토리는 혈액 속의 산소 농도, 이산화탄소 농도와 pH의 변화에 반응하는 감각수용체를 함유한다. 이 감각수용체가 혈액 속에 있는 화학물질의 변화에 매우 민감하기 때문에 이 감각수용체를 **화학수용체**chemoreceptor라고 부른다. 화학수용체는 활동전위를 감각신경섬유를 통해 숨뇌로 보낸다. 숨뇌 속에도 화학수용체가 존재한다.

산소 농도와 pH가 감소하거나 이산화탄소 농도가 증가하면, 화학수용체의 활동전위 빈도가 증가하여 **화학수용체 반사**chemoreceptor reflex를 활성화시킨다(그림 10.9). 이 반사에 영향을 받은 혈관운동중추와 심장조절중추는 심장의 부교감신경 자극을 감소시켜서 심장박동수를 증가시킨다. 또한, 혈관운동중추와 심장조절중추는 심장의 교감신경 자극을 증가시켜서, 심장박동수, 일회박출량과 혈관운동 긴장도를 증가시킨다.

이와 같은 변화의 결과로 혈압이 증가한다. 증가된 혈압은 허파로 가는 혈류를 증가시키고, 이에 따라 혈액의 산소 농도가 높아지고 혈액의 이산화탄소 농도가 낮아진다. 화학수용체 반사는 응급상황에서 기능을 하며 심혈관계통을 조절하는 데 있어 중요한 역할을 담당하지 않는다. 화학수용체 반사는 혈액의 산소 농도가 매우 낮거나 이산화탄소 농도가 매우 높을 때에 강력하게 일어난다.

호르몬에 의한 조절기전

빠르게 반응하는 압력수용기 반사와 화학수용체 반사 이외에도, 네 개의 중요한 호르몬은 혈압의 조절을 돕는다.

부신속질에 의한 조절기전

혈관과 심장의 교감신경 자극을 증가시키는 신호는 부신속질도 자극시킬 수 있다. 이 신호에 반응한 부신속질은 에피네프린과 노르에피네프린을 혈액으로 분비한다(그림 10.10). 에피네프린은 심장박동수와 일회박출량을 증가시키고, 피부와 장기에 있는 혈관의 혈관수축을 유발

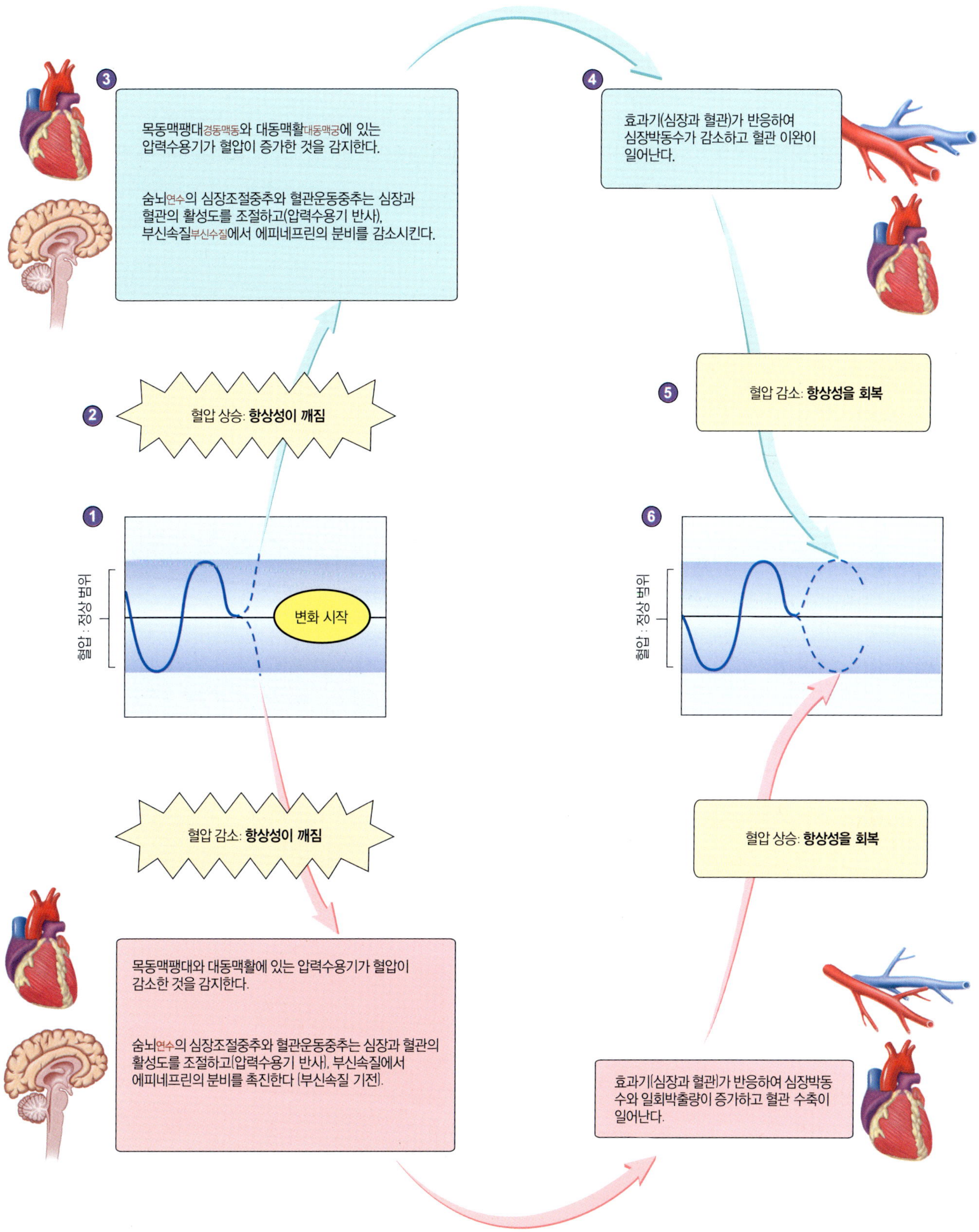

그림 10.8 혈압에 대한 압력수용기의 영향

(1) 혈압이 정상을 유지하고 있다.
(2) 혈압이 정상 범위 이상으로 증가하면 항상성이 깨진다.
(3) 압력수용기는 증가한 혈압을 감지한다. 뇌에 있는 혈압조절중추가 변화에 반응하여 혈압을 낮춘다.
(4) 신경과 호르몬의 변화는 심장근육의 활성도와 혈관의 민무늬근육의 활성도에 영향을 주어 심장박동수를 감소시키고 혈관을 이완시킨다.
(5) 이와 같은 변화에 의해 혈압이 감소한다.
(6) 혈압이 정상 범위로 돌아와서 항상성이 회복된다.

한다. 에피네프린은 뼈대근육과 심장근육으로 가는 혈관의 이완을 유발시켜서 이 근육으로 가는 혈류를 증가시킴으로써 육체적인 활동을 하는 데 적합한 혈류를 준비한다.

레닌–안지오텐신–알도스테론에 의한 조절기전

감소된 혈류에 반응하여, 콩팥은 **레닌**renin이라는 효소를 순환계통 속으로 분비한다(그림 10.11). 레닌은 혈액에 있는 **안지오텐시노겐**angiotensinogen을 활성화시켜서 **안지오텐신 I**angiotensin I을 생산한다. **안지오텐신 전환효소**angiotensin-converting enzyme라는 효소가 여러 장기에 있어서 생산된 안지오텐신 I을 보다 활동성이 강한 **안지오텐신 II**angiotensin II로 변환시킨다. 안지오텐신 II는 혈관수축을 유발한다. 따라서 감소된 혈압에 반응하여, 콩팥에서 분비된 레닌은 혈압을 정상 값에 가깝게 증가시킨다.

1 목동맥토리와 대동맥토리에 있는 화학수용체는 혈액 속의 산소 및 이산화탄소의 농도와 pH를 감지한다.

2 숨뇌에 있는 화학수용체는 혈액 속의 이산화탄소 농도와 pH를 감시한다.

3 산소 농도가 감소하고, 이산화탄소 농도가 증가하고, pH가 낮아지면 부교감신경이 억제되어 심장박동수가 증가한다.

4 산소 농도가 감소하고, 이산화탄소 농도가 증가하고, pH가 낮아지면 교감신경이 활성화되어 심장박동수와 일회박출량이 증가한다.

5 산소 농도가 감소하고, 이산화탄소 농도가 증가하고, pH가 낮아지면 교감신경이 활성화되어 혈관을 자극하여 혈관수축이 일어난다.

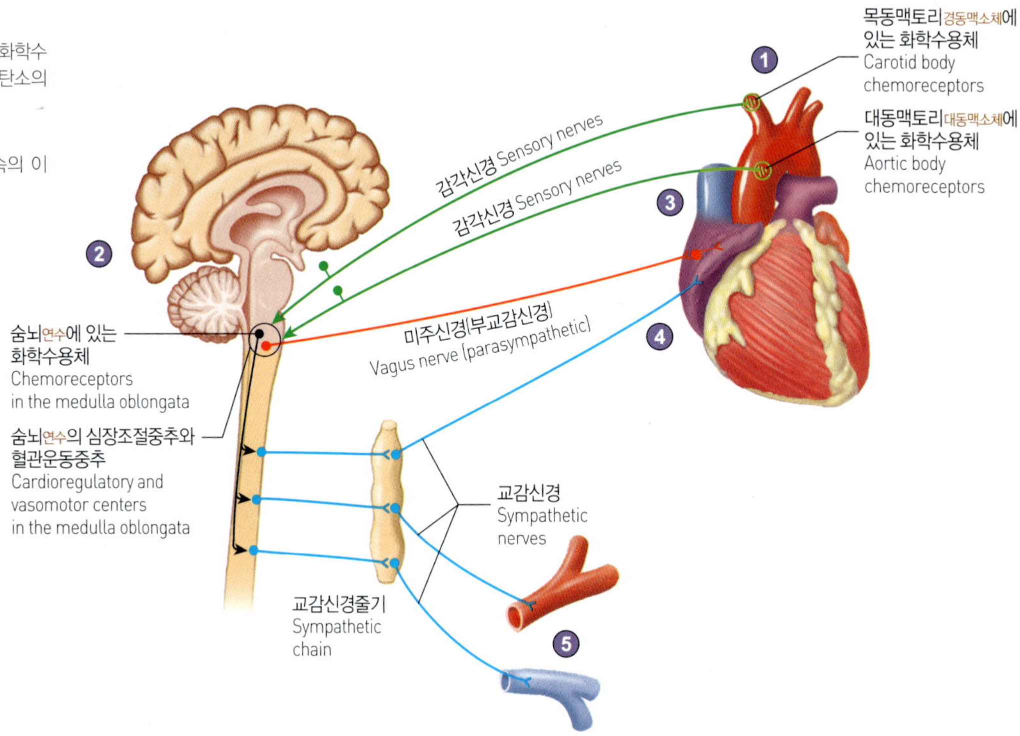

그림 10.9 화학수용체 반사 기전

화학수용체 반사는 혈압은 조절하는 데 도움을 준다.

1 심장과 혈관에 대한 교감신경을 자극하는 것이 증가하면, 증가된 자극에 의한 활동전위가 숨뇌로 전달된다.

2 숨뇌에서 척수로 향하는 내림통로는 부신속질로 가는 교감신경 자극을 증가시키고, 그 결과 에피네프린과 노르에피네프린의 분비가 증가한다.

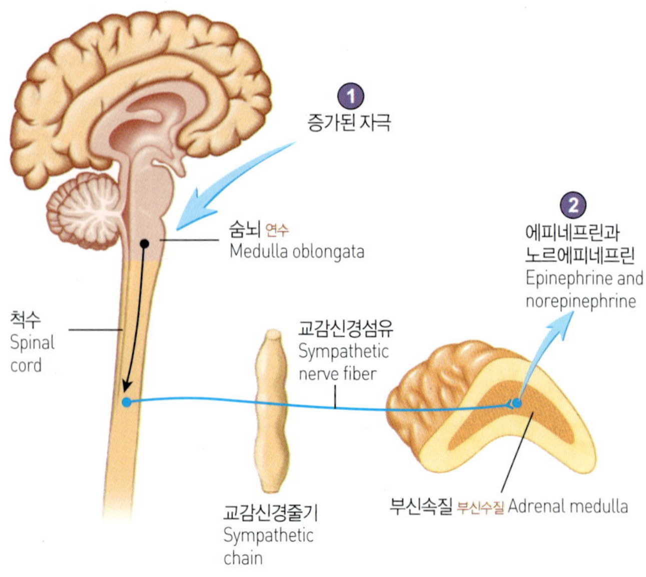

그림 10.10 호르몬 조절 : 부신속질 기전

심장과 혈관에 대한 교감신경을 증가시키는 자극이 부신속질에 대한 교감신경도 자극하여 에피네프린과 노르에피네프린의 분비가 증가한다.

1 콩팥신장은 혈압이 감소한 것을 감지하여 레닌을 분비한다.

2 레닌은 간에서 분비되는 단백질인 안지오텐시노겐을 안지오텐신 Ⅰ로 전환시킨다.

3 허파모세혈관 속의 안지오텐신전환효소는 안지오텐신 Ⅰ을 안지오텐신 Ⅱ로 전환시킨다.

4 강력한 혈관수축제인 안지오텐신 Ⅱ는 혈압을 증가시킨다.

5 안지오텐신 Ⅱ는 부신겉질을 자극하여 알도스테론을 분비시킨다.

6 알도스테론은 콩팥에 작용하여 나트륨의 재흡수를 증가시킨다. 그 결과 소변량은 감소하고 혈액 부피가 증가하여 혈압이 상승한다.

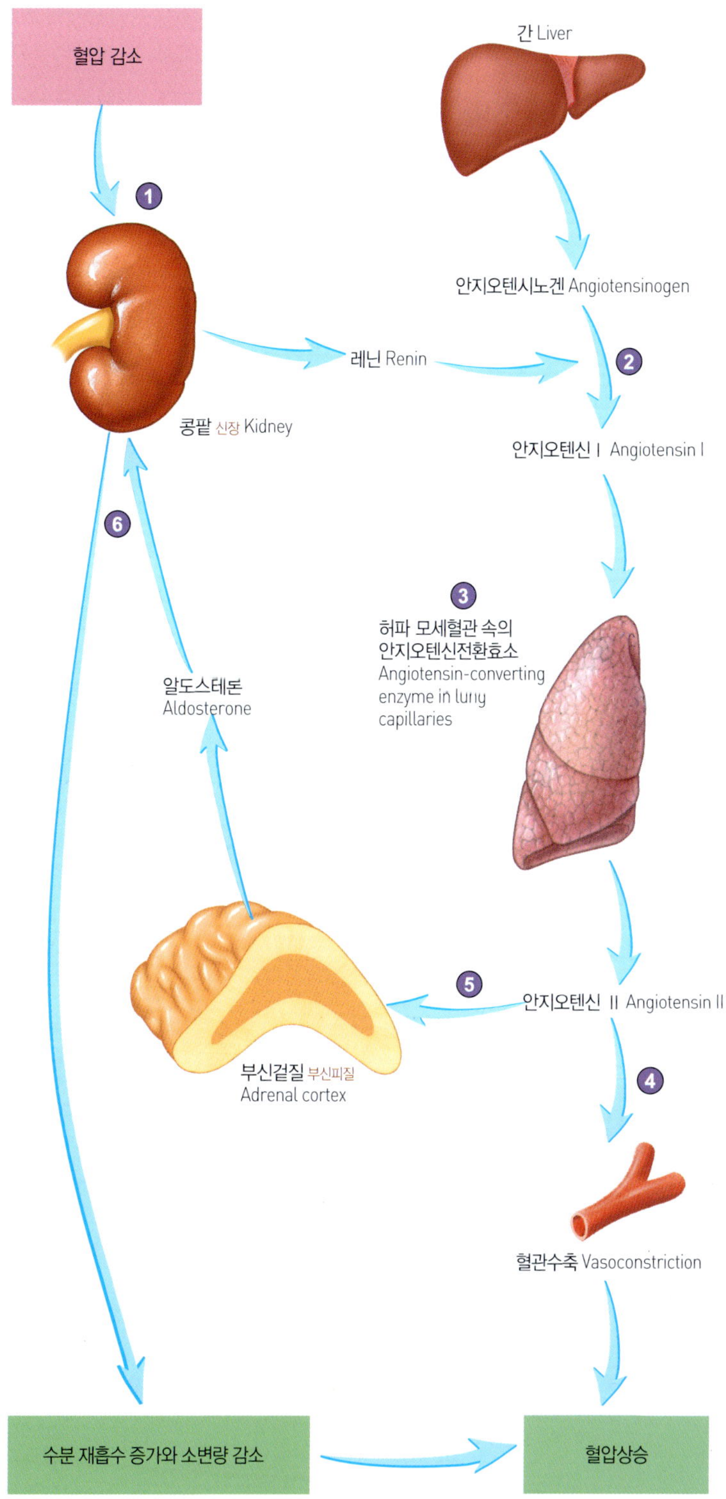

그림 10.11 호르몬 조절 : 레닌-안지오텐신-알도스테론 기전

또한, 안지오텐신 II는 부신겉질을 자극하여 **알도스테론**aldosterone의 분비를 촉진한다. 알도스테론은 콩팥에 작용하여 나트륨과 수분의 재흡수를 촉진한다. 그 결과, 혈액에서 소변으로 빠져나가는 수분량이 감소하기 때문에 소변량이 감소하며, 체액의 소실이 줄어들기 때문에 혈액의 부피가 유지된다. 적당한 혈액량은 심장으로 되돌아오는 정맥혈액을 정상으로 유지시켜서 혈압을 유지하게 된다.

항이뇨호르몬에 의한 조절기전

혈장에 있는 용질의 농도가 증가하거나 혈압이 감소하면, 시상하부에 있는 신경세포가 이에 반응하여 뇌하수체 뒤엽에서 **항이뇨호르몬** antidiuretic hormone;ADH 또는 **바소프레신** vasopressin을 분비시킨다(그림 10.12). 항이뇨호르몬은 콩팥에 작용하여 수분의 재흡수를 촉진하여 소변량을 감소시킨다. 그래서 혈액량과 혈압을 유지하도록 한다. 항이뇨호르몬이 많이 분비되면 혈관수축이 유발되어 혈압이 증가한다.

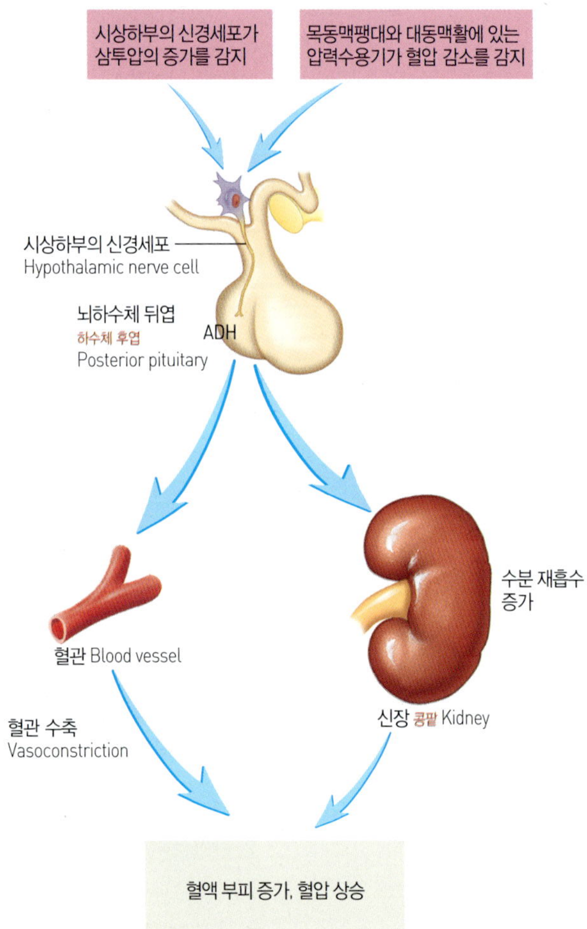

그림 10.12 호르몬 조절 : 항이뇨호르몬(ADH) 기전

혈액의 삼투압 증가와 혈압의 감소는 시상하부를 자극하여 뇌하수체에서 항이뇨호르몬이 분비되도록 한다. 항이뇨호르몬은 콩팥에서 수분 재흡수를 증가시키고, 혈관수축도 유도할 수 있다. 이러한 변화로 인해 혈압이 유지된다.

심방나트륨 배설증가 호르몬에 의한 조절기전

심방나트륨 배설증가 호르몬atrial natriuretic hormone은 높아진 혈압에 반응하여 오른심방에 있는 특수 세포에서 분비하는 펩티드 계열 호르몬이다. 심방나트륨 배설증가 호르몬은 콩팥에서 나트륨의 소실을 촉진하여 소변량을 증가시킨다. 소변량이 증가함에 따라 수분의 소실도 증가하여 혈액량을 감소시켜 혈압을 감소시킨다.

조절기전의 정리

압력수용기 반사는 혈압을 조절하는 단기 조절기전에서 매우 중요한 역할을 담당한다(그림 10.7, 그림 10.8). 압력수용기 반사는 갑작스런 혈압의 변화에 민감하며 매우 빠르게 반응한다. 화학수용체 반사와 부신속질 반사도 갑작스런 혈압의 변화에 민감하며 빠르게 반응하며, 혈압이 많이 변해도 이 변화에 대응하는 반응을 할 수 있다. 레닌-안지오텐신-알도스테론에 의한 조절, 항이뇨호르몬에 의한 조절과 심방나트륨 배설증가 호르몬에 의한 조절은 혈압을 조절하는 장기 조절기전에서 매우 중요한 역할을 담당한다. 이들의 조절기전은 혈압 및 농도의 작은 변화에 의해 영향을 받고 혈압을 서서히 조절하여 정상 범위로 되돌려 놓는다(그림 10.13).

심화학습 5

출혈이 심해서 많은 양의 혈액이 짧은 시간 내에 소실되었다고 가정해 보자. 이 때 어떤 혈압조절 기전이 역할을 하는가? 만약 적은 양의 출혈이 몇 시간 지속되었다면, 앞선 질문에서 작용했던 혈압조절 기전이 기능을 발휘하게 되는지 생각해 보자.

10.4 노화가 혈관에 미치는 영향

학습성과

A. 노화가 혈관에 미치는 영향을 나열

동맥의 혈관벽은 나이가 들어감에 따라 변한다. 어떤 동맥은 다른 동맥보다 훨씬 빨리 변하며, 사람마다 이 변화에 대한 반응이 달라진다. 나이에 따라 가장 심하게 영향을 받는 동맥은 대동맥 같은 큰 탄력동맥, 뇌로 가는 혈액을 운반하는 큰 동맥과 심장동맥이다.

동맥에 생기는 변화는 동맥경화증으로 정의된 것처럼 혈관벽의 탄력이 감소하는 것이며, 나이가 들어감에 따라서 점점 더 동맥 경화는 심해진다. **죽상동맥경화증**atherosclerosis이라는 동맥경화증의 한 형태는 동맥의 혈관벽에 물질이 축적됨으로써 경화판을 형성하는 것이다(그림 10.14). 축적되는 물질은 콜레스테롤을 함유하고 있는 지방 성분들이다. 지방 물질들은 궁극적으로 치밀결합조직과 칼슘의 침착을 유발한다.

죽상동맥경화증 발생에 영향을 주는 몇 가지 요소들이 있다. 운동부족, 흡연, 비만과 콜레스테롤과 지방을 많이 섭취하는 식습관은 죽상동맥경화증의 발생률을 증가시키고 증상도 악화시킨다. 심각한 죽상동맥

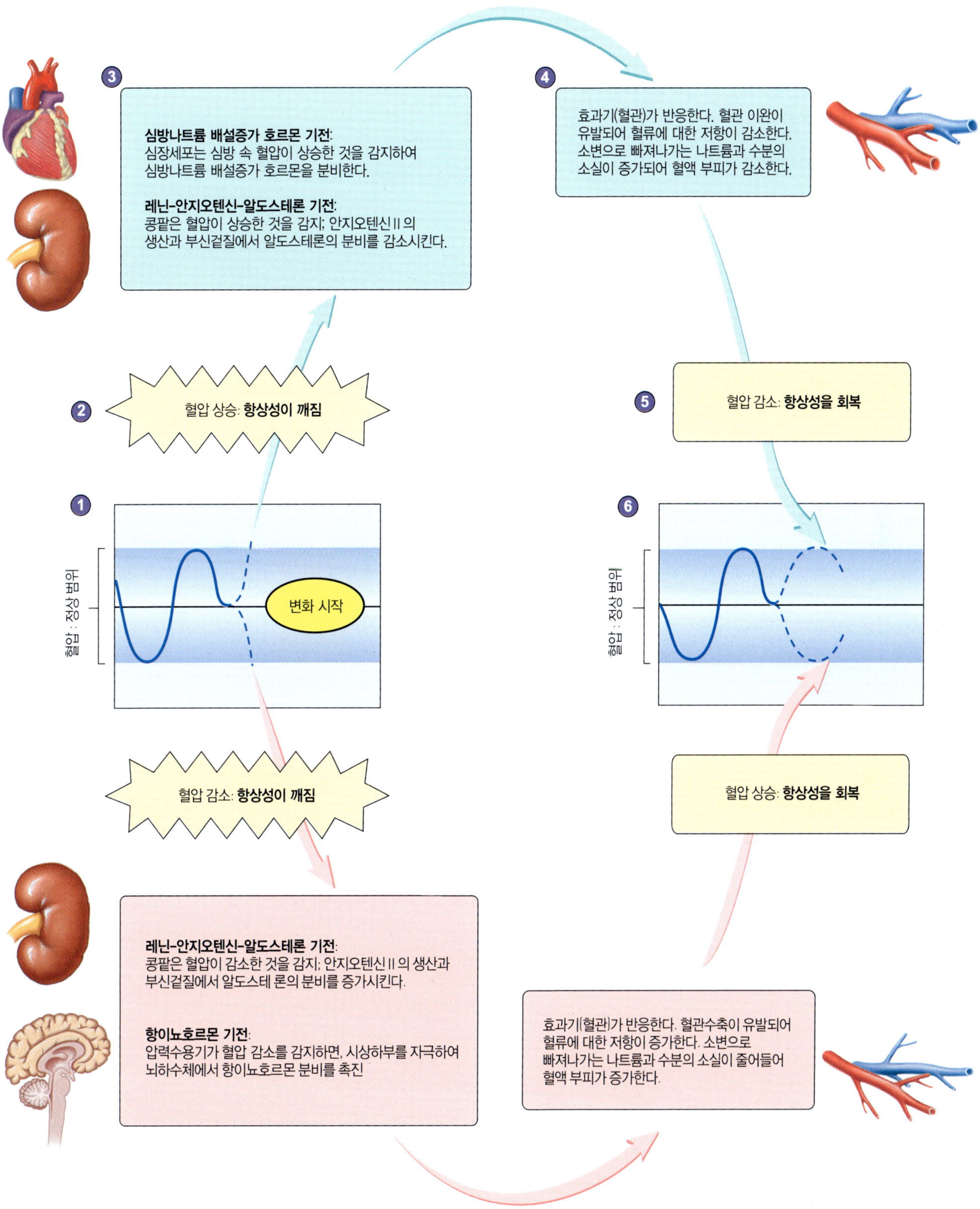

그림 10.13 혈압의 장기 조절

(1) 혈압이 정상을 유지하고 있다. (2) 혈압이 정상 범위 이상으로 증가하면 항상성이 깨진다. (3) 심장근육세포와 콩팥의 수용체는 증가한 혈압을 감지한다. 심장과 콩팥이 증가한 혈압에 반응하여 호르몬을 분비한다. (4) 심장과 콩팥에서 분비된 호르몬에 반응하여 혈관 이완과 소변량 조절을 통해 혈액 부피를 조절한다. (5) 이와 같은 변화에 의해 혈압이 감소한다. (6) 혈압이 정상 범위로 돌아와서 항상성이 회복된다.

임상에서 활용하기

순환 쇼크

순환 쇼크 circulatory shock는 부적당한 혈류 때문에 산소 부족이 발생하여 조직이 손상되는 증상이다. 여러 쇼크는 조직에 손상을 유발할 수 있고 사망에 이를 수도 있다.

순환 쇼크에는 여러 원인이 있다. 과도한 혈액 소실은 출혈성 쇼크라고 알려진 쇼크의 형태를 유발할 수 있다. 출혈성 쇼크를 활용하여 쇼크의 일반적인 특징을 설명할 수 있다. 출혈성 쇼크가 심하지 않으면 혈압이 조금만 감소하기 때문에 정상적으로 혈압을 조절하는 기전에 의해 혈압과 혈류가 정상으로 회복될 수 있다. 압력수용기 반사는 강력한 교감신경 반응을 생산하여 혈관 수축을 유발하고 심장박동수를 증가시킨다.

전신의 혈류가 감소하면 콩팥으로 가는 혈류도 감소하기 때문에 콩팥에서는 레닌의 분비를 증가시킨다. 증가된 레닌의 농도는 안지오텐신 II의 합성 비율을 증가시키고, 이 안지오텐신 II는 혈관 수축을 유발하고 부신겉질을 자극하여 알도스테론의 분비를 증가시킨다. 감소한 혈압에 반응하여 콩팥에서는 수분과 나트륨을 더 많이 재흡수하며, 뇌하수체 뒤엽에서 분비된 항이뇨호르몬의 작용에 의해 콩팥에서 수분의 재흡수가 촉진된다. 또한, 강력한 갈증자극이 발생하여 물을 많이 마시게 되어 정상적인 혈액 부피를 재건하는 데 도움을 준다.

쇼크가 경미한 상태에서의 압력수용기 반사는 정상 혈액 부피로 되돌아올 때까지 적절하게 유지되어 실혈된 혈액량을 보충하는 기능을 한다. 쇼크가 심각한 상태가 되면 생명을 유지하기 위해 모든 혈압조절 기전이 활용되어야 한다. 그러나 대부분의 심각한 경우에 있어서, 쇼크에 의한 악영향을 보충하기 위한 조절기전의 작용이 적당하지 못할 경우가 많다. 양성 되먹임이 반복되어서 혈압조절기전의 혈압을 조절하는 기능이 제대로 작용하지 못하게 된다. 쇼크가 심해짐에 따라 조절기전의 효율이 점점 더 나빠진다. 반복된 양성 되먹임은 수혈 transfusion과 같이 쇼크를 멈출 수 있는 치료를 할 때까지 지속된다. 쇼크는 원인에 따라 다섯 형태로 구별할 수 있다.

1. **저혈량 쇼크** hypovolemic shock는 혈액 부피가 감소해서 발생한 쇼크이다. 내부 장기 또는 외상에 의한 출혈에 의해 발생하는 **출혈성 쇼크** hemorrhagic shock가 저혈량 쇼크의 한 형태이다. 전신에 심한 화상을 입게 되면 혈장이 소실되어 **혈장소실 쇼크** plasma loss shock가 발생한다. 설사, 구토 및 탈수에 의해 세포질사이 체액이 많이 소실되면 혈액량이 감소하게 되어 **사이질 체액소실 쇼크** intersititial fluid loss shock가 발생한다.
2. **신경성 쇼크** neurogenic shock는 감정적인 변화와 마취에 반응하여 혈관이완이 유발된 것이다.
3. **아나필락시스 쇼크**(초과민반응 쇼크, anaphylactic shock)는 알레르기 반응 때문에 분비된 면역물질이 혈관이완을 유발하고 모세혈관 투과도를 증가시킴으로 써 발생한 쇼크이다. 모세혈관에서 사이질공간으로 많은 양의 액체가 이동하여 쇼크가 발생한다.
4. 혈액의 독성중독인 **패혈 쇼크** septic shock는 순환계통 속으로 독성물질을 분비하는 감염에 의해 발생되며, 심장의 활동을 감소시키고 혈관확장을 유발하며 모세혈관 투과도를 증가시킨다.
5. **심장성 쇼크** cardiogenic shock는 심장의 기능이 감소되는 질병에 의해 유발된 심장박출량의 감소 때문에 발생한다. 심장발작(심근경색증)이 심장성 쇼크의 흔한 원인이다. 부정맥이나 전기적 충격에 의해 발생한 심장의 빈맥증도 심장성 쇼크를 유발할 수 있다.

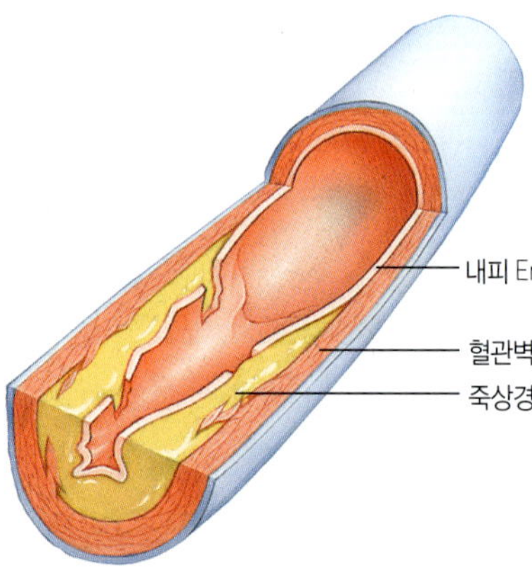

그림 10.14 죽상경화판
죽상경화판은 동맥혈관벽의 조직 속에서 발생한다.

경화증은 가족력을 나타내기도 하기 때문에 유전적인 영향이 있는 것으로 보인다. 어떤 연구들은 지방을 적게 섭취하는 식습관, 적당한 운동과 이완요법이 죽상동맥경화증의 진행을 느리게 하며, 죽상동맥경화증이 더 이상 진행되지 않도록 한다고 보고된 바 있다.

죽상동맥경화증은 동맥 속에 축적되어 직경을 감소시키기 때문에 혈류에 대한 저항을 크게 증가시킨다. 추가된 저항은 조직으로 가는 정상 순환을 방해하고 심장이 수행해야 하는 업무량을 증가시킨다. 심지어, 거친 죽상동맥경화판은 혈소판을 끌어들여 경화판에 부착시켜서 혈전 형성을 증가시킨다.

노화에 의해 모세혈관이 좁아지고 모양이 더 불규칙하게 변한다. 모세혈관벽이 점점 두꺼워지고 그 결과로 모세혈관의 물질교환 효율이 점점 감소한다.

노화에 의해 정맥은 군데군데가 두꺼워져서 정맥의 직경이 좁아진다. 나이가 들어감에 따라 정맥의 혈관벽에 있는 결합조직이 약화되어 정맥의 직경이 커지기 때문에 정맥류성 정맥이 발생하는 빈도가 증가하며, 곧창자와 항문 주변의 정맥류성 정맥인 치질이 발생하는 빈도가 증가한다. 특히 직경이 커진 정맥과 혈류가 느려진 정맥에서 혈전과 색전이 발생하는 빈도가 증가한다.

단원 요약

10.1 순환계통의 생리학

혈압

1. 혈압은 혈액이 혈관벽을 밀어내는 힘을 측정한 것이다.
2. 혈압은 혈액을 혈관을 통해 이동시킨다.
3. 혈압은 혈류가 혈압측정띠에 의해 부분적으로 감싸진 동맥에서 발생한 코로트코프음을 청진함으로써 측정한다.

압력과 저항

젊은 성인의 대동맥에서, 표준 혈압은 수축기 혈압이 120mmHg, 이완기 혈압이 80mmHg 사이를 오간다. 만약, 혈관이 수축하면, 혈류에 대한 저항이 증가하여 혈류가 감소한다.

맥박압

1. 맥박압은 수축기 혈압과 이완기 혈압 사이의 차이이다. 일회박출량이 증가하면 맥박압이 증가한다.
2. 맥박은 피부에 가까운 곳에 위치한 큰 동맥이 있는 부위에서 느낄 수 있다.

모세혈관의 물질교환

1. 모세혈관벽을 가로지르는 물질교환은 확산에 의해 일어난다.
2. 혈압, 모세혈관 투과도와 삼투압은 모세혈관벽을 가로지르는 액체의 이동에 영향을 준다. 혈액에서 조직으로 액체의 이동이 존재한다. 조직으로 이동한 액체는 림프계통을 거쳐 순환한다.

10.2 조직에서 혈류의 조절

혈류의 국소적 조절

조직으로 가는 혈류는 조직의 대사요구량에 비례하고 모세혈관앞조임근에 의하여 조절된다.

신경 및 호르몬에 의한 혈류의 조절

1. 혈관운동중추(교감신경 갈래)는 혈관의 직경을 조절한다. 뇌의 다른 부위는 혈관운동중추를 흥분시키거나 억제시킬 수 있다.
2. 혈관운동 긴장도는 혈관이 끊임없이 부분적으로 수축된 상태를 유지하는 것이다.
3. 신경에 의한 혈관의 조절에 의해 모세혈관을 제외한 혈관에서 혈액의 흐름을 조절하여 혈압을 유지시킨다.
4. 부신속질에서 분비된 에피네프린과 노르에피네프린은 혈관의 직경을 변화시킨다.

10.3 동맥압의 조절

평균 동맥압(MAP)은 심장박출량×말초혈관 저항에 비례한다.

압력수용기 반사

1. 압력수용기는 동맥이 늘어나는 것에 민감하게 반응한다.
2. 압력수용기 목동맥팽대와 대동맥활에 위치한다.
3. 압력수용기 반사는 혈압의 변화에 반응하여 말초혈관 저항, 심장박동수와 일회박출량을 변화시킨다.

화학수용체 반사

1. 화학수용체는 혈액의 산소 농도, 이산화탄소 농도와 pH의 변화에 민감하게 반응한다.
2. 화학수용체는 목동맥토리와 대동맥토리에 위치한다.
3. 화학수용체 반사는 낮은 산소 농도, 높은 이산화탄소 농도와 감소한 혈액 속 pH에 반응하여 말초혈관 저항을 증가시킨다.

호르몬에 의한 조절기전

1. 교감신경 자극에 의해 부신속질에서 분비된 에피네프린과 노르에피네프린은 심장박동수, 일회박출량을 증가시키고 혈관수축을 유발한다.
2. 낮은 혈압에 반응하여 콩팥은 레닌을 분비한다. 레닌은 혈관수축을 유발하고 알도스테론 분비를 촉진하는 안지오텐신 II의 생산을 촉진한다. 알도스테론은 소변량을 감소시킨다.
3. 뇌하수체 뒤엽에서 분비된 항이뇨호르몬은 혈관수축을 유발하고 소변량을 감소시킨다.
4. 혈압이 올라가면 심장은 심방나트륨 배설증가 호르몬을 분비한다. 심방나트륨 배설증가 호르몬은 소변량의 증가를 촉진하여 혈액량을 감소시켜서 혈압을 감소시킨다.

조절기전의 정리

1. 압력수용기, 화학수용체와 부신속질반사 기전은 혈압의 단기조절기전에서 매우 중요하다.
2. 레닌-안지오텐신-알도스테론에 의한 조절, 항이뇨호르몬에 의한 조

단원 요약

절과 심방나트륨 배설증가 호르몬에 의한 조절과 같은 호르몬에 의한 조절은 혈압의 장기조절 기전에서 매우 중요하다.

10.4 노화가 혈관에 미치는 영향

1. 탄력성이 감소하고 동맥 혈관벽이 두꺼워지면서 고혈압이 생기고 혈압의 변화에 반응하는 능력이 감소한다.
2. 죽상동맥경화증은 노화와 관련성이 높다.
3. 나이가 들어감에 다라 모세혈관의 물질교환 효율이 점점 감소한다.
4. 정맥의 혈관벽이 두꺼워지거나 직경이 커진다. 혈전, 색전, 정맥류성 정맥과 치질은 노화와 관련성이 높다.

CHAPTER 11 림프계통과 면역계통

11.1 림프계통의 기능

학습성과

A. 림프계통의 3가지 기능 나열
B. 림프의 생성과정 설명

생명현상의 기본 원리는 생존을 위해 많은 생명체들이 다른 생명체를 소비하거나 이용한다는 것이다. 세균이나 바이러스 같은 작은 미생물은 사람을 자신들의 영양분의 원천으로 여기고 그들이 생존하고 번식할 수 있는 환경을 활용한다. 그 결과로, 어떤 미생물은 우리 몸에 질병을 유발하거나 심한 경우 사망까지 초래할 수 있다. 우리 몸에도 이런 유해한 미생물에 저항하거나 미생물을 파괴할 수 있는 기능을 지니고 있다. 이 장에서는 어떻게 림프계통과 면역계통이 외부에서 침입하는 미생물들에 대항하고 있는지를 공부하기로 한다.

림프계통임파계, lymphatic system의 기능은 다음과 같다.

1. *체액 균형*. 약 30L나 되는 체액이 매일 모세혈관에서 사이질공간으로 이동하고, 90% 정도인 27L의 체액이 사이질공간에서 모세혈관으로 되돌아온다(제10장 참조). 만약, 사이질에 남아 있는 3L의 체액이 그대로 사이질공간에 머무르게 되면, 부종이 생겨서 조직의 손상을 유발할 수 있다. 실제로는 3L의 체액은 림프모세혈관으로 이동하며, 체액이 림프모세혈관에서 이동하는 것을 **림프**임파, lymph라고 한다. 림프는 림프모세혈관을 지나 림프혈관으로 모인 다음 혈액으로 되돌아간다. 림프는 수분 이외에도 두 곳에서 비롯된 다양한 용질을 함유하고 있다: (a) 모세혈관에서 사이질공간으로 이동한 다음 림프의 부분으로 변한 이온, 영양분, 가스와 몇몇 단백질 성분은 혈장으로부터 받는다. (b) 림프의 부분으로 변한 호르몬, 효소와 노폐물 같은 물질은 조직의 세포로부터 받는다.
2. *지방의 흡수*. 림프계통은 소화기관인 작은창자에 있는 **중심림프관**중심임파관, central lacteal이라는 림프혈관을 통해 지방과 지방에 녹는 물질을 흡수한 다음, 정맥혈액으로 보낸다. 림프혈관을 지나는 림프는 지방을 함유하여 하얗게 보이기 때문에 **암죽**유미, chyle이라고 부른다.
3. *방어작용*. 림프와 혈액에 있는 미생물과 다른 이물질은 각각 림프절과 지라에서 걸러진다. 게다가, 림프구와 다른 면역세포가 있어서 미생물과 이물질을 파괴한다. 림프계통은 미생물을 걸러내는 기능뿐만 아니라 감염과 싸울 수 있는 기능이 있기 때문에, 감염과 연관된 징후들이 림프계통과 연관된 경우가 많다.

림프계통의 개요

그림 11.1은 림프계통에 의해 수행되는 과정들을 정리한 것이다. 림프모세혈관과 림프혈관은 조직으로부터 체액을 받아들이고 작은창자로부터 지방을 흡수한다. 림프절은 림프를 거르고, 지라는 혈액을 거른다.

또한 그림 11.1은 우리 몸에 B 세포와 T 세포라는 두 종류의 림프구가 존재한다는 것을 보여주고 있다. B 세포는 적색골수에서 생산되어 성숙된다. 미성숙 T 세포는 적색골수에서 생산되어 가슴샘으로 이동한 다음, 가슴샘에서 성숙한 T 세포로 변한다. 적색골수에서 나온 B 세포와 가슴샘에서 나온 T 세포가 다른 림프조직으로 순환한 다음 기능을 발휘한다.

B 세포와 T 세포는 면역계통에서 중요한 역할을 한다. 감염에 반응하여 B 세포와 T 세포는 세포수가 증가하고 림프조직과 다른 조직으로 이동한다. 어떻게 B 세포와 T 세포가 우리 몸을 보호하는지는 나중에 설명할 것이다("적응면역" 참조).

11.2 면역

학습성과

A. 면역특이성과 기억

면역immunity은 미생물 같은 이물질이 유발하는 손상, 미생물이 분비한 독소 같은 유해 화학물질과 암세포 같은 우리 몸 자체에서 비롯된 내부의 위협에 대응하는 능력이다. 면역은 **선천면역**innate immunity 또는 *비특이면역nonspecific resistance*과 **적응면역**adaptive immunity 또는 *특이면역specific immunity*으로 구별된다. 그렇지만 두 개의 면역기능이 서로 잘 조화를

1 림프모세혈관은 조직에서 체액을 제거한다. 체액은 림프로 변한다(그림 12.2a).

2 림프는 판막이 있어 림프의 역류를 예방하는 림프관을 통해 흐른다(그림 12.2b).

3 림프절은 림프를 거르고(그림 12.4) 림프구가 감염에 대한 반응을 하는 곳이다.

4 림프가 가슴림프관 또는 오른림프관으로 유입된다.

5 림프가 혈액으로 들어간다.

6 작은창자에 있는 중심림프관(그림 16.14)은 지방을 흡수하여 가슴림프관으로 보낸다.

7 지방을 포함하고 있는 림프인 암죽은 혈액으로 들어간다.

8 지라는 혈액을 거르고(그림 12.5) 림프구가 감염에 대한 반응을 하는 곳이다.

9 림프구(미성숙 B 세포와 미성숙 T 세포)는 적색골수의 줄기세포에서 기원한다(그림 12.9). 미성숙 B 세포는 적색골수 속에서 성숙한 B 세포로 되어 혈액으로 들어간다. 미성숙 T 세포는 혈액으로 들어가 가슴샘으로 이동한다.

10 가슴샘(그림 12.6)은 적색골수에서 기원한 미성숙 T 세포가 세포증식을 하고 성숙 T 세포로 변하는 곳이며, 성숙 T 세포는 혈액으로 들어간다(그림 12.9).

11 혈액에 있는 B 세포와 T 세포는 모든 림프조직으로 들어간다. 림프구들은 림프조직에 머물거나 다시 혈액으로 들어가 순환한다. B 세포와 T 세포는 세포분열을 하여 증식하면서 감염에 대응한다. 새롭게 증식한 세포들이 혈액으로 들어가 다른 조직으로 순환한다.

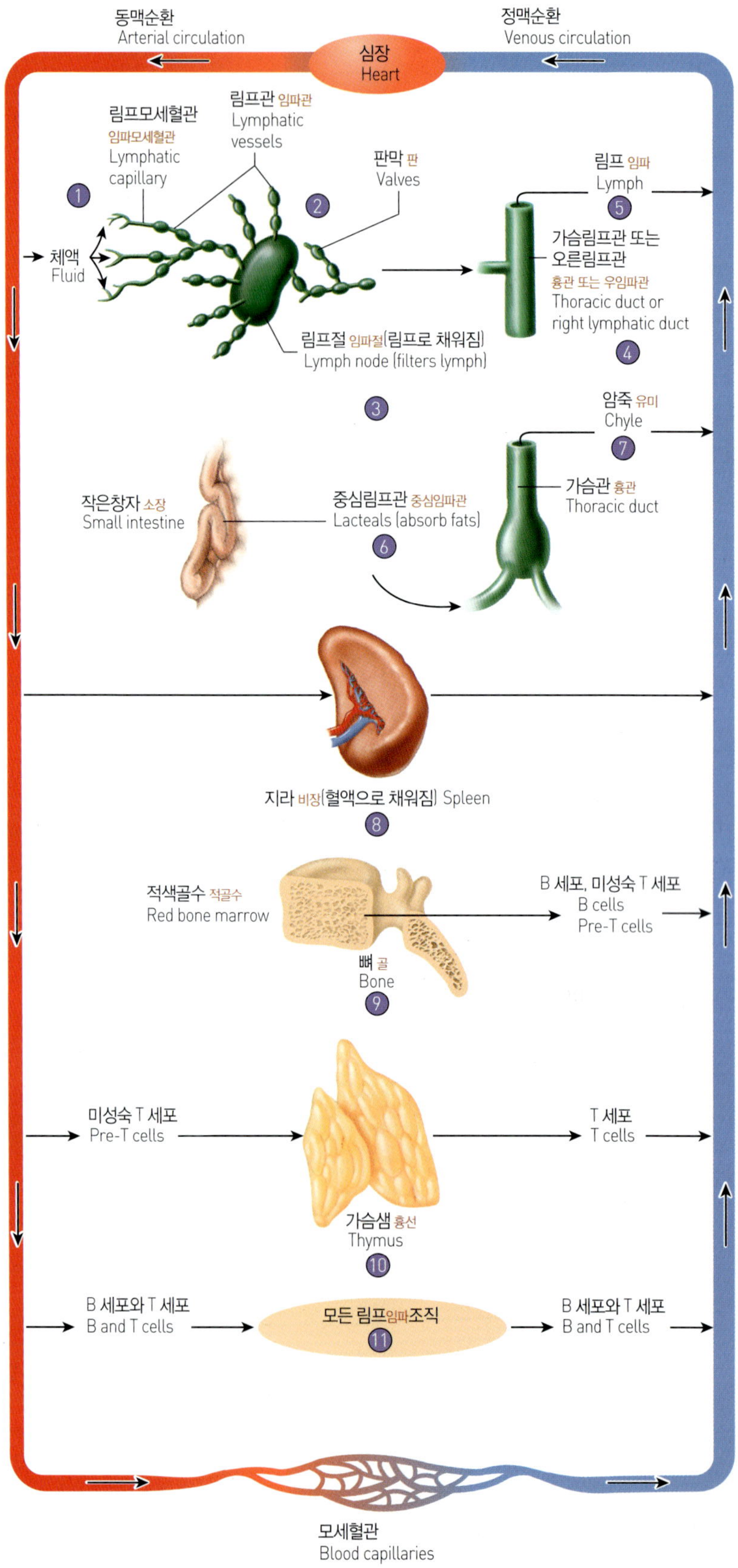

그림 11.1 림프계통의 개요

이루고 있다. 선천면역은 어떤 이물질을 인식하여 파괴하는 것으로, 이 물질에 노출될 때마다 반복하여 비슷한 면역반응이 생긴다. 적응면역은 이물질을 인식하여 파괴하는 것은 선천면역과 비슷하지만, 이물질에 노출될 때마다 이전보다 더 향상된 면역반응을 나타낸다.

적응면역의 특징은 특이성과 기억이다. 그러나 선천면역에서는 특이성과 기억현상이 나타나지 않는다. **특이성**specificity은 적응면역이 특정한 물질을 인식하는 능력이다. 예를 들어, 선천면역이 세균 전체를 대항하려고 작용한다면, 적응면역은 여러 종류의 세균을 구별하여 대항한다. **기억**memory은 적응면역이 이전에 대항했었던 특정한 물질을 "기억"하는 능력이다. 그 결과, 다시 특정한 물질과 만나면 반응이 더 빠르고, 더 강력하고 오랫동안 지속된다.

선천면역에서, 여러 번 같은 물질에 노출되어도 반응이 같은 것은 특이성과 이전에 대응했었던 기억이 존재하지 않기 때문이다. 예를 들어, 세균가 우리 몸에 침입할 때마다 이 세균가 제거되는 속도와 효율이 같다. 적응면역에서, 같은 세균에 두 번째로 노출되면 첫 번째 노출되었을 때보다 더 빠르고 더 강력한 면역반응을 나타내게 되며 이는 첫 번째 노출에 대한 기억을 면역세포가 지니고 있었기 때문이다. 예를 들어, 세균에 첫 번째로 노출되었을 때, 이 세균을 파괴하기 위해 시간이 소요된다. 이 시간 동안, 세균은 조직을 손상시켜서 임상증상이 나타난다. 같은 세균에 두 번째로 노출되면 면역반응은 빠르고 효율적이 된다. 세균은 임상증상을 나타내기 이전에 파괴되며, 그 사람은 그 세균에 대한 **면역**immune을 갖게 된다.

선천면역과 적응면역은 서로 긴밀하게 연결되어 있다. 선천면역의 매개물질들이 적응면역을 시작하거나 조절하는 데 반드시 필요하다.

11.3 선천면역

학습성과

A. 선천면역의 종류를 기술
B. 면역반응의 과정 이해

선천면역은 물리적 장벽, 화학 매개체, 백혈구와 면역반응에 의해 수행된다.

물리적 장벽

물리적 장벽physical barrier은 두 가지 방법으로 미생물과 화학물질이 우리 몸으로 들어오는 것을 예방한다. (1) 피부와 점막은 장벽을 형성한다. (2) 눈물, 침과 소변은 우리 몸 표면에서 미생물과 화학물질을 씻어낸다. 미생물이 몸으로 들어오지 못하면 질병을 유발하지 못한다.

화학 매개체

화학 매개체chemical mediator는 선천면역에서 여러 기능을 담당하는 분자들이다. 어떤 화학 매개체는 우리 몸 표면에서 미생물을 파괴하여 몸으로 들어오지 못하게 한다. 예를 들어, 눈물과 침에 들어있는 리소자임은 세균을 파괴한다. 히스타민, 보체, 프로스타글란딘과 류코트리엔 같은 화학 매개체는 혈관 이완, 혈관 투과도 증가와 포식작용을 유발하여 염증반응을 촉진한다. 또한, 인터페론은 바이러스로부터 세포를 보호한다.

보체

보체complement는 혈장에서 발견되는 약 20 종류의 단백질이다. 보체의 작용은 혈전 단백질의 작용과 비슷하다(제7장 참조). 평상시 보체는 혈액 속을 비활성화된 형태로 순환한다. 그러다가 보체는 세균과 같은 이물질과 결합하거나 항체와 결합하게 되면 활성화된다. 일단 활성화가 시작되면 일련의 반응이 일어나서 다음 단계의 보체들이 차례로 활성화된다. 활성화된 보체는 염증과 포식작용을 촉진하거나 직접 세균의 파괴할 수도 있다.

인터페론

인터페론interferon은 바이러스로부터 우리 몸을 보호하는 단백질이다. 바이러스가 세포에 감염되면 감염된 세포는 바이러스의 핵산과 단백질을 생산하여 새로운 바이러스가 증식하게 된다. 증식한 바이러스는 분비되어 다른 세포를 감염시킨다. 감염된 세포는 바이러스가 복제되는 동안 정상 기능을 하지 못하거나 죽기 때문에 바이러스 감염은 인체에 해롭다. 다행히도, 감염된 세포에서 인터페론이 생산되어, 인터페론을 만든 자신을 치유하지는 못하지만 주변에 있는 세포와 결합하여 주변에 있는 세포에서 항바이러스 단백질이 합성되도록 유도한다. 이 항바이러스 단백질이 새롭게 바이러스 핵산과 단백질이 생산되는 것을 예방한다.

어떤 인터페론은 큰포식세포와 자연살해세포 같은 면역세포를 활성화시키는 기능을 담당한다.

백혈구

백혈구white blood cell는 면역의 구성하는 세포 중에서 가장 중요한 기능을 담당한다(제7장 참조). 백혈구는 적색골수와 림프조직에서 생산되어 혈액으로 분비된다. 미생물 또는 손상된 세포에서 분비된 화학물질은 백혈구를 끌어내는 작용을 하여, 백혈구는 혈액에서 빠져나와 손상된 조직으로 나온다. 백혈구를 끌어내는 화학물질에는 보체, 류코트리엔, 키닌과 히스타민이 있다. 백혈구가 자신의 이동을 유발하는 화학물질을 향해 이동하는 것을 **화학쏠림**화학주성, chemotaxis이라고 한다.

포식세포

포식phagocytosis은 **포식작용세포**phagocyte가 입자들을 소화시켜 파괴하는 것이다(제3장 참조). 입자들은 미생물, 미생물의 일부분, 이물질과 죽은 세포들이다. 백혈구도 포식능력이 있기는 하지만, 중요한 포식작용세포는 중성구와 큰포식세포이다.

중성구neutrophil는 작은 포식세포로 혈액 속에 풍부하게 분포하다가 제일 먼저 감염된 조직으로 들어간다. 중성구는 다른 면역세포를 끌어당기고 활성화시키는 화학신호를 분비하여 염증반응을 증가시킨다. 중성구는 한 개의 미생물을 포식한 이후에 죽는다. **고름**농, pus은 감염이 일어난 곳에, 액체, 죽은 중성구와 다른 세포들이 축적된 것이다.

큰포식세포대식세포, macrophage는 혈액에서 조직으로 들어가는 단핵구이며, 조직으로 들어간 다음 크기가 다섯 배 정도 커진다. 단핵구와 큰포식세포는 한 개의 핵을 지니면서 포식작용을 하기 때문에 **단핵포식세포계**mononuclear phagocytic system를 형성한다. 큰포식세포들은 존재하는 기관에 따라 이름이 달라질 수 있어서, 허파에서는 먼지세포, 간에서는 *별큰포식세포* 쿠퍼세포, *Kupffer cell*, 중추신경계통에서는 *미세아교세포*소교세포, *microglia*라고 부른다. 큰포식세포는 중성구가 소화하는 것보다 더 큰 입자와 여러 개의 미생물을 소화할 수 있다. 큰포식세포는 중성구가 작용한 다음에 감염된 조직으로 들어가기 때문에 포식작용은 죽은 중성구와 세포 찌꺼기를 청소하는 등 감염의 늦은 시기의 면역을 담당하고 있다.

감염에 반응하여 혈액에서 조직으로 이동하는 것 이외에도, 큰포식세포는 정상 조직에서도 발견된다. 만약 미생물이 정상 조직으로 들어가면, 큰포식세포는 미생물이 복제되기 이전에 이들을 포식할 수 있다. 예를 들어, 큰포식세포는 미생물이 우리 몸으로 들어올 가능성이 높은 곳인 피부밑조직, 점막, 혈액과 림프혈관 등에 위치하고 있다. 큰포식세포는 림프절 속의 림프, 지라와 간 속에 있는 혈액을 보호한다.

염증세포

적색골수에서 생산된 **호염기구**basophil는 혈액에서 조직으로 들어가는 이동성 백혈구이다. 적색골수에서 생산된 **비만세포**mast cell는 모세혈관 근처의 결합조직에 위치한 고정 세포이다. 큰포식세포와 마찬가지로, 비만세포는 미생물이 우리 몸으로 들어올 가능성이 높은 곳인 피부, 허파, 소화기관과 비뇨생식기관에 위치하고 있다.

호염기구와 비만세포는 선천면역(보체에 의해) 또는 적응면역("적응면역" 참조)에 의해 활성화될 수 있다. 활성화되면, 염증반응을 일으킬 수 있는 화학물질인 히스타민과 류코트리엔을 분비하거나 허파의 민무늬근육을 수축시키는 작용을 활성화시킬 수 있다. **호산구**eosinophil는 알레르기와 천식과 연관된 염증반응에 참여한다.

염증은 미생물과 대응하여 싸우는 데 도움이 되지만, 너무 심한 염증은 미생물뿐만 아니라 정상 조직도 파괴할 수 있기에 해로울 수 있다.

자연살해세포

자연살해세포natural killer cell; NK cell는 적색골수에서 생산되는 림프구의 한 종류로, 전체 림프구의 15% 정도를 차지한다. 자연살해세포는 기억반응이 없기 때문에 특이한 암세포나 특이한 바이러스의 감염을 인지하지 못하고, 일반적인 암세포들과 바이러스에 감염된 세포들을 인지한다. 그래서 자연살해세포는 선천면역의 일부로 분류된다. 자연살해세포가 목표 세포를 죽이는 방법은 여러 가지인데, 화학물질을 분비하여 세포막에 손상을 입히거나 세포가 녹아 없어지도록 한다.

염증반응

염증반응inflammatory response은 앞서 설명한 화학물질과 세포들에 의한 손상이 포함한다. 대부분의 염증반응은 반응의 강도와 손상의 종류에 따라 조금씩 달라질 수 있으니 일반적인 현상은 비슷하다. 그림 11.2은, 세균성 감염에 의해 발생한 염증반응을 정리한 것이다. 세균이 조직으로 들어가면 조직의 손상을 초래하여 히스타민, 보체, 프로스타글란딘, 류코트리엔과 키닌 같은 화학 매개체의 분비를 자극하거나 활성화시킨다. 이 화학 매개체는 몇 가지 효과를 나타낸다. (1) 혈관 이완을 초래하여 혈류를 증가시켜서 포식작용 세포와 백혈구를 이동시킨다. (2) 포식작용 세포는 혈액에서 조직으로 들어간다. (3) 증가한 혈관 투과도는 혈액에 있던 섬유소원과 보체가 혈액에서 조직으로 들어가는 것을 허용한다. 섬유소원은 섬유소로 변환되어서(제7장 참조), 감염된 지역에 벽을 형성하여 감염을 격리시킨다. 보체는 심화된 염증반응을 초래하고 포식작용 세포를 추가로 끌어들인다. 화학 매개체를 분비하고 포식작용 세포와 백혈구를 끌어들이는 과정은 세균이 파괴될 때까지 지속된다. 포식작용 세포는 미생물과 죽은 조직을 제거하고, 손상된 조직은 재생된다.

염증은 국소적이거나 전신적이 될 수 있다. **국소염증**local inflammation은 염증반응이 특이한 장소에 국한된 것이고, 국소염증의 증상은 발적, 발열, 종창(혈류 증가와 혈관 투과도 증가에 의해)과 통증(화학 매개체가 통증수용기와 반응)으로 나타난다. 조직의 파괴, 종창과 통증은 기능의 소실로 이어질 수 있다.

전신염증systemic inflammation은 염증반응이 온몸으로 확대된 것이다. 염증 부위에서 국소염증의 증상이 나타나는 것 이외에도, 다음 세 가지 추가적인 임상증상이 관찰될 수 있다.

1. 적색골수는 대량의 중성구를 생산하여 분비하고 중성구는 포식작용을 촉진한다.
2. 미생물, 중성구와 다른 세포에서 분비된 **발열원**pyrogen은 체온을 상

임상에서 활용하기 인터페론으로 바이러스 감염과 암을 치료하기

바이러스가 몇 개의 암을 유발하기 때문에, 인터페론은 암을 조절하는 기능을 할 수도 있다. 인터페론은 큰포식세포와 자연살해세포를 활성화시키고, 이 세포들이 암세포를 공격한다. 유전공학 기술이 발전하여, 현재 인터페론은 치료제로 사용될 정도로 충분한 양이 생산되고 있으며, 특정한 바이러스 감염과 암 치료에 효과가 있다. 예를 들어, 인터페론은 간암과 간경화를 유발하는 것을 알려진 C형 간염의 치료에 사용되고 헤르페스바이러스에 의해 발생한 생식기사마귀의 치료에 사용되고 있다. 인터페론은 선천면역결핍증(AIDS)을 유발할 수 있는 카포시육종의 치료에도 사용된다.

승시켜 열이 나게 한다. 발열원은 시상하부에 있는 온도 조절기전에 영향을 준다. 그 결과 열 생산과 열 보전기전이 증가하여 체온이 상승한다. 열은 포식작용 같은 면역계통의 기능을 촉진하고 미생물의 성장을 억제한다.

3. 심각한 전신염증의 경우, 혈관 투과도가 너무 많이 증가하여 혈액에서 조직으로 소실되는 체액량이 많이 증가한다. 감소한 혈액량 때문에 쇼크가 유발될 수 있다(제10장의 "순환 쇼크" 참조).

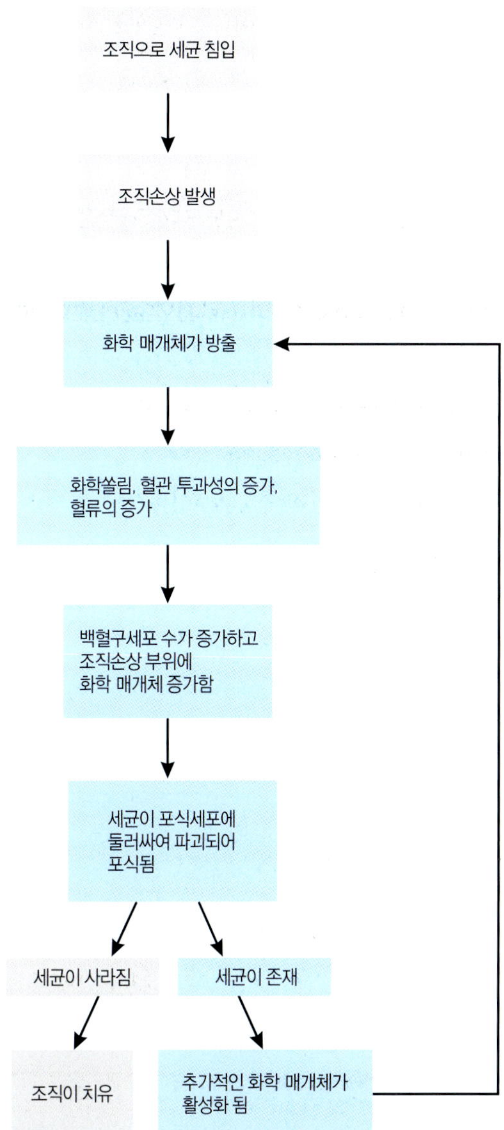

그림 11.2 염증반응

세균이 조직손상을 유발하고 화학 매개체의 분비를 촉진한다. 화학 매개체는 염증과 포식작용을 시작하도록 하여 세균을 파괴한다. 만약, 세균이 남아 있게 되면, 추가적인 화학 매개체 분비가 활성 세균이 파괴된 이후에 조직은 치유된다.

11.4 적응면역

학습성과

A. 항원을 정의
B. 림프구 활성화와 증식 이해
C. 항체매개면역과 세포매개면역 구분
D. 항체의 기능 나열
E. 일차면역반응과 이차면역반응 기술
F. T 세포의 기능 나열

적응면역은 면역의 특이성과 기억을 나타내는 것을 특징으로 한다. 앞서 설명한 대로, 특이성은 특정한 물질을 인지하는 능력이고, 기억은 같은 항원에 연속적으로 노출되었을 때보다 효율적으로 반응할 수 있는 능력이다. **항원**antigen은 적응면역반응을 자극하는 물질이다. 항원은 외부항원과 자가항원으로 구별할 수 있다.

외부항원foreign antigen은 세균과 바이러스 같은 미생물처럼 우리 몸 바깥에서 침입하는 것이며 미생물에 의해 분비된 화학물질도 외부 항원이 될 수 있다. 꽃가루, 동물의 털, 음식과 약 등은 **알레르기 반응**allergic reaction을 유발할 수 있는데 그 이유는 이들이 면역계통의 과민반응을 유발하는 외부 항원이기 때문이다(질병과 질환 표를 참조). 이식된 조직과 기관은 외부 항원을 함유하고 있고, 이 항원에 대한 반응에 의해 이식의 거부반응이 나타날 수 있다.

자가항원self-antigen은 우리 몸에서 만들어진 분자이지만, 면역계통의 반응을 자극하는 분자이다. 자가항원에 대한 면역반응이 이로울 때도 있다. 예를 들어, 암세포의 항원을 인식하게 되면 암세포를 파괴할 수 있다. 그러나 자가항원에 대한 면역반응이 해로울 수도 있다. **자가면역질**

환autoimmune disease은 자가항원에 의해 원하지 않았지만 정상 조직이 파괴되기 때문에 발생한다. 자가면역질환의 한 예인 류마티스관절염은 관절 속에 있는 정상 조직이 파괴되는 질환이다.

적응면역은 항체매개면역과 세포매개면역으로 구별된다. **항체매개면역**antibody-mediated immunity은 혈장에 있는 **항체**antibody라는 단백질이 면역반응에 관여하는 것이다. 항체는 **B 세포**B cell라는 림프구에서 생산된다. **세포매개면역**cell-mediated immunity은 **T 세포**T cell라는 림프구의 작용이 면역반응에 관여하는 것이다. 여러 종류의 T 세포들이 존재한다. 예를 들어, **세포독성 T 세포**cytotoxic T cell는 세포매개면역에서 직접 미생물을 파괴하는 세포이고, **보조 T 세포**helper T cell는 항체매개면역과 세포매개면역의 활동을 촉진하거나 억제한다.

표 11.1은 선천면역과 적응면역의 두 범주인 항체매개면역과 세포매개면역의 주요한 특징을 비교하고 정리한 것이다.

림프구의 기원과 발생

어떻게 림프구가 항체매개면역과 세포매개면역에 있어서 중요한 역할을 하는지를 이해하기 위해서, 어떻게 림프구가 발생하여 특이한 면역세포로 변하는지를 공부하는 것이 매우 중요하다. 적색골수 속에 있는 **줄기세포**간세포, stem cell는 모든 혈액 세포를 만들 수 있는 능력이 있다. 어떤 줄기세포는 미성숙 T 세포를 생산하여 혈액으로 보내면, 가슴샘으로 이동한 다음 가슴샘에서 성숙과정을 거쳐 T 세포로 변한다(그림 11.3). 다른 줄기세포는 미성숙 B 세포를 생산하고, 적색골수 속에서 성숙과정을 거쳐 B 세포로 변한다.

B 세포는 적색골수에서 분비되고, T 세포는 가슴샘에서 분비된다. 이 두 종류의 세포가 모두 혈액을 거쳐 림프조직으로 이동한다. 이 림프구들은 몇 개월 또는 몇 년간 생존하면서 혈액과 림프조직 사이를 끊임없이 순환한다. 정상적으로 혈액 속에는 T 세포와 B 세포의 존재 비율이 5:1 정도이다. 항원에 의해 자극을 받게 되면, B 세포와 T 세포는 세포분열을 하여 항원을 파괴하는 기능을 하는 세포들을 생산한다.

성인의 B 세포 또는 T 세포와 똑같은 세포인 **클론**clone이라고 하는 세포무리가 태아기 때에 형성된다. 각각의 클론은 B 세포 또는 T 세포에서 유래한 것이다. 각 클론은 한 개의 특이한 항원에만 반응할 수 있다. 그러나 매우 다양한 클론이 존재하여 면역계통이 대부분의 항원에 반응할 수 있다. 클론이 반응할 수 있는 항원들 중에는 자가항원도 포함된다. 자가항원에 대한 반응이 자신의 세포를 파괴할 수 있기 때문에, 자가항원에 대항하는 클론들은 제거되거나 억제된다. 자가항원에 대항하는 클론의 제거와 억제는 발생과정에서 대부분이 완성되지만 출생 이후에도 계속 진행된다.

림프구의 활성화와 세포증식

특화된 B 세포 클론 또는 T 세포 클론은 항원에 반응하여 적응면역반응을 유발할 수 있다. 적응면역반응이 보다 효과적이 되기 위해서는 다음 두 개의 과정이 반드시 일어나야 한다: (1) 림프구가 항원을 인식해야만 한다. (2) 항원을 인식한 림프구가 증식해야만 한다.

항원의 인식

림프구는 **항원 수용체**antigen receptor라는 표면단백질을 지니고 있고, **B 세포 항원 수용체**와 **T 세포 항원 수용체**가 있다. 각각의 항원 수용체는 단지 한 개의 특이한 항원과만 결합한다. 림프구의 클론들도 표면에 항원 수용체를 지니고 있다. 항원이 항원 수용체와 결합하면, 림프구는 활성화되어 적응면역반응이 시작된다.

B 세포와 T 세포는 크기가 큰 분자가 크기가 작은 분자로 부서지는

표 11.1 선천면역과 적응면역의 비교

주요 세포	생산 장소	성숙되는 장소	성숙된 세포의 위치	주요 분비물	주요 기능	알레르기 반응
선천면역						
중성구, 호산구, 호염기구, 비만세포, 단핵구와 큰포식세포	적색골수	적색골수(중성구, 호산구, 호염기구와 단핵구), 조직(비만세포와 큰포식세포)	혈액, 결합조직과 림프조직	히스타민, 보체, 프로스타글란딘, 루코트리엔, 키닌과 인터페론	염증반응과 포식작용	없음
적응면역						
항체매개면역(B 세포)	적색골수	적색골수	혈액과 림프조직	항체	세포밖 항체에 대한 보호(세균, 독소와 세포밖 바이러스)	즉각적인 과민반응
세포매개면역(T 세포)	적색골수	가슴샘	혈액과 림프조직	시토카인	세포안 항체에 대한 보호(바이러스와 세포안 세균). 암세포와 이식세포에 대항	지연 과민반응

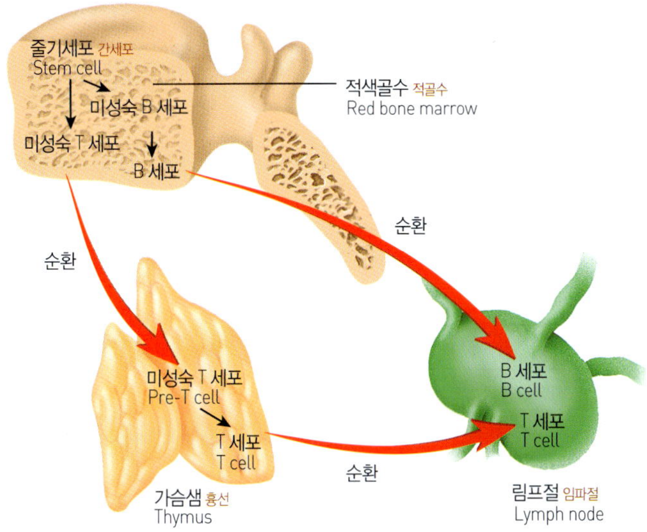

그림 11.3 B세포와 T세포의 기원과 성숙과정
B 세포와 T 세포는 적색골수에 있는 줄기세포에서 기원한다. B 세포은 적색골수 속에서 미성숙 B 세포가 성숙된 것이고, T 세포는 미성숙 T 세포가 가슴샘에서 성숙된 것이다. B 세포와 T 세포는 림프절 같은 다른 림프조직으로 순환한다.

단계를 거친 다음에 항원을 인식할 수 있다. 큰포식세포 같은 항원제시세포는 항원을 B 세포와 T 세포에 제시할 수 있다. 큰포식세포가 포식한 항원은 부서져서 작은 항원 조각으로 변한다. 처리된 항원 조각은 주조직적합복합체 분자와 결합하여 큰포식세포의 표면으로 운반된 다음, B 세포와 T 세포에 제시된다(그림 11.4의 1단계).

주조직적합복합체major histocompatibility complex; MHC 분자는 항원이 결합할 수 있는 장소를 함유하고 있는 당단백질이다. 서로 다른 주조직적합복합체 분자는 서로 다른 항원결합 장소를 지니고 있기 때문에 항원에 대한 특이성을 갖는다. 주조직적합복합체 분자는 두 형태의 분자를 갖는다. 주조직적합복합체 Ⅰ형 분자는 핵이 있는 대부분 세포의 세포막에 존재하며 주조직적합복합체 Ⅱ형 분자는 항원제시세포, B 림프구와 다른 방어 세포의 세포막에 존재한다. 주조직적합복합체 분자의 기능은 처리된 항원을 세포막 표면에 붙잡고 있으면서 다른 세포에게 제시한다. 주조직적합복합체 분자와 처리된 항원의 결합체가 B 세포 또는 T 세포에 있는 항원 수용체와 결합한 다음, B 세포 또는 T 세포를 자극한다. 예를 들어, 그림 11.4의 2단계는 어떻게 주조직적합복합체 Ⅱ형 분자와 결합한 보조 T 세포가 자극받게 되는지를 보여준다.

주조직적합복합체 분자/항원 결합체의 형성은 B 세포 또는 T 세포의 면역반응을 유발하는 필요한 첫 신호일 뿐이다. 이 신호와 함께 두 번째 신호가 **상호 자극**costimulation해야만 면역반응이 유발된다. 주변 세포들이 분비하는 단백질 또는 펩티드인 **시토카인**cytokine이 두 번째 신호이며 첫 신호와 함께 면역반응을 유발한다. 예를 들어, 큰포식세포에서 분비된 시토카인인 **인터루킨-1**interleukin-1은 보조 T 세포를 자극할 수 있다(그림 11.4, 3단계).

주조직적합복합체 분자 이외에도 림프구는 다른 표면단백질을 지니고 있어서 다른 세포와 결합하는 것을 돕고 반응을 자극할 수 있다. 예를 들어, 보조 T 세포는 CD4라는 당단백질을 표면에 가지고 있어서, 보조 T 세포가 자신의 주조직적합복합체 Ⅱ형 분자를 이용하여 큰포식세포와 결합하는 것을 돕는다. CD4 단백질은 선천성면역결핍증(AIDS)을 유발하는 바이러스가 결합하는 부위도 된다(질병과 질환 표를 참조). 그 결과로 바이러스는 보조 T 세포를 더 우선적으로 감염시키게 된다. 세포독성 T 세포는 CD8이라는 당단백질이 있어서, 주조직적합복합체 Ⅰ형 분자를 세포 표면에 나타내는 세포와 세포독성 T 세포가 결합하는 것을 돕는다.

림프구의 증식

특이한 항원에 노출되기 이전에, 보조 T 세포의 수가 작아서 항원에 대응하여 효과적인 면역반응을 유발할 수 없다. 큰포식세포에 의해 처리된 항원이 보조 T 세포에 제시되면, 보조 T 세포는 **인터루킨-2**interleukin-2를 분비하고 **인터루킨-2 수용체**interleukin-2 receptor를 생산한다(그림 11.4의 4단계). 분비된 인터루킨-2는 인터루킨-2 수용체와 결합함으로써 보조 T 세포를 자극하여 이 세포의 세포분열을 유발한다(그림 11.4의 5단계). 세포분열에 의해 생산된 보조 T 세포의 "딸세포"가 큰포식세포가 제시한 항원과 다시 결합하게 되면, 이 딸세포 역시도 자극을 받아 세포분열을 하게 된다. 따라서 보조 T 세포의 수는 엄청나게 증가한다(그림 11.4의 6단계).

보조 T 세포가 B 세포 또는 T 세포의 활성화에 필수적이기 때문에, 보조 T 세포의 증식은 중요하다(그림 11.4의 7단계). 예를 들어, B 세포는 항원을 인식할 수 있는 항원수용체를 지니고 있다. 그러나 대부분의 B 세포는 보조 T 세포로부터 자극을 받지 못하면 항원에 반응하지 못한다. 보조 T 세포의 기능이 없으면, B 세포의 면역반응은 질병을 극복할 만큼 효율적이지 못하게 된다.

보조 T 세포의 증식을 자극한 것과 같은 방식으로 B 세포의 증식은 항체가 B 세포와 결합함으로써 시작된다(그림 11.5의 1단계). B 세포에 의해 항원이 처리되고, 처리된 항원은 B 세포의 표면에 있는 주조직적합복합체 Ⅱ형분자에 의해 제시된다(그림 11.5의 2단계). 주조직적합복합체 Ⅱ형/항원 복합체가 보조 T 세포와 결합하게 되면 보조 T 세포는 자극을 받는다(그림 11.5의 3단계). CD4와 인터루킨이 포함된 상호 자극도 일어난다(그림 11.5의 4 · 5단계). 그 결과, B 세포는 두 개의 "딸세포"로 분열한다(그림 11.5의 6단계). 분열과정이 지속되고, 궁극적으로는 항체를 생산할 수 있는 능력이 있는 많은 세포를 생산하여(그림 11.5의 7단계), 충분히 생산된 항체는 모든 항원을 파괴한다.

① 큰포식세포 같은 항원제시세포는 항원을 포식하여 처리한 다음, 자신이 처리하지 못한 항원의 일부분을 자신의 세포막 표면으로 이동시킨다.

② 처리된 항원은 주조직적합복합체 II형분자와 결합하고, 이 결합 구조물이 보조 T 세포에 있는 T 세포 수용체과 결합하면서 항원이 제시된다.

③ 큰포식세포에서 분비된 인터루킨-1과 보조 T 세포의 당단백질인 CD4에 의한 상호자극이 일어난다.

④ 인터루킨-1은 보조 T 세포를 자극하여 인터루킨-2의 분비를 촉진하고 인터루킨-2 수용체의 생산을 촉진한다.

⑤ 인터루킨-2와 인터루킨-2 수용체가 결합하게 되면 보조 T 세포 자신이 자극을 받아 세포분열을 한다.

⑥ 이와 같은 분열을 통해 증식한 보조 T 세포의 딸세포는 같은 항원이 계속 제시되는 동안 더 많은 세포분열을 할 수 있다. 그 결과 보조 T 세포의 수가 많이 증가한다.

⑦ 숫자가 증가된 보조 T 세포는 B 세포나 세포독성 T 세포의 활성화를 시킬 수 있게 된다.

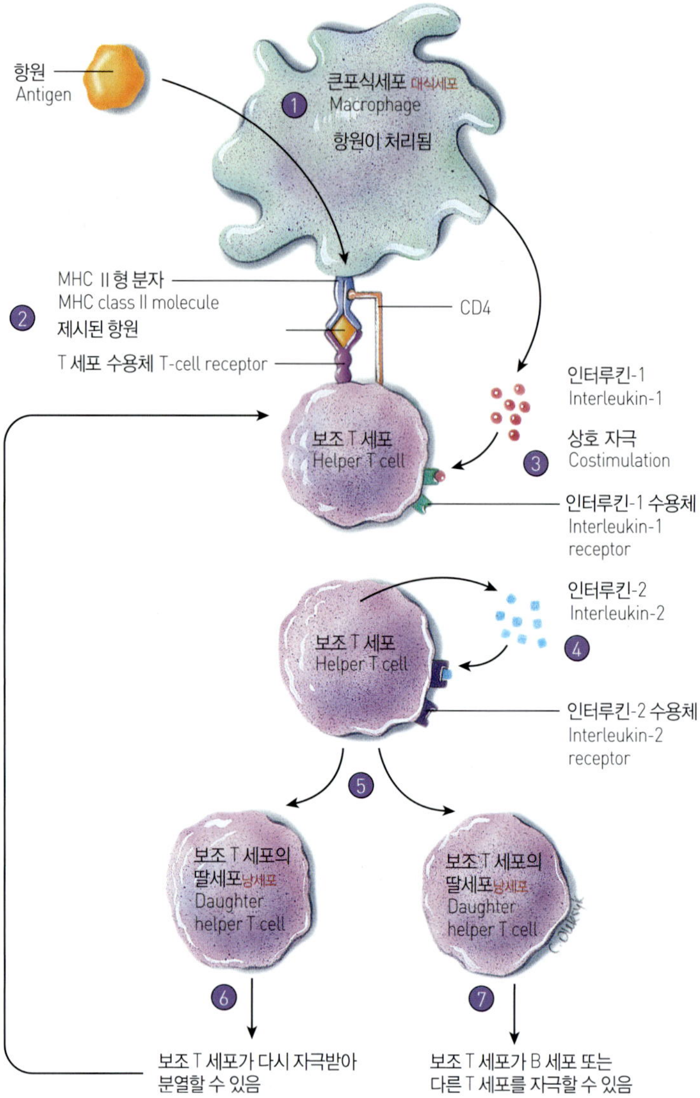

그림 11.4 보조 T 세포의 증식

큰포식세포 같은 항원제시세포는 보조 T 세포의 증식을 자극할 수 있다.

심화학습 1

항원이 모두 제거된 다음 항체의 생산은 어떻게 멈추게 되는지 생각해 보자.

항체매개면역

우리 몸이 항원에 노출되면 B 세포가 활성화되어 항체를 형성한다. 항원에 항체가 결합하면, 여러 가지 기전에 의해 항원이 파괴된다. 항체가 체액 속에 들어 있기 때문에, 항체매개면역은 세균과 바이러스(세포 바깥에 있을 경우에만)와 독소가 세포 바깥에 있을 경우에는 효과적이다. 항체매개면역은 알레르기 반응에도 관여한다.

항체의 구조

항체는 항원에 반응하기 위해 생산된 단백질이다. 항체는 네 개의 폴리펩티드 사슬로 구성된 알파벳 Y자 모양의 분자이다. 즉 두 개의 똑같은 무거운 사슬과 두 개의 똑같은 가벼운 사슬(그림 11.6)로 이루어져 있다. 항체의 두 "팔"의 끝부분에는 항원과 결합하는 항체부위인 **가변부위**variable region가 존재한다. 특이한 항체의 가변부위는 특이한 항원과 결합할 수 있다. 이는 마치 효소에서의 자물쇠-열쇠 모델과 비슷하다(제2장 참조). 항체의 나머지 부위는 **불변부위**constant region로 몇 가지 기능을 한다. 예를 들어, 불변부위는 보체를 활성화시키거나 항체가 큰포식세포, 호염기구와 비만세포 같은 세포와 결합하는 부위가 되기도 한다.

항체는 혈장에 존재하는 단백질의 많은 부분을 차지하고 있다. 혈장 단백질의 대부분은 알부민, 알파 글로불린, 베타 글로불린과 감마 글로불린으로 구성된다(제7장 참조). 항체는 면역에 관련된 글로불린이기 때문에 **면역글로불린**immunoglobulin; Ig이라고도 하며, 혈장의 감마 글로불

1 B 세포가 보조 T 세포에 의해 활성화되기 전에, B 세포는 보조 T 세포를 활성화시켰던 항원을 포식하고 처리하여야만 한다. 항원은 B 세포 수용체와 결합한 다음 세포내섭취에 의해 B 세포 속으로 들어온다.

2 B 세포는 주조직적합복합체 II형 분자를 활용하여 항원을 보조 T 세포에게 제시한다.

3 보조 T 세포 수용체는 주조직적합복합체 II형/항원 복합체와 결합한다.

4 T 세포의 CD4와 다른 표면 분자에 의한 상호 자극이 일어난다.

5 보조 T 세포에서 분비된 인터루킨에 의한 상호 자극이 일어난다.

6 B 세포가 분열하여 딸세포가 되고, 딸세포가 분열을 반복하여 궁극적으로 같은 항원을 인지하는 B 세포의 딸세포가 많이 생산된다.

7 B 세포의 딸세포들은 형질세포로 분화하여 항체를 생산한다.

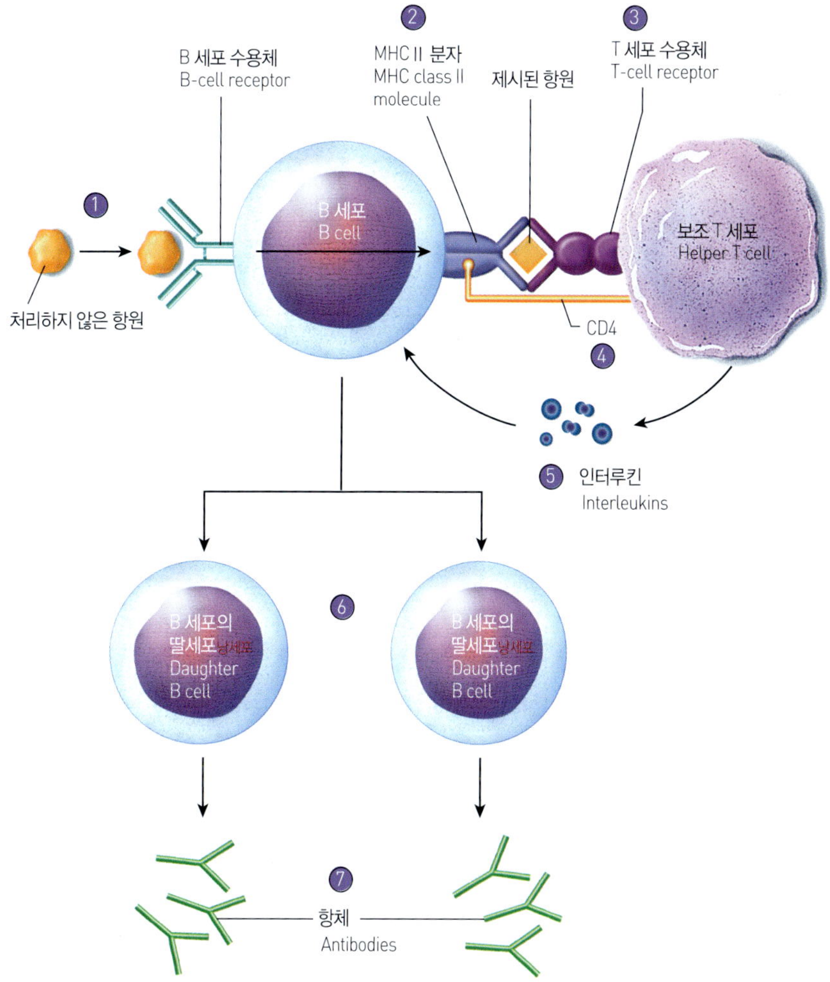

그림 11.5 B 세포의 증식
보조 T 세포는 B 세포의 증식과 항체를 생산을 자극할 수 있다.

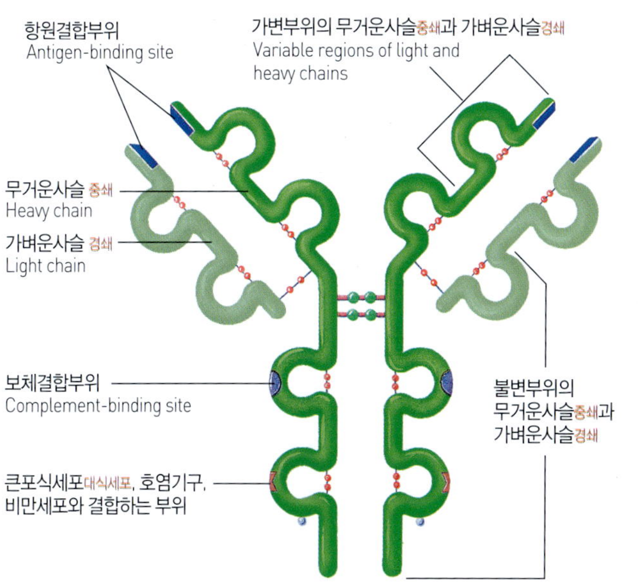

그림 11.6 항체의 구조
알파벳 Y 자 모양의 항체는 두 팔을 지니고 있다. 각각의 팔은 항원과 결합하는 가변부위를 지니고 있다. 불변부위는 보체를 활성화시킬 수 있고, 큰포식세포, 호염기구, 비만세포 같은 다른 면역계통의 세포와 결합할 수 있다.

린 부분에서 대부분 발견되기 때문에, 항체는 가끔 **감마 글로불린**gamma globulin이라고 불리기도 한다. 항체의 다섯 형태는 IgG, IgM, IgA, IgE와 IgD로 나타낼 수 있다(표 11.2).

항체의 효과

항체는 직접 또는 간접적으로 항원에 영향을 준다. 항체가 항원에 일대일 또는 많은 항체가 많은 항원에 결합하여 항원을 비활성화시키는 것이 항체의 직접적인 영향이다(그림 11.7a · b). 항원과 결합하는 능력이 임상검사의 기본이 되기도 한다. 혈액형 검사는 항원과 항체가 서로 결합하면 눈을 확인할 수 있는 응괴를 형성하기 때문에 가능하다.

항체 효율의 대부분은 간접적인 영향의 결과로 발생한다(그림 11.7c~e). 항체의 가변부위가 항원과 결합한 다음, 항체의 불변부위는 면역기전을 활성화시켜서 항원을 파괴할 수 있다. 예를 들어, 항체의 불변부위는 보체를 활성화시켜서, 염증반응을 자극하고, 화학쏠림을 통해 백혈구를 끌어들여서 세균을 녹인다. 항체가 항원과 결합하면, 불변부위는 비만

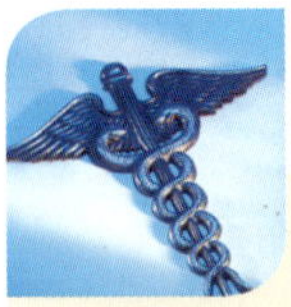

임상에서 활용하기 면역억제와 면역자극

시토카인의 생산이나 활동을 감소키면 면역계통을 억제할 수 있다. 예를 들어, 이식 장기의 거부반응을 막는 약제인 시클로스포린 cyclosporine은 인터루킨-2의 생산을 억제한다. 반대로, 유전공학에 의해 합성된 인터루킨은 면역계통을 자극하는 데 사용된다. 인터루킨-2를 투여하면 T 세포의 활성을 증가시켜서 암세포의 파괴를 촉진하기도 한다.

표 11.2 항체의 종류와 기능

항체	자치하는 비율(%)	구조	설명
IgG	80~85	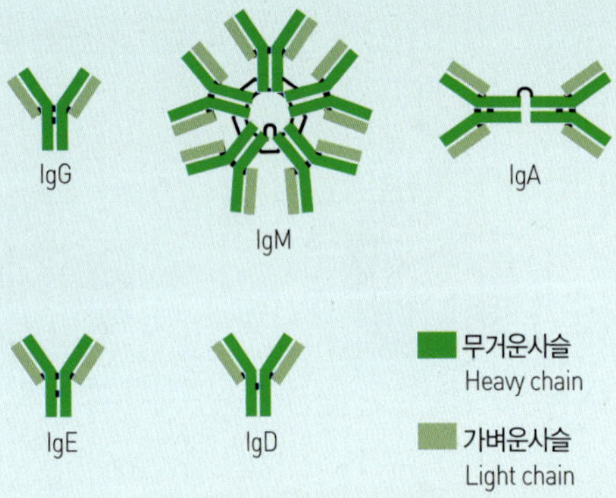	보체를 활성화시키고 포식작용을 증가시킴. 태반을 통과하여 태아의 면역에 기여. Rh 용혈작용에 관여하여 신생아용혈병과 연관됨
IgM	5~10		보체를 활성화시키고 B 세포 표면에서 항원결합 수용체 기능을 함. ABO 용혈작용에 관여하여 수혈에 대한 반응. 항원에 반응하여 첫 번째로 생산되는 항체임
IgA	15		침, 눈물과 점막에 분비되어 몸의 표면에서 방어기능을 함. 초유 및 모유에 포함되어 신생아의 면역에 기여
IgE	0.002		비만세포 및 호염기구와 결합하여 면역반응을 자극함
IgD	0.2		B 세포 표면에서 항원결합수용체 기능을 함

세포와 호염기구에서 면역화학물의 분비를 촉발한다. 예를 들어, 건초열을 앓는 상황은 항원(꽃가루의 일종)을 들이마신 상태이며, 항원은 호흡점막을 통해 우리 몸으로 흡수된다. 항체와 항원의 결합체는 비만세포를 자극하여 히스타민 같은 면역화학물의 분비를 촉진한다. 국소염증반응의 결과 종창이 유발되고 호흡기관에서 과도한 점액이 생성된다. 결국, 항체의 불변부위는 큰포식세포와 결합하게 되고, 큰포식세포는 항체와 항원 모두를 포식한다(그림 11.7e).

항체의 생산

항원에 처음 노출되었을 때의 항체 생산은 같은 항원에 두 번째 노출되었을 때와 다르다. **일차면역반응** primary response은 B 세포가 처음 항원에 노출된 이후에 발생한 것이다(그림 11.8의 1단계). 항원이 B 세포에 있는 항원수용체와 결합하면, B 세포는 보조 T 세포에 의해 활성화되고, B 세포는 몇 번의 세포분열을 거쳐 형질세포와 기억 B 세포를 형성한다. **형질세포** plasma cell는 항체를 생산한다. 일차면역반응은 정상적으로 항원에 효과적으로 대응하기 위해 충분한 항체를 생산할 때까지 3~4일 정도가 소요된다. 그 기간 동안, 항원이 조직의 손상을 유발할 수 있기 때문에 질병의 징후가 나타난다.

기억 B 세포 memory B cell는 **이차면역반응** secondary response 또는 *기억면역반응* memory response을 유발한다. 이차면역반응은 일차면역반응에서 이미 생산된 면역계통이 다시 침입한 항원에 대항할 때 생기는 면역반응이다(그림 11.8의 2단계). 항원에 두 번째 노출되면, 기억 B 세포가 재빨리 세포분열을 하여 형질세포를 형성하고 재빨리 항체를 생산한다. 이차면역반응은 두 가지 이유 때문에 일차면역반응보다 더 낳은 방어를 할 수 있다. (1) 항체를 생산하기 시작하는 데 필요한 시간이 짧다. (2) 더 많은 형질세포와 항체가 생산된다. 따라서 항원이 더 빨리 파괴되어, 면역력이 있는 사람은 질병의 징후가 나타나지 않는다.

이차면역반응에는 특이한 항원에 대한 보호작용을 하는 새로운 기억세포를 생성하는 것도 포함된다. 기억세포는 적응면역의 근간이 된다. 항원을 파괴하고 난 다음, 형질세포는 사라지고, 형질세포가 분비한 항체는 변형되어 항체의 농도가 적합한 방어를 할 수 없을 정도로 낮아진다. 그러나 기억세포가 수년간 또는 일생동안 지속하여 생존할 수 있다. 만약 기억세포 생산이 자극받지 못하거나 생산된 기억세포가 오랫동안 생존하지 못하면 같은 질병에 반복적으로 걸릴 수도 있다. 예를 들어, 바이러스는 항원이 자주 변하기 때문에 기억세포를 생산하기 어려워서 바이러스에 의한 감기를 반복적으로 앓을 수도 있다.

심화학습 2

지속성 면역의 이론은 사람이 병소에 지속적으로 노출된다는 가정을 포함한다. 어떻게 지속적인 병소의 노출이 지속성 면역을 유발하는지 생각해 보자.

(a) **항원의 비활성화**. 항체가 항원과 결합하면 항원이 비활성화된다.

(b) **여러 항원과 결합**. 항체들은 여러 개의 항원들과 동시에 결합할 수 있다.

(c) **보체연쇄반응 활성화**. 어떤 항원이 어떤 항체와 결합한다. 그 결과 항체는 보체를 활성화시켜서 염증, 화학쏠림, 용해가 일어나도록 한다.

(d) **염증화학물질의 분비를 시작하게 함**. 항체는 비만세포 또는 호염기구와 결합한다. 이 항체가 항원과 결합하게 되면 비만세포 또는 호염기구는 염증을 유발하는 화학물질을 방출한다.

(e) **포식작용을 원활하게 함**. 항체는 항원과 결합하여 큰포식세포 속으로 들어가면, 큰포식세포는 항원과 항체를 포식한다.

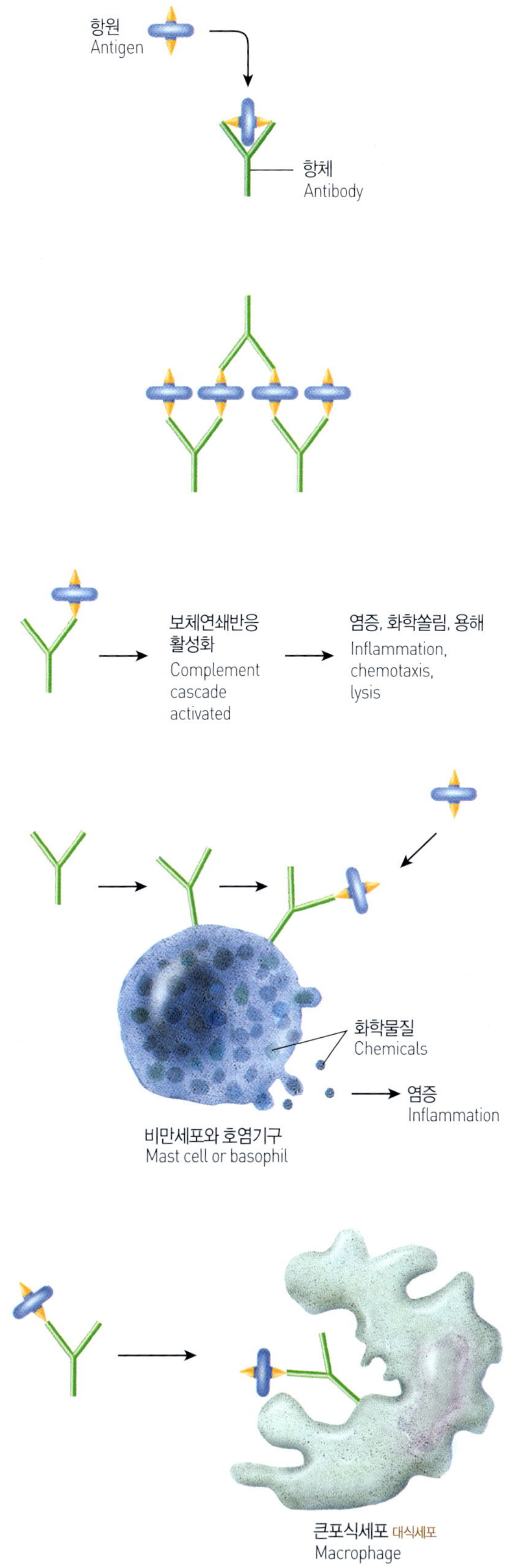

그림 11.7 항체의 효과

항체는 항원을 비활성화시키거나 여러 항원과 함께 결합함으로써 항원에 직접적인 영향을 준다.
항체는 항체의 불변부위를 활용하여 다른 기전들을 활성화 시킴으로써 항원에 간접적인 영향을 준다.
간접적 기전은 보체의 활성화, 비만세포와 호염기구의 염증 화학물질 분비, 큰포식세포에 의한 포식작용의 증가를 포함한다.

임상에서 활용하기

단클론항체의 활용

단클론항체 monoclonal antibody는 단지 한 개의 항원에 특이하게 반응하도록 만들어진 순수한 항체이다. 단클론항체는 실험실에서 만들어져서 다양한 임상실험에 사용된다. 단클론항체는 실험실 동물에게 항원을 주사하여 항원에 대항하는 B 세포 클론을 활성화시킴으로써 생산된다. 이렇게 활성화된 B 세포를 실험실 동물로부터 채취하여 암세포와 혼합한다. 그 결과로 얻은 세포는 두 가지 이상적인 특징을 갖는다. (1) 이 세포는 한 개의 B 세포 클론에서 유래했기 때문에 단지 한 개의 특이한 항체를 생산한다. (2) 이 세포는 암세포에서 유래했기 때문에 매우 빨리 세포분열을 한다. 결과적으로 특이한 항체를 생산하는 세포가 많아진다.

단클론항체는 임신의 확인과 임질, 매독, 간염, 광견병과 암을 진단하는 데 활용된다. 단클론항체가 오직 검사하려는 항원과 결합하기 때문에 검사가 특이하고 빨리 진행된다. 단클론항체가 처음 개발되었을 때 특이한 암세포에 약물을 전달하는 잠재력이 있었기에 "마법치료제"라는 칭호가 생기기도 했다("면역요법" 참조). 현재는 20개 이상의 단클론항체가 질병을 치료하는데 활용되고 있고, 많은 단클론항체에 대한 임상실험이 진행 중이다.

세포매개면역

세포매개면역은 세포독성 T 세포의 작용에 의한 면역이며, 우리 몸에 정상적으로 살고 있는 미생물에 가장 효과적인 면역작용이다. 바이러스와 어떤 세균은 세포 속 미생물로 존재하기도 한다. 세포매개면역은 알레르기 반응, 암세포의 조절과 이식거부반응에도 관여한다.

세포매개면역은 바이러스 감염에 대항하는 데 있어서 필수적인 면역작용이다. 바이러스가 세포를 감염시키면, 그 세포는 새로운 바이러스를 생산하게 되고, 증가한 바이러스가 다른 세포를 감염시킨다. 따라서 바이러스에 감염된 세포는 바이러스를 생산하는 공장처럼 변한다. 바이러스가 세포 속에 있는 동안에는 항체가 세포막을 통과하지 못하기 때문에 항체매개면역에 의한 면역작용에 영향을 받지 않는다. 세포매개면역은 바이러스에 감염된 세포를 파괴함으로써 바이러스 감염에 대항한다. 바이러스가 세포를 감염시키면 바이러스 단백질의 일부가 쪼개져서 항원으로 인지된다. 항원으로 처리된 단백질 분자가 감염된 세포의 세포막에 있는 주조직적합복합체 I 형 분자와 결합하여 세포막 표면에 나타나게 된다(그림 11.9의 1단계). T 세포 항원 수용체가 주조직적합복합체 I 형/바이러스 항원 복합체와 결합할 수 있기 때문에 세포독성 T 세포는 바이러스에 감염된 세포와 정상 세포를 구별할 수 있다.

주조직적합복합체 I 형/항원 복합체와 결합한 T 세포 항원 수용체는 세포독성 T 세포를 활성화시키는 신호가 된다(그림 11.9의 2단계). CD8 같은 표면분자에 의한 상호 자극도 일어난다(그림 11.9의 3단계). 보조 T 세포도 인터루킨-2 같은 시토카인을 분비함으로써 상호 자극을 제공하여 세포독성 T 세포의 활성화와 세포분열을 자극한다(그림 11.9의 4단계).

보조 T 세포 "딸세포"의 숫자가 증가하게 되어 세포독성 T 세포를 더 많이 자극한다. 세포매개면역반응에서, 보조 T 세포가 활성화되고 세포분열을 하도록 자극받는 것은 항체매개면역반응과 같은 방식을 따른다(그림 11.4).

감염된 세포의 표면에 있는 항원에 의해 세포독성 T 세포가 활성화된 이후에, 세포독성 T 세포는 일련의 세포분열을 통해 추가적인 세포독성 T 세포를 생산하고 기억 T 세포를 생산한다(그림 11.9). 세포독성 T 세포는 세포매개면역반응에서 주요한 기능을 하고, 기억 B 세포와 같은 방식으로 **기억 T 세포** memory T cell는 이차면역반응과 지속성 면역을 담당한다.

세포독성 T 세포는 다음 두 가지 주요한 효과가 있다.

1. 세포독성 T 세포는 추가적인 면역계통의 세포를 활성화시키는 시토카인을 분비한다. 예를 들어, 큰포식세포 같은 선천면역세포를 끌어들이는 시토카인을 분비한다. 큰포식세포는 항원을 포식하고 염증반응을 유발한다. 시토카인은 세포독성 T 세포를 추가적으로 활성화시켜서, 세포매개면역반응의 효율을 증가시킨다.
2. 세포독성 T 세포는 다른 세포와 접촉할 수 있고 접촉한 세포를 파괴할 수 있다. 바이러스에 감염된 세포는 바이러스 항원을 지니고 있고, 암세포는 암세포 항원을 지니고 있으며, 이식된 조직은 외부 항원을 지니고 있어서 세포독성 T 세포의 활성화를 자극할 수 있다. 세포독성 T 세포는 세포 표면에 제시된 항원과 결합하여 그 세포가 녹아버리도록 한다.

11.5 후천면역

학습성과

A. 적응면역이 획득할 수 있는 네 가지 방법 기술

후천성 적응면역을 획득하기 위한 방법으로는 능동자연면역, 능동인공면역, 수동자연면역과 수동인공면역(그림 11.10)이 있다. **능동면역** active immunity은 항원이 우리 몸에 침입하였을 때 우리 몸의 면역계통이 이 항원에 반응함으로써 획득한 면역이다. 반면, **수동면역** passive immunity은 다른 사람이나 실험실 동물에서 발생한 면역을 면역기능이 없는 사람에게 이식함으로써 획득된 면역이다. *자연* *natural* 또는 *인공* *artificial*은 항원 또는 항체가 이동하는 방법을 뜻한다. 자연이라는 의미는 항원에 노출

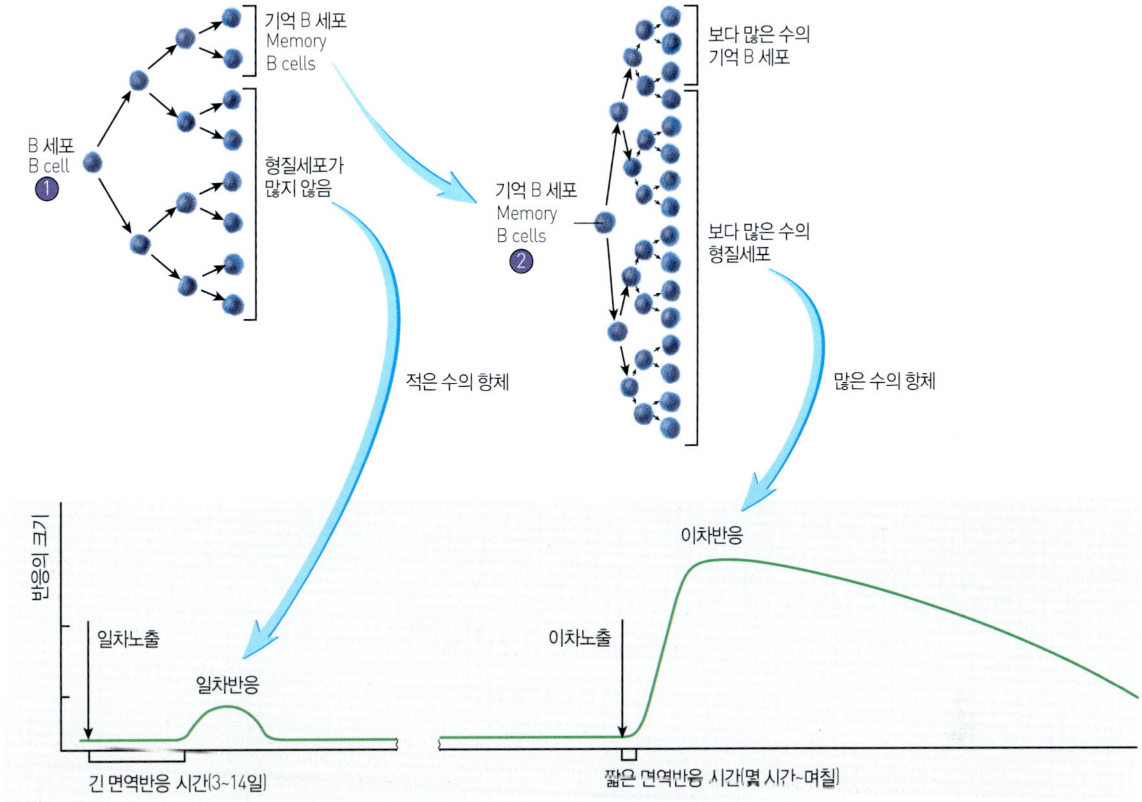

① **일차반응.** 일차반응은 B 세포가 처음으로 어떤 항원에 의해 활성화된 것이다. B 세포는 증식하여 형질세포와 기억 B 세포를 형성한다. 형질세포는 항체를 생산한다.

② **이차반응.** 이차반응은 같은 항원에 의해 다시 노출되었을 때의 반응으로 기억 B 세포는 재빨리 형질세포와 추가적인 기억 B 세포를 생산한다. 이차반응은 일차반응보다 훨씬 빠르고 더 많은 수의 항체를 생산한다.

그림 11.8 항체의 생산

되거나 항체가 이동한 것이 인위적 수단이 아닌 일상생활에서 일어났음을 의미한다. 인공이라는 의미는 항원 또는 항체가 몸속으로 이동하는 것이 인위적인 수단이 포함되었다는 것을 의미한다.

능동자연면역

능동자연면역active natural immunity은 미생물 같은 항원에 자연적으로 노출되어, 이 항원에 대응하는 면역반응이 자극된 것이다. 항원에 처음 노출되어 면역이 없는 상태이기 때문에 우리 몸은 질병의 징후를 나타낸다.

능동인공면역

능동인공면역active artificial immunity은 정제한 항원을 면역이 없는 사람의 몸에 투여하여 면역계통을 자극하는 것이다. 이 과정을 **예방접종**vaccination이라고 하며, 정제된 항원을 **백신**vaccine이라고 한다. 백신은 주사를 통해 우리 몸에 투여된다. 예방접종의 예는 디프테리아, 파상풍과 백일해에 대응하는 DTP 예방접종과 볼거리, 홍역과 풍진에 대응하는 MMR 예방접종이 있다.

백신은 죽은 미생물 또는 살아 있더라도 병원성이 약화된 미생물로 구성된다. 항원은 변형되어 면역반응을 자극하지만 질병을 유발하지 않는다. 능동인공면역은 질병에 걸리지 않고도 지속성 면역을 발생시키기 때문에 적응면역을 획득하는 방법 중에서 가장 선호하는 방법이다.

수동자연면역

수동자연면역passive natural immunity은 태아기 때에 엄마의 항체가 태반을 거쳐 아이에게 전이되는 것이다. 엄마는 자연적이든 인공적이든 많은 항원에 노출된 적이 있고, 이들 항원에 대응할 수 있는 항체들을 지니고 있다. 이 항체들은 엄마와 태아의 질병이 발생하지 않도록 대응하고 있다. 면역글로불린 G(IgG) 같은 항체는 태반을 가로질러 태아의 혈액으로 들어갈 수 있다. 출생 이후에, 엄마에게서 왔던 IgG라는 항체가 몇 개월 동안 아기를 감염으로부터 보호한다. 결국 이 항체들은 소멸되기 때문에 아기는 자기 자신의 면역계통에 의해 보호받아야 한다. 모유수

① 주조직적합복합체 Ⅰ형 분자는 바이러스 단백질 같은 항체를 표적 세포의 표면에 제시한다.

② 주조직적합복합체 Ⅰ형/항체 복합체가 세포독성 T 세포에 있는 T 세포 수용체와 결합하면 세포독성 T 세포가 활성화된다.

③ CD8과 다른 표면 분자에 의한 상호 자극이 일어난다.

④ 보조 T 세포에서 분비된 인터루킨-2 같은 시토카인에 의한 상호 자극이 일어난다.

⑤ 활성화된 세포독성 T 세포가 분열하여 딸세포를 형성하고, 딸세포들이 분열하여 더 많은 수의 세포독성 T 세포가 생산된다.

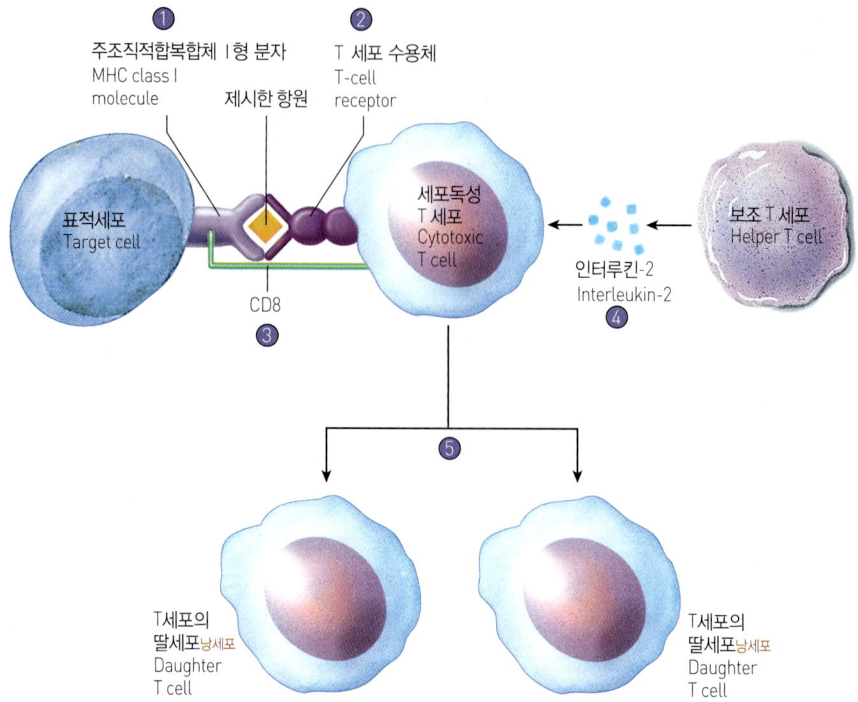

그림 11.9 세포독성 T 세포의 증식

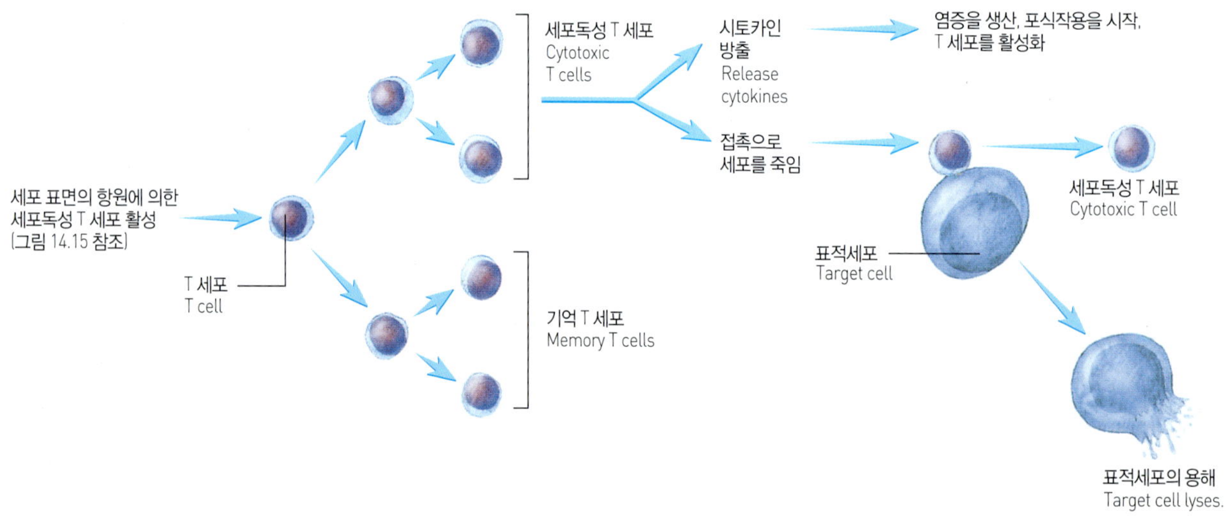

그림 11.10 T 세포의 자극과 T 세포의 작용

세포독성 T 세포가 활성화되면, 추가적인 세포독성 T 세포와 기억 T 세포가 형성된다. 세포독성 T 세포는 시토카인을 방출하여 항원의 파괴를 촉진하고, 바이러스에 감염된 세포, 암세포와 이식된 세포 같은 표적 세포의 용해를 유발한다. 기억 T 세포는 이차반응을 담당한다.

유를 하는 경우에는 모유 속에 항체(IgA)가 포함되어 있어서 아기의 면역에 도움이 된다.

수동인공면역

수동인공면역passive artificial immunity을 위해서는 먼저 실험실 동물에게 백신을 주사하여야 한다. 동물의 면역계통에서 주입된 항원에 대한 반응을 하고 난 다음, 동물의 혈액에서 항체를 채취하여 면역이 필요한 사람에게 주입한다. 실험실 동물의 대안으로 면역이 있는 사람도 항체를 제공할 수 있다. 수동인공면역은 이미 항체가 만들어져 있기 때문에 항원을 바로 파괴할 수 있어서 즉각적인 보호작용을 제공할 수 있다. 따

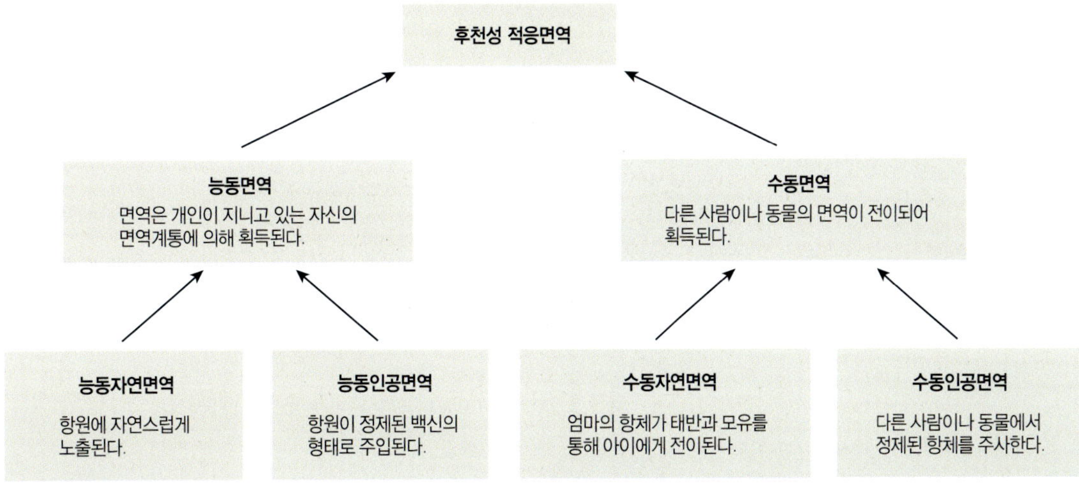

그림 11.11 후천성 적응면역을 획득하는 방법

라서 수동인공면역은 능동면역을 획득할 때까지의 시간이 부족한 환자의 치료에 활용된다. 그러나 항체가 곧바로 사용되기 때문에 수동인공면역은 일시적인 면역만을 제공한다.

수동인공면역에 사용되는 항체는 일반적으로 **항혈청**antiserum이라고 부르는데 그 이유는 혈청에서 항체를 채취하기 때문이다. 항혈청은 광견병, 간염과 홍역을 유발하는 미생물에 대응할 때 많이 활용된다. 또한 항혈청은 파상풍, 디프테리아와 보툴리눔 독소 같은 세균성 독소와 거미와 뱀의 독에 대응할 때에도 활용된다.

11.6 면역 상호작용의 개요

학습성과

A. 면역계통의 상호작용 이해

면역계통이 선천면역, 항체매개면역과 세포매개면역으로 나누어 설명되었지만, 이와 같은 범주는 면역의 특징을 설명하기 위해 인위적으로 구분한 것이다. 실제로 면역계통은 하나이지만, 면역반응은 여러 종류의 면역 구성성분들이 관여한다. 예를 들어, 적응면역이 특이한 항원을 인식하고 기억할 수 있지만, 인식된 항원을 파괴하기 위해서 염증과 포식작용 같은 선천면역 활동의 도움이 필요하다(그림 11.12, 표 11.1).

11.7 면역요법

학습성과

A. 면역요법 이해

우리 몸에 있는 면역계통의 작용에 의해 두 가지 기본적인 이로운 점이 있다. (1) 질병의 원인과 경과를 이해한다. (2) 질병을 예방하고, 질병의 진행을 막고, 질병에서 정상을 회복하는 방법을 개발할 수 있다.

면역요법immunotherapy은 면역계통의 기능을 조절하거나 유해한 세포를 직접 공격함으로써 질병을 치료하는 것이다. 일반적으로 면역요법은 면역계통의 기능을 향상시키려는 시도이다. 예를 들어, 시토카인이나 다른 물질을 투여하면 염증이 증진되고 면역세포가 활성화되어 암세포를 파괴하는 것을 돕는다. 반대로, 가끔은 면역계통을 억제하는 것이 도움이 될 때도 있다. 예를 들어, 다발경화증은 면역계통이 축삭을 감싸는 말이집을 외부항원으로 인지하여 파괴하는 자가면역질환이다. 인터페론-베타라는 시토카인을 투여하면 자가항원을 제시하는 주조직적합복합체 분자의 합성을 억제하기 때문에 다발경화증의 치료법으로 인터페론-베타가 사용된다.

어떤 면역요법은 보다 특이한 목적을 위해 사용된다. 예를 들어, 예방접종은 많은 질병을 예방할 수 있다("후천면역" 참조). 단클론항체를 생산하는 능력은 암을 치료하는 효과적인 치료가 될 수 있다. 만약 암세포의 유일한 항원이 발견된다면, 암세포를 직접 공격하는 방사성 동위원소, 항암제, 독소, 효소를 단클론항체와 결합시켜 암세포를 공격할 수도 있고, 면역계통의 세포를 활성화시켜서 암세포를 공격할 수도 있다. 하지만 불행히도, 현재까지 정상 세포에는 없고 암세포에만 유일하게 존재하는 항원을 발견하지 못하고 있다. 그럼에도 불구하고 단클론항체 요법은 정상 세포를 적게 손상시키는 경우에는 활용되고 있다.

단클론항체를 사용한 암 치료에서 전망이 좋은 경우도 있다. 예를 들어, 요오드 방사성 동위원소(^{131}I)가 부착된 단클론항체는 부작용이 적으면서 B 세포 림프종의 크기를 줄인다. 단클론항체인 허셉틴herceptin은 유방암세포에서 과다하게 합성된 성장인자 수용체와 결합한다. 항체가 암세포에 "꼬리표"를 달아두어서 자연살해세포가 이를 인식하여 암세포

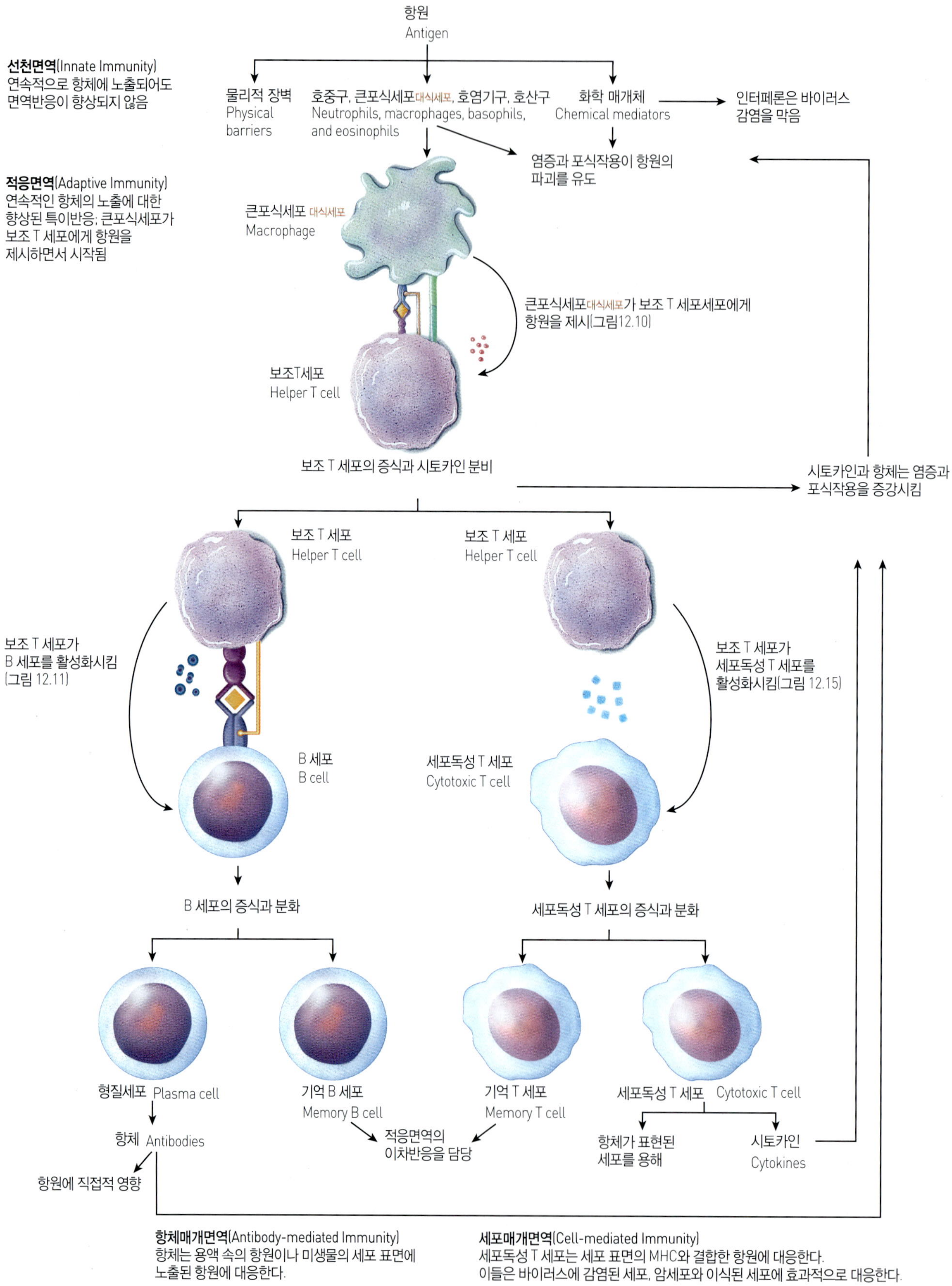

그림 11.12 면역 상호작용

항원에 대응하는 선천면역과 적응면역의 주요한 상호작용과 반응.

를 녹인다. 허셉틴은 유방암의 진행 속도를 느리게 하여 생존기간을 늘이기는 하지만 유방암의 치료를 목적으로 사용하지는 않는다.

많은 면역요법들이 연구되고 있어서, 미래에는 면역계통을 활용한 효과적인 치료법들이 더 많이 개발될 것이다.

11.8 노화가 림프계통과 면역계통에 미치는 영향

학습성과

A. 노화가 림프계통과 면역계통에 미치는 영향 이해

노화는 림프계통이 조직에서 체액을 제거하고, 소화기관에서 지방을 흡수하며, 혈액 중 결함이 있는 적혈구를 제거하는 능력에 영향을 미치지 못한다.

나이가 들어감에 따라 가슴샘에서 성숙한 T 세포를 새로 생산하는 능력이 소실된다. 40세 쯤 되면 가슴샘의 대부분이 지방조직으로 대치되며, 60세가 지나면 가슴샘은 육안으로 확인할 수 없을 정도로 작아진다. T 세포의 세포복제 때문에 림프조직 속의 T 세포 수는 안정적으로 유지되지만, T 세포의 기능은 점점 약해진다. 또한, 보조 T 세포가 항원에 반응하여 증식하는 능력이 감소한다. 따라서 항원에 대응하는 보조 T 세포의 생산이 적어지고, 이에 따라 B 세포와 세포독성 T 세포에 대한 자극이 적어진다. 결과적으로, 나이가 들어감에 따라 항체매개면역과 세포매개면역 모두 항원에 대한 반응이 감소한다.

나이가 들어감에 따라 일차항체반응과 이차항체반응이 감소한다. 면역반응을 일으키기 위해 필요한 항체의 수가 많아지고, 면역반응이 느려지며, 기억세포가 잘 생산되지 못한다. 감염에 저항하는 능력이 감소하고 면역력이 감소한다.

나이가 들어감에 따라 세포매개면역이 세포 속 병원체에 대항하는 능력도 감소한다. 예를 들어, 노인들이 독감에 더 잘 걸리기 때문에 매년 예방접종을 해야만 한다. 어떤 병원체는 몸에서 완전히 제거되지 않는 경우도 있다. 나이가 들어감에 따라, 면역력이 감소하여 병원체의 재활성화를 유도할 수도 있다. 이에 대한 예로 어린이들에게 수두를 유발하는 바이러스는 신경세포 속에 남아 있지만, 질병을 유발하지 않고 마치 우리 몸에서 사라진 것처럼 보인다. 나이가 들어 면역이 약해지지만, 바이러스가 신경세포에서 증식하여 대상포진 같은 피부의 감염을 초래할 수도 있다.

자가면역질환은 면역반응이 건강한 정상 세포를 파괴하는 것이다. 나이가 들어감에 따라 새롭게 발병하는 자가면역질환은 아주 약간 증가한다. 그러나 만성 염증과 젊은 시절에 시작된 자가면역질환은 축적된 손상효과를 나타낸다. 나이가 들어감에 따라 암 발생률이 증가하는 것은 암 유발 요인에 반복적으로 노출되고 반복적으로 세포 손상이 유발되기 때문이며, 또한 면역력이 감소하기 때문이다.

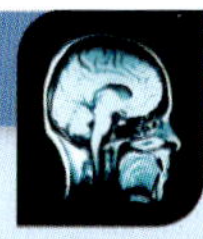

관련된 질환

쇼그렌증후군

Akin 씨는 치통이 있어서 치과에 갔다. 치과 진찰 결과, 치아에 고름집이 있고, 치아우식과 함께 귀밑샘이 커졌지만 침의 분비는 감소한 것을 확인하였다. 문진 과정에서 Akin 씨는 그녀의 치과의사에게 입안이 건조한 것과 눈물이 잘 나지 않으면서 하루 종일 피로감을 느낀다고 하였다. 치과의사는 그녀를 일반 병원으로 전원시켰고, 여러 임상검사 결과 그녀가 샘과 점막에 영향을 주는 자가면역질환인 **쇼그렌증후군** Sjogren syndrome이라는 것이 확인되었다.

정상적으로 선천면역, 항체매개면역과 세포매개면역은 서로 외부항원에 대항하기 위해 함께 작용한다. 자가면역질환은 자가항원이 면역반응을 활성화시켜서 정상적인 건강한 조직을 파괴하는 것이다. 쇼그렌증후군은 침샘을 공격하여 침 분비가 감소하기에 입안이 건조해지고, 입안이 건조해져서 치아우식이나 고름집이 유발될 수 있다. 눈물샘이 손상되어 눈물의 생산이 감소하기에 눈이 건조해져서 결막염이 생길 수 있다. 쇼그렌증후군은 가장 흔한 자가면역질환 중 하나이다. 50% 정도는 쇼그렌증후군만 나타나지만, 류마티스관절염, 전신홍반루푸스와 공피증 같은 다른 자가면역질환이 함께 겹치는 경우도 있다. 쇼그렌증후군 환자의 10명 중 9명이 여성이다.

질병과 질환 : 림프계통

상태	설명
	림프계통
감염	
림프절염	림프절의 염증. 미생물이 림프절에서 파괴되는 동안 림프절이 커지고 누르면 아픔
림프관염	림프관의 염증. 피부의 감염된 곳에서 확장하는 빨간줄이 보임
림프절페스트	세균(쥐벼룩에서 기원) 감염에 의해 림프절이 커진 것. 치료하지 않으면 세균이 혈액으로 들어가 패혈증(제8장 참조)을 유발. 흑사병이라고 알려짐
림프부종 주로 다리에 비정상적으로 림프가 축적된 것. 림프계통의 손상 또는 질병에 의해 유발됨	
코끼리피부병	모기에 의해 사람으로 전이된 회충이 원인. 회충이 림프관과 림프흐름을 막아서 팔 또는 다리가 심하게 붓고 크기가 커짐
암 치료 후 림프부종	암 절제수술 또는 방사선요법에 의해 암 주변의 림프절이 제거됨으로써 발생함. 암세포의 전이를 확인하기 위해 암에서 가장 가까운 림프절을 검사함
림프종 림프구의 암. 보통 림프절에서 시작됨. 면역이 약해져서 감염이 잘 됨	
	면역계통
즉각적인 면역반응 항원에 이미 노출된 경험이 있어서 같은 항원에 노출되면 즉각적인 면역반응이 나타남	
건초열	꽃가루 항원을 흡입하여 발생함
천식	항체가 허파에 있는 비만세포 및 호염기구와 결합. 면역 화학물이 분비되어 세기관지가 수축함
두드러기	피부발적과 국소적 종창. 음식에 의해 발생함
아나필락시스	비만세포와 호염기구가 전신적인 혈관 확장, 혈관 투과도 증가와 혈압 하강을 유발. 사망에 이를 수도 있음
지연 면역반응 항원에 노출된 후 반응이 나타날 때까지 몇 시간 또는 며칠이 걸림. T 세포가 증식하는 데 시간이 필요함	
옻 과민반응	항원이 상피에서 흡수되어 T 세포에 의해 파괴되면서 면역반응과 조직 손상을 유발
자가면역질환 자가항원에 대한 일종의 알레르기 반응. 제1형 당뇨병, 만성 소화장애증, 류마티스관절염, 전신홍반루푸스, 그레이브스병 등이 속함	
선천성 면역결핍 태아에서 T 세포와 B 세포를 생산하지 못하는 질병	
중증복합 면역결핍증(SCID)	T 세포와 B 세포를 생산하지 못함. 출생 후 무균실에서 생활해야 함. 골수이식을 통해 면역기능을 확보하지 못하면 감염에 의해 사망함
후천성 면역결핍 질병, 약물 또는 스트레스 등 다양한 원인이 있음	
후천면역결핍증후군(AIDS)	사람면역결핍바이러스(HIV)에 의한 감염. HIV가 보조 T 세포의 CD4와 결합하여 파괴되면서 CD4를 지닌 보조 T 세포도 함께 없어짐. 보조 T 세포가 없어짐에 따라 B 세포와 T 세포가 활성화되지 못하여 적응면역이 무기력해짐
이식조직 거부반응	사람백혈구항원(HLA)과 주조직적합복합체(MHC)가 이식된 조직을 외부 항원으로 인지하여 발생하는 정상적인 면역반응. 면역기능억제제를 활용하여 거부반응을 최소화 함

※ 자세한 정보들은 **www.mhhe.com/seeleyess8**에서 찾아볼 수 있다.

단원 요약

11.1 림프계통의 기능

림프계통은 조직의 체액균형을 유지하고, 작은창자에서 지방을 흡수하며 미생물과 이물질에 대응하는 방어작용을 한다

11.2 면역

1. 면역은 미생물과 다른 이물질의 유해한 효과에 대응하는 능력이다.
2. 면역은 선천면역과 적응면역으로 구별된다.

11.3 선천면역

물리적 장벽

1. 피부와 점막은 장벽을 형성하여 미생물이 우리 몸으로 들어오는 것을 막는다.
2. 눈물, 침과 소변은 우리 몸 표면에서 미생물을 씻어낸다.

화학 매개체

1. 화학 매개체는 미생물을 파괴하고, 포식작용을 촉진하며 염증반응을 증가시킨다.
2. 눈물에 있는 리소자임과 혈장에 있는 보체는 선천면역에 존재하는 화학물질의 예이다.
3. 인터페론은 바이러스의 복제를 방해한다.

백혈구

1. 화학쏠림은 세포가 미생물이나 손상된 조직쪽으로 이동시키는 능력이다.
2. 중성구는 미생물에 반응하는 첫 번째 포식세포이다.
3. 큰포식세포는 약간 늦게 활성화되는 포식작용을 하는 세포이다. 큰포식세포는 미생물이 침입할 수 있는 곳에 위치한다.
4. 호염기구와 비만세포는 염증반응을 촉진한다. 호산구는 알레르기 반응과 연관된 염증반응에 관여한다.
5. 자연살해세포는 암세포와 바이러스에 감염된 세포를 녹인다.

염증반응

1. 화학 매개체는 혈관이완과 혈관투과도를 증가시켜, 화학물질이 손상된 조직으로 이동도록 한다. 화학물질은 포식작용 세포를 끌어들이기도 한다.
2. 염증반응이 이물질과 조직을 파괴할 때까지 화학 매개체와 포식작용 세포의 양이 증가한다. 염증반응이 멈추면 조직은 치유된다.
3. 국소염증은 발적, 발열, 종창, 통증과 기능소실을 유발한다. 전신염증의 징후는 중성구 수의 증가, 발열과 쇼크가 유발되는 것을 포함한다.

11.4 적응면역

1. 항원은 적응면역을 자극하는 분자이다.
2. B 세포는 항체매개면역을 담당하고, T 세포는 세포매개면역에 관여한다.

림프구의 기원과 발생

1. B 세포와 T 세포는 적색골수에서 발생한다. T 세포는 가슴샘에서 성숙하고, B 세포는 적색골수에서 성숙한다.
2. B 세포와 T 세포는 성숙된 장소에서 림프조직으로 이동한 다음, 림프조직 사이를 순환한다.

림프구의 활성화와 세포증식

1. B 세포와 T 세포는 자신의 표면에 항원 수용체를 지니고 있다. 클론은 같은 항원 수용체를 지니고 있는 림프구들이다.
2. 주조직적합복합체 분자는 항원을 B 세포 또는 T 세포에 제시한다.
3. 면역반응을 일으키기 위해서는 주조직적합복합체 분자 이외에도 인터루킨 같은 시토카인과 CD4와 같은 표면 분자에 의한 상호 자극이 반드시 필요하다.
4. 큰포식세포는 항원을 보조 T 세포에 제시하여, 이 세포들이 분열하여 숫자가 증가하도록 한다.
5. 보조 T 세포는 B 세포를 자극하여 B 세포가 분열 및 분화하여 항체를 형성하도록 한다.

항체매개면역

1. 항체는 단백질이다. 가변부위는 항원과 결합하며, 항체 특이성을 나타내는 부위이다. 불변부위는 보체를 활성화시키거나 항체와 결합하는 부위이다. 다섯 종류의 항체는 IgG, IgM, IgA, IgE와 IgD이다.
2. 항체는 직접 항원을 비활성화시키거나 응괴를 형성시킨다. 항체는 포식작용과 염증을 촉진시켜서 간접적으로 항원을 파괴한다.
3. 일차면역반응은 항원에 처음 노출된 이후의 면역반응이다. B 세포는 형질세포로 변해서 항체를 생산하고 기억 B 세포로 변한다.

단원 요약

4. 이차(기억)면역반응은 일차면역반응 이후에 다시 같은 항원에 노출되었을 때의 면역반응이다. 기억 B 세포는 재빨리 형질세포를 형성하고 새로운 기억 B 세포를 생산한다.

세포매개면역

1. 항원에 노출되면 세포독성 T 세포가 활성화되고 기억 T 세포가 생산된다.
2. 세포독성 T 세포는 바이러스에 감염된 세포, 암세포와 이식조직을 녹인다. 세포독성 T 세포는 염증반응과 포식작용을 촉진하는 시토카인을 생산한다.

11.5 후천면역

1. 능동자연면역은 자연스럽게 노출된 항원에 대응하여 자신의 면역계통이 면역반응을 나타내는 것이다.
2. 능동인공면역은 정제된 항원(백신)에 노출되어 자신의 면역계통이 면역반응을 나타내는 것이다.
3. 수동자연면역은 발생과정에서 엄마의 항체가 태아로 이동하거나 모유수유를 통해 엄마의 항체가 이동하는 것이다.
4. 수동인공면역은 다른 동물이나 사람의 항체를 면역이 필요한 사람에게 주입하는 것이다.

11.6 면역 상호작용의 개요

선천면역, 항체매개면역과 세포매개면역이 함께 작용하여 항원을 제거한다.

11.7 면역요법

면역요법은 질병을 치료하기 위해 면역계통을 자극하거나 억제하는 것이다.

11.8 노화가 림프계통과 면역계통에 미치는 영향

1. 노화는 림프계통이 조직에서 체액을 제거하고, 소화기관에서 지방을 흡수하며, 혈액에 있는 결함이 있는 적혈구를 제거하는 능력에 영향을 미치지 못한다.
2. 보조 T 세포 증식의 감소 때문에 항체매개면역반응과 세포매개면역반응이 감소한다.
3. 나이가 들어감에 따라 일차항체반응과 이차항체반응이 감소한다.
4. 나이가 들어감에 따라 세포매개면역이 세포 속 병원체에 대항하는 능력이 감소한다.

CHAPTER

12 호흡계통

12.1 호흡계통의 기능

학습성과

A. 호흡계통의 기능 이해

공부하기, 잠자기, 말하기, 먹기와 운동에는 모두 호흡이 관여한다. 출생 후 첫 호흡을 한 다음부터, 호흡수와 호흡량은 우리의 활동에 적합하도록 무의식적으로 조절된다. 물론 의식적으로 숨을 참을 수도 있지만, 반드시 다시 숨을 쉬어야만 한다. 숨쉬기는 맥박과 함께 살이 있음을 증명하는 특징이고, 의식을 잃은 사람에서 가장 먼저 확인하는 것도 맥박과 숨쉬기이다.

호흡respiration은 다음과 같은 과정을 포함한다: (1) 허파를 드나드는 공기의 이동을 뜻하는 환기 또는 숨쉬기. (2) 허파 속에서 공기와 혈액 사이의 산소와 이산화탄소의 교환. (3) 혈액 속의 산소와 이산화탄소의 운반. (4) 혈액과 조직 사이의 산소와 이산화탄소의 교환. 호흡이란 용어는 가끔 세포대사 또는 세포호흡을 나타낼 때가 있어서 혼란을 줄 수 있는데, 실제로 세포대사와 **세포호흡**cellular respiration은 서로 밀접한 관련이 있다(제15장에서 설명할 것임). 호흡은 포도당을 ATP로 변환시킬 때 세포호흡에서 필요한 산소를 공급하는 것이다. 호흡은 세포호흡에서 생산된 노폐물인 이산화탄소의 잠재적 독성작용을 제거한다. 호흡계통은 호흡 이외에도 다음의 기능을 수행한다.

1. *혈액의 pH 조절*. 호흡계통은 혈액의 이산화탄소 농도를 바꿈으로써 혈액의 pH를 조절한다.
2. *목소리 발성*. 성대를 지나는 공기의 이동에 의해 소리와 말을 만드는 것이 가능하다.
3. *후각작용*. 공기 중에 섞인 분자가 코안으로 들어올 때 냄새 감각이 발생한다.
4. *선천면역*(제11장 참조). 호흡계통은 미생물이 몸속으로 침입하는 것을 방해하고 호흡 표면에서 미생물을 제거한다.

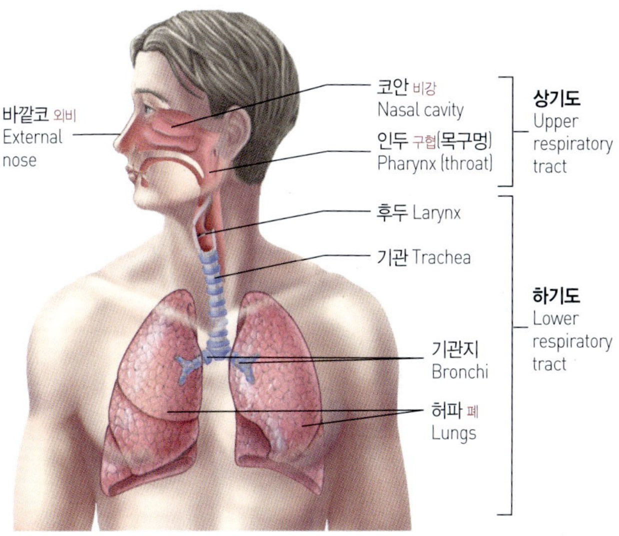

그림 12.1 호흡계통

상기도는 바깥코, 코안과 인두로 구성된다. 하기도는 후두, 기관, 기관지와 허파로 구성된다.

코안(비강, Nasal cavity)

코안은 코중격(비중격)에 의해 좌우 코안으로 나누어지고, 코중격은 왼쪽으로 굽은 형태를 이루고 인두에 개구한다.

코안의 가쪽벽(외측벽)으로부터 3쌍의 위 · 중간 · 아래코선반(상 · 중 · 하비갑개)이 나와있고, 그 하단에는 3쌍의 위 · 중간 · 아래콧길(상 · 중 · 하비도)이 있다.

코안은 공기를 가온 · 가습하여 먼지를 제거하고, 공명작용이 있으며, 위코선반(상비갑개)의 점막에는 후각의 수용기가 분포되어 있어 냄새를 감지한다.

인두(Pharynx)

인두는 코안에 계속되는 기도로 소화기와 호흡기의 교차점으로 코인두(비인두,nasopharynx), 입인두(구인두, oropharynx), 후두인두(laryngopharynx)로 구분된다.

인두 밑에는 후두덮개(후두개, epiglottis)가 있어 음식물이 통과할 때 후두를 막아 음식물이 후두로 들어가는 것을 막는다.

인두에는 귀인두관(이관, auditory tube)이 있어 가운데귀(중이)와 서로 교통하고 있다.

관련된 질환

코곁굴염

Cyness 씨는 감기에 걸려 재채기, 목의 통증과 전신피로감을 나타냈었다. 그런데 감기에서 회복되었음에도 불구하고, 몇 주간 코가 막히고 반복적으로 두통이 발생하였다. 이와 같은 병력을 들은 Cyness 씨의 주치의는 그의 코와 목을 살펴본 다음 코곁굴 방사선 사진을 찍도록 하였다. Cyness는 코곁굴을 덮고 있는 점막에 염증이 생긴 코곁굴염부비동염, sinusitis을 진단받았다. 감기 같은 바이러스 감염은 점막에 염증을 유발하여 종창과 점액의 과다분비를 유발한다. 그 결과로 코곁굴이 코안으로 열리는 부분이 막히게 되어, 코곁굴에 점액들이 축적되면 세균감염을 촉진하게 된다. 축적된 점액과 점막의 감염에 의해 통증이 생긴다.

코곁굴염의 치료는 세균을 제거하는 항생제와 충혈제거제로 점액의 순환을 촉진하고, 충분한 수분 섭취로 탈수를 방지하며, 수증기를 흡입하는 것이다. 충혈제거제는 조직의 종창과 부종을 감소시킨다. 점막의 종창이 가라앉으면, 숨쉬기가 쉬어지고, 축적되었던 점액이 코곁굴에서 코안으로 이동하기 쉬어진다. 슈다페드 같은 충혈제거제는 교감신경세포에서 노르에피네프린의 분비를 유발하여 종창을 감소시킨다. 점막으로 가는 혈관의 혈관수축이 증가하면 혈류가 감소하여 혈액에서 조직으로 유입되는 체액 이동이 감소한다. 코곁굴염은 알레르기 반응에 의한 염증과 코곁굴이 열리는 부위를 막는 용종에 의해서도 발생할 수 있다.

후두(Larynx)

후두는 인두의 후두부에서 시작되어 기관 이행부까지이며 기도 및 발성기로서 작용한다.

후두연골로서는 후두융기연골인 갑상연골, 반지연골(윤상연골), 성대돌기가 있어 발성에 관여하는 모뿔연골(피열연골)이 있다.

기관과 기관지

기관은 식도 앞에 위치하며 15~20개의 C자형 유리연골로 되어있다. 다섯째 등뼈에서 *일차기관지primary bronchus*인 **왼주기관지**좌주기관지, left main bronchus와 **오른주기관지**우주기관지, right main bronchus로 나뉜 다음 허파로 연결된다. 왼주기관지는 심장 때문에 오른주기관지보다 더 수평으로 분지한다(그림 12.2). 기관으로 들어온 이물질은 주로 오른주기관지로 들어가는데, 그 이유는 오른주기관지가 왼주기관지보다 직경이 더 넓고, 길이가 더 짧으며, 수직에 가깝게 갈라져서 기관에서 직접 연속된다. 주기관지는 기관에서 허파로 확장한다. 기관과 마찬가지로 주기관지는 거짓중층원주상피로 덮여 있고, 연골조각들에 의해 지지되고 있다.

허파

허파폐, lung는 호흡에서 가장 중요한 장기이다. 허파는 고깔 모양이고, 바닥은 가로막 위쪽에 위치하고 꼭지는 빗장뼈보다 약 2.5 센티미터 정도 위에 위치한다(그림 12.2). 오른허파에는 위엽, 중간엽과 아래엽 등 세 개의 엽(lobe)이 있고, 왼허파에는 위엽과 아래엽 등 두 개의 엽lobes이 있다. 허파의 엽은 허파 표면 위에 있는 깊고 뚜렷한 틈새에 의해 구분된다. 각 엽은 결합조직사이막에 의해 **허파구역**폐구역, bronchopulmonary segment으로 나뉘지만 뚜렷한 틈새에 의해 구별되지는 않는다. 허파구역은 독립적인 혈관과 기관지를 갖기 때문에 어떤 허파구역 하나에 병이 생기면 나머지 정상 허파에 영향을 주지 않으면서 수술로 제거할 수 있다. 왼허파와 오른허파에는 각각 10개씩의 허파구역이 있고 왼허파에 9개의 허파구역이 있다고 설명하는 해부학자도 있다.

주기관지는 여러 번 이분법으로 나뉘면서 **기관기관지나무**tracheobronchial tree를 형성한다(그림 12.2). 주기관지는 *이차기관지secondary bronchus*인 **엽기관지**lobar bronchus로 나뉘고, 왼허파에는 두 개의 엽기관지, 오른허파에는 세 개의 엽기관지가 있어서 각 엽으로 공기를 보낸다. 엽기관지는 허파구역으로 확장하는 *삼차기관지tertiary bronchus*인 **구역기관지**segmental bronchi로 나뉜다. 기관지는 분지를 지속하여 **세기관지**bronchiole로 변한다. 세기관지도 여러 번 나뉘면서 **종말세기관지**terminal bronchiole를 형성한 다음, 종말세기관지가 분지하여 **호흡세기관지**respiratory bronchiole를 형성한다(그림 12.2).

허파 공기통로의 크기가 점점 작아지면서 공기통로의 벽구조가 변한다. 연골 양이 감소하면서 민무늬근육은 증가하다가, 세기관지가 되면 공기통로의 벽에는 연골은 없고 민무늬근육만 남는다. 기관지와 세기관지의 벽에 있는 민무늬근육의 수축과 이완에 의해 공기통로의 직경이 변할 수 있다. 운동을 하는 동안, 민무늬근육이 이완하여 공기통로의 직경이 커져서 이동하는 공기의 부피가 증가한다. **천식발작**asthmatic attack이 생기면 종말세기관지의 벽에 있는 민무늬근육이 수축하여 기류를 엄청나게 감소시킨다(천식 참조). 심한 천식의 경우 공기의 이동이 없어져서 사망할 수도 있다. 알부테롤albuterol 같이 천식발작에 대응하는 약물은 종말세기관지의 벽에 있는 민무늬근육을 이완시켜서, 공기의 흐름을 원활하게 만든다.

허파 공기통로의 크기가 점점 작아지면서, 벽을 덮고 있는 구조물이 변한다. 기관과 기관지는 섬모거짓중층원주상피, 세기관지는 섬모단층원주상피, 종말세기관지는 섬모단층입방상피로 덮여 있다. 공기통로를 덮고 있는 상피에 있는 섬모는 호흡계통에서 공기에 있던 쓰레기를 포획하고 있는 점액을 제거한다.

종말세기관지 아랫부분의 공기통로의 크기가 점점 작아지면서 벽구조가 점점 얇아진다. 호흡세기관지의 벽은 입방상피로 구성되고, 꽈리관과 허파꽈리의 벽은 단순편평상피로 구성된다. 허파의 **호흡막**respiratory membrane은 공기와 혈액 사이에서 가스교환이 일어나는 곳이다. 호흡막의 대부분은 허파꽈리의 벽과 주변을 감싸는 모세혈관에 의해 형성되지만(그림 12.4), 꽈리관과 호흡세기관지도 일부가 관여한다. 호흡막은 가스가 확산하기 쉽게 하기 위해 매우 얇다. 호흡막은 여섯 층으로 구성된다.

1. 허파꽈리를 덮고 있는 얇은 액체층
2. 단층편평상피로 구성된 허파꽈리상피

임상에서 활용하기

기도의 확보

상기도가 이물질에 의해 막혀서 호흡을 할 수 없다면 이는 매우 응급상황이며 생명을 살리기 위해 신속한 대응이 요구된다. **하임리히요법**Heimlich maneuver이라고 알려진 배부위 견인은 복압을 갑자기 증가시켜서 기관 속의 공기가 위로 상승하게 하여 상기도를 막고 있는 이물질을 몰아내는 방법이다. 하임리히요법을 시행하는 사람은 환자의 뒤에 서서 자신의 팔로 환자를 감싸 안고 손은 환자의 배꼽과 가슴우리 사이에 위치시킨다. 한 손은 주먹을 꼭 쥐고 다른 손은 주먹 쥔 손을 잡고 배를 위쪽으로 갑작스럽게 끌어 올린다. 증가된 복압은 가로막을 위로 밀어 올려서 허파 속에 있는 기압을 증가시킨다. 요법이 제대로 시행되었다면, 허파에서 시작된 기류로 이물질을 충분히 몰아낼 수 있다.

기도를 확보할 수 있는 다른 방법이 있는데, 이는 반드시 숙련된 의료인이 행해야 한다. **삽관법**intubation은 인공 도관을 구멍, 관 또는 속빈 장기에 삽입하는 것이다. 인공 도관은 입 또는 코를 통과하여 인두 속으로 삽입된 다음, 후두를 거쳐 기관으로 삽입된다. 가끔은 인공 도관을 삽입하기 위해 상기도에 구멍을 만들어야 하는 경우도 있어서, 이를 **반지방패연골절개술**윤상갑상연골절개술, cricothyrotomy이라고 하며, 가장 선호하는 부위는 반지연골과 방패연골 사이에 있는 막이다. 인공 도관은 절개술로 만들어진 구멍을 통해 삽입되어 공기의 통로가 된다.

기관절개술tracheostomy은 기관에 인공 도관을 삽입할 수 있는 구멍을 만드는 수술이다. 기관 속으로 삽입된 인공 도관은 기류를 허용하고 분비물을 제거하는 기능을 한다. **기관절개**tracheotomy라는 용어는 실질적으로 기관을 자르는 수술을 뜻한다(기관절개술과 기관절개는 흔히 비슷한 의미로 사용한다). 기관을 절개하여 인공 도관을 삽입하는 수술은 기관의 앞면에 동맥, 신경과 갑상샘이 있어서 손상될 수 있기 때문에 응급상황에서는 잘 시행하지 않는다.

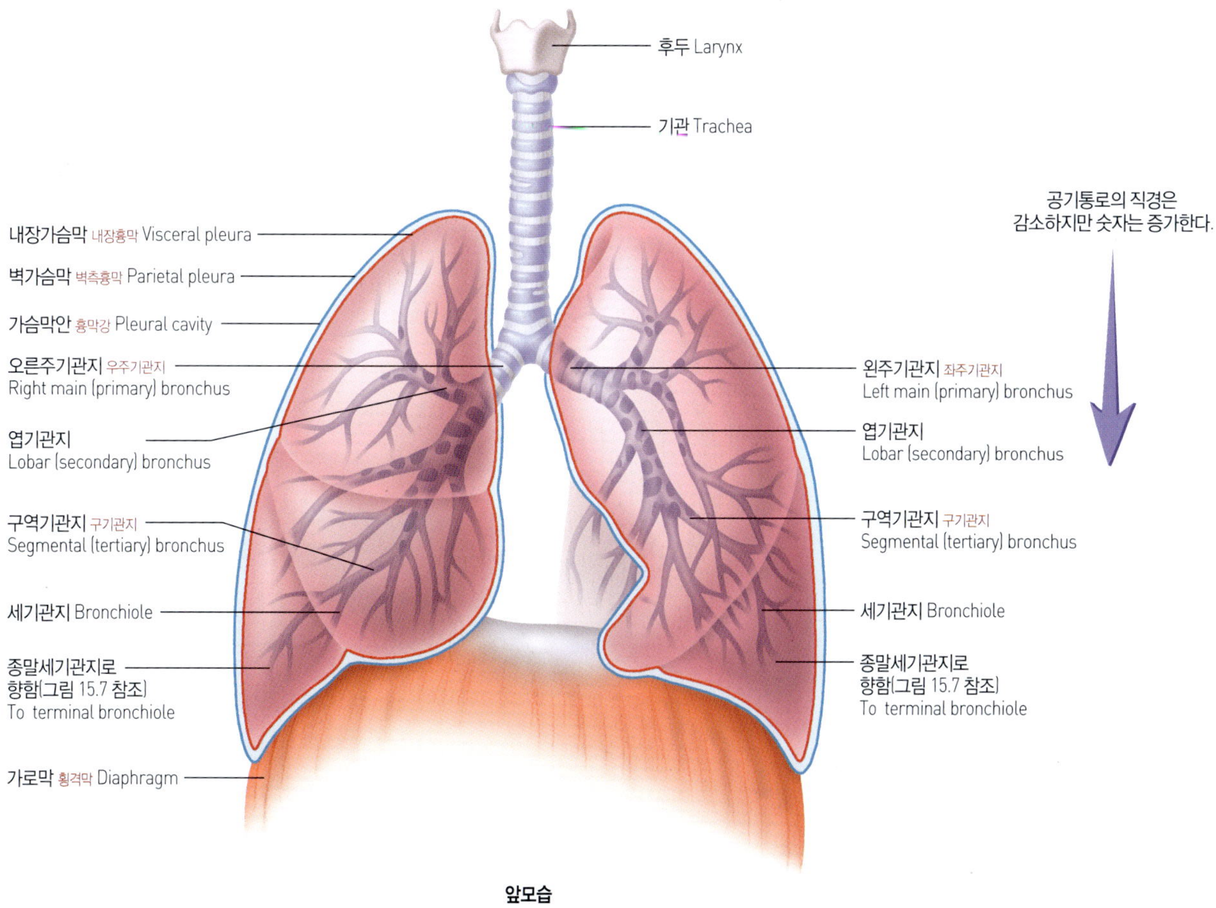

그림 12.2 기관과 허파의 해부학

기관과 허파의 모습과 기관지가 분지하는 양상을 나타낸다. 각각의 허파는 벽가슴막과 내장가슴막에 의해 형성된 가슴막안에 의해 둘러싸여 있다.

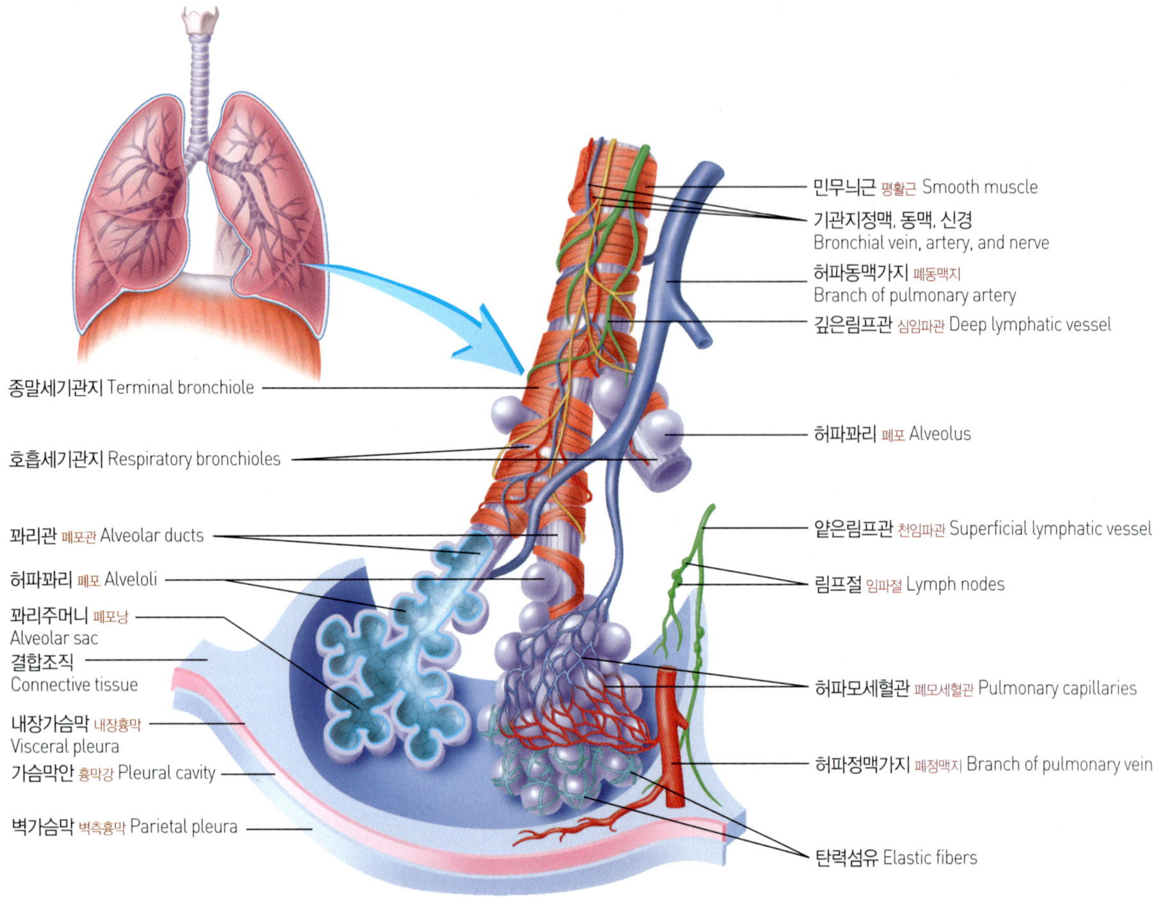

그림 12.3 세기관지와 허파꽈리

종말세기관지가 분지하여 호흡세관지를 형성하고, 호흡세기관지는 꽈리관을 형성한다.
허파꽈리는 꽈리관과 호흡세기관지를 연결한다. 꽈리관은 두세 개의 꽈리주머니를 형성하며 끝난다.

3. 허파꽈리상피의 바닥막
4. 얇은 사이질공간
5. 모세혈관 내피의 바닥막
6. 단층편평상피로 구성된 모세혈관 내피

허파꽈리를 둘러싸고 있는 탄력섬유(그림 12.3)는 들숨흡기 때 확장하고 날숨호기 때 움츠러드는 것을 돕는다. 허파는 매우 탄력이 좋아서 수축했을 때 공기를 몰아내고 원래의 형태인 팽창하기 전 상태로 돌아온다. 허파꽈리의 벽에 있는 특수한 분비세포(그림 12.3)는 표면활성제라는 화학물질을 분비하여 허파꽈리가 움츠러들려는 경향을 감소시킨다("허파의 움츠러듦" 참조).

가슴막안

허파는 가슴안에 위치하고, 허파는 또한 분리된 **가슴막안**흉막강, pleural cavity에 의해 둘러싸여 있다. 각 가슴막안은 **가슴막**흉막, pleura이라는 장액막이 덮고 있다. 가슴막은 벽가슴막과 내장가슴막으로 구성된다. **벽가슴막**벽측흉막, parietal pleura은 가슴우리의 벽, 가로막과 가슴세로칸을 덮고 있고, 허파의 표면을 덮고 있는 **내장가슴막**내장측흉막, visceral pleura이 연속된 것이다(그림 12.5, 그림 12.2).

벽가슴막과 내장가슴막의 사이인 가슴막안은 적은 양의 가슴막액으로 채워져 있다. 가슴막액의 기능은 두 가지이다: (1) 호흡에 의해 허파와 가슴우리의 모양이 변할 때 내장가슴막과 벽가슴막이 서로 미끄러질 수 있도록 하는 윤활액의 기능. (2) 가슴막을 고정시킬 수 있는 기능. 두 개의 유리판 사이에 얇은 층의 물이 존재하면 유리판이 서로 잘 미끄러지지만 분리되기 어려운 것과 같은 이치로, 가슴막액은 두 유리판 사이의 얇은 층의 물과 같은 역할을 담당한다.

심화학습 1

가슴막염은 가슴막의 염증인데, 깊은 숨을 쉴 때 고통이 심해지는 이유에 대해 생각해 보자.

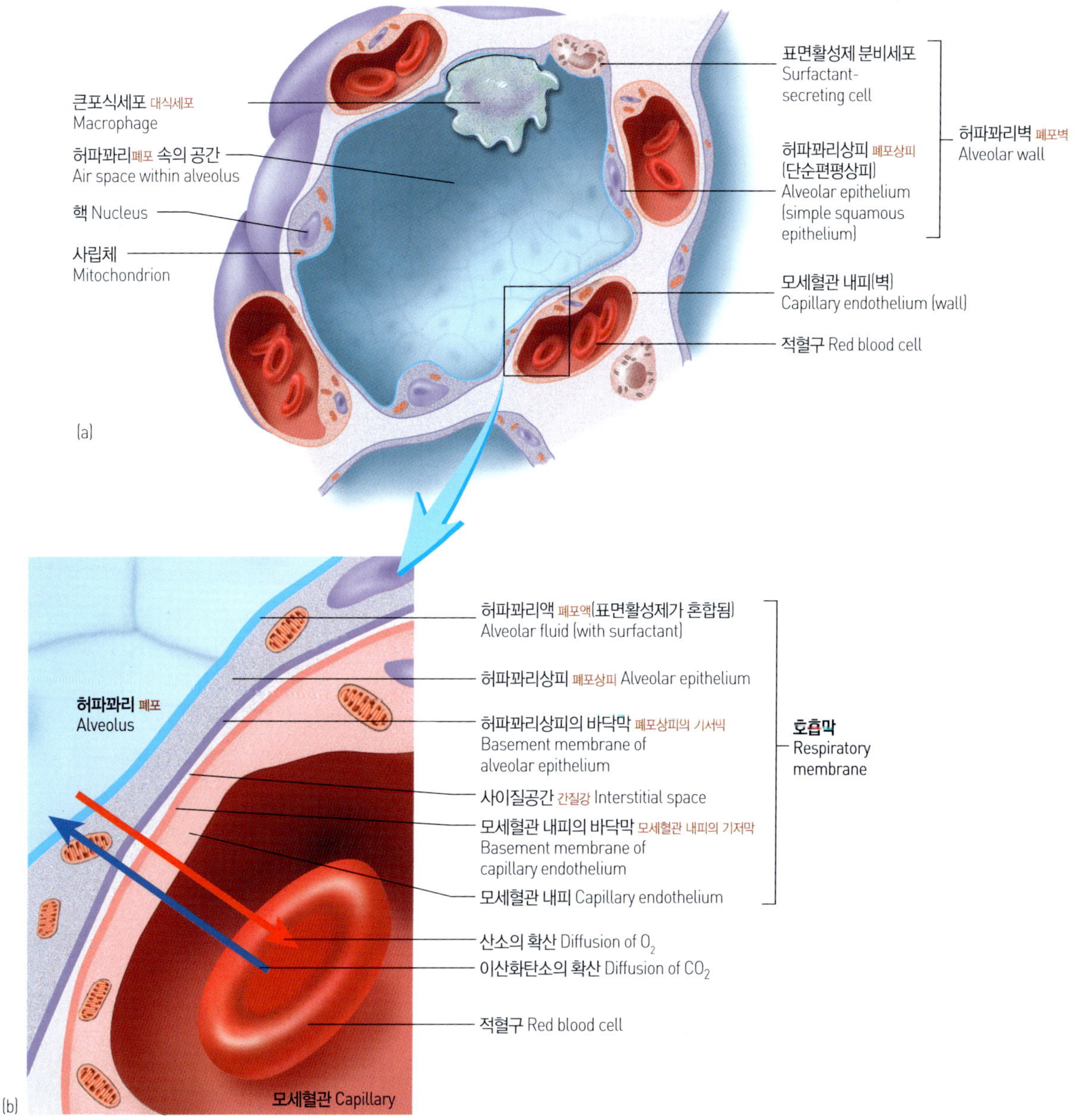

그림 12.4 허파꽈리와 호흡막

(a) 허파꽈리의 단면으로 공기로 채워진 내부와 단순편평상피로 구성된 얇은 벽을 볼 수 있다. 허파꽈리는 탄력결합조직과 모세혈관 혈액으로 둘러싸여 있다.
(b) 산소와 이산화탄소가 6 층인 호흡막을 가로질러 확산하는 모습이다.

림프의 분포

허파는 두 개의 림프가 분포한다(그림 12.3). **얕은림프관**천임파관, superficial lymphatic vessel은 내장가슴막보다 깊은 곳에 위치하여 얕은허파조직과 내장가슴막에서 온 림프를 운반한다. **깊은림프관**심임파관, deep lymphatic vessel은 기관지를 따라서 분포하여 기관지와 주변 결합조직에서 온 림프를 운반한다. 허파꽈리의 벽에는 림프관이 분포하지 않는다. 얕은림프관과 깊은림프관 모두 주기관지에서 허파를 빠져 나간다.

허파에 있는 포식세포는 흡기한 공기에 있는 탄소 조각과 노폐물들을 포식하여 림프관으로 이동한다. 노인의 허파 표면은 회색 또는 검은색을 나타내는데 그 이유는 탄소 조각과 노폐물들이 축적되기 때문이며, 흡연을 하거나 공해가 심한 도시에 살았던 사람에게 더 심하게 나타난다. 허파에 있는 암세포는 림프관을 통해 몸의 다른 부위로 퍼질 수 있다.

12.2 환기용적과 호흡용적

학습성과

A. 가슴우리 용적변화 구분
B. 허파꽈리 압 변화 기술
C. 표면활성제 기능
D. 호흡용적과 호흡용량 나열

환기ventilation 또는 *숨쉬기breathing*는 허파로 들어가거나 허파를 빠져나오는 공기가 이동하는 과정을 뜻한다. 환기에는 두 시기가 있다: (1) **들숨**흡기, inspiration 또는 *흡입inhalation*은 공기가 허파로 들어가는 운동이며, (2) **날숨**호기, expiration 또는 *호기exhalation*는 공기가 허파에서 빠져나오는 운동이다. 환기는 허파 속의 공기압의 변화를 유발하는 가슴우리용적의 변화에 의해 조절된다.

가슴우리용적의 변화

갈비뼈와 연관된 근육들이 환기에 영향을 준다(그림 12.6). **들숨에 사용되는 근육**은 가로막과 갈비뼈와 복장뼈를 들어 올리는 바깥갈비사이근외늑간근, external intercostals이다. **가로막**횡격막, diaphragm은 가슴안과 배안을 구분하는 둥근 모양의 뼈대근육이다(그림 7.19). 날숨에 사용되는 근육은 갈비뼈와 복장뼈를 끌어 내리는 속갈비사이근내늑간근, internal intercostals이다.

정상적인 조용한 날숨의 끝 무렵에서 호흡근육들은 이완된다(그림 12.6a). 조용한 들숨 과정에서 가로막이 수축하면 가로막의 둥근 위쪽부분이 아래로 이동하면서 가슴우리용적이 증가한다. 가슴우리용적의 변화에 가장 큰 영향을 주는 것은 가로막의 운동이다. 바깥갈비사이근의 수축에 의해 갈비뼈와 복장뼈가 위로 올라가면서 가슴우리의 직경이 증가하여 가슴우리용적이 증가한다.

심화학습 2

들숨을 할 때 배근육들이 이완된다. 이렇게 되면 어떤 이로운 점이 있을지 생각해 보자.

가로막과 바깥갈비사이근이 이완하고 가슴우리와 허파의 탄력성이 수동적으로 가슴우리용적의 감소를 유발할 때 조용한 숨쉬기에서 날숨이 일어난다.

정상적인 조용한 숨쉬기와 거친 숨쉬기 사이에 몇 가지 차이점이 있다. 거친 숨쉬기를 할 때에는 들숨에 관여하는 모든 근육이 활동성이 되고, 조용한 숨쉬기 때보다 훨씬 더 강력한 수축을 하여 가슴우리용적이 아주 많이 증가한다(그림 12.6b). 또한, 거친 숨쉬기 동안에 강력한 속갈비사이근과 배근육의 수축에 의해 가슴우리용적이 가슴우리와 허파가 수동적으로 축소할 때보다 훨씬 빠르게 그리고 아주 많이 감소한다.

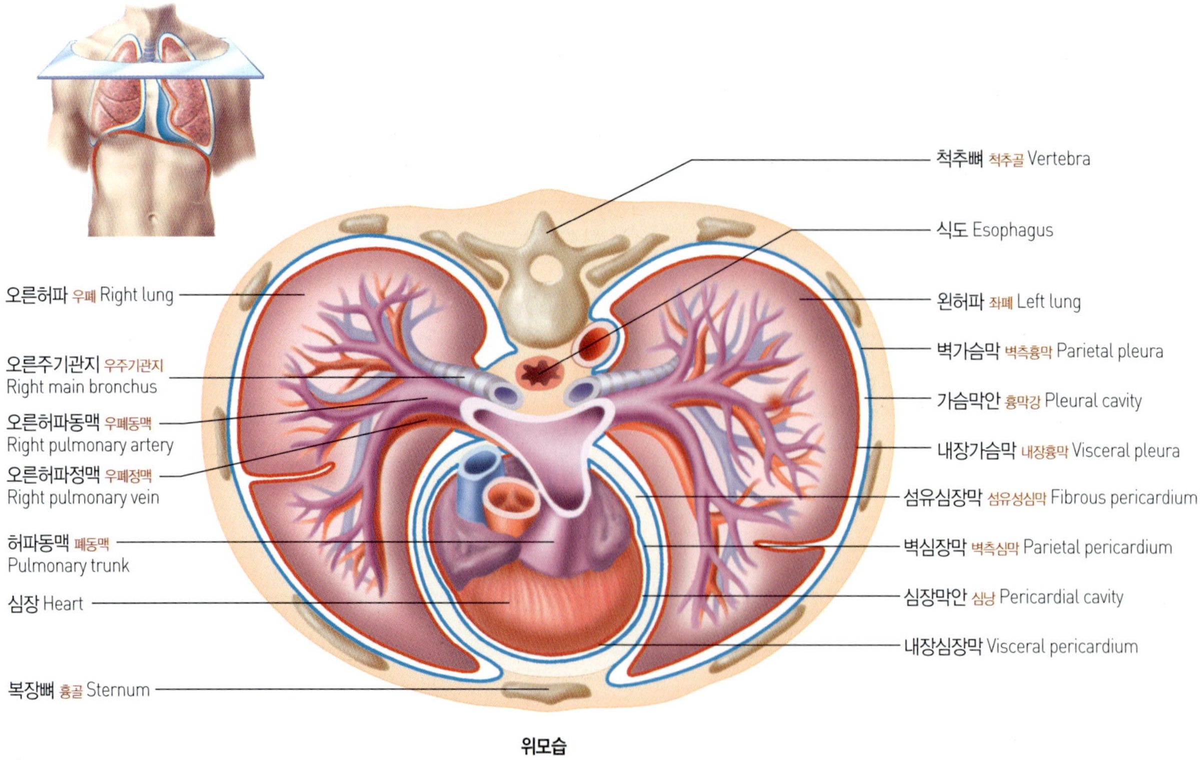

그림 12.5 가슴막안과 가슴막

가슴안에 있는 기관들과 가슴막안의 상관관계를 나타낸 가슴우리의 가로면. 각각의 허파는 가슴막안에 둘러싸여 있다.
벽가슴막이 가슴막안의 벽을 덮고 있고, 내장가슴막은 허파의 표면을 덮고 있다. 벽가슴막과 내장가슴막 사이공간은 작고 가슴막액으로 채워져 있다.

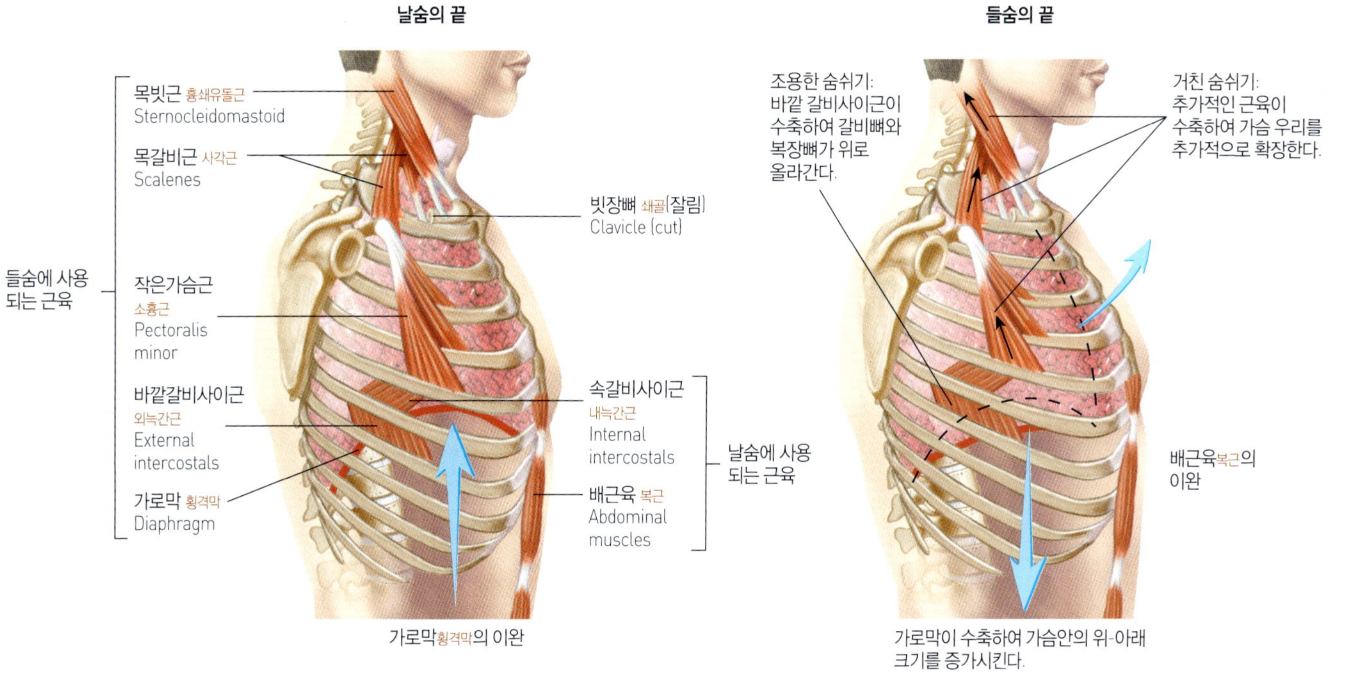

그림 12.6 가슴우리용적에 대한 호흡근육의 영향

(a) 날숨이 끝날 무렵에 들숨에 사용되는 근육들.
(b) 들숨이 끝날 무렵에 날숨에 사용되는 근육들.

압력 변화와 기류

두 가지 물리법칙에 의해 허파를 드나드는 기류가 조절된다.

1. *부피의 변화는 압력의 변화로 나타난다.* 용기의 부피가 증가할수록 용기 속의 압력은 감소하고, 용기의 부피가 감소할수록 용기 속의 압력은 증가한다. 같은 원리로, 호흡근육이 가슴우리의 용적을 변화시키면 가슴안의 압력이 변한다.
2. *공기의 흐름은 압력이 높은 곳에서 압력이 낮은 곳으로 발생한다.* 도관의 한 쪽 끝이 다른 쪽 끝보다 압력이 높으면 공기 또는 액체는 압력이 높은 곳에서 압력이 낮은 곳으로 향해 흐른다. 압력의 차이가 심할수록 기류의 빈도가 더 빨라진다. 공기는 몸속에 있는 허파꽈리압과 몸 바깥에 있는 공기의 압력의 차이 때문에 공기통로를 통과한다. 이 압력의 차이는 가슴우리용적의 변화에 의해 발생한다.

들숨과 날숨 주기를 담당하는 용적과 압력의 변화는 다음과 같이 설명할 수 있다.

1. 날숨이 끝났을 때, 허파꽈리 속의 압력인 **허파꽈리압** 폐포압, alveolar pressure은 몸 바깥의 공기압인 **대기압** atmospheric pressure과 같아진다. 허파꽈리압과 대기압이 같기 때문에 허파로 드나드는 공기의 이동이 없다(그림 12.7의 1단계).
2. 들숨을 할 때, 근육들이 수축하여 가슴우리용적을 증가시킨다. 증가한 가슴우리용적으로 인해 허파가 확장되어 허파꽈리용적이 증가한다("허파꽈리용적의 변화" 참조). 허파꽈리용적이 증가할수록 허파꽈리압은 대기압보다 낮아져서, 몸 바깥의 공기가 공기통로를 거쳐 허파꽈리로 이동한다(그림 12.7의 2단계).
3. 들숨이 끝났을 때, 가슴우리와 허파꽈리는 확장을 멈춘다. 허파꽈리압과 대기압이 같아지면 기류는 멈춘다(그림 12.7의 3단계).
4. 날숨을 할 때, 가슴우리용적이 감소하여 허파꽈리용적이 감소한다. 따라서 허파꽈리압이 대기압보다 높아져서, 허파꽈리에서 시작한 기류가 공기통로를 거쳐 몸 바깥으로 이동한다(그림 12.7의 4단계).

날숨이 끝났을 때, 가슴우리용적의 감소가 멈추고, 1단계가 시작되면서 이 과정들이 반복되어 들숨과 날숨의 주기가 생긴다.

허파의 움츠러듦

조용한 날숨을 할 때, 확장된 허파가 원래 크기로 되돌아오려는 경향인 허파의 **움츠러듦** lung recoil에 의해 가슴우리용적과 허파용적이 감소한다. 가슴벽도 조직의 탄력성 때문에 움츠러든다. 허파의 결합조직이 탄력섬유를 함유하고 있고 허파꽈리를 덮고 있는 액체층이 표면장력을 지니고 있기 때문에 허파의 움츠러듦이 발생한다. 물 분자의 끝이 서로 반대되는 극을 지니고 있어 서로를 끌어당기기 때문에 **표면장력** surface tension이 발생한다(제2장 참조). 물 분자가 서로를 당기면서 물 분자가 허파꽈리벽도 당기기 때문에 허파꽈리가 움츠러들어 크기가 작아진다.

허파는 다음 두 가지 요인, 즉 (1) 표면활성제와 (2) 가슴막안의 압력에

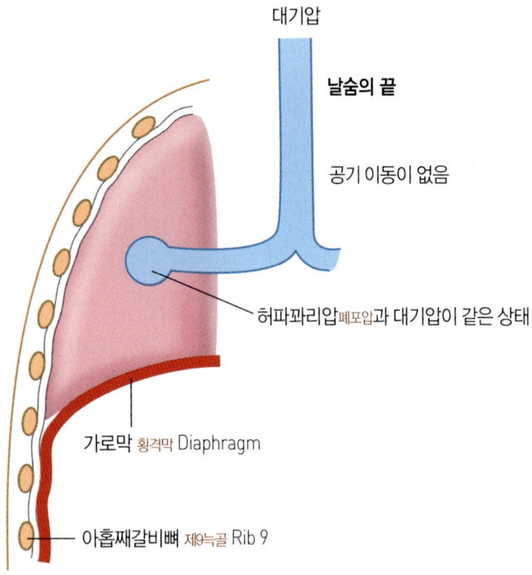

① 날숨이 끝나면 허파꽈리압이 대기압과 같아져서 공기가 이동하지 않는다.

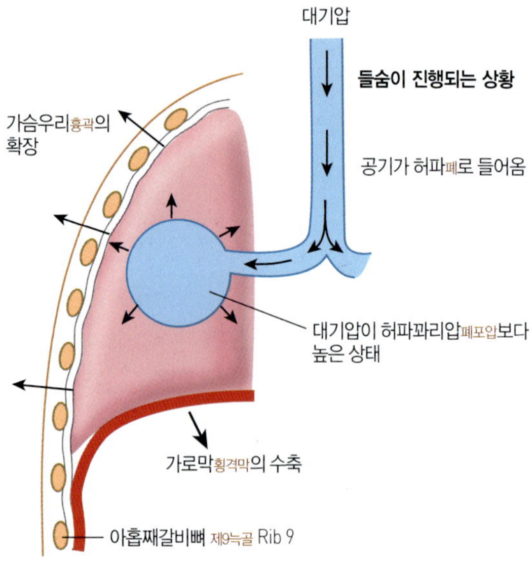

② 들숨이 일어나는 동안 증가한 가슴우리용적은 허파꽈리압을 감소시키고 허파꽈리용적을 증가시킨다. 대기압이 허파꽈리압보다 커져서 공기가 허파로 들어간다.

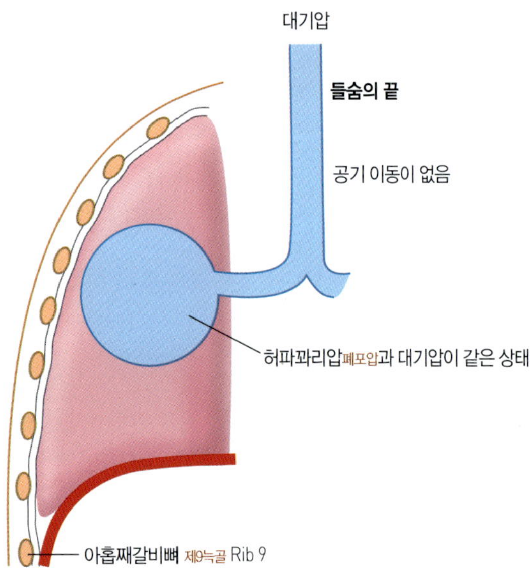

③ 들숨이 끝나면 허파꽈리압이 대기압과 같아져서 공기가 이동하지 않는다.

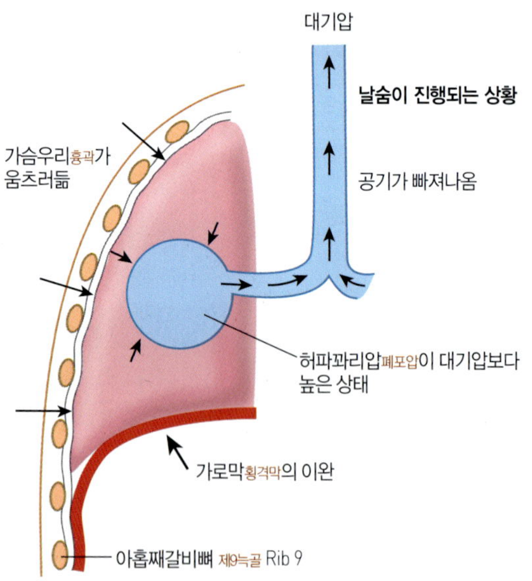

④ 날숨이 일어나는 동안 감소한 가슴우리용적은 허파꽈리압을 증가시키고 허파꽈리용적을 감소시킨다. 허파꽈리압이 대기압보다 커져서 공기가 허파에서 바깥쪽으로 빠져 나간다.

그림 12.7 들숨과 날숨이 일어날 때 허파꽈리압의 변화

모든 허파꽈리를 합한 공간은 커다란 파란색 "거품"으로 표현하였다. 허파꽈리는 실제로 현미경으로 밖에 볼 수 없기 때문에 이 그림에서처럼 보이지 않는다.

관련된 질환

신생아호흡곤란증후군

Tu Soun은 예정일보다 3개월 빨리 태어난 미숙아이다. 그녀의 호흡수는 1분에 68회였고, 입술, 혀와 손톱에서 청색증이 나타났다. 들숨을 할 때 코가 벌렁거리면서 가슴우리가 안쪽을 향하고 배가 바깥쪽을 향해 움직였으며 날숨의 그렁거림이 나타났고, 진탕검사에 음성으로 나타났다. Tu Soun은 표면활성제가 분비되지 않을 때 발생하는 신생아호흡곤란증후군으로 진단되었다. 신생아호흡곤란증후군은 *유리질막병hyaline membrane disease*이라고도 불리며, 임신 7개월이 지나야 생산될 수 있는 표면활성제가 제대로 생산되지 못하는 미숙아들에게 흔하게 나타난다. 표면활성제의 생산은 태아가 성숙되면서 증가한다. 미숙아를 출산할 기미가 보이는 임산부에게는 코티솔을 투여하는 것을 고려할 수 있으며, 투여된 코티솔은 태반을 지나 태아로 가서 표면활성제 합성을 자극하게 된다.

신생아의 정상 호흡수는 1분에 40회이다. 혈액 속 이산화탄소 농도가 높고 혈액 속 산소 농도가 낮은 상태는 Tu Soun의 호흡수가 빨라지도록 자극한다 ("호흡에 대한 화학조절" 참조). 청색증은 혈액 속에 산소가 부족해서 발생하며 코가 벌렁거리는 것은 공기를 더 많이 들이마시려는 노력이 반영된 것이다.

출생 시 표면활성제가 충분히 생산되지 못하면, 허파가 허탈에 빠지려는 경향을 나타내고, 호흡근육들이 허파가 팽창된 상태를 유지하기 위해 엄청난 작용을 해야 한다. 그렇다 하더라도, 환기는 적당하지 않은 상태이다. 신생아의 가슴우리는 매우 유연하다. 거친 들숨을 할 때, 가로막의 움직임이 증가하여 가슴우리압을 감소시키기 때문에 가슴우리는 안쪽을 향하고 배가 바깥쪽을 향해 팽창하게 된다.

날숨의 그렁거림은 날숨을 할 때 발생하는 거친 소리이며, 안뜰주름과 성대주름의 일부가 닫히면서 발생한다. 날숨의 그렁거림은 공기통로의 압력을 증가시켜서 허파꽈리의 허탈을 예방한다.

진탕검사는 허파액 속에 표면활성제의 존재를 확인하는 검사이다. 태아의 허파액은 태아가 삼키거나 양수가 입을 통해 허파로 이동한 것으로, 출생 후 30분 정도가 지나도 위 내용물의 일부는 허파액과 양수를 포함하고 있다. 진탕검사는 위 내용물을 채취하여 식염수와 알코올이 섞인 도관에 넣어 흔들었을 때 거품이 생기면 진탕검사의 양성반응이고, 거품이 안 생기면 진탕검사의 음성이며, 표면활성제가 없어서 거품이 생기지 않은 것이다.

치료 전략은 충분한 산소를 함유한 공기를 허파 속으로 보내 허파를 팽창시키고, 삽관법을 통해 정제된 자연산 표면활성제를 직접 허파에 보내는 것이다.

의해 허탈에 빠지는 것을 방지한다.

표면활성제

표면활성제surfactant는 허파꽈리상피에 있는 분비세포에서 생산된 지질 단백질 분자의 혼합물이다. 허파꽈리를 덮고 있는 얇은 액체층의 표면 위에 표면활성제는 한 층 더 형성하여 표면장력을 감소시킨다. 표면활성제가 없을 때 표면장력이 허파꽈리를 움츠러들게 하는 힘은 표면활성제가 있을 때보다 10배나 강하다. 따라서 표면활성제는 허파가 허탈에 빠지려는 경향을 엄청나게 감소시키는 것이다.

가슴막안압

가슴막안의 압력인 **가슴막안압**흉막강압, pleural pressure이 허파꽈리압보다 낮아지면 허파꽈리가 팽창하는 경향이 있다. 이 원리는 풍선이 팽창하는 것을 생각하면 이해가 가능하다. 풍선은 풍선 속 압력보다 바깥쪽 압력이 낮으면 팽창한다. 이와 같은 압력 차이는 풍선의 바람을 불어넣을 때에도 적용된다. 풍선을 팽창시키기 위한 압력 차이는 풍선 바깥쪽의 압력을 낮춰도 발생한다. 예를 들어, 풍선을 대기압보다 낮은 공간에 놓으면 풍선이 팽창하기 시작한다. 풍성 바깥쪽의 압력이 낮아질수록 풍선 속의 압력은 증가되는 경향이 더 강해져서 풍선이 팽창한다. 이와 비슷한 방식으로, 가슴막안압이 감소하면 허파꽈리가 팽창하게 된다.

보통 가슴막안압이 허파꽈리압보다 낮으면 허파꽈리는 팽창한 상태를 유지한다. 가슴막안압이 허파꽈리압보다 낮은 것은 림프계통이 체액을 제거할 때 생기는 흡수효과와 허파의 움츠러듦 때문이다. 허파가 움츠러들면서 내장가슴막과 벽가슴막은 서로 떨어지려고 한다. 그런데 내장가슴막과 벽가슴막을 가슴막액이 붙잡고 있어서 허파는 가슴벽에서 떨어지지 않는다. 그럼에도 불구하고, 가슴막액이 가슴막을 잡아당기는 힘이 가슴막안의 압력을 낮춘다. 물이 묻은 손바닥을 마주잡은 상태에서 손바닥을 떼려하면 닿아있는 손바닥 부위에서 음압이 발생하는 것을 느낄 수 있다.

가슴막안압이 허파꽈리압보다 낮아지면, 허파꽈리는 확장하려는 경향이 있다. 이렇게 확장하려는 경향이 허파가 움츠러들려는 경향에 대응한다. 그래서 가슴막안압이 허파의 움츠러듦을 극복할 정도로 충분히 낮은 압력이 되면 허파꽈리는 팽창한다. 반대로, 가슴막안압이 허파의 움츠러듦을 극복할 정도로 충분히 낮은 압력이 되지 못하면 허파꽈리는 허탈에 빠질 수 있다.

심화학습 3

공기가슴증기흉의 치료는 공기가슴증의 원인이 된 가슴막안의 구멍을 막은 다음, 가슴막안에 도관을 삽입해 두는 것이다. 허파를 팽창시키려면 도관에 바람을 불어넣는 것이 좋을지 또는 바람을 빼내는 것이 좋을지에 대해 생각해 보자.

허파꽈리용적의 변화

허파꽈리용적의 변화로 인해 허파를 드나드는 공기의 움직임에 큰 영향을 주는 허파꽈리압이 변한다(그림 12.7). 가슴막안압이 변화하면 허파꽈리용적이 변한다. 예를 들어, 숨을 들이쉴 때 가슴막안압이 감소하여 허파꽈리가 확장한다. 가슴막안압의 감소는 두 가지 이유에 의해 발생한다.

1. 가슴안의 용적이 증가하면 용적의 변화가 압력에 영향을 주어 가슴막안압이 낮아진다.
2. 허파가 팽창할수록 허파의 움츠러듦이 증가하고, 흡수효과가 증가하여 가슴막안압을 낮춘다. 팽창한 허파에서 허파가 움츠러들려는

임상에서 활용하기 공기가슴증

공기가슴증기흉, pneumothorax은 벽가슴막과 내장가슴막 사이 공간인 가슴막안으로 공기가 들어온 상태이다. 총알이나 골절된 갈비뼈처럼 날카로운 물질이 가슴벽을 관통한 곳을 통해 바깥 공기가 가슴막안으로 들어올 수 있다. 또한 폐공기증 환자에 있어서, 허파 표면의 허파꽈리가 파열되면서 허파 속의 공기가 가슴막안으로 들어갈 수도 있다. 가슴막안이 바깥쪽과 연결되면, 가슴막안의 압력이 증가하여 몸 바깥쪽의 압력과 같아진다. 따라서 가슴막안압이 허파꽈리압과 같아진다. 가슴막안압과 허파꽈리압이 같아지게 되면 허파꽈리가 팽창하려는 경향이 사라지면서, 허파의 움츠러듦에 대항하지 못하고 허파가 허탈에 빠진다. 허파가 가슴세로칸에 의해 분리되어 있어서 공기가슴증은 보통 한 쪽 허파에서만 나타난다.

경향이 증가하면 팽창한 고무줄에서 발생하는 힘이 증가하는 것과 비슷한 현상이 나타난다.

들숨과 날숨의 현상은 다음과 같이 요약할 수 있다.

1. 들숨을 하는 동안, 가슴우리용적이 증가하면서 허파의 움츠러듦이 증가하기 때문에 가슴막안압이 감소한다. 가슴막안압이 감소할수록, 허파꽈리용적이 증가하고 허파꽈리압이 감소하여 기류가 허파 속으로 들어간다.
2. 날숨을 하는 동안, 가슴우리용적이 감소하면서 허파의 움츠러듦이 감소하기 때문에 가슴막안압이 증가한다. 가슴막안압이 증가할수록, 허파꽈리용적이 감소하고 허파꽈리압이 증가하여 기류가 허파 바깥으로 빠져나간다.

호흡용적과 호흡용량

폐활량측정법spirometry은 호흡계통을 드나드는 공기의 용적을 측정하는 과정이며, **폐활량계**spirometer는 호흡용적을 측정하는 기구이다. 호흡용적의 측정을 통해 허파의 건강에 대한 정보를 알 수 있다. **호흡용적**respiratory volume은 공기가 다른 부분으로 이동하는 양을 측정하는 것이며, **호흡용량**respiratory capacity은 두 개 또는 그 이상의 호흡용적을 합한 것이다. 네 개의 호흡용적과 젊은 성인 남성의 정상 값들이 그림 12.8에 표시되어 있다.

1. **일회호흡량**tidal volume은 한 번 호흡에 들이마시고 내쉬는 공기의 부피이다. 평상시, 조용한 숨쉬기의 일회호흡량은 약 500 mL이다.
2. **들숨예비량**흡기예비량, inspiratory reserve volume은 일회호흡량을 들이마신 뒤에도 강제로 들이마실 수 있는 공기의 부피이다(약 3,000 mL).
3. **날숨예비량**호기예비량, expiratory reserve volume은 일회호흡량을 내쉰 뒤에도 강제로 내쉴 수 있는 공기의 부피이다(약 1,100 mL).
4. **잔기량**residual volume은 최대한으로 숨을 내쉰 다음에도 공기통로와 허파에 여전히 남아 있는 공기의 부피이다(약 1,200 mL).

활동적인 사람일수록 일회호흡량이 증가한다. 호흡계통의 최대용적이 순간마다 변하지 않기 때문에 일회호흡량이 증가하면 들숨예비량과 날숨예비량이 감소된다.

심화학습 4

분당환기량minute ventilation은 1분 동안 호흡계통을 드나드는 공기의 양의 총합이며, 일회호흡량 곱하기 호흡수로 계산할 수도 있다. **호흡수**respiratory rate는 1분 동안 호흡한 횟수이다. 일회호흡량이 500 mL이고 1분당 호흡수가 12회인 사람의 분당환기량을 생각해 보자.

호흡용량의 부피는 두 개 또는 그 이상의 호흡용적의 합이며 그림 12.8에 표시되어 있다.

1. **기능잔기용량**functional residual capacity은 날숨예비량 + 잔기량이다. 이 용량은 정상 날숨이 끝났을 때 허파에 남아 있는 공기의 양이다(휴식기일 때 약 2,300 mL).
2. **들숨용량**흡기용량, inspiratory capacity은 일회호흡량 + 들숨예비량이다. 이 용량은 정상적인 날숨이 끝난 다음 최대한 들이마실 수 있는 공기의 양이다(휴식기일 때 약 3,500 mL).
3. **폐활량**vital capacity은 들숨예비량, 일회호흡량과 날숨예비량의 합이다. 이 용량은 최대한 숨을 들이마신 다음에 호흡계통에서 내쉴 수 있는 최대 공기 부피이다(약 4,600 mL).
4. **전폐용량**total lung capacity은 들숨예비량, 날숨예비량, 일회호흡량과 잔기량의 합이다(약 5,800 mL). 전폐용량은 폐활량 더하기 잔기량과 같다.

성별, 나이와 체격의 크기와 같은 요소는 호흡용적과 호흡용량에 영향을 준다. 예를 들어, 성인 여성의 폐활량은 성인 남성의 폐활량보다 20% 정도가 적다. 폐활량은 젊은 성인에서 최대값에 도달했다가 나이가 들면서 점점 감소한다. 키가 큰 사람이 키가 작은 사람보다 일반적으로 더 큰 폐활량을 가지며, 마른 체격의 사람이 비만인 사람보다 폐활량이 더 크다. 잘 훈련받은 운동선수는 일반인보다 약 30% 정도 큰 폐활량을 갖는다. 척수질환, 소아마비, 근육위축증을 앓고 있는 환자의 호흡근육이 마비되는 경우가 있어서, 폐활량이 생명을 유지할 수 없을 정도로 감소(500 mL 이하)할 수 있다.

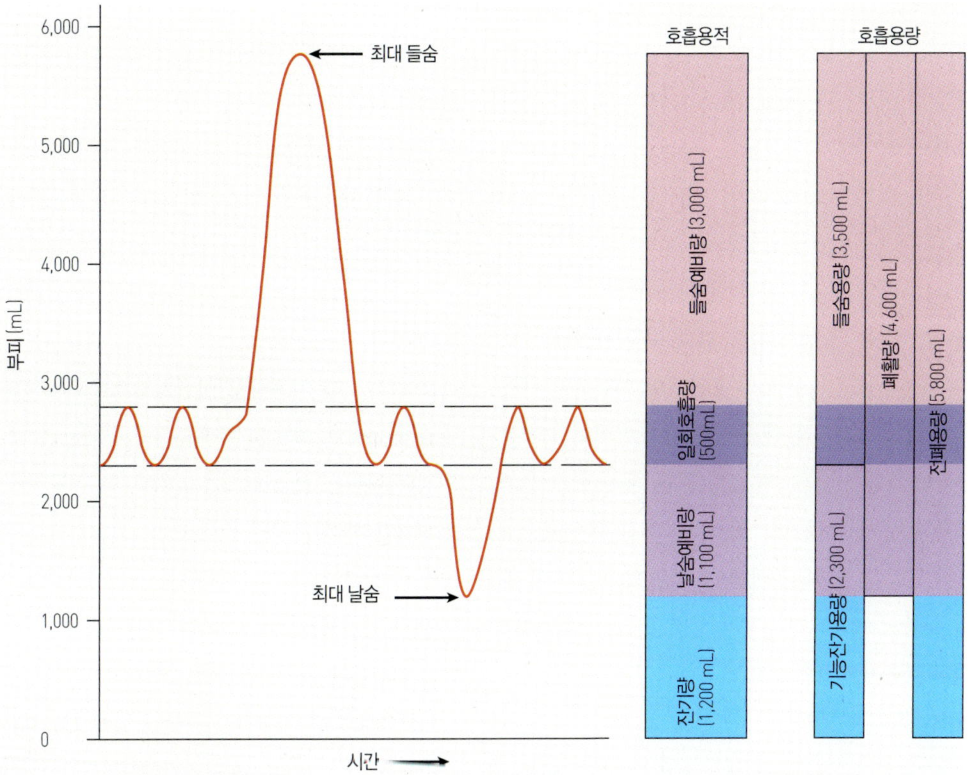

그림 12.8 호흡용적과 호흡용량

이 그림에 표시된 일회호흡량은 평상시의 모습이다. 호흡용적은 숨쉬기를 하는 동안 허파 속으로 들어오거나 나가는 공기의 부피를 측정한 것이다. 호흡용량은 두 개 또는 그 이상의 호흡용적을 더한 것이다.

강제날숨폐활량강제호기폐활량, forced expiratory vital capacity은 폐활량을 직접 측정하는 동안 허파용적이 변하는 비율이며, 간단하면서도 임상적으로 중요한 폐기능 검사이다. 강제날숨폐활량을 검사하는 방법은 폐활량계 속으로 숨을 아주 빨리 최대한으로 들이마셨다가 숨을 아주 빨리 최대한으로 내쉬는 것이다. 폐활량계는 1초당 들이마신 공기의 부피를 기록한다. 강제날숨폐활량 검사는 폐활량은 변하지 않지만 날숨 유속(숨을 내보내는 속도)이 줄어든 상태를 확인하는 데 도움이 된다. 기류에 대한 저항이 증가한 질병의 경우 허파에서 빠져나오는 날숨 유속을 느리게 할 수 있다. 예를 들어, 천식환자의 경우 세기관지의 민무늬근육의 수축에 의해 기류에 대한 저항이 증가한다. 폐공기증 환자는 허파꽈리벽이 파괴되어 세기관지가 허탈에 빠지고, 허파조직의 탄력성이 감소하기 때문에 허파조직이 변화된 것이다. 허탈에 빠진 세기관지는 기류에 대한 저항을 증가시킨다. 만성 기관지염 환자의 경우, 공기통로가 염증에 걸린 것이다. 종창이나 증가한 점액분비와 섬모운동의 점진적인 소실에 의해 세기관지가 좁아져서 기류에 대한 저항이 증가한다.

12.3 가스 교환

학습성과

A. 호흡막을 통한 가스의 이동 설명
B. 산소와 이산화탄소의 분압변화도 기술

환기는 허파꽈리에 공기를 제공하는 것이다. 호흡과정의 다음 단계는 허파꽈리와 허파모세혈관에 있는 혈액 사이에서 가스가 확산하는 것이다. 공기와 혈액 사이의 가스 교환은 호흡막에서 일어난다(그림 12.4). 호흡세기관지와 꽈리관에서도 가스 교환이 일어나기는 하지만, 가스 교환이 일어나는 주요한 부위는 허파꽈리이다. 세기관지, 기관지와 기관 같은 공기통로에서는 가스 교환이 일어나지 않는다. 이 공기통로의 부피를 **해부학적 사강**anatomical dead space이라고 부른다.

호흡막을 가로지르는 가스 교환은 호흡막의 두께와 호흡막의 총 표면적과 호흡막을 경계로 생기는 가스의 분압 차이에 의해 영향을 받는다.

호흡막의 두께

어떤 호흡기 질병에서 호흡막의 두께가 증가한다. 예를 들어, 허파 부종이 있는 환자의 경우, 허파꽈리 속에 액체가 축적되어, 가스는 정상 액체층보다 더 두꺼운 액체를 가로질러 확산해야만 한다. 호흡막의 두께가 두세 배 두꺼워지면, 가스 교환율이 급격히 감소한다. 산소 교환은 이산화탄소 교환에 영향을 받는다. 왜냐하면, 이산화탄소가 호흡막을 가로질러 확산하는 속도가 산소가 확산하는 속도보다 20배나 빠르기 때문이다.

표면적

정상 성인 호흡막의 총 표면적은 약 $70m^2$이며, 대략 농구장 절반 정도의 넓이와 비슷하다. 휴식상태에서, 호흡막의 표면적이 감소하면 가스 교환이 제한된다. 격렬한 운동을 하는 동안, 호흡막의 표면적이 조금만 감소하여도 가스 교환에 심각한 영향을 준다. 표면적이 줄어드는 상황은 수술에 의한 허파조직의 제거, 암에 의한 허파조직의 파괴와 폐공기증에 의해 허파꽈리벽이 퇴화한 경우를 포함한다. 공기가슴증기흉이 발생하면 허파가 허탈에 빠져서 허파꽈리용적이 엄청나게 감소할 뿐만 아니라 가스 교환을 위한 호흡막의 표면적도 엄청나게 감소한다.

분압

가스 분자는 평형을 이룰 때까지 고농도에서 저농도로 이동한다. 분압은 가스의 농도를 측정하는 방법 중 하나이다. 가스의 **분압**partial pressure은 공기와 같이 가스의 혼합물에서 특정한 가스가 차지하는 압력이다. 예를 들어, 해수면의 대기압 조건에서, 가스 혼합물에 있는 모든 가스의 총 압력이 760mmHg이고, 가스 혼합물의 21%가 산소로 구성되었다면 이 가스 혼합물에서 산소의 분압은 160mmHg(0.21 × 760mmHg = 160mmHg). 만약, 이 가스 혼합물의 0.04%가 이산화탄소로 구성되었다면 이산화탄소의 분압은 0.3mmHg(0.0004 × 760mmHg = 0.3mmHg)이다(표 12.1). 혼합물에 있는 각자 가스의 분압을 나타내는 약자는 전통적으로 알파벳 대문자 P와 그 뒤에 가스의 부호로 표시한다. 따라서 산소의 분압은 Po_2, 이산화탄소의 분압은 Pco_2라고 표시한다.

공기가 액체와 접촉하면, 공기 속에 있는 가스는 액체에 녹는다. 액체에 녹은 각자 가스의 분압이 공기 속에 있는 각자 가스의 분압과 같아질 때까지 가스는 액체에 녹는다. 공기 속의 가스와 마찬가지로 액체에 녹은 가스는 가스의 분압이 전체 액체 속에서 같아질 때까지 높은 분압 영역에서 낮은 분압 영역을 향해 확산한다. 즉 가스는 자신의 압력 변화도 아래방향으로 확산한다. 대기압의 공기가 허파에 있는 액체와 접촉하면, 이산화탄소와 산소는 액체에 녹고 각각의 압력 변화도 아래방향으로 확산한다.

허파에서 가스의 확산

세포는 산소를 이용하고 이산화탄소를 생산한다. 따라서 조직에서 허파로 되돌아온 혈액은 허파꽈리의 공기보다 감소한 산소 분압과 증가한 이산화탄소 분압을 갖는다(그림 12.9). 허파꽈리의 산소 분압이 허파모세혈관의 산소 분압보다 크기 때문에 산소는 허파꽈리에서 허파모세혈관으로 확산한다. 이와 대조적으로, 허파모세혈관의 이산화탄소 분압이 허파꽈리의 이산화탄소 분압보다 크기 때문에 이산화탄소는 허파모세혈관에서 허파꽈리로 확산한다(그림 12.9의 1단계).

혈액이 허파모세혈관으로 들어올 때, 모세혈관의 산소 분압과 이산화탄소 분압은 허파꽈리의 산소 분압과 이산화탄소 분압과 다르다. 그런데 혈류가 허파모세혈관의 1/3정도를 지날 무렵에 분압의 평형이 형성되어, 허파꽈리와 모세혈관의 산소 분압과 이산화탄소 분압이 같아진다. 따라서 허파 속에서 혈액은 산소를 획득하고 이산화탄소를 잃는다(그림 12.9의 2단계).

숨쉬기를 하는 동안, 대기압의 공기는 허파꽈리의 공기와 혼합된다. 허파꽈리에 드나드는 공기는 허파꽈리 속의 산소 분압이 허파모세혈관의 산소 분압보다 크도록 유지한다. 호흡수의 증가는 허파꽈리 속의 산소 분압이 훨씬 더 커지게 만든다. 거친 숨쉬기를 하는 동안, 허파꽈리와 허파모세혈관 사이의 분압 차이가 증가하기 때문에 허파모세혈관으로 들어가는 산소 확산율이 증가한다. 허파정맥이 기관지와 세기관지에서 오는 정맥혈과 섞이기 때문에 허파정맥 속의 산소 분압이 약간 감소한다. 그러나 허파정맥에 있는 혈액의 산소 분압은 여전히 다른 조직보다 크다(그림 12.9의 3단계).

표 12.1 해수면 높이에서의 가스 분압

	건조한 공기		습한 공기		허파꽈리 속 공기		날숨의 공기	
가스	mmHg	%	mmHg	%	mmHg	%	mmHg	%
질소	600.2	78.98	563.4	74.09	569.0	74.9	566.0	74.5
산소	159.5	20.98	149.3	19.67	104.0	13.6	120.0	15.7
이산화탄소	0.3	0.04	0.3	0.04	40.0	5.3	27.0	3.6
수증기	0	0	47.0	6.2	47.0	6.2	47.0	6.2

호흡수의 증가는 허파꽈리 속의 이산화탄소 분압을 낮춘다. 허파꽈리의 이산화탄소 분압이 감소하기 때문에 허파꽈리와 허파모세혈관 사이의 이산화탄소의 분압 차이가 증가하여, 허파모세혈관에서 허파꽈리로 이동하는 이산화탄소 확산율이 증가한다.

심화학습 5

적당하지 못한 환기가 호흡막을 경계로 산소 분압과 이산화탄소 분압의 차이에 어떻게 영향을 주는지 생각해 보자. 산소 확산율과 이산화탄소 확산율이 변하게 되는 상황을 생각해 보자.

조직에서 가스의 확산

혈액은 허파에서 심장의 왼쪽을 거쳐 조직모세혈관으로 흐른다. 그림 12.9은 조직모세혈관벽을 경계로 발생한 산소와 이산화탄소의 분압차이를 보여준다. 모세혈관의 산소 분압이 사이질액의 산소 분압보다 크기 때문에 산소는 모세혈관에서 사이질액으로 확산한다. 사이질액의 산소 분압이 세포의 산소 분압보다 크기 때문에 산소는 사이질액에서 세포로 확산한다(그림 12.9의 4단계). 세포 속에서, 산소는 유산소 호흡과정에 사용된다. 세포가 끊임없이 산소를 소모하기 때문에 조직모세혈

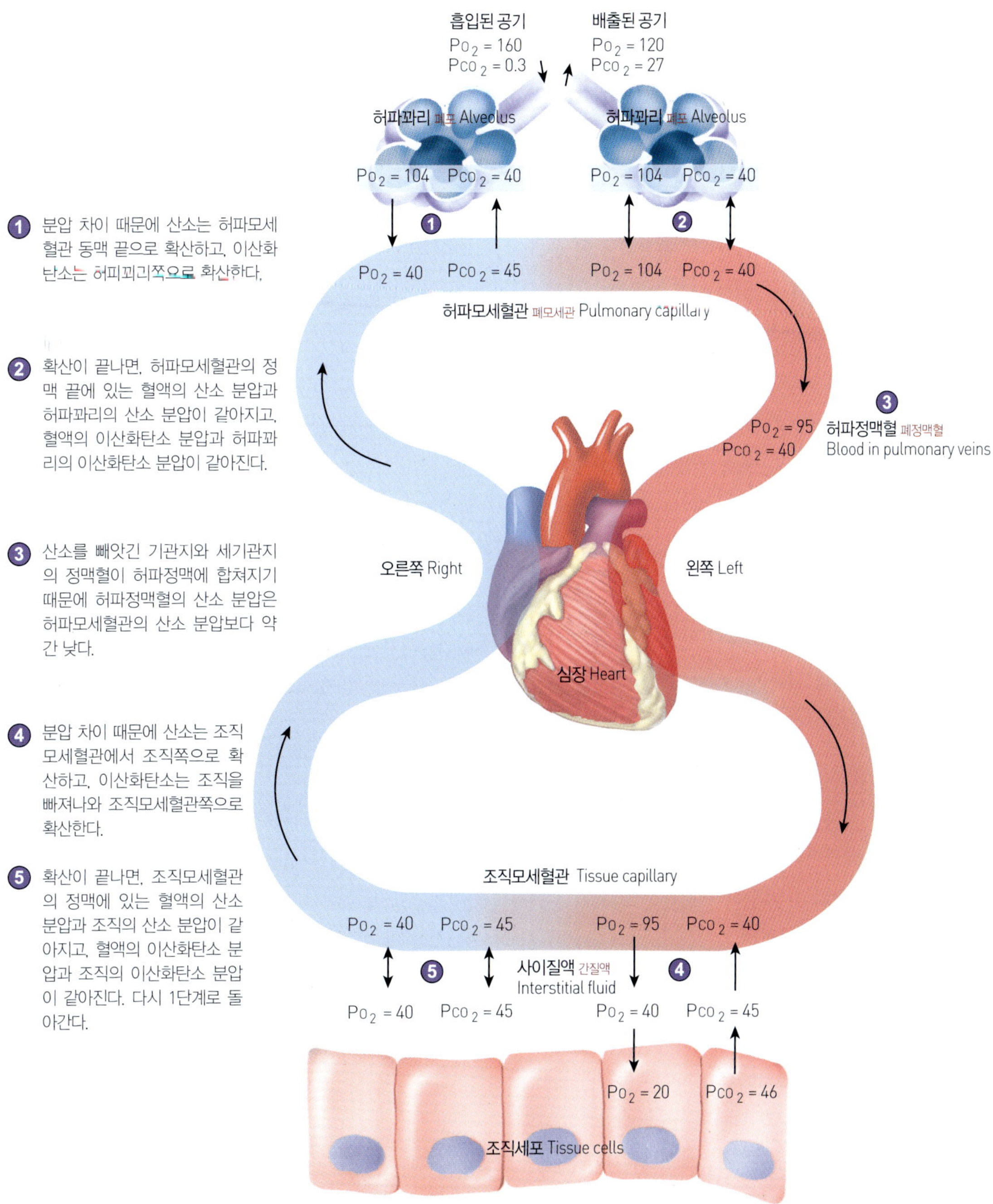

그림 12.9 가스 교환

분압 차이는 허파꽈리와 허파모세혈관 사이에서, 그리고 조직모세혈관과 조직 사이에서 산소와 이산화탄소가 교환되는 것에 중요한 역할을 담당한다.

관과 세포 사이에 지속적인 산소 분압의 경사도가 생긴다. 세포가 끊임없이 이산화탄소를 생산하기 때문에 이산화탄소 세포에서 조직모세혈관 쪽으로 지속적인 이산화탄소의 경사도가 생긴다. 따라서 이산화탄소는 세포에서 사이질액으로 확산한 다음, 사이질액에서 조직모세혈관으로 확산하여 혈액과 조직 사이에 평형이 형성된다(그림 12.9의 5단계).

심화학습 6

운동을 하는 동안, 더 많은 산소가 뼈대근육세포로 들어가고, 더 많은 이산화탄소가 뼈대근육세포에서 빠져나오게 되는 과정에 대해 생각해 보자.

12.4 혈액의 가스운반

학습성과

A. 산소와 이산화탄소의 운반 과정 기술

산소의 운반

산소가 호흡막을 통과하여 혈액으로 확산한 다음, 이 산소의 약 98.5%는 혈액 속에 있는 철을 함유하고 있는 혈색소와 가역적 결합을 하여 운반된다(제9장 참조). 나머지 1.5%는 혈장에 녹아 있는 채로 운반된다. 산소가 헴과 결합하고 있는 혈색소를 **산화혈색소** oxyhemoglobin라고 부른다.

산소와 결합하는 혈색소의 능력은 산소 분압에 의해 달라진다. 산소 분압이 높으면 혈색소는 산소와 결합하고, 산소 분압이 낮으면 혈색소는 산소를 방출한다. 허파에서, 정상적으로 산소 분압이 충분히 높아서 혈색소는 가능한 많은 산소와 결합한다. 조직에서는 조직이 산소를 사용하기 때문에 산소 분압이 낮다. 따라서 혈색소는 산소를 조직 속으로 방출한다. 방출된 산소는 세포 속으로 확산하여 유산소 호흡과정에서 사용된다. 평상시, 허파에서 혈색소와 결합한 산소의 약 23%가 조직으로 방출된다.

산소 혈색소에서 산소가 방출되는 양은 네 가지 요소에 의해 영향을 받는다. 혈색소에서 산소가 더 많이 방출될 조건은 (1) 산소 분압이 낮을 것, (2) 이산화탄소 분압이 높을 것, (3) pH가 낮을 것, 그리고 (4) 온도가 높을 것 등이다. 근육 활성도가 증가하면 산소 분압이 감소하고, 이산화탄소 분압이 증가하며, pH가 감소하고, 체온이 상승한다. 따라서 운동을 하면 허파에서 혈색소와 결합한 산소의 약 73%가 뼈대근육으로 방출된다.

이산화탄소의 운반과 혈액 pH

이산화탄소는 세포에서 생산되어 조직모세혈관으로 확산한 다음, 이산화탄소는 혈액으로 들어가서 세 가지 방법으로 운반된다: (1) 약 7%는 혈장에 녹는다. (2) 약 23%는 혈색소 같은 혈액 속 단백질과 결합한다. (3) 주된 70%는 중탄산염 이온의 형태로 운반된다.

이산화탄소(CO_2)는 물과 반응하여 탄산(H_2CO_3)을 형성하고, 탄산은 수소 이온(H^+)과 중탄산염 이온(HCO_3^-)으로 해리될 수 있다.

$$\underset{\text{이산화탄소}}{CO_2} + \underset{\text{물}}{H_2O} \overset{\text{탄산탈수효소}}{\rightleftarrows} \underset{\text{탄산}}{H_2CO_3} \rightleftarrows \underset{\text{수소 이온}}{H^+} + \underset{\text{중탄산염 이온}}{HCO_3^-}$$

탄산탈수효소 carbonic anhydrase라는 효소는 적혈구와 모세혈관내피세포의 표면에 위치한다. 탄산탈수효소는 조직모세혈관에서 이산화탄소가 물과 반응하여 탄산이 되었다가 수소 이온과 중탄산염 이온으로 해리하는 속도를 증가시킨다(그림 12.10a). 따라서 탄산탈수효소는 적혈구에 의한 이산화탄소 운반을 촉진한다.

허파의 모세혈관에서는 위 과정과 역방향의 반응이 일어나서, 수소 이온과 중탄산염 이온이 결합하여 탄산을 형성한 다음, 탄산에서 물과 이산화탄소가 형성된다(그림 12.10b). 이산화탄소는 허파꽈리로 확산하여 몸 바깥으로 배출된다.

이산화탄소는 혈액의 pH에 영향을 준다. 이산화탄소가 물과 반응하여 탄산을 형성하기 때문에 이산화탄소 농도가 증가하면, 혈액의 pH는 감소(점점 더 산성으로 변함)한다. 탄산에서 해리된 수소 이온이 실제적으로 pH를 감소시키는 역할을 한다. 역으로, 혈액의 이산화탄소 농도가 감소하면, 혈액의 pH가 증가(점점 덜 산성화로 변함 또는 점점 더 염기성으로 변함)한다.

심화학습 7

빠르게 숨쉬기를 하면 혈액의 pH가 어떻게 변하게 되는지 생각해 보자. 또한, 숨을 참고 있으면 혈액의 pH가 어떻게 변하게 되는지 생각해 보자.

12.5 호흡주기

학습성과

A. 호흡중추 나열
B. 호흡주기 조절 설명
C. 혈액의 pH, 이산화탄소 농도와 산소 농도와 호흡과 관계 이해

성인의 정상 호흡수는 1분당 12~20회이고, 어린이의 정상 호흡수는 성인보다 약간 빨라서 1분당 20~40회이다. 호흡수는 호흡근육이 자극받은 횟수에 의해 결정된다. 기본적인 호흡주기는 호흡근육을 자극하는 숨뇌에 있는 신경세포에 의해 조절된다. 호흡량의 증가는 호흡근육의 강력한 수축에 의해 발생한다.

뇌줄기에 위치한 호흡중추

호흡을 조절하는 신경세포는 뇌줄기에 위치한다. 들숨과 날숨을 자극하는 신경세포들이 뇌줄기에 섞여서 분포한다.

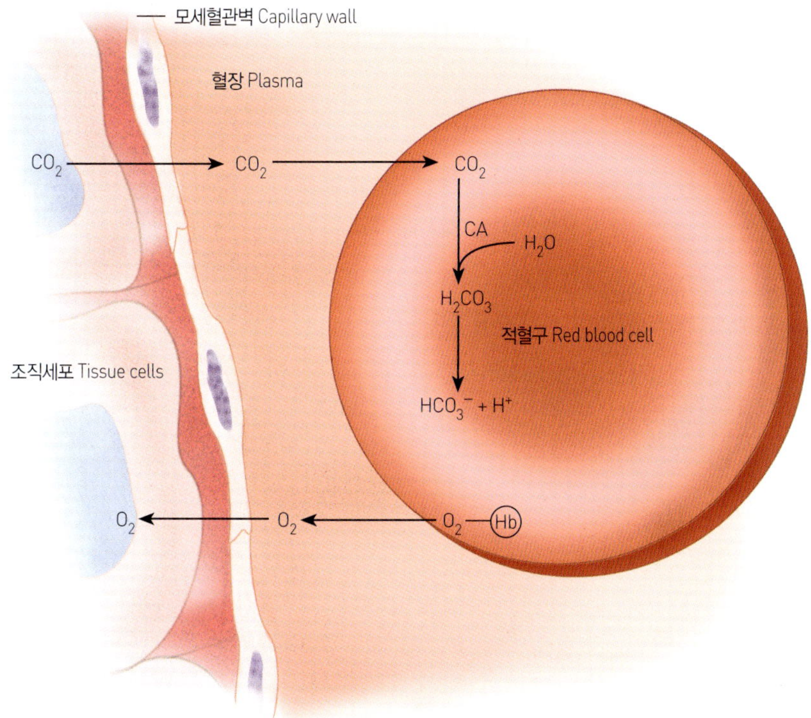

(a) **조직에서의 가스 교환**

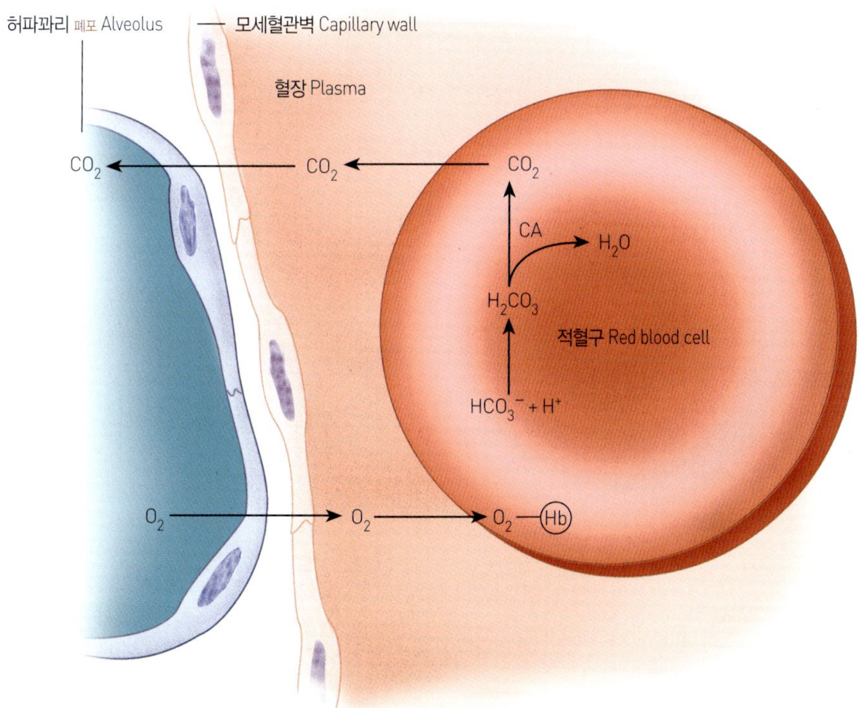

(b) **허파에서의 가스 교환**

그림 12.10 조직과 허파에서의 가스 교환

(a) 조직에서, 이산화탄소(CO_2)는 탄산탈수효소(CA)가 있는 적혈구로 확산한다. CA는 CO_2가 물(H_2O)과 반응하여 탄산(H_2CO_3)을 형성하는 것을 촉진한다. 합성된 H_2CO_3은 중탄산염 이온(HCO_3^-)과 수소 이온(H^+)으로 해리된다. 산소(O_2)는 적혈구에 있던 혈색소(Hb)로부터 방출되어 조직세포 속으로 확산한다.
(b) 허파에서, 적혈구에 있는 CA는 H_2CO_3에서 CO_2와 H_2O가 분해되는 것을 촉진하여 HCO_3^- 와 H^+가 부족해진 H_2CO_3을 합성하도록 한다. 허파에서 적혈구에 있는 CO_2가 허파꽈리로 확산한다. O_2는 확산하여 적혈구에 있던 Hb와 결합한다.

숨뇌호흡중추연수호흡중추, medullary respiratory center는 숨뇌의 뒤부분에 양가쪽으로 세로기둥을 형성한 두 개의 **뒤호흡무리**후호흡군, dorsal respiratory group와 숨뇌의 앞부분에 양가쪽으로 세로기둥을 형성한 두 개의 **앞호흡무리**전호흡군, ventral respiratory group로 구성된다(그림 12.11). 뒤호흡무리는 주로 가로막의 수축을 자극하고, 앞호흡무리는 주로 바깥갈비사이근, 속갈비사이근과 배근육의 수축을 자극한다. 앞호흡무리가 기본적인 호흡주기를 발생하는 것으로 알려져 있다.

다리뇌호흡무리교뇌호흡군, pontine respiratory group는 다리뇌에 있는 신경세포들이며(그림 12.11), 숨뇌호흡중추와 연결되어 들숨과 날숨이 바뀌는 것을 조절하는 것으로 알려져 있다.

호흡주기의 발생

숨뇌호흡중추는 자발적이며 기본적인 양상을 나타내는 호흡주기를 발생한다. 여전히 호흡주기에 대한 정확한 기전이 밝혀지지 않았으나, 호흡주기는 들숨을 시작하게 하고 끝나게 하는 것을 통합하는 과정에서 발생한다.

1. *들숨의 시작.* 숨뇌호흡중추의 신경세포는 들숨이 연속적으로 일어나도록 촉진한다. 숨뇌호흡중추는 혈액가스 농도를 감시하는 수용체 및 근육과 관절의 움직임을 감시하는 수용체에서 발생한 자극을 끊임없이 받는다. 추가적으로, 자발호흡운동과 감정과 관련된 뇌 부분에서도 자극을 받는다. 자극에 의해 문턱값을 넘게 되면 신경세포는 호흡근육을 자극하는 활동전위를 발생시켜서 들숨이 시작한다.
2. *들숨의 증가.* 일단 들숨이 시작하면, 더 많은 신경세포들이 활성화된다. 그 결과, 호흡근육에 대한 자극이 점점 강해지고 약 2초간 지속된다.
3. *들숨의 멈춤.* 호흡근육을 자극하는 신경세포는 숨뇌호흡중추 속에 있는 들숨을 멈추게 하는 신경세포를 자극한다. 들숨을 멈추게 하는 신경세포는 다리뇌의 호흡신경세포와 허파에 있는 뻗침수용기에서 시작한 자극을 받는다. 자극에 의해 문턱값을 넘게 되면 신경세포는 호흡근육의 작용을 멈추게 하는 활동전위를 발생시켜서 들숨이 멈춘다. 근육세포의 이완에 의해 날숨이 발생하여 약 3초간 유지된다. 다시 1단계가 시작되면서 다음 번 들숨이 시작한다.

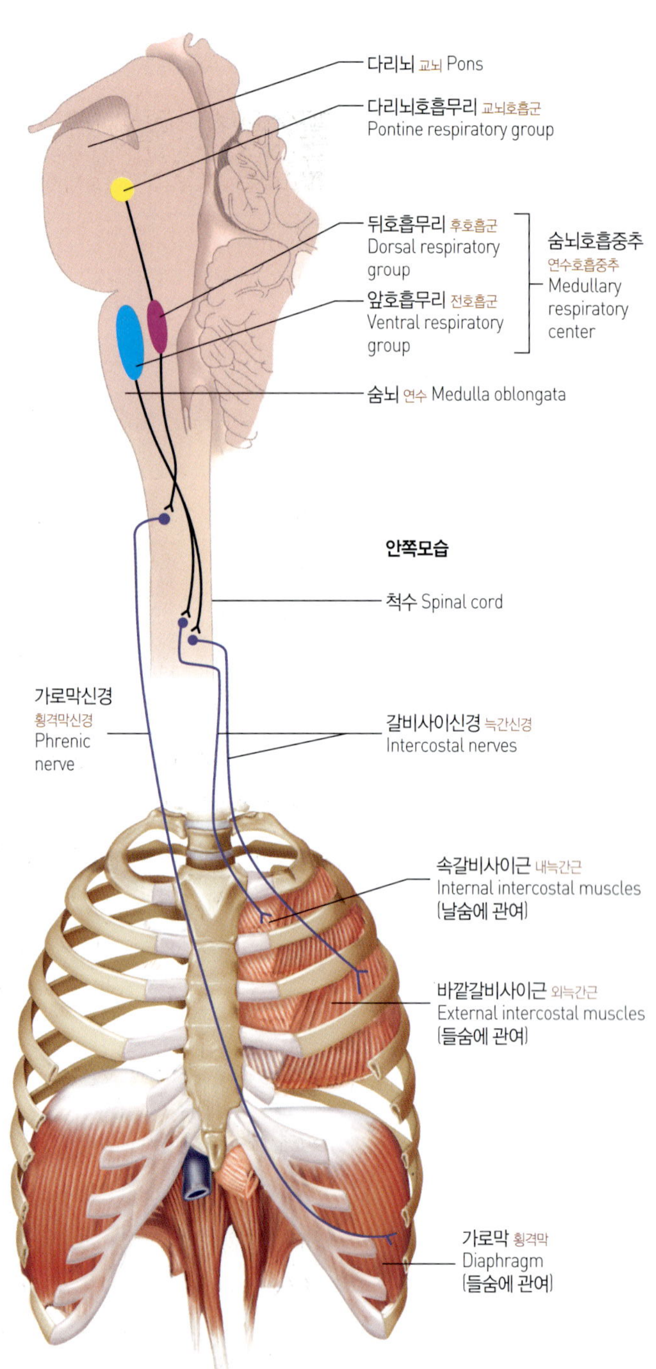

그림 12.11 뇌줄기에 있는 호흡중추
호흡근육을 지배하는 신경들과 연관된 뇌줄기에 있는 특이한 구조물들.

숨뇌의 신경세포들이 기본적인 호흡수와 호흡량을 조절하지만, 이 신경세포의 활성도는 뇌의 다른 부분과 말초에 있는 수용기의 자극에 의해 영향을 받는다.

호흡에 대한 신경조절

고급 뇌중추는 호흡중추의 활성도를 조절할 수 있다(그림 12.12a). 예를 들어, 허파를 빠져나오는 공기 이동을 조절하여 목소리를 생성하고 감정에 의해 호흡이 달라질 수 있다. 게다가, 호흡을 빠르게 또는 호흡을 참는 등 호흡은 의식적으로 조절할 수 있다. 어떤 사람들은 산소 부족으로 의식이 소실될 때까지 호흡을 참을 수도 있다. 그러나 의식적으로 호흡을 조절한다고 해도 자율신경계통의 조절이 더 강하게 나타난다.

재채기반사와 기침반사 같은 반사들은 호흡을 조절할 수 있다. **헤링-**

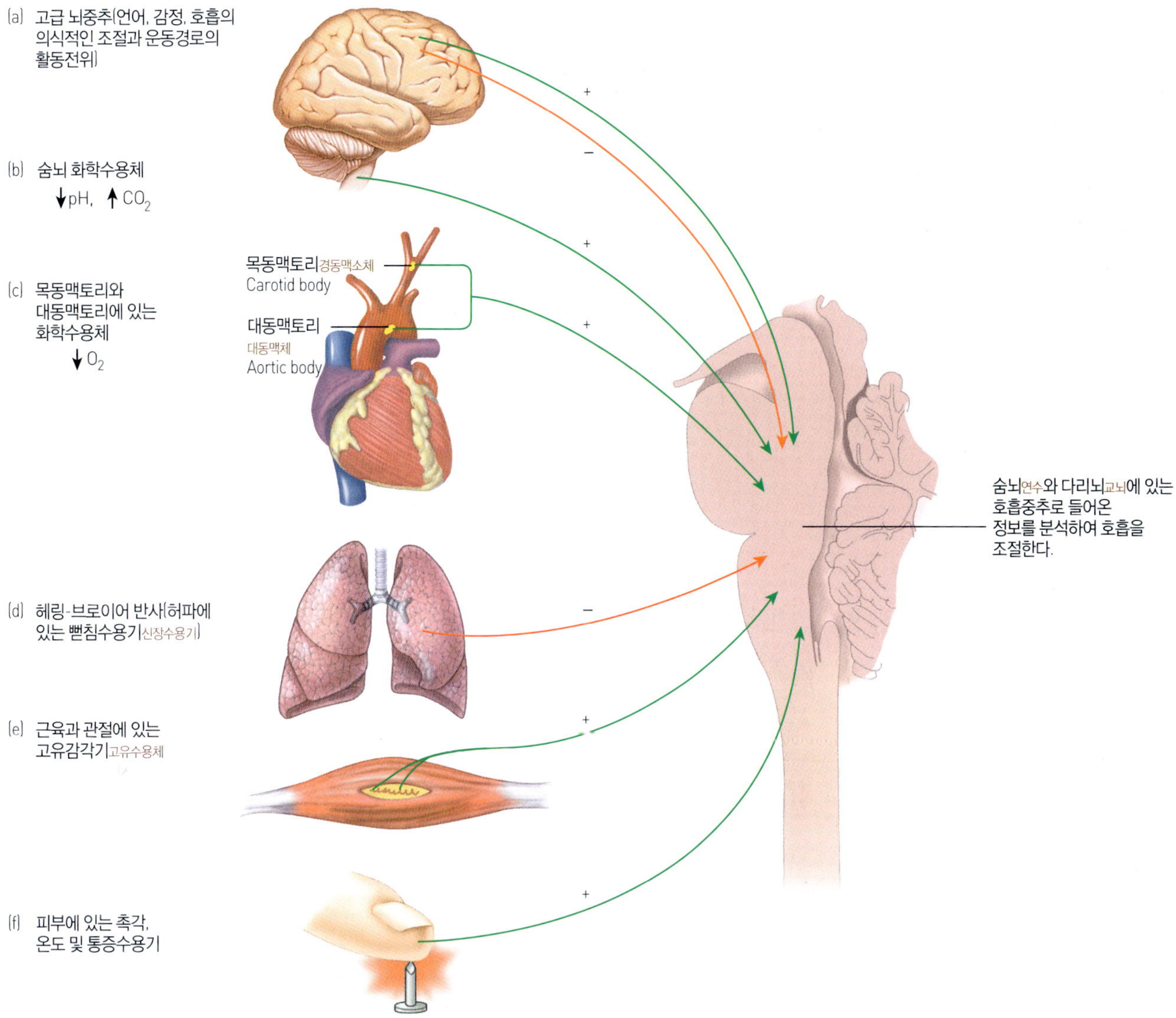

그림 12.12 호흡의 신경조절 기전과 화학조절 기전
몇 가지 조절 기전은 호흡수와 호흡량에 영향을 준다. 더하기 표시는 호흡수와 호흡량을 증가시키는 기전이고, 빼기 표시는 호흡수와 호흡량을 감소시키는 기전이다.

브로이어 반사 Hering-Breuer reflex는 들숨의 양을 조절함으로써 호흡의 주기적 운동을 돕는다(그림 12.12d).

들숨의 유발하는 근육이 수축하면, 허파는 공기로 채워진다. 팽창에 반응하는 뻗침수용기가 허파에 위치하고 있어서, 허파가 공기로 채워질수록, 뻗침수용기가 자극된다. 허파 뻗침수용기의 활동전위는 숨뇌로 전달되어 호흡중추에 있는 신경세포를 억제하여 날숨이 시작되도록 한다. 영유아에서, 헤링-브로이어 반사는 기본적인 호흡주기를 조절하고 허파의 과도한 팽창을 예방하는 역할을 한다. 그런데 성인이 되면, 헤링-브로이어 반사는 운동을 하는 동안 일회호흡량이 증가되었을 때만 중요한 역할을 한다.

피부에 있는 촉각, 온도 및 통증 수용기도 호흡중추를 자극할 수 있어서, 찬물에 닿거나 피부에 손상을 입으면 숨이 턱 하고 막히는 느낌이 생길 수 있다(그림 12.12e · f).

호흡에 대한 화학조절

유산소 호흡과정 동안, 세포는 산소를 소모하고 이산화탄소를 생산한다(제15장 참조). 호흡계통의 주 기능은 혈액으로 산소를 보내고 혈액에 있는 이산화탄소를 제거하는 것이다.

놀랍게도, 산소 농도가 아니라 이산화탄소 농도가 호흡을 조절하는 중요한 요소이다. 숨을 참고 있는 아주 잠시 동안에도 이산화탄소 농도가 상승(**고탄산혈증**hypercapnia)하여, 숨을 쉬려는 엄청난 욕구를 느끼게 된다. 혈액 속 이산화탄소 농도가 호흡을 자극하는 기전은 이산화탄소 농도의

임상에서 활용하기

고지대의 영향과 폐공기증

공기의 21%는 산소로 구성되어 있다. 그런데 해수면의 대기압은 760mmHg이어서 산소 분압은 약 160mmHg(760mmHg × 0.21 = 160mmHg)이지만, 고지대의 대기압은 해수면보다 낮기 때문에 고지대에서는 산소 분압이 낮아진다. 예를 들어, 해수면보다 10,000 피트 상승하면, 대기압은 523mmHg로 감소하고, 산소 분압은 110mmHg(523mmHg × 0.21 = 110mmHg)으로 낮아진다. 고지대에서 산소 분압이 낮아지기 때문에 혈액 속 산소의 농도는 목동맥토리와 대동맥토리를 자극할 정도로 낮아진다. 산소는 호흡수와 호흡량을 조절하는 중요한 자극제로 변한다. 그러나 고지대에서는 낮아진 대기압의 영향에 의해 호흡계통이 이산화탄소를 제거하는 능력에는 변함이 없다. 따라서 혈액 속의 낮은 산소 농도에 자극받아 호흡수와 호흡량이 증가되기 때문에 혈액 속 이산화탄소 농도는 정상보다 낮아진다. 혈액 속 이산화탄소 농도가 낮아지면 혈액의 pH가 높아진다.

이와 비슷한 상황이 폐공기증 환자에게서도 나타난다. 호흡막의 파괴에 의해 산소가 혈액으로 잘 이동하지 못하게 된다. 낮아진 동맥혈액의 산소 분압이 호흡수와 호흡량을 증가시키려 자극한다. 이산화탄소는 산소보다 20배 빨리 호흡막을 가로질러 확산할 수 있기 때문에, 호흡막의 표면적이 감소하여도 처음에는 동맥혈액의 이산화탄소 분압에는 변화가 없다. 그런데 허파꽈리 환기가 증가하여 이산화탄소 교환이 정상보다 많아지면, 동맥혈액의 이산화탄소 농도는 정상보다 낮아지게 된다. 호흡막 표면적이 아주 많이 줄어든 심각한 폐공기증의 경우, 이산화탄소 교환이 감소하여 동맥혈액의 이산화탄소 농도가 증가한다.

변화에 동반하여 변하는 혈액 pH의 변화와도 연관되어 있다. 숨뇌에 있는 화학수용체는 수소 이온 농도의 작은 변화에도 매우 민감하다. 혈액 이산화탄소는 물과 반응하여 수소 이온 농도를 높인다는 것은 이미 설명한 바 있다. 따라서 숨뇌의 화학수용체는 이산화탄소 자체를 감지하는 것이 아니라 이산화탄소로부터 생산된 수소 이온을 감지하는 것이다(그림 12.12b).

심화학습 8

빠르고 깊게 호흡하는 과호흡을 몇 번하고 나면 정상 호흡으로 되돌아오기 위해 아주 짧게 무호흡이 생기는 기전에 대해 생각해 보자.

산소 농도가 호흡을 유발하는 중요한 인자가 아니지만, 산소에 민감한 화학수용체인 목동맥토리와 대동맥토리가 있다(그림 12.12c). 고지대, 폐공기증, 쇼크와 질식 등에 의해 혈액의 산소 농도가 감소(**저산소증** hypoxia)하면, 목동맥토리와 대동맥토리가 엄청나게 자극된다. 이들이 활동전위를 호흡중추에 보내면 호흡수와 호흡량이 증가되어 허파꽈리에서 혈액으로 산소가 확산되는 것이 증가한다.

이산화탄소 농도는 혈액의 pH에 영향을 주기 때문에 숨뇌 화학수용체는 호흡수 조절 이외에도 중요한 역할을 한다. 숨뇌 화학수용체는 혈액의 pH를 유지하는 데 매우 중요한 기능을 담당한다. 그림 12.13는 호흡수가 혈액의 pH를 어떻게 변화시키는지를 보여준다. 호흡수가 증가하여 혈액의 이산화탄소 농도가 감소하면, 혈액의 pH는 증가하여 더 염기성으로 변한다. 이렇게 되면, 숨뇌 화학수용체는 신호를 보내 호흡수를 감소시켜서 혈액의 이산화탄소를 보유하도록 한다. 증가한 혈액의 이산화탄소 농도는 수소 이온 농도를 증가시켜서 혈액의 pH를 감소시킨다. 운동에 의해 이산화탄소가 더 많이 생산되어 혈액의 이산화탄소 농도가 증가하면 혈액의 pH가 감소하여 더 산성으로 변한다. 숨뇌 화학수용체가 증가한 수소 이온을 감지하여 호흡수를 증가시키는 신호를 보낸다. 호흡수가 증가하면, 더 많은 이산화탄소가 혈액 바깥으로 확산하여 혈액의 pH가 증가한다.

운동이 호흡에 미치는 영향

운동이 호흡에 미치는 기전은 여전히 논쟁 중이며, 단일 요소가 모든 기전을 설명할 수 없다. 운동하는 동안 호흡은 크게 다음 두 시기로 나눌 수 있다.

1. *갑작스런 호흡의 증가.* 운동이 시작되면, 호흡수는 즉각 증가한다. 초기 호흡수의 증가는 앞으로 일어나게 될 호흡수 증가의 50%를 차지한다. 즉각적인 호흡수의 증가는 혈액 가스와 대사의 변화로 설명하기에는 너무나도 빠른 반응이다. 대뇌 운동겉질의 축삭이 운동을 유발할 때, 여러 개의 곁섬유들이 호흡중추에도 투사된다. 운동이 시작되면, 뼈대근육의 수축을 유발하는 활동전위가 운동겉질에서 발생하고, 이 활동전위가 곁섬유를 통해 호흡중추를 자극한다(그림 12.12a).

   게다가, 운동을 하는 동안 몸의 운동은 관절에 있는 고유감각기를 자극한다. 이 고유감각기에서 시작한 신경섬유는 척수를 거쳐 대뇌로 가는 감각신경과 합쳐진다. 이 감각신경의 곁섬유가 호흡중추와 연결되어 있어서, 팔다리의 운동 역시 호흡중추에 영향을 주는 강력한 자극제이다(그림 12.12e).

   운동하는 동안 호흡반응에 관여하는 습득된 인자들이 있다. 훈련을 받게 되면, 대뇌는 운동의 강도에 대해 호흡반응을 조절하는 법을 "습득"하게 된다. 고도로 훈련된 운동선수는 아주 효과적으로 활동에 필요한 가스 농도를 조절하는 호흡반응을 나타낸다. 따라서 숙

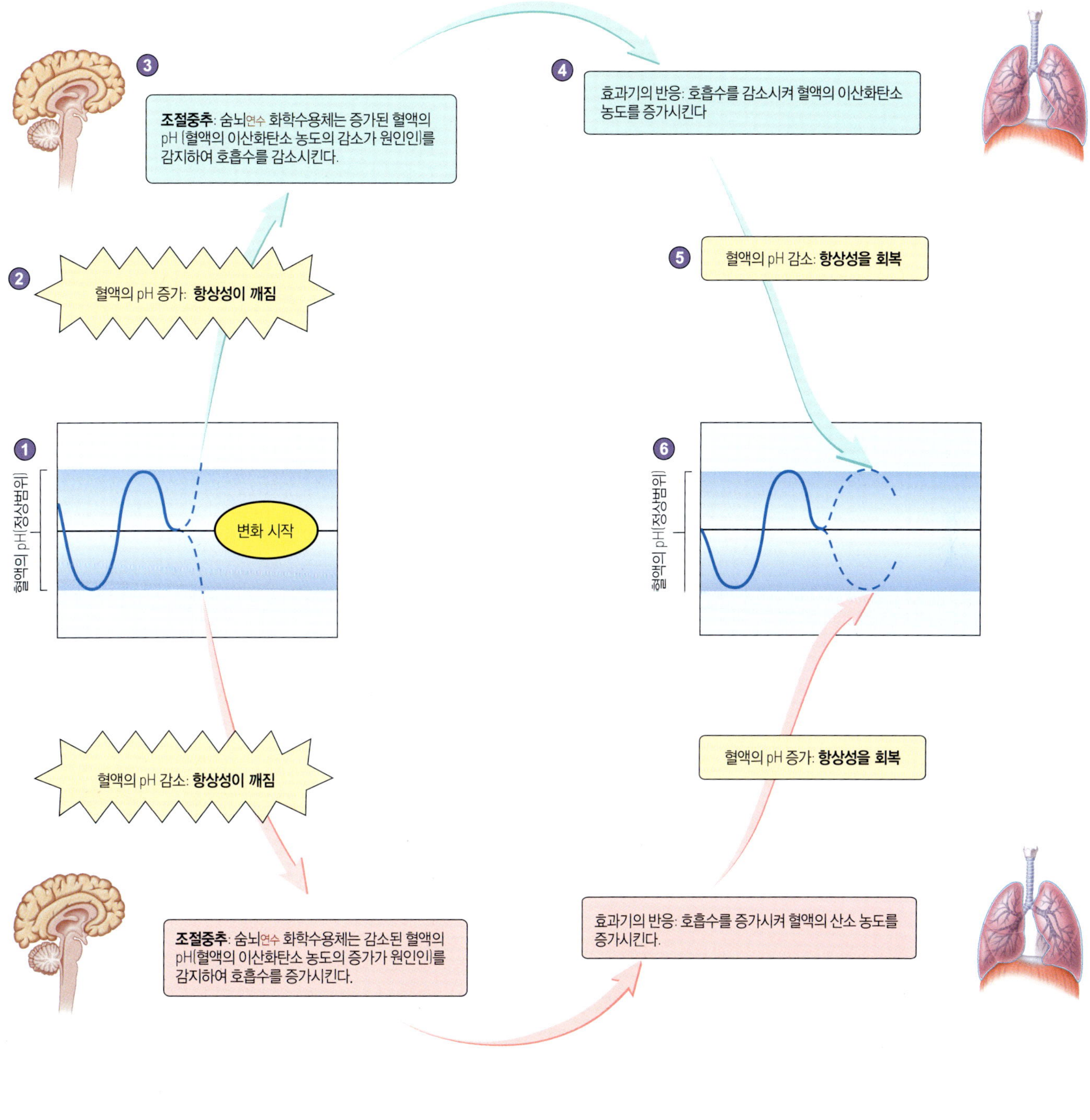

그림 12.13 혈액의 pH 조절

(1) 혈액의 pH는 정상범위로 유지되고 있다.
(2) 혈액의 pH가 증가하여 정상 범위를 벗어나서 항상성이 깨진다.
(3) 혈액의 pH의 조절중추인 숨뇌 화학수용체는 증가된 혈액의 pH(혈액이 더 염기성으로 됨)를 감지하여 증가된 혈액의 pH에 반응한다. 호흡수를 감소시키는 신호를 보낸다.
(4) 효과기인 가로막과 다른 호흡근육은 호흡중추의 신호에 반응하여 근육의 수축빈도가 증가하여 호흡수를 증가시킨다.
(5) 결과적으로, 더 많은 이산화탄소를 보유하게 되어 혈액의 pH를 낮춘다(혈액이 더 산성으로 됨).
(6) 혈액의 pH는 정상으로 회복되고 항상성이 유지된다. 혈액의 pH가 감소했을 때의 반응은 빨간색 화살표를 따라가면서 이해하기 바란다.

달된 학습을 주관하는 뇌의 중추는 간접적으로 호흡중추에 영향을 주는 것으로 생각되지만 명확하게 밝혀지지는 않았다.

2. *점진적인 호흡의 증가.* 호흡이 즉각적으로 증가된 이후에, 호흡은 점진적으로 증가하여 운동이 시작된 후 4~6분이 지나면 변동이 적어진다. 즉각적인 호흡의 증가를 유발한 인자가 점진적인 호흡의 증가에도 영향을 준다.

운동을 하는 동안 산소 소모와 이산화탄소 생산에 큰 변화가 생기지만, 유산소운동이 지속되는 한 동맥혈액의 평균 산소, 이산화탄소 및 pH 농도는 평상시 농도와 비슷하다(제5장 참조). 이는 유산소운동에 있어서 혈액의 가스 농도 및 pH가 호흡을 조절하는데 별 영향을 주지 않는다는 것을 의미한다. 그렇지만 운동을 하는 동안 동맥혈액의 산소, 이산화탄소 및 pH 농도는 변동이 생긴다. 따라서 이들의 평균값은 변하지 않더라도 호흡을 조절하는 데 어느 정도는 영향을 주는 것으로 생각된다.

혈액의 pH의 변화를 유발하지 않으면서 수행되는 고도의 운동을 **무산소성 문턱값**anaerobic threshold이라고 한다. 운동의 강도가 계속 높아져서 무산소성 문턱값을 넘어서게 되면, 뼈대근육은 무산소 호흡과정을 통해 젖산을 생산한다(그림 15.5). 젖산은 혈액으로 분비되어 혈액의 pH를 감소시켜서 목동맥토리를 자극하게 되고, 그 결과 호흡이 증가된다. 호흡이 증가하면 동맥혈액의 이산화탄소 농도는 감소하고 동맥혈액의 산소 농도는 증가한다.

12.6 운동에 대한 호흡의 적응

학습성과

A. 운동을 하는 동안 호흡의 조절 이해

훈련을 반복하면, 심혈관계통과 호흡계통이 보다 효율적으로 산소를 전달하고 이산화탄소를 제거하기 때문에 운동선수의 능력은 증가한다. 호흡은 심혈관계의 기능보다 훨씬 더 크게 확장할 수 있기 때문에 대부분의 사람에 있어서 호흡은 제한되지 않는다.

훈련을 받고나면, 폐활량이 증가하고 잔기량이 감소한다. 훈련을 매일 반복하고, 운동의 강도가 그리 강하지 않다면 일회호흡량은 평상시와 다름없이 유지된다. 그러나 강도가 최고조에 이르게 되면 일회호흡량이 증가한다. 훈련을 받은 사람의 평상시 호흡수가 일반 사람에 비해 느린 것을 보면 훈련에 반응하여 호흡계통의 효율이 증가하는 것은 명백한 사실이다. 훈련을 받은 사람도 최고조 강도로 운동을 하면 호흡수가 증가한다.

분당환기량은 일회호흡량과 호흡수의 변화에 영향을 받는다. 훈련을 받고나면, 평상시 분당환기량이 증가할 수 있다. 예를 들어, 일반인의 분당환기량이 1분당 120L/min라면, 훈련을 통해 분당환기량을 150 L/min으로 증가시킬 수 있다. 고도로 훈련된 운동선수의 분당환기량은 180 L/min 정도로 나타난다.

12.7 노화가 호흡계통에 미치는 영향

학습성과

A. 노화가 호흡계통에 미치는 영향을 나열

노화는 호흡계통의 모든 면에 영향을 준다. 나이가 들수록 폐활량, 최대호흡수와 가스 교환이 감소하여도, 호흡계통에 많은 보유용량을 지니고 있어서 노인들도 가벼운 또는 중증도의 운동을 할 수 있다.

나이가 들수록 공기통로에 점액이 축적된다. 점액이 더 끈적끈적해지고 섬모의 운동이 감소하여 점액을 이동시키는 섬모의 운동 효율이 감소한다. 따라서 노인들은 호흡기 감염과 기관지염이 더 잘 걸린다.

나이가 들수록 허파를 채우는 능력(들숨예비량의 감소)이 줄어들고 허파를 비우는 능력(날숨예비량의 감소)이 줄어들어서 폐활량이 감소한다. 그 결과, 최대 분당환기량 수가 감소하기 때문에 심한 운동을 하는 능력이 감소한다. 폐활량의 감소는 호흡근육의 약화와 가슴우리 연골이 굳는 것과도 연관성이 있다.

나이가 들수록 꽈리관과 세기관지의 직경이 증가하여 잔기량이 증가한다. 잔기량의 증가는 해부학적 사강을 증가시켜서 가스 교환에 활용할 수 있는 공기의 양을 감소시킨다. 추가적으로, 허파꽈리벽이 소실되고 가스 교환을 위한 표면적이 감소하며 호흡막이 두꺼워져서, 호흡막을 가로질러 발생하는 가스 교환이 감소한다. 이러한 노화에 의한 변화에 적응하기 위해 나이가 들수록 일회호흡량이 증가한다.

질병과 질환 : 호흡계통

상태	기술
	호흡질환
기관지와 허파	
기관지염	흡연, 감염 같은 자극에 의한 기관지의 염증. 종창이 호흡을 곤란하게 하고, 기관지염이 더 악화되어 폐공기증이 생길 수 있음
폐공기증	허파꽈리벽의 파괴. 증가한 허파꽈리압이 허파꽈리벽을 파괴하고 기침이 증가함. 허파꽈리 표면적이 감소하여 가스 교환이 감소하고 허파가 공기를 잘 내보내지 못함. 치료법이 없음. 기관지염과 동반 발생하면 **만성폐쇄폐질환** COPD이 됨
성인성 호흡 곤란증후군	호흡막 파괴에 의해 염증이 촉진됨. 표면활성제가 감소하고 액체가 허파꽈리를 채워 가스 교환이 감소. 화재의 화염이나 독성물질을 흡입한 이후 손상 때문에 발생함
낭성섬유증	온몸에서 단백질 수송의 문제로 인해 점액 분비가 안 되는 선천병. 세기관지에 끈적끈적한 점액이 축적됨. 기류가 제한되고 감염이 잘 생김
폐섬유증	허파조직이 섬유성 결합조직으로 대체되어 탄력성이 없어지는 질환. 석면이나 석탄 가루에 노출된 이후에 흔하게 발생됨
폐암	호흡관의 상피에서 발생. 허파에는 혈액과 림프가 풍부하게 분포하기에 다른 기관으로 쉽게 전이됨
순환계통	허파모세혈관을 통과하는 혈류가 적당하지 못하면 허파 기능에 영향을 줌
허파동맥 혈전증	피덩이가 허파동맥을 막음
빈혈	혈색소가 감소하여 산소운반 능력이 감소함
일산화탄소	일산화탄소는 산소가 혈색소와 결합하는 능력이 강해 산소가 혈색소와 결합하지 못하게 하고, 이미 혈색소와 결합한 산소가 조직으로 방출되는 것을 막음
신경계통	
영아급사증후군	생후 2주~1년 사이 영아의 사망원인 중 가장 흔한 질환임. 원인은 정확히 알려지지 않았고 고위험군 아이의 경우 호흡이 멈추면 경고하는 장치가 필요함
호흡근육의 마비	척수의 목분절 또는 가슴분절의 손상에 의해 호흡근육을 수축하는 신호가 전달되지 않는 질환
가슴벽	가슴벽의 탄력성 감소에 의해 가슴우리의 확장이 제한되어 공기 운동을 감소시킴. 척추옆굽음증과 척추뒤굽음증은 가슴벽의 탄력성을 감소시킴
	호흡계통의 감염
상기도	
패혈성 인후염	사슬알균 연쇄구균에 의한 감염. 인두의 염증과 열이 동반됨
디프테리아	디프테리아에 의한 감염. 인두에 회색 막이 생겨서 호흡통로를 완전히 막음
일반 감기	바이러스에 의한 감염
하기도	
백일해	백일해균에 의한 감염, 호흡상피에 있는 섬모를 파괴하여 점액이 축적되게 함. 매우 심한 기침을 유발함
결핵	결핵균에 의한 감염. 결핵이라는 작고 치즈 모양의 손상을 형성. 결핵을 제거하려는 면역계통의 작용으로 손상이 더 커짐. 결핵균은 항생제에 대한 내성이 잘 생김
폐렴	세균 또는 바이러스에 의한 허파의 염증. 발열, 호흡곤란, 가슴통증이 발생함. 허파의 부종 때문에 허파의 팽창력이 낮아지고 가스 교환이 감소함
독감	인플루엔자 바이러스에 의한 감염. 소화계통에는 문제를 일으키지 않음. 오한, 발열, 두통과 근육통이 생김
진균질환	곰팡이 포자가 호흡관에 유입되어 생긴 염증. 먼지 조각에 붙어서 호흡계통의 경미한 염증을 유발함

※ 자세한 정보들은 **www.mhhe.com/seeleyess8**에서 찾아볼 수 있다.

단원 요약

호흡은 허파를 드나드는 공기의 이동을 뜻하는 환기 또는 숨쉬기, 허파 속에서 공기와 혈액 사이의 산소와 이산화탄소의 교환, 혈액 속의 산소와 이산화탄소의 운반, 혈액과 조직 사이의 산소와 이산화탄소의 교환을 포함한다.

12.1 호흡계통의 기능

호흡계통은 대기와 혈액 사이에서 산소와 이산화탄소를 교환하고, 혈액의 pH를 조절하며, 목소리를 발성하고, 후각 감각수용체에 의한 후각작용과 미생물에 대응하는 보호작용을 한다.

기관지

주기관지는 기관에서 허파로 확장한다.

허파

1. 두 개의 허파가 있다.
2. 허파 공기통로는 분지할수록 크기가 점점 작아진다. 주기관지는 엽기관지를 형성하여 허파의 각 엽으로 들어간다. 엽기관지는 구역기관지를 형성하여 허파구역으로 확장한다. 구역기관지가 여러 번 분지하여 세기관지를 형성한다. 세기관지는 종말세기관지를 형성하고, 종말세기관지는 호흡세기관지를 형성한 다음, 꽈리관으로 분지한다. 허파꽈리는 꽈리관과 호흡세기관지를 연결시키는 공기주머니이다.
3. 기관에서 종말세기관지에 있는 상피는 쓰레기를 제거하기 쉽게 하기 위해 섬모를 함유한다. 연골은 호흡통로가 열린 채로 유지하는 것을 돕는다(기관에서 기관지). 평활근육은 호흡통로의 직경을 조절한다(특히 세기관지). 허파꽈리는 단층편평상피로 구성되어 가스의 확산이 용이하다.
4. 호흡막은 얇은 액체층, 허파꽈리 및 모세혈관의 벽과 사이질공간을 포함하는 여섯 층으로 구성된다. 호흡막은 얇고 표면적이 커서 가스교환이 용이하다.

가슴막안

가슴막은 허파를 감싸서 허파를 보호하고 마찰을 방지한다.

림프의 분포

얕은림프관과 깊은림프관은 허파의 림프를 운반한다.

12.2 환기용적과 호흡용적

가슴우리용적의 변화

1. 가로막이 수축하고 바깥갈비사이근의 수축에 의해 갈비뼈와 복장뼈가 위로 올라가면서 가슴우리의 직경이 증가하여 가슴우리용적이 증가하면 들숨이 발생한다. 거친 숨쉬기 동안에, 추가적인 들숨 근육이 작용하여 갈비의 움직임을 증가시킨다.
2. 날숨은 수동적이거나 능동적이다. 들숨 근육이 이완될 때 조용한 숨쉬기의 수동 날숨이 발생한다. 가로막이 이완하고 속갈비사이근과 배근육의 수축에 의해 가슴우리용적이 감소할 때, 거친 숨쉬기의 능동 날숨이 발생한다.

압력변화와 기류

1. 호흡근육이 가슴우리의 용적을 변화시키면 가슴안의 압력이 변하게 하면, 허파꽈리용적과 허파꽈리의 압력을 변화시킨다.
2. 들숨 동안 대기압이 허파꽈리압보다 크기 때문에 기류는 허파꽈리로 들어간다.
3. 날숨 동안 허파꽈리압이 대기압보다 크기 때문에 기류는 허파꽈리에서 나온다.

허파의 움츠러듦

1. 허파는 결합조직의 탄력성과 허파꽈리를 덮고 있는 액체의 표면장력 때문에 허탈에 빠지려는 경향이 있다.
2. 허파가 허탈에 빠지지 않는 것은 표면활성제가 허파꽈리를 덮고 있는 액체의 표면장력을 감소시키고 가슴막안압이 허파꽈리압보다 낮기 때문이다.

허파꽈리용적의 변화

1. 가슴우리용적의 증가는 가슴막안압을 감소시켜, 허파꽈리용적을 증가시키고, 허파꽈리압을 감소시켜서 공기가 허파로 들어가게 한다.
2. 가슴우리용적의 감소는 가슴막안압을 증가시켜 허파꽈리용적을 감소시키고, 허파꽈리압을 증가시켜서 공기가 허파에서 빠져나오게 한다.

호흡용적과 호흡용량

1. 호흡용적은 다음 네 가지이다: 일회호흡량, 들숨예비량, 날숨예비량과 잔기량.
2. 호흡용량은 두 개 또는 그 이상의 호흡용적의 합이다: 폐활량과 전폐

단원 요약

용량도 포함된다.

3. 강제날숨폐활량은 허파에서 내뿜어지는 공기의 초당 부피를 측정한다.

12.3 가스 교환

1. 가스 교환은 호흡막에서 일어나는 공기와 혈액 사이의 교환이다.
2. 가스 교환이 일어나지 않는 공기통로를 해부학적 사강이라고 한다.

호흡막의 두께

호흡막의 두께가 증가하면 가스 교환이 감소한다.

표면적

격렬한 운동을 하는 동안, 호흡막의 표면적이 조금만 감소하여도 가스 교환에 심각한 영향을 준다. 표면적이 정상의 1/4정도 감소되어도 평상시 가스 교환에 문제가 발생할 수 있다.

분압

1. 분압은 가스의 혼합물에서 특정한 가스가 차지하는 압력이다
2. 산소는 허파꽈리 속의 높은 분압에서 허파모세혈관 속의 낮은 분압으로 확산한다. 산소는 조직모세혈관 속의 높은 분압에서 사이질공간의 낮은 분압으로 확산한다.
3. 이산화탄소는 조직 속의 높은 분압에서 조직모세혈관 속의 낮은 분압으로 확산한다. 이산화탄소는 허파모세혈관 속의 높은 분압에서 허파꽈리 속의 낮은 분압으로 확산한다.

12.4 혈액의 가스 운반

산소의 운반

1. 산소의 대부분(98.5%)은 혈색소와 가역적 결합을 하여 운반된다. 나머지 1.5%는 혈장에 녹아 있는 채로 운반된다.
2. 산소가 혈색소에서 분비될 조건은 산소 분압이 낮거나, 이산화탄소 분압이 높거나, pH가 낮거나, 온도가 높을 때이다.

이산화탄소의 운반과 혈액 pH

1. 이산화탄소는 혈장에 녹은 채로 운반(7%)되거나, 혈액 속 단백질과 결합하여 운반(23%)되거나, 중탄산염 이온의 형태로 운반(70%)된다.
2. 조직모세혈관에서 이산화탄소가 적혈구에 있는 물과 반응하여 탄산을 형성한 다음, 해리하여 중탄산염 이온과 수소 이온을 형성한다. 이 반응은 이산화탄소의 운반을 촉진한다.
3. 허파모세혈관에서 중탄산염 이온은 수소 이온과 결합하여 탄산을 형성한다. 탄산은 해리하여 물과 이산화탄소를 형성하면서 적혈구에 있는 이산화탄소를 제거한다.
4. 혈액 속 이산화탄소 농도가 증가할수록 혈액의 pH는 감소한다. 혈액 속 이산화탄소 농도가 감소할수록 혈액의 pH는 증가한다. 호흡의 변화가 혈액 속 이산화탄소 농도와 pH를 변화시킨다.

12.5 호흡주기

뇌줄기에 위치한 호흡중추

1. 숨뇌호흡중추(뒤호흡무리와 앞호흡무리)는 호흡주기를 발생시킨다.
2. 다리뇌호흡무리는 들숨과 날숨이 바뀌는 것을 조절하는 것으로 알려져 있다.

호흡주기의 발생

1. 혈액가스를 감시하는 수용기의 자극 등 다양한 자극이 문턱값을 넘으면 들숨이 시작한다.
2. 신경세포가 들숨을 억제하는 신호를 보내면 날숨이 시작한다.

호흡에 대한 신경조절

1. 고급 뇌중추는 호흡을 의식적으로 조절할 수 있다. 감정과 목소리 발성은 호흡에 영향을 준다.
2. 헤링-브로이어 반사는 허파가 들숨 동안 팽창하게 되면 호흡중추를 억제하는 것이다.
3. 피부에 있는 촉각, 온도 및 통증수용기는 호흡을 자극할 수 있다.

호흡에 대한 화학조절

1. 이산화탄소는 호흡을 조절하는 데 있어 가장 중요한 화학물질이다. 혈액 속 이산화탄소 농도가 증가할수록 혈액의 pH를 감소시켜 호흡수를 증가시킨다.
2. 혈액 속의 낮은 산소 농도는 목동맥토리와 대동맥토리에 있는 화학수용체를 자극하여 호흡수를 증가시킨다.
3. 숨뇌의 화학수용체는 혈액의 pH의 변화에 반응한다. 혈액의 pH 변화는 혈액의 이산화탄소 변화에 의해 발행한다.

단원 요약

운동이 호흡에 미치는 영향

운동을 할 때, 대뇌 고위중추의 신호와 고유감각기에서 시작한 자극이 호흡중추를 자극할 수 있다.

12.6 운동에 대한 호흡의 적응

훈련을 반복하면 일회호흡량과 호흡수가 증가하기 때문에 분당환기량이 증가한다.

12.7 노화가 호흡계통에 미치는 영향

1. 나이가 들수록 호흡근육이 약화되고 가슴우리가 뻣뻣해져서 폐활량과 최대 분당환기량이 감소한다.
2. 공기통로의 직경이 증가하여 잔기량과 해부학적 사강이 증가한다.
3. 휴식 일회호흡량이 증가하는 것은 사강의 증가, 허파꽈리벽(표면적)의 소실과 허파꽈리벽이 두꺼워지는 것을 보상하려는 것이다.
4. 나이가 들수록 공기통로에서 점액을 제거하는 능력이 감소한다.

CHAPTER

13 소화계통

13.1 소화계통의 기능

학습성과

A. 소화계통의 4가지 주기능 나열

몸을 구성하는 모든 세포는 영양분을 요구한다. 그러나 대부분의 세포는 몸의 일정한 위치에 고정되어 있고 영양분이 있는 곳으로 움직일 수 없다. 그래서 **소화계통** digestive system이 세포들에게 영양분을 운반해주는 역할을 한다. 비유하자면, 소화계통은 순환계통의 도움을 받아 음식이 필요한 100조 명의 손님들에게 제공하는 거대한 "식사 배달 서비스"라 할 수 있다. 또한 소화계통에는 나름의 품질관리와 쓰레기 처리 방법도 마련되어 있다. 소화계통으로 음식이 넘어오면 점점 작은 조각으로 부서진다. 소화계통의 효소는 이러한 조각들을 매우 작은 분자 수준으로 분해시켜 순환계통으로 흡수되고 전신으로 이동할 수 있게 해준다. 전신으로 전달된 분자들은 그곳에 있는 다른 효소에 의해 분해되면서 에너지를 방출하거나 조직이나 기관을 만드는 새로운 분자들로 조립된다. 이 장은 소화기관과 이와 관련된 부속 샘들의 구조와 기능에 대해 기술한다.

소화계통의 기능은 다음과 같다.

1. *음식의 섭취ingestion*. 음식과 물은 입을 통해 몸으로 들어온다.
2. *음식의 소화digestion*. 소화과정 동안 음식을 흡수가 가능한 크기의 아주 작은 분자 수준으로 분해한다.
3. *영양분의 흡수absorption*. 작은창자의 **속공간**내강, lumen을 덮는 상피세포들은 소화과정의 결과로 생긴 작은 분자 형태의 영양분(아미노산, 단당류, 지방산, 비타민, 무기질, 물)을 흡수한다.
4. *노폐물의 제거elimination*. 소화관으로 배출되는 노폐물을 포함하여 음식물에 들어 있는 섬유처럼 소화할 수 없는 물질은 대변으로 배설된다.

13.2 위

학습성과

A. 위의 생리학적 특징 이해
B. 위의 분비물을 나열하고 그 기능을 기술
C. 위의 운동 유형 기술

위의 구조

위 stomach는 소화관 중에서 확장된 부분으로 배의 왼쪽 위쪽 부위에 위치한다(그림 13.1). 식도가 위로 열리는 **위식도구멍** 위식도구, gastroesophageal opening이 있는 부분을 **들문부분**분문부, cardiac region이라고 하고 영어권에서는 위의 이 부분이 심장과 가까이 있는 부분이기 때문에 'cardial part'라고 한다. 위의 가장 위쪽 부분은 **위바닥**위저, funfus이라고 하고, 가장 넓은 부분을 **위몸통**위체, body of stomach 이라고 한다. 위몸통은 오른쪽으로 휘어지면서 왼쪽으로 **큰굽이**대만, greater curvature 를, 오른쪽으로 **작은굽이**소만, lesser curvature 를 형성한다. 위에서 작은창자로 열리는 구멍이 있는 부분을 **날문부분**유문부, pyloric region 이라고 하며 영어권에서는 문지기라는 어원을 가진 단어를 이용하여 'pyloric part'라고 한다. 이 부분은 두꺼운 민무늬근육으로 이루어진 날문조임근에 의해 둘러싸여 있다.

위의 근육층은 소화관의 다른 부분과 다르게 세 개의 층으로 이루어져 있다. 바깥에 세로층종주근, longitudinal layer, 중간에 돌림층환상근, circular layer, 속에 빗층사행근, oblique layer이 있다. 이 근육층들은 위가 음식물을 뒤섞는 작용을 할 수 있게 해준다. 위의 점막mucosa과 점막밑층점막하층, submucosa은 **위주름** gastric rugae을 형성한다(그림 13.1a). 이 주름은 점막과 점막밑층이 늘어날 수 있게 하여 위에 음식물이 차면 사라진다.

위는 단순원주상피 simple columnar epithelium로 덮여 있다. 점막의 표면에는 수많은 대롱 모양의 **위오목**위소와, gastric pits이 있으며 이곳으로 **위샘**위선, gastric galnds이 열린다(그림 13.1b). 위의 상피세포에는 다섯 종류가 있다. 첫째는 위의 속면에 있는 **표면점액세포** surface mucous cell로 위오목을 덮고 있다. 이 세포는 점액을 만들어 위의 속면을 덮고 보호한다. 나머지 종류의 세포는 위샘에 존재한다.

1. **목점액세포** 점막경세포, mucous neck cell는 점액을 분비한다.
2. **벽세포** parietal cell는 염산hydrochloric acid과 내인인자intrinsic factor를 분비한다.

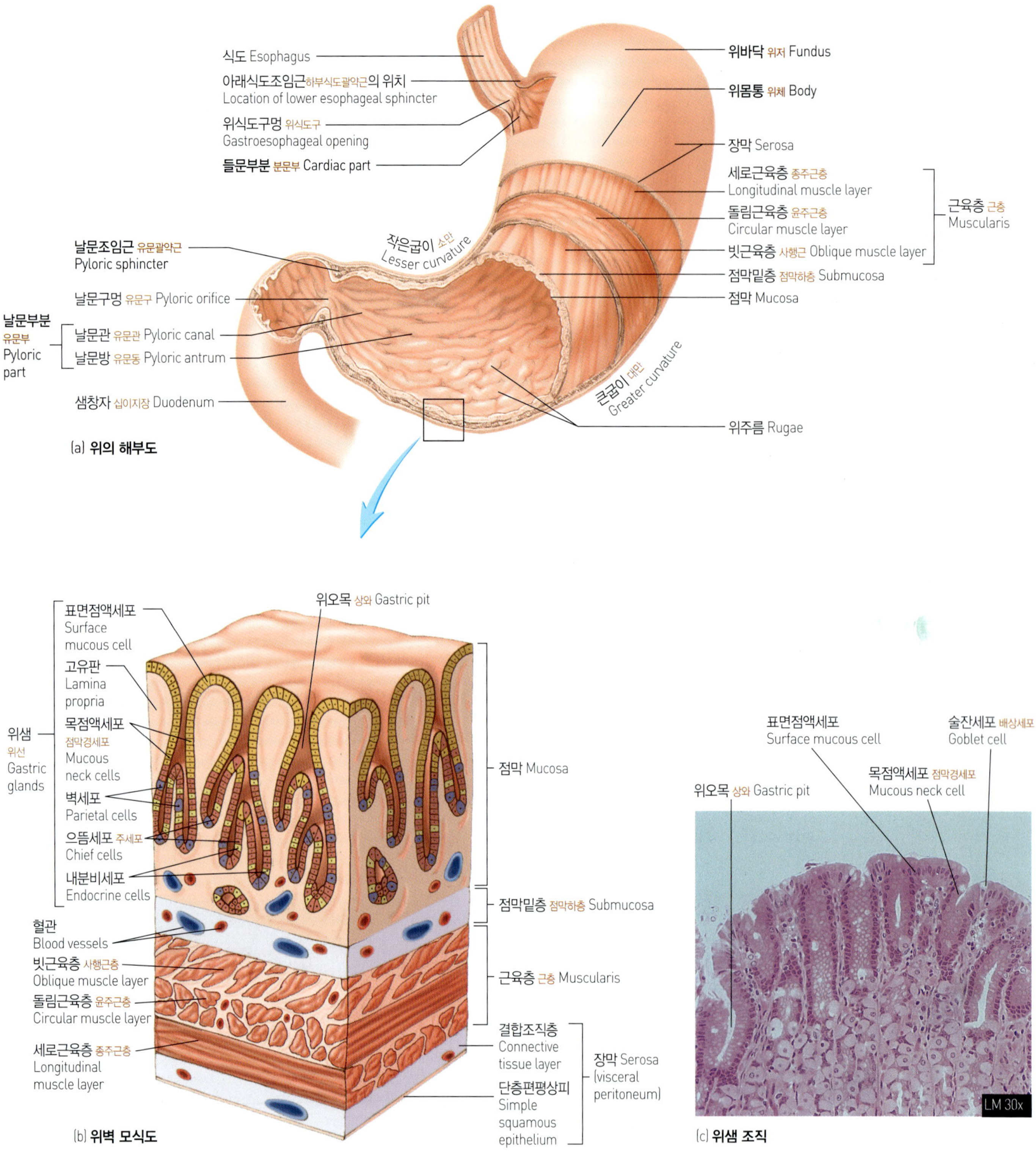

그림 13.1 위의 해부학(a)과 조직학(b), (c)

(a) 위의 일부를 절단하여 위의 근육층과 속면을 보여줌.
(b) 위오목과 위샘을 포함한 위벽의 조직학적 모식도.
(c) 위샘의 조직 사진.

3. **내분비세포** endocrine cell는 조절 물질을 분비한다.
4. **으뜸세포** 주세포, chief cell는 단백질을 소화시키는 효소인 **펩신** pepsin의 전구물질인 **펩시노겐** pepsinogen을 분비한다.

위의 분비

위는 먹은 음식을 담아두고 섞는 역할을 주로 한다. 위로 음식이 들어오면 위의 분비물과 섞여 반유동체 semifluid 상태의 **미즙** chyme이 된다. 이 외에도 소화를 돕는 부수적인 과정이 일어난다.

위샘으로부터 나온 분비물로는 염산, 펩신, 점액, 내인인자가 있다(표 13.1). **염산** hydrochloric acid은 위 안의 수소 이온 농도지수 hydrogen ion concentration; pH를 약 2.0이 되게 해준다. 산은 미생물을 죽이고 불활성 형태의 펩시노겐을 펩신으로 활성화시킨다. **펩신** pepsin은 단백질의 공유결합을 끊어 작은 펩티드 peptide 사슬이 되게 한다. 펩신은 pH가 약 2.0이 되는 환경에서 가장 활발하게 효소작용을 할 수 있다. 위의 속면을 두껍게 덮고 있는 점액으로 이루어진 층은 산성을 띠고 있는 미즙과 펩신에 의해 위의 상피세포가 파괴되는 것을 막아준다. 위의 점막이 자극 받으면 많은 양의 **점액** mucus이 분비된다. **내인인자** intrinsic factor는 비타민 B_{12}와 결합하여 작은창자에서 흡수된다. 비타민 B_{12}는 데옥시리보핵산 deoxyribonucleic acid;DNA의 합성과 적혈구 red blood cell의 생산에 중요한 역할을 한다.

위에서 분비되는 물질의 조절

위액은 하루에 약 2L 정도 분비되고 신경과 호르몬에 의한 조절을 받는다. 중추신경계통과 관련이 있는 반사는 숨뇌 연수, medulla oblongata가 조절하며 뇌의 상위 중추가 이 반사에 영향을 미칠 수 있다. 위 자체에서 일어나는 국소반사는 소화관의 벽에 있는 창자신경얼기 enteric plexus에 의해 조절되고 중추신경계통과는 관련이 없다. 위와 창자에서 만들어지는 호르몬들은 위의 분비 조절을 돕는다.

위의 분비가 조절되는 기전은 중추 단계, 위 단계, 창자 단계의 세 단계로 나눌 수 있다. 중추 단계는 시작하는 단계로 음식이 들어오는 것을 예상하여 위의 분비를 증가시킨다. 뒤따르는 위 단계는 분비를 일으키는 대부분의 자극이 발생하며 마지막 창자 단계에서는 위의 분비가 줄어든다.

표 13.1 소화 관련 분비물의 기능

효소 또는 체액	분비하는 구조	기능
입		
침(물, 중탄산염 이온, 점액)	침샘	음식에 수분과 유동성을 제공, 세균이 생산한 산을 중화, 입안으로부터 세균을 세척
침 아밀라아제	침샘	녹말 소화
라이소자임	침샘	약한 항균작용
위		
염산	위샘	세균 사멸, 펩시노겐을 펩신으로 전환
펩신*	위샘	단백질 소화
점액	점액세포	위벽을 보호
내인인자	위샘	비타민 B_{12}와 결합하여 흡수를 도움
작은창자 및 관련 샘		
쓸개염	간	지방의 유화
중탄산염 이온	이자	위산의 중화
트립신*, 키모트립신*, 카르복시 펩티드 분해효소*	이자	단백질 소화
이자 아밀라아제	이자	녹말 소화
지질 분해효소	이자	지방(중성지방) 소화
핵산 분해효소	이자	핵산(DNA, RNA) 소화
점액	샘창자샘과 술잔세포	위산과 소화효소로부터 샘창자 보호
펩티드 분해효소**	작은창자	폴리펩티드 소화
설탕 분해효소**	작은창자	설탕(자당) 소화
젖당 분해효소**	작은창자	젖당 소화
말타아제**	작은창자	말토오스(엿당) 소화

* 이 효소들은 불활성화된 상태로 분비된 후에 활성화됨
** 이 효소들은 미세융모 안에 있음

임상에서 활용하기

비대날문협착

비대날문협착 비후성 유문협착증, hypertrophic pyloric stenosis은 영아의 위에서 흔히 보는 결손이다. 남아에서는 150명 중에서, 여아에서는 750명 중 1명꼴로 발생한다. 날문조임근pyloric sphincter이 매우 두꺼워져서 정상적인 위배출gastric emptying을 방해한다. 이러한 결손을 가진 영아는 출생 이후 3~10주 사이에 분출구토projectile vomiting를 하는 증상을 보인다. 날문의 구멍이 막혀 있기 때문에 아주 작은 음식만 창자로 들어가 영아의 체중이 잘 늘지 않는다. 이 결손은 날문의 구멍을 넓혀주는 수술로 치료될 수 있다.

중추 단계 cephalic phase에서 맛 감각, 음식의 냄새, 씹거나 삼길 때의 접촉 자극, 음식에 대한 기분 좋은 생각이 숨뇌 안의 중추를 자극하여 위의 분비를 증가시킨다(그림 13.2a). 숨뇌에서 보내진 활동전위 action potential가 미주신경 vagus nerve 내의 부교감신경을 따라 위로 전달된다. 위벽에 있는 신경절이전신경세포 절전신경원, preganglionic neuron가 창자신경얼기의 신경절이후신경세포 절후신경원, postganglionic neuron를 자극한다. 신경절이후신경세포는 위점막에 있는 세포들의 분비를 자극하여 염산, 펩신, 점액, 내인인자가 분비된다. 신경세포는 또한 내분비세포로부터 가스트린과 히스타민 histamine의 분비를 자극한다. **가스트린** gastrin은 순환계통으로 들어갔다 다시 위로 돌아오는 호르몬으로 위의 부가적인 분비를 자극한다(표 13.2). 히스타민은 화학적인 주변분비 신호(paracrine signal)로 국소적으로 위샘의 분비를 자극하거나 혈액으로 들어가 위샘의 분비를 자극한다. 히스타민은 염산 분비를 자극하는 가장 강력한 자극원이다. 히스타민의 기능을 막는 약제는 산 농도를 낮출 수 있다.

위 단계 gastric phase는 위에서 가장 많은 양의 물질이 분비되는 단계이다(그림 13.2b). 위 안에 들어있는 음식에 의해 이 단계가 활성화되고 음식과 위에서 분비된 물질이 서로 섞이게 된다. 위의 팽창은 뻗침수용체 stretch receptors를 자극한다. 이 자극에 의해 생성된 활성전위는 중추신경계통의 반사와 위에서의 국소반사를 활성화시켜 중추 단계에서 그랬던 것처럼 분비를 증가시키는 연쇄반응을 일으킨다. 펩신에 의해 단백질로부터 만들어진 펩티드는 가스트린의 분비를 자극하고 가스트린은 염산의 분비를 촉진시킨다.

창자 단계 intestinal phase는 주로 위의 분비를 억제하는 단계이다(그림 13.2c). 산성을 띠고 있는 미즙이 샘창자로 들어가면서 이 단계가 시작되며 신경과 호르몬을 통한 조절이 시작된다. 샘창자로 들어가는 미즙의 pH가 2.0 또는 그 아래로 떨어질 때 창자 단계의 억제 기능이 최고조가 된다. 가스트린 분비를 억제하는 **세크레틴** secretin이라는 호르몬은 낮은 pH에 반응하여 샘창자에서 분비된다(표 13. 2). 샘창자 안의 지방산과 펩티드는 **콜레시스토키닌** cholecystokinin이라는 호르몬을 분비하게 하여 위의 분비를 억제한다(표 13.2). 샘창자 안의 pH 2.0 이하의 미즙은 또한 중추신경계의 반사를 억제하고 위 분비를 억제하는 국소적인 반사를 일으킨다.

정리하자면, 위산이 분비된 이후의 연속된 분비과정은 신경과 호르몬이 관여하는 음성 되먹임 기전 negative feedback mechanism에 의해 조절된다. 첫 번째 조절은 위 단계에서 일어난다. 위에 들어 있는 산의 농도가 높은 수준으로 올라가면 추가적인 산 분비를 감소시키는 기전이 작동한다. 두 번째 조절은 창자 단계에서 일어나며 산성을 띤 미즙이 샘창자로 들어오면 위산의 분비를 감소시키는 기전이 작동한다. 이러한 음성 되먹임 기전은 샘창자로 들어오는 산성의 미즙을 중화시켜 이자효소에 의한 소화를 가능하게 해주고 소화궤양이 생기지 않게 해준다.

표 13.2 소화계통 주요 호르몬의 기능

호르몬	분비하는 구조	기능
가스트린	위샘	위 분비를 증가시킴
세크레틴	샘창자	위 분비를 감소시킴 중탄산염 이온이 풍부한 이자액과 쓸개즙의 분비를 증가시킴 위 운동을 감소시킴
콜레시스토키닌	샘창자	위 분비를 감소시킴 위 운동을 크게 감소시킴 쓸개의 수축을 증가시킴 이자의 효소 분비를 증가시킴
위 억제성 폴리펩티드(GIP)	샘창자 빈창자	위액분비감소시킴 위운동 감소시킴 인슈린분비 증가시킴

중추 단계 Cephalic Phase

1 음식에 대한 맛, 냄새, 생각 또는 입안의 촉각이 숨뇌를 자극한다(초록색 화살).

2 미주신경은 위로 부교감자극을 보내어 위 안의 창자신경얼기를 활성화시킨다(분홍색 화살).

3 신경절이후신경세포가 벽세포와 으뜸세포의 분비를 자극하고 내분비세포에서 가스트린과 히스타민을 분비하게 한다.

4 가스트린은 혈액을 타고 위로 다시 돌아와서 히스타민과 함께 분비를 자극 한다(보라색 화살).

(a)

위 단계 Gastric Phase

1 위의 팽창은 기계수용체(뻗침수용체)를 자극하여 부교감반사를 활성화시킨다. 기계수용체에서 만들어진 활동전위가 미주신경을 타고 숨뇌로 간다(초록색 화살)

2 숨뇌는 미주신경의 활동전위를 올려 벽세포와 으뜸세포의 분비를 자극하고 내분비세포에서 가스트린과 히스타민을 분비하게 한다(분홍색 화살).

3 위의 팽창은 또한 위 분비를 증가시키는 국소반사를 활성화시킨다.

4 가스트린은 혈액을 타고 위로 다시 돌아와서 히스타민과 함께 분비를 자극 한다(보라색 화살).

(b)

창자 단계 Intestinal Phase

1 샘창자 안의 미즙이 pH가 2 이하이거나 지방 소화산물이 들어 있으면 아래의 세 가지 기전에 의해 위 분비를 억제한다.

2 샘창자의 화학수용체가 낮은 pH와 지방에 의해 자극되고 이때 만들어진 활동전위가 미주신경을 타고 숨뇌로 전달된다(초록색 화살). 숨뇌는 부교감신경의 활동전위를 억제하여 위 분비를 줄인다(분홍색 화살)

3 pH와 지방에 의해 자극 받은 국소반사가 위 분비를 줄인다(주황색 화살)

4 샘창자에서 만들어진 세크레틴과 콜레시스토키닌이 위 분비를 줄인다(갈색 화살)

(c)

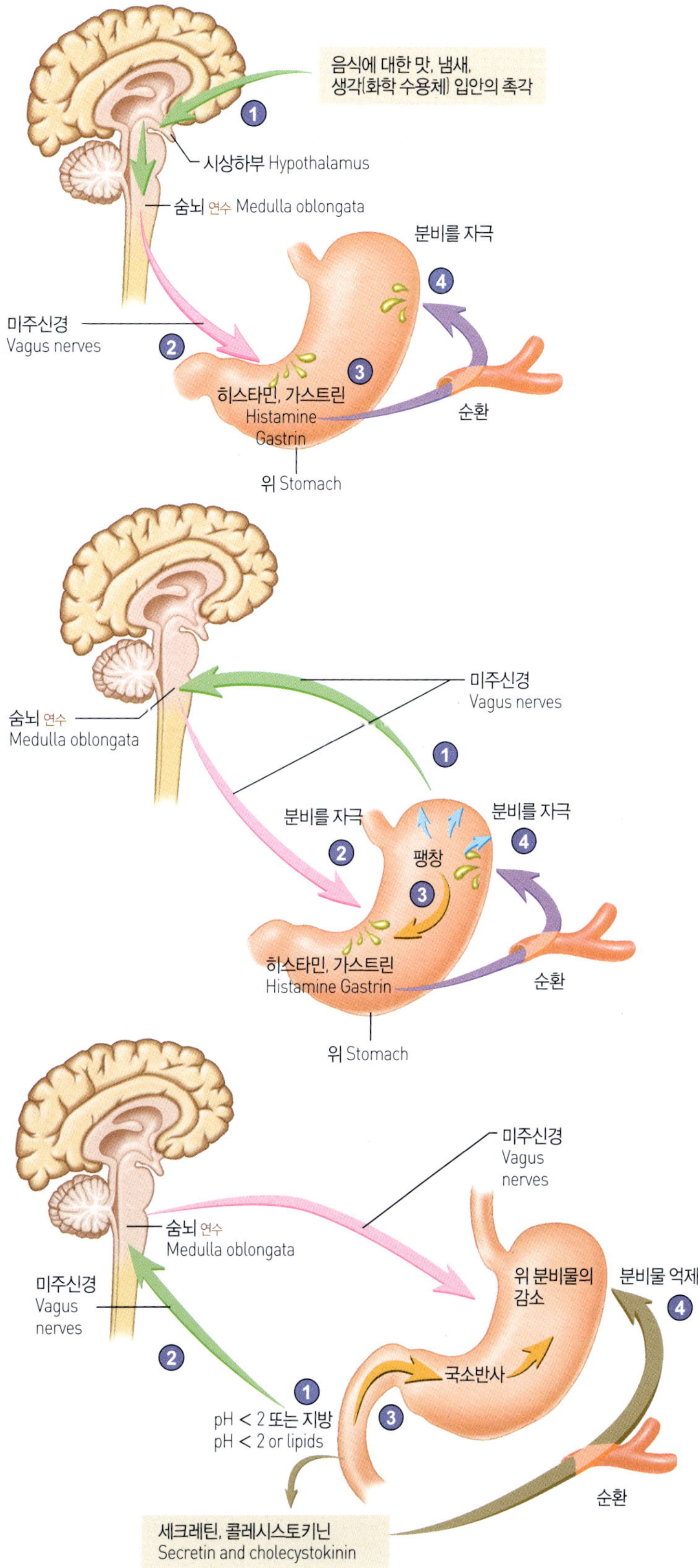

그림 13.2 위 분비의 조절

임상에서 활용하기

소화궤양

미국 인구의 약 10%는 살면서 한 번은 **소화궤양**peptic ulcer에 걸린다. 소화궤양은 산과 펩신이 들어 있는 위액이 소화관의 점막을 소화시켜 발생하며 샘창자십이지장, duodenum, 위, 식도에 생길 수 있다.

거의 모든 소화궤양은 헬리코박터 파이로리*Helicobacter pylori*라는 특정 세균에 감염되어 생기며 이 세균의 감염은 위염gastritis과 위암과도 관련이 있다. 자극적인 음식, 스트레스, 흡연, 음주는 위에서 산의 과다분비를 일으키므로 오랜 기간 동안 이러한 자극에 지속적으로 노출될 때 소화궤양이 발생하는 것으로 알려져 왔다. 이러한 자극들은 궤양과 관련된 인자일 수 있지만, 최근에는 헬리코박터 파이로리의 감염이 보다 더 근본적인 원인인 것으로 보고 있다.

따라서 헬리코박터 파이로리를 제거하는 항생제 치료가 궤양에 대한 최선의 치료법이다. 히스타민histamine 자극에 따른 산 분비를 막는 약제 또는 산을 분비하는 양성자 펌프proton pump를 직접적으로 차단하는 약제를 사용하는 치료법도 있으나 이 방법들은 일시적인 완화 효과를 보인다.

위의 운동

위 운동은 혼합운동파과 꿈틀운동파를 보이며 음식의 소화와 소화관으로 미즙을 보내는 과정을 돕는다(그림 13.3). 두 종류의 운동파는 위벽에 있는 민무늬근육의 수축에 의해 만들어진다. 수축은 매 20초마다 발생하고 위의 몸통에서부터 날문조임근까지 진행한다. 상대적으로 약한 수축은 **혼합운동파**mixing wave를 일으켜 위의 분비물과 들어온 음식을 섞어 미즙이 되게 한다. 미즙 중에서 유동성이 큰 부분은 날문조임근이 있는 곳까지 밀리고 고형물이 많은 부분은 위의 몸통 쪽으로 역류한다. 강한 수축은 **꿈틀운동파**연동운동파, peristaltic wave를 일으키고 미즙을 날문조임근 쪽으로 강하게 밀어 이곳을 통과하게 한다. 평상 시에 날문조임근은 약

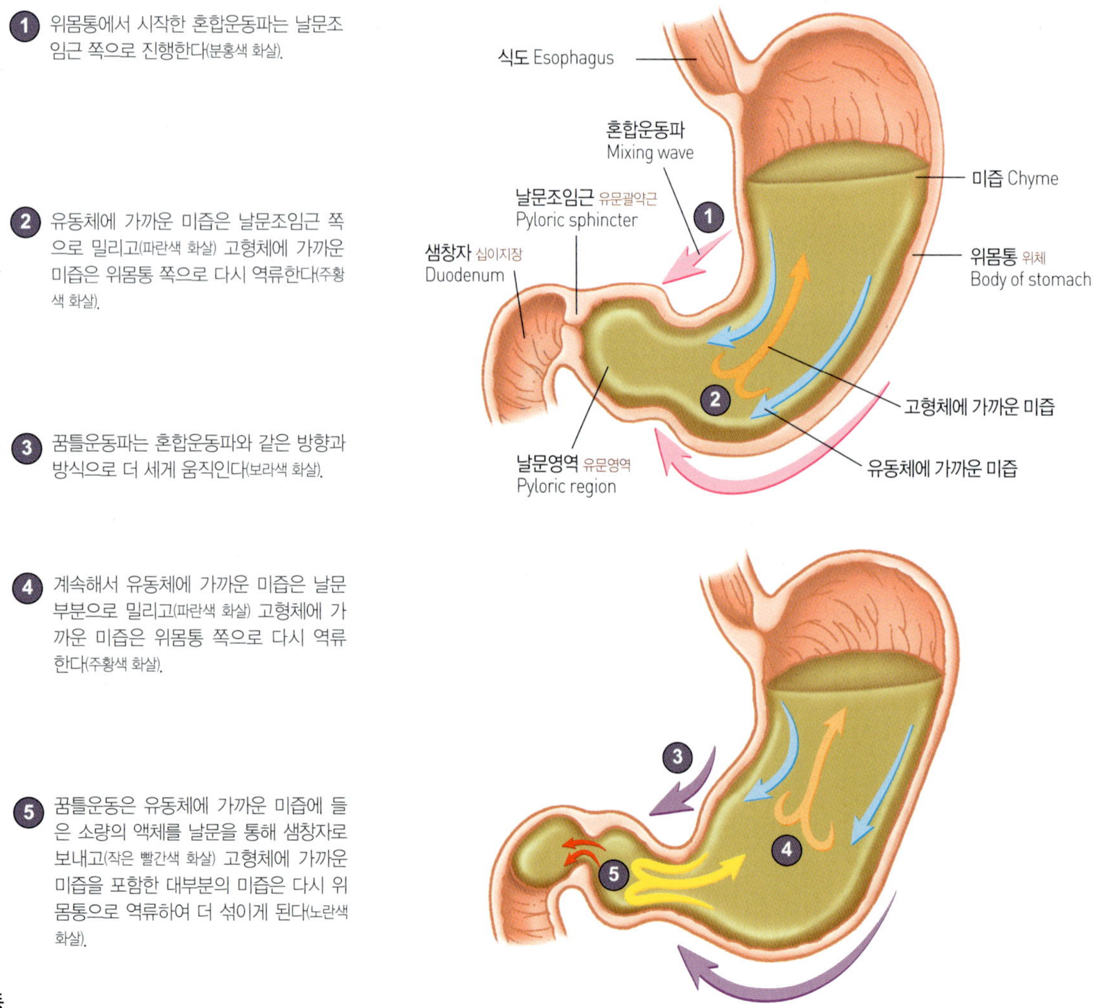

그림 13.3 위의 운동

관련된 질환

가슴쓰림

Hart Burne은 집으로 고기를 듬뿍 얹은 피자를 배달시켜 먹었다. 피자를 먹기 전에는 맥주와 칩을 먹고 있었다. 피자를 다 먹은 뒤에는 맥주 두 병을 마시면서 TV에서 중계하는 스포츠 경기를 시청하였다. 경기가 끝날 무렵 배가 더부룩한 불편한 느낌이 들어 소파에 누웠다. 약 30분 정도 흘렀을 때 Hart는 가슴에 심한 통증을 느껴 제산제antacid를 찾으러 갔다.

가슴쓰림heartburn은 가슴에서 느껴지는 타는 느낌 또는 통증을 가리키고 보통 위산분비가 증가하거나 산성을 띤 미즙이 식도로 넘어올 때 느낀다. 과식, 지방이 많은 음식 섭취, 식사 후 바로 눕는 행위, 술과 카페인의 과다 섭취, 흡연, 몸에 꽉 끼는 옷의 착용 모두 가슴쓰림을 일으킬 수 있다. 약제를 복용하면 위산 분비를 차단하여 가슴쓰림의 증상을 완화시킬 수 있다. 시메티딘cimetidine, 라니티딘ranitidine은 벽세포로부터 산을 분비시키게 하는 히스타민 자극을 차단한다. 에소메프라졸esomeprazole은 벽세포에 있는 수소 이온 펌프를 차단하여 산을 분비하지 못하게 한다. 제산제는 위로 이미 분비된 산을 중화시킨다.

하게 수축되어 있어 날문을 닫힌 상태로 있게 한다. 꿈틀운동은 날문조임근을 일시적으로 이완시키게 하여 날문을 통해 소량의 미즙을 샘창자로 뿜어내게 한다. 위 운동이 증가하면 위 배출도 증가한다.

위가 음식을 너무 빨리 배출하면 작은창자에서 일어나는 소화와 흡수의 효율성이 떨어진다. 그러나 위 배출이 천천히 일어나면 고농도의 산성을 띤 미즙이 위벽에 손상을 입힐 수 있다. 극단적인 두 경우가 안 생기도록 위 배출은 조절된다. 호르몬과 신경에 의해 위의 분비를 자극하는 기전은 위의 운동성을 증가시켜 증가된 분비물과 위 안의 음식물이 효과적으로 섞이게 해준다. 위의 운동과 배출에 대한 중요한 자극은 위벽이 팽창하는 것이다. 위의 운동과 배출에 대한 억제는 창자 단계에서 위의 분비를 조절하는 음성 되먹임 기전에 의해 이루어진다. 특히 콜레시스토키닌은 위의 운동과 배출을 억제하는 중요 물질이다(표 13.2). 따라서 콜레시스토키닌은 지방 소화와도 관련이 있어 지방이 많이 포함된 음식을 먹으면 위 배출이 느려지게 된다.

13.3 작은창자

학습성과

A. 작은창자의 특징 기술
B. 분비와 운동 종류 나열

작은창자의 구조

작은창자소장, small intestine의 전체 길이는 약 6m로 샘창자, 빈창자, 돌창자로 나뉜다(그림 13.4). **샘창자**십이지장, duodenum의 길이는 약 25cm 정도이고, **빈창자**공장, jejunum의 길이는 약 2.5m로 전체 작은창자의 약 2/5를 차지한다. **돌창자**회장, ileum의 길이는 약 3.5m로 전체 작은창자의 약 3/5를 차지한다.

샘창자는 배안에서 180°로 회전하는 둥근 활의 형태를 보인다. 활의 안쪽에는 이자pancreas의 일부가 놓인다. 간에서 나온 **온쓸개관**총담관, common bile duct과 이자로부터 나온 **이자관**췌관, pancreatic duct이 샘창자로 열려 소화 관련 물질을 배출한다(그림 13.8).

작은창자는 넓은 표면적을 갖고 있어 소화과정에서 음식물의 소화와 흡수를 주로 담당한다. 작은창자의 표면에는 돌림주름, 융모, 미세융모와 같은 구조들이 있는 약 600개의 주름이 있어 표면적을 넓혀준다. 점막과 점막밑층은 소화관의 긴 축에 수직으로 배열하는 **돌림주름**윤상추벽, circular fold을 형성한다(그림 13.5a). 점막에는 손가락같이 생긴 작은 돌출물이 있는데 이를 **융모**villi라고 하며, 약 0.5~1.5mm의 길이를 갖는다(그림 13.5b). 융모의 표면을 구성하는 부분은 세포질이 확장된 구조를 많이 갖고 있으며, 이를 **미세융모**microvilli라 한다(그림 4.5c,d). 융모는 단층원주상피simple columnar epithelium로 덮여 있고 융모의 성긴결합조직loose connective tissue 안에는 모세혈관그물capillary network과 모세림프관lymphatic capillary으로 이루어진 **기름죽관**유미관, lacteal이 있다. 기름죽관은 중심림프관central lymphatic vessel이라고도 한다(그림 13.5c). 모세혈관그물과 기름죽관은 흡수한 영양분의 운반에 있어 중요한 역할을 한다.

작은창자의 점막은 단층원주상피로 네 종류의 세포가 있다: (1) **흡수세포**absorptive cell는 미세융모를 갖고 있고, 소화효소를 생산하며 소화된 음식을 흡수한다. (2) **술잔세포**배상세포, goblet cell는 점액을 생산하여 작은창자의 표면을 보호한다. (3) **과립세포**granular cell는 창자의 상피를 세균으로부터 보호하는 것을 도와준다. (4) **내분비세포**endocrine cell는 조절 호르몬을 생산한다.

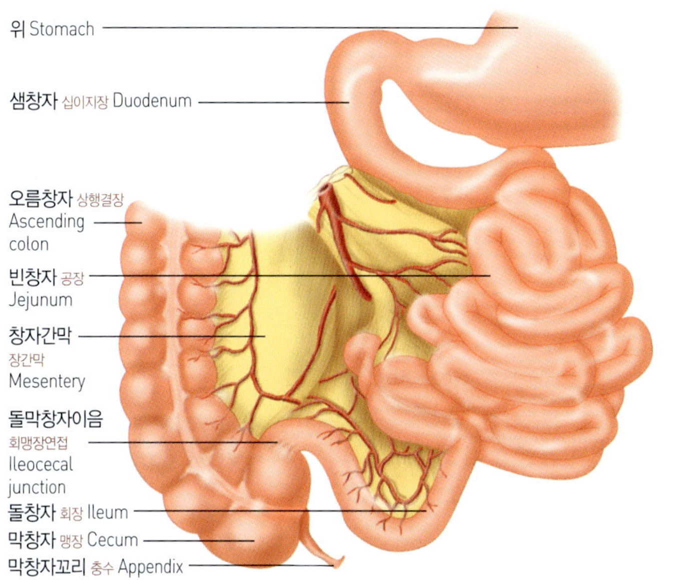

그림 13.4 작은창자

융모의 바닥쪽에는 **창자샘** 장선, intestinal gland으로 불리는 점막의 대롱샘 tubular gland이 있으며 이곳에서 상피세포들이 만들어진다. 과립세포와 내분비세포는 샘들의 바닥에 위치한다. 샘창자의 점막밑층에는 **샘창자샘** 십이지장선, duodenal gland으로 불리는 점액샘이 있으며 창자샘의 바닥으로 열린다.

샘창자, 빈창자, 돌창자는 비슷한 구조를 보인다. 그러나 샘창자에서 돌창자로 가면서 직경은 점점 작아지고 창자벽의 두께는 두꺼워지며 돌림주름과 융모의 수는 증가한다. 림프소절은 소화관 전체에 걸쳐 존재한다. 돌창자에는 림프소절이 무리지어 있는 것을 볼 수 있는데 이를 무리림프소절 aggregated lympoid nodules이라고 하고 'Peyer's patch'라고도 한다. 이 림프조직은 창자를 해로운 미생물로부터 보호한다.

돌창자가 큰창자로 연결되는 부위를 **돌막창자이음** 회맹장연접, ileocecal junction이라고 한다. 이곳에는 민무늬근육으로 이루어진 **돌막창자조임근** 회맹장괄약근, ileocecal sphincter과 **돌막창자판막** 회맹장판막, ileocecal valve이 있어 창자의 내용물이 돌창자에서 큰창자로 이동하게 해주고 반대방향으로 이동하는 것을 막는다(그림 13.12a).

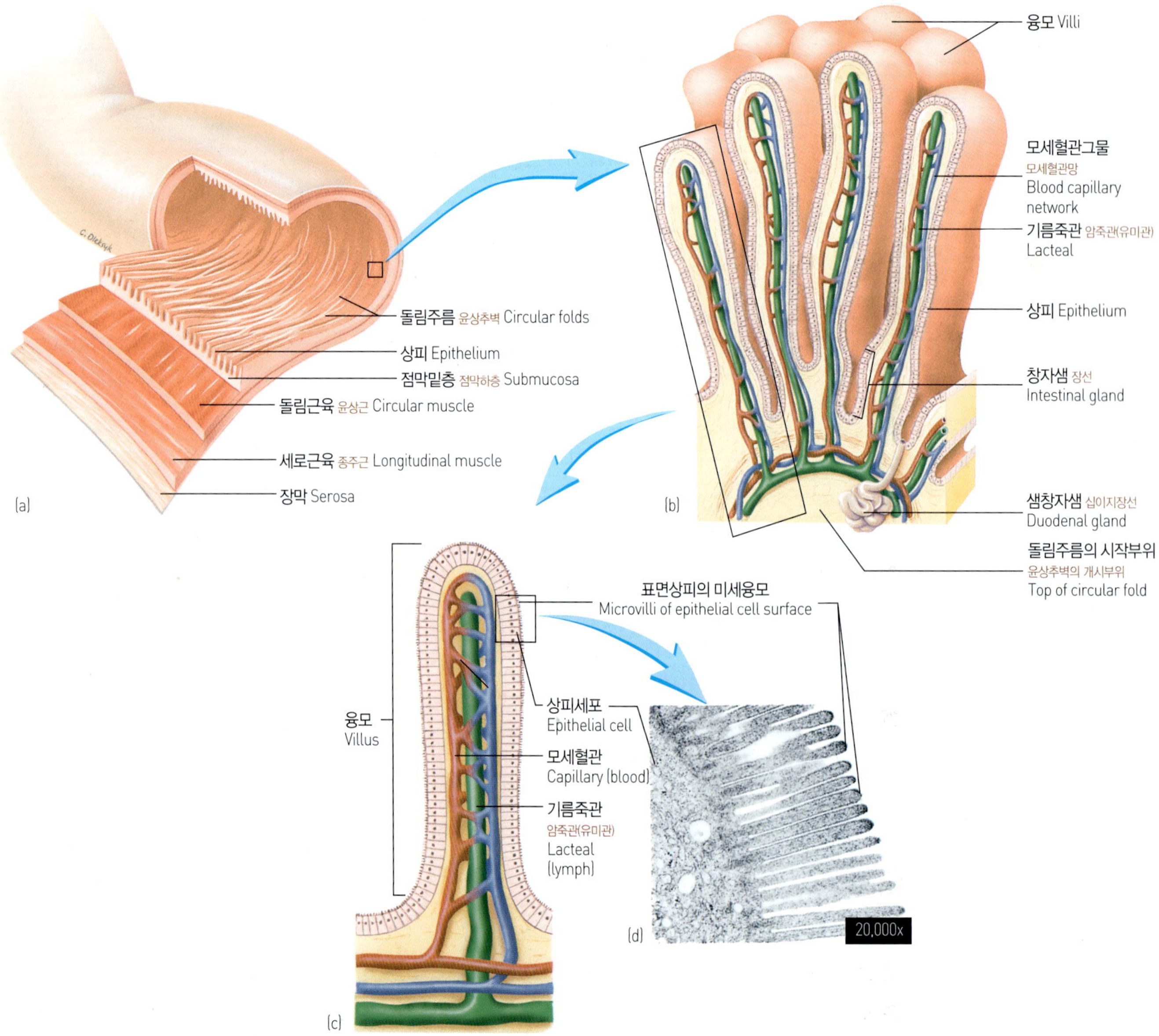

그림 13.5 샘창자의 구조

(a) 샘창자의 벽과 돌림주름.
(b) 돌림주름의 융모들.
(c) 융모, 기름죽관과 모세혈관그물을 보여줌.
(d) 융모 표면에 있는 미세융모에 대한 주사전자현미경 사진.

작은창자의 분비

작은창자의 점막에서 분비되는 물질은 주로 점액, 이온, 물을 포함한다. 창자의 분비물은 음식물이 잘 이동할 수 있게 해주고 산성을 띤 미즙과 소화효소의 작용으로부터 창자벽을 보호해준다. 또한 작은창자 안의 미즙을 액체의 형태로 있게 하여 소화과정을 원활하게 해준다. 작은창자로 분비되는 대부분의 물질은 창자의 점막에서 만들어지나 간과 이자에서 만들어지는 물질로 창자로 배출되어 소화과정에서 중요한 역할을 한다.

창자 상피세포의 자유면에는 소화의 최종 단계에서 중요한 효소들이 붙어 있다. **펩티드 분해효소** peptidase는 단백질의 펩티드 결합을 끊어 아미노산이 되게 한다. **이당 분해효소** disaccharidase는 엿당과 같은 이당류를 포도당과 같은 단당류로 분해한다. 아미노산과 단당류는 창자의 상피에서 흡수된다(표 13.1).

샘창자샘과 술잔세포에 의해 생산된 점액은 작은창자 표면 전체와 창자샘 내로 퍼진다. 창자의 점막에서 분비된 호르몬은 간과 이자의 분비를 자극한다. 샘창자의 분비는 미주신경, 세크레틴의 분비, 샘창자 점막에 전달되는 화학적 또는 접촉성 자극에 의해 일어난다.

작은창자의 운동

미즙이 섞이고 이동하는 것은 작은창자에서 일어나는 주된 기계적 작용이다. **꿈틀운동** 연동운동, peristalsis에 의한 수축은 작은창자를 따라 다양한 길이로 일어나면서 미즙을 이동시킨다. **부분수축** segmental contraction은 짧은 길이에서만 일어나 창자 안의 내용물을 섞어준다(그림 13.6).

돌창자와 큰창자를 연결해주는 부위에 있는 돌막창자조임근은 평상시에 약하게 조여져 있다 꿈틀운동의 수축이 이곳에 도달하면 이완되어 미즙을 작은창자에서 **막창자** 맹장, cecum으로 넘어가게 해준다. 돌막창자판막은 운동의 흐름이 큰창자에서 돌창자로 돌아가는 것을 막는다.

작은창자의 흡수

작은창자의 주기능 중 하나는 영양분의 흡수이다. 대부분의 **흡수** absorption는 샘창자와 빈창자에서 이루어지고 돌창자에서는 일부 영양분이 흡수된다(이 장의 '소화, 흡수, 운반' 부분을 참조)

13.4 간과 이자

학습성과

A. 간과 이자의 분비 조절기전 설명

간과 이자는 커다란 형태의 샘조직으로 분비물을 생성하여 샘창자로 배출한다.

간의 기능

간은 소화와 외분비 기능, 영양분의 대사와 저장, 해독, 새로운 분자의 합성에 있어 중요한 역할을 한다.

간은 하루에 약 700mL의 쓸개즙을 분비한다. **쓸개즙** 담즙, bile은 소화효소를 갖지 있지 않지만 소화과정에서 위산을 중화시키고 희석시키며 지방 소화와 흡수의 효율성을 증가시키는 중요한 역할을 한다. 소화효소는 커다란 지방입자fat globule에 효과적으로 작용할 수 없다. **쓸개즙염** 담즙염 bile salt이 지방을 유화시키고 지방입자를 작은 방울로 쪼개 마치 세제와 같은 역할을 한다(표 13.1, 14.3). 작은 지방 방울은 소화효소에 의해 쉽게 소화 된다. 쓸개즙은 또한 콜레스테롤, 지방산, 쓸개즙 색소 bile pigment와 같은 외분비 기능으로 생긴 생성물을 갖고 있다. 쓸개즙 색소는 혈색소 hemoglobin가 붕괴되어 생기는 **빌리루빈** bilirubin을 포함한다.

신경 또는 호르몬에 의한 자극이 쓸개즙의 분비를 조절한다(그림 13.9). 쓸개즙이 간으로부터 배출되는 것은 미주신경을 통한 부교감신경 자극

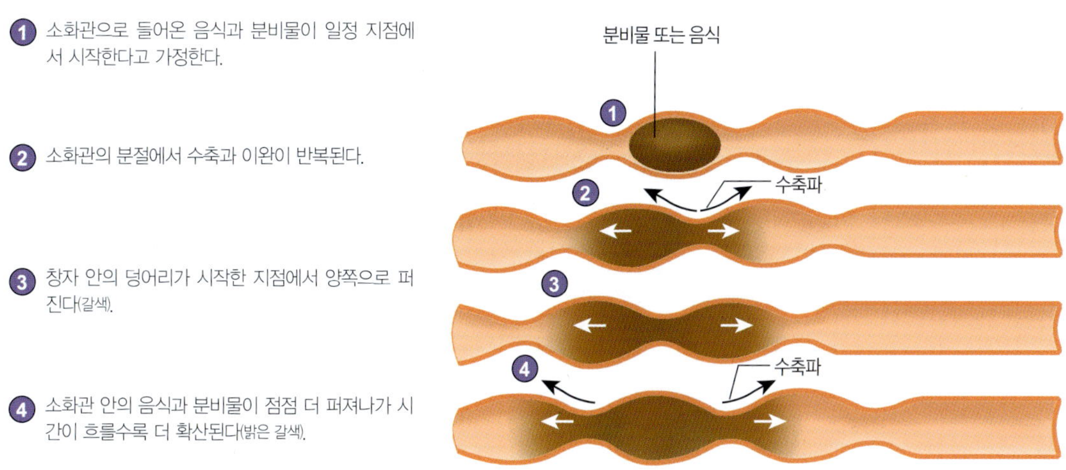

그림 13.6 작은창자의 부분수축

에 의해 이루어진다. 샘창자로 배출된 세크레틴은 쓸개즙의 분비와 배출을 자극한다. 콜레시스토키닌은 쓸개를 수축시켜 샘창자로 쓸개즙이 배출되게 한다. 덧붙여, 대부분의 쓸개즙염(약 90%)은 돌창자에서 다시 재흡수되어 혈액을 통해 간으로 되돌아간다. 이렇게 되돌아오는 쓸개즙염은 추가적인 쓸개즙염의 분비를 자극하고 쓸개즙으로 분비된다. 이러한 쓸개즙의 재활용 과정은 쓸깨즙이 대변으로 소실되는 양을 줄여준다.

간은 혈액으로부터 당을 뽑아내어 글리코겐의 형태로 저장할 수 있다(표 13.3). 간은 지방, 비타민, 구리, 철을 저장할 수 있다. 이러한 저장 기능은 짧은 기간 동안 지속된다.

음식은 조직이 필요한 비율로 항상 섭취되지 않는다. 이러한 경우 간은 어떤 영양분을 다른 종류의 영양분으로 전환시킬 수 있다(표 13.3). 예를 들어, 단백질이 매우 많이 들어 있는 식사를 하면 대량의 아미노산과 소량의 지방과 탄수화물이 간으로 전달되며 간은 아미노산을 깨트려 대사경로를 통해 ATP를 만들고 지방과 포도당을 생성한다(제15장 참조).

간은 또한 영양분을 바로 사용할 수 있는 물질로 변환시킬 수 있다. 예를 들어, 흡수된 지방은 간에서 **콜린** choline과 인과 결합하여 세포막의 중요한 성분인 인지질로 만들어질 수 있다.

흡수된 여러 종류의 물질은 세포에 해로울 수 있으며 몸의 대사과정에서 생성된 물질도 축적이 되면 독으로 작용할 수 있다. 간은 이러한 여러 독성물질의 구조를 바꾸어 쉽게 배출되게 함으로써 이러한 물질에 대한 해독 기능을 수행한다(표 13.3). 예를 들어, 간은 아미노산 대사산물인 암모니아를 혈액순환으로부터 제거하고 요소 urea로 바꾸어 다시 혈액으로 보낸다. 요소는 콩팥으로 가서 오줌으로 배출된다. 어떤 물질은 간에 의해 혈액으로부터 분리되어 쓸개즙으로 배출되기도 한다.

간은 독특한 새로운 합성물을 만들기도 한다(표 13.3). 알부민 albumins, 피브리노겐 fibrogen, 글로불린 globulin, 응고인자 clotting factors와 같은 혈액에 들어 있는 많은 단백질들이 간에서 합성되어 혈액순환으로 들어간다.

이자의 기능

이자의 외분비물은 중탄산염 이온 bicarbonate ion; HCO_3^-을 가지고 있어 위로부터 작은창자로 들어온 산성의 미즙을 중화시킨다. 중탄산염 이온에 의해 올라간 pH는 펩신에 의한 소화를 중지시키고 이자 효소의 기능이 작동할 수 있는 적합한 환경을 제공한다. 이자 효소는 외분비물 안에 들어 있고 음식을 구성하는 모든 종류의 물질을 소화시킨다(표 13.1). 이자에 의해 만들어지는 효소가 없으면 지방, 단백질, 탄수화물을 적절하게 소화시킬 수 없다.

중요한 **단백질 분해효소** proteolytic enzyme로는 **트립신** trypsin, **키모트립신** chymotrypsin, **카르복시 펩티드 분해효소** carboxypeptidase가 있다. 이 효소들은 위에서 시작한 단백질의 소화를 계속 진행시킨다. 이자의 **아밀라아제** amylase는 입안에서 시작한 다당류의 소화를 계속 진행시킨다. 이자 효소는 지방을 소화시키는 **지질 분해효소** lipase와 DNA와 RNA를 뉴클레오티드로 분해시키는 **핵산 분해효소** nuclease를 가지고 있다.

이자의 외분비 기능은 호르몬과 신경에 의해 조절된다(그림 13.11, 표 13.2). 샘창자로 들어온 산성의 미즙에 자극되어 분비되는 세크레틴 secretin은 다량의 중탄산염 이온을 포함하는 물같은 이자액의 분비를 자극한다. 샘창자로 들어온 지방산과 아미노산에 자극되어 분비되는 콜레시스토키닌 cholecystokinin은 지방산과 아미노산을 분해하는 소화효소가 풍부한 이자액 분비를 자극한다. 미주신경을 통한 부교감신경 자극은 소화효소가 풍부한 이자액 분비를 자극한다. 교감신경은 이자의 분비를 억제한다.

심화학습 1

산성 미즙에 반응하는 세크레틴 생성과 세크레틴에 반응하는 중탄산염 이온이 어떻게 음성되먹임 기전을 구성하는지 생각해보자.

표 13.3 간의 기능

기능	설명
소화	쓸개즙은 위산를 중화시키고 지방이 잘 소화되도록 지방을 유화시킴
외분비	쓸개즙은 콜레스테롤, 지방과 적혈구가 파괴되어 나오는 쓸개즙 색소(예: 빌리루빈)와 같은 외분비 산물을 포함함
영양소 저장	간세포는 혈액으로부터 당을 제거하여 글리코겐으로 저장하고, 지방, 비타민(A, B_{12}, D, E, K), 구리, 철을 저장함
영양소 전환	간세포는 영양소의 일부를 다른 영양소로 전환시킴(아미노산을 지방 또는 포도당으로, 지방을 인지질로, 비타민 D를 활성화된 형태로 전환)
해독	간세포는 혈중 암모니아를 제거하여 요소로 전환시켜 오줌으로 빠져나가게 하고, 기타 독소들을 해독하여 쓸개즙이나 오줌으로 배출되게 함
합성	간은 알부민, 피브리노겐, 글로불린, 응고인자와 같은 혈중 단백질을 합성함

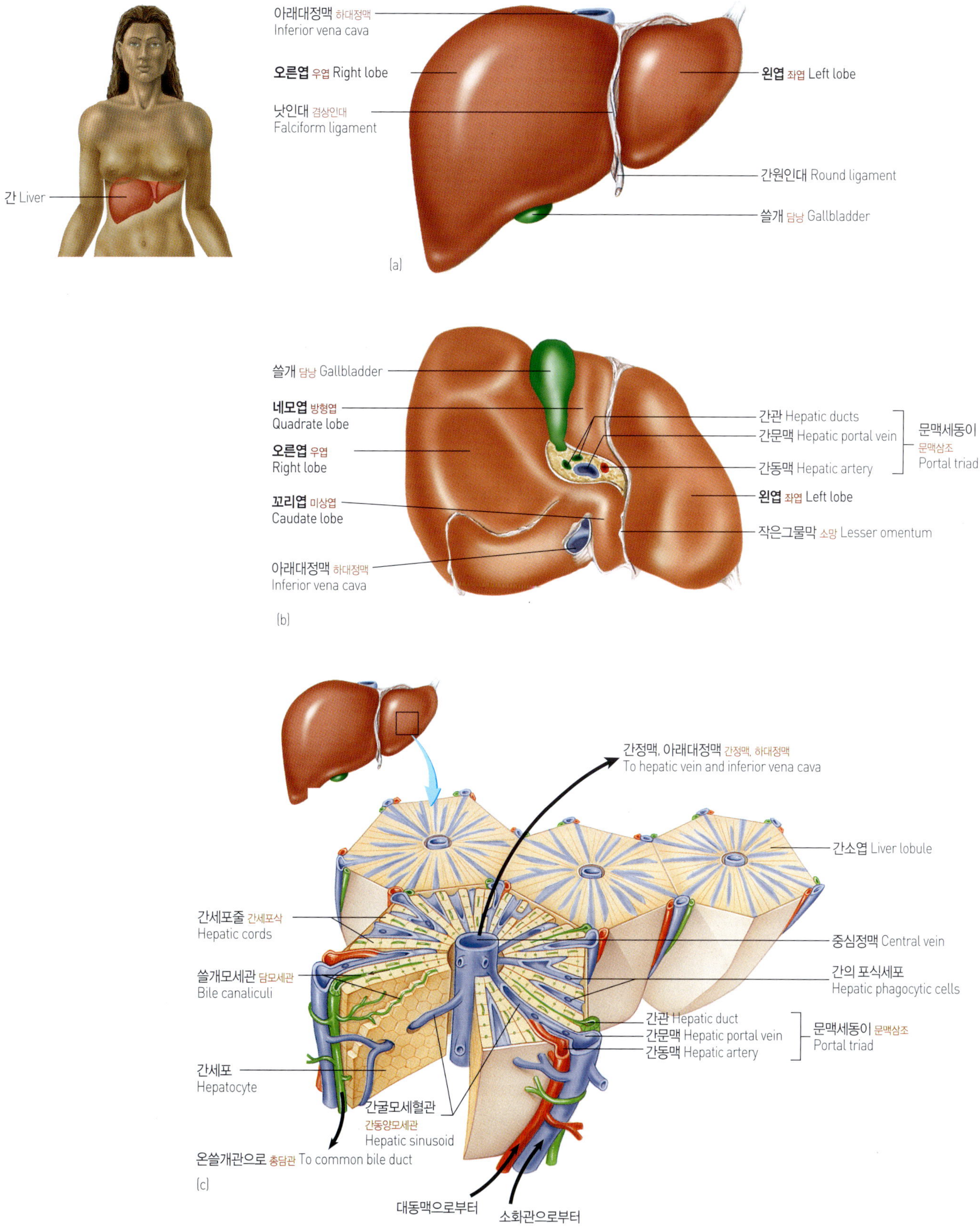

그림 13.7 간의 구조

(a) 앞모습. (b) 뒤모습. (c) 조직학.

1 간엽으로부터 나온 간관은 합쳐져서 온간관이 된다.

2 온간관은 쓸개로부터 온 쓸개주머니관과 합쳐져서 온쓸개관이 된다.

3 온쓸개관은 이자관과 합쳐진다.

4 합쳐진 관은 샘창자유두에서 샘창자로 열린다.

5 이자의 분비물은 샘창자로 열려 있는 덧이자관을 통해 샘창자로 들어갈 수 있다.

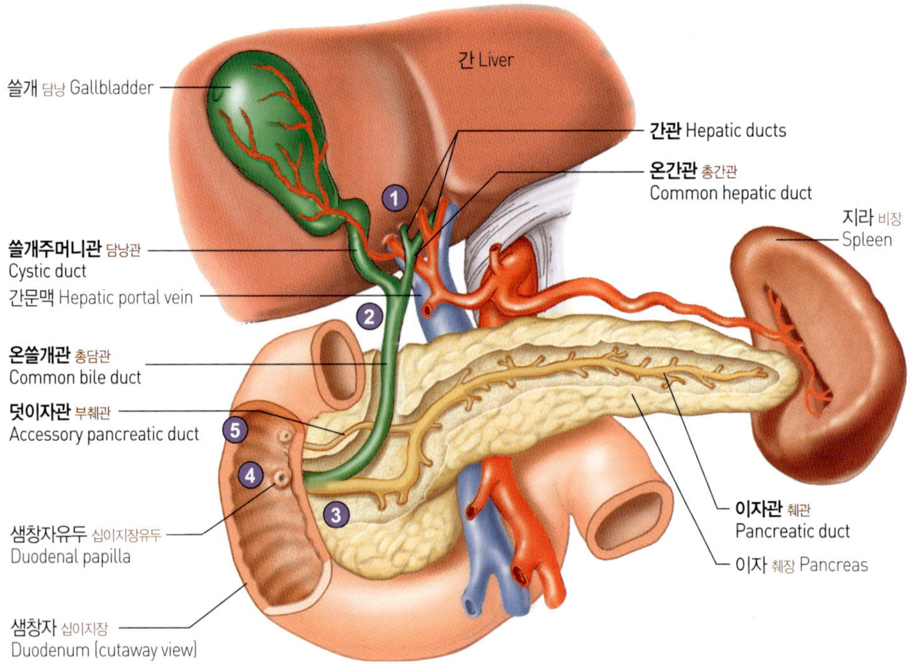

그림 13.8 쓸개즙과 이자액의 흐름

1 미주신경의 자극은 쓸개를 수축시켜 쓸개즙이 샘창자로 들어가게 한다(빨간색 화살).

2 샘창자에서 만들어진 세크레틴은 혈액을 타고 간으로 가서(보라색 화살) 간에 의한 쓸개즙의 분비를 자극한다(간 안의 초록색 화살).

3 샘창자에서 만들어진 콜레시스토키닌은 혈액을 타고 쓸개로 가서(분홍색 화살) 쓸개를 수축시켜 쓸개즙이 샘창자로 들어가게 한다(간 밖의 초록색 화살).

4 쓸개즙염은 쓸개즙 분비를 자극한다. 쓸개즙염의 90% 이상은 돌창자에서 재흡수되어 간으로 돌아가 추가적인 쓸개염의 분비를 자극한다(파란색 화살).

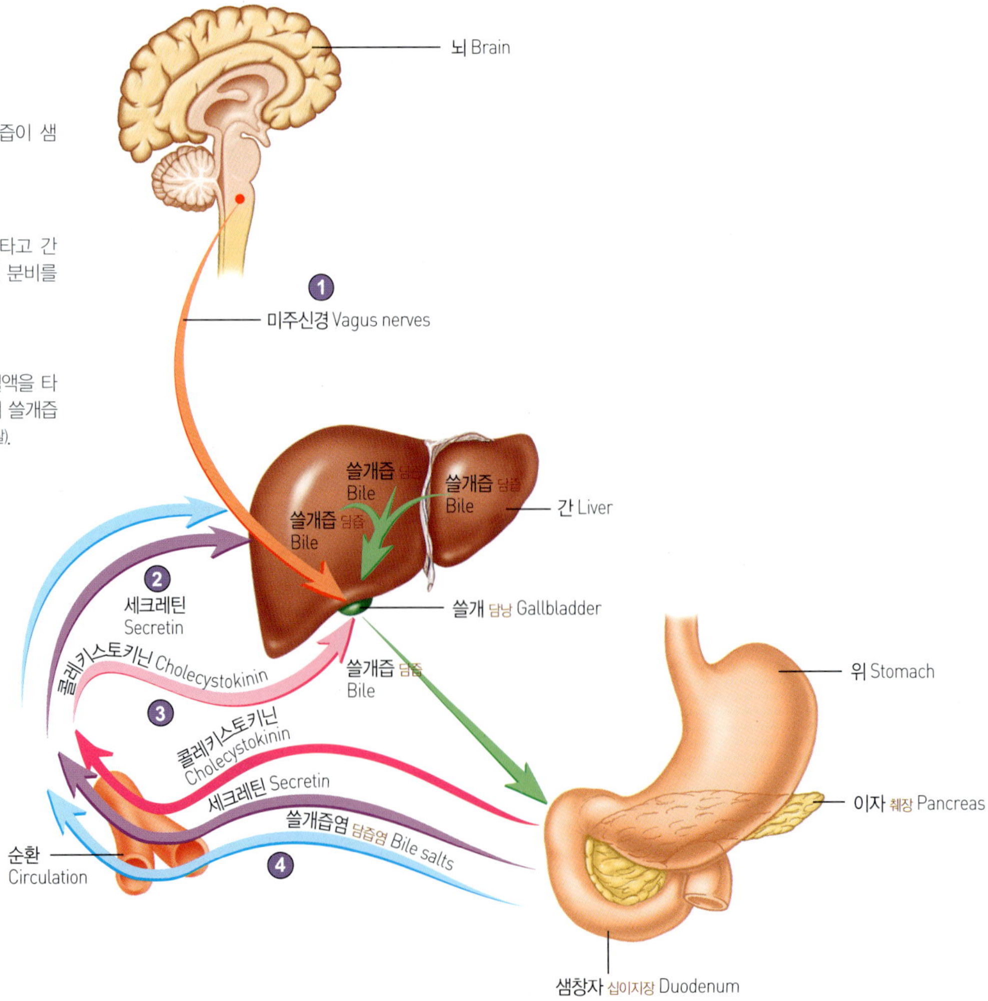

그림 13.9 쓸개즙의 분비와 조절

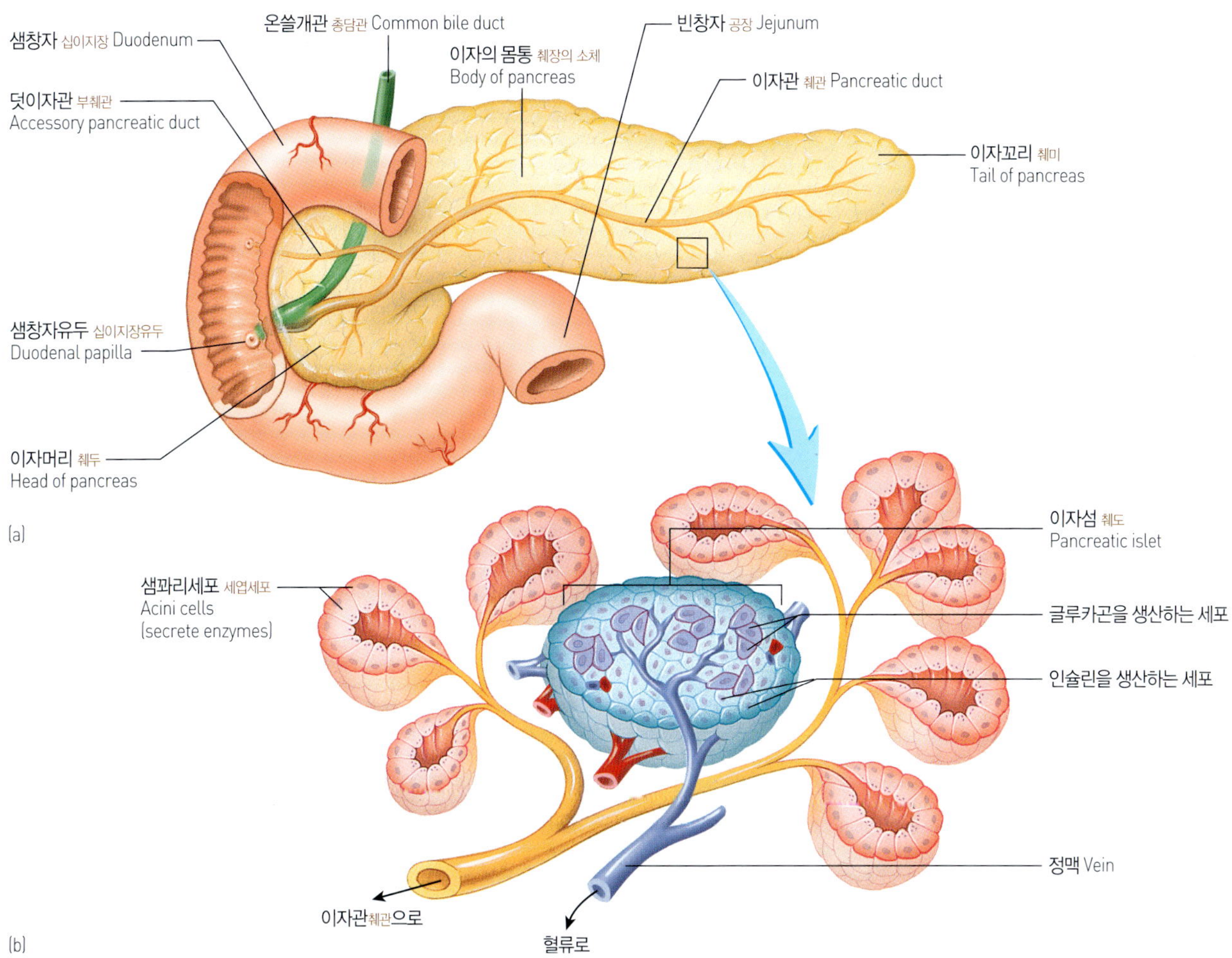

그림 13.10 샘창자와 이자의 구조

(a) 이자머리는 샘창자굽이 안에 놓이고 이자관은 샘창자로 열린다.
(b) 이자의 조직학으로 이자의 도관계통과 샘창자의 샘꽈리를 보여주고 있다.

1. 미주신경으로부터 온 부교감신경 자극은 이자로부터 소화효소가 풍부한 이자액을 내보내게 한다(빨간색 화살).
2. 샘창자로부터 나온 세크레틴은 이자를 자극하여 중탄산염 이온이 풍부한 이자액을 분비하게 한다(보라색 화살).
3. 샘창자에서 나온 콜레시스토키닌은 이자를 자극하여 소화효소가 풍부한 이자액을 내보내게 한다(분홍색 화살).

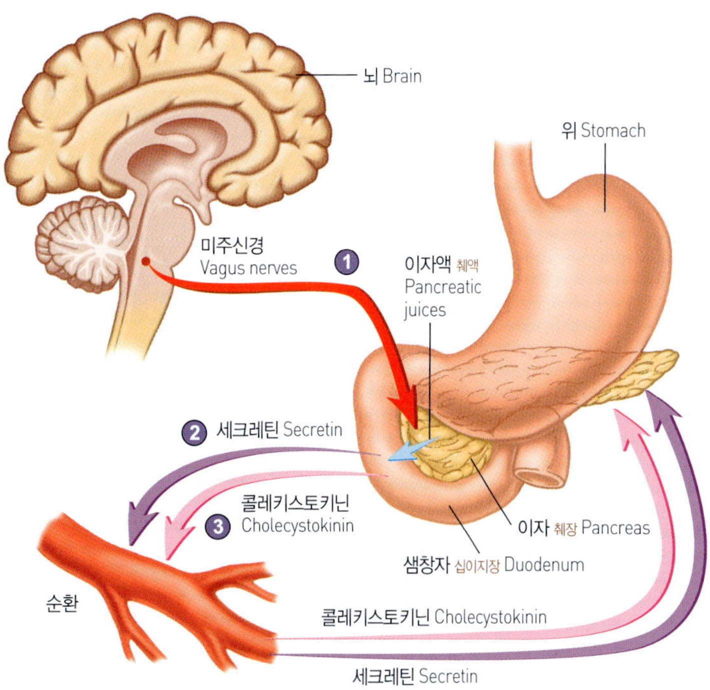

그림 13.11 이자액 분비와 조절

13.5 큰창자

학습성과

A. 큰창자의 주 기능 나열

큰창자의 기능

일반적으로 소화물이 큰창자를 지나가는 데 필요한 시간은 약 18~24시간 정도이다. 반면 작은창자에서 미즙이 지나가는 데는 약 3~5시간이 걸린다. 잘록창자에 있는 동안 미즙은 **대변** feces으로 바뀐다. 물과 염의 흡수, 점액의 분비, 미생물의 작용에 의해 대변이 만들어진다. 대변은 **배변** defecation 작용에 의해 제거될 때까지 잘록창자에 머문다.

잘록창자 안에는 수많은 미생물이 살고 있다. 이들은 매우 빨리 번식하며 건조된 대변 무게의 약 30%를 차지한다. 창자에 살고 있는 일부 세균은 비타민 K와 다른 종류의 비타민을 합성하고 이 비타민들은 잘록창자에서 수동적으로 흡수된다.

매 8~12시간 간격으로 **집단운동** mass movement이라 불리는 강한 수축운동이 대부분의 잘록창자에서 일어난다. 이 운동은 잘록창자에 들어 있는 것을 항문쪽으로 상당한 거리를 움직일 수 있도록 강하게 미는 운동이다. 한 번의 집단운동은 큰창자의 약 20cm 이상의 범위에서 일어나며 이 범위는 꿈틀운동에 의한 범위보다 훨씬 긴 범위이다. 이러한 집단운동은 특히 아침을 먹고 났을 때 잘 발생한다.

대변은 곧창자벽을 팽창시키고 부교감 및 국소반사가 관여하는 **배변반사** defecation reflex를 자극한다. 국소반사는 약한 수축을 일으킨다. 부교감반사는 배변반사 작용의 대부분을 담당하는 강한 수축을 일으킨다. 곧창자의 팽창에 반응하여 만들어진 활동전위는 감각신경을 통해 엉치부위에 있는 척수로 전달되고 이 부위의 척수에서 운동을 일으키는 활동전위가 발생하여 아래쪽 잘록창자와 곧창자의 꿈틀운동을 강화

관련된 질환

막창자꼬리염

Lowe Payne은 며칠 동안 식욕이 없고 구역질이 나는 기분이 들었다. 그런데 갑자기 오른쪽 아랫배에서 찢어질 듯이 아픈 통증을 느껴 그의 엄마가 그를 병원으로 데려왔다. 병원에서 통증의 원인은 **막창자꼬리염** 충수염, appendicitis인 것으로 진단되었다. 진단과정에서 배의 오른쪽 아래쪽 사분면에 있는 특정 부위를 손가락으로 가볍게 눌러보게 된다. 이 부위는 배꼽과 볼기뼈의 오른쪽 위앞엉덩뼈가시 anaterior superior iliac spine 사이의 중간지점으로 'McBurney point'라고 부른다.

막창자꼬리염은 막창자꼬리의 염증으로 창자가 막히는 경우에 잘 생긴다. 막창자꼬리로부터의 분비물이 창자가 막혀 배출되지 못하고 축적될 때 막창자꼬리가 늘어나고 통증을 유발한다. 이러한 상태의 막창자에 있는 세균이 염증을 일으키고 갑작스러운 복통(특히 배의 오른쪽 아래쪽 사분면에서의 통증), 미열, 식욕소실, 변비 또는 설사, 구역, 구토와 같은 증상이 나타난다. 만약 막창자꼬리가 터지면 염증은 배안 전체로 퍼져 복막염(peritonitis)을 일으킬 수 있으며 생명을 위협할 수도 있다(앞서 배운 '임상에서 활용하기' 참조). 미국에서는 매해 50만 명의 사람이 막창자꼬리염으로 고생한다. 이 질환에 대한 치료로 막창자꼬리를 제거하는 **막창자꼬리절제술** 충수절제술, appendectomy을 시행한다.

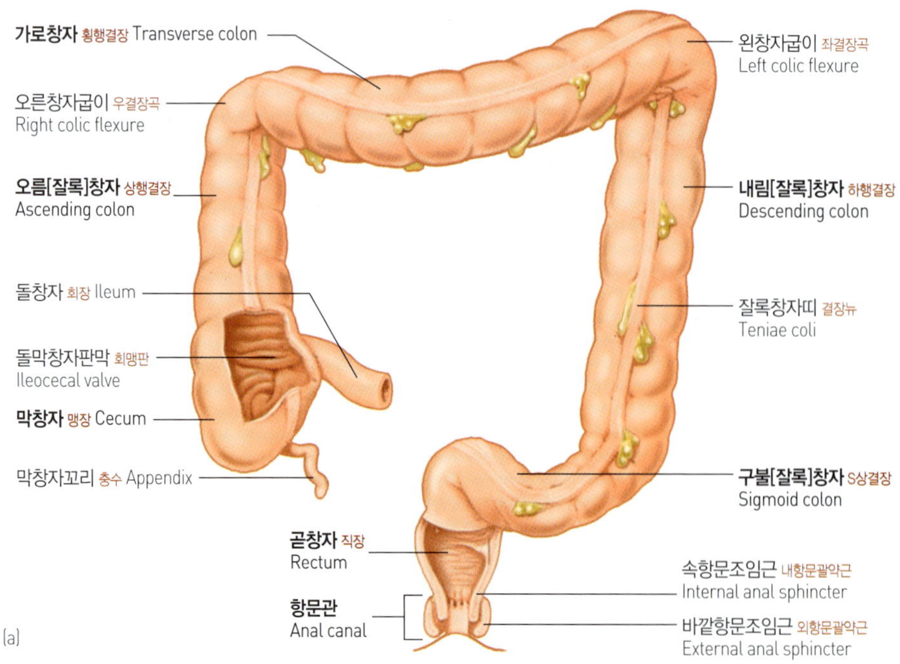

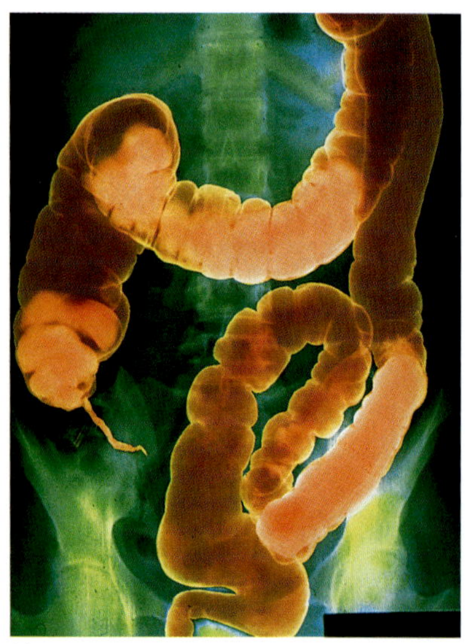

그림 13.12 큰창자

(a) 큰창자는 막창자, 잘록창자, 곧창자, 항문관으로 이루어진다. 잘록창자띠는 잘록창자를 따라 있는 민무늬근육의 띠이다.
(b) 바륨관장 이후 촬영한 큰창자의 방사선 사진.

시킨다. 또한 척수로부터 온 활동전위는 속항문조임근을 이완시키게 한다. 뼈대근육으로 이루어진 바깥항문조임근은 대뇌의 의식에 의해 통제되며 대변이 곧창자와 항문에서 빠져 나가는 것을 막는다. 이 조임근이 자발적으로 이완되어야 대변이 몸 밖으로 빠져나간다. 배변반사는 단지 몇 분 동안만 지속되고 금방 소실된다. 보통 이 반사는 몇 시간 정도 흘러야 다시 시작할 수 있다. 이렇게 배변반사가 다시 시작하는데 시간이 걸리는 것은 잘록창자에서 일어나는 집단운동의 영향 때문이다.

배변반사를 자극하는 자발적인 행위가 배변을 가능하게 해줄 수 있다. 이러한 행위에는 후두를 닫고 많은 양의 공기를 흡입하며 배근육을 강하게 수축하는 것들이 포함된다. 결과적으로 배안의 압력이 올라가 대변이 곧창자로 밀리게 된다. 곧창자가 늘어나면 배변반사를 자극한다. 또한 올라간 배안의 압력은 대변이 곧창자를 빠져나가 것을 돕는다.

심화학습 2

관장(enema)이 어떻게 배변을 자극하는지 생각해보자.

13.6 소화, 흡수, 운반

학습성과

A. 탄수화물, 단백질, 비타민, 무기실의 소화, 흡수, 이동에 대해 기술
B. 지방의 소화, 흡수, 이동에 대해 설명
C. 물의 소화관 이동에 대해 이해

소화 digestion는 음식을 분자 형태로 작게 부숴 혈액순환으로 흡수될 수 있게 해준다. **기계적 소화** mechanical digestion는 커다란 음식 입자를 작은 입자로 부순다. **화학적 소화** chemical digestion는 소화효소가 유기분자의 공유결합 covalent bonds을 끊는 과정을 말한다. 탄수화물은 단당류로, 지방은 지방산과 모노글리세리드 monoglyceride로, 단백질은 아미노산으로 부서진다(그림 13.13).

흡수 absorption는 위 stomach에서부터 시작한다. 위에서는 알코올과 아스피린과 같은 작은 지용성 분자는 위의 상피로 확산되어 순환계통으로 들어간다. 대부분의 흡수는 샘창자 duodenum와 빈창자 jejunum에서 이루어지고, 일부는 돌창자 ileum에서 이루어진다. 어떤 분자는 창자벽으로 확산되고 다른 분자는 창자벽을 가로질러 이동된다. **운반** transport은 운반분자 carrier molecule를 필요로 하고 촉진확산 facilitated diffusion, 동향수송 cotransport, 능동운반 active transport과 같은 방식을 취한다. 동향수송과 능동운반은 이동시킬 분자가 창자벽을 가로지를 수 있게 해주는 에너지를 필요로 한다.

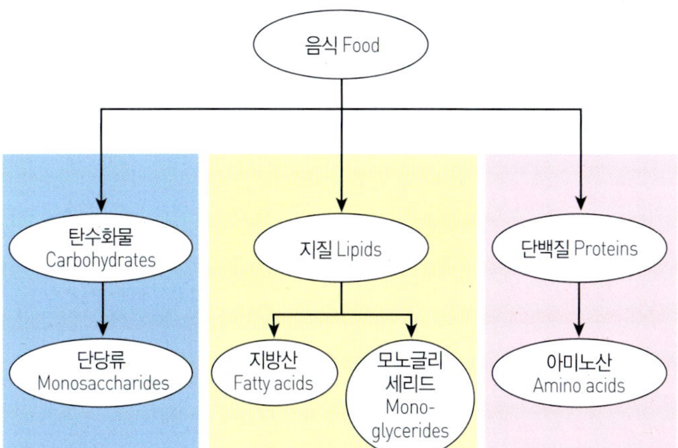

그림 13.13 소화

음식은 탄수화물, 지방, 단백질로 이루어져 있다. 탄수화물은 단당류로, 지방은 지방산과 모노글리세리드로, 단백질은 아미노산으로 분해된다.

탄수화물

탄수화물 carbohydrate은 녹말 starch, 셀룰로스 cellulose, 설탕 sucrose, 과당 fructose, 젖당 lactose에 주로 들어 있다. 녹말, 셀룰로오스, 설탕, 과당은 식물에 들어 있고, 젖당은 동물에 들어 있다. **다당류** polysaccharides는 녹말, 셀룰로오스, 글리코겐 glycogen과 같은 커다란 탄수화물로 많은 당들이 화학적 결합을 이루고 있다. 녹말은 식물에서 에너지를 저장하는 분자이고, 셀룰로오스는 식물 세포의 벽을 이루며, 글리코겐은 동물에서 에너지를 저장하는 분자로 주로 근육과 간에 들어 있다. 고기는 소화되어 지장될 때 글리코겐이 포도당 glucose으로 부서지고, 글리코겐은 거의 남지 않게 된다. 따라서 먹을 수 있는 거의 모든 탄수화물은 식물에서 들어 있다. 녹말은 소화효소에 의해 부서지고 셀룰로오스는 소화가 안 되는 다당류이지만 소화과정을 돕는 식이섬유를 제공한다.

침 아밀라아제 salivary amylase는 입안에서 탄수화물의 소화를 시작하게 한다(그림 13.14). 그 후 탄수화물은 위로 들어가 음식이 위산과 섞이고 침 아밀라아제는 불활성된다. 샘창자에서는 **이자 아밀라아제** pancreatic amylase가 탄수화물의 소화를 계속하고 탄수화물의 흡수가 시작된다. 이자의 아밀라아제는 다당류를 **이당류** disaccharides로 부순다(제2장 참조). 창자상피의 미세융모에 붙어 있는 **이당 분해효소** disaccharidase는 이당류를 단당류로 분해한다. 이당 분해효소의 한 종류인 젖당 분해효소 lactase은 젖당을 분해한다. 이 효소가 없으면 젖당못견딤증 lactose intolerance을 겪게 된다. 젖당 분해효소는 태어날 때 만들어진다. 유럽계 미국인의 5~15%, 아프리카계 미국인과 아시아계 미국인의 80~90%에서는 유아기가 지나고 3~4년 동안 젖당 분해효소 합성이 급격히 떨어진다. 젖당 분해효소가 없으면 유제품을 먹을 때 배속에서 경련이 일어나고 팽만감을 느끼며 설사를 할 수 있다. 젖당못견딤증을 갖고 있는 사람들을 위한 유제품을 마켓에서 찾을 수 있다.

포도당, 갈락토오스, 과당과 같은 단당류 monosaccharides는 창자의 상피세포를 통해 흡수된다(그림 13.15, 제3장 참조). 주요 단당류인 포도당과 나트륨 이온(Na^+)의 동향수송은 나트륨-칼륨 펌프 sodium-potassium pump에 의해 만들어지는 나트륨 이온 농도경사 concentration gradient에 의해 이루어

임상에서 활용하기

경구수액요법

탈수를 막기 위한 경구수액요법oral rehydration therapy은 환자에게 나트륨과 포도당이 들어 있는 용액을 먹게 하는 것이다. 이 간단하고 저렴한 치료법은 심한 창자 감염이 일으킨 심각한 설사를 앓고 있을 때 탈수를 충분히 방지할 수도 있다. 이 치료법은 나트륨과 포도당이 같이 이동하는 동향수송이 일어날 때 창자상피를 가로질러 발생하는 삼투osmosis에 따라 물이 이동하는 현상에 이론적 근거를 둔다. 경구수액요법은 설사를 치료하는 주요 치료법으로 자리 잡으면서, 주로 제 3세계에 있는 5세 이하 어린이의 연간 사망수가 1980년에는 4만 명이었다가 2000년에는 1만 5천 명으로 떨어졌다. 불행하게도 이 간단하고 저렴한 치료법은 깨끗한 물을 필요로 하며 인구가 폭발적으로 증가하고 환경이 비위생적인 지역에서는 이 치료법을 사용하기 힘들다.

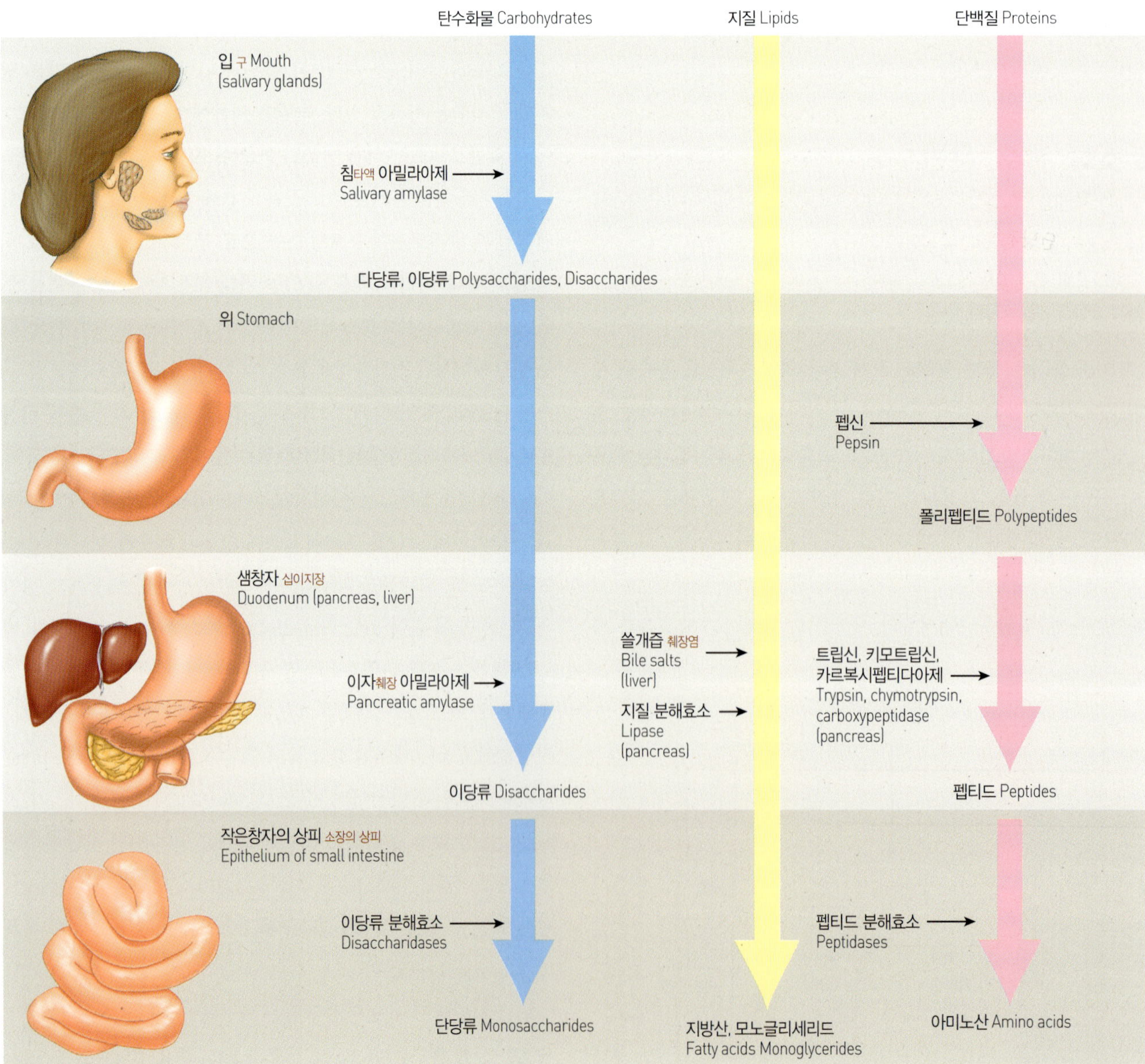

그림 13.14 탄수화물, 지방, 단백질의 소화

탄수화물, 지방, 단백질을 소화시키는 데 관여하는 효소와 소화관의 위치가 표시되어 있다.

임상에서 활용하기

고밀도지방과 저밀도지방

콜레스테롤은 몸에서 중요한 역할을 하는 스테로이드 분자이다(제2장 참조). 그러나 혈중 콜레스테롤 수치는 성인에 있어 매우 중요한데 혈중 콜레스테롤 수치가 높은 사람은 이 수치가 낮은 사람보다 심장병, 뇌졸중이 걸릴 위험이 높기 때문이다. 총 콜레스테롤 수치가 너무 낮으면 문제가 되지만 이 수치가 180mg/dL 이하이면 정상적인 수치로 본다. 콜레스테롤 수치가 200mg/dL 이상이면 높은 수치로 보며 이런 사람은 진료를 받아야 하고 콜레스테롤과 지방이 풍부한 음식 섭취를 줄이고 운동량을 늘려야 한다.

콜레스테롤은 포함한 지방은 물에 녹지 않아 지방과 단백질의 복합체인 지질단백질lipoprotein을 이루어 혈액을 통해 이동한다. 콜레스테롤은 크게 두 종류의 지질단백질에서 발견된다. 저밀도 지질단백질low-density lipoproteins; LDLs은 콜레스테롤을 사용할 세포가 있는 조직으로 콜레스테롤을 운반한다. 고밀도 지질단백질high-density lipoproteins; HDLs은 조직으로부터 간으로 콜레스테롤을 운반한다. 혈중 콜레스테롤 수치를 검사할 때 HDL과 LDL에 대한 수치도 같이 보고된다. LDL은 동맥벽에 콜레스테롤을 축적하게 하므로 보통 나쁜 것으로 알려져 있다. HDL은 간으로 콜레스테롤을 운반하여 쓸개즙으로 배출되게 해주므로 몸에서 콜레스테롤을 제거하는 좋은 것으로 알려져 있다. 높은 혈중 HDL/LDL 비율은 심장병의 위험도가 낮은 것을 의미한다. 유산소운동은 HDL을 높이고 LDL을 낮추는 방법 중 하나이다.

진다. 농도경사를 따라 나트륨 이온이 확산되는 것은 포도당이 세포막을 가로질러 이동할 수 있게 해주는 에너지를 제공한다. 이 기전은 갈락토오스 이동에도 사용되며 과당은 촉진확산에 의해 이동된다(제3장 참조). 창자의 상피세포 안으로 들어오면 단당류는 창자의 융모에 있는 모세혈관으로 이동하여 간문맥계hepatic portal system으로 운반된다. 간세포는 여러 종류의 단당류를 **포도당**glucose으로 전환시켜 간을 떠나 순환계통으로 들어가 몸 전체로 퍼진다. 포도당은 촉진확산에 의해 세포 안으로 들어간다. 포도당이 대부분의 세포로 이동하는 비율은 **인슐린**insulin의 영향을 크게 받고 인슐린이 있으면 그 이동 비율이 약 10배 정도 증가한다. 인슐린이 없으면 포도당은 매우 천천히 세포 안으로 이동한다.

지방

지방lipid 분자는 물에 녹지 않거나 약하게 녹는다(제2장 참조). **중성지방**triglycerides, **인지질**phospholipids, **스테로이드**steroids, **지용성 비타민**fat-soluble vitamins이 지방 분자에 해당된다. 중성지방은 지방의 가장 흔한 종류로 글리세롤glycerol과 결합한 세 개의 지방산fatty acid으로 이루어진다. 지방산이 탄소 원자들 사이의 단일결합single bond만을 갖고 있으면 **포화지방**saturated fat이라고 하고 지방산이 탄소 원자들 사이에서 하나의 이중결합을 갖고 있으면 **단일불포화지방**monounsaturated fat이라고 하며 그 이상의 이중결합double bond을 갖고 있으면 **다불포화지방**polyunsaturated fat이라고 한다(제2장 참조). 포화지방은 상온에서 고체 상태이고 불포화지방은 액체 상태이다. 포화지방은 고기, 유제품, 달걀, 견과류, 야자유, 팜유에 들

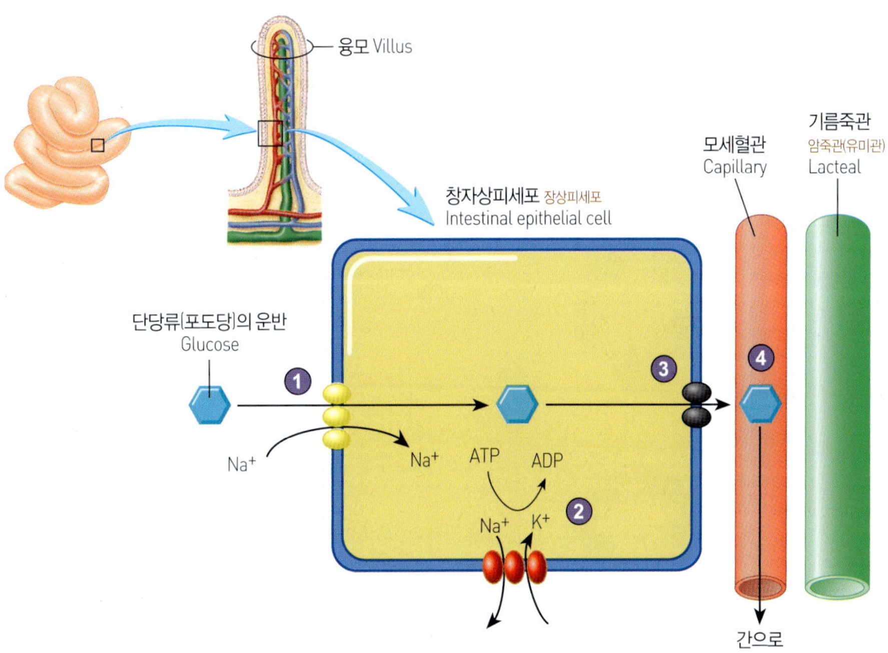

단당류(포도당)의 운반

1. 포도당은 나트륨 이온과 함께 창자의 상피세포로 동향수송되어 흡수된다.
2. 나트륨-칼륨 펌프에 의해 만들어진 나트륨 이온 농도경사에 의해 동향수송이 이루어진다.
3. 포도당은 촉진확산에 의해 창자의 상피세포로부터 나간다.
4. 포도당은 창자융모의 모세혈관으로 들어가 간문맥을 통해 간으로 이동한다.

그림 13.15 창자상피를 가로지르는 포도당의 운반

지방의 운반

1. 쓸개염은 지방산과 모노글리세라이드를 둘러싸서 미포를 만든다.
2. 미포가 창자상피세포의 세포막에 붙으면 지방산과 모노글리세리드는 단순확산으로 세포 안으로 들어간다.
3. 창자의 상피세포 안에서 지방산과 모노글리세리드는 트리글리세리드로 전환되고 외피단백질이 중성지방에 입혀져 기름죽입자가 된다. 기름죽입자는 세포외배출에 의해 창자의 상피세포를 밖으로 나간다.
4. 기름죽입자는 창자융모의 기름죽관으로 들어가 림프계통을 거쳐 순환계통으로 들어간다.

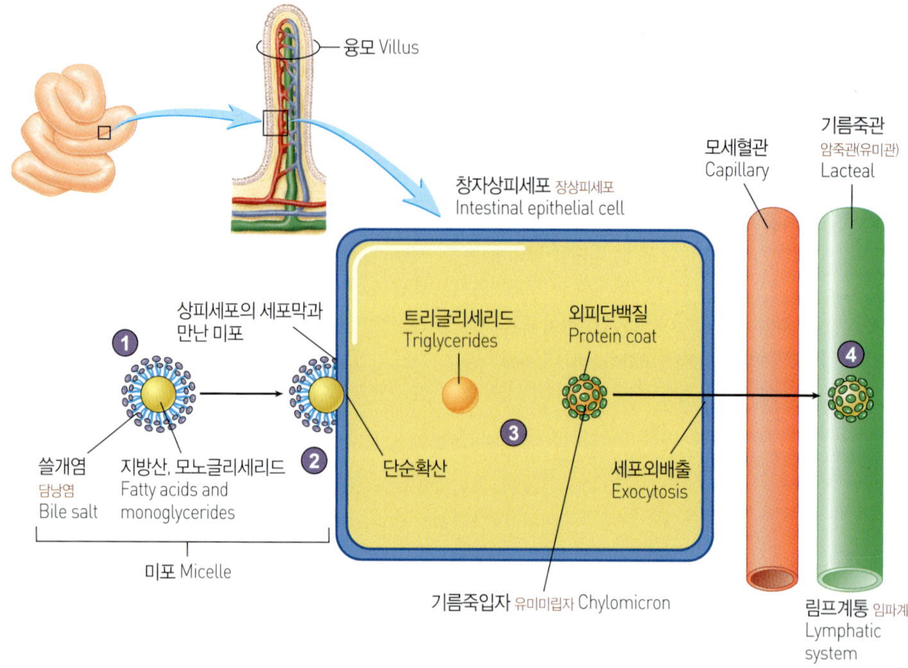

그림 13.16 창자상피를 가로지르는 지방의 운반

어 있다. 불포화지방은 물고기와 대부분의 식물성 기름에 들어 있다.

지방 소화의 첫 단계는 유화과정으로 커다란 지방방울을 더 작은 지방방울로 바꾼다. 유화과정은 간에서 분비되는 쓸개즙염 bile salt에 의해 이루어진다. 지방을 소화하는 효소는 물에 녹을 수 있고 지방방울의 표면에 작용하여 지방을 소화시킨다. 유화과정은 지방방울의 크기를 줄이고 지방방울의 수를 늘려 소화효소에 노출되는 지방방울의 표면적을 넓혀준다.

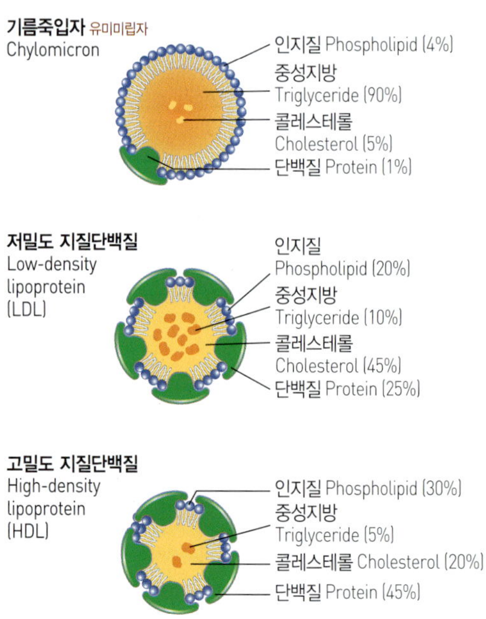

그림 13.17 지질단백질

이자에서 분비되는 **지질 분해효소** lipase는 지방 분자를 소화시켜 지방산과 **모노글리세리드** monoglycerides를 만든다(그림 13.14).

창자에서 쓸개염은 소화된 작은 지방방울 주변에 들러붙어 **미포** micelles를 형성한다(그림 13.16). 쓸개염의 소수성 끝은 지방입자로 향하고 친수성 끝은 물로 이루어진 바깥으로 향한다. 하나의 미포가 작은창자의 상피세포과 접촉할 때 지방, 지방산, 모노글리세리드는 단순확산에 의해 상피세포의 세포막을 가로질러 세포 안으로 들어간다.

창자 상피세포 안으로 들어가면 지방산과 모노글리세리드는 다시 합쳐져 중성지방을 형성한다. 중성지방은 외피단백질 protein coat로 둘러싸인다. 이러한 지방-단백질 복합체를 **지질단백질** lipoproteins이라고 하며 **기름죽입자** chylomicrons라고도 한다. 기름죽입자는 상피세포를 떠나 창자의 융모 안에 있는 모세림프관인 기름죽관 lacteal으로 들어간다. 흡수된 지방을 많이 포함한 림프를 **암죽** chyle이라고 한다. 림프계통은 암죽을 혈류로 운반한다. 기름죽입자는 간으로 운반되고 지방으로 저장되어 다른 분자로 전환되거나 에너지로 사용된다. 기름죽입자는 또한 지방조직으로 운반되어 몸의 다른 곳에서 에너지원을 필요할 때까지 저장된다. **저밀도 지질단백질** low-density lipoproteins; LDLs, **고밀도 지질단백질** high-density lipoproteins; HDLs로 불리는 또 다른 지질단백질은 콜레스테롤과 지방을 혈액으로 운반한다(그림 13.17).

아미노산의 운반

1. 산성 또는 중성을 띤 아미노산은 창자의 상피세포 안으로 동향수송된다.
2. 동향수송을 일으키는 힘은 나트륨-칼륨 펌프에 의해 만들어지는 나트륨 이온 농도경사로부터 나온다.
3. 아미노산은 창자의 상피세포 밖으로 이동한다.
4. 아미노산은 창자융모의 모세혈관으로 들어가 간문맥을 통해 간으로 운반된다.

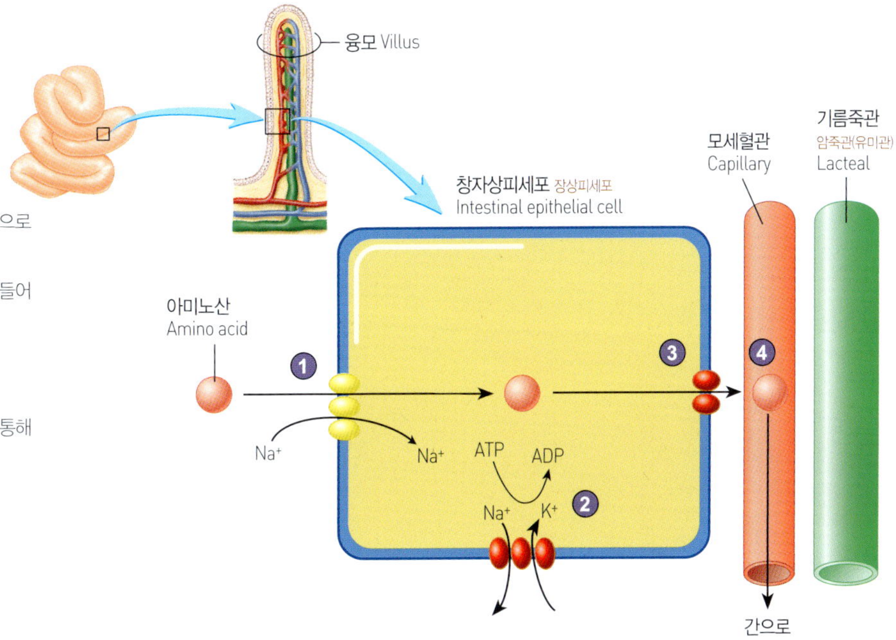

그림 13.18 창자상피세포를 가로지르는 아미노산의 운반

단백질

단백질 proteins은 **아미노산**끼리 연결된 사슬 구조로 사람이 먹는 대부분의 식물성과 동물성 음식에 들어 있다. **펩신** pepsin은 위에서 분비되는 효소로 단백질을 **폴리펩티드** polypeptide로 불리는 짧은 **아미노산 사슬** amino acid chain로 부순다(그림 13.14). 섭취한 전체 단백질의 10~20%가 펩신에 의해 소화된다. 남은 단백질과 폴리펩티드는 위를 떠나 작은창자로 들어간다. 이자에서 불활성 상태로 만들어진 **트립신** trypsin, **키모트립신** chymotrypsin, **카르복시 펩티드 분해효소** carboxypeptidase는 작은창자에서 활성화되어 단백질의 소화과정을 계속한다. 이 효소들은 들어온 단백질과 폴리펩티드를 더 작은 펩티드로 부수고 **펩티드 분해효소** peptidase는 이 펩티드를 세 개의 아미노산으로 이루어진 트리펩티드 tripeptide, 두 개의 아미노산으로 이루어진 디펩티드 dipeptide 또는 하나의 아미노산으로 부순다.

트리펩티드, 디펩티드, 아미노산의 흡수는 여러 종류의 동향수송에 의해 창자의 상피세포에서 이루어진다. 많은 아미노산은 포도당의 동향수송처럼 나트륨 이온과 함께 일어나는 동향수송에 의해 흡수된다(그림 13.18). 창자의 상피세포 내에서 트리펩티드와 디펩티드는 아미노산으로 부서진다. 아미노산은 융모 안의 모세혈관으로 들어가 간문맥 hepatic portal vein에 의해 간으로 운반된다. 아미노산은 간에서 변환될 수 있고 혈류로 들어가 몸 전체로 퍼진다.

아미노산은 몸의 여러 종류의 세포로 능동적으로 운반된다. 이 운반은 성장호르몬과 인슐린에 의해 자극된다. 대부분의 아미노산은 새로운 단백질을 형성하기 위한 재료로 사용되거나 ATP을 생산하기 위해 사용될 수 있다. 몸은 소비되고 남은 아미노산을 축적할 수 없다. 대신에 남은 아미노산은 파괴되어 글리코겐 glycogen 또는 지방을 합성하는 데 사용되고 합성된 글리코겐과 지방은 저장된다. 몸은 적은 양의 글리코겐만을 저장할 수 있으므로 대부분의 남는 아미노산은 지방으로 전환된다.

물과 무기질

대략적으로 9L의 물이 소화관으로 매일 들어온다(그림 13.19). 그 중에서 약 2L의 물은 음식과 음료로, 남은 7L는 소화과정에서 나오는 분비물로 우리 몸에 들어온다. 이렇게 들어온 물의 약 92%는 작은창자에서 흡수되고 약 7%는 큰창자에서 흡수되며 약 1%의 물이 대변으로 나간다. 물은 소화관의 벽을 두고 존재하는 삼투현상 osmosis에 의해 양방향으로 이동할 수 있다. 물이 이동하는 방향은 상피에 걸려 있는 삼투압 경사에 의해 결정된다. 미즙이 희석되면 물은 장에서 빠져나와 혈액으로 이동한다. 미즙이 농축되어 물이 적으면 물은 작은창자의 내면으로 들어온다.

나트륨 sodium, 칼륨 potassium, 칼슘 calcium, 마그네슘 magnesium, 인산염 phosphate의 이온들은 작은창자에서 능동적으로 운반된다. 칼슘 이온(Ca^{2+})의 운반은 비타민 D가 필요하다. 음전하를 띤 염소 이온(Cl^-)은 양전하를 띤 나트륨 이온(Na^+)과 함께 샘창자와 빈창자의 벽을 통해 수동적으로 이동된다. 그러나 염소 이온은 돌창자에서는 능동적으로 운반된다.

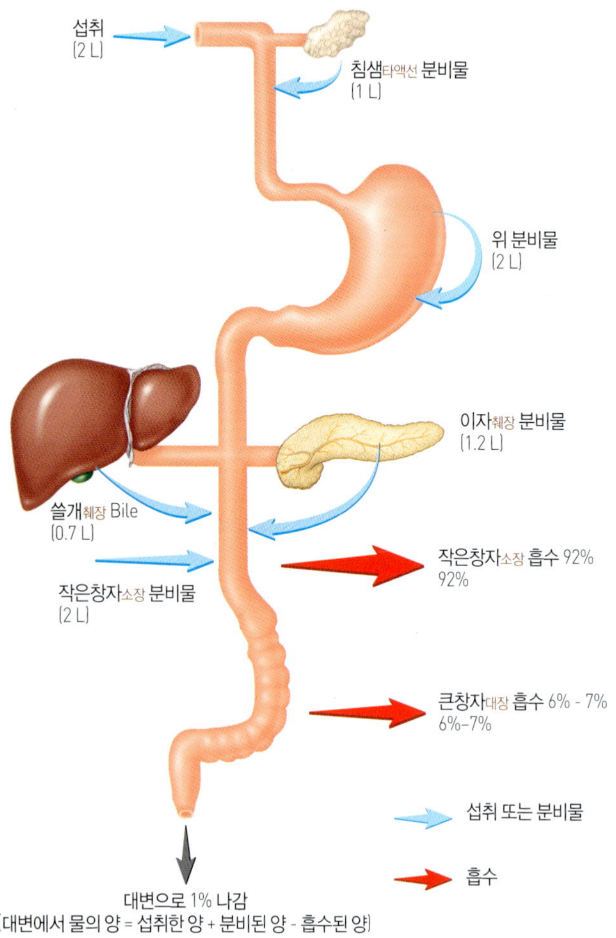

그림 13.19 소화관에서 물의 이동

13.7 노화가 소화계통에 미치는 영향

학습성과

A. 소화계통에 미치는 노화의 영향 나열

나이가 들어감에 따라 점막밑층과 장막과 같은 소화관의 결합조직층은 얇아진다. 소화관으로 가는 혈액 공급은 줄어들고 근육층에 있는 민무늬근육세포의 수는 줄어들어 소화관의 운동성이 떨어진다. 또한 점막층의 술잔세포의 분비가 줄어들고 소화샘, 간, 이자와 같은 소화관을 따라 있는 샘들의 분비가 줄어든다. 그러나 노화에 따른 변화는 소화관의 기능을 현저히 떨어트리지는 않는다.

소화관은 피부와 허파처럼 오랜 기간동안 외부환경으로부터 온 물질들에 직접적으로 노출되어 있다. 어떤 물질은 소화관에 기계적 손상을 주거나 조직에 독소로 작용할 수 있다. 나이가 들면 소화관의 결합조직이 얇아지고 점막이 줄어들기 때문에 나이 든 사람의 소화관은 외부 물질에 대한 방어가 약하다. 또한 나이가 들어 점막층이 손상을 받으면 천천히 치유되고 독소 물질을 포식작용으로 제거하는 간의 해독작용과 글리코겐을 저장하는 간의 기능도 떨어진다.

소화관의 보호 기능이 전반적으로 떨어지므로 나이 든 사람은 감염과 독성 물질의 영향에 더욱 민감하다. 나이 든 사람의 소화관에는 궤양과 암이 잘 생긴다. 특히, 미국에서는 매년 135,000명의 새로운 잘록곧창자암대장직장암, colorectal cancer 환자가 생기고 이 암으로 57,000명이 죽어, 이 암은 두 번째로 가장 많이 죽는 암 종류로 알려져 있다.

위식도역류병 gastroesophageal reflux disease; GERD도 나이가 들면서 많이 발생하여 노인들의 제산제 및 위산억제제 복용을 증가시킨다. 식도열공탈장hiatal hernia과 불규칙한 식도운동과 같은 장애는 노화와는 직접적인 관련이 없지만 나이가 들면 소화관의 운동성이 떨어져서 이러한 장애를 더욱 악화시킬 수 있다.

나이가 들어감에 따라 사람 치아의 사기질은 점점 얇아지고 사기질 밑에 있는 상아질이 노출되고 치아를 덮고 있는 잇몸이 무너져서 더 많은 상아질이 노출된다. 노출된 상아질은 시린 통증을 유발하고 식사 습관을 바꾸게 한다. 또한 나이 든 사람은 치아가 소실되고 이 치아를 인공치아로 대체하지 않으면 식사 습관이 바뀌게 된다. 나이 든 사람의 씹기근육은 점점 약해지며 음식을 제대로 씹기 전에 그냥 삼키는 경우가 많아진다.

질환과 장애: 소화계통

상태	기술
위	
구토	가로막과 배근육의 수축과 식도조임근의 이완으로 위 내용물이 강제적으로 배출되는 것으로 구토반사는 위와 작은창자의 자극에 의해 시작한다.
소화궤양	위와 샘창자에 생기는 병변으로 헬리코박터 파이로리 감염에 의해 주로 생긴다. 그 외 스트레스, 식이, 흡연, 음주가 발생 요인이 될 수 있으며 항생제로 치료한다.
간	
간경화	간세포가 손상을 받아 죽고 그 자리가 결합조직으로 대치되는 병변으로 정상적인 간기능이 떨어지고 간의 혈액순환에 장애가 생긴다. 알코올 중독의 주요 합병증이다.
간염	간세포가 죽고 흉터가 생기는 간의 감염 질환으로 치료받지 못하면 간기능을 상실하여 죽음에 이를 수 있다. 증상으로 구역질, 복통, 열, 오한, 피로감, 황달 등이 있다. 7 종류의 바이러스에 의해 생긴다.
A형 간염	비위생적인 습관이나 오염된 물 안에 있는 연체동물을 매개로 하여 감염되는 간염이다.
B형 간염	성접촉 또는 오염된 피하주사를 통해 감염된 혈액 또는 체액이 들어와 생기는 간염이다.
C형 간염	만성 간염으로 진행하여 간경화가 되거나 경우에 따라 간암이 되기도 한다.
쓸개돌(담석)	쓸개즙 안에 콜레스테롤이 과도하게 있는 경우에 종종 생긴다. 쓸개돌은 쓸개주머니관으로 들어가 쓸개즙과 이자효소의 배출을 막아 소화를 방해할 수 있다.
창자	
염증성 창자병	소화관을 따라 어느 곳에서라도 생길 수 있는 국소적인 염증성 변성이다. 먼쪽 돌창자와 몸쪽 잘록창자에 잘 생긴다. 창자의 벽이 두꺼워져 협착되고 궤양과 열창을 동반할 수 있다. 설사, 복통, 열, 피로감, 체중감소의 증상을 보인다. 원인은 불명이며 치료로 항염증제를 복용하고 증상을 유발하는 음식을 피하게 한다. 크론병이나 궤양잘록창자염인 경우에는 수술을 한다.
과민성 대장증후군	변비와 설사 증상이 반복되는 것을 특징으로 하는 원인불명의 장애이다. 스트레스와 우울증과 관련 있을 수 있으며 가족력이 매우 높다.
글루텐장병증(만성 소화장애증)	글루텐의 영향으로 작은창자에서 흡수를 못하는 질환이다. 글루텐은 밀과 같은 곡물에 들어 있는 단백질이다. 새로 생성되는 상피세포가 파괴되어 창자융모가 제모양을 갖지 못하게 되고 창자의 표면적이 줄어들어 영양소의 흡수가 감소한다.
변비	대변이 큰창자에 오래 머무르면서 수분 흡수가 증가하여 변이 딱딱해진다. 이러한 변은 정상적인 배변반사를 억제한다. 구불잘록창자의 연축은 대변을 천천히 움직이게 하여 변비를 유발시킨다. 고농도의 식이섬유로 변비를 예방할 수 있다.
	소화관의 감염
식중독	황색포도알균(황색포도상구균), 살모넬라, 대장균과 같은 세균 또는 독소를 섭취하여 생긴다. 구역, 복통, 구토, 설사와 같은 증상이 나타나고 심하면 사망에 이를 수 있다.
장티푸스	장티푸스균이라는 악성 세균의 감염에 의해 생기며 창자벽을 가로질러 다른 조직을 침범할 수 있다. 고열, 두통, 설사와 같은 증상이 나타난다. 비위생적인 환경에서 전파된다. 미개발국가에서는 이 질환으로 많은 사람들이 사망한다.
콜레라	오염된 물 속에 있는 콜레라균의 감염에 의해 생기며 세균이 만든 독소가 염소와 중탄산염 이온, 물을 창자 안으로 분비하도록 자극하여 심각한 설사를 유발시킨다. 하루에 12～20L 정도의 수분을 잃게 되면 쇼크, 순환허탈을 일으키고 사망할 수도 있다. 콜레라는 여전히 아시아 지역의 주요 보건 문제로 꼽힌다
편모충증	원생동물인 람플편모충이 창자를 침범하여 생기는 질환으로 구토, 배의 경련, 쇠약, 체중감소와 같은 증상을 일으킨다. 사람과 동물의 변을 통해 전파되고 때로는 오염된 개울물을 마셔 발생한다.
창자 기생충	비위생환경에서 잘 발생한다. 기생충으로는 촌충, 요충, 구충, 회충이 있다.
설사	창자에서 생긴 자극, 염증, 감염 때문에 대량의 물과 이온이 창자의 점막으로부터 분비될 때 생긴다. 설사는 대변을 창자 밖으로 빠르게 이동시킨다. 설사는 빨리 회복된다.
이질	혈액 또는 점액을 동반하는 심각한 종류의 설사이다. 세균, 원생동물, 아메바에 의해 발생할 수 있다.

※ 자세한 정보들은 **www.mhhe.com/seeleyess8**에서 찾아볼 수 있다.

단원 요약

13.1 소화계통의 기능

소화관의 기능은 음식을 섭취하고, 부수고, 소화된 분자를 흡수하고, 몸으로 영양소를 공급하고, 소화 후 남은 찌꺼기를 제거하는 것이다.

13.2 위

위의 분비

1. 점액은 위벽을 보호한다.
2. 염산은 미생물을 죽이고 펩신을 활성화시킨다.
3. 펩신은 단백질의 소화를 시작하게 한다.
4. 내인인자는 비타민 B_{12}의 흡수를 돕는다.

위에서 분비되는 물질의 조절

1. 부교감자극, 가스트린, 히스타민은 위의 분비를 촉진시킨다.
2. 위 분비의 중추 단계에서는 음식에 대한 생각 및 시각, 후각, 미각 정보에 의해 위 분비가 시작된다.
3. 위 단계에서는 부분적으로 소화된 단백질과 위의 팽창이 위의 분비를 증진시킨다.
4. 창자 단계에서는 샘창자로 들어간 산성의 미즙이 음성 되먹임 자극이 되어 위 분비를 억제하는 신경반사와 호르몬들의 분비를 자극한다. 세크레틴과 콜레시스토키닌도 위 분비를 억제한다.

위의 운동

1. 혼합운동파는 위의 내용물을 위의 분비물과 섞어 미즙을 만든다.
2. 꿈틀운동파는 미즙을 샘창자로 보낸다. 운동성이 커지면 위가 빨리 비워진다.
3. 위가 팽창되면 위의 운동성이 증가한다. 샘창자로부터 온 신경과 호르몬의 되먹임 자극은 위의 운동성을 줄어들게 한다. 콜레시스토키닌은 위의 운동성을 억제하는 주요 물질이다.

13.3 작은창자

작은창자의 분비

1. 점액은 소화효소와 위산으로부터 작은창자를 보호한다.
2. 화학물질 및 접촉 자극, 미주신경의 자극, 세크레틴은 창자의 분비를 촉진시킨다.

작은창자의 운동

1. 꿈틀운동은 창자 전체 길이에서 일어나 미즙을 창자로부터 빠져나가게 한다.
2. 부분수축은 짧은 길이에서 일어나며 창자 안의 내용물이 섞이게 해준다.

작은창자의 흡수

대부분의 흡수는 샘창자와 빈창자에서 일어난다.

13.4 간과 이자

간의 해부학

1. 간은 네 개의 엽으로 이루어져 있다. 간은 간동맥과 간문맥으로부터 혈액을 받는다.
2. 간동맥과 간문맥의 가지는 간굴모세혈관으로 이어지고 간굴모세혈관은 각 엽의 중심에 있는 중심정맥으로 이어진다. 중심정맥은 간정맥으로 이어져 혈액을 간으로부터 내보낸다.
3. 간은 소엽으로 나뉜다 소엽의 각 구석에는 문맥세동이가 지나간다. 문맥세동이는 간문맥, 간동맥, 간관으로 이루어진다.
4. 간세포줄은 소엽을 구성한다. 간세포줄의 간세포들 사이에 있는 쓸개모세관은 간관과 연결되어 있다.
5. 쓸개즙은 간관을 통해 간으로부터 나온다. 왼간관과 오른간관은 온간관으로 합쳐진다. 쓸개는 쓸개즙을 저장한다. 쓸개주머니관은 온간관과 합쳐져 온쓸개관이 된다. 온쓸개관은 이자관과 합쳐져서 샘창자로 열린다.

간의 기능

1. 간은 쓸개즙을 생산한다. 쓸개즙은 지방을 유화시키는 쓸개염과 외분비물질을 포함한다.
2. 간은 영양소를 저장하고 대사시키고 새로운 분자를 만들거나 해독기능을 수행한다.

이자의 해부학

이자는 내분비기능과 외분비기능을 모두 갖는 샘이다. 내분비기능은 혈중 영양소 농도를 조절한다. 외분비기능은 중탄산염 이온과 소화효소를 만드는 것이다.

단원 요약

이자의 기능

이자는 중탄산염 이온과 소화효소를 만든다

산성의 미즙은 중탄산염 이온 분비물이 방출되도록 자극하여 미즙의 산성을 중화시키게 한다. 샘창자 안에 들은 지방산과 아미노산은 이자효소의 분비를 촉진시킨다.

13.5 큰창자

큰창자의 기능

1. 큰창자의 기능은 대변을 만들고 물을 흡수하는 것이다.
2. 큰창자에서 일어나는 대규모의 운동은 하루에 세 번에서 네 번 정도 일어난다.
3. 배변은 대변을 제거하는 활동이다. 배변반사로 움직이는 속항문조임근에 의해 대변이 밖으로 나가게 하고 수의적으로 움직이는 바깥항문조임근에 의해 대변의 이동을 조절한다.

13.6 소화, 흡수, 운반

소화는 유기분자를 화학적으로 그들을 구성하는 작은 물질로 부수는 과정이다. 분자들이 소화되면 일부는 창자벽을 통해 확산되고 다른 것들은 창자벽을 가로질러 운반된다.

탄수화물

1. 다당류는 침과 이자의 아밀라아제에 의해 이당류로 쪼개진다.
2. 이당류는 창자상피 표면에 붙어 있는 이당 분해효소에 의해 단당류로 분해된다.
3. 주된 단당류인 포도당은 나트륨 이온과 함께 동향수송에 의해 창자의 상피세포로 흡수된다. 이 수송은 나트륨-칼륨 펌프에 의해 만들어지는 나트륨 이온 농도경사 때문에 발생한다.
4. 포도당은 간문맥을 통해 간으로 이동하고 촉진확산에 의해 몸을 이루는 대부분의 세포로 들어간다.

지방

1. 쓸개염은 지방을 유화시킨다.
2. 지질 분해효소에 의해 지방으로부터 분해된 물질들은 쓸개염에 의해 둘러싸여 미포를 형성한다.
3. 미포는 창자상피에 닿아 확산에 의해 세포 안으로 들어가 재구성되어 기름죽관으로 나간다.
4. 지방은 지방조직과 간에 저장되어 있다가 몸에서 에너지원이 필요할 때 혈액으로 방출된다.

단백질

1. 단백질은 위와 이자에서 분비되는 효소와 창자의 상피세포 표면에 있는 펩티드 분해효소에 의해 작은 폴리펩티드로 쪼개진다.
2. 트리펩티드, 디펩티드, 아미노산은 창자의 상피세포로 흡수된다.
3. 아미노산은 성장호르몬과 인슐린의 영향 아래에서 세포로 능동적으로 수송된다.
4. 아미노산은 새로운 단백질로 만들어지거나 에너지원으로 사용된다.

물과 무기질

물은 삼투압에 따라 창자의 벽을 양방향으로 이동할 수 있다. 창자로 들어온 물의 약 99%는 흡수된다. 대부분의 무기질은 작은창자의 벽을 가로질러 능동적으로 수송된다.

13.7 노화가 소화계통에 미치는 영향

1. 나이가 들면 소화관의 층은 얇아지고 혈액공급이 줄어든다.
2. 소화관의 점액 분비와 운동성도 떨어진다.
3. 소화관의 방어력도 떨어져 감염과 독성 물질에 더 민감해진다.
4. 치아의 사기질이 얇아지고 잇몸이 무너져서 상아질이 노출되므로 시린 통증을 느낄 수 있으며 음식 습관이 바뀔 수도 있다.

CHAPTER 14 내분비계통

14.1 화학적 소통의 원칙

학습성과

A. 화학전령의 네 가지 분류

우리 몸은 100조 개나 되는 세포들이 서로 조화롭게 활동하여 항상성을 유지하는 대단한 능력이 있다. 항상성을 유지하는 가장 중요한 방법은 화학전령, 신경계통 및 내분비계통에 의해 발생된 조화를 활용하는 것이다. **화학전령** chemical messenger은 세포가 서로 소통하여 우리 몸의 활동을 조절하는 것을 돕는다.

대부분의 화학전령은 특이한 세포의 집합체나 샘에 의해 생산된다. 샘은 화학물질을 분비하는 특화된 기능을 지닌 상피세포로 구성된 기관이다. 화학전령의 분비와 운반방식을 기준으로 화학전령을 네 분류로 구별할 수 있다(표 14.1). 여기서는 화학전령의 기능에 대하여 설명하기로 한다. 그러나 어떤 화학전령은 한 가지 이상의 기능을 가질 수 있다는 것을 알아야 한다. 예를 들어, 프로스타글란딘은 다양한 기능을 수행하기에 한 범주에 분류되지 못하고 여러 범주에 속하게 된다. 따라서 내분비계통에 대한 공부는 다음의 범주를 포함하게 된다:

1. *자가분비 화학전령autocrine chemical messenger*. 자가분비 화학전령은 원래 분비한 세포가 자기 자신을 자극하는 것이다. 자가분비 화학전령의 예는 감염과정에서 백혈구에서 분비되는 화학전령들이다. 백혈구의 몇 종류는 스스로 세포 복제를 자극할 수 있어서 전체 백혈구 수가 빠르게 증가한다(제11장 참조).
2. *주변분비 화학전령paracrine chemical messenger*. 주변분비 화학전령은 바로 주변의 세포에게 영향을 준다. 이들 화학전령은 한 개의 세포에서 세포바깥체액으로 분비되어 주변 세포에 영향을 준다. 주변분비 화학전령의 예는 알레르기 반응에서 비만세포가 분비한 히스타민이다. 히스타민은 주변 혈관의 혈관이완을 자극한다.
3. *신경전달물질neurotransmitter*. 신경전달물질은 신경세포에 의해 분비된 화학전령으로 주변 세포, 근육세포 또는 샘세포를 활성화시킨다. 신경전달물질은 혈중이 아니라 연접틈새로 분비된다(제6장 참조). 따라서 엄밀한 의미에서 신경전달문질은 주변분비 화학전령이어야 하지만, 범주를 구분하기 위한 이 책의 목적을 위해 따로 분류하기로 한다.
4. *내분비 화학전령endocrine chemical messenger*. 내분비 화학전령은 어떤 샘과 세포에서 분비되어 혈액으로 들어가서, 내분비계통을 구성한다. 이들 화학전령은 분비된 곳에서 멀리 떨어진 다른 세포에 영향을 준다.

14.2 내분비계통의 기능

학습성과

A. 내분비계통의 열 가지 조절기능 이해

내분비계통의 주요 조절기능은 다음과 같다:

1. *대사*. 내분비계통은 대사율을 조절하고 조직에서 발생하는 화학변화의 총합을 조절한다.
2. *음식 섭취와 소화의 조절*. 내분비계통은 배고픔과 배부른 정도를 조절하고 음식물이 영양소로 분해되는 것을 조절한다.
3. *조직의 발생*. 내분비계통은 신경계통에 있는 조직의 발생에 영향을 준다.
4. *이온농도 조절*. 내분비계통은 혈액의 용질 농도를 조절한다.
5. *수분 균형*. 내분비계통은 혈액의 용질을 조절함으로써 수분의 균형을 조절한다.
6. *심박수와 혈압 조절*. 내분비계통은 심박수와 혈압을 조절하는 것을 돕고 육체적 활동을 준비하는 것을 돕는다.
7. *혈당과 다른 영양소의 조절*. 내분비계통은 혈중에서 혈당과 영양소의 농도를 조절한다.
8. *생식기능의 조절*. 내분비계통은 남성과 여성 생식계통의 발생과 기능을 조절한다.
9. *자궁수축과 모유 분비*. 내분비계통은 출산 과정에서 자궁의 수축을 조절하고 수유를 하는 여성의 모유 분비를 자극한다.
10. *면역계통의 조절*. 내분비계통은 면역세포의 생산과 기능을 조절하는 것을 돕는다.

표 14.1 화학전령의 분류

화학전령	설명	예	
자가분비	지역에 있는 세포에서 분비됨. 분비물이 분비물을 만든 세포에 영향을 줌	아이코사노이드(프로스타글란딘, 트롬복산, 프로스타사이클린, 류코트리엔)	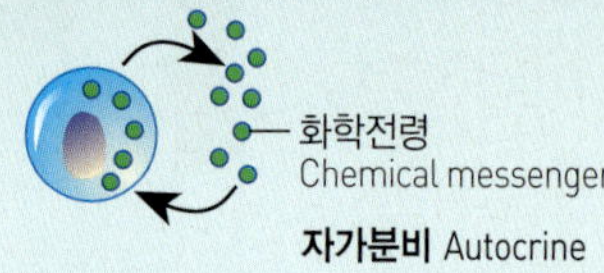
주변분비	다양한 조직에서 생산되어 세포 바깥으로 분비됨. 다른 조직에 국소적인 효과를 나타냄	소마토스타틴, 히스타민, 아이코사노이드	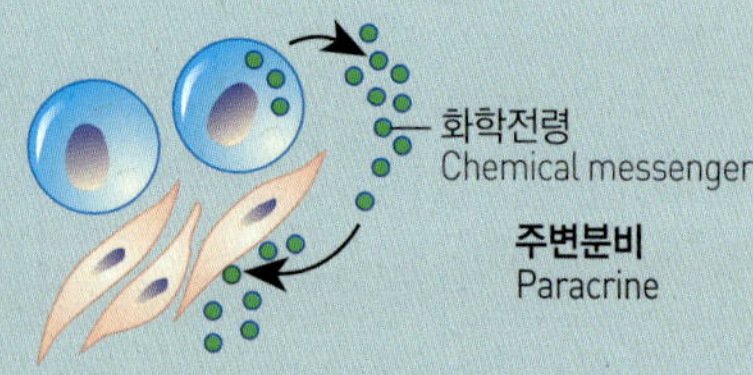
신경전달물질	신경세포에 의해 생산됨. 연접이전 종말에서 연접틈새로 분비됨. 아주 짧은 거리를 이동함. 연접이후세포에 영향을 줌	아세틸콜린, 에피네프린	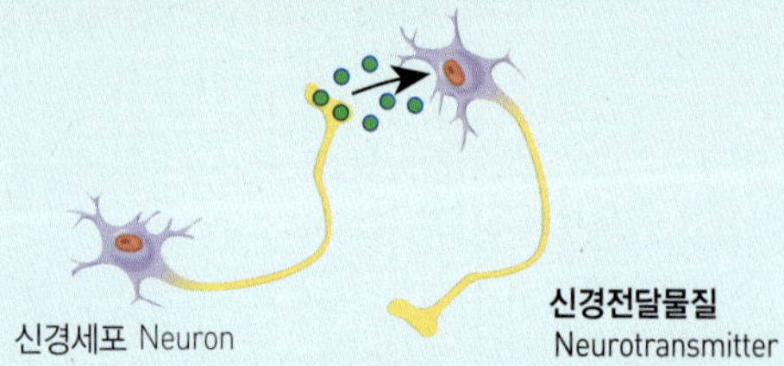
내분비	특화된 세포에서 분비되어 혈액으로 들어감. 표적 조직까지 먼 거리를 이동함. 세포 기능의 조화로운 조절을 유도함	갑상샘호르몬, 성장호르몬, 인슐린, 에피네프린, 에스트로겐, 프로게스테론, 테스토스테론	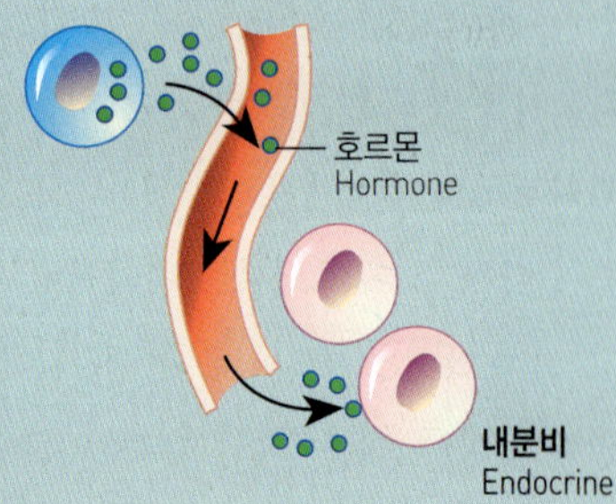

14.3 내분비계통의 특징

학습성과

A. 호르몬과 표적 조직 설명
B. 내분비샘과 외분비샘 차이점 나열

내분비계통내분비계, endocrine system은 우리 몸 전체에 분포하는 **내분비샘**내분비선, endocrine gland과 특화된 내분비세포로 구성된다(그림 14.1). 내분비샘은 **호르몬**hormone이라는 화학전령을 도관이 아닌 혈류 속으로 분비한다. 그 다음 호르몬은 혈류를 통해 생산된 곳에서 먼 곳까지 운반되어 **표적 조직**target tissue 또는 *효과기effector*라는 특이한 곳으로 이동하여, 표적 조직의 조화된 반응을 유발한다. 내분비endocrine라는 용어는 그리스 단어에서 '속'을 뜻하는 "*endo*"와 '분비한다'는 것을 뜻하는 "*krino*"가 합쳐진 말로, 이 계통을 아주 잘 설명하고 있다.

내분비샘은 **외분비샘**외분비선, exocrine gland과 혼동해서는 안 된다. 외분비샘은 분비물을 몸 바깥 또는 위와 작은창자 같은 소화기관으로 이동시키는 도관을 지니고 있다. 외분비샘의 예는 침샘, 땀샘, 젖샘과 소화효소들이다.

14.4 호르몬

학습성과

A. 호르몬의 특징 이해
B. 호르몬의 화학적 속성 이해

호르몬*hormone*이란 용어는 뭔가를 '작동시킨다'는 의미의 그리스 단어 "*hormon*"에서 기원하였다.

임상에서 활용하기 약물로서의 지용성 호르몬과 수용성 호르몬

특이한 호르몬은 어떤 질병을 치료하기 위해 투여된다. 스테로이드 같이 지용성 호르몬은 위와 작은창자의 벽을 가로질러 확산하여 순환계통으로 들어갈 수 있어서 경구 투약이 가능하다. 피임에 사용되는 합성 에스트로겐과 합성 프로게스테론, 염증의 경도를 약화시키는 스테로이드인 프레드니손도 경구 투약이 가능하다. 지용성 호르몬과 대조적으로, 단백질호르몬은 작은창자의 벽을 가로지르지 못한다. 게다가 단백질호르몬은 소화계통의 벽을 가로질러서 운반되기 이전에 개별 아미노산으로 분해되기 때문에 단백질호르몬의 정상 구조가 파괴되어 생리학적 기능이 소실된다. 따라서 단백질호르몬은 경구투약이 아니라 반드시 주사로 투여되어야 한다. 가장 대표적으로 처방되는 주사용 단백질호르몬은 당뇨병을 치료하는 인슐린이다.

호르몬의 화학적 속성

호르몬은 지용성 호르몬과 수용성 호르몬이라는 두 화학적 범주 중 하나를 충족해야 한다. 세포막이 선택적 투과성이 있는 두 층의 인지질이기 때문에 지용성 분자는 세포 속으로 들어갈 수 있지만 수용성은 들어가지 못한다(제3장 참조). 따라서 호르몬의 기본은 표적 세포와 상호작용하는 호르몬의 화학적 속성에 따라 달라진다.

호르몬은 지용성과 수용성 범주 속에서 다시 화학적 구조에 따라 세분될 수 있다. 콜레스테롤에서 기인한 스테로이드호르몬, 아미노산 티로신과 트립토판(tryptopham)에서 기인한 아인(amine)호르몬, 아미노산 유도체, 펩티드 또는 단백질에서 기인한 호르몬도 있다.

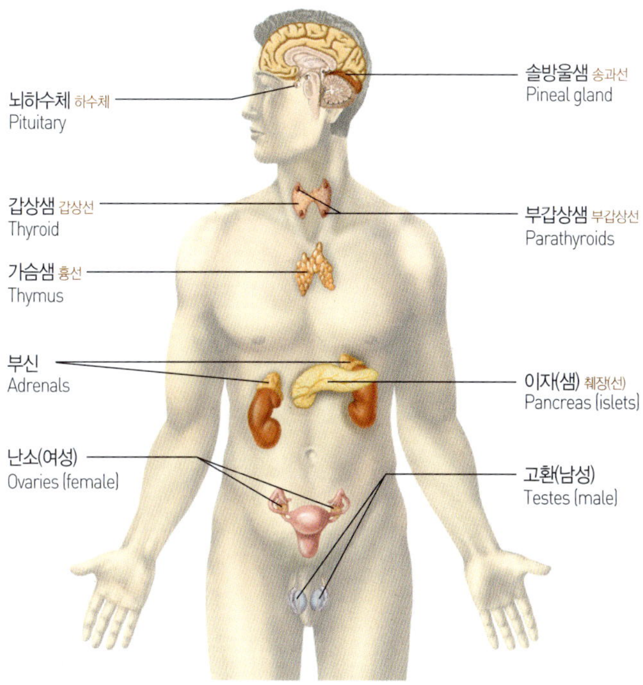

그림 14.1 주요 내분비샘과 위치

지용성 호르몬

지용성 호르몬은 스테로이드호르몬, 아인(amine)호르몬인 갑상샘호르몬과 지방산 유도체에서 기인한 호르몬 등 모두 극성이 없다.

지용성 호르몬의 운반

분자 크기가 작고 물에 잘 녹지 않는 지용성 호르몬은 호르몬을 운반하는 결합단백질에 부착하여 혈류를 따라 이동한다. 결과적으로, 지용성 호르몬이 뷰해되어 순환계통에서 사라지는 속도는 매우 빨리 감소하고 지용성 호르몬의 수명은 며칠에서 몇 주가 된다.

결합단백질이 없으면, 지용성 호르몬은 모세혈관 바깥으로 빠르게 확산하여 간과 허파에 있는 효소에 의해 분해되거나 콩팥을 통해 몸에서 제거된다. 순환하는 가수분해효소도 자유 지용성 호르몬을 대사시킨다. 분해산물은 소변이나 쓸개즙으로 분비된다.

수용성 호르몬

수용성 호르몬은 극성을 띤 분자이다. 수용성 호르몬은 단백질호르몬, 펩티드호르몬과 대부분의 아미노산 유도체 호르몬들을 포함한다.

수용성 호르몬의 운반

수용성 호르몬은 많은 자유 호르몬들이 결합단백질과 상관없이 혈액에 용해되어 표적 조직으로 직접 혈액을 따라 순환한다. 많은 수용성 호르몬은 분자의 크기가 커서 쉽게 모세혈관벽을 통과하여 확산하지 못한다. 따라서 수용성 호르몬은 사이질공간으로 천천히 확산하는 경향이 있다. 단백질호르몬에 의해 조절되는 기관의 모세혈관은 작은 구멍이 나 있는 *창모세혈관fenestrated*으로 구성된다. 단백질호르몬을 제외한 다른 수용성 호르몬은 크기가 작아서 혈액에서 걸러지지 않기 위해 크기가 큰 단백질에 붙어 있어야 한다.

모든 호르몬들은 순환계통에서 파괴되거나 표적 세포에 의해 파괴된다. 호르몬의 파괴와 제거는 호르몬이 작용하는 기간을 제한한다. 호르몬이 분비되어 아주 짧은 기간만 기능을 한다면 처리속도가 빨리 변

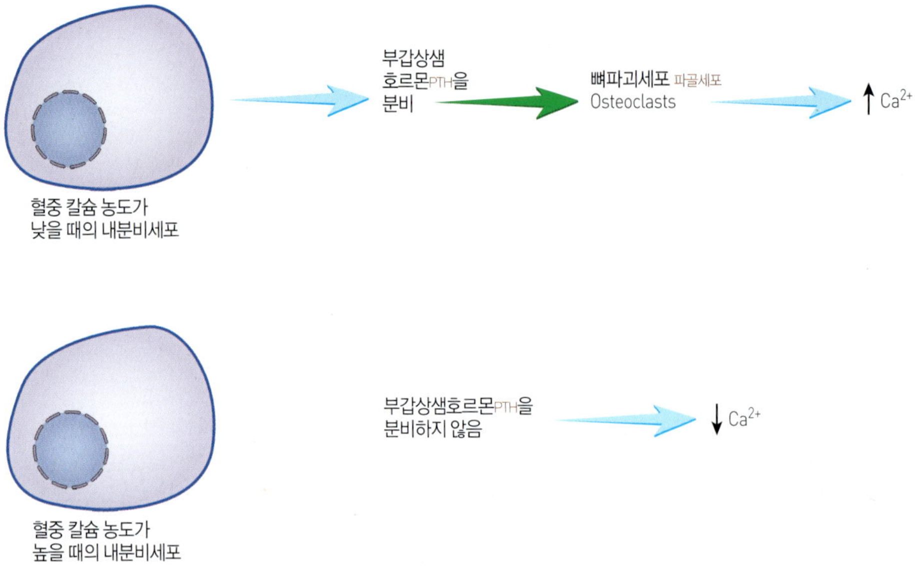

그림 14.2 호르몬 분비의 체액성 조절

하는 경향이 있다.

단백질호르몬, 펩티드호르몬과 아미노산 변형체인 수용성 호르몬은 단백질분해효소라는 혈액 속 효소에 의해 빠르게 파괴되기 때문에 비교적 짧은 반감기를 갖는다. 콩팥은 혈액에 있는 호르몬 분해산물을 제거한다. 표적 세포도 호르몬이 세포내섭취에 의해 세포 속으로 들어오면 수용성 호르몬을 파괴한다. 호르몬이 일단 표적 세포 속으로 들어오면, 리소솜성 효소가 호르몬을 파괴한다. 표적 세포는 펩티드의 아미노산과 단백질호르몬의 아미노산을 재활용하여 새로운 단백질을 합성하기도 한다. 짧은 반감기를 갖는 호르몬의 혈중 농도는 빠르게 변하고 빨리 시작하여 짧게 지속되는 세포 현상을 조절하는 경향이 있다.

그러나 어떤 수용성 호르몬은 순환계통에 있을 때 더 안정적인 경우가 있다. 단백질호르몬과 펩티드호르몬은 탄수화물이 붙어 있거나 종말끝이 변형된 경우가 있다. 변형이 없는 수용성 호르몬과 달리 변형된 구조가 있는 수용성 호르몬은 단백질분해효소 활성도에 보호될 수 있다. 추가적으로, 어떤 수용성 호르몬은 결합단백질에 붙어 있어서 자유 수용성 호르몬보다 더 오랫동안 혈장 속에서 순환할 수도 있다.

14.5 호르몬 분비의 조절

학습성과

A. 호르몬 분비 자극효과 나열
B. 혈액의 호르몬 농도유지 기전 설명

세 종류의 자극, 즉 체액성 자극, 신경성 자극과 호르몬성 자극이 호르몬 분비를 조절한다. 호르몬 분비를 자극하는 모든 자극은 음성 되먹임 기전을 통해 호르몬의 혈액 농도를 항상성이 유지되는 범위 내에서만 변화시킬 수 있다(제1장 참조). 일부에서는 양성 되먹임 기전이 혈액 호르몬 농도를 조절하기도 한다.

호르몬 분비의 자극

체액성 자극에 의한 조절

혈액에 들어 있는 분자가 직접 호르몬의 분비를 자극할 수 있다. *체액성*이란 단어는 혈액을 포함한 체액을 뜻하며, 혈중에서 순환하고 있기 때문에 혈액에 있는 분자가 호르몬의 분비를 자극하는 것을 **체액성 자극**humoral stimulus이라고 할 수 있다. 어떤 호르몬들은 포도당, 칼슘과 나트륨 같은 특이한 물질의 혈중 농도에 매우 민감하다. 그림 14.2는 특이한 분자(칼슘)의 혈중 농도에 의해 어떤 호르몬(PTH)이 특이한 분자의 농도에 반응하여 분비되는 것을 나타낸다. 또 다른 예는, 매우 더운 날씨에 마라톤을 마친 선수는 약 12시간 동안 소변이 생산되지 않기도 하는데, 그 이유는 혈액 용질의 농도가 증가하여 항이뇨호르몬(ADH)이라는 수분 보존 호르몬이 분비되기 때문이다. 비슷한 경우로, 혈당의 증가가 이자에서의 인슐린 분비를 직접 자극하고, 혈중 칼륨 농도의 증가가 부신 겉질의 알도스테론 분비를 직접 자극한다.

신경성 자극에 의한 조절

호르몬 조절의 두 번째 종류는 내분비샘의 **신경성 자극**neural stimulus이다. 활동전위가 전달된 이후에, 신경세포는 신경전달물질을 연접으로 분비하여, 연접이후 세포가 호르몬을 생산하도록 자극한다. 어떤 신경전달

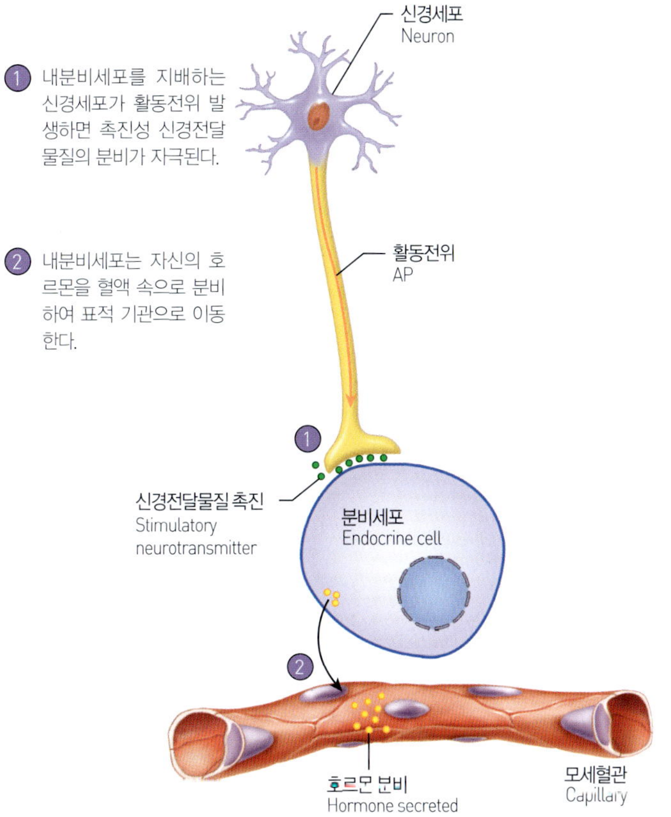

그림 14.3 직접적인 신경지배에 의한 호르몬 분비의 조절

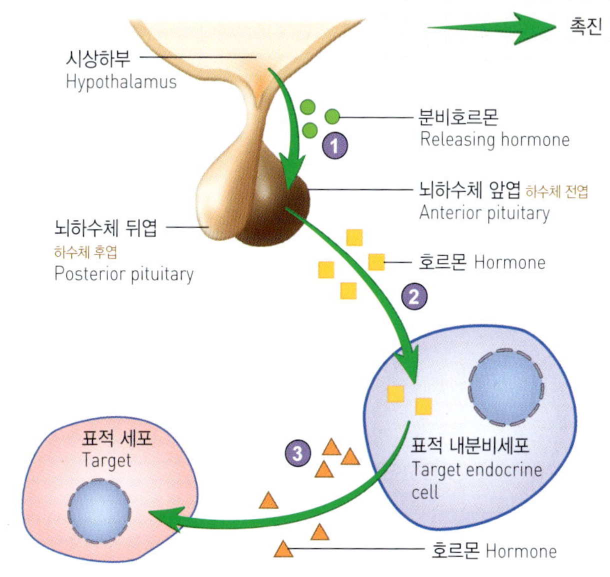

1 뇌하수체의 신경세포는 촉진성 호르몬인 분비호르몬을 방출한다. 분비호르몬은 혈액을 통해 뇌하수체 앞엽으로 이동한다.

2 분비호르몬은 뇌하수체 앞엽에서 호르몬의 방출을 자극하고, 뇌하수체 앞엽의 호르몬은 혈액을 통해 표적 내분비세포로 이동한다.

3 표적 내분비세포는 자신의 호르몬을 혈액으로 방출하여 표적 세포의 반응을 생산한다.

그림 14.4 호르몬 분비의 호르몬성 조절

물질은 세포를 자극하여 호르몬 분비를 증가시킨다. 그림 14.3은 호르몬 분비의 신경성 조절을 나타낸다. 예를 들어, 스트레스나 운동 같은 자극에 반응하여, 교감신경계통은 부신을 자극하여 에피네프린과 노르에피네프린의 분비를 촉진한다(제6장 참조). 에피네프린과 노르에피네프린에 대한 반응은 심박수 증가와 운동하는 근육으로 가는 혈류의 증가로 나타난다. 자극이 사라지면, 신경성 자극도 감소하여 에피네프린과 노르에피네프린의 분비가 감소한다.

어떤 신경세포는 자극되었을 때 화학전령을 직접 혈액으로 분비하여 호르몬의 분비를 촉진하며, 이때 신경세포에서 분비되는 호르몬은 신경펩티드이다. 어떤 신경펩티드는 다른 내분비세포를 자극하여 호르몬 분비를 자극한다. 이 신경펩티드를 **분비호르몬**releasing hormone이라고 하며 주로 시상하부에서 분비된다.

호르몬성 자극에 의한 조절

호르몬 조절의 세 번째 종류는 **호르몬성 자극**hormonal stimulus을 사용하는 것이다. 다른 호르몬의 분비를 자극할 수 있는 호르몬이 호르몬의 분비를 조절하는 것이다(그림 14.4). 가장 대표적인 예가 뇌하수체 앞엽에서 분비된 **자극호르몬**tropic hormone이다. 많은 자극호르몬은 복잡한 분비과정의 일부분이다. 시상하부에서 생산된 분비호르몬이 뇌하수체를 자극하면, 뇌하수체는 자극호르몬을 생산한다. 뇌하수체의 자극호르몬은 혈액을 통해 세 번째 내분비샘을 자극하여 세 번째 호르몬이 분비된다. 예를 들어, 시상하부에서 생산된 분비호르몬이 뇌하수체를 자극하면, 뇌하수체는 갑상샘분비자극호르몬을 생산하여 갑상샘을 자극함으로써 갑상샘호르몬의 분비를 조절한다.

호르몬 분비의 억제

호르몬 분비의 자극이 중요하지만, 호르몬 분비의 억제도 역시 중요하다. 억제과정도 체액성 자극, 신경성 자극과 호르몬성 자극이라는 세 가지 종류를 나타낸다.

체액성 자극에 의한 호르몬 분비의 억제

호르몬의 분비가 체액성 자극에 민감하다면, 똑같은 체액성 자극에 의해 분비가 촉진되는 동반 호르몬이 존재한다. 보통 동반 호르몬의 효과는 분비된 호르몬에 반대되거나 호르몬의 기능을 방해하는 경우가 많다. 예를 들어, 낮아진 혈압에 반응하여 혈압을 상승시키기 위해, 부신겉질은 알도스테론이라는 호르몬을 분비한다. 그런데 이 호르몬의 작용에 의해 혈압이 상승하면, 심장은 심방나트륨배설증가호르몬(ANP)을 분비하여 혈압을 낮춘다. 알도스테론과 심방나트륨배설증가호르몬은 혈압의 항상성을 유지하는 기능을 담당한다. 비슷한 예로 높아진 혈당을 낮추려 인슐린이 분비되지만, 혈당이 너무 낮아지면 글루카곤이 분비되어 혈당을 높인다.

신경성 자극에 의한 호르몬 분비의 억제

신경세포는 표적을 자극하는 것처럼 표적을 억제할 수도 있다. 억제성 신경전달물질은 표적 내분비샘에 작용하여 호르몬이 분비되지 못하게 한다. 시상하부 신경세포에서 생산된 호르몬이 뇌하수체의 자극호르몬의 분비를 방해하기도 하며, 이런 기능을 하는 호르몬을 **억제호르몬**inhibiting hormone이라고 한다.

호르몬성 자극에 의한 호르몬 분비의 억제

어떤 호르몬은 다른 호르몬의 분비를 방해하는데, 이는 호르몬 조절의 일반적인 방식이다. 예를 들어, 갑상샘호르몬은 뇌하수체의 갑상샘분비자극호르몬의 생산을 억제함으로써 자신의 혈중 농도를 조절한다. 갑상샘분비자극호르몬이 분비되지 않는다면 갑상샘호르몬의 분비도 적어진다.

혈중 호르몬 농도의 조절

혈중 호르몬 농도를 항상성 범위에 유지하게 하는 두 가지 기전, 즉 음성 되먹임과 양성 되먹임이 있다(제1장 참조).

1. *음성 되먹임negative feedback*. 대부분의 호르몬은 음성 되먹임에 의해 조절된다. 호르몬의 혈중 농도가 어느 정도에 이르게 되거나 호르몬 분비가 충분하여 표적 세포를 활성화시킬 수 있게 되면 호르몬의 분비는 억제된다. 호르몬은 생산을 촉진하는 자극호르몬의 기능을 억제하여 호르몬 분비를 억제할 수도 있다. 따라서 음성 되먹임은 일종의 자기제한 방식이다. 예를 들어, 갑상샘호르몬은 시상하부의 갑상샘자극호르몬분비호르몬(TRH)의 생산을 억제하고, 뇌하수체 앞엽의 갑상샘자극호르몬(TSH)의 생산을 억제한다.
2. *양성 되먹임positive feedback*. 어떤 호르몬은, 자극호르몬에 의해 자극을 받으면 표적 세포를 자극하는 것 이외에도 자극호르몬의 합성과 분비를 촉진하기도 한다. 자극호르몬의 증가로 인해 자신의 분비도 증가한다. 따라서 양성 되먹임은 일종의 자기번식 방식이다. 예를 들어, 에스트로겐 자극은 황체형성호르몬(LH)의 분비를 촉진한다.

14.6 내분비샘에서 분비되는 호르몬

학습성과

A. 내분비샘의 위치 기술
B. 시상하부와 뇌하수체의 호르몬 분비조절 이해
C. 뇌하수체가 다른 내분비샘의 호르몬 분비 조절 설명
D. 호르몬의 표적 조직 이해
E. 주요 호르몬의 과다분비와 결핍 현상 나열

내분비계통은 호르몬을 사이질액으로 분비하는 샘으로 구성된다(그림 14.1). 그 다음, 호르몬은 혈액으로 들어간다. 예를 들어, 혈액 공급을 가장 풍부하게 받는 장기는 부신과 갑상샘 같은 내분비샘이다.

어떤 내분비계통의 샘은 호르몬 분비 이외에 다른 기능도 수행한다. 예를 들어, 이자의 내분비 부위는 호르몬을 분비하고, 이 보다 더 큰 부위인 외분비 부위는 소화효소를 분비한다. 난소와 고환의 일부분은 호르몬을 분비하지만 더 많은 부분은 생식세포를 생산한다.

뇌하수체와 시상하부

뇌하수체하수체, pituitary gland, hypophysis는 완두콩 크기 정도로 작은 샘이다(그림 14.5의 위쪽). 뇌하수체는 시상하부의 아래쪽인 나비뼈안장 속에 들어 있다. **시상하부**hypothalamus는 시상 아래에 위치하며, 자율신경중추와 내분비조절중추의 기능을 하는 중요한 뇌 부분이다. 뇌하수체는 시각교차 뒤쪽에 위치하며 **깔때기**누두, infundibulum라는 줄기에 의해 시상하부와 연결되어 있다. 뇌하수체는 두 부위, 즉 뇌하수체 앞엽과 뇌하수체 뒤엽으로 구분된다. **뇌하수체 앞엽**하수체 전엽, anterior pituitary은 배아 입안에서 기원한 상피세포로 이루어져 있고, **뇌하수체 뒤엽**하수체 후엽, posterior pituitary은 뇌의 일부가 확장한 것으로 신경세포로 이루어져 있다. 뇌하수체의 엽에서 분비되는 호르몬은 표 14.2에 정리하였다.

뇌하수체에서 분비된 호르몬은 우리 몸에 있는 다른 샘의 기능을 조절(그림 14.5의 아래쪽)하기 때문에 내분비계통의 총책임자라고도 알려져 있다. 또한 뇌하수체는 키 성장, 콩팥기능, 출산과 수유를 조절하는 호르몬도 분비한다. 한편, 시상하부는 호르몬성 조절과 직접적인 신경지배를 통해 뇌하수체를 조절한다.

뇌하수체 앞엽에 대한 호르몬성 조절

시상하부의 신경세포는 뇌하수체 앞엽에 있는 세포에 작용하는 신경호르몬을 생산하여 분비한다(그림 14.6). 신경호르몬은 분비호르몬 또는 억제호르몬으로 작용한다. 분비호르몬은 뇌하수체 앞엽을 자극하여 특이한 호르몬의 생산과 분비를 자극하지만, 억제호르몬은 특이한 뇌하수체 앞엽 호르몬의 분비를 감소시킨다. 분비호르몬과 억제호르몬은 시상하부에 있는 모세혈관계통으로 들어간 다음 정맥을 통해 뇌하수

체 앞엽에 있는 두 번째 모세혈관계통으로 들어간 다음, 뇌하수체 앞엽 호르몬 분비를 조절하는 막고정 수용체와 결합한다. 이렇게 분비호르몬과 억제호르몬을 운반하는 모세혈관계통과 정맥을 **시상하부–뇌하수체 문맥계통**시상하부-하수체 문맥계, hypothalamic-pituitary portal system이라고 한다.

뇌하수체 뒤엽에 대한 직접적인 신경지배

시상하부에 있는 신경세포의 자극은 뇌하수체 뒤엽 호르몬 분비를 조절한다(그림 14.7). 신경세포의 세포체는 시상하부에 위치하고, 이들의 축삭이 깔때기를 통해 뇌하수체 뒤엽으로 연결된다. 호르몬은 신경세포체에서 생산되고 축삭을 따라 운반되어 뇌하수체 뒤엽에 위치한 축삭종말에 호르몬이 저장된다. 이 신경세포가 자극되어 활동전위가 시상하부에서 축삭을 따라 뇌하수체 뒤엽으로 전달되면 축삭종말에 있던 호르몬이 분비된다.

시상하부와 뇌하수체, 즉 신경계통과 내분비계통이 매우 밀접하게 서로 연관되어 있다. 기쁨과 분노, 만성 스트레스와 같은 감정은 시상하부를 통해 내분비계통에 영향을 준다. 반대로, 내분비계통의 호르몬은 시상하부와 다른 뇌 부분의 기능에 영향을 줄 수 있다.

뇌하수체 앞엽에서 분비되는 호르몬

성장호르몬growth hormone; GH은 유전자 발현을 증가시켜 뼈, 근육과 다른 장기의 성장을 자극한다. 또한, 음식을 먹지 않는 동안 지방을 분해하고 단백질은 덜 분해되도록 한다. 뇌하수체 발생의 이상으로 인해 GH

표 14.2 내분비샘, 호르몬과 표적조직

샘	호르몬	표적조직	반응
뇌하수체			
앞엽	성장호르몬	대부분의 조직	유전자 발현 증가, 지방을 분해하여 지방산 방출, 혈당 증가
	TSH	갑상샘	갑상샘호르몬 분비 증가
	ACTH	부신겉질	부신겉질의 호르몬 분비 증가, 고농도일 때 피부착색 증가
	MSH	피부의 멜라닌세포	멜라토닌 분비 증가로 피부착색 증가
	LH 또는 ICSH	고환과 난소	테스토스테론 합성 촉진과 정자발생 지지, 배란 유도와 황체형성 유도
	FSH	난포와 정세관	난포 성숙과 에스트로겐 분비 유도, 정자발생 촉진
	젖분비호르몬	젖샘과 고환	젖 생산 자극과 프로게스테론 분비를 지속시킴, LH에 대한 민감도를 증가
뒤엽	ADH	콩팥	수분 보유, 혈관수축
	옥시토신	자궁과 젖샘	자궁수축, 젖샘 분비 촉진
갑상샘	갑상샘호르몬(T_3과 T_4)	대부분의 세포	성장과 성숙과정에 필수적인 대사율 증가
	칼시토닌	뼈	뼈에서 칼슘이 방출되는 속도 감소, 식사 이후 갑작스러운 칼슘 증가 방지
부갑상샘	부갑상샘호르몬	뼈와 콩팥	뼈에서 칼슘이 방출되는 속도 증가, 정상 칼슘 농도 유지에 필수적인 비타민 D 합성 증가
부신속질	에피네프린, 노르에피네프린	심장, 혈관, 간, 지방세포	심장박출량 증가, 뼈대근육과 심장으로 가는 혈류 증가, 포도당과 지방산 방출 증가, 육체활동을 준비시킴
부신겉질	전해질코르티코이드(알도스테론)	콩팥, 창자, 땀샘	나트륨 재흡수 증가, 칼륨 배설 증가, 수분의 보유 증가
	당질코르티코이드(코티솔)	대부분의 조직	지방과 단백질 분해 증가, 아미노산으로 포도당 합성 증가, 혈중 영양소 농도 증가, 염증과 면역반응 억제
	부신안드로겐	대부분의 조직	남성엔 별 영향이 없음, 여성의 성욕 증가, 음모 및 겨드랑털을 성장시킴
이자	인슐린	간, 뼈대근육, 지방조직	포도당 및 아미노산의 흡수와 사용 증가
	글루카곤	간	당원 분해 증가, 포도당을 순환계통으로 방출하는 속도 증가
생식기관			
고환	테스토스테론	대부분의 조직	정자 생산을 돕고 생식기관의 기능을 유지, 이차성징과 성행동
난소	에스트로겐, 프로게스테론	대부분의 조직	자궁과 젖샘의 발달을 조절, 바깥생식기관, 이차성징, 성행동과 월경주기 조절
자궁, 난소, 염증 조직	프로스타글란딘	대부분의 조직	염증반응을 조절, 자궁수축 유발
가슴샘	티모신	면역조직	면역계통의 발달을 촉진
솔방울샘	멜라토닌	시상하부	생식샘자극호르몬을 억제하여 생식기능을 억제

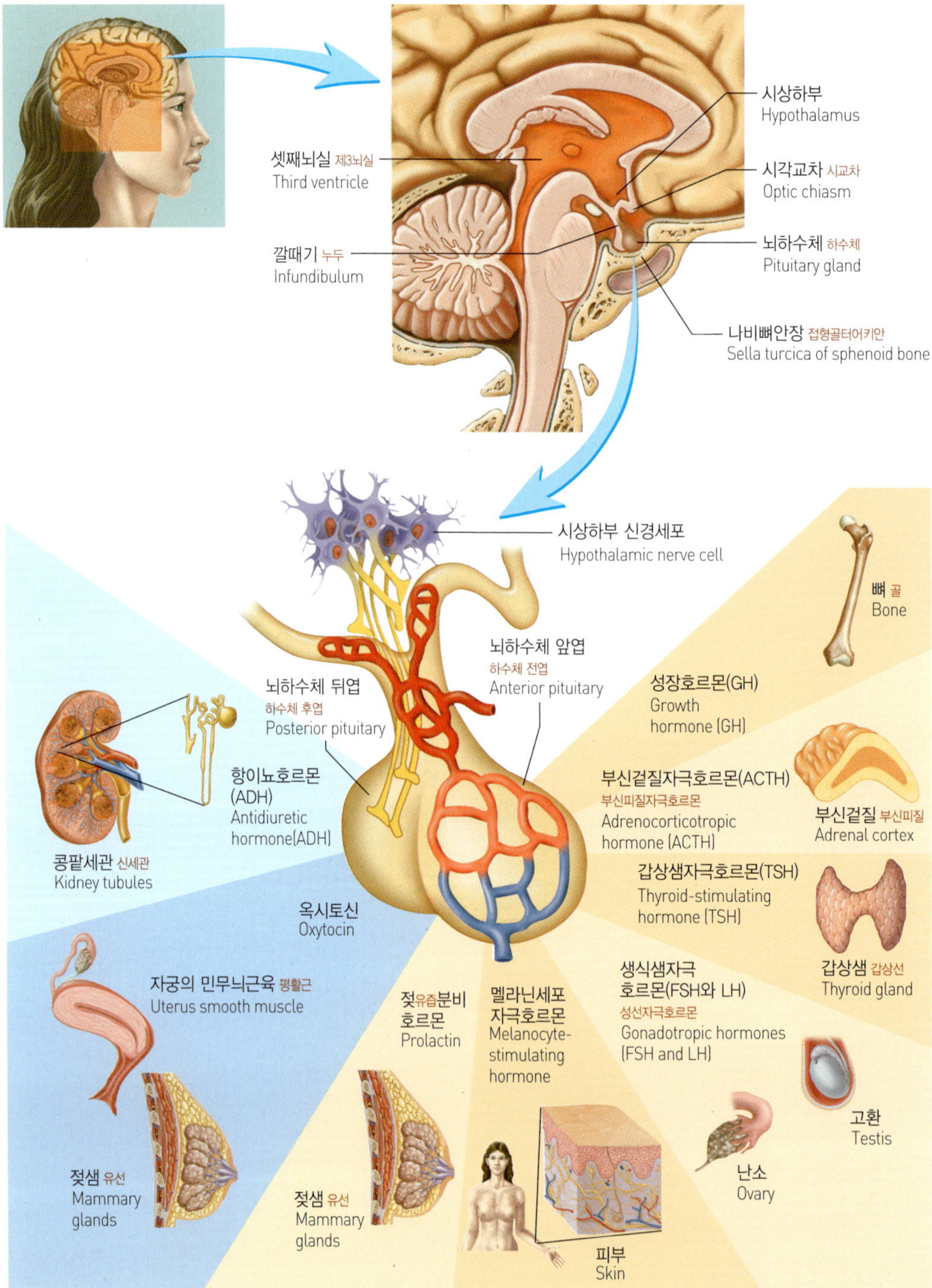

그림 14.5 뇌하수체, 뇌하수체의 호르몬과 표적조직

(위) 완두콩 정도 크기의 뇌하수체는 시상하부의 아래쪽에 위치한다. 깔때기는 뇌하수체와 시상하부를 연결한다. (아래) 뇌하수체 뒤엽에서 분비되는 호르몬은 파란색 영역에 나열하였고, 뇌하수체 앞엽에서 분비되는 호르몬은 살구색 영역에 나열하였다.

분비가 너무 적어지면, 성인이 되어도 몸의 비율은 정상이지만 키가 정상적으로 성장하지 않는 뇌하수체성 **왜소증**pituitary dwarfism이 될 수 있다. 이런 상태는 GH를 주사하여 치료할 수도 있다. 그런데 GH는 단백질이기 때문에, 평범한 방법을 사용하여 인공적으로 생산하기가 어렵다. 최근에 사람 GH 유전자를 유전공학 기법을 통해 세균에 삽입하는 것에 성공하였다. 세균이 배지에서 자라게 되면 GH도 함께 합성되기 때문에 이 배지에서 사람 GH를 추출할 수 있게 되었다.

뼈 성장이 완료되기 이전에 뇌하수체 종양에 의해 GH가 지나치게 많이 분비되면 뼈 성장이 엄청나게 일어날 수 있다. 키가 비정상적으로 커지게 되어 이를 **거인증**거대증, giantism이라고 한다. 뼈 성장이 완료된 이후에 GH

1 신경계통의 자극에 의해 시상하부의 신경세포는 분비호르몬과 억제호르몬(파란색 공)의 분비를 유도한다.

2 분비호르몬과 억제호르몬은 시상하부-뇌하수체 문맥계통을 거쳐 뇌하수체 앞엽으로 이동한다.

3 분비호르몬과 억제호르몬은 모세혈관을 빠져나와 뇌하수체 앞엽 세포에 있는 막고정 수용체와 결합하여 뇌하수체 앞엽의 호르몬 분비에 영향을 준다.

4 뇌하수체 앞엽에서 분비된 호르몬(노란색 네모)은 혈액을 통해 표적 조직(초록색 화살표)으로 이동하거나 다른 내분비샘으로 이동한다.

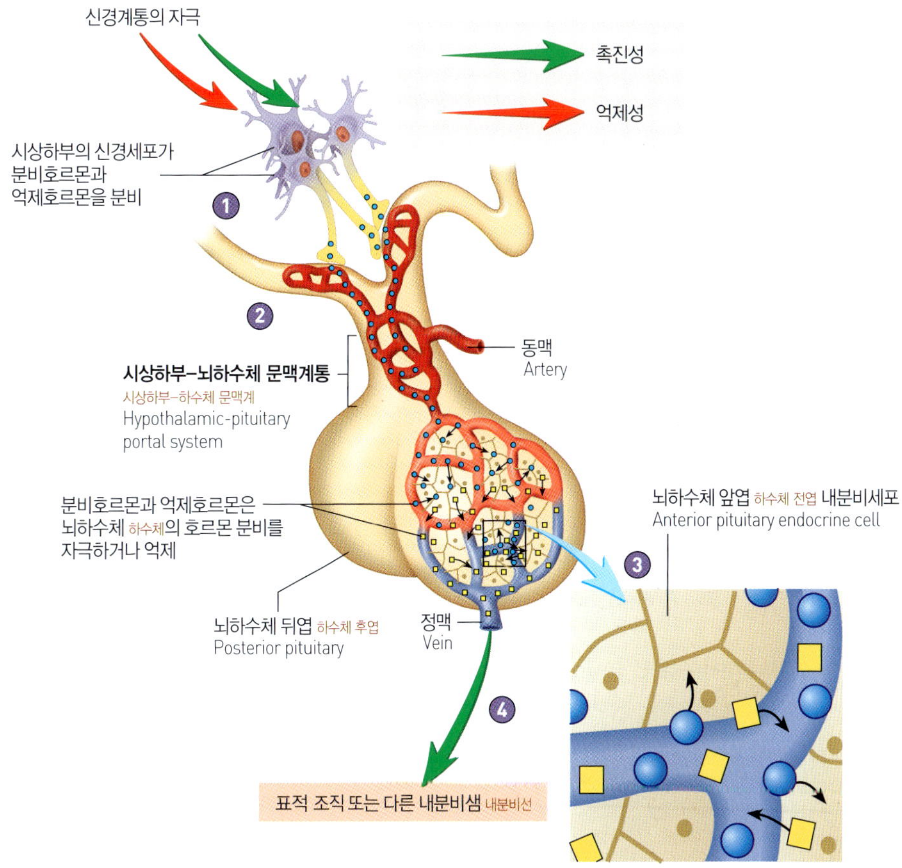

그림 14.6 시상하부와 뇌하수체 앞엽의 연관성

가 많이 분비되면 뼈의 직경이 계속 증가하게 된다. 그 결과, 얼굴과 손이 비정상적으로 커지게 되어 이를 **말단거대증**acromegaly이라고 한다.

심화학습 1

아들이 농구 선수가 되기를 바라는 아버지가 있다. 이 아버지가 의사를 찾아가 아들에게 성장호르몬 주사를 처방해 달라고 부탁한다고 가정하면 의사는 어떻게 답할지에 대해 생각해 보자.

갑상샘자극호르몬갑상선자극호르몬, thyroid-stimulating hormone; TSH는 갑상샘 세포에 있는 막고정 수용체와 결합하여 갑상샘호르몬의 분비를 자극한다. TSH가 너무 많이 분비되면, 갑상샘의 크기가 커지고 너무 많은 양의 갑상샘호르몬이 분비된다. TSH가 너무 적게 분비되면, 갑상샘의 크기가 작아지고 너무 적은 양의 갑상샘호르몬이 분비된다. TSH의 분비 속도는 시상하부에서 생산된 갑상생자극호르몬 분비호르몬 thyrotropin releasing hormone; TRH에 의해 빨라진다.

부신겉질자극호르몬부신피질자극호르몬, adrenocorticotropic hormone; ACTH은 부신겉질 세포에 있는 막고정수용체와 결합한다. ACTH는 부신겉질을 자극하여 **코르티솔**cortisol, hydrocortisone의 분비를 증가시킨다. 또한, ACTH는 부신겉질이 퇴화하는 것을 막는 작용을 한다. ACTH는 피부에 있는 멜라닌세포와 결합하여 피부의 색소침착을 증가시킨다. ACTH가 너무 많이 분비되면 피부가 검게 변한다. ACTH의 분비 속도는 시상하부에서 생산된 부신겉질자극호르몬 분비호르몬 corticotropin releasing hormone; CRH에 의해 빨라진다.

생식샘자극호르몬성선자극호르몬, gonadotropins은 생식샘(난소와 고환) 세포에 있는 막고정 수용체와 결합하여 생식샘의 성장, 발생과 기능을 조절한다. **황체형성호르몬**luteinizing hormone; LH은 여성의 경우 배란을 유도하고, 난소에서 성호르몬인 에스트로겐과 프로게스테론의 분비를 촉진한다. 남성의 경우 LH는 고환 사이질세포를 자극하여 성호르몬인 테스토스테론의 분비를 촉진하기 때문에 **사이질세포자극호르몬**간질세포자극호르몬, interstitial cell-stimulating hormone; ICSH이라고도 한다. **난포자극호르몬**follicle stimulating hormone; FSH은 난소의 난포 발육과 고환의 정자세포 발생을 자극한다. LH와 FSH가 없다면, 난소와 고환의 크기가 작아지고 난자와 정자가 생산되지 않으며 성호르몬도 분비되지 않게 된다. 시상하부에서 생산된 생심생자극호르몬 분비호르몬 gonadotropin releasing hormone; GnRH 이 LH와 FSH의 분비를 증가시킨다.

젖분비호르몬유즙분비호르몬, prolactin은 유방 세포에 있는 막고정 수용체와 결합하여 임신기간 동안 젖샘의 발생을 촉진하고, 수유기 동안 젖 분비를 자극한다. 젖분비호르몬의 조절은 약간 복잡하여 시상하부에서 분비된 여러 물질이 관여한다. 임신기간 중 비교적 높은 농도의 프로락틴에도 불구하고 젖이 생산되지 않는 것은 태반에서 분비되는 높은 농도의 에스트로겐estrogen과 프로게스테론progesterone이 프로락틴의 기능을 억

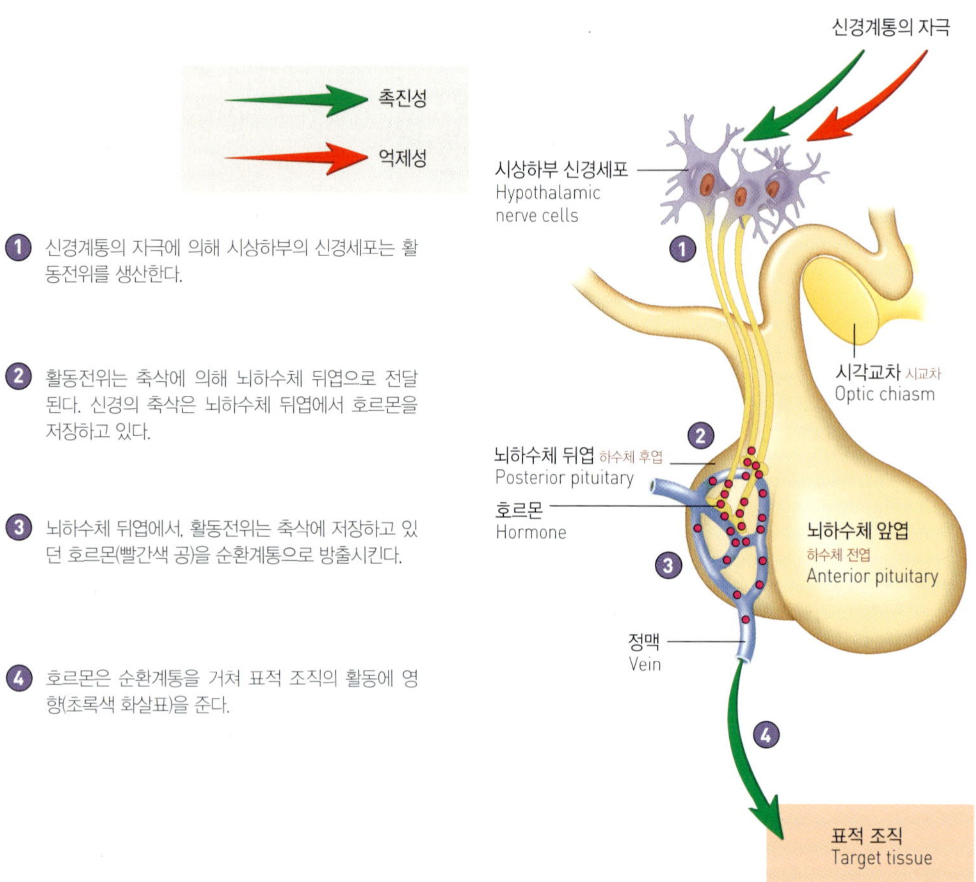

그림 14.7 시상하부와 뇌하수체 뒤엽의 연관성

제하기 때문이다.

멜라닌세포자극호르몬melanocyte-stimulating hormone; MSH은 멜라닌세포에 있는 막고정 수용체와 결합하여 멜라닌 합성을 유도한다. MSH의 구조는 ACTH의 구조와 비슷하여, 이 두 호르몬이 과다하게 분비되면 피부가 검게 변한다. MSH의 조절 기전이 확실히 밝혀지지 않았지만, 시상하부에서 분비된 두 개의 조절호르몬의 작용에 의해 MSH의 분비가 촉진되거나 억제된다.

뇌하수체 뒤엽에서 분비되는 호르몬

항이뇨호르몬antidiuretic hormone; ADH은 집합세관 세포에 있는 막고정 수용체와 결합하여 집합세관에 의한 수분 재흡수를 증가시킨다. 그 결과 소변량이 감소한다. ADH가 많이 분비되면 혈관수축을 유도할 수도 있다. 따라서 가끔 *바소프레신 vasopressin*이라고 불리기도 한다. 뇌하수체 뒤엽에서 ADH 분비가 감소하면 많은 양의 묽은 소변이 생산된다.

ADH 분비가 부족해지면 많은 양의 묽은 소변이 생산되는 요붕증diabetes insipidus이 생길 수 있다. 질병이 심해져서 하루에 수 리터(L)의 소변을 보기 전까지는 요붕증을 잘 인지하지 못한다. 소변량이 많이 증가하면 체액의 농도가 증가하고 칼슘, 나트륨과 칼륨 같은 중요한 전해질이 소변으로 소실될 수 있다. 알코올이 이뇨제의 역할을 하는 것으로 알려진 것은 알코올이 ADH 분비를 억제하기 때문이다.

관련된 질환

뇌하수체저하증 hypopituitarism

한 아기가 태어났는데, 소아과 의사는 그 아이를 검사하다가 성장호르몬, 갑상샘호르몬과 부신겉질호르몬의 농도가 낮은 것을 발견하였다. 이는 뇌하수체 앞엽의 비정상적인 발생 때문이었다. 다행히도, 뇌하수체 앞엽에서 분비되는 필수 호르몬을 주사로 주입할 수 있었다. 예를 들어, 성장호르몬, 갑상샘호르몬, 코르티솔과 알도스테론(또는 관련된 물질들)을 주사할 수 있어서 뇌하수체의 기능이 저하되어도 이들이 호르몬의 기능을 대신할 수 있다. 뇌하수체 앞엽에서 TSH와 ACTH를 분비하지 못하기 때문에 이 아이의 갑상샘과 부신은 호르몬을 분비하지 못한다. 생식호르몬은 이 아이가 사춘기가 되기 전까지는 필요하지 않다. 성장호르몬이 없으면 이 아이의 성장은 많이 감소할 것이다. 갑상샘호르몬이 없다면, 신진대사, 성장과 신경 발생이 비정상적이 된다. 코르티솔과 알도스테론은 혈압을 유지하는 데 필수적인 호르몬이기 때문에 이들이 부족해지면 이 아이는 생존하지 못하게 된다.

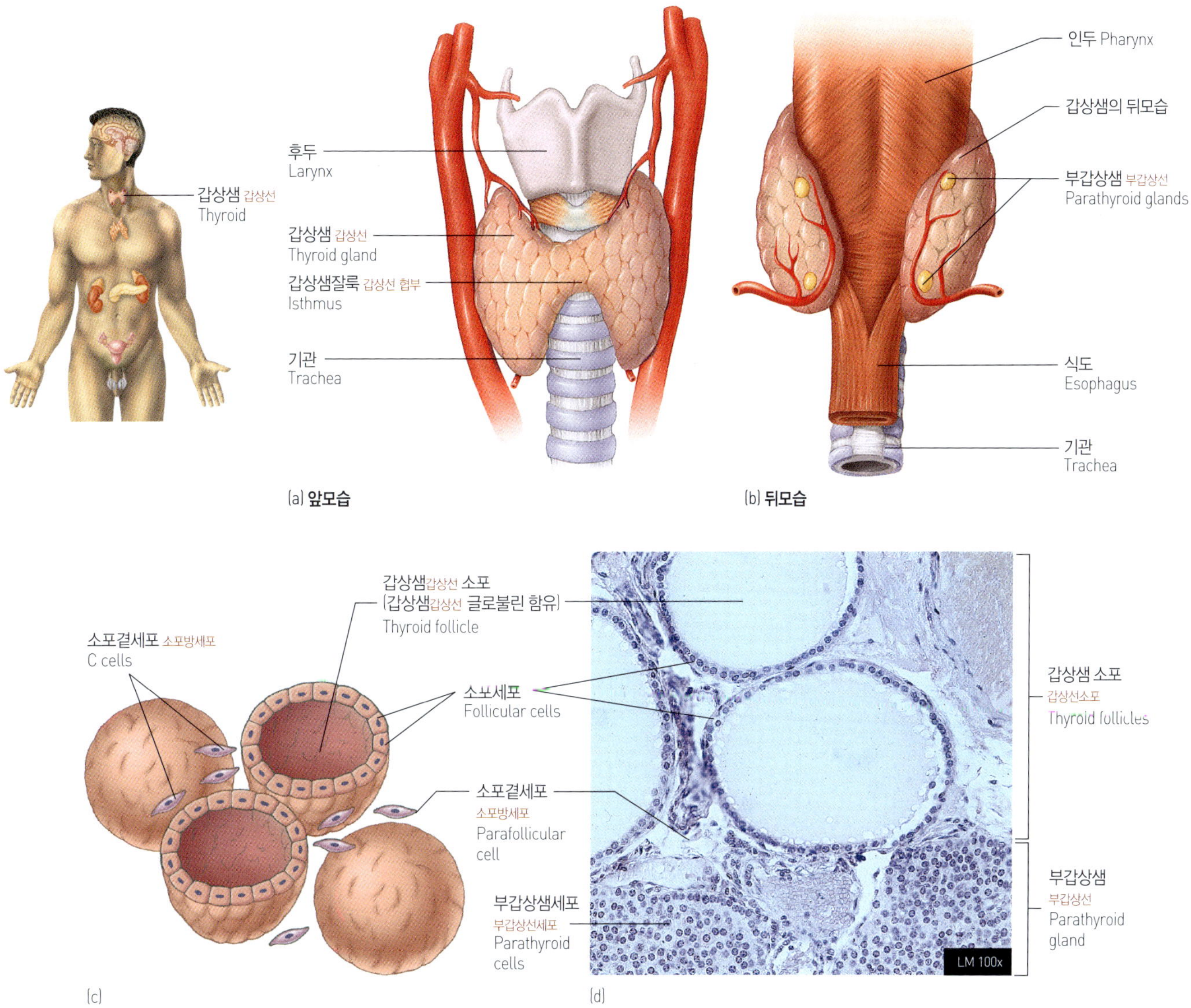

그림 14.8 갑상샘과 부갑상샘

(a) 갑상샘의 앞모습.
(b) 네 개의 작은 부갑상샘이 갑상샘의 뒤면에 묻혀 있다.
(c) 갑상샘소포와 소포곁세포를 3차원으로 표현한 모습.
(d) 갑상샘과 부갑상샘 조직의 현미경 사진.

옥시토신oxytocin은 자궁의 민무늬근육에 있는 막고정 수용체와 결합하여 자궁의 수축을 유도하고, 수유기 여성의 젖샘꽈리에 있는 민무늬근육을 수축시켜 젖이 분비되도록 한다. 옥시토신을 상업적으로 정제한 피토신은 출산 과정에 자궁수축을 유발하기 위해 사용되거나 출산 이후 자궁혈관을 수축시키키 위해 사용될 수 있다.

갑상샘

갑상샘갑상선, thyroid gland은 **잘록**협부, isthmus이라는 좁은 띠로 연결된 두 엽으로 구성된다. 엽들은 후두 바로 아래, 그리고 기관의 양 옆쪽에 위치한다(그림 14.8a·b). 갑상샘은 크기가 큰 내분비샘 중 하나이며 결합조직 피막에 둘러싸인 혈관이 풍부한 기관이다. 갑상샘의 주기능은 갑상샘호르몬을 분비하는 것이다. **갑상샘호르몬**갑상선호르몬, thyroid hormones은 세포 내 수용체와 결합하여 대사율을 조절한다(표 14.2). 갑상샘호르몬은 단순입방상피로 구성된 작은 공 모양의 갑상샘 소포에서 생산되어 저장되어 있다(그림 14.8c·d). **갑상샘 소포**갑상선 소포, thyroid fonicles는 갑상샘호르몬에 부착된 일종의 단백질인 갑상샘 글로불린으로 채워져 있다. 소포들 사이는 모세혈관을 함유하고 있는 성긴결합조직그물이 있고, 그 속에 칼시토닌을 분비하는 소포곁세포(C 세포)가 흩어져 분포하고 있다.

갑상샘호르몬의 분비는 시상하부와 뇌하수체에서 생산된 호르몬에 의해 조절된다. 시상하부는 갑상샘자극호르몬분비호르몬(TRH)을 분비하고, 이 분비호르몬은 뇌하수체 앞엽을 자극하여 갑상샘자극호르몬(TSH)이 분비되도록 자극한다(그림 14.9). TSH는 갑상샘에서 갑상샘호르

1 시상하부의 신경세포가 TSH 분비호르몬을 혈액으로 분비하여 시상하부-뇌하수체 문맥계통을 거쳐 뇌하수체 앞엽으로 이동한다.

2 TSH 분비호르몬은 뇌하수체 앞엽을 자극하여 TSH를 분비시키고, TSH는 순환계통을 통해 갑상샘으로 이동한다.

3 TSH는 갑상샘호르몬(T_3과 T_4)의 방출을 증가시켜서 순환계통으로 분비시킨다.

4 T_3과 T_4는 표적 조직의 반응을 생산한다.

5 T_3과 T_4는 시상하부와 뇌하수체 앞엽에 억제성 효과를 나타내서 TSH 분비호르몬과 TSH의 분비를 감소시킨다.

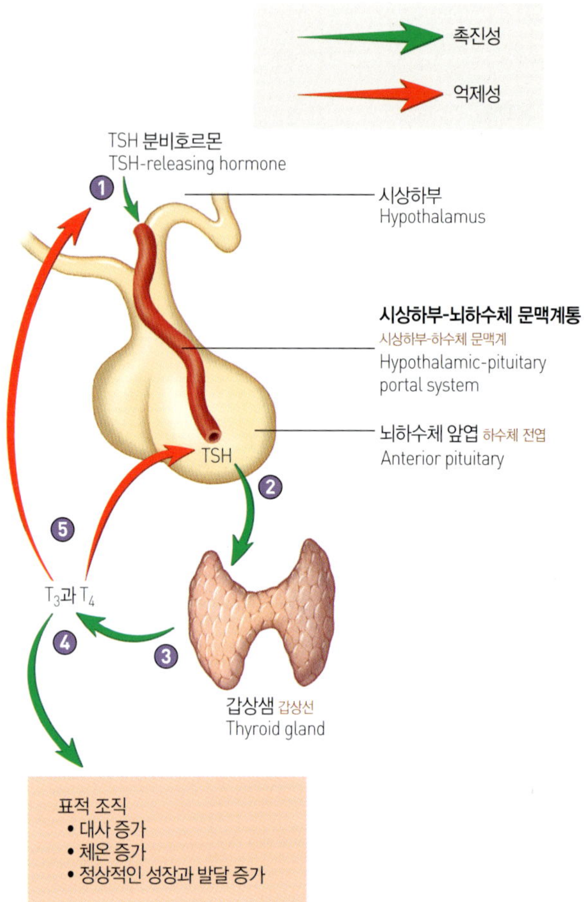

그림 14.9 갑상샘호르몬(T_3과 T_4) 분비의 조절

몬을 분비하게 자극한다. 하루 단위로 일어나는 혈액의 TSH 농도는 작은 변동을 나타내며, 밤에 약간 더 농도가 높다. TSH 농도가 증가하면 갑상샘호르몬의 분비가 증가하고, TSH 농도가 감소하면 갑상샘호르몬의 분비가 감소한다.

갑상샘호르몬은 시상하부와 뇌하수체에 음성 되먹임 작용을 하여, 증가한 갑상샘호르몬은 시상하부의 TRH 및 뇌하수체의 TSH의 분비를 감소시킨다. 감소한 갑상샘호르몬은 추가적인 시상하부의 TRH 및 뇌하수체의 TSH의 분비를 유도한다. 음성 되먹임 작용 때문에 갑상샘호르몬의 혈중 농도는 작은 변동을 나타낸다. 그러나 음성 되먹임 작용이 소실되면 TSH가 지나치게 분비되어, 갑상샘의 크기가 커지게 되어 **갑상샘종**갑상선종, goiter이 발생할 수 있다. 갑상샘종의 한 종류는 갑상샘호르몬의 원료인 요오드 섭취량이 매우 낮아서 생긴다. 원료가 부족하여 갑상샘호르몬의 혈중 농도가 낮아지기 때문에 TRH와 TSH 분비가 정상 농도보다 높게 증가하여 갑상샘의 크기가 많이 커진다.

갑상샘호르몬 분비가 정상적이지 않다면 성장과 발생이 정상적으로 진행되지 않는다. 갑상샘호르몬이 정상보다 부족한 상태를 **갑상샘저하증**갑상선기능저하증, hypothyroidism이라고 한다. 영아 시기의 갑상샘저하증은 정신지체, 왜소함과 뼈대구조가 비정상적인 것을 특징으로 하는 **크레틴병**cretinism을 유도할 수 있다. 성인에 있어서, 갑상샘저하증은 대사율의 감소, 무력감, 일상활동 능력의 감소와 **점액부종**myxedema으로 나타날 수 있다. 점액부종은 피부밑조직에 액체와 다른 분자들이 축적되는 것이다. 갑상샘호르몬이 정상 보다 증가된 상태를 **갑상샘항진증**갑상선기능항진증, hyperthyroidism이라고 하며, 대사율의 증가, 극심한 신경질적 반응과 만성 피

관련된 질환

항이뇨호르몬 부적합분비증후군

Willy 씨는 맹장수술을 받고 회복 중이다. 수술 후 3일째부터 입맛이 없어지고, 식욕도 없고, 피로 및 무력감, 복통과 구토가 발생하였다. 검사결과 Willy 씨의 콩팥이 너무 많은 수분을 보유하고 있었다. 소변량이 감소하고 농도가 진해졌으며 혈중 나트륨 농도가 낮아졌다(저나트륨혈증). 이러한 상황은 수술 후에 가끔 생기며 그 원인은 항이뇨호르몬의 분비가 비정상적으로 증가했기 때문이다. Willy 씨의 경우, 나열했던 증상들이 나타난 것은 저나트륨혈증이 신경계통에 영향을 주었기 때문이다. 수분 섭취를 제한하면서 고농도 생리식염수를 주사하여 혈중 나트륨 농도를 정상으로 회복시키면 이와 같은 상태에서 곧 회복할 수 있다.

로감이 생길 수 있다. **그레이브스병**Graves disease은 갑상샘항진증의 한 종류이며, 면역계통에서 TSH의 구조 및 기능과 비슷한 단백질을 생산하여 갑상샘호르몬의 분비를 끊임없이 자극한다. 그레이브스병은 흔히 눈이 돌출되는 **눈돌출증**안구돌출증, exophthalmos이 동반된다("그레이브스병" 참조).

갑상샘이 갑상샘호르몬을 합성하기 위해서는 요오드가 필요하고, 요오드는 갑상샘 소포에 의해 흡수된다. 갑상샘호르몬 중 하나인 **티록신**thyroxine, *tetraiodothyronine*은 네 개의 요오드 원자를 함유하고 있어서 약자로 T_4로 표시한다. 다른 갑상샘호르몬인 **삼요오드티로닌**triiodothyronine은 세 개의 요오드 원자를 함유하고 있어서 약자로 T_3로 표시한다. 만약 요오드가 충분하게 섭취하지 못하게 되면 갑상샘호르몬의 분비(T_3와 T_4의 합성)가 감소한다.

심화학습 2

그레이브스병에서 생산된, TSH를 닮은 비정상 단백질은 음성 되먹임 작용에 대하여 반응하지 않는다. 이 비정상 단백질이 갑상샘의 구조와 기능에 미치는 영향을 생각해 보고, 시상하부와 뇌하수체 앞엽의 호르몬 분비에 미치는 영향을 생각해 보자.

갑상샘은 소포곁세포에서 **칼시토닌**calcitonin이라는 호르몬도 분비한다(그림 14.8c). 칼시토닌은 혈중 칼슘의 농도가 너무 높을 때 분비되어 칼슘 농도가 정상 범위로 감소하도록 유도한다(그림 14.10). 칼시토닌은 뼈파괴세포에 있는 막고정 수용체와 결합하여 뼈파괴세포를 억제하여 뼈에서 칼슘이 방출되는 속도를 감소시킨다. 칼시토닌은 음식물에 포함된 고농도의 칼슘의 소화흡수를 방해하며, 오줌으로 칼슘배설을 촉진한다. 다른 칼슘 조절기전이 칼시토닌 부족에 대한 보상작용을 하기 때문에 칼시토닌이 부족하다고 해서 혈중 칼슘의 농도가 장시간 증가된 채로 유지되지 않는다.

부갑상샘

네 개의 작은 **부갑상샘**부갑상선, parathyroid gland은 갑상샘의 뒤벽에 묻혀 있으며(그림 14.8b·d), 혈중 칼슘 농도를 조절하는 데 필수적인 **부갑상샘호르몬**부갑상선호르몬, parathyroid hormone; PTH을 분비한다(표 14.2). 혈중 칼슘 농도를 조절하는 데 있어서 PTH가 칼시토닌보다 훨씬 더 중요한 역할을 한다. PTH의 기능은 다음과 같다:

1. PTH는 콩팥세관 세포에 있는 막고정 수용체와 결합하여 활성 비타민 D 형성을 증가시킨다. 비타민 D는 창자의 상피에서 칼슘의 흡수를 증가시킨다.
2. PTH는 뼈모세포에 있는 수용체와 결합한다. 이후에 뼈모세포에서 분비된 물질은 뼈파괴세포의 활성도를 증가시켜서 뼈 조직에서 칼슘이 순환계통으로 분비되도록 유도한다.
3. PTH는 콩팥세관 세포에 있는 수용체와 결합하여 칼슘이 소변으로 빠져나가는 속도를 감소시킨다.
4. PTH는 표적 조직에 작용하여 혈중 칼슘 농도를 정상이 되도록 증가시킨다.

비타민 D는 피부에 있는 전구물질로부터 생산되어 간과 콩팥에서 변형된다. 자외선에 의한 피부작용은 비타민 D의 합성의 첫 단계이이며, 끝단계는 PTH에 의해 콩팥이 자극되는 것이다. 비타민 D는 음식으로도 섭취할 수 있다.

심화학습 3

비타민 D 결핍증이 있으면 왜 뼈가 약해지는지를 생각해 보자.

혈중 칼슘 농도가 감소하면 PTH의 분비를 자극한다(그림 14.10). 예를 들어, 칼슘 섭취가 많이 부족하거나 비타민 D 결핍증이 있으면 혈중 칼슘 농도가 감소하여 PTH의 분비가 증가한다. 증가한 PTH는 뼈에서 칼슘이 방출되는 속도를 증가시킨다. 혈중 칼슘 농도가 정상 범위에서 유지되지만, 뼈의 칼슘 방출이 장기간 지속되면 뼈의 밀도가 감소하여 뼈엉성증골다공증이 유도되거나 노인의 경우 뼈가 쉽게 부러질 수도 있다.

혈중 칼슘 농도가 증가하면 PTH의 분비가 감소한다(그림 14.10). 감소한 PTH 분비는 혈중 칼슘의 농도를 감소시킨다. 또한, 증가한 칼슘 농도는 칼시토닌의 분비를 자극하기 때문에 칼슘의 농도가 감소한다.

PTH 분비 속도가 비정상적으로 높은 것을 **부갑상샘항진증**부갑상선기능항진증, hyperparathyroidism이라고 하며, 원인 중 하나는 부갑상샘에 생긴 암이다. 증가한 혈중 PTH는 뼈의 칼슘 방출을 증가시켜서 혈중 칼슘 농도를 높인다. 그 결과 뼈가 약해지고, 변형되고 쉽게 부러질 수 있다. 추가적으로, 혈중 칼슘 농도가 증가되면 신경과 근육세포의 흥분성이 감소하여 피로감과 근무력증이 생길 수 있다. 지나치게 높아진 혈중 칼슘은 연조직에 침착하여 염증을 유도할 수 있고, 콩팥에서는 신장결석콩팥돌이 생길 수 있다.

PTH 분비 속도가 비정상적으로 낮은 것을 **부갑상샘저하증**부갑상선기능저하증, hypoparathyroidism이라고 하며, 손상이나 갑상샘 제거 수술에 의해 발생할 수 있다. 감소한 혈중 PTH는 뼈 재흡수 속도와 비타민 D 형성 속도를 감소시켜서 혈중 칼슘 농도를 감소시킨다. 혈중 칼슘 농도가 낮아진 것에 반응하여, 신경과 근육세포는 보다 흥분한 상태가 되어 자발적인 활동전위를 생산하여 근육경련이나 강축이 생길 수 있다. 심각한 강축이 생겨서 호흡근육이 마비될 수도 있다.

부신

부신adrenal gland은 콩팥 위에 위치한 작은 샘이며(그림 14.11a, 표 14.2), 안쪽 부분인 **부신속질**부신수질, adrenal medulla과 바깥쪽 부분인 **부신겉질**부신피질, adrenal cortex로 구성된다. 부신속질과 부신겉질은 분리된 내분비샘의 기능을 한다.

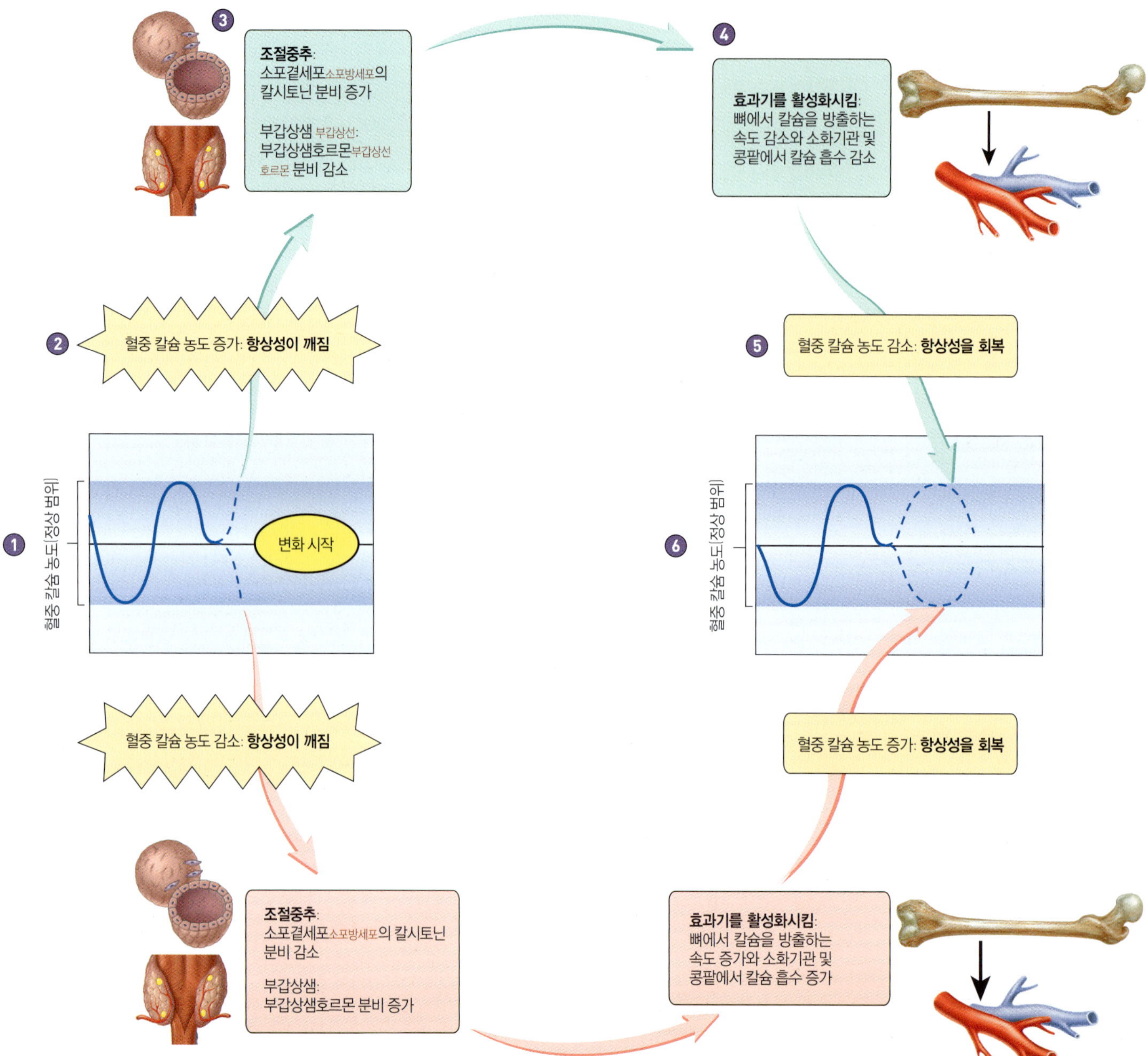

항상성 그림 14.10 혈중 칼슘 농도의 조절

(1) 혈중 칼슘 농도가 정상 범위에 머무른다.
(2) 혈중 칼슘 농도가 증가하여 정상 범위를 벗어난다.
(3) 소포곁세포와 부갑상샘 세포는 증가한 혈중 칼슘 농도를 감지한다. 소포곁세포는 칼시토닌을 분비하고 부갑상샘은 부갑상샘호르몬의 분비를 감소한다.
(4) 뼈 재흡수가 감소하고 소화기관 및 콩팥에서 칼슘의 흡수가 감소된다.
(5) 그 결과, 혈중 칼슘 농도가 감소하여 정상 범위로 되돌아온다.
(6) 항상성이 회복된다. 혈중 칼슘 농도가 감소하였을 때의 반응은 빨간색 화살표를 따라가면서 관찰한다.

부신속질

부신속질에 분비되는 주요 호르몬은 **에피네프린**epinephrine 또는 *아드레날린*adrenaline이다. 적은 양의 **노르에피네프린**norepinephrine도 분비된다. 흥분하거나 육체적 활동을 할 때 활성화되는 교감신경의 자극에 반응하여 부신속질은 에피네프린과 노르에피네프린을 분비한다(그림 14.12). 이 호르몬들은 표적 조직의 막고정 수용체와 결합한다. 스트레스와 낮은 혈당 농도도 교감신경 자극을 증가시켜 부신속질의 자극을 유도한다. 에피네프린과 노르에피네프린이 활발한 육체활동을 준비하는 역할을 하기 때문에 에피네프린과 노르에피네프린은 **맞섬도피**fight-or-flight 호르몬이라고도 한다. 부신속질에서 분비된 호르몬의 주요한 영향은 다음과 같다.

1. 간에서 당원을 포도당으로 분해하는 속도를 증가시켜 포도당을

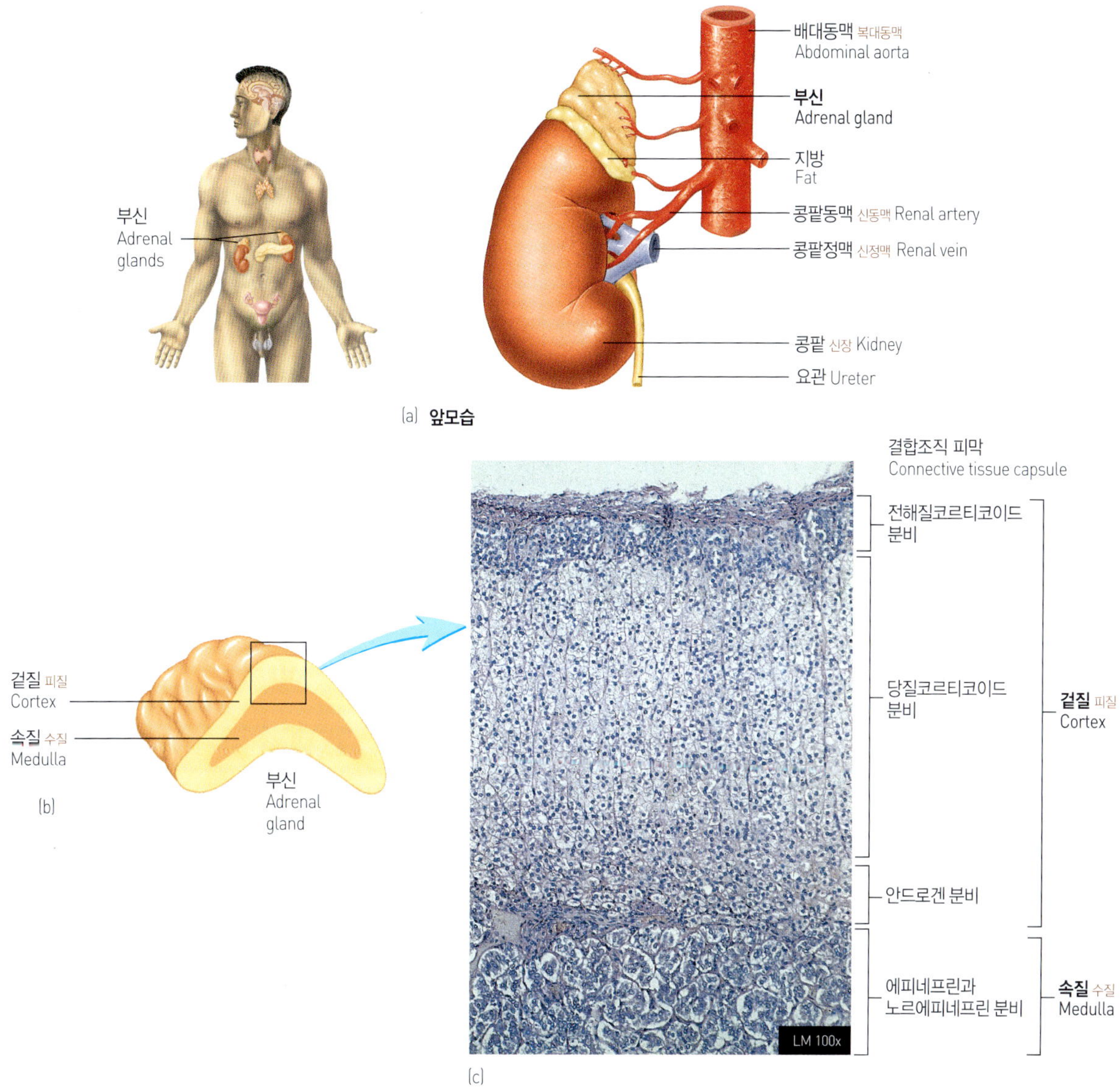

그림 14.11 부신의 해부학과 조직학적 특징

(a) 부신은 콩팥의 위쪽에 위치한다. (b) 부신은 바깥쪽인 겉질과 안쪽인 속질로 구성된다. (c) 겉질은 피막으로 둘러싸여 있다.

혈액으로 보내고, 지방세포에서 지방산의 분비를 증가시킨다. 증가된 포도당과 지방산은 증가한 대사율을 유지하도록 돕는다.

2. 심장박동 수를 증가시켜 혈압을 상승시킨다.
3. 소화장기와 피부에 분포하는 동맥의 혈관수축은 증가시키고, 뼈대근육에 분포하는 동맥의 혈관 이완을 유도한다. 따라서 소화장기와 피부로 가는 혈류가 감소하여 이 들의 기능이 감소하며, 뼈대근육으로 가는 혈류가 증가하여 뼈대근육의 기능이 항진된다.
4. 소화장기와 피부에 분포하는 동맥의 혈관수축에 의해 혈압이 상승한다.
5. 뼈대근육, 심장근육 및 신경조직의 대사율을 증가시킨다.

부신속질에서 분비된 호르몬은 교감신경계통의 영향을 강화시킨다. 따라서 부신속질은 교감신경과 함께 육체활동을 준비시키고, 맞섬도피 반응과 위급한 상황에 대처하는 반응을 생산한다.

부신겉질

부신겉질은 전해질코르티코이드, 당질코르티코이드와 안드로겐이라는 세 가지 스테로이드호르몬을 분비한다.

부신겉질의 바깥쪽인 토리층에서 혈액량을 조절하고 혈중 칼륨(K^+)과 나트륨(Na^+)의 농도를 조절하는 **전해질코르티코이드** mineralocorticoid가 분비된다. **알도스테론** aldosterone이 주요한 호르몬이다(그림 14.13). 알도스테론은 주로 콩팥에 있는 수용체와 결합하지만 창자, 땀샘과 침샘에도 영향을 준다. 알도스테론은 나트륨과 수분(H_2O)이 더 많이 보유되도록 유도

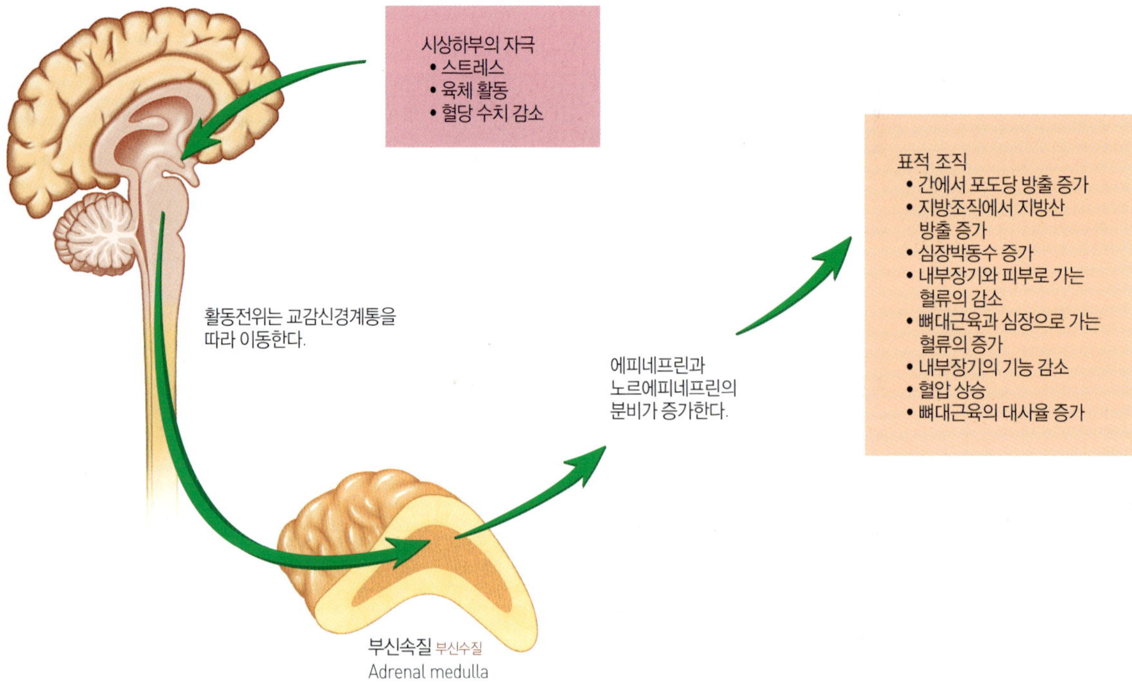

그림 14.12 부신속질 분비의 조절

스트레스, 육체 활동과 혈당 수치 감소에 의해 시상하부가 자극되어 활동전위를 발생하여 교감신경계통을 거쳐 부신속질로 활동전위를 전달한다. 이에 반응하여 부신속질은 에피네프린과 소량의 노르에피네프린을 순환계통으로 분비한다. 이 호르몬들은 육체 활동을 준비하는 여러 가지 효과를 나타낸다.

하고 칼륨이 제거되는 속도를 증가시킨다.

혈중 칼륨과 나트륨 농도가 부신겉질에 직접 작용하여 알도스테론 분비에 영향을 준다. 부신은 나트륨 농도 변화보다 칼륨 농도 변화에 훨씬 더 민감하다. 혈중 칼륨 농도가 증가하거나 나트륨 농도가 감소하면 알도스테론의 분비 속도가 증가한다.

혈압의 변화는 간접적으로 알도스테론 분비 속도에 영향을 준다. 혈압이 낮아지면 콩팥에서 **레닌**renin의 분비가 유도된다. 레닌은 효소로 작용하여 혈중에 있는 **안지오텐시노겐**angiotensinogen을 **안지오텐신 I**angiotensin I으로 전환시킨다. **안지오텐신전환효소**angiotensin converting enzyme는 안지오텐신 I을 **안지오텐신 II**angiotensin II로 전환시킨다. 안지오텐신 II는 혈관수축을 유도하고 부신겉질에서 알도스테론 분비를 증가시킨다. 알도스테론은 나트륨과 수분이 더 많이 보유되도록 유도하여 혈액량을 증가시킨다(그림 14.13). 혈관수축과 혈액량의 증가에 의해 혈압이 상승한다.

심화학습 4

알도스테론 분비가 감소하면 나트륨 및 칼륨, 그리고 혈압이 어떻게 변할게 되는지 생각해 보자.

부신겉질의 중간층인 다발층에서 혈중 영양소 농도를 조절하는 **당질코르티코이드**glucocorticoid가 분비된다. 주요한 당질코르티코이드호르몬은 단백질과 지방을 분해하여 에너지원으로 전환시키는 속도를 증가시키는 **코르티솔**cortisol이다. 예를 들어, 코르티솔은 간에서 아미노산을 포도당으로, 지방조직에서 지방을 지방산으로 전환하는 것을 유도한다. 포도당과 지방산은 조직이 흡수하여 에너지원으로 사용한다. 코르티솔은 단백질이 아미노산으로 분해되는 것도 유도한다.

코르티솔은 염증과 면역반응을 감소시킨다. 코르티솔이 변형된 것으로 생각되는 **코르티손**cortisone은 손상에 의한 염증을 감소시키는 약물로 사용되며, 류마티스관절염과 천식 같은 비정상적인 면역반응에서 면역반응과 염증반응을 감소하는 데 사용되기도 한다.

스트레스가 많은 상태에서는 코르티솔을 많이 분비하여 에너지원을 많이 준비하고 제공한다. 그러나 스트레스 받는 기간이 길어지면 면역계통이 억제되어 감염에 잘 걸릴 수도 있다(「임상에서 활용하기」 '호르몬과 스트레스' 참조).

뇌하수체 앞엽에서 분비된 부신겉질자극호르몬(ACTH)은 부신겉질세포에 있는 막고정 수용체와 결합하여 코르티솔의 분비를 조절한다(그림 14.14). 혈당이 낮아지면 코르티솔의 분비가 증가한다. 낮은 혈당은 시상하부에 작용하여 ACTH-분비호르몬의 생산을 자극하고, 이 호르몬의 자극에 의해 뇌하수체 앞엽에서 ACTH가 분비된다. ACTH는 코르티솔의 분비를 자극한다. ACTH가 없다면, 부신겉질은 위축되고 코르티솔을 분비하는 능력을 소실하게 된다.

심화학습 5

코르티손은 심한 알레르기, 광범위한 염증 또는 자가면역질환을 앓고 있는 사람에게 약물로 사용된다. 그런데 코르티손을 장기간 복용하면 부신겉질이 손상된다. 왜 부신겉질이 손상되는지 생각해 보자.

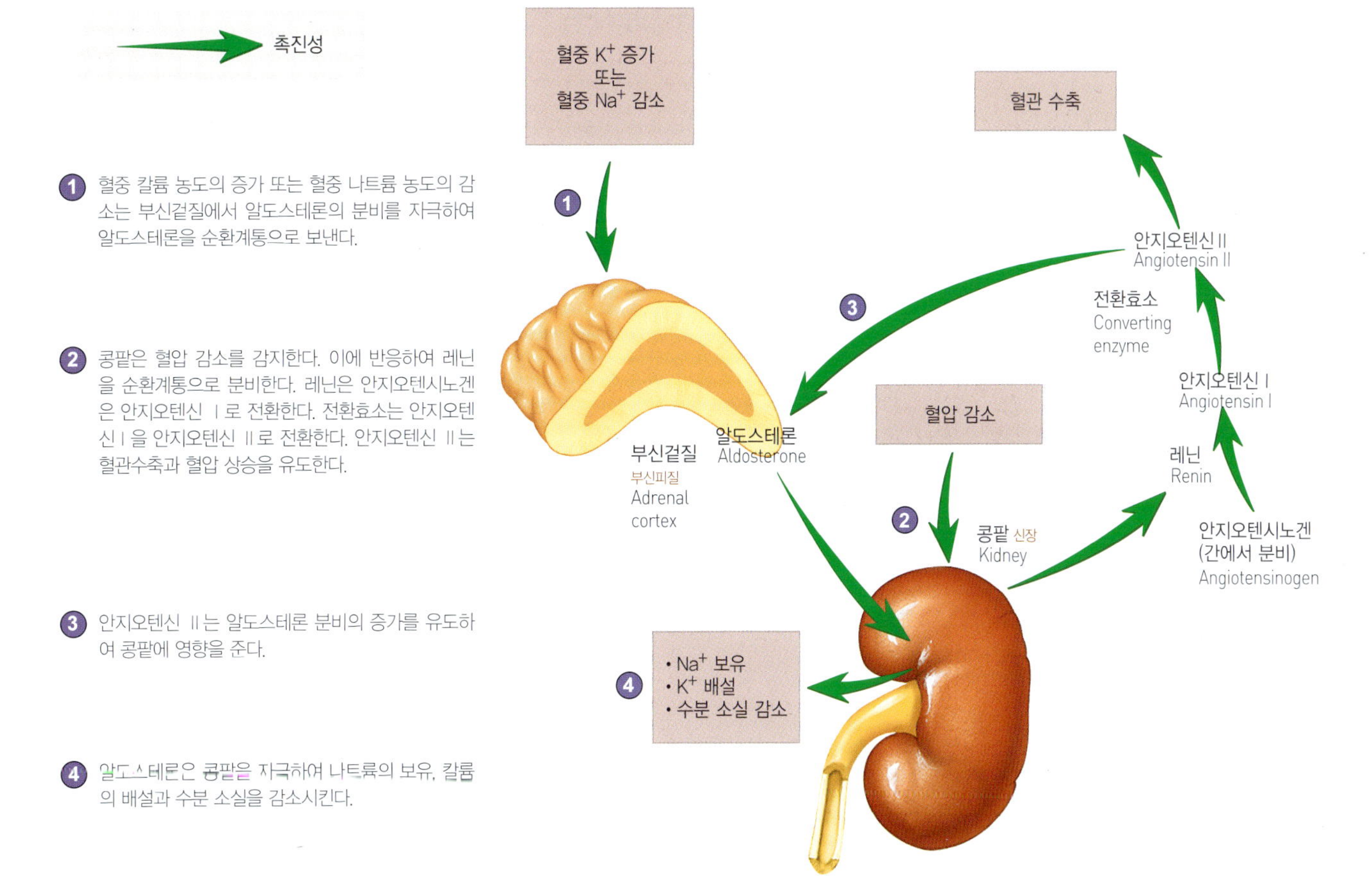

그림 14.13 부신겉질에서 알도스테론의 분비 조절기전

부신겉질의 안쪽층인 그물층에서 남성 성징의 발생을 자극하는 **안드로겐**androgen을 분비한다. 남녀 모두 적은 양의 안드로겐이 부신겉질에서 분비된다. 안드로겐은 성인 남성의 경우 대부분 고환에서 분비된다. 성인 여성에서, 부신 안드로겐은 여성의 성욕구에 영향을 준다. 부신겉질에서 분비되는 성호르몬이 비정상적으로 많아지면 남녀 모두 남성적 특징이 더 과장되어 나타난다. 이런 상태는 사춘기까지만 나타난다.

이자, 인슐린과 당뇨병

이자췌장, pancreas의 내분비 부분은 이자의 외분비 부분에 흩어져 존재하는 **이자섬**췌도, pancreatic islets, islets of Langerhans이 담당하고 있다(그림 14.15). 이자섬은 인슐린과 글루카곤을 분비하여 혈중 포도당의 농도를 조절한다(표 14.3). 이자섬의 **알파세포**alpha cell는 글루카곤을 분비하고, **베타세포**beta cell는 인슐린을 분비한다.

혈당을 정상 범위로 유지하는 것은 매우 중요하다(그림 14.16). 신경계통의 주 에너지원이 포도당이기 때문에 낮은 혈당은 신경계통의 기능상실을 유도한다. 혈당이 감소하면, 지방과 단백질을 분해하여 대체 에너지원으로 제공한다. 지방이 분해되면, 간은 지방산을 **케톤**ketone으로 전환하여 혈액으로 분비한다. 혈당이 너무 낮으면, 지방의 분해산물인 지방산과 케톤이 증가하면서 체액의 pH가 정상보다 감소하는 **산증**acidosis이 유도된다. 단백질은 간에서 아미노산으로 분해되어 포도당을 합성하는 데 사용된다.

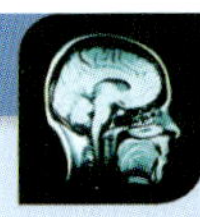

관련된 임상질환

제2형 당뇨병

지난 6개월 동안 두 번의 요로감염을 경험한 60세의 과체중인 Kandy 씨는 최근 들어 피곤하고 무기력함을 느꼈다. 또한 글씨가 잘 안보여 안경을 새로 맞추려 안경점에 방문했는데, 시력 검사자는 Kandy 씨에게 혈당을 검사할 수 있는 의사를 찾아가라고 권해 주었다. 혈액검사 결과는 고혈당과 고지혈증으로 나타났다. 추가적인 검사를 끝낸 뒤, Kandy 씨의 주치의는 그녀가 제2형 당뇨병을 앓고 있다고 알려 주었다. 제2형 당뇨병은 비정상적인 인슐린 수용체 또는 인슐린 수용체에 대한 비정상적인 반응 때문에 인슐린에 대한 조직의 민감도가 감소한 것이다. 그 결과, 인슐린은 포도당이 간, 뼈대근육 및 지방조직으로 들어가는 것을 유도하지 못하게 된다. Kandy 씨의 치료법으로 탄수화물과 지방을 포함한 음식물을 제한하고 운동량을 늘이는 것을 고려해야 한다. 비만인 사람은 정상 체중인 사람보다 제2형 당뇨병이 걸릴 확률이 10배나 높다. 고혈당에 의한 임상증상은 반복되는 감염, 시력의 변화와 피곤함 등이다.

임상에서 활용하기

호르몬과 스트레스

스트레스, 손상 또는 분노는 신경계통과 내분비계통에서 특이한 반응을 유도할 수 있다. 스트레스는 시상하부에 영향을 주고, 시상하부를 통해 교감신경계통이 활성화된다. 교감신경은 심장박동 수와 혈압을 증가시키고, 소화장기로 가는 혈류를 줄여 뼈대근육으로 보내며 뼈대근육의 대사율을 높이는 등 육체적 활동을 준비하도록 유도한다. 부신속질에서 에피네프린이 분비되어 교감신경을 강화시킨다 .

또한, 스트레스는 시상하부를 자극하여 ACTH-분비호르몬을 생산하게 자극하고, ACTH는 부신겉질에 작용하여 당질코르티코이드의 분비를 유도한다. 당질코르티코이드호르몬은 혈당을 증가시키고 단백질과 지방 분해를 증가시켜서, 활용 가능한 영양소의 생산을 자극한다.

스트레스가 짧게 지속되면 스트레스에 반응하는 능력은 적응이 가능하지만, 장기간 스트레스에 노출되면 스트레스에 대한 반응이 달라질 수 있다. 장기간 스트레스는 고혈압, 심장병, 궤양, 면역기능의 억제, 심리 상태의 변화 등을 유도할 수 있다. 스트레스가 육체 활동을 준비하도록 유도하지만, 스트레스가 유도되는 상황에서 육체 활동을 증가하는 것이 부적할 경우가 많다. 바이오피드백, 명상 또는 이완요법 같이 스트레스를 감소하려는 방법들은 만성 스트레스에 노출된 사람에게 도움이 되는 경우가 많다. 적당한 휴식, 이완과 규칙적인 운동이 건강을 유지하는 데 중요하고 스트레스 상황에 대한 반응에도 중요한다.

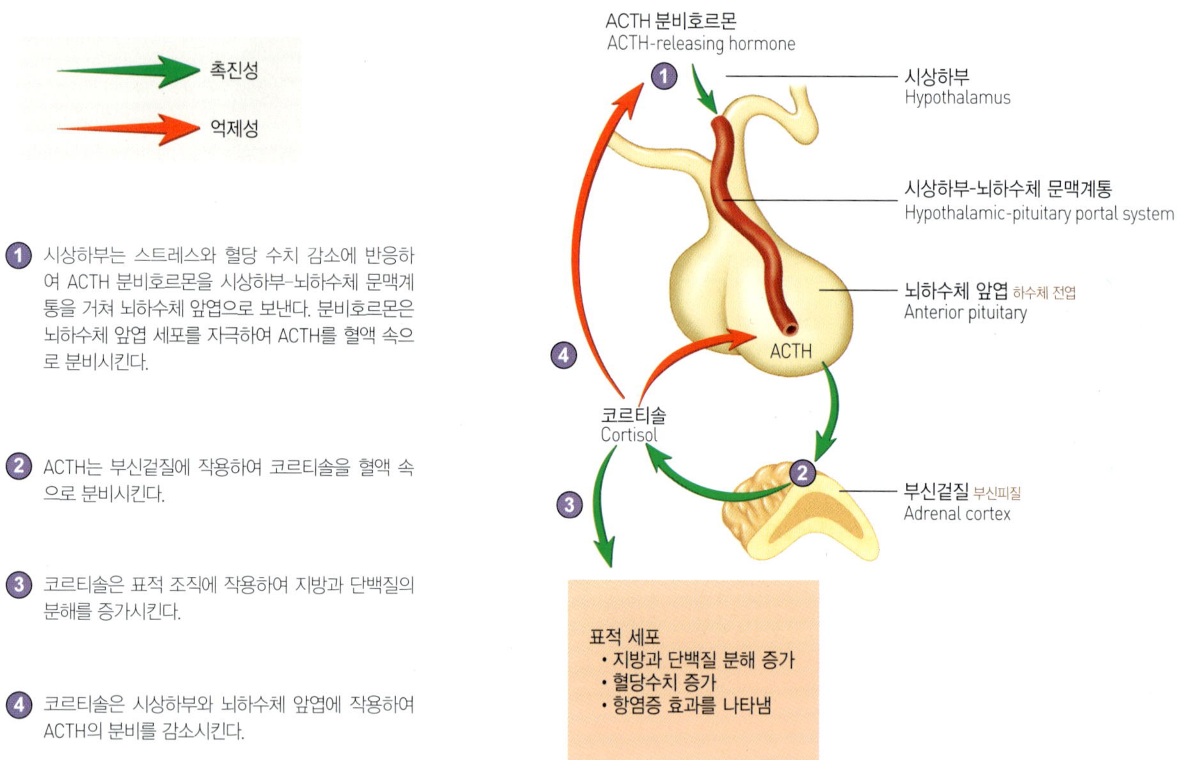

그림 14.14 부신겉질에서 코르티솔의 분비 조절기전

만약 혈당이 너무 높으면, 콩팥은 포도당을 함유하고 있는 대량의 소변을 생산한다. 수분의 소실이 많아져서 탈수가 생길 수 있다.

호르몬인 **인슐린**insulin은 증가된 혈당과 부교감신경 자극에 반응하여 베타세포에서 분비되며, 혈중 아미노산 농도가 증가해도 인슐린의 분비가 자극된다. 혈당이 감소되거나 육체적 활동을 할 때 이자가 교감신경의 자극을 받을 때 인슐린의 분비가 감소하며, 인슐린 분비가 감소하면 혈당이 유지되어 뇌로 적당한 포도당을 제공할 수 있고 저장된 지방산과 포도당을 대사시킬 수 있게 된다.

간, 지방세포, 근육과 시상하부에서 식욕을 조절하는 **포만중추**satiety center가 인슐린의 주요 표적 조직이다. 인슐린은 막고정 수용체와 결합하여 조직에서 포도당과 아미노산을 섭취하는 속도를 증가시킨다. 포도당은 당원 또는 지방으로 전환되고, 아미노산은 단백질을 합성하는 데 사용된다. 표적 조직에 대한 인슐린의 영향을 표 14.3에 정리하였다.

당뇨병diabete mellitus은 여러 원인에 의해 발병한다. 제1형 당뇨병(인슐

그림 14.15 이자의 구조
이자의 내분비 부분은 흩어져 존재하는 이자섬으로 구성된다. 알파세포는 글루카곤을 분비하고, 베타세포는 인슐린을 분비한다. 이자의 외분비 부분은 이자섬을 감싸며, 관을 통해 소장으로 이동하는 소화효소를 생산한다. 특수 염색을 하지 않은 조직학 사진에서 알파세포와 베타세포가 구별되지 않는다.

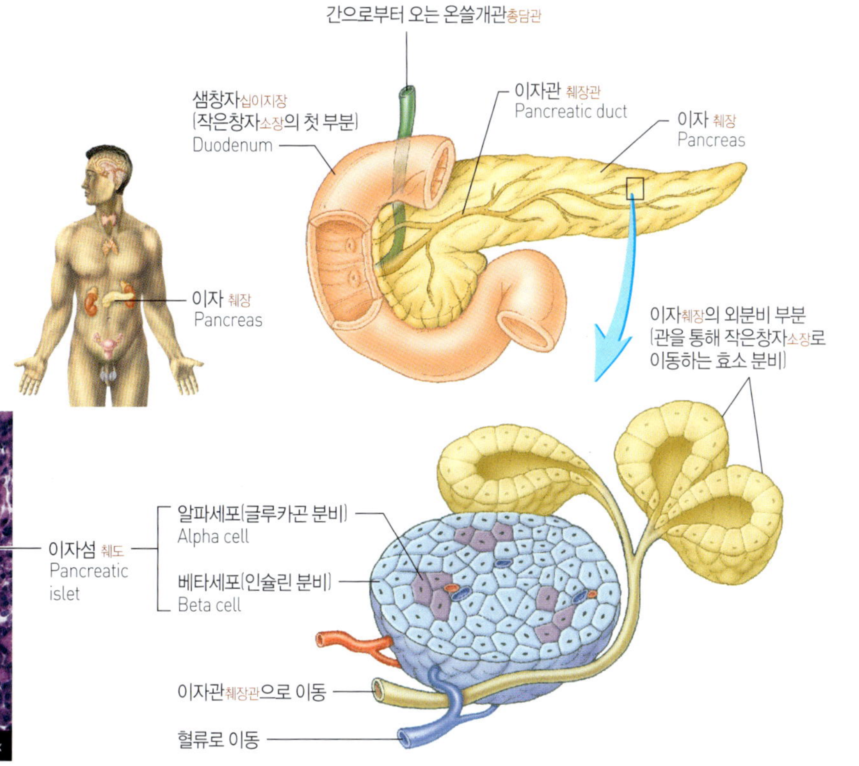

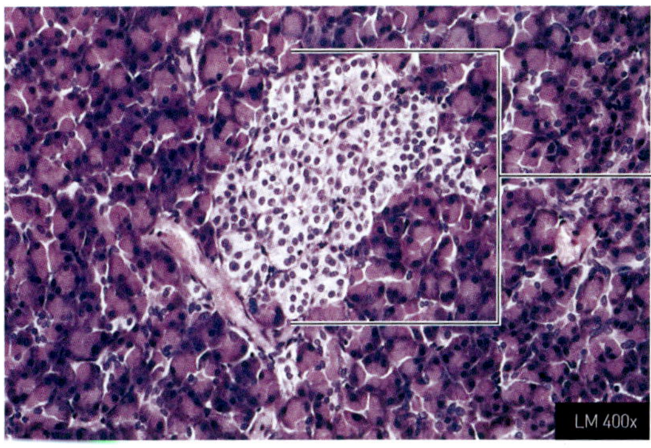

표 14.3	인슐린과 글루카곤이 표적 조직에 미치는 영향	
표적조직	**인슐린에 대한 반응**	**글루카곤에 대한 반응**
뼈대근육, 심장근육, 연골, 뼈의 섬유모세포, 혈액세포, 젖샘	포도당 흡수와 당원 합성이 증가. 아미노산의 흡수가 증가	큰 효과가 없음
간	당원 합성이 증가. 포도당 사용 증가	당원 분해를 증가시켜 포도당을 혈액으로 분비시킴. 아미노산을 활용한 포도당 합성을 증가. 지방산의 대사를 증가
지방세포	포도당 흡수, 당원 합성 및 지방 합성 증가	고농도는 지방의 분해를 유발
신경계통	포만중추로 포도당 흡수 증가. 그 밖에는 큰 효과가 없음	효과가 없음

린 의존 당뇨병)은 이자에서 분비되는 인슐린의 양이 너무 적은 것이고, 제2형 당뇨병(인슐린 비의존 당뇨병)은 표적 세포의 인슐린 수용체 수가 부족하거나 수용체에 결함이 있어 인슐린에 대한 정상적인 반응하지 못하는 것이다.

제1형 당뇨병에서, 인슐린이 없어서 조직은 효과적으로 포도당을 세포 속으로 흡수하지 못해서 혈당이 매우 높은 **고혈당증**hyperglycemia이 유발된다. 인슐린이 없어서 뇌의 포만중추로 포도당이 들어가지 못하기 때문에, 포만중추는 혈당이 매우 낮은 것으로 착각하게 되어 식욕이 왕성해진다. 과다한 포도당은 소변으로 배출되면서 소변량을 매우 증가시킨다. 소변량이 증가되어 탈수와 갈증을 느끼게 된다. 혈당이 매우 높음에도 불구하고, 지방과 단백질이 분해되어 대사의 에너지원으로 사용되며, 이에 따라 산증과 케톤증이 발생한다. 또한 무기력증을 나타낼 수도 있다. 혈당을 조절하기 위해서 반드시 정기적으로 인슐린 주사를 맞아야 한다. 다행히도 유전공학 기술이 발달하여 합성 인슐린을 활용할 수 있게 되었다. 한편, 인슐린이 너무 많아서 혈당이 너무 낮아지게 되면, 포도당이 주요 에너지원인 뇌가 기능상실에 빠져서 지남력장애, 경련 또는 의식의 소실 같은 인슐린 쇼크가 유발될 수 있다.

글루카곤glucagon은 혈당이 낮아졌을 때 알파세포에서 분비되며, 주로 간에 있는 막고정 수용체와 결합하여 간에 저장된 당원을 포도당으로 전환시킨다. 전환된 포도당은 혈액으로 분비되어 혈당을 증가시킨다. 식후 혈당이 올라가면 글루카곤의 분비가 줄어든다.

심화학습 6

탄수화물이 풍부한 식사를 하고 난 직후에 인슐린과 글루카곤의 분비 속도는 어떻게 될지 생각해 보자. 그 후 12시간 동안 식사를 하지 않으면 인슐린과 글루카곤의 분비는 어떻게 변할지 생각해보자.

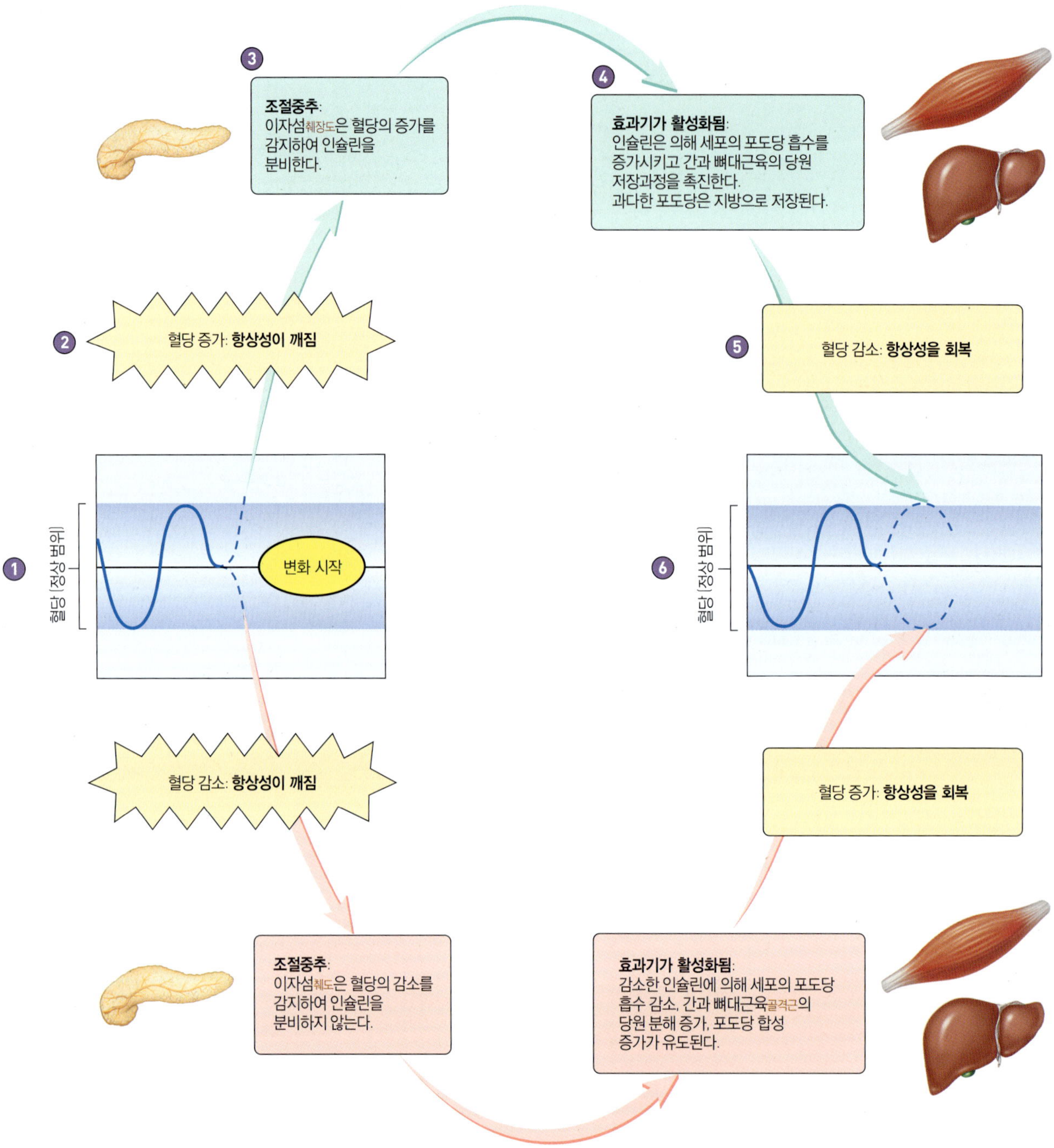

항상성 그림 14.16 혈당의 조절

(1) 혈당이 정상 범위에 머무른다.
(2) 혈당이 증가하여 정상 범위를 벗어난다.
(3) 이자섬은 증가한 혈당에 반응하여 인슐린을 분비한다.
(4) 인슐린이 조직에 있는 수용체와 결합하면 포도당을 흡수한다.
(5) 그 결과, 혈당이 감소하여 정상 범위로 되돌아온다.
(6) 항상성이 회복된다. 혈당이 감소하였을 때의 반응은 빨간색 화살표를 따라가면서 관찰한다.

인슐린과 글루카곤은 함께 혈당을 조절한다(그림 14.16). 혈당이 증가하면, 인슐린 분비가 증가하고 글루카곤 분비가 감소한다. 혈당이 감소하면, 인슐린 분비속도가 줄어들고 글루카곤 분비속도가 증가한다. 에피네프린, 코르티솔과 성장호르몬도 영양소를 조절할 수 있다. 혈당이 낮아지면, 에피네프린과 코르티솔은 단백질과 지방을 분해하여 포도당의 합성을 유도하고, 성장호르몬은 단백질의 분해를 느리게 하고 지방의 분해를 빠르게 한다. 소마토스타틴 somatostatin은 델타세포에서 분비되며, 글루카곤과 인슐린의 분비를 억제하여 포도당 대사를 조절한다.

고환과 난소

고환은 정자를 생산하고 난소는 난자를 생산하는 것 이외에도 성호르몬을 생산한다. 고환과 난소에서 생산된 호르몬은 성징의 발생에 중요한 역할을 담당한다. 남성과 여성의 구조적 및 기능적 차이와 생식능력은 성호르몬에 의해 달라진다(표 14.2).

남성의 주요 성호르몬은 고환에서 분비되는 **테스토스테론**testosterone이다. 테스토스테론은 남성 생식기관의 성장과 발생, 근육의 크기 성장, 체모의 성장, 목소리 변화와 남성의 성욕구를 담당한다.

여성의 성징에 영향을 주는 **에스트로겐**estrogen과 **프로게스테론**progesterone이라는 두 개의 성호르몬은 난소에서 분비된다. 이 호르몬들은 여성 생식계통의 발생과 기능에 기여하고 여성 성징에 기여한다. 또한 유방의 크기 성장과 지방 분포에 영향을 주어 엉덩부위, 유방 및 넓적다리부위의 모양에 영향을 준다. 게다가, 여성의 월경주기는 난소에서 분비되는 에스트로겐과 프로게스테론의 분비 주기에 의해 조절된다.

황체형성호르몬(LH)과 난포자극호르몬(FSH)은 난소와 고환의 호르몬 분비를 자극한다. 시상하부에서 생산된 생식샘 자극 호르몬 분비 호르몬(GnRH)이 뇌하수체 앞엽의 LH와 FSH의 분비를 자극한다. 그 다음 LH와 FSH는 난소와 고환의 호르몬 분비를 자극한다. 난소와 고환에서 분비된 호르몬은 시상하부와 뇌하수체 앞엽에 음성 되먹임 작용을 한다. 생식기능을 조절하는 이 호르몬의 작용은 제17장에서 자세히 다루기로 한다.

가슴샘

가슴샘흉선, thymus은 가슴안의 위쪽에 위치하며(그림 14.1, 표 14.2), 면역계통의 기능에 있어서 매우 중요한 기관이다. 가슴샘은 T 세포라는 백혈구의 발생을 돕는 **티모신**thymosin이라는 호르몬을 분비한다. T 세포는 외부 미생물의 감염에 대응하여 우리 몸을 보호한다. 가슴샘은 어렸을 때 중요한 기능을 한다. 만약 신생아가 가슴샘이 없이 태어난다면, 면역계통이 정상적으로 성장하지 못해서 감염에 대응하지 못하게 된다(제11장 참조).

솔방울샘

솔방울샘송과체, pineal gland는 소나무 열매 모양을 닮은 작은 구조물로 뇌의 시상의 위쪽 및 뒤쪽에 위치하며(제6장 참조), LH와 FSH의 분비를 억제하는 **멜라토닌**melatonin이라는 호르몬을 분비한다(표 14.2). 따라서 멜라토닌은 생식계통의 기능을 억제한다. 또한 낮의 길이가 짧으면 멜라토닌 분비가 증가하지만, 낮의 길이가 길어지면 멜라토닌 분비가 감소한다. 다시 말해 빛 자극이 적어지면 멜리토닌이 많이 분비되어 졸음이 오고 빛 자극이 많아지면 멜라토닌이 적게 분비되어 각성상태가 된다. 한편, 멜라토닌이 사춘기의 시작에 중요한 영향을 준다는 연구결과도 있다.

심화학습 7

암종은 솔방울샘의 멜라토닌 분비능력을 파괴할 수도 있다. 멜라토닌이 분비되지 않으면 젊은 사람의 생식계통에 어떤 영향을 주게 되는지 생각해보자.

14.7 그 밖의 호르몬

학습성과

A. 위와 작은창자에서 분비되는 호르몬 기술
B. 프로스타글란딘과 적혈구형성인자의 기능 이해

위와 작은창자를 덮고 있는 상피에서 위, 이자와 간에서 소화효소가 분비되는 것을 자극하는 호르몬이 분비된다. 이 호르몬은 음식물이 위와 작은창자에 있을 때만 분비된다. 작은창자에서 분비되는 호르몬은 위에 있는 음식물이 작은창자로 이동하는 속도를 조절하는 것을 돕는다(제13장 참조).

프로스타글란딘prostaglandin; PG은 조직 속에 광범위하게 분포하여 세포 내 신호를 전달하는 기능을 한다. 프로스타글란딘은 일반적인 호르몬과는 달리 혈액을 통해 먼 거리를 이동하지 않고 주로 자가분비 또는 주변분비를 하는 화학적 신호이다(표 14.1). 따라서 PG의 효과는 생산된 조직 속에서 나타난다. PG는 혈관에 있는 민무늬근육은 이완되지만 출산과정에서 자궁의 민무늬근육을 수축시킨다. 자궁을 수축시키는 PG의 기능 때문에 PG는 유산을 유도하는 약물로도 사용된다. PG는 염증반응에서도 역할을 한다. PG는 손상된 세포에서 분비되어 혈관이완, 국소적 종창과 통증을 유발한다. 혈소판에서 분비된 PG는 정상적인 혈액응고 과정에 필수적인 요소이다. 아스피린 같은 항염제와 항진통제는 PG 합성을 방해하는 효과가 있어서 통증과 염증을 감소시키고 고통스런 자궁의 수축을 예방하며 두통을 치료할 수 있게 된다.

콩팥은 낮아진 산소 농도에 반응하여 **적혈구형성인자**erythropoietin라는 호르몬을 분비한다. 적혈구형성인자는 골수에 작용하여 적혈구의 생산을 증가시킨다(제8장 참조).

임신한 여성에서, 태반은 임신을 유지하고 젖샘 발생을 자극하는 중요한 호르몬을 생산한다. 호르몬은 에스트로겐, 프로게스테론과 황체형성호르몬과 비슷한 구조와 기능을 지닌 **사람융모생식샘자극호르몬**사람융모성선자극호르몬, human chorionic gonadotropin; hCG이 태반에서 분비된다.

14.8 노화가 내분비계통에 미치는 영향

학습성과

A. 노화가 내분비계통에 미치는 중요한 변화 나열

노화가 내분비계통에 미치는 변화는 내분비샘의 분비기능이 점점 감소하는 것이다. 그 이유는 노인이 되면 육체적 활동이 줄어들기 때문이다.

나이가 들어 운동량이 감소하면 성장호르몬의 분비도 감소한다. 감소한 성장호르몬 때문에 뼈와 근육의 부피가 감소하고 지방조직이 증가한다. 노화의 속도를 줄이기 위해 성장호르몬을 주사하는 것도 효과가 없는 것을 밝혀졌고, 오히려 부작용만 심해진다고 한다.

멜라토닌 분비의 감소는 노인의 수면주기에 영향을 준다. 또한 성장호르몬과 테스토스테론의 감소도 노인의 수면주기에 영향을 주는 것으로 알려져 있다.

나이가 들어감에 따라 갑상샘호르몬의 분비가 약간 감소하며, 면역계통에 의해 갑상샘이 손상되기도 한다. 노인 여성의 약 10% 정도에서 갑상샘호르몬의 분비가 감소한 것을 경험하고, 노인 남성은 여성보다 발생빈도가 낮다.

노인의 콩팥에서는 레닌이 활발하게 분비되지 못해서 혈압이 감소한 것에 대한 반응 능력이 감소한다.

생식호르몬의 분비가 점차 감소하고, 여성의 경우 폐경을 경험하게 된다(제17장 참조).

가슴샘에서 티모신 분비가 감소하여, 기능성 림프구의 생산이 적어져서 면역계통의 효율이 감소한다. 나이가 들수록 감염에 잘 걸리거나 암에 잘 걸리게 된다.

칼슘의 섭취와 칼슘에 대한 흡수능력이 감소하고 비타민 D가 부족해지면서 부갑상샘호르몬의 분비가 증가한다. 그 결과 뼈가 약해질 수 있다.

대부분의 사람에서 나이가 들어간다고 해도 혈당을 조절하는 능력이 감소하지 않는다. 다만, 체중이 증가된 사람에게서 제2형 당뇨병이 발생하는 빈도가 증가한다.

단원 요약

14.1 화학적 소통의 원칙

1. 화학전령의 네 가지 분류는 자가분비, 주변분비, 신경전달물질과 내분비이다.
2. 내분비의 화학전령은 호르몬이라고 한다.

14.2 내분비계통의 기능

1. 내분비계통은 항상성에 기여하는 주요한 열 가지 조절기능을 지니고 있다.

14.3 내분비계통의 특징

1. 내분비계통은 혈액 속으로 호르몬을 분비하는 내분비샘과 특화된 내분비세포를 포함한다.
2. 호르몬은 혈액으로 분비되어 먼 거리를 지나 표적 조직에 가서 특이한 수용체와 결합하여 표적 조직의 변화를 유발하는 화학전령이다.

14.4 호르몬

호르몬의 화학적 속성

1. 호르몬은 지용성과 수용성이란 두 개의 화학적 범주로 나뉜다.
2. 지용성 호르몬은 스테로이드호르몬, 갑상샘호르몬과 지방산 유도체를 포함한다.
3. 수용성 호르몬은 단백질호르몬, 펩티드호르몬과 아미노산 유도체를 포함한다.
   - 수용성 호르몬은 혈액 속을 자유롭게 순환한다.
   - 단백질분해효소는 혈액 속의 단백질호르몬과 펩티드호르몬을 분해하며, 분해산물은 소변으로 배출된다. 그런데 어떤 수용성 호르몬은 탄수화물과 결합하는 화학적 변형을 통해 자신의 수명을 연장시킨다.

14.5 호르몬 분비의 조절

호르몬 분비의 자극

세 종류의 자극, 즉 체액성 자극, 신경성 자극과 호르몬성 자극이 호르몬 분비를 증가시킨다.

1. 체액성 자극은 혈중 포도당과 칼슘 농도 같은 특이 물질의 혈중 농도에 대해 민감하게 반응하여 호르몬 분비가 자극되는 것이다.
2. 신경성 자극은 스트레스나 운동 상황에서 발생한 신경세포의 활동전위에 직접 반응하여 호르몬 분비가 유도되는 것이다. 다른 호르몬의 분비를 유도하는 시상하부에서 생산된 호르몬을 분비호르몬이라고 한다.
3. 호르몬성 자극은 내분비계통 흔하게 관찰되며 어떤 호르몬이 다른 호르몬의 분비를 자극하는 것이다. 뇌하수체 앞엽에서 생산되어 다른 내분비샘을 자극하는 호르몬을 자극호르몬이라고 한다.

단원 요약

호르몬 분비의 억제

호르몬 분비를 자극하는 것도 중요하지만 호르몬 분비를 억제하는 것도 중요하다.

1. 체액성 물질은 호르몬 분비를 억제할 수 있다.
2. 신경성 자극은 호르몬 분비를 방해할 수 있다.
3. 억제호르몬은 호르몬 분비를 방해할 수 있다.

혈중 호르몬 농도의 조절

혈중 호르몬 농도를 조절하는 데는 음성 되먹임과 양성 되먹임이라는 두 가지 기전이 있다.

1. 음성 되먹임은 호르몬 분비가 어느 정도 충분해지면 더 이상 호르몬 분비가 되는 것을 방해한다.
2. 양성 되먹임은 일정 시간 동안 호르몬 분비를 자극하는 자가촉진계통이다.

14.6 내분비샘과 내분비샘에서 분비되는 호르몬

1. 내분비계통은 도관이 없는 내분비샘으로 구성된다.
2. 내분비계통의 샘은 한 가지 이상의 기능을 수행한다.

뇌하수체와 시상하부

1. 뇌하수체는 깔때기를 통해 시상하부와 연결되어 있다. 뇌하수체는 앞엽과 뒤엽으로 구별된다.
2. 뇌하수체 앞엽은 시상하부-뇌하수체 문맥계통을 거쳐 시상하부에서 분비된 호르몬에 의해 조절된다.
3. 뇌하수체 뒤엽은 시상하부에서 뇌하수체 뒤엽으로 연결된 축삭이 전달한 활동전위의 조절을 받는다.
4. 뇌하수체 앞엽에서 분비된 호르몬은 성장호르몬(GH), 갑상샘자극호르몬(TSH), 부신겉질자극호르몬(ACTH), 황체형성호르몬(LH), 난포자극호르몬(FSH), 젖분비호르몬과 멜라닌세포자극호르몬(MSH)이다.
5. 뇌하수체 뒤엽에서 분비된 호르몬은 항이뇨호르몬(ADH)과 옥시토신이다.

갑상샘

갑상샘은 조직의 대사율을 조절하는 갑상샘호르몬과 혈중 칼슘 농도 조절을 돕는 칼시토닌을 분비한다.

부갑상샘

부갑상샘 혈중 칼슘 농도를 조절하는 부갑상샘호르몬을 분비한다. 활성 비타민 D도 혈중 칼슘 농도 조절을 돕는다.

부신

1. 부신속질은 주로 에피네프린을 분비하고 약간의 노르에피네프린도 분비한다. 이 호르몬들은 육체 활동을 준비하는 것을 돕는다.
2. 부신겉질은 세 종류의 호르몬을 분비한다.
   a. 당질코르티코이드(코르티솔)는 염증을 감소시키고 지방과 단백질을 분해하여 활용 가능한 에너지원을 제공한다.
   b. 전해질코르티코이드(알도스테론)는 혈중 나트륨과 칼륨의 농도를 조절하고 수분의 재흡수를 조절한다. 콩팥에서 분비되는 레닌은 안지오텐신 II와 알도스테론 생산을 증가시켜 혈압을 상승시킨다. 이 호르몬들은 혈관수축을 유도하고, 콩팥에서 나트륨과 수분의 재흡수를 항진시킨다.
   c. 부신 안드로겐은 여성의 성욕을 증가시키지만, 남성에서는 눈에 띄는 영향을 주지 못한다.

이자, 인슐린과 당뇨병

1. 이자는 증가된 혈당과 아미노산에 반응하여 인슐린을 분비한다. 인슐린은 지방조직, 간과 뼈대근육에서 포도당과 아미노산을 흡수하는 속도를 증가시킨다.
2. 이자는 감소한 혈당에 반응하여 글루카곤을 분비하고, 글루카곤은 간에서 혈액으로 포도당을 분비하는 속도를 증가시킨다.

고환과 난소

1. 고환은 테스토스테론을 분비하고, 난소는 에스트로겐과 프로게스테론을 분비한다. 이 호르몬들은 생식과정을 조절한다.
2. 뇌하수체 앞엽에서 분비된 황체형성호르몬과 난포자극호르몬은 고환과 난소의 호르몬 분비를 조절한다.

가슴샘

가슴샘은 면역계통의 기능을 항진시키는 티모신을 분비한다.

솔방울샘

솔방울샘은 수면을 조절하고 시상하부에 작용하여 사춘기의 시작을

단원 요약

돕는 멜라토닌을 분비한다.

14.7 그 밖의 호르몬

1. 위와 작은창자에서 분비된 호르몬은 위, 이자와 간에서 소화효소가 분비되는 조절한다.
2. 프로스타글란딘는 지역 효과를 나타내는 호르몬으로 염증반응에 관여한다.
3. 콩팥에서 분비된 적혈구형성인자는 적혈구 생산을 자극한다.
4. 태반은 임신을 유지하는 데 필수적인 에스트로겐, 프로게스테론과 사람융모성생식샘자극호르몬(hCG)를 분비한다.

14.8 노화가 내분비계통에 미치는 영향

1. 노화와 연관된 변화는 다음과 같은 분비 기능이 점점 감소하는 것을 포함한다.
   a. 규칙적인 운동을 하지 않는 사람의 성장호르몬
   b. 멜라토닌
   c. 갑상샘호르몬(약간 감소)
   d. 생식호르몬
   e. 티모신
2. 비타민 D와 칼슘 농도가 감소하면 부갑상샘호르몬은 증가된다.
3. 가족력이 있는 사람에게서 제2형 당뇨병이 발병하는 빈도가 증가한다.

CHAPTER

15 영양소, 대사, 체온조절

15.1 영양

학습성과

A. 영양, 필수영양소, 칼로리 정의
B. 하루에 필요한 영양소 이해
C. 비타민과 무기질 이해

메뉴에서 음식을 고르거나 식사를 준비할 때 우리는 보통 음식의 영양적 가치보다는 음식의 맛을 더 따진다. 그러나 우리가 먹은 음식은 우리에게 에너지를 제공하고 새로운 분자를 만들기 위한 재료로 쓰이므로 영양에 대해 아는 것은 중요하다. 우리가 충분한 비타민을 얻지 못하거나 너무 많은 설탕과 지방을 먹으면 어떤 일이 생길까? 건강을 유지하려면 음식과 음식 보충물이 요구되고 매일 우리가 이것들을 섭취해야 한다. 어떤 음식이 음식으로 적합하지 않은 것이고, 또 어떤 음식이 좋은 것일까? 영양에 대한 기본적인 이해는 위의 질문에 대한 답을 찾고 건강에 좋은 식단을 짜는 데 도움을 줄 수 있다. 또한 이러한 이해는 좋은 해답이 없는 무의미한 질문도 있을 수 있다는 것을 알게 해준다.

영양 nutrition은 음식이 들어와 몸에서 이용되는 과정을 말한다. 이 과정에는 소화, 흡수, 운반, 대사가 포함된다. 영양학은 정상적인 몸의 기능을 수행하기 위해 필요한 음식과 음료를 연구하는 분야이다.

영양소

영양소 nutrients는 몸으로 들어와 에너지를 제공하고 새로운 분자를 만드는 재료로 사용되는 화학물질이다. 음식 안의 어떤 물질은 영양소가 아니고 섬유 덩어리로 제공된다. 영양소는 크게 6개의 범주, 즉 탄수화물, 지방, 단백질, 비타민, 무기질, 물로 나눈다. 탄수화물, 지방, 단백질은 주요 유기 영양소이고 소화과정에서 효소에 의해 더 작은 단위로 분해된다. 이렇게 분해된 물질은 에너지를 제공하기 위해 더 작은 단위로 분해되거나 새로운 탄수화물, 지방, 단백질로 만들어지기 위한 재료로 사용된다. 비타민, 무기질, 물은 분해 없이 몸으로 들어온다. 이것들은 생명을 유지하기 위해 필요한 화학반응에 참여한다. 몸은 어떤 영양소에 대해서는 상당히 많은 양을 요구하고 어떤 영양소는 아주 적은 양을 필요로 한다. 적은 양이 필요한 영양소를 **미량원소** trace elements라고 한다.

필수 영양소 essential nutrients는 몸이 아예 생산하지 못하거나 필요한 양을 만들지 못하기 때문에 반드시 섭취해야만 하는 영양소를 말한다. 필수 영양소로는 특정 아미노산과 지방, 탄수화물 중 일부가 있다. 대부분의 비타민과 무기질, 물은 필수 영양소에 해당된다. '필수'라는 말은 몸이 이 필수 영양소만을 필요로 한다는 것을 의미하지 않는다. 다른 영양소들도 필요하지만 이들이 섭취되지 않으면 필수 영양소로부터 만들어질 수 있다. 이러한 합성은 대부분 간에서 일어난다. 간은 분자들을 만들고 수송하는 능력을 가지고 있다. 균형 잡힌 식단은 몸이 정상적으로 기능할 수 있도록 충분한 영양소들이 알맞은 비율로 구성되어 있다.

미국에서는 매 5년마다 보건부 Health and Human Services와 농무부 Department of Agriculture가 함께 건강해지기 위해 먹어야 할 것을 권장하고 있다. 최근의 권장 내용은 2011년 1월에 발간한 '미국인을 위한 음식 지침서 2010'에 실려 있다. 미국 내에 비만이 증가하는 것과 관련하여 이 책에서는 두 가지 개념을 제시하고 있다. (1) 섭취하는 칼로리의 균형을 맞추고 건강한 몸무게를 유지 할 것. (2) 건강에 좋고 영양소가 풍부한 음식 섭취를 늘릴 것. 2011년 6월에 미국 농무성은 'MyPyramid'라고 불리는 적절한 음식 섭취를 알려주는 아이콘을 'MyPlate'라는 새로운 아이콘으로 바꾸었다. 'MyPlate' 아이콘은 건강한 식단을 어떻게 구성해야 하는지를 시각적으로 잘 상기시켜 준다(그림 15.1). 이 아이콘은 접시와 컵 위에 과일, 야채, 곡물, 단백질, 유제품으로 대표하는 음식을 적절한 비율로 표시하고 있다. 건강한 음식을 잘 선택하는 것이 중요하다는 것을 강조하기 위해 접시의 반은 과일과 야채로 채워져 있다. 'MyPlate' 아이콘과 함께 미국 농무성은 'ChooseMyPlate.gov'라는 웹사이트를 운영하여 건강한 식단을 구성하는 것에 대한 정보를 제공하고 있다.

건강한 식단은 건강한 삶을 열어주는 열쇠이다. 51,529명의 남자와 67,272명의 여자를 대상으로 식사 습관과 정부가 제안하는 건강 식단을 비교한 연구가 2000년에 완료되었다. 이 연구를 통해 어떤 식단이 권장 식단지침에 잘 맞는지를 확인하였다. 권장 식단을 잘 따르는 사람들과 그렇지 않는 사람들을 비교하였다. 권장 식단을 잘 따른 남자들은 그렇지 못한 남자들에 비해 약 28% 정도 심장병을 적게 앓고 있었고 약 11% 정도 만성병을 적게 앓고 있었다. 여자의 경우는 권장 식단을 잘 따르는

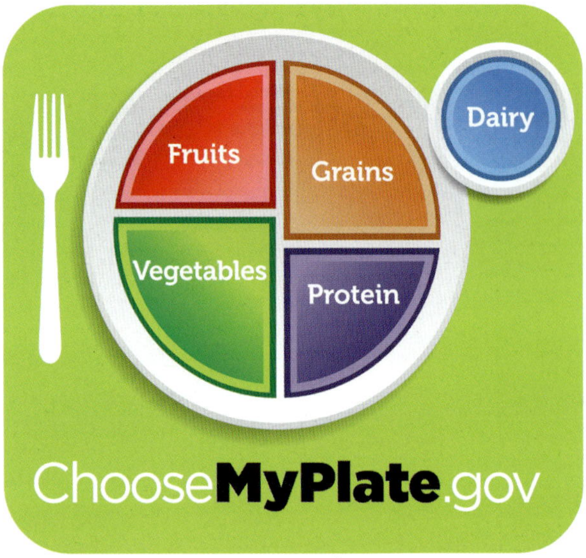

그림 15.1 'MyPlate'

'MyPlate' 아이콘은 식사 때 다섯 개의 음식 그룹으로부터 건강한 음식을 선택할 수 있도록 시각적으로 상기시켜 준다. 식사의 반은 과일과 야채로 채워져야 한다.
(미국 농무성 제공)

사람에서 약 14% 정도 심장병이 적었고, 만성병은 식단에 따른 차이가 없었다. 암 발병률은 식단에 따른 차이가 없었다.

킬로칼로리

몸이 사용하는 에너지는 특정 영양소의 화학적 결합에 담겨 있다. **칼로리** calorie; cal는 1g의 물을 1°C 올리는 데 필요한 에너지, 즉 열량을 말한다. **킬로칼로리** kilocalorie; kcal는 1,000cal이며 음식으로부터 제공되고 대사를 통해 방출되는 에너지의 양을 나타내는 단위이다. 예를 들어, 한 조각의 흰빵은 약 75kcal를 지니고 있고, 한 컵의 우유는 150kcal를 지니며, 바나나는 100kcal, 빵과 소스를 제외한 핫도그는 170kcal를 지니고 있다. 맥도날드 빅맥은 540kcal이고, 청량음료는 145kcal이다. 탄수화물 또는 단백질의 각각 1g은 몸에서 대사되면서 약 4kcal의 에너지를 방출한다. 지방 1g은 더 많은 에너지를 갖고 있으며 약 9kcal의 에너지를 방출한다. 표 15.1은 일반적인 음식이 제공하는 킬로칼로리를 나열한 것이다. 미국에서 일반적으로 섭취하는 음식은 50~60%의 탄수화물, 35~45%의 지방, 10~15%의 단백질로 구성되어 있다. 표 15.1은 각 음식별로 탄수화물, 지방, 단백질의 구성 비율을 표시하고 있다.

킬로칼로리는 종종 *칼로리*로 불리고 대문자 *C*로 표기한다. 불행하게도 이러한 사용 때문에 과학적 정의에 따른 칼로리(소문자 c를 사용)와 혼동되곤 한다. 음식 제품에 붙어 있는 열량 표기는 습관적으로 킬로칼로리를 의미하는 C 대신 칼로리는 의미하는 c를 쓰기도 한다.

탄수화물

탄수화물과 음식

탄수화물 carbohydrates에는 단당류 monosaccharides, 이당류 disaccharides, 다당류 polysaccharides가 있다(제2장 참조). 우리가 섭취하는 대부분의 탄수화물은 식물로부터 오며 젖당 lactose은 동물로부터 얻는다. 음식에 들어 있는 가장 흔한 단당류는 포도당 glucose과 과당 fructose이다. 식물은 햇빛으로부터 에너지를 얻고 이 에너지로 포도당을 만드는 데 사용한다. 포도당은 야채, 과일, 당밀, 꿀, 시럽에서 발견되고 과당은 대부분의 과일과 산딸기류에서 발견된다.

이당류인 설탕 sucrose은 하나의 포도당과 하나의 과당 분자로 이루어지며, 사탕수수와 사탕무에 많이 들어 있다. 엿당 maltose은 발아하는 곡물에 많이 들어 있고 두 개의 포도당 분자로 이루어져 있다. 젖당은 하나의 포도당과 하나의 갈락토오스 분자로 이루어져 있다.

복합 탄수화물 complex carbohydrates는 거대한 다당류로 길다란 포도당 사슬로 이루어져 있다(그림 2.11). 녹말, 글리코겐, 셀룰로오스가 이러한 다당류에 해당하며, 이들의 차이는 포도당 분자들의 배열과 서로를 연결하는 화학결합 구조이다.

녹말은 식물에서 에너지를 저장하는 분자이고 주로 야채, 과일, 곡물에 들어 있다. 글리코겐은 동물에서 에너지를 저장하는 분자이고 주로 근육과 간에 들어 있다. 셀룰로오스는 식물의 세포벽을 이룬다.

몸에서 탄수화물의 이용

소화과정을 거쳐 다당류와 이당류는 단당류로 쪼개져 혈액으로 흡수된다(제13장 참조). 사람은 녹말과 글리코겐의 포도당 분자들 사이의 결합을 깨는 효소를 갖고 있다. 그러나 셀룰로오스 소화에 필요한 효소는 가지고 있지 않으므로 식물을 요리하거나 씹어 먹어야 한다. 식물을 요리하거나 씹으면 식물의 세포벽이 깨져 세포 안의 녹말이 효소에 노출되게 한다. 소화되지 않는 셀룰로오스는 섬유 덩어리로 제공되어 대변의 부피를 늘려 배변을 쉽게 해준다.

과당과 다른 단당류는 혈액으로 흡수되고 간에서 포도당으로 전환된다. 소화관을 통해 직접 흡수되거나 간에서 합성된 포도당은 삼인산 아데노신 adenisone triphosphate; ATP을 만들기 위해 사용되는 에너지원이다. 뇌는 포도당만을 에너지원으로 사용하기 때문에 몸은 포도당의 혈중 농도를 세심히 조절해야 한다.

몸이 필요로 하는 양보다 많은 포도당을 섭취하면 남는 포도당을 결합시켜 글리코겐으로 바뀌고 근육과 간에 저장된다. 에너지가 필요할 때 글리코겐은 쪼개져 포도당이 된다. 그러나 세포는 제한된 양의 글리코겐을 저장할 수 있으므로 세포가 저장할 수 있는 양보다 많은 포도당을 섭취하면 이 포도당은 지방으로 전환되어 지방조직에 장기적으로 저장된다.

표 15. 1 식품성분

음식	양	열량(kcal)	탄수화물(g)	지방(g)	단백질(g)
유제품					
일반 우유(3.3% 지방)	1컵	150	11	8	8
저지방 우유(2% 지방)	1컵	120	12	5	8
버터	1티스푼	100	–	12	–
곡물					
흰빵	1조각	75	24	1	2
통밀빵	1조각	65	14	1	3
과일					
사과	1	80	20	1	–
바나나	1	100	25	–	1
오렌지	1	65	16	–	1
야채					
옥수수(통조림)	1컵	140	33	1	4
완두콩(통조림)	1컵	150	29	1	8
상추	1컵	5	2	–	–
샐러리	1컵	20	5	–	1
구운 감자	1개	145	33	–	4
육류 및 생선류					
갈은 쇠고기	3온스	185	–	10	23
튀긴 새우	3온스	190	9	9	17
참치(통조림)	3온스	170	–	7	24
튀긴 닭가슴살	3온스	160	1	5	26
베이컨	2조각	85	–	8	4
핫도그	1	170	1	15	7
즉석 음식					
맥도날드 에그머핀	1	300	30	12	18
맥도날드 빅맥	1	540	45	29	25
타코벨 비프 브리또 수프림	1	420	53	15	17
아비스 쇠고기 구이(보통 크기)	1	360	37	14	22
피자헛 슈퍼스프림 피자	1조각	245	29	17	14
롱존 실버피쉬	2쪽	520	32	34	24
데이어리퀸 오레오쿠키 브리자드 (중간 크기)	1	680	100	25	14
디저트					
초콜릿칩 쿠키	1	50	7	2	1
사과 파이	1쪽	135	49	14	3
소프트 아이스크림	1컵	377	38	23	7
음료					
콜라	12온스	145	37	–	–
맥주	12온스	144	13	–	–
와인	3.5온스	73	2	–	–
독주(86프루프)	1.5온스	105	–	–	–
기타					
달걀	1	80	1	6	6
마요네즈	1티스푼	100	–	11	–
설탕	1티스푼	45	12	–	–

당은 에너지원으로 사용되는 것 외에 데옥시리보핵산deoxylibonuleic acid; DNA, 리보핵산ribonucleic acid; RNA, ATP의 일부를 구성한다. 또한 당은 단백질과 결합하여 당단백질glycoprotein을 구성한다. 당단백질은 세포막의 바깥면에서 수용체 분자로 기능한다.

권장되는 탄수화물의 소비

식사지침권고위원회Dietary Guidelines Advisory Committee에 따라 **수용가능 영양소 분배범위**Acceptable Macronutrient Distribution Range; AMDR에서 탄수화물은 전체 킬로칼로리 중 45~65%를 차지한다. 탄수화물에 대해 최소로 필요로 하는 양은 알려져 있지 않지만 하루에 100g 이하의 탄수화물을 섭취하면 몸에 있는 단백질과 지방을 에너지원으로 과도하게 사용하는 결과를 초래한다. 근육은 주로 단백질로 이루어져 있기 때문에 에너지로 단백질을 사용하는 것은 근육조직이 파괴되는 것을 의미한다. 지방을 에너지원으로 과도하게 사용하면 산증acidosis을 유발할 수 있다(제16장 참조).

녹말과 같은 복합 탄수화물이 들은 음식에는 비타민과 무기질 같은 다른 가치 있는 영양소도 들어 있기 때문에 복합 탄수화물이 들어간 식사를 권장한다. 복합 탄수화물은 느린 속도로 소화되고 흡수되기 때문에 혈중 포도당의 농도가 급격히 오르거나 내려가지 않는다. 반면에 단순한 설탕의 경우 혈중 포도당 농도를 빠르게 변화시킨다. 청량음료나 사탕처럼 설탕이 많이 들어 있는 식품은 탄수화물이 풍부하지만 다른 영양소는 거의 가지고 있지 않다. 예를 들어, 청량음료는 12oz 용량에 9티스푼 분량의 설탕을 포함하고 있어 거의 설탕만으로 이루어져 있다. 이러한 식품들을 지나치게 많이 소비하면 비만에 빠지거나 치아우식이 생길 수 있다.

지방

지방과 음식

지방lipids 에는 중성지방, 스테로이드, 인지질, 지용성 비타민이 있다. **중성지방**triglycerides은 '*triglycerol*'이라고 부르기도 한다. 음식에 들어 있는 대부분의 지방은 중성지방이며 전체 지방 섭취량 중 약 95%가 중성지방이다. 중성지방 분자는 세 개의 지방산fatty acid과 하나의 글리세롤glycerol 분자로 이루어져 있다(그림 2.12). 중성지방은 그냥 지방으로 종종 언급된다. 지방이 상온에서 액체 상태이면 기름이라고 부른다. **포화지방**saturated fats은 지방산의 탄소 원자가 단일 공유결합covalent bond을 하고 있다. **불포화지방**unsaturated fats은 지방산의 탄소 원자 사이에 하나 이상의 이중결합을 하고 있다(그림 2.13). **단일불포화지방**monounsaturated fats은 이중결합을 한 개 가지고 있고, **다불포화지방**polyunsaturated fats은 둘 이상의 이중결합을 가지고 있다. 포화지방은 고기, 유제품, 달걀, 견과류, 야자유, 팜유에서 발견된다(표 15.1). 단일불포화지방은 올리브유와 땅콩기름에 들어 있고, 다불포화지방은 생선, 홍화유, 해바라기유, 옥수수유에서 발견된다.

쇼트닝과 마아가린과 같은 고체 상태의 지방은 페이스트리pastries와 같은 음식을 준비할 때 액체 상태의 지방인 기름보다 작업하기 편하다. 야채로부터 얻는 기름은 다불포화지방이 주로 들어 있다. 다불포화지방의 이중결합 수를 줄어들게 하여 포화 상태로 바꾸면 기름은 액체에서 고체 상태로 바뀔 수 있다. 불포화 기름을 포화시키기 위해 기름을 수소화hydrogenation시킬 수 있다. 수소 가스를 기름에 주입시키면 분자 모양이 변하면서 기름을 고체화시킨다. 기름은 포화가 되면 될수록 상온에서 더 단단한 형태가 된다. 이러한 과정에서 부수적으로 **트랜스 지방**trans fats이 생성된다.

일부 트랜스 지방은 동물로부터 만든 음식에서 자연적으로 발생하기도 하지만 처리를 거친 식품과 기름을 쓰는 미국인의 식단에는 트랜스지방을 많이 포함하고 있다. 트랜스 지방산은 저밀도 지질단백질low density lipoprotein의 혈중농도를 올리고, 고밀도 지질단백질high density lipoprotein의 혈중농도를 낮춘다(제13장 참조). 이러한 변화는 심혈관질환이 발병할 위험을 높인다. 2006년부터 미국의 식품의약국Food and Drug Administration; FDA은 소비자가 좋은 식품을 고를 수 있도록 식품에 포화지방과 트랜스 지방의 양을 자세히 표기할 것을 요구하고 있다.

섭취한 지방의 남은 5%는 스테로이드, 인지질을 포함한다. **콜레스테롤**cholesterol은 스테로이드(제2장 참조)로 뇌간, 간, 달걀 노른자 안에 고농도로 들어 있고 우유, 치즈, 버터, 고기에도 들어 있다. 콜레스테롤은 식물에는 발견되지 않는다. **레시틴**lecithin과 같은 인지질은 세포막을 이루는 주요 성분이고 여러 종류의 음식에서 발견된다. 레시틴을 얻을 수 있는 가장 좋은 음식은 달걀 노른자이다.

몸에서 지방의 이용

중성지방은 ATP를 만드는 데 사용되는 중요한 에너지원이다. 중성지방 1g은 1g의 탄수화물과 단백질이 내는 열량보다 두 배 이상의 열량을 제공한다. 근육세포와 같은 일부 세포는 사용하는 에너지의 대부분을 중성지방으로부터 얻는다.

섭취한 중성지방 분자는 바로 사용되지 않고 지방조직이나 간에 저장된다. 에너지가 필요할 때 저장된 중성지방은 분해된다. 중성지방의 분해산물인 지방산은 혈액으로 들어가 여러 조직으로 들어가 사용된다. 지방조직은 에너지를 저장하는 것 외에, 장기를 둘러싸고 충격을 흡수하고 보호한다. 피부 밑에 있는 지방조직은 열 손실을 막는 단열재의 역할을 한다.

콜레스테롤은 우리 몸에서 많은 기능을 하는 중요한 분자로 음식으로부터 얻을 수 있거나 간과 다른 대부분의 조직에 의해 만들어질 수

임상에서 활용하기

지방산과 혈액응고

필수지방산은 혈액응고에 영향을 주는 분자 합성에 사용된다. 리놀렌산은 혈액응고를 증가시키는 프로스타글란딘prostaglandin 생산에 사용되는 **아라키돈산**arachidonic acid으로 전환된다. 알파 리놀렌산은 혈액응고를 감소시키는 프로스타글란딘 생산에 사용되는 **에이코사펜타에노산**eicosapentaenoic acid; EPA으로 전환된다. 대부분의 프로스타글란딘은 많은 음식에 풍부하게 들어 있는 리놀렌산으로부터 합성된다. 청어, 연어, 참치, 정어리와 같은 EPA가 풍부한 음식을 먹는 사람은 EPA로부터 프로스타글란딘을 합성하는 비율이 증가한다. 일주일에 두 번 이상 이러한 음식을 먹는 사람은 혈액응고가 감소되어 그렇지 않은 사람들보다 심장마비에 빠질 위험이 적다. EPA는 생선으로부터 얻는 기름으로도 얻을 수 있지만, 별로 권장되고 있지 않다. 이 기름에는 많은 양의 콜레스테롤, 비타민 A와 D, 일반적이지 않은 지방산이 들어 있어 많이 섭취할 경우 건강을 해칠 수 있기 때문이다.

있다. 콜레스테롤은 세포막의 구성 성분이고 쓸개즙염과 다른 스테로이드 호르몬과 같은 다른 유용한 분자로 변형될 수 있다. 쓸개즙담즙, bile juice염은 지방을 유화시켜 지방의 소화와 흡수를 돕는다(제13장 참조). 스테로이드 호르몬은 에스트로겐estrogen, 프로게스테론progesteron, 테스토스테론testosteron과 같이 생식계통을 조절하는 성호르몬을 포함한다. 지방산으로부터 나오는 아이코사노이드cicosamoids는 염증 반응, 조직 수복, 민무늬근육의 수축 등의 기능에 관여한다.

인지질phospholipids은 세포막의 구성성분으로 신경세포의 축삭을 둘러싸는 말이집myelin sheath을 형성하는 데 사용된다.

권장되는 지방의 소비

지방에 대한 수용가능 영양소 분배범위(AMDR)는 성인에서 20~35%이다. 4~18세 사이의 어린이 또는 청소년 시기는 25~35%이고, 2~3세 사이의 아이는 30~35%이다. 포화지방은 전체 열량에서 10%을 넘으면 안 되고 가능한 적게 섭취해야 한다. 섭취하는 대부분의 지방은 다불포화지방과 단일불포화지방으로부터 얻어야 한다. 콜레스테롤은 하루에 300mg(달걀 노른자 1개)으로 제한하고 더 적게 먹을 것을 권하고 있다. 이러한 지침은 포화지방, 트랜스 지방과 같은 지방과 콜레스테롤을 지나치게 많이 섭취하면 심혈관질환에 걸리기 쉽다는 개념에 근거한다. 일반적인 미국인 식단은 총 열량의 35~45%를 지방으로부터 얻으므로 지방 소비를 더 줄일 것을 권고하고 있다. 표 15.1에서 지방에 대한 식품성분을 참조하길 바란다.

충분한 지방을 소비하지 않으면 몸은 탄수화물과 단백질로부터 지방을 합성할 수 있다. **리놀렌산**linoleic acid, **알파 리놀렌산**alpha linielic acid은 몸에서 합성될 수 없어 반드시 섭취해야만 하므로 **필수 지방산**essential fatty acid이라고 한다. 이 지방산은 카놀라 또는 대두와 같은 식물에서 추출한 기름에서 발견된다.

단백질

단백질과 음식

단백질proteins은 아미노산의 사슬이다(그림 2.16). 단백질은 우리가 먹는 대부분의 식물과 동물에 들어 있다(표 15.1). 몸 안의 단백질은 20 종류의 아미노산으로 구성된다. 아미노산은 두 개의 그룹인 필수 아미노산과 비필수 아미노산으로 나뉜다. 몸은 **필수 아미노산**essential amino acids을 합성하지 못하므로 반드시 음식을 통해 얻어야만 한다. 9개의 필수 아미노산은 히스티딘histidine, 이소류신isoleucine, 류신leucine, 리신lysine, 메티오닌methionine, 페닐알라닌phenylalanine, 트레오닌threonine, 트립토판tryptophan, 발린valine이다. **비필수 아미노산**none essential amino acids은 우리 몸의 단백질을 구성하는 데 필요하지만 반드시 섭취해야만 하는 것은 아니다. **완전 단백질**complete protein인 음식은 9개의 모든 필수 아미노산이 필요한 양으로 들어 있고, 불완전 단백질은 그렇지 않다. 동물의 단백질은 대부분 완전 단백질이고, 식물은 불완전 단백질이다. 완전 단백질의 예로는 붉은 고기, 생선, 닭고기, 우유, 치즈, 달걀이 있다. 불완전 단백질의 예로는 푸른잎 채소, 곡밀, 콩과 식물이 있다. 쌀과 콩과 같이 두 종류의 불완전 단백질을 같이 섭취하면 각각은 서로에게 없는 아미노산을 제공할 수 있다. 따라서 채식주의자는 음식 종류를 잘 정해야 필수 아미노산을 모두 얻을 수 있다.

몸에서 단백질의 이용

단백질은 몸에서 다양한 기능을 수행한다. 콜라겐은 결합조직에서 구조를 버티는 힘을 제공한다. 피부에서는 케라틴이 이러한 기능을 한다. 액틴과 미오신은 근육이 수축할 수 있게 해준다. 효소는 몸에서 화학반응 속도를 조절하는 것을 담당하고 단백질로 이루어진 호르몬은 많은 생리과정을 조절한다(제14장 참조). 혈액 안의 단백질은 응고인자, 분자들의 수송, pH 변화를 제한하는 완충제로 기능한다. 단백질은 세포막에서 이온통로ion channel, 운반 분자, 수용체 분자로 기능한다. 항체, 림

임상에서 활용하기 자유라디칼과 항산화제

자유라디칼 free radicals은 정상 대사에서 만들어지는 전자 하나가 없는 분자이다. 자유라디칼은 잃어버린 전자를 지방, 단백질 또는 DNA와 같은 세포 분자로부터 전자를 취할 수 있고 이럴 때 세포에 손상을 일으킨다. 자유라디칼로부터 받은 손상은 노화에 기여하거나 죽상동맥경화증 artherosclerosis, 암과 같은 질환을 일으킬 수 있다.

분자로부터 전자 하나를 잃는 현상을 산화 oxidation라고 한다. **항산화제** antioxidnats는 자유라디칼에 전자를 줌으로써 세포의 구성물이 산화되는 것을 막아주는 물질이다. 이러한 항산화제의 예로는 풋비타민 A provitamin A인 베타 카로틴, 비타민 C, E가 있다.

항산화제를 다량으로 복용하는 것이 이로운지에 대해 많은 연구들이 시도되었다. 영양권장량을 제정한 과학자들에 따르면, 지금까지 알려진 증거들은 항산화제를 다량으로 복용하는 것이 만성질환을 예방하고 건강을 증진시킨다는 주장을 지지하지 않는다고 하였다. 차라리 균형 잡힌 식사에 들어 있는 항산화제의 양이 이로울 수 있다고 하였다. 균형 잡힌 식사는 항산화제가 풍부한 과일과 채소를 포함한다.

프카인 lymphokines, 보체 complement는 면역계통에 기능하는 단백질들이다.

단백질은 에너지원으로 사용될 수 있으며 탄수화물과 비슷한 열량을 제공한다. 단백질을 과다 섭취하면 몸은 단백질로부터 에너지를 얻어 글리코겐과 지방 분자를 합성하고 저장한다. 건강한 성인이 적당한 양의 단백질을 섭취하면 단백질의 합성과 분해는 일정 비율로 이루어진다.

권장되는 단백질의 소비

단백질에 대한 수용가능 영양소 분배범위(AMDR)는 전체 열량의 10~35%이다. 표 15.1에서 단백질에 대한 식품성분을 참조하길 바란다.

비타민

비타민 vitamins은 음식 안에 아주 적은 양으로 존재하는 유기 분자이며 정상 대사에 필수적이다(표 15.2). **필수 비타민** essential vitamins은 몸에서 만들어질 수 없기 때문에 음식을 통해 얻어야 한다. 어떠한 단일 음식도 모든 필수 비타민을 제공할 수 없으므로 여러 종류의 음식을 먹어 균형 있는 식사를 해야 한다. 식단에 필수 비타민이 결여되면 결핍질환이 생길 수 있다. 비타민 K와 같은 비타민은 장내 세균에 의해 만들어지고 또 다른 비타민은 풋비타민이라 불리는 물질로부터 몸에 의해 생성되기도 한다. **풋비타민** 프로비타민, provitamin은 기능할 수 있는 비타민으로 몸에서 조립되거나 변형될 수 있는 비타민의 일부분이다. 베타 카로틴 beta carotene은 몸에서 비타민 A로 변형될 있는 풋비타민의 한 예이다. **7-디하이드로콜레스테롤** 7-dehydrocholesterol은 비타민 D로, **트립토판** tryptophan은 니아신 niacin으로 바뀔 수 있는 풋비타민이다.

비타민은 분해대사 catabolism에 의해 분해되지 않고 원래의 구조 또는 약간 변형된 구조로 사용된다. 비타민의 화학 구조가 깨지면 그 기능을 잃는다. 많은 비타민의 화학 구조는 음식을 오래 가열한 경우와 같이 열에 의해 파괴된다.

대부분의 비타민은 **보조효소** coenzymes로 기능하여 효소와 결합하여 효소가 기능을 할 수 있게 한다(제2장 참조). 비타민 B_2, B_3, 바이오틴 biotin, 판토텐산 pantothenic acid은 ATP 생성에 관여하는 화학반응에서 매우 중요한 역할을 한다. 엽산 folate과 비타민 B_{12}은 핵산 합성에 관여한다. 비타민 A, B_1, B_6, B_{12}, C, D는 성장에 필수적이다. 비타민 K는 혈액응고에 관여하는 단백질 합성에 기여한다(표 15.2).

심화학습 1

비타민이 온전한 구조로 순환계통으로 흡수되기 보다 소화과정에 의해 분해된다면 어떤 일이 생길지 생각해보자.

비타민은 지용성과 수용성이 있다. **지용성 비타민** fat-soluble vitamins에는 비타민 A, D, E, K가 있고, 이 비타민은 지방과 함께 창자에서 흡수된다. 이 비타민의 일부는 오랜 기간 동안 몸에 저장될 수 있기 때문에 너무 많이 축적되면 몸에 독소로 작용할 수 있다. 비타민 B와 C와 같은 **수용성 비타민** water-soluble vitamins은 창자에서 물과 함께 흡수되고 소변으로 배출되기 전에 짧은 시간 동안만 몸에 남아 있을 수 있다.

비타민은 20세기 초부터 확인되기 시작했다. 비타민은 구루병 rickets과 각기병 beriberi에 걸리지 않게 해주는 것으로 알려진 음식들에서 발견되었다. 1941년에 식품 및 영양국 Food and Nutrition Board이 **영양권장량** Recommended Dietary Allowances; RDAs을 제정하였다. 영양권장량은 성별과 연령대별로 거의 모든 사람들이 필요로 하는 영양소 섭취량을 알려준다. 또한 어린이와 성인, 임산부와 모유 수유자에 대한 섭취량도 제공하고 있다. 영양권장량은 매 4~5년마다 필요할 때 새로운 정보에 근거하여 갱신된다.

영양권장량은 97%의 사람들이 비타민 또는 무기질 부족으로 인해 생기는 질환에 걸리지 않도록 최소한으로 섭취해야 하는 비타민과 무기질의 양을 알려준다. 사람마다 요구량은 다를 수 있지만 영양권장량은 좋은 참고사항이다. 영양권장량보다 적게 섭취하면 영양소 결핍증에 빠질 가능성이 높아진다. 반대로 너무 많은 영양소를 섭취해도

표 15.2 주요 비타민

비타민	지용성 또는 수용성	공급원	기능	결핍 시 증상	일일 참조 섭취량(RDIs)[a]
A(레티놀)	지용성	노란 또는 푸른 채소에 들어 있는 풋비타민인 카로틴에서 변형되며 간, 달걀 노른자, 버터, 우유에서 이러한 변형이 일어남	로돕신 합성, 상피세포의 유지, 뼈와 치아의 성장에 필요	로돕신 결핍, 야맹증, 발육지연, 피부장애, 감염 확률 증가	900RE[b]
B_1(티아민)	수용성	이스트, 곡물, 우유	탄수화물, 아미노산 대사에 관여하고 성장에 필요	각기병(심장근육을 포함한 근육 쇠약, 신경염, 마비)	1.2mg
B_2(리보플라빈)	수용성	푸른 채소, 간, 발아 곡물, 우유, 달걀	플라빈 아데닌 디뉴클레오티드의 성분이고, 시트르산 회로에 관여	시력장애, 피부 균열(특히 입 주변)	1.3mg
B_3(니아신)	수용성	생선, 간, 붉은 고기, 이스트, 곡물, 완두콩, 콩, 견과류	니코틴아미드 아데닌 디뉴클레오티드의 성분이고, 당 분해와 시트르산 회로에 관여	펠라그라(설사, 피부염, 신경계통 장애)	16mg
판토텐산	수용성	간, 이스트, 푸른 채소, 곡물, 장내 세균	보조효소 A의 성분이고, 지방과 아미노산으로부터 포도당 합성과 스테로이드 호르몬 합성에 관여	신경근장애, 피로	5mg
바이오틴	수용성	간, 이스트, 달걀, 장내 세균	지방산과 핵산의 합성, 피루브산이 시트르산으로 이동하는 데 관여	정신 및 근육의 기능이상, 피로, 구역	30μg
B_6(피리독신)	수용성	생선, 간, 이스트, 토마토, 장내 세균	아미노산 대사에 관여	피부염, 발육지연, 구역	1.7mg
엽산	수용성	간, 푸른잎 채소, 장내 세균	핵산 합성, 조혈, 출생 결함 방지에 관여	큰적혈구빈혈, 척추갈림증이분척추	0.4mg
B_{12}(코발라민)	수용성	간, 붉은 고기, 우유, 달걀	적혈구 생산, 일부 핵산과 아미노산의 대사에 관여	악성빈혈, 신경계통 장애	2.4μg
C(아스코르빈산)	수용성	감귤류, 토마토, 푸른 채소	콜라겐 합성, 일반 단백질 대사에 관여	괴혈병(뼈형성의 결함, 불충분한 상처치유)	90mg
D(콜레칼시페롤, 에르고스테롤)	지용성	생선 간기름, 우유, 달걀. 풋비타민 D는 햇빛에 의해 피부에서 콜레칼시페롤로 전환됨	칼슘과 인의 사용을 증진시키고 정상 성장과 뼈와 치아의 형성에 관여	구루병(발육 문제, 약한 뼈, 골연화증, 뼈재흡수 문제)	10μg[c]
E(토코페롤, 토코트리에놀)	지용성	발아 곡물, 면씨, 야자, 쌀기름, 곡물, 간, 상추	세포막과 DNA의 산화를 방지	적혈구의 용혈	15mg
K(필로퀴논)	지용성	알파파, 간, 시금치, 채소 기름, 양배추, 장내 세균	응고인자의 합성에 필요	응고인자 지연으로 인한 과다출혈	120μg

a 4살 이상의 사람들에 대한 RDIs. IU=international units.
b RE(retinol equivalents, 레티놀당량). 1RE=1μg의 레티놀 또는 6μg의 β-카로틴.
c 1μg의 콜레칼시페롤 = 40IU의 비타민 D.

해로운 영향을 받을 수 있다. 예를 들어, 영양권장량보다 3~10배 많은 비타민 A를 장기적으로 섭취하면 뼈와 근육의 통증을 유발하고 피부 이상, 탈모, 간비대를 일으킨다. 영양권장량보다 5~10배 많은 비타민 D를 장기적으로 섭취하면 콩팥, 심장, 혈관에 칼슘이 침착된다. 하루에 비타민 C를 영양권장량의 20배인 2g 이상씩 섭취하면 위의 염증과 설사를 일으킨다.

무기질

무기질minerals은 정상 대사 기능에 필수적인 무기 영양소이다. 사람들은 무기질만 또는 다른 유기질과 함께 섭취한다. 무기질은 몸무게의 약 4~5%를 차지하고 안정막전위와 활동전위 생성, 뼈와 치아의 기계적 강도, 유기 분자와의 결합, 보조효소, 완충제, 삼투압 조절자와 같은 수많은 중요한 기능에 관여한다. 균형 잡힌 식사는 모든 필요한 무기질을 제공한다. 다만, 몇몇 상황에서는 식사만으로 무기질 섭취가 부족할 수 있다. 예를 들면, 만성 출혈 또는 양이 많은 월경을 겪고 있는 사람에게는 철 보충이 필요할 수 있다. 표 15.3에서 무기질에 대한 식품성분을 참조하길 바란다.

일일 영양가치

식품에 표기되어 있는 **일일 영양가치**daily values는 소비자가 건강한 식단을 짜고 식품 선택의 혼선을 줄이는 데 도움을 준다. 그러나 모든 영양소에 대한 일일 영양가치를 식품에 표기하지는 않는다. 일일 영양가치

표 15.3 중요 무기질

무기질	기능	결핍 시 증상	일일 참조 섭취량(RDIs)[a]
칼슘	뼈와 치아의 형성, 혈액응고, 근육 활동, 신경 기능	신경에서 갑작스런 활동전위 유발하여 강직 초래	1,300mg
염소	혈중 산-염기 평형, 위에서 염산 생산	산-염기 불균형	2.3g[b]
크롬	당대사의 효소와 관련	알려지지 않음	35μg
코발트	비타민 B_{12}의 성분, 적혈구 생산	빈혈	알려지지 않음
구리	헤모글로빈과 멜라닌의 생산, 전자수송 계통	빈혈과 에너지 소실	0.9mg
불소	치아의 추가적인 강도 제공, 치아부식 예방	뚜렷한 병리상태가 없음	4mg
요오드	갑상샘호르몬 생산, 정상 대사율 유지	갑상샘종, 정상 대사의 저하	150μg
철	헤모글로빈의 성분, 전자수송 계통에서 ATP 생산	빈혈, 산소 운반 감소, 에너지 소실	18mg
마그네슘	보조효소 성분, 뼈형성, 근육과 신경 기능	신경계통의 민감도, 혈관확장, 부정맥 증가	420mg
망간	헤모글로빈 합성, 성장, 일부 효소의 활성화	떨림과 경련	2.3mg
몰리브덴	효소의 성분	알려지지 않음	45μg
인	뼈와 치아의 형성, ATP의 에너지 전달, 핵산의 성분	에너지와 세포 기능 소실	1,250mg
칼륨	근육과 신경 기능	근육 쇠약, 비정상 심전도, 알칼리성 소변	4.7g
셀레늄	많은 효소의 성분	알려지지 않음	55μg
나트륨	삼투압 조절, 신경과 근육의 기능	구역, 구토, 탈진, 어지러움	1.5g[b]
황	호르몬, 비타민 일부, 단백질의 성분	알려지지 않음	알려지지 않음
아연	효소 일부의 성분, 이산화탄소의 운반과 대사, 단백질 대사에 필요	이산화탄소 운반과 단백질 대사의 결함	11mg

a 나트륨을 제외한 4살 이상의 사람들에 대한 RDIs.
b 3.8g 염화나트륨(소금)

는 두 종류의 참조 정보를 이용하는데 하나는 일일 참조 섭취량이고, 다른 하나는 일일 참조 영양가치이다.

- **일일 참조 섭취량** Refernece Daily Intakes; RDIs은 특정 비타민과 무기질에 대해 1968년에 만들어진 영양권장량(RDAs)을 따르고 있다. 일일 참조 섭취량은 사람을 다음의 네 부류로 나눈다. 젖먹이 유아 infant, 걸음마기 유아 toddler, 4세 이상의 사람, 임산부 또는 모유 수유자이다. 일반적으로 각각의 부류에 대한 일일 참조 섭취량은 1968년에 만든 영양권장량에서 제시한 가장 높은 영양가치로 설정되어 있다. 예를 들어, 4세 이상의 남자에서 철에 대한 가장 높은 영양권장량은 10mg/일이고, 여자에서는 18mg/일이므로 철에 대한 일일 참조 섭취량을 18mg/일로 정하였다.
- **일일 참조 영양가치** Daily Reference Values; DRVs는 총 지방, 포화지방, 콜레스테롤, 총 탄수화물, 식이섬유, 나트륨, 칼륨, 단백질에 대한 기준을 제시하고 있다.

식품에 표시된 일일 영양가치는 2,000kcal의 식단에 맞추어져 있다. 이 열량은 폐경 후의 여자, 적당히 운동하는 여자, 십대 여자, 몸을 많이 움직이지 않는 남자가 체중을 유지하기 위해 요구되는 열량이다(그림 15.2). 식품표기란이 넓은 경우에는 젊은 남자에게 적당한 2,500kcal에 맞춘 정보를 추가적으로 표기한다.

에너지를 만드는 영양소에 대한 일일 영양가치는 하루에 먹은 열량에 대한 비율로 정해진다. 탄수화물을 전체 열량의 60%, 지방은 30%, 단백질은 10%이다. 식이섬유에 대한 일일 영양가치는 1,000kcal당 14g이다. 어떤 영양소에 대한 일일 영양가치는 2,000kcal의 식단에서 그 영양소의 일일 권장 비율과 1g당 제공하는 킬로칼로리로 계산될 수 있다. 예를 들어, 탄수화물은 2,000kcal/일 식단에서 60%를 차지하므로 1,200kcal(0.60×2,000)를 탄수화물로부터 얻어야 하며 탄수화물은 1g당 4kcal의 열량을 내므로 일일 영양가치는 300g/일(1,200/4)가 된다.

일부 영양소는 특정 질환과 관련되어 있어 이 영양소에 대한 일일 영양가치는 최대치로 제한하는 것이 바람직하다. 따라서 총 지방의 일일 영양가치는 65g을 넘지 못하고 포화지방은 20g, 콜레스테롤은 300mg으로 제한한다. 이 영양소들은 심장병의 발생을 높이기 때문이다. 나트륨에 대한 일일 영양가치는 2,400mg을 넘지 못하는데 나트륨은 고혈압과 관련되어 있기 때문이다.

일일 영양가치는 식품마다 들어 있는 영양소에 대한 **일일 영양가치 비율** % daily values을 계산하기 위해 사용된다(그림 15.2). 예를 들어, 어떤 식품이 3g의 지방을 제공하면 지방의 일일 영양가치인 65g에 대해 약 5%(3/65×100)를 차지하므로 일일 영양가치 비율은 5가 된다. 미국의 식

Nutrition Facts

Serving Size 1 oz. (28g/About 32 chips)
Servings Per Container 2.5

Amount Per Serving	
Calories 160	Calories from Fat 90
	% Daily Value*
Total Fat 10g	**16%**
Saturated Fat 1.5g	**7%**
Cholesterol 0mg	**0%**
Sodium 170mg	**7%**
Total Carbohydrate 15g	**5%**
Dietary Fiber 1g	**4%**
Sugars less than 1g	
Protein 2g	

Vitamin A 0% • Vitamin C 0%
Calcium 2% • Iron 0%

* Percent Daily Values are based on a 2,000 calorie diet. Your daily values may be higher or lower depending on your calorie needs:

	Calories:	2,000	2,500
Total Fat	Less than	65g	80g
Sat Fat	Less than	20g	25g
Cholesterol	Less than	300mg	300mg
Sodium	Less than	2,400mg	2,400mg
Total Carbohydrate		300g	375g
Dietary Fiber		25g	30g

Calories per gram:
Fat 9 • Carbohydrate 4 • Protein 4

그림 15.2 식품 라벨

(미국 식품의약국 제공)

품의약국(FDA)은 식품에 일일 영양가치 비율을 표기하도록 하여 사람들이 정확하고 유용한 영양정보를 알 수 있게 하였다.

심화학습 2

어떤 음식이 30g의 탄수화물을 제공한다면 이 음식의 탄수화물에 대한 일일 영양가치 비율은 얼마가 될지 생각해보자.

관련된 질환

채식주의자

Hazel Nutt는 채식이 그녀의 건강을 좋게 하고 더 이상 동물을 먹기 싫어져서 전통적인 미국인의 식단에서 **채식주의자**vegetarian의 식단으로 바꾸기로 결정하였다. 채식주의자의 식단은 식물로 만든 음식으로만 채워져 있다.

식물만으로는 건강을 유지하기 위한 단백질을 제공받을 수 없으므로 적당한 양의 필수 아미노산을 얻기 위해 채식주의자는 곡물과 콩과 같은 다양한 단백질 공급원을 소비한다. 덧붙여 미국인을 위한 식단 지침서는 채식주의자가 비타민 B_{12}, D, 칼슘, 철, 아연을 보충해야 한다고 권고하고 있다. 특히 어린이, 임산부와 모유 수유자에게 이 영양소를 꼭 챙기도록 권고하고 있다. 식물은 비타민 B_{12}를 제공하지 못한다. 또한 비타민 D는 햇빛을 쬐면 몸에서 생산될 수 있지만 이와 함께 식물을 섭취하는 것만으로는 충분한 양을 얻을 수 없다. 칼슘은 푸른잎 채소와 견과류에서 발견된다. 철과 아연은 통밀, 견과류, 콩에 들어 있다. 그러나 이러한 무기질은 소량씩 들어 있고 잘 흡수되지 않는다.

에너지를 만드는 영양소에 대한 일일 영양가치 비율은 2,000kcal/일의 식단에 맞추어져 있다. 어떤 사람이 2,000kcal/일 식단에 따라 체중을 유지한다면 각 영양소에 대한 총 일일 영양가치 비율은 100%를 넘지 말아야 한다. 그러나 하루에 2,000kcal를 더 또는 덜 소비한다면 총 일일 영양가치도 100%을 넘거나 넘지 않게 조절해야 한다. 예를 들어, 어떤 사람이 하루에 2,200kcal를 소비한다면 2,000kcal보다 110%(2200/2000x100) 증가된 열량을 소비하는 것이므로 각 영양소에 대한 총 일일 영양가치 비율은 110%을 넘어서는 안 된다.

심화학습 3

어떤 사람이 하루에 1,800kcal를 소비한다면 에너지를 내는 영양소에 대한 총 일일 영양가치 비율은 얼마로 맞추어야 하는지 생각해보자.

전체 식단에서 어떤 식품에 들은 영양소가 차지하는 양을 결정하기 위해 그 식품의 일일 영양가치 비율를 참조할 때 반드시 비율계산에 사용된 양을 보아야 한다. 예를 들어, 콘칩의 총 지방에 대한 일일 영양가치 비율은 16%라고 되어 있으므로 콘칩 한 봉지를 다 먹으면 총 지방의 일일 영양가치에 대해 16%를 섭취한 것으로 생각할 수 있다. 그러나 일일 영양가치 비율 계산에 사용된 것은 1oz에 대한 것이므로 한 봉지가 제공하는 2.5oz를 다 먹으면 총 지방의 일일 영양가치인 16%에 대해 2.5배인 40%를 섭취한 것이다.

15.2 대사

학습성과

A. 대사, 합성대사, 분해대사 구분
B. 효소의 작용을 3가지로 구분
C. 당분해와 대사산물 이해
D. 시트르산 회로와 대사산물 이해
E. 전자수송 사슬 이해
F. 혐기성호흡과 호기성호흡 이해
G. 에너지원으로 지방과 아미노산 이해
H. 흡수상태와 흡수 후 상태 구분
I. 대사율 설명

대사metabolism는 몸에서 일어나는 모든 화학반응을 가리키는 말이다. 대사는 커다란 분자가 작은 분자로 쪼개지면서 에너지를 방출하는 **분해대사**catabolism와 작은 분자가 합쳐져 커다란 분자를 만들면서 에너지를 요구하는 **합성대사**anabolism로 이루어진다. 분해대사는 소화과정에서 시작하고 각각의 세포에서 끝난다. 합성대사는 모든 세포에서 세포분열을 하거나, 세포 안의 구조를 유지하거나, 호르몬 · 신경전달물질neurotransmitters · 세포바깥바탕질세포외기질, extracellular matrix과 같은 분자를 생성할 때 일어난다. 분해대사로부터 나온 에너지는 합성대사를 일으키는 에너지로 사용된다.

대사는 소화과정에서 발생하는 화학반응과 소화된 물질이 세포로 들어간 후에 일어나는 화학반응으로 나눌 수 있다. 세포 안에서 일어나는 화학반응은 **세포대사** cellular metabolism로 종종 언급된다. 탄수화물, 단백질, 지방에 대한 소화 산물은 세포 안에서 더 분해될 수 있다. 이러한 분해과정을 통해 방출된 에너지는 **아데노신이인산** adenosine diphosphate; ADP과 **무기질 인** inorganic phosphate을 합쳐 **아데노신삼인산** adenosine triphosphate; ATP이 되게 한다(그림 15.3).

ATP는 세포에서 에너지에 대한 화폐로 간주된다. ATP가 ADP로 분해되면서 방출한 에너지를 세포가 능동운반, 근육수축, 분자 합성에 사용하기 때문이다. 몸은 많은 양의 에너지를 요구하므로 아주 빠르게 ATP를 소모한다.

대사의 조절

포도당, 지방산, 아미노산과 같은 소화 산물은 에너지를 지닌 화학결합으로 이루어진 분자이다. **생화학 경로** biochemical pathway로 불리는 일련의 화학반응은 이 분자들로부터 에너지가 방출되는 것을 조절한다. 몇몇 단계에서는 작은 양의 에너지가 방출되어 이 에너지의 일부가 ATP 합성에 이용된다(그림15.4). 음식에 들은 에너지의 약 40%는 ATP 속으로 들어가고 나머지는 열로 소실된다.

세포 안에서 몇 가지의 각기 다른 생화학 경로가 존재한다. 경로의 각 단계는 특정 효소를 필요로 하므로 어떤 경로가 작동되고 얼마나 많이 이용되는지는 효소에 의해 결정된다(제2장 참조). 효소는 다음과 같은 방식으로 조절된다.

1. *효소합성* enzyme synthesis. 효소는 단백질이고 효소의 합성은 DNA에 따른다(제3장 참조). 따라서 세포 안에 존재하는 효소의 종류와 양은 유전자의 조절을 따른다.
2. *수용체 매개 효소활성* receptor-mediated enzyme activity. 신경전달물질 또는 호르몬과 같은 화학신호와 세포막 또는 세포 안에 있는 수용체끼리 조합되면서 효소를 활성화시키거나 억제시킨다(제14장 참조)
3. *대사산물에 의한 효소활성 조절* product control of enzyme activity. 생화학 경로의 최종 산물은 경로의 첫 반응을 담당하는 효소를 억제시킬 수 있다. 음성 되먹임 조절은 경로의 중간 산물과 최종 산물의 축적을 방지한다(그림 15.4).

탄수화물 대사

단당류는 탄수화물이 소화되어 만들어진 산물이다. 이들 중에서 세포대사에 가장 중요한 것은 포도당이다. 포도당은 순환계통을 통해 몸을 이루는 모든 조직으로 전달되어 에너지원으로 이용된다. 혈액 안에 과도한 양의 포도당이 있으면 포도당은 **글리코겐** glycogen으로 바뀌거나 부분적으로 분해되어 지방을 형성하는 데 사용되기도 한다. 글리코겐은 아주 제한된 양으로 몸에 저장될 수 있는 단기 에너지 저장 분자이다. 반면에 지방은 많은 양으로 몸에 저장할 수 있는 장기 에너지 저장 분자이다. 몸에 있는 대부분의 글리코겐은 뼈대근육과 간에 있다.

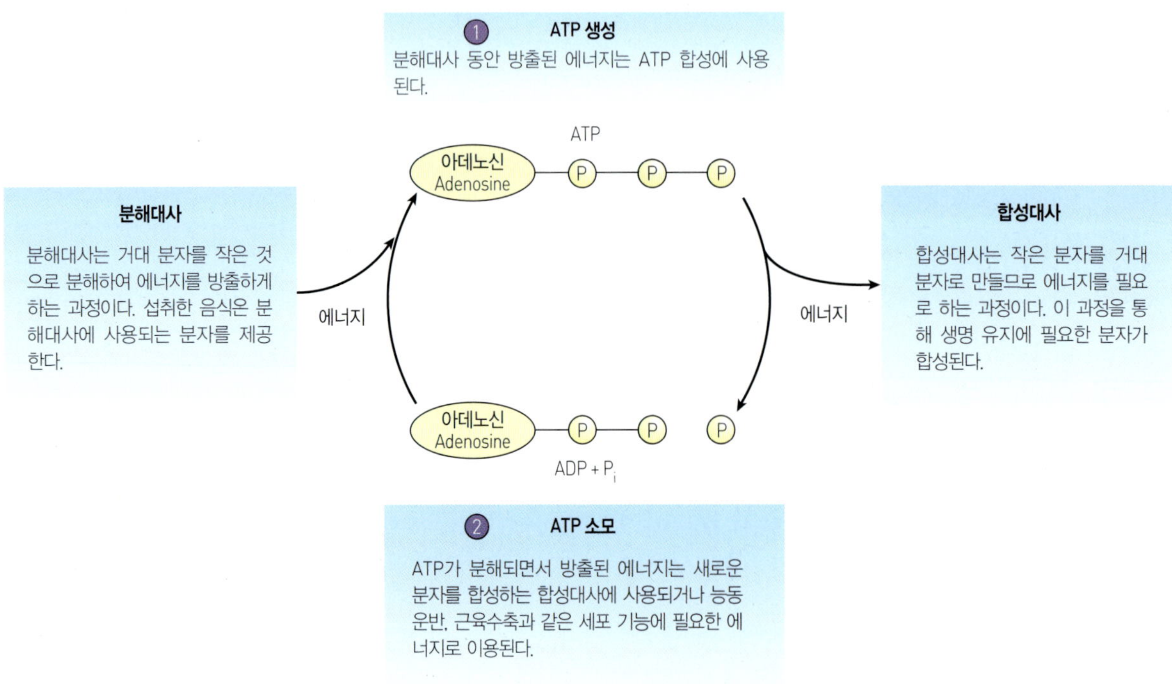

그림 15.3 분해대사를 통한 ATP의 합성과 합성대사를 통한 ATP의 분해

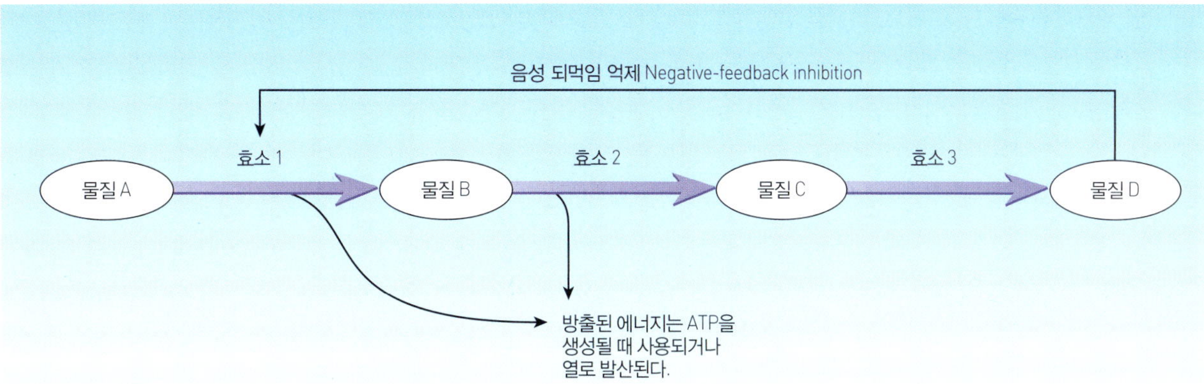

그림 15.4 생화학 경로

경로의 각 단계는 특정 효소에 의해 조절된다. 물질 D는 효소 1을 억제하므로 물질 D 자신에 대한 합성을 조절하게 된다. 경로에 일어난 반응으로 방출된 에너지는 ATP 합성에 사용될 수 있다.

당분해

당분해 glucolysis는 소기관을 둘러싸는 세포질에 일어나는 일련의 화학반응이다. 당분해를 통해 포도당은 쪼개져서 두 개의 **피루브산** pyruvic acid이 된다(그림 15.5). 포도당이 피루브산으로 전환될 때 두 개의 ATP 분자가 사용되고 네 개의 ATP 분자가 만들어져 실제로 얻는 ATP 분자는 두 개다.

포도당은 탄소 원자와 공유결합하고 있는 수소 원자로 이루어져 있다. 포도당이 분해되는 동안 수소 이온(H^+)과 두 개의 전자(e^-)가 방출되고 이것들은 운반 분자와 결합하여 세포의 다른 곳으로 이동할 수 있다. 세포에서 가장 흔한 운반 분자는 **니코틴아마이드 아데닌 디뉴클레오티드** nicotineamide adenine dinucleotide; NADH이다.

$$NAD^+ + 2\,e^- + H^+ \rightarrow NADH$$

NADH 분자의 수소 이온과 고에너지 전자는 다른 화학반응 또는 전자수송사슬에서 ATP 분자를 생산하는 데 이용될 수 있다(이 단락의 뒷부분 참조).

당분해에서 만들어진 피루브산과 NADH는 산소 사용 여부에 따라 두 종류의 생화학 경로에서 사용될 수 있다. 산소의 양이 제한적일 때는 젖산발효가 일어난다. 젖산발효는 산소를 필요로 하지 않고 적은 양의 ATP 분자를 짧은 시간에 재빨리 생산할 수 있다(그림 15.5). 세포가 충분한 양의 산소를 가지고 있으면 당분해로 만들어진 피루브산과 NADH는 더 많은 ATP를 만들어내는 호기성 호흡에 사용된다.

젖산발효

젖산발효 lactic acid fermentation는 혐기성 호흡 anaerobic respiration의 한 종류로 산소가 없는 상태에서 포도당이 분해되어 두 개의 **젖산** lactic acid과 두 개의 ATP를 만들어낸다(그림 15.5). 이렇게 생산된 ATP는 충분한 양의 산소가 조직으로 공급되지 못하는 상황, 즉 강도 높은 운동을 하는 상황에서 에너지원으로 사용된다. 젖산발효는 다음과 같이 두 단계로 나뉜다.

1. *당분해 glycolysis*. 포도당은 화학반응을 거치면서 두 개의 피루브산과 두 개의 ATP, 두 개의 NADH가 만들어진다.
2. *젖산발효 lactic acid fermentation*. 피루브산이 젖산으로 전환된다. 이 때 앞서 설명한 단계에서 만들어진 NADH로부터 에너지를 얻는다.

임상에서 활용하기

효소와 질환

많은 대사질환은 효소 결핍 또는 이상에서 기인한다. 예를 들어, 테이-삭스병 Tay-Sachs disease은 용해소체 안에서 지방의 분해가 제대로 이루어지지 않는 질환이다. 따라서 지방대사의 중간 산물이 비정상적으로 축적되어 신경을 파괴하고 3~4세쯤에 사망한다. 페닐케톤뇨증 phenylketonuria은 아미노산 중 페닐알라닌 phenylalanine을 티로신 tyrosine으로 전환시키지 못 해 생기는 질환이다. 페닐알라닌은 신경세포에 축적되어 뇌손상을 일으킨다. 테이-삭스병과 달리 페닐케톤뇨증에 의한 손상은 식이를 조절하여 제한시킬 수 있다. 페닐알라닌이 몸에 축적되지 않기 위해 페닐알라닌의 섭취를 제한하여 뇌손상을 줄이는 것이 가장 효과적인 치료법이다.

① 당분해는 포도당은 두 개의 피루브산으로 전환시킨다. 당분해를 통해 두 개의 ATP와 NADH를 얻는다.

② 젖산발효는 산소를 필요로 하지 않으며 당분해 과정을 포함하여 당분해를 통해 만들어진 두 개의 피루브산은 두 개의 젖산으로 전환시킨다. 이 전환과정은 에너지를 필요로 하며 당분해에서 만들어진 NADH로부터 에너지를 얻는다.

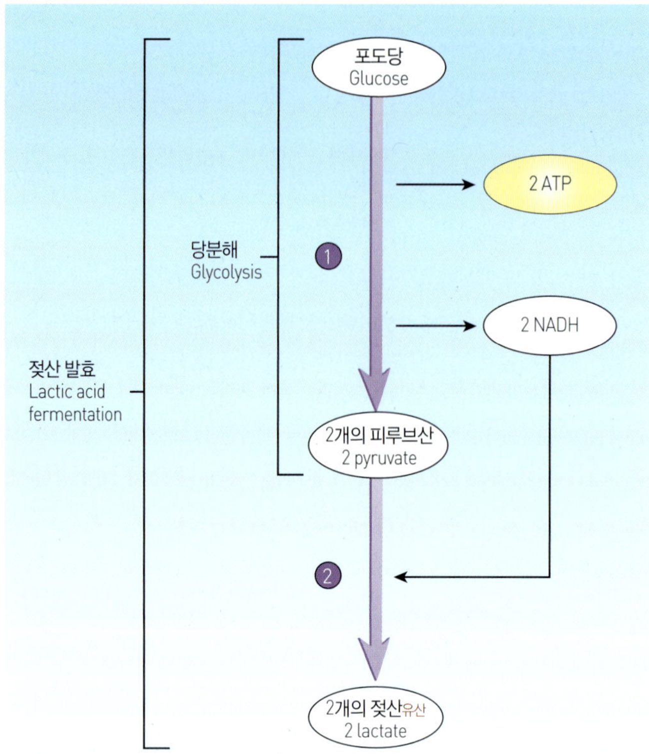

그림 15.5 당분해와 젖산발효

젖산은 생산된 세포로부터 방출되어 혈액을 타고 간으로 운반된다. 산소가 있으면 간으로 들어간 젖산은 일련의 화학반응을 거쳐 포도당으로 전환된다. 포도당은 간에서 방출되어 혈액을 타고 세포로 운반되어 에너지원으로 사용된다. 젖산을 포도당으로 전환시키는 반응들은 호기성 호흡에서 만들어지는 ATP로부터 에너지를 얻는다. 젖산으로부터 포도당을 합성하는 데 필요한 충분한 양의 ATP를 만들기 위해 산소를 소모하게 되면 산소 결핍을 초래할 수 있다(제5장 참조).

호기성 호흡

호기성 호흡 aerobic respiration은 산소가 있는 상태에서 포도당을 분해하여 이산화탄소, 물, 31개의 ATP가 만들어지는 과정이다(그림 15.6). 호기성 호흡은 네 단계로 나뉜다.

1. *당분해glycolysis*. 여섯 개의 탄소를 가진 포도당 분자가 분해되어 세 개의 탄소를 가진 피루브산 두 개를 만든다. 두 개의 ATP, 두 개의 NADH도 함께 만들어진다.
2. *아세틸-보조효소 A 형성acetyl-CoA formation*. 피루브산은 세포질에서 사립체mitochondria로 이동하여 효소에 의해 피루브산의 탄소 세 개가 분해되어 이산화탄소와 두 개의 탄소를 가진 아세틸기 하나를 만든다. 반응 중에 나온 수소 이온와 전자는 NADH 합성에 사용된다. 각각의 아세틸기는 비타민 B_2로부터 나온 보조효소 A와 결합하여 **아세틸-보조효소 A** acetyl-CoA가 된다. 결과적으로 포도당 하나에 대해 당분해에서 만들어진 두 개의 피루브산은 두 개의 아세틸-보조효소 A, 두 개의 이산화탄소, 두 개의 NADH를 만든다.
3. *시트르산 회로citric acid cycle*. 탄소 두 개를 가진 아세틸-보조효소 A는 시트르산 회로를 거치면서 탄소 여섯 개를 가진 시트르산이 된다. **시트르산 회로** citric acid cycle는 *삼카르복실산 회로 tricarboxylic acid cycle*라 부르기도 하고, 발견자인 영국의 생화학자인 Hans Krebs 경(1900~1981)의 이름을 따서 *크렙스 회로 Krebs cycle*라고 부르기도 한다. 시트르산 회로는 탄소 여섯 개를 가진 시트르산이 여러 단계를 거쳐 탄소 네 개를 가진 분자로 전환되는 일련의 반응을 가리킨다(그림 15.6). 탄소 네 개를 가진 분자는 다른 아세틸-보조효소 A와 결합하여 또 다른 시트르산이 되어 시트르산 회로를 다시 거친다. 이 회로를 거치는 동안 두 개의 탄소 원자는 이산화탄소가 되고 에너지, 수소 이온, 전자들이 방출된다. 방출된 에너지의 일부는 ATP를 만

① 세포질에서 일어난 당분해는 포도당을 두 개의 피루브산으로 전환시키고 두 개의 ATP, 두 개의 NADH를 만들어낸다. NADH는 사립체의 속막에 있는 전사수송 사슬로 간다.

② 당분해에서 만들어진 두 개의 피루브산은 두 개의 아세틸-보조효소 A로 바뀌고 두 개의 이산화탄소, 두 개의 NADH가 만들어진다. NADH는 전자수송 사슬로 간다.

③ 두 개의 아세틸-보조효소 A는 시트르산 회로로 들어가 네 개의 이산화탄소, 여섯 개의 NADH, 두 개의 $FADH_2$, 1.5개의 ATP가 만들어진다. NADH와 $FADH_2$는 전자수송 사슬로 들어간다.

④ 전자수송 사슬은 NADH와 $FADH_2$를 사용하여 27.5개의 ATP를 만든다. 이 과정은 산소를 필요로 하며 산소는 수소 이온과 결합하여 물이 된다.

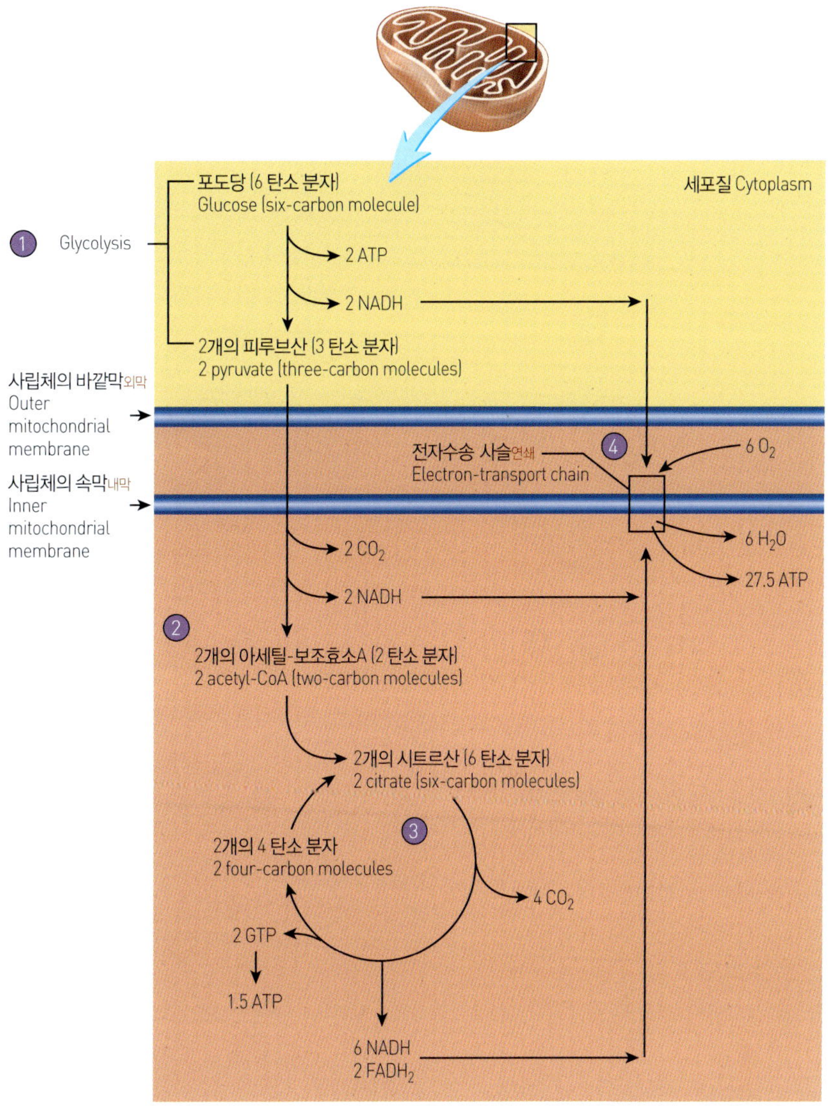

그림 15.6 호기성 호흡

호기성 호흡은 네 단계로 이루어진다.
(1) 당분해, (2) 아세틸-보조효소 A 형성, (3) 시트르산 회로, (4) 전자수송 사슬. 분자에 들어 있는 탄소 원자의 수는 분자의 이름 밑에 표시하였다. 포도당이 분해되면서 포도당에서 나온 탄소 원자는 이산화탄소로 들어간다.

드는 데 사용된다. 대부분의 에너지, 수소 이온, 전자들은 운반 분자인 NADH와 **플라빈 아데닌 디뉴클레오티드** flavin adenine dinucleotide; $FADH_2$를 만드는 데 사용된다. 이 운반 분자들은 추가적인 ATP를 만드는 전자수송 사슬에서 이용된다. 이산화탄소는 세포 밖으로 확산되어 혈액으로 들어가 허파로 이동한 뒤 공기 중으로 배출된다. 따라서 포도당처럼 음식에 들은 탄소 원자는 최종적으로 이산화탄소의 형태로 우리 몸에서 제거된다. 즉 우리가 먹은 음식의 일부를 숨으로 내보내는 것이다.

4. *전자수송 사슬electron-transport chain*. **전자수송 사슬** electron-transport chain은 사립체의 속막에 붙어 있는 전자를 수송하는 일련의 분자들을 말한다(그림 15.7). 이 막은 사립체의 안쪽을 속구역과 바깥구역으로 나눈다. 전자들은 NADH와 $FADH_2$로부터 전자수송 사슬로 전달되고 수소 이온은 바깥구역으로 방출된다. 전자를 수송하는 운반체 중에는 수소 이온펌프가 있다. 이 펌프는 수송된 전자로부터 에너지를 얻어 수소 이온을 속구역에서 바깥구역으로 퍼낸다. 바깥구역의 수소 이온농도가 증가되므로 수소 이온은 확산에 의해 사립체 속막에 있는 통로를 통해 다시 속구역으로 들어간다. 이 통로는 수소 이온의 이동과 함께 일어나는 ATP 생산과도 관련이 있다. 전자수송 사슬의 최종 단계에서, 두 개의 수소 이온과 두 개의 전자는 산소(O_2)와 결합하여 물(H_2O)이 된다.

$$2\,H^+ + 2\,e^- + \tfrac{1}{2}O_2 \rightarrow H_2O$$

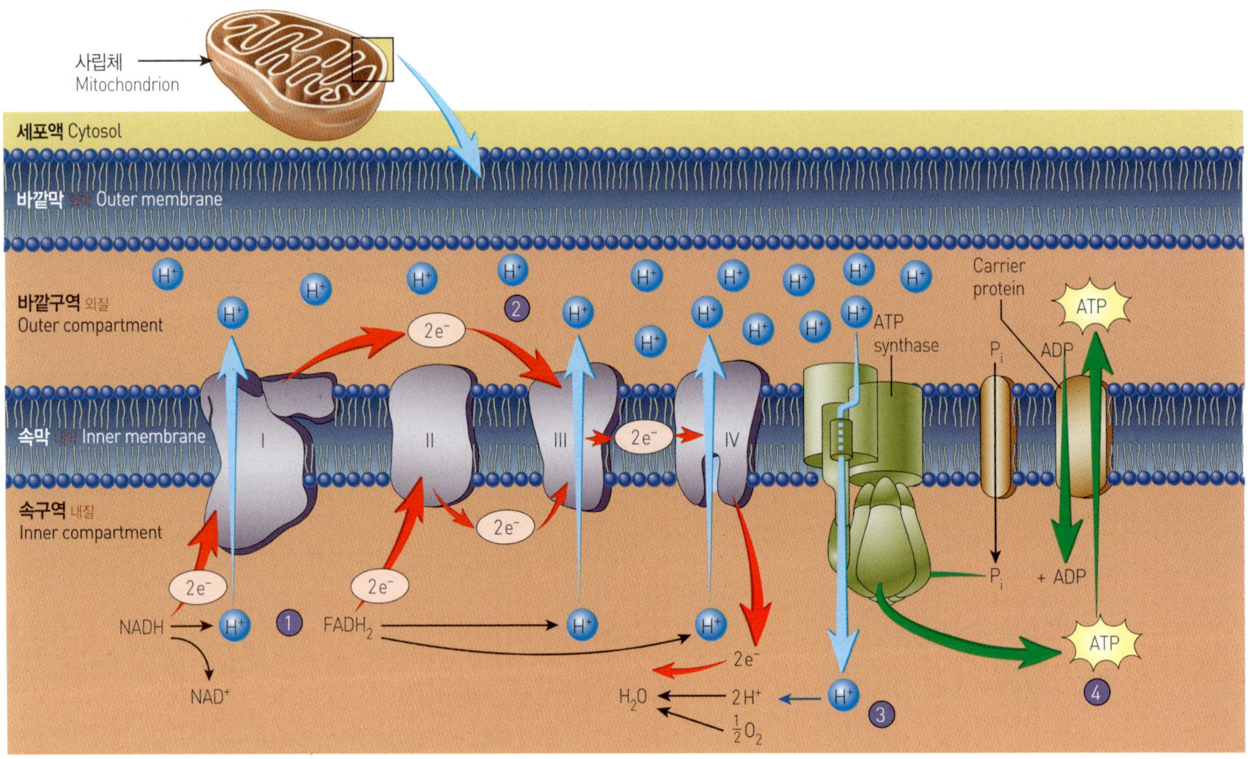

① NADH와 $FADH_2$는 전자를 전자수송 사슬로 전달한다.

② 전자가 전자수송 사슬을 가로질러 이동할 때 전자의 에너지는 수소 이온을 바깥구역으로 내보내는데 이용되어 속구역보다 바깥구역의 수소 이온 농도가 높아지게 된다.

③ 수소 이온은 확산에 의해 속구역으로 들어온다. 이 때 수소 이온이 이동하는 특정 통로인 ATP 합성효소는 ATP 생산과 연관되어 있다. 전자, 수소 이온, 산소가 결합하여 물을 만든다.

④ ADP와 ATP를 교환하는 운반단백질에 의해 ATP는 속구역 밖으로 이동된다. 또 다른 운반단백질은 인산염을 속구역으로 이동시킨다.

그림 15.7 전자수송사슬

사립체 속막에 있는 전자수송 사슬은 운반분자를 가진 네 개의 단백질 복합체로 이루어져 있다(I~IV까지 표시된 보라색).

수소 이온과 전자를 받아주는 산소가 없으면 시트르산 회로와 전자수송 사슬은 기능을 할 수 없다. 우리가 들이 마시는 산소는 두 개의 수소 원자와 결합하여 최종적으로 물이 되어 우리 몸에서 다양한 용도로 쓰인다(제2장 참조)

심화학습 4

여러 종류의 독들은 대사과정에서 특정 단계를 막음으로써 그 기능을 한다. 예를 들어, 시안화물cyanide는 전자수송 사슬의 마지막 단계를 차단하는데 이러한 차단이 왜 사람을 죽게 만드는지 생각해보자.

젖산발효와 호기성 호흡에 대한 요약

젖산발효는 하나의 포도당($C_6H_{12}O_6$)로부터 두 개의 ATP, 두 개의 젖산($C_3H_6O_3$)을 얻는다.

$$C_6H_{12}O_6 + 2\ ADP + P_i \rightarrow 2\ C_3H_6O_3 + 2\ ATP$$

호기성 호흡에서는 하나의 포도당은 31개의 ATP를 얻는다.

$$C_6H_{12}O_6 + 6\ O_2 + 31\ ADP + 31\ P_i \rightarrow 6\ CO_2 + 6\ H_2O + 31\ ATP$$

31개의 ATP 중 2개는 당분해로부터, 1.5개는 시트르산 회로로부터, 27.5개는 전자수송 사슬로부터 얻는다. 따라서 호기성 호흡은 젖산발효에 비해 ATP를 생산하는 효율이 매우 높다. 더욱이 호기성 호흡의 많은 화학반응은 지방과 단백질과 같은 다른 음식 분자로부터 에너지를 얻는데 사용된다.

사립체 내에서 생성된 6개의 NADH에서 20개의 ATP, 2개의 $FADH_2$에서 3개의 ATP가 만들어진다.

호기성 호흡 동안 생산되는 ATP 분자의 수는 29.5개로 볼 수도 있다. 당분해에서 만들어진 두 개의 NADH은 사립체의 속막을 가로질러 들어가지 못하므로 NADH의 전자는 전자수송 사슬에게 전자를 제공해주기 위해 또 다른 운반 분자에게 전자를 전달한다. 운반 분자에 따라 당분해에서 만들어진 하나의 NADH는 1.5개 또는 2.25개의 ATP를 만들 수 있다. 뼈대근육과 뇌에서는 당분해에서 만들어진 NADH 하나가 1.5개의 ATP를 만들어내므로 총 29.5개의 ATP가 만들어진다. 반면에 간, 콩팥, 심장에서는 당분해에서 만들어진 NADH 하나가 2.25개의 ATP를 만들어내므로 총 31개의 ATP가 만들어진다.

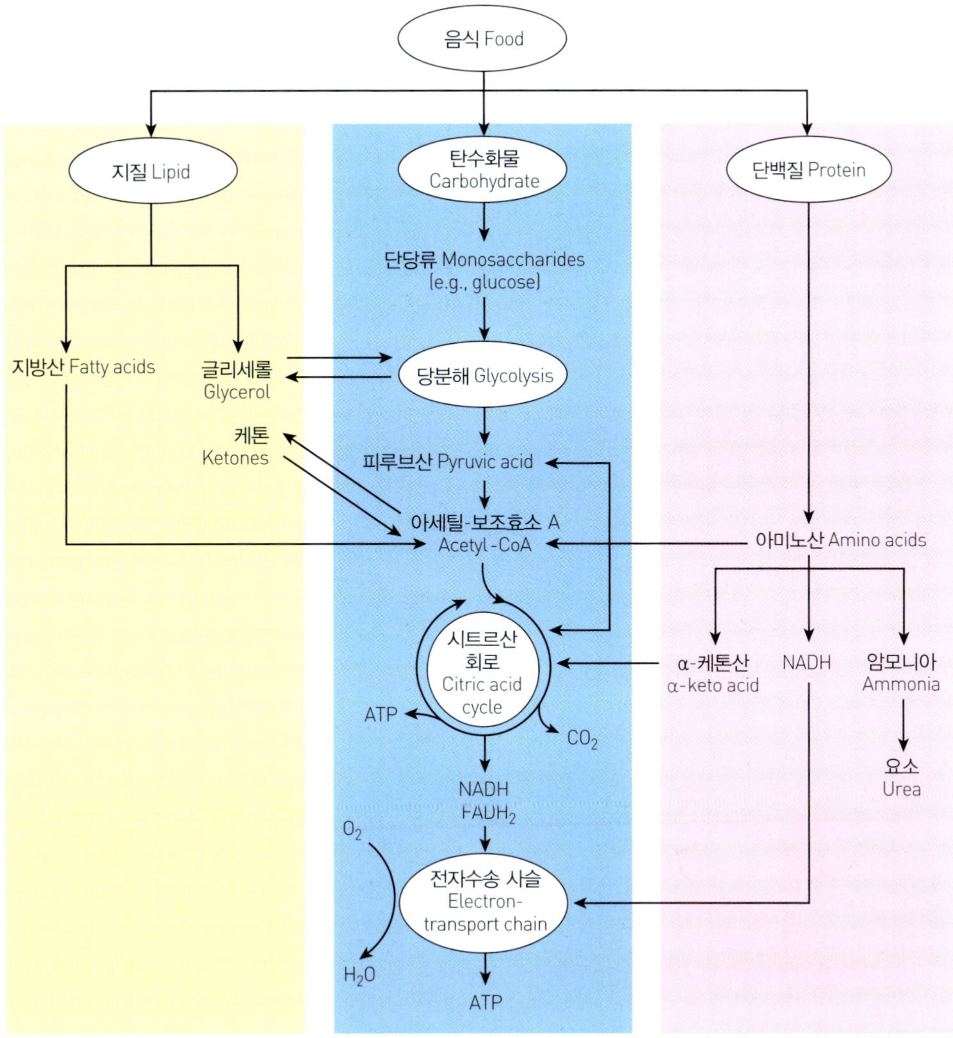

그림 15.8 음식의 대사경로

탄수화물, 지방, 단백질은 세포 안에서 에너지를 만드는 생화학 경로로 들어간다.

지방 대사

지방 또는 중성지방은 우리 몸에서 에너지를 저장하는 주요 분자이다. 정상적인 사람에서 저장된 에너지의 약 99%는 지방에 담겨 있고, 나머지 1%가 글리코겐에 담긴다.

공복 시에, 지방 조직에 있는 중성지방은 지방산과 글리세롤로 분해된다. 지방산은 혈액으로 보내져 조직에서 에너지로 사용된다. 특히 뼈대근육과 간과 같은 조직은 지방산을 에너지원으로 사용한다.

지방산의 대사는 사립체에서 일어난다. 이곳에서 두 개의 탄소 원소가 지방산 사슬의 끝에서 제거되어 아세틸-보조효소 A를 형성하는 일련의 화학반응이 일어난다(그림 15.8). 전체 지방산 사슬이 아세틸-보조효소 A로 다 바뀔 때까지 탄소 원자는 계속해서 한 번에 두 개씩 제거된다. 아세틸-보조효소 A는 시트르산 회로로 들어가 ATP 생산에 사용된다. 간에서는 두 개의 아세틸-보조효소 A끼리 결합하여 **케톤** ketone을 형성할 수 있다. 케톤은 혈액으로 나가 뼈대근육과 같은 조직으로 들어갈 수 있다. 이 조직에서는 케톤이 다시 아세틸-보조효소 A로 전환되어 시트르산 회로로 들어가 ATP를 생산해낸다.

혈액에서 소량의 케톤이 들어 있는 것은 정상적이고 유익하지만 과도한 양이 들어 있으며 **케톤증** ketosis을 유발한다. 케톤의 양이 몸에서 완충할 수 있는 양보다 많아지게 되면, 혈액의 pH가 떨어지는 산증을 일으킨다(제16장의 '산-염기균형 조절'을 참조). 지방 대사가 증가하면 케톤이 생기는 비율이 증가하게 된다. 이러한 예로는 기아 상태(이 단락의 끝에 있는 '임상에서 활용하기-기아와 비만'을 참조), 탄수화물이 적고 단백질과 지방으로 구성된 식단, 치료 받지 않고 있는 당뇨병 환자(제14장 참조)가 있다. 케톤은 콩팥과 허파를 통해 배출되므로 치료 받고 있는 않는 당뇨병 환자의 소변에는 케톤이 들어 있고 날숨에는 아세톤이 들어 있는 것이 특징이다.

단백질 대사

아미노산은 단백질 소화의 산물로 아미노산이 몸으로 흡수되면 세포, 특히 간세포 안으로 재빨리 들어간다. 아미노산은 일차적으로 몸에서 필요한 단백질을 합성하는데 사용되고, 그 다음에는 에너지원으로 사용된다. 아미노산이 에너지원으로 사용될 때는 두 가지 방식으로 이용된다(그림 15.8). (1) 아미노산이 피루브산과 아세틸-보조효소 A와 같은 탄수화물 대사에 이용되는 분자로 전환되어 ATP를 얻는다. (2) 아미노산으로부터 아민기(-NH_2)가 제거되면 암모니아와 **알파-케토산** α-keto acid으로 바뀐다. 이 과정에서 NADH가 만들어지고 이 분자는 전자수송 사슬로 들어가 ATP를 만든다. 암모니아는 세포에 대해 독소로 작용하므로 간에서 요소로 전환된 뒤 혈액을 타고 콩팥으로 전달되어 배출된다. 알파-케토산은 시트르산 회로로 들어가거나 피루브산, 아세틸-보조효소 A 또는 포도당으로 전환될 수 있다. 단백질은 에너지원으로 사용될 수 있지만 에너지 저장 분자로는 보지 않는다.

대사상태

몸은 크게 두 종류의 **대사상태** metabolic state로 나뉜다. 첫 번째는 **흡수상태** absorptive state로 식사를 한 직후 영양소가 창자벽을 통해 순화계통과 림프계통으로 흡수되는 기간을 말한다(그림 15.9). 흡수상태는 보통 식사 후 4시간 정도 지속되고 순환계통으로 들어가는 대부분의 포도당이 에너지를 필요로 하는 세포에서 사용된다. 남는 포도당은 글리코겐 또는 지방으로 전환된다. 흡수된 지방의 대부분은 지방 조직에 축적된다. 흡수된 아미노산의 대부분은 세포에서 유전자 발현에 사용되고 남는 것이 에너지로 사용되며 그래도 남는 것은 간으로 가서 지방 또는 탄수화물로 전환된다.

두 번째 상태는 **흡수후 상태** postabsorptive state로 식사 후 흡수상태 뒤의 시간인 늦은 오전, 늦은 오후 또는 밤 동안에 발생한다(그림 15.10). 정상 혈당치 범위는 70~110mg/dL이고 이 범위를 유지하는 것이 몸의 **항상성** homeostasis을 유지하는 데 있어 매우 중요하다. 흡수후 상태 동안의 혈당치는 다른 분자들이 포도당으로 전환됨으로써 유지된다. 흡수후 상태에서 혈당의 주요 공급원은 간에 저장된 글리코겐이다. 그러나 이 글리코겐은 약 4시간 동안만 포도당을 공급할 수 있다. 뼈대근육에 저장된 글리코겐은 격렬한 운동을 할 때 사용될 수 있다. 저장된 글리코겐이 다 떨어지면 몸은 지방을 에너지원으로 사용한다. 중성지방으로부터 나온

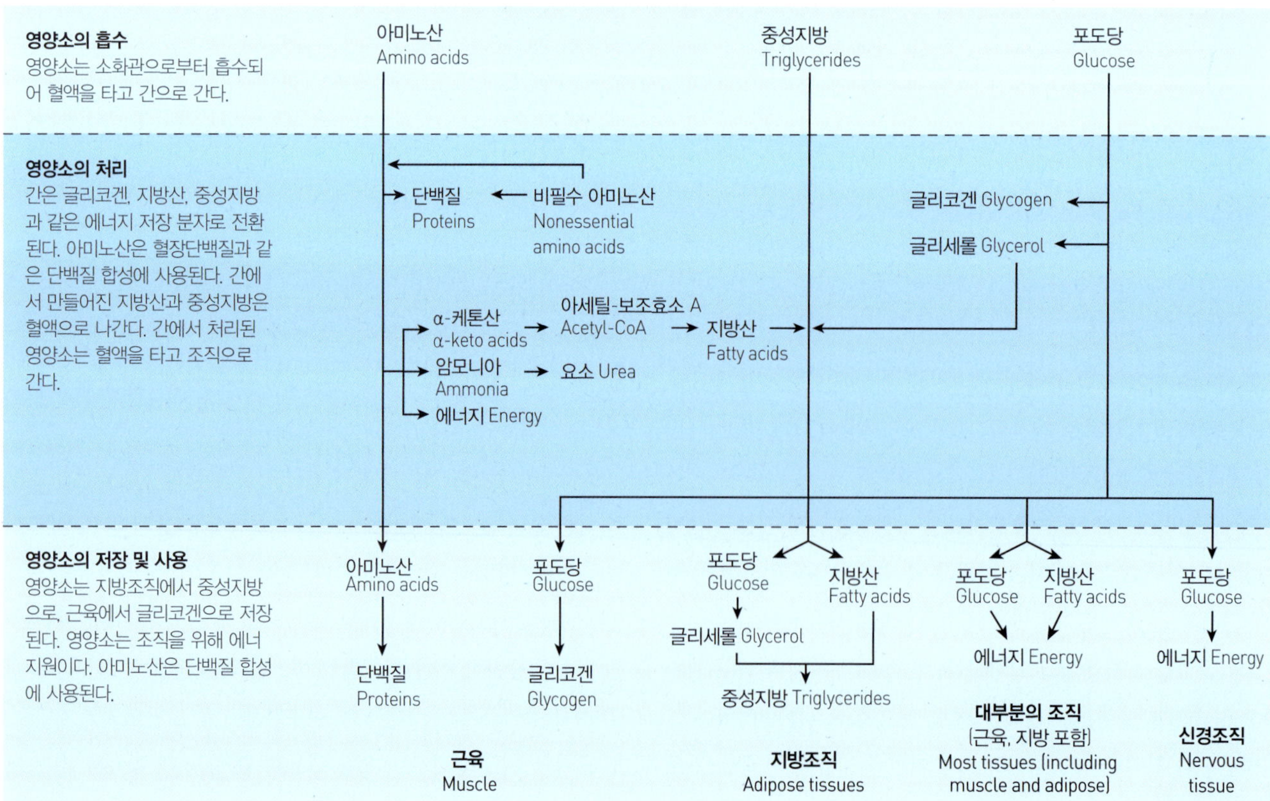

그림 15.9 흡수상태에서 일어나는 일들

포도당과 같은 흡수된 분자는 에너지원으로 이용된다. 당장 사용할 필요가 없는 분자는 저장된다.
포도당은 글리코겐 또는 중성지방으로 전환되고, 중성지방은 지방세포에 축적된다. 아미노산은 중성지방과 탄수화물로 전환된다.

글리세롤은 포도당으로 전환될 수 있다. 지방에서 나온 지방산은 아세틸-보조효소 A로 전환되어 시트르산 회로로 들어가 ATP를 만드는 에너지원으로 사용된다. 간에서 아세틸-보조효소 A는 몇몇 조직에서 에너지로 쓰는 케톤체 keton body를 만들기 위해 사용된다. 에너지원으로 지방산을 이용하는 것은 포도당을 에너지로 사용할 필요성을 낮추어주기 때문에 혈액으로부터 포도당이 적게 제거되어 항상성을 유지하게 한다. 단백질로부터 온 아미노산은 포도당으로 전환되어 에너지로 사용될 수 있고 이 또한 혈당치가 떨어지지 않게 해준다. 저장된 에너지 분자는 에너지원으로 사용된다. 글리코겐은 포도당으로, 중성지방은 지방산으로, 일부 지방산은 케톤으로, 단백질은 포도당으로 전환된다.

대사율

대사율 metabolic rate는 단위 시간당 몸에 의해 생산되어 사용되는 에너지의 총합을 말한다. 대사율은 보통 분당 사용하는 산소의 양을 측정하여 추정한다. 몸에서 소비하는 1L의 산소는 약 4.825kcal의 에너지를 만드는 것으로 추정된다.

대사를 통해 만들어진 에너지는 기초대사, 근육수축, 음식의 동화 assimilation라는 세 가지 방식으로 사용된다. 음식의 동화는 소화효소를 만들거나 소화된 분자를 이동시키는 과정과 관련 있다. **기초대사율** basal metabolic rate; BMR은 안정상태의 몸이 기능을 유지하기 위해 필요한 에너지를 말한다. BMR은 시간당 그리고 몸의 단위면적당 소모하는 열량을 계산하여 구한다. BMR은 사람이 깨어 있고 안정상태에 있으며 12시간 동안 금식을 한 상태에서 측정한다. 70kg 남자의 일반적인 BMR은 38kcal/m^2/hour이다.

기초대사는 능동운반 기전, 근육의 긴장도, 체온 유지, 심박동 등의 기능을 지원한다. 많은 요인이 BMR에 영향을 줄 수 있다. 남자는 여자보다 높은 BMR을 갖고 젊은 사람은 나이 든 사람에 비해 높은 BMR을 갖으며 몸에 열이 있으면 BMR을 올린다. 체중 감량을 하거나 공복시기와 같이 들어오는 열량이 급격히 줄어들면 BMR도 떨어진다.

하루 동안 섭취하는 열량은 대사에서 요구하는 에너지와 동등한 양이어야 한다. 그렇지 않으면 체중이 줄거나 늘 것이다. 23살 먹은 70kg인 남자가 체중을 유지하기 위해서는 하루에 2,700kcal가 필요하고, 같은 나이에 58kg인 여자는 하루에 2,000kcal가 필요하다. 몸에 있는 지방 1lb(약 454g)는 약 3,500kcal의 열량을 지닌다. 하루에 약 500kcal씩 줄여 식사를 하면 결과적으로 일주일에 몸무게를 1lb 줄일 수 있다. 따라서 섭취하는 열량을 조절하는 것은 몸무게를 조절하는 가장 중요한 방식이다.

몸무게를 조절하는 또 다른 방식은 에너지 소비이다. 뼈대근육을 움직이는 신체 활동(운동)은 대사율을 크게 올린다. 평균적으로 기초대사량은 기초대사에 60%, 근육 활동에 30%, 음식의 동화에 10%를 사용한다. 이 중에서 근육 활동을 통한 에너지 사용만 의도적으로 조절할 수 있다. 음식으로부터 얻는 열량과 운동을 통해 소모한 열량을 비교해보

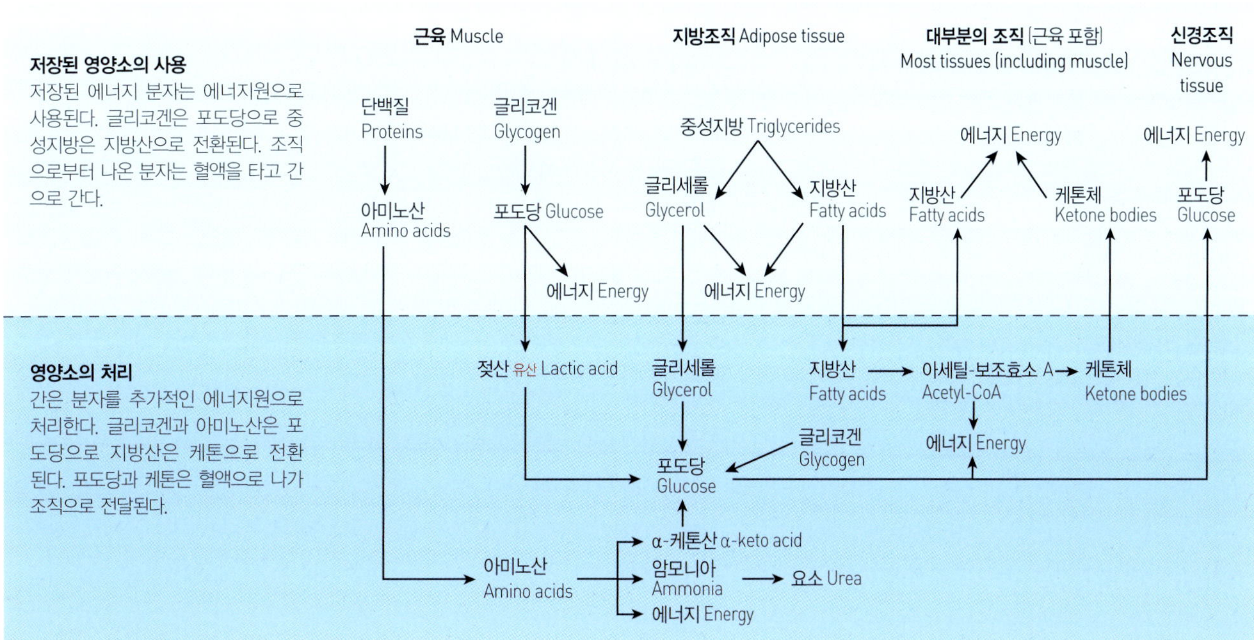

그림 15.10 흡수후 상태에서 일어나는 일들

저장된 에너지 분자는 에너지원으로 사용된다. 글리코겐은 포도당으로, 중성지방은 지방산으로, 일부 지방산은 케톤으로, 단백질은 포도당으로 전환된다.

임상에서 활용하기

기아와 비만

기아

기아starvation는 영양소의 불충분한 흡수 또는 영양소를 흡수하거나 대사하지 못하는 경우를 말한다. 기아는 지속적인 공복 상태, 식욕부진, 궁핍 또는 질환과 같은 여러 요인에 의해 생길 수 있다. 이유에 상관 없이 기아는 거의 같은 과정을 거치고 세 단계로 구성되어 있다. 첫 두 단계는 상대적으로 짧은 기간의 공복과 체중감량에서도 생길 수 있다. 마지막 세 번째 단계는 오래 기간 동안 굶주려 있을 때 생기고 사망할 수 있다.

기아의 첫 단계에서는 포도당이 글리코겐, 단백질, 지방으로부터 만들어지므로 혈당치는 유지된다. 이때 포도당은 주로 글리코겐이 분해되어 생성된다. 그러나 간에 저장된 글리코겐의 양으로는 몇 시간 동안만 포도당을 공급할 수 있다. 따라서 단백질과 지방이 분해되어 혈당치를 유지시킨다. 지방은 지방산과 글리세롤로 구성되어 있다. 지방산은 뼈대근육을 포함한 조직에서 에너지원으로 사용되므로 뇌를 제외한 조직에서 포도당의 사용이 줄어들게 된다. 뇌는 지방산을 에너지원으로 사용할 수 없으므로 정상적인 뇌기능을 위해 사용될 포도당 확보가 중요하다. 글리세롤은 소량의 포도당을 만드는 데 사용될 수 있다. 그러나 이러한 상태에서 대부분의 포도당은 단백질의 아미노산으로부터 만들어진다. 덧붙여 일부 아미노산은 에너지로 바로 사용될 수 있다.

두 번째 단계는 굶주린 상태가 몇 주 정도 지나서 생기고 지방을 주 에너지원으로 사용한다. 간이 지방산을 케톤체로 대사시켜 케톤체를 에너지원으로 사용한다. 공복 상태로 일주일이 지나면 뇌는 포도당뿐만 아니라 케톤체를 에너지원으로 사용하기 시작한다. 이러한 사용은 포도당에 대한 요구를 낮추고 단백질 분해를 줄어들게 한다. 다만, 단백질 분해를 멈추지는 못한다. 덧붙여 단백질을 선택적으로 사용하게 되어 생존에 필수적이지 않는 단백질부터 사용하기 시작한다.

기아의 세 번째 단계는 저장된 지방을 다 사용할 때부터 시작된다. 이 단계에서는 단백질을 주 에너지원으로 사용한다. 몸에서 가장 큰 단백질 덩어리인 근육은 빠르게 줄어들게 된다. 이 단계의 끝에 가면 세포 기능에 필수적인 단백질도 분해되어 세포 기능에 문제를 일으키고 빠른 시간 내에 사망하게 된다.

기아의 증상으로는 체중 감소뿐만 아니라 감정이 둔해지고 무관심해지며 위축되는 증상이 있다. 또한 감염질환에 걸릴 확률도 증가한다. 대다수의 사람은 기아로 인해 사망하기 보다는 기아 상태에서 걸린 감염 질환에 의해 죽는다. 기아의 징후로는 머리카락 색깔의 변화, 각질이 일어난 피부, 배가 불룩하게 튀어나와 보이게 하는 배의 부종, 다리의 부종이 있다.

기아 상태에서는 정상적인 음식량을 먹을 수 있는 몸의 기능도 떨어진다. 단백질이 적게 들어 있고 부피가 큰 음식들은 기아 상태의 몸을 다시 원상태로 돌릴 수 없는 경우가 종종 있다. 기아에 빠진 사람에게 음식을 제공하는 중재를 할 때는 단백질, 열량, 비타민, 무기질이 충분한 부피가 작은 음식을 줘야 한다. 기아는 또한 탈수를 유발한다. 따라서 중재 시 수분 보충이 중요하다. 중재를 해도 회복할 수 없을 정도로 쇠약하거나 질환에 걸리면 사망할 수 있다.

비만

비만obesity은 지방을 과도하게 저장한 상태를 말하며 몸에서 필요한 에너지를 주는 음식량 보다 많은 음식을 먹을 때 생긴다. 비만은 몸무게, 체질량지수, 체지방에 따라 정할 수 있다. 메트로폴리탄 생명보험회사가 제시한 '이상적인 몸무게'를 보면 어떤 키일지라도 몸무게는 그 사람의 최대 생명길이와 연관되어 있다고 한다. 과체중은 이상적인 몸무게보다 10% 더 나가는 경우를 말하고 비만은 20% 더 나가는 경우를 말한다. **체질량지수**body mass index; BMI는 개인의 몸무게(kg)를 키(m)의 제곱으로 나누어 계산한다.

$$BMI = 몸무게/키^2$$

BMI가 25~27보다 크면 과체중, 30보다 크면 비만으로 본다. 미국인의 약 26%는 30 이상의 BMI를 가지고 있다. 몸무게에서 지방이 차지하는 비율을 나타내는 체지방을 남자의 경우 15%로, 여자의 경우 25%로 유지하면 건강과 관련한 여러 위험들을 줄일 수 있다고 한다. 남자에서는 체지방이 25%이상일 때 여자에서는 30~35% 이상일 때 비만이라고 한다.

비만인 사람마다 지방은 매우 다양하게 분포한다. 지방은 배 부위처럼 상체에 축적되거나 엉덩이에 축적될 수 있다. 이러한 지방 분포가 다른 현상은 임상적으로 중요하다. 상체의 비만은 당뇨병, 심혈관질환, 뇌졸중, 사망으로 진행될 가능성이 높기 때문이다.

어떤 경우에는 비만이 질병 상태에서 생길 수 있다. 예를 들어, 시상하부 hypothalamus에 종양이 생기면 과식하게 된다. 그러나 대부분의 비만에서 뚜렷한 원인을 찾기는 쉽지 않다. 사실 비만은 여러 원인으로부터 생긴 결과이고 한 개인에 있어서도 하나 이상의 원인을 가질 수 있다. 유전을 이러한 원인 중의 하나로도 볼 수 있다. 부모 중 한쪽 또는 둘 모두가 비만하다면 그들의 자식 또한 비만일 가능성이 높다. 식습관과 같은 환경적 요인도 비만의 중요한 원인이다. 이러한 예로 입양아가 양육되면서 양부모와 같이 비만해지는 경우를 들 수 있다. 덧붙여 스트레스를 감당하기 위해 과식을 하는 것과 같은 정신적 요인도 비만을 일으킨다.

비대비만hypertrophic obesity은 지방세포의 수는 정상이지만 세포 하나가 담고 있는 지방량이 많은 비만을 가리킨다. 이러한 종류의 비만은 성인이 된 이후에 발병하는 것이 특징이다. 젊을 때는 활동적이어서 마르거나 정상 체중을 유지한다. 나이가 들면 활동성이 떨어지게 되어 많은 양의 열량을 사용하지 않게 되는데 여전히 같은 열량의 음식을 섭취하게 되면 초과된 열량은 지방 합성에 사용된다(이 단락 앞에 나온 '대사율'을 참조). 이러한 비만에서는, 각 지방세포 안에 들은 지방량이 증가하게 되고 저장되는 지방량이 꾸준히 증가한다면 지방세포의 수도 증가할 수 있다. 평균적으로 25세 이상의 미국인은 일년에 1.25~1.5lb(566~680g)의 지방을 먹는 동시에 근육량은 일년에 0.25~0.5lb(113~226g)씩 줄어든다.

증식비만hyperplastic obesity은 소아청소년 시기에 생기는 것이 특징이고 지방세포의 수가 증가되어 있다. 이 상태의 비만도 비대비만처럼 세포의 크기가 증가될 수 있다. 증식비만은 매우 강한 유전력을 가지며 가족의 식습관도 크게 영향을 미친다. 증식비만을 가진 사람은 어렸을 때부터 비만하여 나이가 들수록 더 비만해지게 된다. 증식비만은 학동기 어린이에 있어 중요 건강 문제이다.

면 몸무게 감량이 어렵다는 것을 알 수 있다. 예를 들어, 빨리 걸을 때 시간당 225kcal를 소모한다면 75kcal의 빵 한 조각의 열량을 모두 소모하기 위해서는 20분 동안 빨리 걸어야 한다. 건강한 몸과 몸무게를 유지하기 위한 최선의 방법은 적절한 신체 활동과 열량 섭취를 조화시키는 것임을 많은 연구들을 통해 알려져 있다.

심화학습 5

TV 시청이 한 시간에 95kcal를 소모한다면 한 잔의 콜라 또는 맥주 안에 들은 열량(표 15.1 참조)을 모두 소모하기 위해서 TV 시청을 얼마나 해야 하는지를 생각해보자. 시간당 6마일(시속 9.6km)로 달리는 조깅은 한 시간에 580kcal를 소모한다면 한 잔의 콜라 또는 맥주 안에 들은 열량을 소모하기 위해 얼마 동안 달려야 할지를 생각해보자.

15.3 체온조절

학습성과

A. 몸의 열 생산과 조절 이해

사람은 주변 환경의 온도가 변하더라도 상대적으로 일정한 체온을 유지할 수 있다. 일정한 체온은 항상성에 있어 매우 중요하다. 주변 환경 온도는 효소가 정상적으로 기능하기에는 너무 낮다. 대사와 근육 수축으로 만들어진 열은 효소가 정상적으로 기능하기에 충분한 수준으로 체온을 유지하게 도와준다. 너무 높은 열은 효소의 구조를 변형시켜 효소의 기능을 상실하게 한다.

자유에너지 free energy는 음식의 분해대사에 의해 발산되는 에너지의 총량이다. 분해대사에 의해 방출되는 총 에너지의 약 40%는 합성대사, 근육수축, 세포의 활동과 같은 생물학적 활동을 완수하기 위해 사용되고 나머지는 열로 소실된다.

심화학습 6

운동을 하면 왜 따뜻해지는지와 추울 때 몸을 떠는 것이 왜 도움이 되는지를 생각해보자.

정상 체온은 몸의 다른 항상성 상태와 같은 방식으로 조절된다. 평균적인 정상 체온은 입안에서 측정할 때는 37°C로, 곧창자 직장, rectum에서 측정할 때는 37.6°C로 알려져 있다. 곧창자의 온도가 몸 안의 중심온도 core temperature에 더 가깝지만 입안의 온도는 어린이와 성인에 있어 쉽게 측정할 수 있어 온도 측정을 위해 주로 이용된다. 입안의 정상 체온은 사람마다 다양하고 대략적으로 36.1~37.2°C의 범위를 보인다.

체온은 열획득과 열손실 사이의 균형을 통해 유지된다. 몸과 환경은 여러 방식으로 열을 교환한다(그림 15.11). **복사** radiation는 어떠한 물리적 접촉이 없는 두 대상 사이에서 적외선 에너지로 열을 얻거나 잃는 것을 말한다. 태양, 타고 있는 석탄, 해변의 모래로부터 복사열을 얻을 수 있고 초목, 바다, 눈에게 복사열을 뺏길 수 있다. **전도** conduction는 서로 접촉하고 있는 대상들 사이에서 일어나는 열교환으로 다리가 지면에 닿아

관련된 질환

위우회술

Les Moore는 200kg의 체중을 가진 35세 남자이다. 체중감량을 시도하여 몸무게를 줄여보기도 했지만 다시 몸무게가 늘더니 이전보다 더 많은 몸무게가 나가게 되었다. Les는 2형 당뇨병(인슐린 비의존성 당뇨병)을 앓고 있고 고지혈증, 고혈압도 가지고 있다. Les는 고도비만 및 관련 문제들 때문에 루앵 Y 위우회술 Roux-en-Y gastric bypass surgery을 받았다. 이 수술은 소화관을 외과적으로 Y자 모양으로 재배열하는 수술이다. Y자 모양의 한쪽 팔은 위의 위쪽 부분을 분리하여 만든다. 이 부분은 빈창자에 연결된 작은 주머니가 됨으로써 위의 크기가 줄어들게 되므로 개인이 먹을 수 있는 음식량이 극적으로 줄어들게 된다. Y자의 다른 한쪽 팔은 남은 위 부분과 샘창자, 빈창자의 일부로 이루어진다. Y자의 몸통은 빈창자의 나머지 먼쪽 부분으로 이루어진다. 식도로부터 온 음식은 작은 위 주머니로 들어간 뒤 빈창자로 가기 때문에 위의 나머지 부분과 샘창자를 거치지 않게 된다. 쓸개즙과 이자액은 샘창자로 나와서 빈창자로 흘러 들어간다.

루앵 Y 수술은 미국에서 가장 많이 시행되는 위우회술이다. 약 90% 환자에서 수술 전 몸무게의 50% 정도가 줄어드는 것으로 알려져 있다. 또한 이 수술은 2형 당뇨병을 치료하고 혈압을 낮추며 혈중 콜레스테롤 수치를 떨어트려 사망을 방지하고 삶의 질을 개선시킨다. 그러나 이러한 이점에도 불구하고 위우회술에 대한 부정적인 견해들이 존재한다. 위우회술은 합병증과 사망 위험도가 높은 수술이다. 음식은 작은 위 주머니에서 바로 빈창자로 빠르게 이동하므로 위, 샘창자의 정상적인 소화기능을 거치지 않게 된다. 이로 인하여 비타민과 무기질 결핍이 생길 수 있으며, 특히 비타민 B_{12}, 칼슘, 철에 대한 결핍이 올 수 있다.

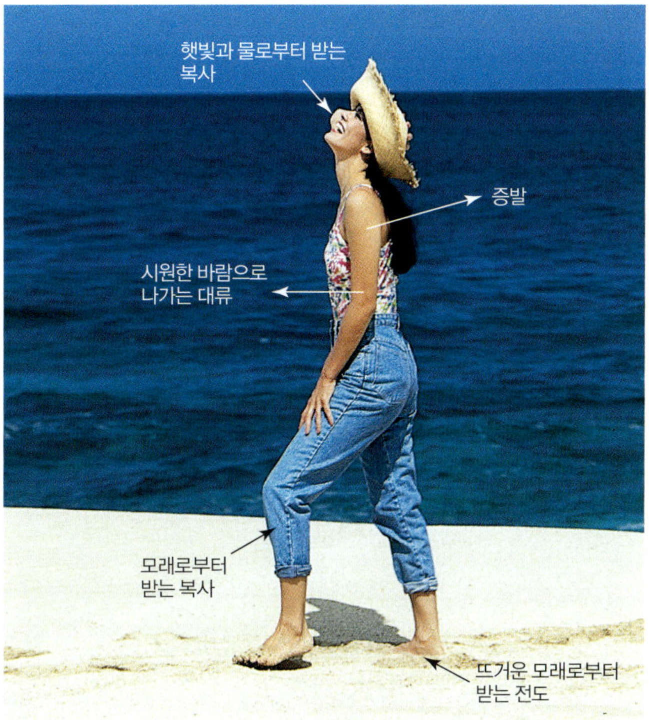

그림 15.11 열교환

사람과 주변 환경 사이의 열교환은 대류, 복사, 증발, 전도에 의해 이루어진다. 화살의 방향은 주변 환경으로 나가는 또는 몸으로 들어오는 열의 방향을 표시한다.

임상에서 활용하기 너무 덥고 너무 추운

고열hyperthermia은 몸의 열획득이 열손실보다 지나치게 많은 상태를 말한다. 고열은 고온의 환경에 노출되거나 운동, 아파서 열이 나는 경우에 생길 수 있다. 고온의 환경에 지속으로 노출되면 정상 체온을 유지하기 위한 열손실 기전이 고온의 환경을 따라 잡을 수 없게 되어 체온이 상승하게 되는 **열탈진** 열성피로, heat exhaustion으로 갈 수 있다. 열탈진은 땀을 엄청 흘리는 차갑고 축축한 피부가 특징적이다. 쇠약, 어지러움, 구역과 같은 증상도 같이 나타난다. 과도한 땀 배출은 탈수, 혈액량과 혈압의 저하, 빠른맥빈맥을 유발시킨다. 열손실을 증가시키기 위해 시원한 환경으로 옮기고 근육활동을 떨어트려 열생산을 감소시키고, 소실된 수분을 보충하여 열탈진 환자를 치료한다. **열사병**heat stroke은 시상하부의 체온 설정값이 올라가 생기고 땀이 나지 않게 되어 건조하고 붉게 상기된 피부가 특징이다. 열사병 환자는 과민하고 착란 상태에 빠질 수 있으며 혼수 상태에 이를 수도 있다. 열사병 환자의 치료는 열탈진 환자의 치료와 동일하게 진행되고 추가적으로 피부에 물을 붓거나 환자를 차가운 물에 넣어 피부로부터 수분 증발이 잘 되게 해준다.

저체온증hypothermia은 열손실이 열획득보다 지나치게 많은 상태를 말한다. 몸에서는 정상 체온으로 올려주는 기전이 작동하지만 열손실을 따라잡지 못해 체온이 떨어지게 된다. 저체온증은 추운 환경에 지속적으로 노출될 때 발생하고 물기가 몸으로부터 열을 빼앗아 가는 축축한 환경에 지속적으로 노출될 때도 발생한다. 저체온증 환자는 시간당 몇 도씩 온도를 올리는 식으로 몸을 다시 덥혀주는 치료를 받는다. **동상**frostbite은 추운 환경에 지속적으로 노출되어 피부 및 깊은부위 조직에 생긴 국소 손상을 가리킨다. 따뜻한 욕조에 손상 부위를 담그는 것이 동상에 대한 최선의 치료이다. 동상 부위에 붕대를 감아주어 건조한 열에 노출되지 않게 해야 한다.

있을 때 일어날 수 있다. **대류** convection는 공기 또는 물과 몸 사이에서 발생하는 열 전달이다. 시원한 바람이 몸을 지나가게 되면 몸으로부터 열이 빠져나간다. **증발** evaporation은 물이 액체 상태에서 기체 상태로 바뀌는 것이고, 몸 표면으로부터 수분이 증발하면 열을 잃게 된다.

주변 환경과 몸 사이에 교환된 열의 양은 두 대상 사이의 온도 차이에 의해 결정된다. 온도 차이가 클수록 열이 교환되는 비율은 커진다. 온도 차이의 조절은 체온 조절에 이용될 수 있다. 한겨울처럼 주변 온도가 매우 차다면 몸과 주변 사이의 온도차가 커서 몸에서 대량의 열손실이 발생할 수 있다. 이때 사람들은 따뜻한 집안으로 들어가거나 옷을 더 껴입는 식으로 따뜻한 환경을 선택하는 행동을 취함으로써 열손실을 줄인다. 생리적으로는 피부의 혈관을 확장시키거나 수축시켜 온도 차이를 조절한다. 피부 혈관이 확장되면 몸 표면에 따뜻한 혈액이 전달되어 피부의 온도가 상승하게 되고 혈관이 수축되면 혈류량이 줄어들어 피부온도가 떨어진다(그림 5.8).

심화학습 7

추운 겨울 날에 피부 혈관이 왜 수축하지는지를 생각해보자.

주변 온도가 체온보다 매우 높으면 피부 혈관이 확장되어 피부 온도가 올라가므로 외부로부터 열이 몸으로 덜 전달된다. 동시에 피부에서 수분이 증발되면서 몸의 과도한 열을 주변으로 빼내므로 몸의 열획득과 과열을 방지한다.

체온 조절은 음성 되먹임 조절의 한 예이다(그림 15.12). 체온을 유지하는 것은 시상하부의 신경세포에 의해 이루어진다. 시상하부는 체온을 특정 설정값에 맞추어 조절한다. 시상하부 앞부분의 작은 영역이 혈액 온도의 변화를 통해 체온이 상승하는 것을 감지하면 피부 혈관을 확장시키고 땀을 흘리게 하는 열손실 기전을 활성화시켜 체온을 떨어트린다. 시상하부 뒷부분의 작은 영역은 체온이 감소하는 것을 감지하여 피부 혈관을 수축시키고 근육의 활동량을 늘려 몸을 떨게 하는 열획득 기전을 활성화시킨다.

특정 몸 상태에서는 시상하부의 체온 설정값이 변할 수 있다. 몸이 아파 열이 나는 것은 시상하부의 체온 설정값이 올라가 열을 축적하고 만드는 기전이 활성화되어 체온이 상승하기 때문이다. 열이 내리는 것은 시상하부의 설정값이 정상 체온으로 떨어져 열손실 기전이 활성화되어 체온이 떨어지는 현상이다.

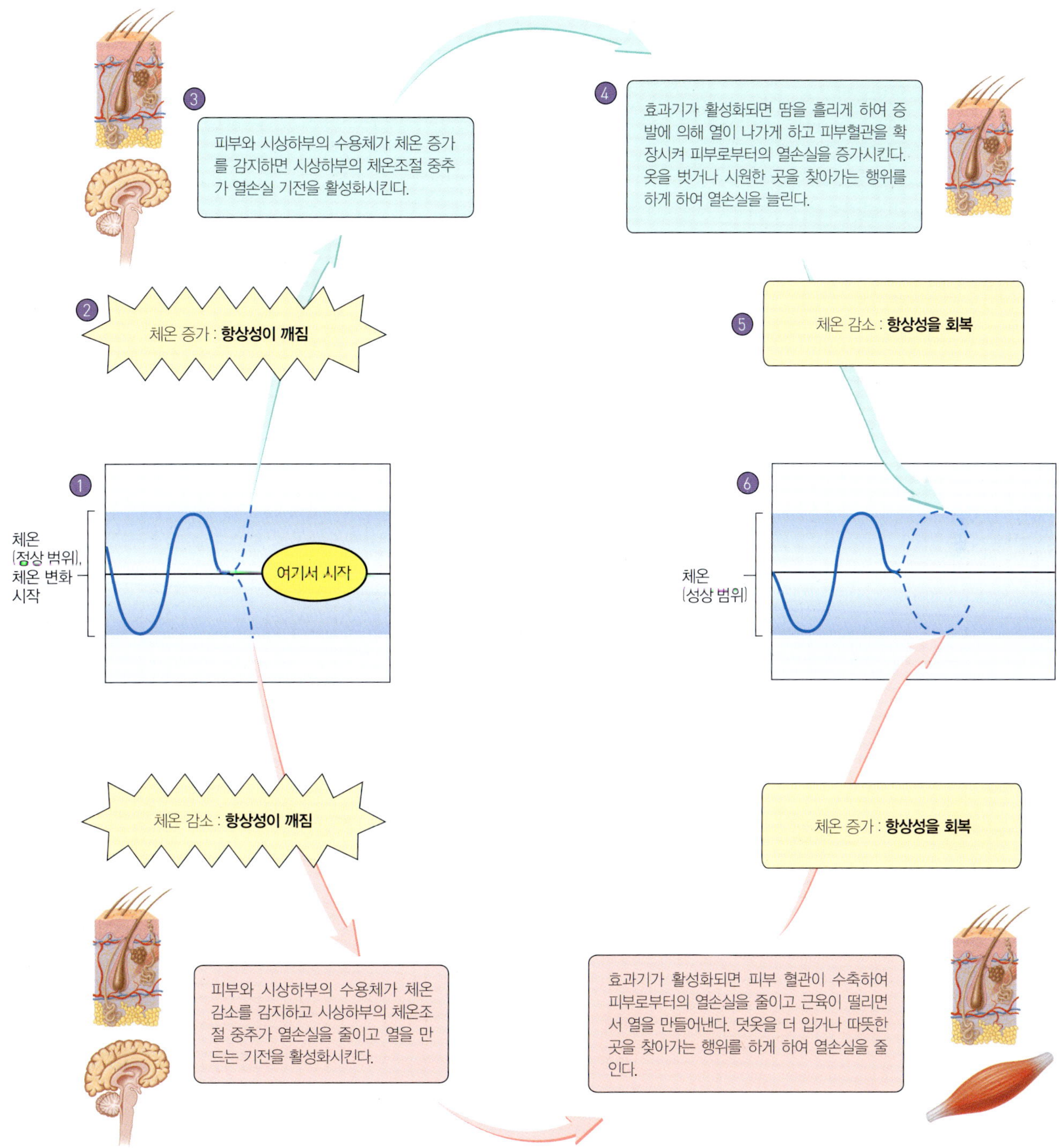

그림 15.12 체온조절

(1) 체온은 정상 범위 안에 있다.
(2) 체온은 정상 범위 밖으로 올라가면 항상성이 흐트러지게 된다.
(3) 피부와 시상하부에 있는 수용체는 체온이 올라간 것을 감지하고 시상하부 안의 체온조절 중추는 이러한 변화에 반응한다.
(4) 효과기가 작동되면서 피부 혈관이 확장되고 땀이 배출되면서 증발과 열손실이 증진된다.
(5) 체온이 떨어진다.
(6) 체온이 정상 범위로 돌아오고 항상성이 복원된다.

단원요약

15.1 영양

영양은 음식의 섭취와 이용을 말한다.

영양소

1. 영양소는 몸에서 사용하는 화학물질로 탄수화물, 지방, 단백질, 비타민, 무기질, 물이 있다.
2. 필수 영양소는 몸에 의해 만들어질 수 없거나 충분한 양으로 만들어질 수 없다.
3. 'MyPlate' 아이콘은 식단을 선택할 때 다섯 종류의 음식 그룹에서 건강에 좋은 것을 선택하는 방식을 시각적으로 알려준다.

킬로칼로리

킬로칼로리는 물 1,000g을 1°C 올리는 데 필요한 에너지이다. 킬로칼로리는 음식에 들어 있는 에너지를 표현하는 측정 단위이다.

탄수화물

1. 탄수화물에는 단당류, 이당류, 다당류가 있다.
2. 사람이 섭취하는 대부분의 탄수화물은 식물로부터 온다.
3. 탄수화물은 에너지원으로 DNA, RNA, ATP 합성에 사용된다.
4. 탄수화물의 수용가능 영양소 분배범위(AMDR)는 총 열량의 45~65%이다.

지방

1. 지방에는 중성지방, 스테로이드, 인지질, 지용성 비타민이 있다. 중성지방이 주요 에너지원이다. 아이코사노이드는 염증반응, 조직 수복, 민무늬근육의 수축에 관여한다. 콜레스테롤과 인지질은 세포막을 구성한다. 일부 스테로이드 호르몬은 생식계통을 조절한다.
2. 지방의 수용가능 영양소 분배범위는 총 열량의 20~35%이다.

단백질

1. 단백질은 아미노산의 사슬이다.
2. 동물 단백질은 완전 단백질이고, 식물은 불완전 단백질이다.
3. 단백질은 구조의 강도, 근육수축, 조절, 완충작용, 응고, 운반, 이온통로, 수용체, 면역계통에 관여한다.
4. 단백질의 수용가능 영양소 분배범위는 총 열량의 10~35%이다.

비타민

1. 대부분의 비타민은 몸에 의해 만들어지지 못하므로 반드시 음식을 통해 섭취해야 한다. 일부 비타민은 풋비타민에서 만들어질 수 있다.
2. 비타민은 에너지 생산, 핵산 합성, 성장, 혈액응고에서 중요한 역할을 한다.
3. 비타민은 지용성과 수용성으로 나뉜다.
4. 영양권장량(RDAs)은 나이, 성별, 기타 다른 요인에 따라 사람들에게 필요한 영양소의 양을 알려주는 지침이다.

무기질

무기질은 정상 대사 기능에 있어 필수적이다. 무기질은 안정막전위와 활동전위를 만드는 데 관여한다. 그 외 뼈와 치아에 기계적 강도를 주고 유기분자의 결합에 관여하고 보조효소, 완충제, 삼투압의 조절자로 기능한다.

일일 영양가치

1. 일일 영양가치는 건강한 식단을 짤 수 있게 해주는 음식에 대한 참고값이다.
2. 비타민과 무기질에 대한 일일 영양가치는 1968년에 만든 영양권장량의 가장 높은 값에 근거하여 작성된 일일 참조 섭취량(RDIs)을 따른다.
3. 일일 영양가치는 일일 참조 영양가치(DRVs)를 따른다. 일일 참조 영양가치는 에너지를 만드는 영양소(탄수화물, 총지방, 포화지방, 단백질)와 식이섬유에 대해 매일 섭취하는 총 열량에서 차지하는 비율을 제시하고 있다. 총지방, 포화지방, 콜레스테롤, 나트륨은 질환과 관련이 높으므로 이들에 대한 일일 참조 영양가치는 섭취해도 괜찮을 최대치로 제한하고 있다.
4. 일일 영양가치 비율은 특정 음식이 제공하는 기준 양에서 어떤 영양소가 일일 영양가치 중 차지하는 비율을 가리킨다.

15.2 대사

1. 대사는 분해대사와 합성대사로 이루어진다. 분해대사는 분자를 분해하여 에너지를 만들고 합성대사는 분자를 합성하기 위해 에너지를 사용한다.
2. 탄수화물, 지방, 단백질에 들은 에너지를 ATP 합성에 사용된다.
3. ATP에서 나오는 에너지는 능동운반, 근육수축, 분자의 합성에 사용된다.

단원요약

대사의 조절

1. 생화학 경로는 일련의 화학반응으로 이 반응을 거치면서 ATP 합성에 사용될 수 있는 에너지가 방출된다.
2. 생화학 경로의 각 단계는 효소를 필요로 한다.
3. 효소 합성은 DNA에 의해 결정된다. 효소의 기능은 과정에 관여하는 수용체와 최종 산물에 의해 조절된다.

탄수화물 대사

1. 당분해는 포도당이 분해되어 두 개의 피루브산이 되는 과정이다. 이 과정에서 두 개의 ATP가 만들어진다.
2. 젖산발효는 산소가 없는 상태에서 포도당이 분해되어 두 개의 젖산과 두 개의 ATP가 만들어지는 과정이다.
3. 젖산은 포도당으로 전환될 수 있고 이 때 호기성 호흡을 통해 만들어진 ATP를 사용하므로 산소 결핍이 초래될 수 있다.
4. 호기성 호흡은 산소가 있는 상태에서 포도당이 분해되어 이산화탄소, 물, 31개의 ATP가 만들어지는 과정이다. 호기성 호흡의 첫 단계는 당분해이다. 두 번째 단계는 피루브산이 아세틸-보조효소 A로 바뀌는 과정이다. 세 번째 단계는 시트르산 회로이고, 네 번째 단계는 ATP를 합성하기 위해 NADH와 같은 운반 분자를 이용하는 전자수송 사슬이다.

지방 대사

1. 지방은 지방세포에서 분해되어 지방산이 혈액으로 방출된다.
2. 지방산은 세포로 들어가 아세틸-보조효소 A가 된 다음 시트르산 회로로 들어간다. 아세틸-보조효소 A는 간에서 케톤으로 전환될 수 있다. 간에서 혈액으로 들어간 케톤은 다른 세포에서 에너지원으로 사용된다.

단백질 대사

1. 아미노산은 단백질 합성에 이용된다.
2. 아미노산은 에너지로 사용되고 이 과정에서 암모니아가 생성된다. 암모니아는 요소로 바뀌어 콩팥을 통해 몸 밖으로 배출된다.

대사상태

1. 흡수상태에서 영양소는 에너지로 사용되고 남은 것은 저장된다.
2. 흡수후 상태에서 저장된 영양소는 에너지로 사용된다.

대사율

1. 대사율은 단위 시간당 소모되는 에너지의 총량이다.
2. 대사를 통해 얻는 에너지는 기초대사, 근육수축, 음식의 동화에 이용된다.

15.3 체온조절

1. 체온은 열획득과 열손실의 균형을 통해 유지된다.
2. 열은 대사를 통해 만들어진다.
3. 열은 복사, 전도, 대류, 증발에 의해 외부와 교환된다.
4. 온도 차이가 크면 열이 교환되는 비율도 커진다.
5. 체온은 시상하부 안에 있는 신경회로에 의해 정해진 온도 설정값을 근처로 유지된다.
6. 피부 혈관의 확장과 땀 배출은 몸으로부터 열손실을 증가시킨다.
7. 피부 혈관의 수축과 몸을 떠는 행위는 몸에 대해 열획득을 증진시킨다.

CHAPTER 16 비뇨계통과 체액평형

16.1 비뇨계통의 기능

학습성과

A. 비뇨계통의 5가지 주요 기능 나열

사람마다 콩팥이 두 개이고, 그것이 우리 몸의 어디에 있는지 잘 알고 있지만 실제로 콩팥이 하는 일을 잘 알고 있는 사람은 드물다. 한편 콩팥에서 만들어진 소변이 방광에 모인다는 것은 누구나 잘 알고 있기 때문에 방광의 기능에 대한 이해는 상대적으로 높은 편이다.

비뇨계통 urinary system은 두 개의 콩팥 kidney, 두 개의 요관 ureter, 방광 urinary bladder, 요도 urethra로 이루어져 있다(그림 16.1). 순환하는 많은 양의 혈액이 콩팥을 거칠 때 쓸모없는 물질이 빠져나와 소변 urine을 형성한다. 소변에는 수분과 이온, 요소 urea와 같은 대사산물, 독성 물질 등이 들어 있다. 콩팥에서 만들어진 소변은 요관을 지나 방광으로 모이며 요도로 나가기 전까지 이곳에 저류된다.

콩팥은 심한 손상을 입어도 몸의 항상성 homeostasis을 유지하기 위하여 그 역할을 끝까지 수행한다. 콩팥의 1/3까지는 손상되어도 그 기능에 문제가 없기 때문에 생명에는 큰 지장이 없다. 만일, 콩팥의 기능이 완전히 멈춘다면 의료처치 없이는 삶을 유지할 수 없게 된다.

비뇨계통의 주요 기능은 체액 body fluid의 양과 구성성분을 조절하는 것이다. 이를 위해 콩팥이 하는 일은 다음과 같다.

1. *배설excretion.* 콩팥은 우리 몸의 주요 배설기관이다. 혈액에서 독성 물질과 같은 노폐물을 제거하는데, 대부분의 노폐물은 세포에서 나온 대사산물이거나 창자에서 흡수한 물질들이다. 피부, 간, 허파, 창자에서 일부 노폐물을 제거하기도 하지만 콩팥의 기능 없이는 조금도 충분하지 않다.
2. *혈액량blood volume 및 혈압blood pressure의 조절.* 콩팥은 희석된 많은 양의 소변을 만들거나 농축된 적은 양의 소변을 만드는 방식으로 세포외액 extracellular fluid의 양을 조절한다. 이를 통해 혈액량과 혈압을 조절하는 효과를 얻을 수 있다.
3. *혈액 속 용질solute 농도의 조절.* 포도당, Na^+, Cl^-, K^+, Ca^{2+}, HCO_3^-, HPO_4^{2-} 등의 주요 분자와 이온의 농도를 조절한다.
4. *세포외액 pH의 조절.* 콩팥은 수소 이온(H^+)을 배출하면서 세포외액의 pH를 조절한다.
5. *적혈구red blood cell 생성의 조절.* 골수에서 만들어지는 적혈구의 생성을 조절하는 적혈구형성인자(erythropoietin)라는 호르몬을 콩팥이 분비한다.
6. *비타민 D 합성의 조절.* 콩팥은 비타민 D의 합성에 관여하여 혈중 칼슘 농도를 조절하는 역할을 한다.

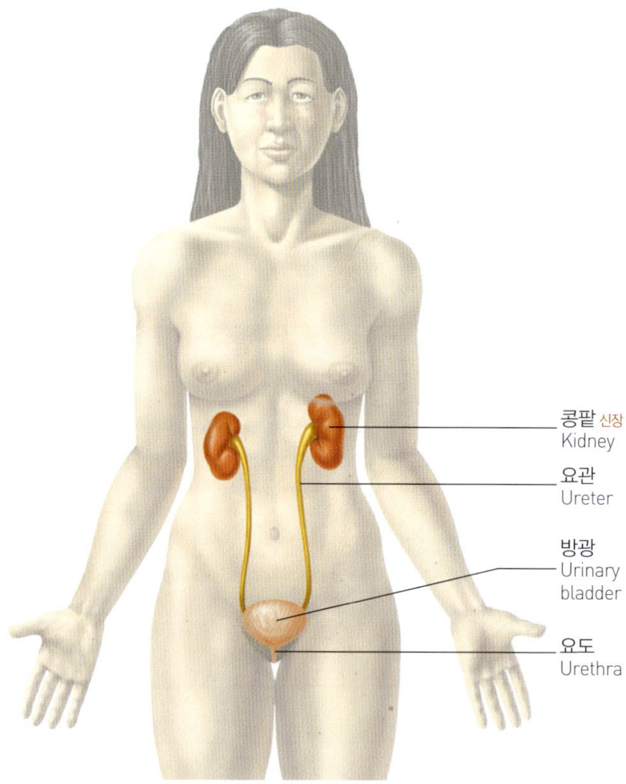

그림 16.1 비뇨계통

비뇨계통은 두 개의 콩팥, 두 개의 요관, 방광, 그리고 요도로 구성되어 있다

16.2 콩팥의 구조

학습성과

A. 콩팥의 내부 구조물 기술
B. 콩팥단위(nephron)의 구조물 나열

콩팥신장, kidneys은 콩 모양의 장기로서 그 크기는 자신의 주먹 정도의 크기이다. 뒤배벽posterior abdominal wall에서 척주의 양쪽 옆 복막 뒤에 위치해 있다(그림 16.2). 배막 뒤에 있는 구조를 **복막뒤**복막후, retroperitoneal라고 표현한다. 한 장의 섬유성 결합조직인 **섬유피막**renal capsule이 콩팥을 감싸고 있다. 그 바깥에는 한 층의 지방조직이 둘러싸고 있는데, 외부의 충격으로부터 보호하는 역할을 한다. 콩팥의 안쪽에는 **콩팥문**신문, hilum이 있어서 콩팥혈관과 신경 및 요관과 림프관들이 드나든다(그림 16.3). 콩팥문 안쪽으로 **콩팥굴**신장동, renal sinus이라는 공간이 있는데, 이곳에는 혈관과 소변이 모이는 구조들 및 지방조직 등이 들어 있다.

콩팥은 바깥의 **콩팥겉질**신피질, renal cortex과 안의 **콩팥속질**신수질, renal medulla로 나누어진다. 원뿔을 닮은 **콩팥피라밋**신추체, renal pyramid은 그 바닥이 콩팥겉질과 콩팥속질 사이에 위치하고 꼭대기는 콩팥의 중심을 향해 돌출된 형태이다. 깔때기 모양의 **콩팥잔**신배, calyx은 각 콩팥피라밋의 꼭대기를 둘러싼다. 콩팥피라밋마다 달려있는 콩팥잔은 서로 모여 더 큰 형태의 깔때기인 **콩팥깔때기**신우, renal pelvis를 형성한다. 콩팥깔때기에서 이어져 나와 방광으로 연결되는 작은 관이 **요관**ureter이다. 콩팥피라밋의 꼭대기에서 배출된 소변은 콩팥잔을 지나 콩팥깔때기에 모인 다음 요관을 통해 콩팥을 빠져나간다(그림 16.3).

콩팥의 기능적 단위를 **콩팥단위**신원, nephron라고 하며, 콩팥 하나당 약 130만 개 정도가 존재한다. 콩팥단위는 **콩팥소체**신소체, renal corpuscle, **토리쪽세관**근위곡세관, proximal convoluted tubule, **콩팥세관고리**신원고리(헨레고리), loop of Henle, **먼쪽세관**원위곡세관, distal convoluted tubule으로 구성되어 있다(그림 16.4). 콩팥소체에서 빠져나온 체액은 토리쪽세관으로 흘러들어가 콩팥세관고리를 지나게 된다. 각 콩팥세관은 내림다리하행각, descending limb와 오름다리상행각, ascending limb로 이루어져 있다. 이를 다시 내림다리의 얇은구역thin segment, 오름다리의 얇은구역, 오름다리의 굵은구역thick segment으로 세분할 수 있다. 내림다리는 콩팥굴을 향해 뻗어 내려가다가 U자형으로 방향을 틀어 오름다리로 이어지고, 오름다리는 콩팥겉질을 향해 뻗어 올라간다. 콩팥세관고리의 오름다리를 지난 체액은 먼쪽세관으로 흘러 들어간다. 여러 먼쪽세관에서 나온 체액은 **집합세관**집합관, collecting duct으로 모여 흐르고, 여러 집합세관에서 흘러나온 체액은 **유두관**papillary duct을 통해 콩팥잔으로 배출된다.

콩팥소체와 토리쪽세관 및 먼쪽세관은 콩팥겉질에 위치하고, 집합세관과 콩팥세관고리는 콩팥속질을 향해 뻗어 있다(그림 16.4). 콩팥세관고리가 콩팥속질의 깊은 곳까지 들어가는 약 15%의 콩팥단위를 **속질곁콩팥단위**수질방신원, juxtamedullary nephron라고 한다. 나머지 85%의 콩팥단위는 콩팥세관고리가 콩팥속질의 깊은 곳까지 들어가지 않으며, 이를 **겉질콩팥단위**피질신원, cortical nephron라고 한다.

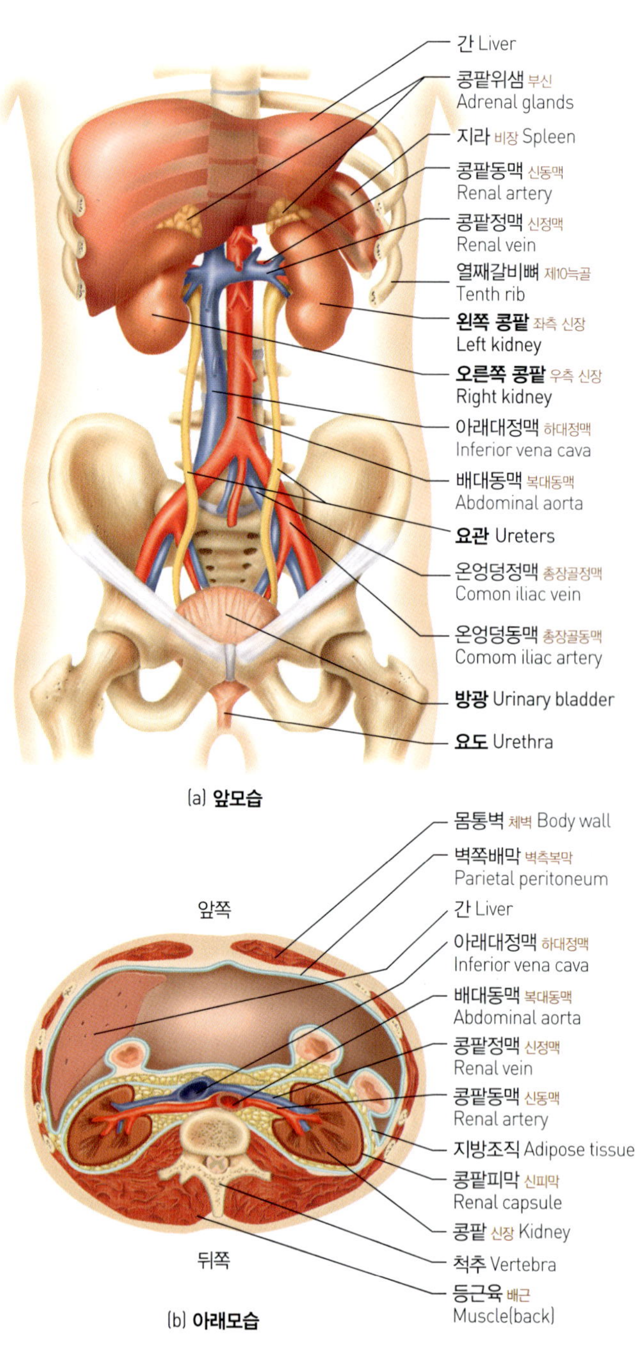

그림 16.2 비뇨계통의 구조

(a) 콩팥은 배안공간에 위치하며 오른쪽 콩팥은 간 아래, 왼쪽 콩팥은 지라 아래에 위치한다. 요관은 콩팥에서부터 나와 골반안에 있는 방광으로 연결된다. 콩팥위샘은 각 콩팥의 위극에 위치한다.
(b) 콩팥은 벽쪽배막 뒤에 위치하며 각각의 콩팥은 지방으로 둘러싸여 있다. 콩팥동맥은 배대동맥에서 시작하여 각각의 콩팥으로 연결되며 콩팥정맥은 콩팥에서 아래대정맥으로 연결되어 있다.

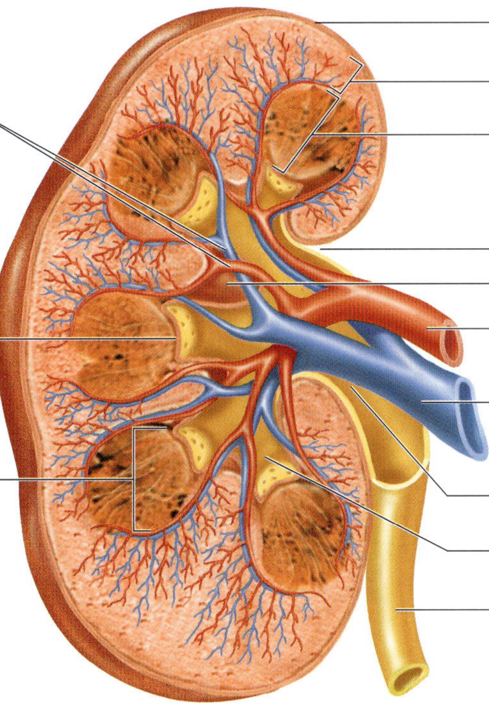

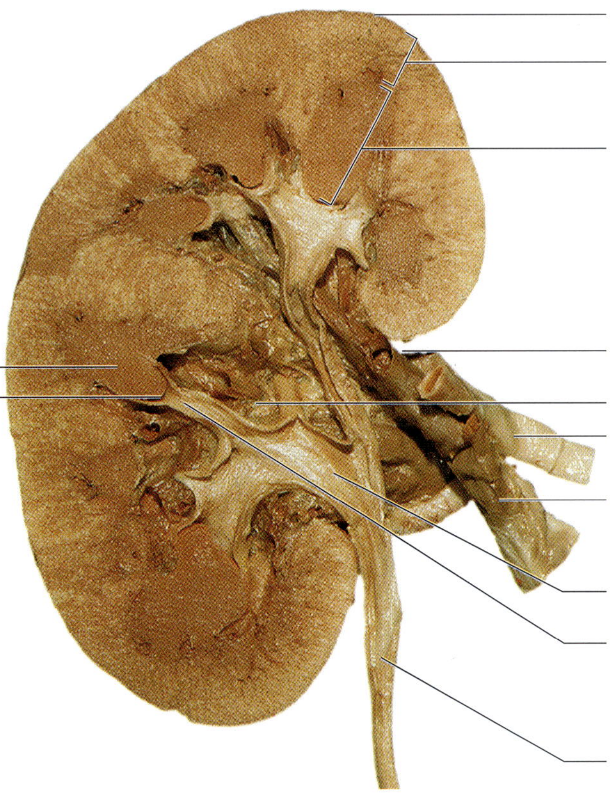

그림 16.3 콩팥의 세로면

(a) 콩팥의 겉질과 속질이 콩팥굴을 둘러싸고 있다. 콩팥굴은 콩팥깔때기, 콩팥잔, 혈관, 지방조직, 그리고 결합조직이 포함된 공간이다.
콩팥피라밋은 콩팥의 겉질에서 콩팥굴까지 확장된 것으로 그 꼭대기는 작은콩팥잔으로 둘러싸여 있다. 큰콩팥잔은 콩팥깔때기와 연결되어 있다.
소변은 콩팥피라밋의 꼭대기에서 콩팥잔과 콩팥깔때기를 지나 요관으로 간다.
(b) 콩팥을 세로면으로 자른 사진.

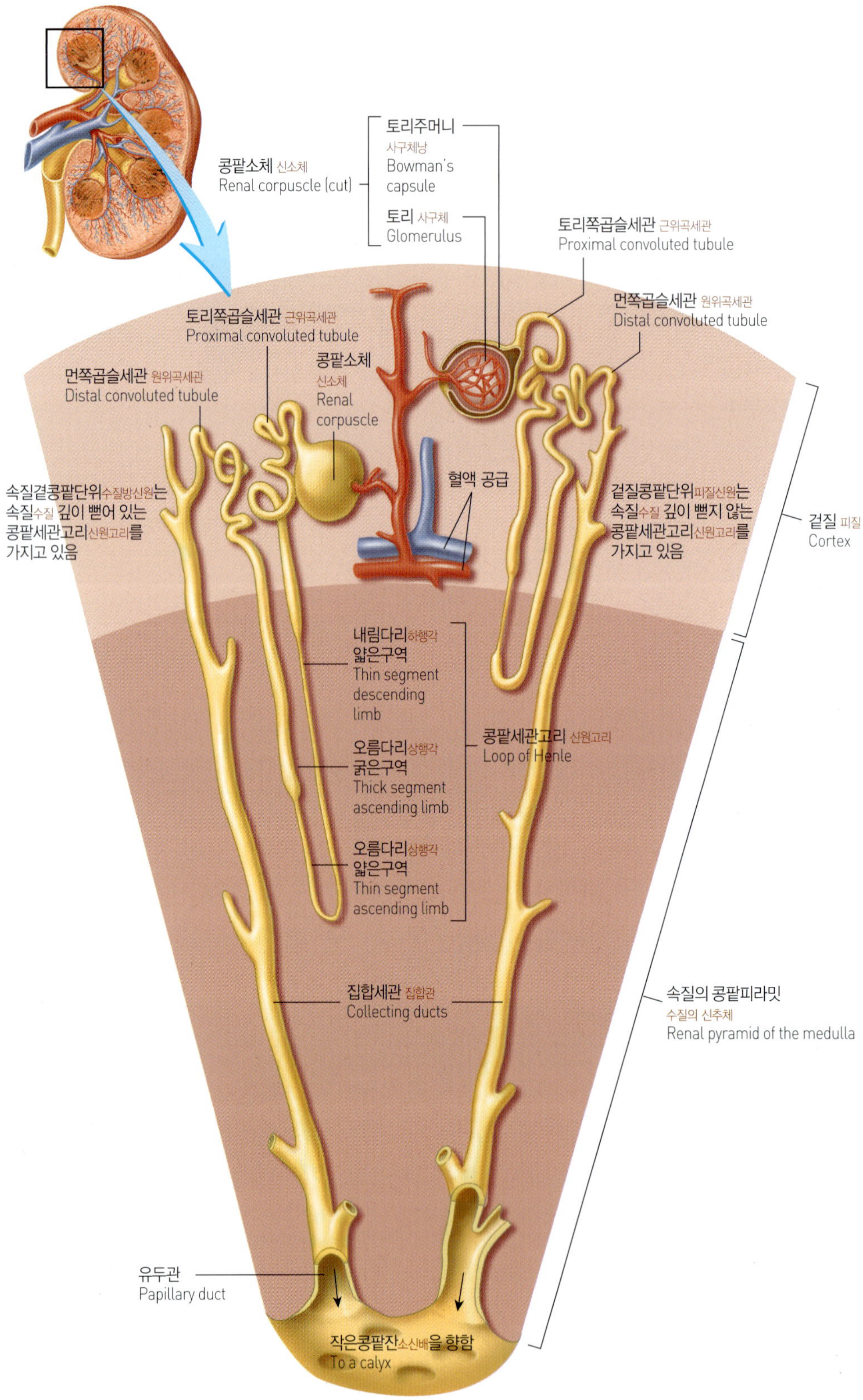

그림 16.4 콩팥의 기능단위–콩팥단위

콩팥단위는 콩팥소체, 토리쪽곱슬세관, 콩팥세관고리, 그리고 먼쪽곱슬세관으로 구성되어 있다. 먼쪽곱습세관은 집합세관으로 흐른다. 속질곁콩팥단위는 속질 깊이 뻗어 있는 콩팥세관고리를 가지고 있으며 겉질콩팥단위는 그렇지 않다. 집합세관은 큰 유두관으로 합쳐지며 작은콩팥잔으로 향한다.

콩팥소체는 **토리주머니**사구체낭, Bowman's capsule와 **토리**사구체, glomerulus로 이루어져 있다. 토리주머니는 확장된 콩팥단위의 한쪽 끝으로서 토리를 감싸기 위해 2중벽으로 된 공간을 제공한다. 토리는 실뭉치처럼 생긴 모세혈관 덩어리로서 토리주머니 안에 들어 있다. 토리주머니의 2중벽 사이 공간은 토리쪽세관과 바로 연결되어 있다. 토리와 인접한 토리주머니의 속판은 **발세포**족세포, podocyte로 이루어져 있고, 토리주머니의 바깥판은 단층편평상피 simple squamous epithelium로 이루어져 있다.

토리모세혈관에는 수많은 구멍이 뚫려 있고, 발세포의 수많은 돌기들이 뻗어나와 그 틈을 막고 있다. 토리모세혈관의 내피 endothelium, 발세포, 바닥막 basement membrane을 합쳐서 **여과막** filtration membrane이라고 한다(그림 16.5d). 소변 형성의 첫 단계는 수분과 단백질보다 작은 크기의 용질이 토리모세혈관을 빠져나와 여과막을 거쳐 토리주머니로 모이는 것이다. 여과막을 통과한 체액을 **여과액** filtrate이라고 한다.

토리쪽세관, 콩팥세관고리의 굵은구역, 먼쪽세관, 집합관 등은 단층입방상피 simple cuboidal epithelium로 이루어져 있다. 입방상피세포는 미세융모 microvilli와 수많은 미토콘드리아를 가지고 있다. 이러한 특징으로 인해 이곳에서 분자와 이온들의 능동적인 이동이 가능해진다. 콩팥세관고리 중에서 내림다리의 얇은구역과 오름다리의 얇은구역은 단층편평상피로 된 얇은 벽으로 이루어져 있는데, 이곳에서 확산을 통한 수분과 용질의 이동이 일어난다. 특히 내림다리의 얇은구역에서는 용질보다 물의 이동이 더 많이 일어나고, 오름다리의 얇은구역에서는 용질의 이동만 일어난다.

동맥과 정맥

콩팥은 혈관을 통해서 물질의 교환이 일어나는 곳이다. **콩팥동맥**신동맥, renal artery은 배대동맥에서 일어나 콩팥으로 들어가는 동맥이다(그림 16.6a). 콩팥동맥에서 갈라져 나온 **엽사이동맥**엽간동맥, interlobar artery은 콩팥피라밋의 사이로 주행하다가 콩팥겉질과 콩팥속질 사이에서 **활꼴동맥**궁상동맥, arcuate artery으로 갈라진다. 이곳에서 **소엽사이동맥**소엽간동맥, interlobular artery이 갈라져 나와 콩팥겉질로 들어간다. 소엽사이동맥에서 나온 **들세동맥**수입세동맥, afferent arteriole은 토리모세혈관으로 이어지고, 토리모세혈관에서 나온 **날세동맥**수출세동맥, efferent arteriole은 토리쪽세관과 먼쪽세관 및 콩팥세관고리를 감싸는 **세관주위모세혈관** peritubular capillary으로 이어진다. **곧은혈관**직혈관, vasa recta은 세관주위모세혈관의 특수한 부분으로서 콩팥속질의 깊은 곳까지 뻗어나가 콩팥세관고리와 집합세관을 둘러싼다. 세관주위모세혈관 및 곧은혈관의 혈액은 소엽사이정맥 interlobular vein으로 모인 다음 동맥과 같은 이름의 정맥들을 따라 흘러나간다(그림 16.6).

토리주머니의 인접한 곳에서 먼쪽세관과 들세동맥이 가까이 위치한 곳에 **토리곁장치**사구체방복합체, juxtaglomerular apparatus가 존재한다(그림 16.5b). 토리곁장치는 들세동맥과 먼쪽세관의 벽 일부가 특수화된 세포로 이루어져 있다. 이곳에서 혈압을 조절하는 데 중요한 호르몬인 레닌 renin을 분비한다(뒤에 나오는 "호르몬의 기전" 참조).

16.3 소변의 형성

학습성과

A. 여과압과 여과액형성 구분
B. 콩팥단위의 기능 나열
C. 체액의 용질과 여과액관계 이해
D. 소변 농축기전 설명

소변이 만들어지는 중요한 3가지 과정은 여과 filtration, 세관 재흡수 tubular reabsorption, 세관 분비 tubular secretion이다(그림 16.7). 소변은 대부분 수분으로 구성되어 있고, 이 외에 이온을 포함한 유기 노폐물들이 들어 있다(표 16.1).

여과 filtration란 물, 이온, 작은 분자 등이 여과막을 통과하여 토리주머니로 모이는 것을 말한다. 혈장 plasma의 일부가 콩팥단위로 빠져나온 것이 여과액 filtrate이다.

세관 재흡수 tubular reabsorption란 여과액의 물질이 거꾸로 세관주위모세혈관 peritubular capillary을 통해 혈액으로 되돌아가는 것을 말한다. 일부 용질 분자와 이온이 능동운반 active transport의 기전으로 재흡수되는데, 이때 콩팥단위의 벽을 이루는 세포로 들어갔다가 다시 사이질액 interstitial fluid으로 이동한다. 콩팥단위 주변의 사이질액으로 들어간 분자와 이온

표 16. 1 주요 소변 물질의 평균 농도

물질	혈장	소변
물(L/일)		1.4
유기분자(mg/dL)		
단백질	3,900~5,000	0*
포도당	100	0
요소	26	1,820
요산	3	42
크레아티닌	1	196
이온(mEq/L)		
Na^+	142	128
K^+	5	60
Cl^-	103	134
HCO_3^-	28	14
비중(g/ml)†		1.005~1.030
pH		4.5~8.0

* 소변에서 미량의 단백질은 찾을 수 있다.
† 비중은 소변 용질의 농도가 증가하면 증가한다.

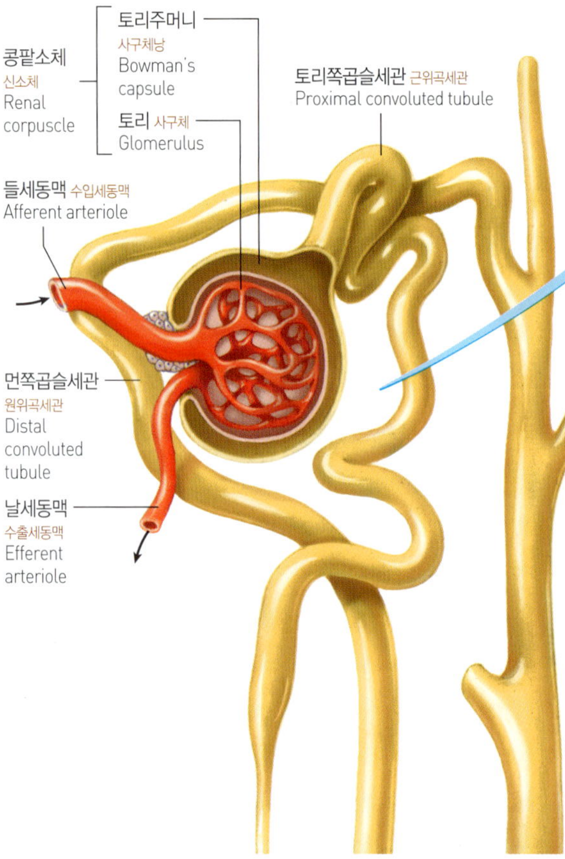

(a) 콩팥소체는 토리주머니와 토리로 구성되어 있다. 토리주머니는 2중벽으로 된 공간을 형성하는 콩팥단위의 끝이 커진 것이다. 토리주머니는 모세혈관그물인 토리를 둘러싸고 있다. 들세동맥에서 혈액이 토리로 들어가고 토리에서 날세동맥을 통해 나간다.

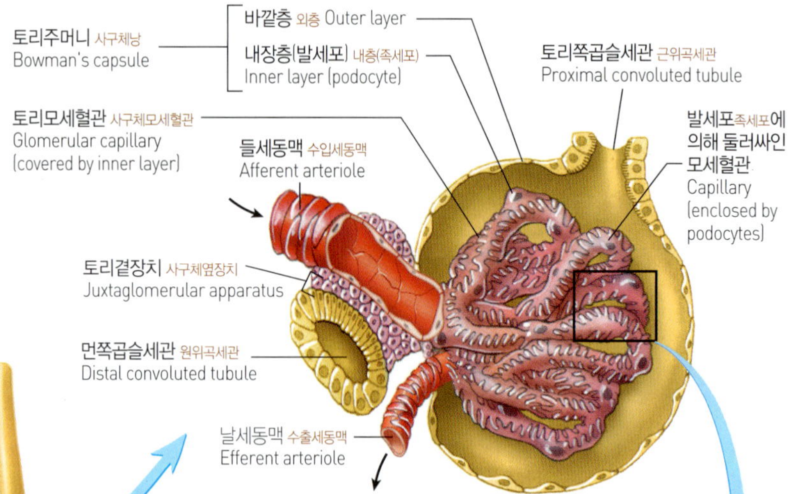

(b) 토리주머니의 속판은 토리모세혈관을 덮고 있다. 토리주머니의 내장층과 모세혈관의 벽을 통해 혈액에서부터 체액이 토리주머니로 들어간다. 거기서부터 체액은 콩팥단위에 있는 토리쪽곱슬세관으로 들어간다. 토리곁복합체는 들세동맥과 먼쪽곱슬세관의 벽에 있는 세포에 의해 구성된다.

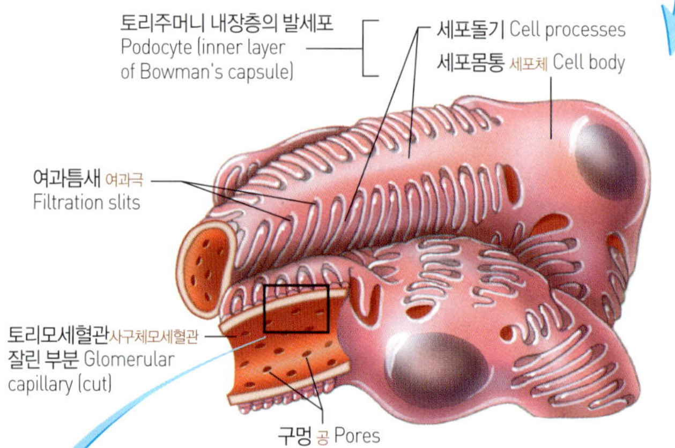

(c) 토리는 관통내피가 있는 모세혈관으로 형성되어 있다. 토리주머니의 속판은 발세포라 불리는 특별한 세포로 구성되어 있다. 발세포돌기 사이 공간은 토리주머니로 액체가 지나갈 수 있게 한다.

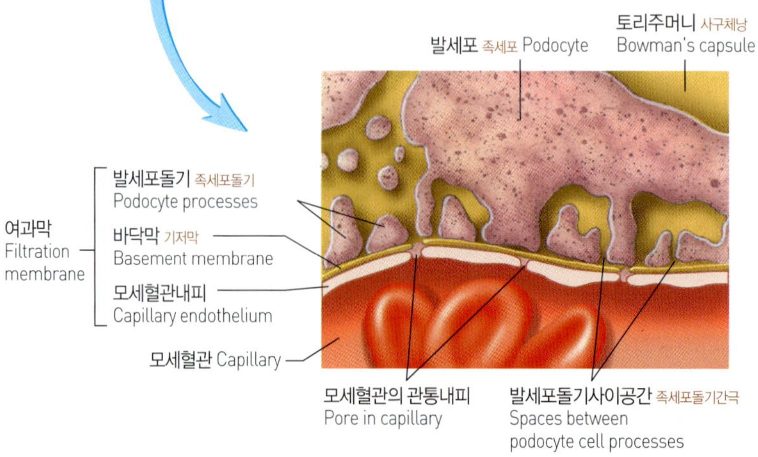

(d) 여과막은 토리모세혈관의 관통내피, 바닥막, 그리고 발세포돌기에 의해 구성된다. 체액은 모세혈관에서 여과막을 통과해 토리주머니로 들어간다.

그림 16.5 콩팥피막과 여과막

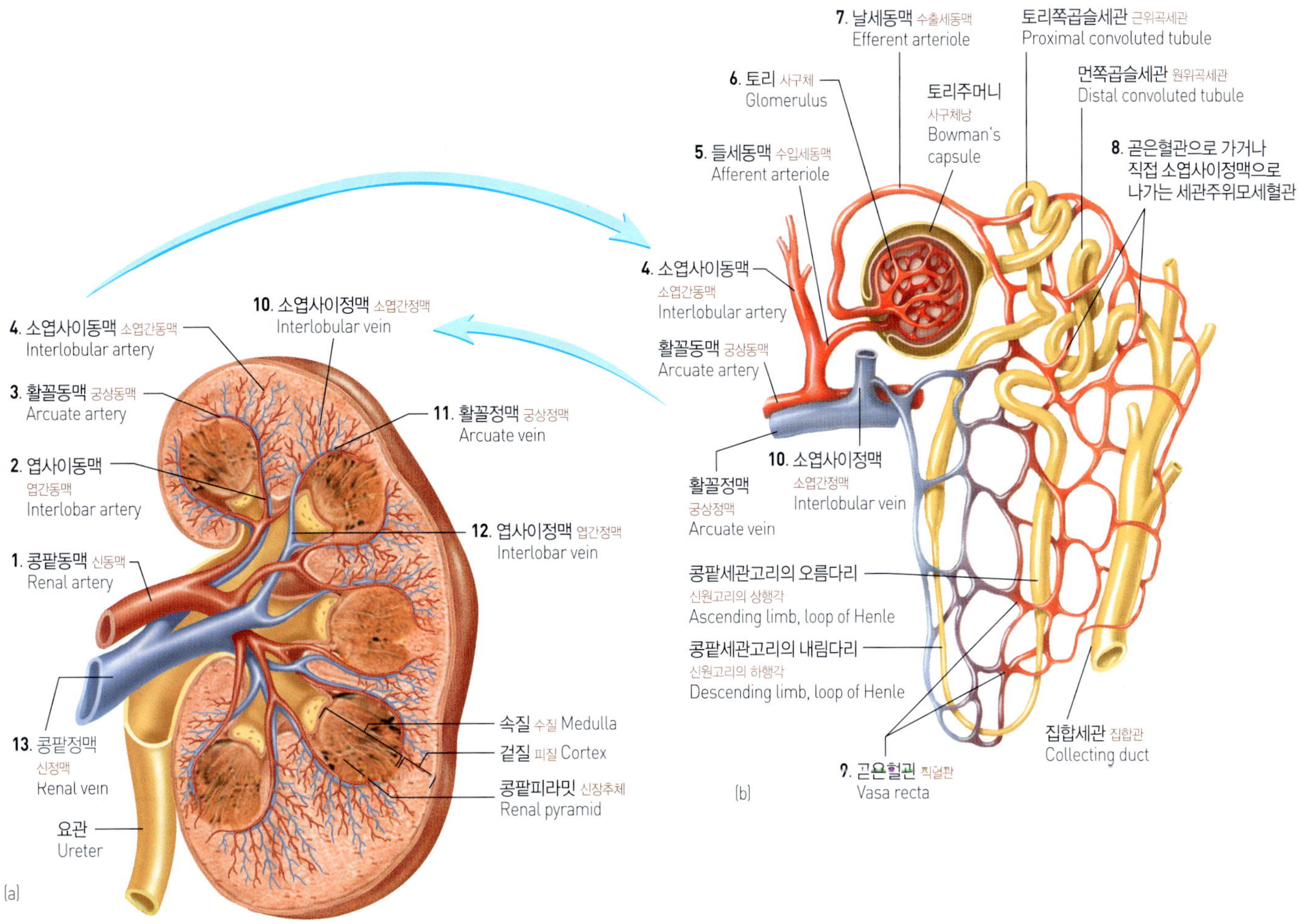

그림 16.6 콩팥에서의 혈액흐름

(a) 큰동맥과 큰정맥을 통해 콩팥으로 드나드는 혈액의 흐름.
(b) 콩팥단위의 순환을 담당하는 동맥, 모세혈관, 정맥.

은 다시 세관주위모세혈관으로 이동하게 된다. 물의 재흡수는 벽 사이의 삼투osmosis를 통해 일어난다. 일반적으로 여과액에 들어 있는 유용한 물질만이 재흡수되고, 나머지 대사산물 등의 노폐물은 남아 소변으로 배출되는 것이다. 예를 들어, 단백질이 대사되면 암모니아ammonia가 생기게 되는데, 암모니아는 독성물질로서 간에서 요소urea로 변환된 다음 여과액으로 모이게 된다. 이 중에서 일부만 재흡수될 뿐 대부분의 요소는 소변에 남아 몸 밖으로 배출된다.

세관 분비tubular secretion란 용질이 능동운반의 기전으로 콩팥단위의 벽을 지나 여과액으로 분비되는 것을 말한다. 결국 소변을 구성하는 물질은 처음 여과막을 통과한 것에다 세관주위모세혈관에서 분비된 것에서 재흡수된 물질을 뺀 것의 합과 같다.

여과

평균 21%의 혈액이 매 분마다 콩팥으로 흘러 들어간다. 토리모세혈관으로 들어간 혈장 중에서 약 19%는 여과막을 통과해 토리주머니로 들어가 여과액이 된다. 양쪽 콩팥을 모두 합쳐서 약 180L의 여과액이 매일 생성되지만 대부분 재흡수되고 단지 1% 이하의 여과액만이 소변으로 배출된다.

여과막은 일정한 물질만 혈액에서 토리주머니로 빠져나갈 수 있도록 거르는 역할을 한다. 물과 작은 분자는 여과막의 구멍으로 바로 빠져나가고 적혈구나 크기가 큰 단백질은 토리주머니로 빠져나가지 못한다. 그러나 알부민albumin과 작은 혈액단백질은 일부가 빠져나갈 수도 있다. 결국 여과액에는 세포가 들어 있지 않고 단백질도 거의 없다.

여과액의 생성은 토리모세혈관에서 여과막을 거쳐 토리주머니로 빠져나가게 만드는 힘인 **여과압**filtration pressure에 따라 달라진다. 여과압은 토리모세혈관에서 토리주머니로 이동시키는 압력에서 토리주머니에서 토리모세혈관으로 이동하려는 압력을 뺀 것이다. **토리모세혈관압**사구체모세혈관압, glomerular capillary pressure은 토리모세혈관의 혈압을 일컫는다. 여과막을 지나 토리주머니로 체액을 이동시키는 주요 압력이다. 토리주머니에서 반대방향으로 가해지는 압력을 **토리주머니압**사구체낭압, capsular pressure

소변은 다음과 같은 세 단계를 통해 형성된다.

① **여과** Tubular reabsorption. — 여과(파란색 화살)는 물질이 토리주머니에서 여과막을 가로질러 이동하는 것으로 여과액을 만든다.

② **세관 재흡수** Tubular reabsorption. — 용질은 능동운반, 동향수송과 같은 운송과정을 통해 콩팥단위의 벽을 통과해 사이질액으로 재흡수된다 (보라색 화살표). 물은 삼투압에 의해 콩팥단위의 벽을 통과해 재흡수된다(초록색 화살표). 물과 용질은 사이질액에서 세관주위모세혈관으로 들어간다.

③ **세관 분비** Tubular secretion. — 용질은 콩팥단위의 벽을 통해 여과액으로 분비된다(노란색 화살표).

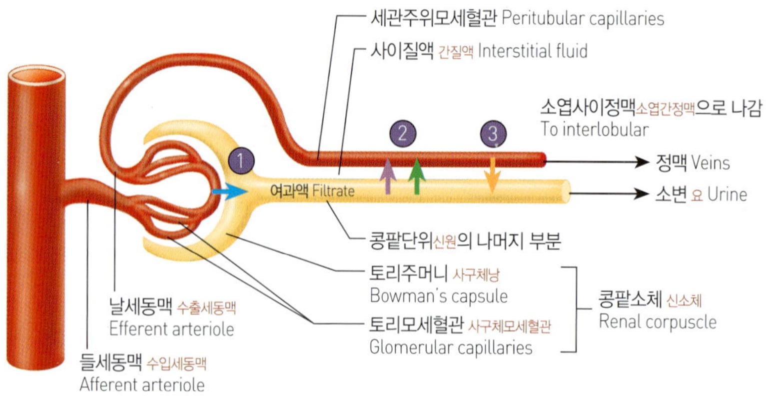

그림 16.7 소변 형성

① 토리 속 혈액의 압력인 토리모세혈관압은 체액을 혈액에서 토리주머니로 이동시킨다.

② 토리주머니 안의 압력인 토리주머니압은 체액을 토리주머니에서 혈액으로 이동시킨다.

③ 혈액 내 단백질의 농도에 의해 형성되는 콜로이드 삼투압은 토리주머니에서 혈액으로 체액을 이동시킨다.

④ 여과압은 토리모세혈관압에서 토리주머니압과 콜로이드 삼투압을 뺀 것과 같다.

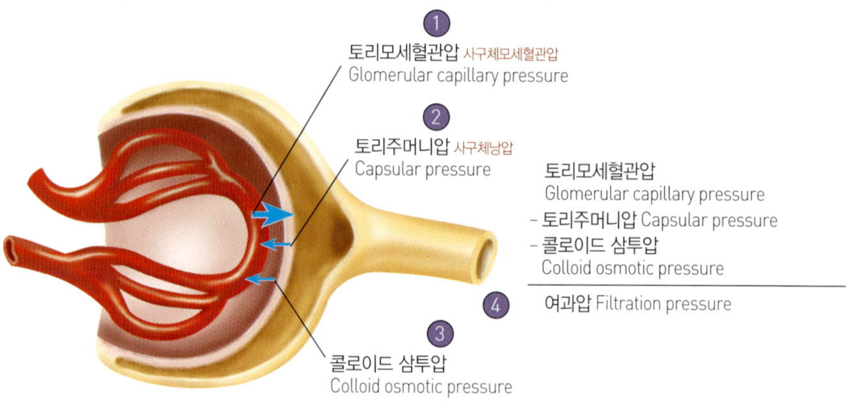

그림 16.8 여과압

이라고 하는데, 기존에 토리주머니 안에 들어 있던 여과액의 압력이다. 한편 **콜로이드 삼투압** colloid osmotic pressure은 토리모세혈관의 압력이다. 대부분의 혈장단백질이 여과막을 통과하지 못하기 때문에 삼투압을 유발하게 되고 이로 인해 토리주머니의 체액을 혈관으로 끌어당기게 되는 것이다. 따라서 여과압을 계산하는 식은 다음과 같다:

토리모세혈관압(glomerular capillary pressure)	60mmHg
- 토리주머니압(capsular pressure)	18mmHg
- 콜로이드 삼투압(colloid osmotic pressure)	32mmHg
여과압(filtration pressure)	10mmHg

토리모세혈관압이 토리주머니압이나 콜로이드 삼투압보다 훨씬 세기 때문에 결국 여과압은 토리에서 토리주머니로 체액을 이동시키는 힘이라고 할 수 있다. 대부분의 경우에는 여과압의 변동이 거의 없다. 그러나 여과압이 증가하면 여과액과 소변의 양이 모두 증가하게 되고, 반대로 여과압이 감소하면 여과액과 소변의 양이 모두 감소하게 된다.

여과압은 토리모세혈관의 혈압, 혈액 속 단백질 농도, 토리주머니의 압력에도 영향을 받는다. 토리모세혈관의 혈압은 정상적으로 다른 모세혈관보다 높다. 만일 토리모세혈관의 혈압이 증가하면 여과압이 증가하게 되고, 토리모세혈관의 혈압이 감소하면 여과압도 감소한다.

혈액 속의 단백질 농도는 삼투압을 일으켜 혈압을 통한 여과압의 힘과 반대로 작용한다(제3장 참조). 혈액 속 단백질 농도가 증가하면 삼투의 기전으로 수분을 끌어당겨 여과압을 감소시키는 효과를 일으킨다. 반대로 단백질 농도가 감소하면 수분을 끌어당기는 힘이 약해지고 결국 여과압의 증가로 이어지게 된다.

여과의 조절

토리모세혈관의 혈압은 일정하게 유지되는데, 이는 온몸혈압이 수시로 변해도 들세동맥afferent arteriole과 날세동맥efferent arteriole이 상황에 따라 적절하게 이완하거나 수축하기 때문이다. 또한 혈액 속 단백질의 농도와 토리주머니 속의 압력도 일정하게 유지된다. 그 결과, 여과압과 여과율은 항상 작은 수치의 범위 내에서 일정하게 유지될 수 있는 것이다.

심화학습 1

들세동맥이 수축하여 여과압이 변하게 되면 소변의 생성이 증가하게 될지 아니면 감소하게 될지 생각해 보자.

그러나 어떤 경우에는 여과압이 극적으로 변할 수도 있다. 교감신경이 콩팥의 혈관을 지배하고 있는데, 교감신경이 흥분하게 되면 동맥을 수축시켜 콩팥혈류량renal blood flow과 여과액의 생성이 감소하게 된다. 여과액이 겨우 분당 수 mL 정도만 생성되면서 아주 적은 양의 소변만 생성된다(그림 16.17). 이러한 예는 **심혈관성 쇼크**cardidovascular shock가 발생하여 여과압과 여과액의 생성이 극적으로 떨어지는 경우에 볼 수 있다. 심혈관성 쇼크의 합병증 중의 하나는 콩팥혈류량이 너무 떨어져 콩팥 자체에 산소 공급이 이루지지 않는 것이다. 오랫동안 콩팥의 혈중 산소 농도가 낮아지게 되면 영구적인 콩팥 손상이나 콩팥기능상실이 발생한다. 심혈관성 쇼크를 응급으로 처치하는 이유가 바로 이 콩팥의 손상을 방지하기 위함이다. 심한 육체 노동이나 외상이 있을 때에도 교감신경이 흥분되면서 혈관을 수축시키고 소변 생성이 감소하게 된다. 한편, 고혈압 환자에서는 콩팥혈관에 대한 교감신경의 흥분이 감소하여 소변 생성이 증가하게 된다(그림 16.17).

혈중 단백질의 생성이 주로 일어나는 간에 염증이 발생하여 혈장단백질plasma protein의 농도가 감소하게 되면 콩팥에서의 여과압이 증가한다. 여과압이 증가하면 결국 여과액 및 소변의 생성이 증가하게 되는 것이다.

세관 재흡수

토리주머니에서 시작된 여과액이 토리쪽세관proximal convoluted tubule, 콩팥세관고리loop of Henle, 먼쪽세관distal convoluted tubule, 집합세관collecting duct의 순서로 흐르면서 여과액의 다양한 용질들이 세관주위 모세혈관으로 재흡수된다. 여과액의 약 99%가 재흡수되어 세관주위 모세혈관peritubular capillary으로 들어가며, 이후 콩팥정맥을 통해 온몸순환으로 합류된다. 여과액의 1%만이 소변이 되는 것이다(그림 16.9). 과다한 이온과 대사산물들은 재흡수되지 않기 때문에 이들이 소변을 이루는 주요 성분이 된다.

토리쪽세관은 용질과 물이 재흡수되는 첫 번째 장소이다. 토리쪽세관의 입방세포에는 수많은 미세융모microvilli와 사립체가 있기 때문에 능동운반active transport과 동향수송cotransport에 의해 수송 분자와 이온이 벽을 통과하기에 적합하다. 토리쪽세관에서 재흡수되는 물질로는 단백질, 아미노산, 포도당, 과당 및 Na^+, K^+, Ca^{2+}, HCO_3^-, Cl^- 등이 있다. 토리쪽세관은 물도 흡수하는데, 용질이 토리쪽세관에서 사이질액interstitial fluid으로 이동할 때 물도 삼투osmosis에 의해 같은 방향으로 이동하는 것이다. 이후 용질과 물은 세관주위 모세혈관으로 들어가게 된다. 결국 여과액의 65% 정도가 토리쪽세관에서 재흡수된다(그림 16.9의 1단계, 그림 16.10).

콩팥세관고리의 내림다리descending limb는 여과액을 농축시키는 역할을 한다. 콩팥속질신수질, renal medulla에는 Na^+, Cl^-, 요소urea 등으로 이루어진 매우 농축된 사이질액이 들어 있고, 콩팥세관의 내림다리가 많이 분포되어 있으며, 내림다리의 얇은구역thin segment은 물에 대한 투과율이 높고 용질에 대한 투과율도 중간 정도이다. 여과액이 콩팥속질의 내림다리에 들어서면 삼투에 의해 콩팥단위에서 물이 빠져나가고, 확산에 의해 일부 용질이 콩팥단위로 이동한다. 즉 콩팥세관의 내림다리를 지나면서 15% 정도의 여과액이 재흡수되고 콩팥속질의 사이질액과 같은 농도로 농축이 일어난다. 재흡수된 물과 용질은 곧은혈관직혈관, vasa recta으로 이동한다(그림 16.11, 그림 16.9의 2단계).

콩팥세관의 오름다리ascending limb는 용질의 제거를 통해 여과액을 희석하는 역할을 한다. 오름다리의 얇은구역은 물에 대한 투과는 일어나지 않고 용질에 대한 투과만 일어난다. 그 결과, 확산에 의해 용질이 콩팥단위에서 빠져나가게 된다(그림 16.11, 그림 16.9의 3단계).

오름다리에 있는 굵은구역thick segment의 입방세포는 콩팥단위의 밖으로 Na^+를 이동시키며, 이때 K^+와 Cl^-가 함께 이동된다. 또한 굵은구역은 물에 대한 투과가 일어나지 않는다. 그 결과, 물의 이동 없이 여과액에서 Na^+, K^+, Cl^-가 재흡수되어 제거된다(그림 16.9의 4단계). 이처럼 용질의 제거가 일어나기 때문에 오름다리로 들어간 고농도의 여과액은 먼쪽세관에 도착하기 전까지 희석된 용액으로 바뀌게 된다(그림 16.12, 그림 16.9의 5단계). 먼쪽세관으로 들어온 여과액은 콩팥겉질신피질, renal cortex의 사이질액보다 더 희석된다. 토리쪽세관과 콩팥세관의 내림다리에서 일어난 재흡수 때문에 먼쪽세관에 도달한 여과액은 약 20% 정도뿐이다. 오름다리에서 흡수된 용질은 콩팥속질의 사이질액으로 이동하여 콩팥속질의 이온농도를 유지하는 효과도 얻는다. 과다한 용질은 곧은혈관으로 이동된다.

먼쪽세관과 집합세관의 입방세포는 물과 여분의 용질을 제거하는 역할을 한다. Na^+와 Cl^-가 재흡수된다. 나트륨 이온은 능동적으로 이동되고, 염소 이온은 동향수송된다. 또한 19%의 여과액이 삼투에 의해 재흡수되고, 나머지 1%만이 소변으로 배설된다(그림 16.13, 그림 16.9의 6 · 7단계). 먼쪽세관에서 재흡수된 물과 용질은 세관주위모세혈관과 집합세관의 곧은혈관으로 들어간다.

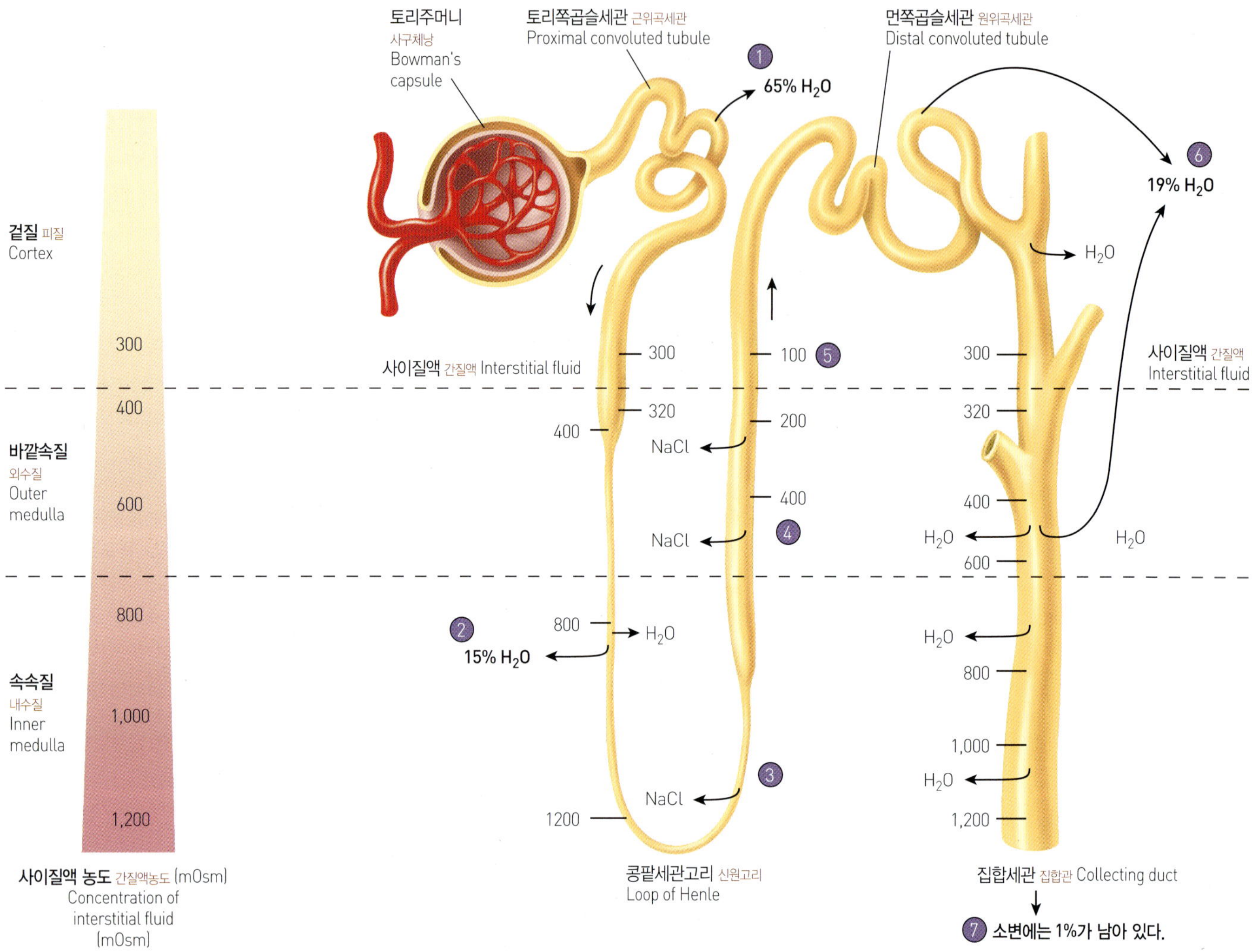

① 여과액의 약 180L는 매일 콩팥단위로 들어가고, 65%는 토리쪽곱슬세관에서 재흡수된다. 토리쪽곱슬세관에서 용질 분자는 능동운반과 동향수송으로 세관의 속공간에서 사이질액으로 이동된다. 세관벽의 세포는 물에 대해 투과성이 있기 때문에 물은 삼투압에 의해 이동된다.

② 여과액의 약 15%는 콩팥세관고리의 내림다리의 이 구역에서 재흡수된다. 내림다리는 속질의 농축된 사이질이 지나는 곳이다. 내림다리의 벽은 물에 대해 투과성이 있기 때문에 물은 세관에서 좀 더 농축된 사이질액으로 삼투압에 의해 이동한다(그림 16.11의 1단계 참고). 여과액이 콩팥피라밋의 끝에 다다르면 여과액의 농도가 사이질액의 농도와 같아진다.

③ 콩팥세관고리의 오름다리는 물에 투과성이 없다. 용질은 얇은구역으로 분산된다(그림 16.11의 2단계 참고).

④ Na^+는 능동적으로 운송되고, K^+와 Cl^-은 굵은구역의 여과액에서 사이질액으로 공동 수송된다(그림 16.12 참고).

⑤ 여과액의 양은 오름다리를 지날 때는 변화되지 않으나 농도는 많이 줄어든다(그림 16.12 참고). 여과액이 콩팥의 겉질에 다다르면 농도가 대략 100mOsm/L가 되고 이것은 겉질의 사이질액보다 농도(300mOsm/L)가 낮다.

⑥ 먼쪽곱슬세관과 집합세관에 ADH가 있다면 물에 대한 투과성이 있다. 만일, ADH가 있다면 물은 농도가 낮은 여과액에서 농도가 높은 사이질액으로 삼투압에 의해 이동한다(그림 16.13 참고). 여과액이 콩팥피라밋 끝에 다다르면 여과액의 19%가 더 재흡수된다.

⑦ ADH가 분비되면 1% 혹은 그 미만이 소변으로 남는다.

그림 16.9 소변농축 기전

겉질에서부터 속속질까지의 농도 변화도는 왼쪽에서 볼 수 있다. 사이질액은 겉질에서의 농도가 300mOsm/L에서 속질에서의 농도가 1200mOsm/L로 증가한다. 콩팥단위의 다른 부위에서 여과액의 농도를 보여주고 있다.

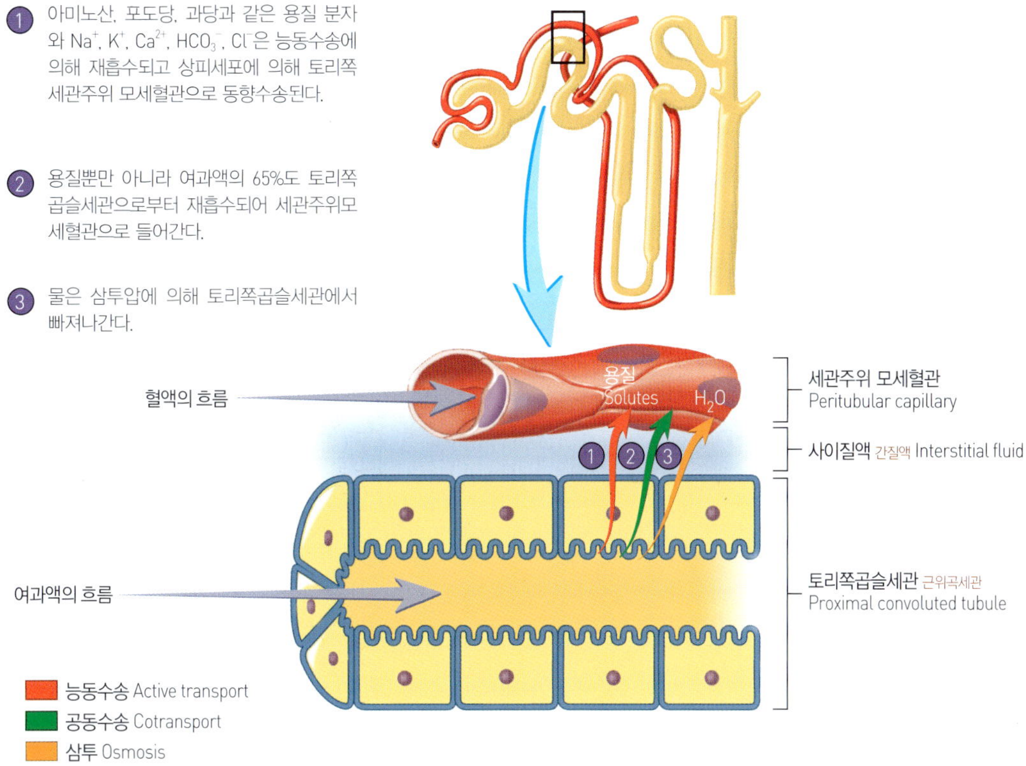

그림 16.10 토리쪽곱슬세관에서의 재흡수

먼쪽세관과 집합세관에서 일어나는 물과 용질의 재흡수는 호르몬의 조절을 받는데, 이 호르몬은 소변의 농도와 양을 결정하는 중요한 역할을 한다("소변의 농도와 양의 조절" 참조).

정리하자면, 토리주머니의 여과막을 통과한 대부분의 유용한 용질들은 토리쪽세관에서 재흡수된다. 여과액은 토리쪽세관에서 65%가 줄어들고 콩팥세관의 내림다리에서 15%가 줄어든다. 콩팥세관의 오름다리에서 물의 이동 없이 Na^+, K^+, Cl^-가 제거되고, 그 결과 여과액이 희석되는 효과가 일어난다. 먼쪽세관과 집합세관에서 나머지 Na^+와 Cl^-가 제거되고 삼투에 의해 물이 빠져나가면서 여과액의 19%가 줄어든다. 최종적으로 남은 여과액의 1%가 소변이 되는 것이다.

심화학습 2

치료가 제대로 이루어지지 않은 당뇨병 환자들은 혈중 포도당 농도가 매우 높게 나타난다. 포도당은 토리주머니의 여과막을 쉽게 통과하며 정상적으로는 콩팥단위에서 모든 포도당이 재흡수되어야 한다. 그러나 토리쪽세관의 세포가 운반할 수 있는 분자의 수가 한정되어 있기 때문에 콩팥단위의 포도당 농도가 너무 높게 되면 모든 포도당을 재흡수하기가 어려워진다. 건강한 사람에 비하여 당뇨병 환자에서 소변의 양은 어떻게 될지, 그리고 소변의 농도는 정상인과 어떻게 다르게 될지 생각해 보자.

세관 분비

대사과정에서 나온 독성물질의 부산물, 약물, 정상적으로는 몸에서 생성되지 않는 분자 등이 세관주위모세혈관에서 콩팥단위로 분비된다. 세관 재흡수와 함께 세관 분비도 능동 혹은 수동의 기전으로 이루어진다. 예를 들어, 암모니아는 확산을 통해 여과액으로 분비되는 반면에 H^+, K^+, 크레아티닌 creatinine, 히스타민 histamine, 페니실린 penicillin 등은 콩팥단위로 능동운반된다.

수소 이온은 토리쪽세관에서 이동되는데, 상피세포가 다량의 수소 이온을 콩팥단위에서 여과액으로 능동적으로 이동시킨다. 수소 이온의 분비는 체액의 수소 이온농도 지수(pH)를 조절하는 데 매우 중요한 역할을 한다.

토리쪽세관에서 K^+가 재흡수되지만 먼쪽세관과 집합세관에서 분비되기 때문에 결국 소변의 K^+ 농도에는 변함이 없게 된다.

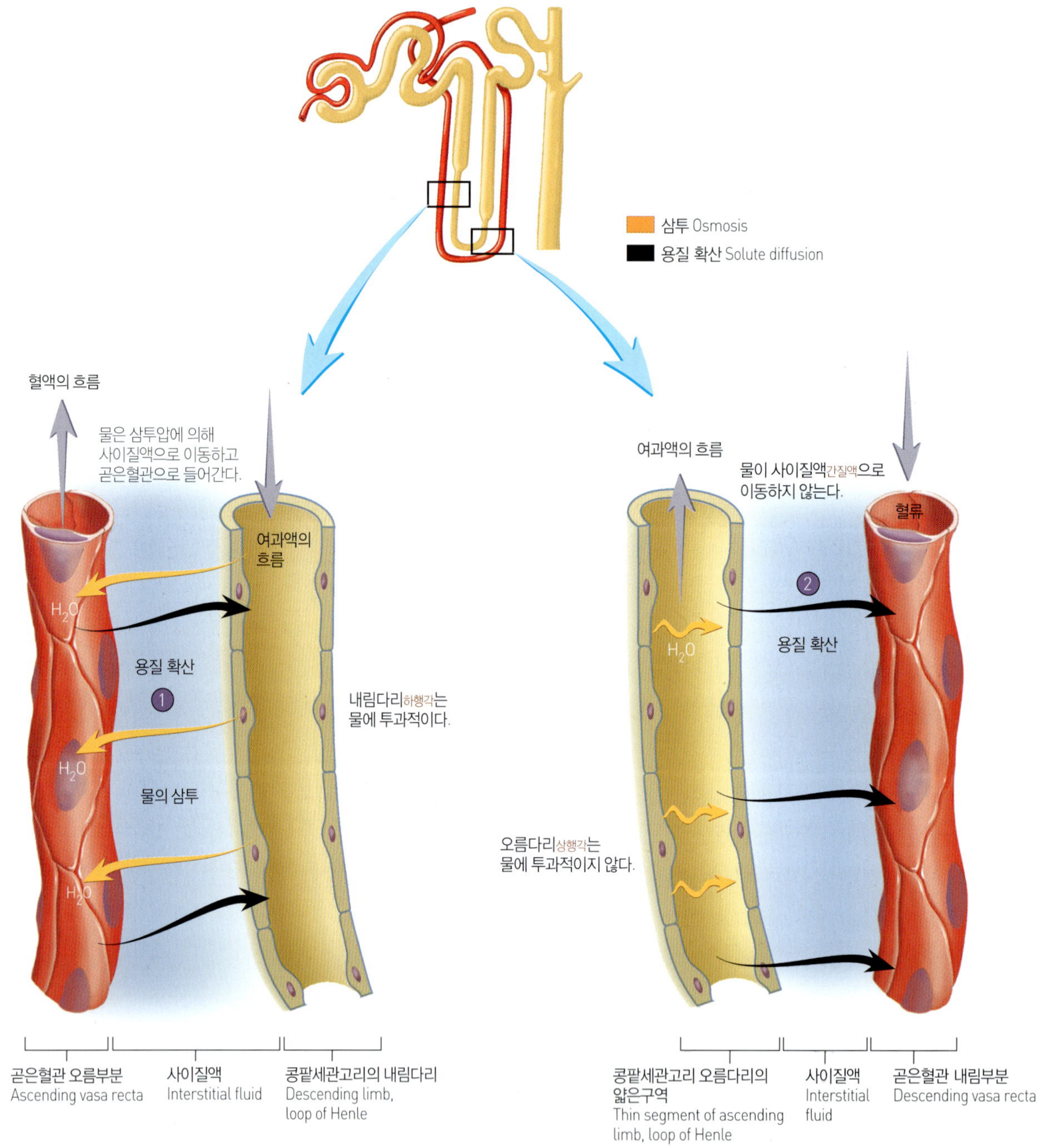

① 콩팥세관고리 내림다리의 얇은구역 벽은 물보다 적은 용질에 투과적이다. 콩팥속질의 사이질액과 곧은혈관의 혈액은 높은 용질농도를 가지고 있다. 그래서 물은 삼투압에 의해 세관에서 사이질액과 곧은혈관으로 이동한다. 여과액의 약 15%는 재흡수된다. 보다 적게, 용질은 곧은혈관과 사이질액에서 세관으로 확산된다.

② 콩팥세관고리 오름다리의 얇은구역은 물에 투과적이지 않으나 용질에는 투과적이다. 용질은 세관에서 확산되어 나와 오름다리가 겉질쪽으로 튀어나온 곳에서 좀 더 묽은 사이질액으로 이동한다. 용질은 확산되어 곧은혈관 내림부분으로 들어간다.

그림 16.11 콩팥세관고리에서 재흡수 : 내림다리와 오름다리의 얇은구역

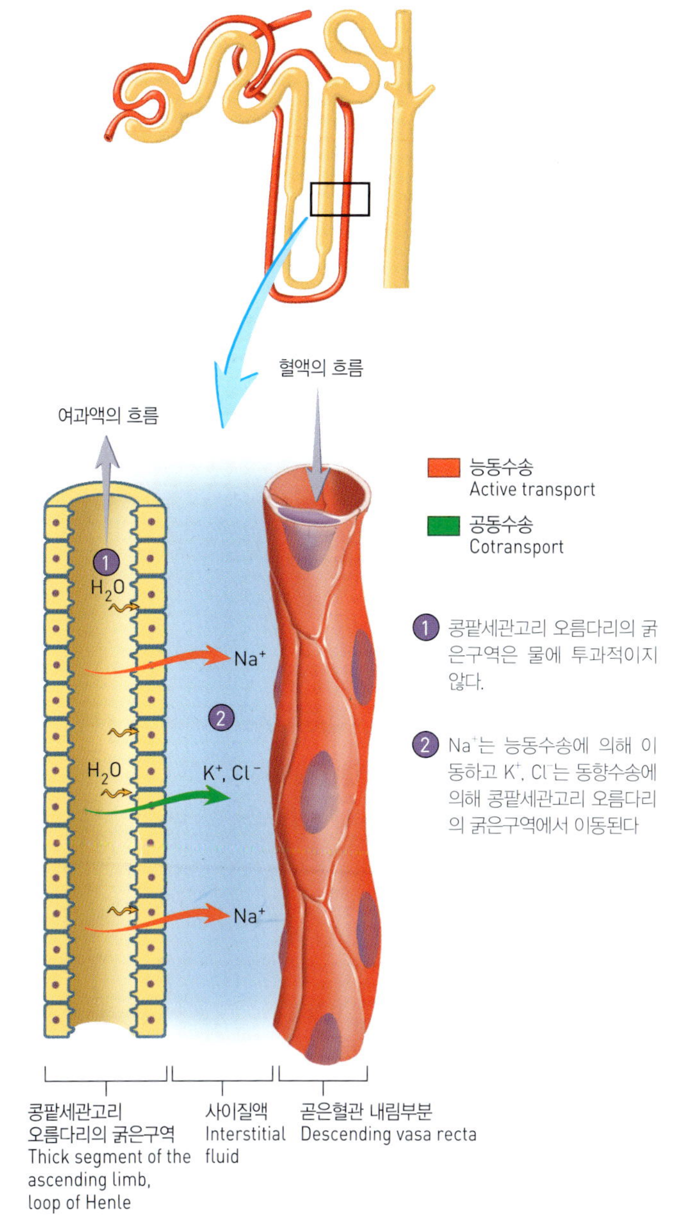

그림 16.12 콩팥세관고리에서 재흡수 : 오름다리의 굵은구역

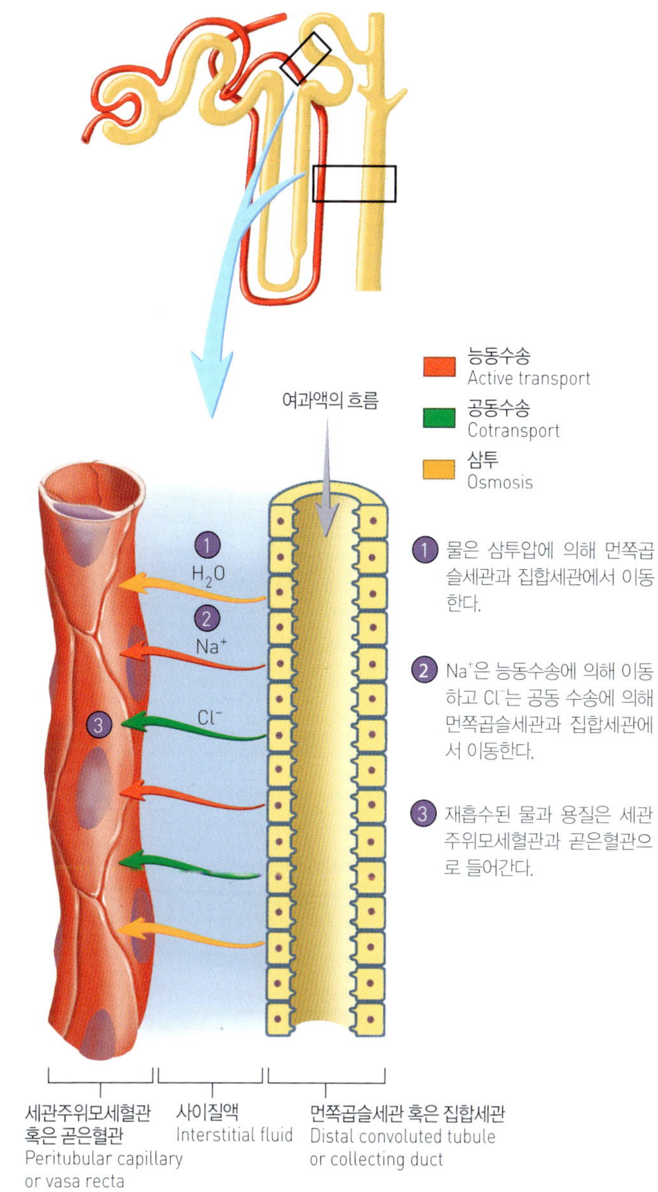

그림 16.13 먼쪽곱슬세관과 집합관에서 재흡수

여과액의 약 19%는 먼쪽곱슬세관과 집합관에서부터 재흡수된다.

16.4 소변의 농도와 양의 조절

학습성과

A. 소변조절물질 나열하고 그 기능 기술

마치 난로 위의 냄비처럼 용기 안에 있는 액체는 물을 더 붓거나 혹은 그 액체를 끓여서 농도를 변화시킬 수 있다. 이와 비슷하게 콩팥kidney은 체액의 농도가 증가할 때 여과액filtrate으로부터 물의 재흡수를 증가하고 체액의 농도가 감소할 때 여과액으로부터 물의 재흡수를 감소하여 체액의 농도를 유지한다. 그런 이유로 소변urine의 용량과 구성은 몸의 상태에 따라 변한다. 만일, 체액의 농도가 정상 수치보다 증가하면 콩팥은 적은 양의 농축된 소변을 생산한다. 이것은 용질을 없애거나 물을 보존하거나 혹은 두 가지 방법 모두 사용하여 체액의 농도를 낮추어 정상으로 돌아가게 한다. 반면, 체액의 농도가 낮아지면 콩팥에서 많은 양의 묽은 소변을 생산한다. 소변에서 물의 손실은 혈액의 양을 낮춘다. 그 결과, 물은 손실되고 용질은 보존되어 체액의 농도가 증가된다.

임상에서 활용하기 이뇨제

이뇨제diuretic는 소변 형성속도를 증가시키는 화학물질이다. 정의는 단순하지만 많은 생리적 기전이 포함되어 있다.

이뇨제는 고혈압hypertension 치료에 사용될 뿐만 아니라 울혈심장기능상실, 간경화증, 그 외 다른 질환으로 인한 부종에도 사용된다. 하지만 이뇨제를 사용한 치료는 탈수나 전해질 불균형과 같은 부작용을 일으킬 수 있다.

생리적 기전에 따라 이뇨제의 화학적 유형은 다음과 같이 분류할 수 있다.

나트륨 이온 재흡수 억제제sodium ion reabsorption inhibitors는 티아지드 형태의 이뇨제로 소변에서 Na^+, Cl^-와 물의 손실을 촉진한다. 이러한 유형의 이뇨제는 고혈압 환자들에게 처방된다. 소변에서 물의 손실이 증가되면 혈액의 양도 줄고 결국 혈압도 내려간다.

삼투압 이뇨제osmotic diuretics는 자유롭게 여과액filtrate으로 빠져나가고 콩팥단위nephron에서 재흡수가 제한적으로 이루어진다. 이러한 이뇨제는 여과액 삼투압 농도를 상승시키고, 결과적으로 콩팥단위에서 물이 빠져나가는 양을 줄임으로써 소변의 양을 증가시킨다. 요소urea, 만니톨, 글리세린은 삼투압 이뇨제로 사용되고 뇌부종cerebral edema이나 급성 콩팥기능상실acute renal failure로 발생된 부종을 가진 환자들 치료에 효과적이다.

카페인caffeine과 그와 관련된 물질은 콩팥의 혈류와 토리여과액glomerular filtrate 형성속도를 증가시켜 부분적으로 이뇨제와 같은 작용을 한다. 이것은 Na^+의 감소와 Cl^-의 재흡수에 의해 콩팥단위에 영향을 미친다.

알코올alcohol은 이뇨제처럼 작용하지만 이것은 임상에서 그런 목적으로 사용되지는 않는다. 알코올은 뇌하수체 뒤엽posterior lobe of pituitary gland에서 분비되는 ADH의 분비를 억제하여 소변의 양을 증가시킨다.

소변의 생산은 혈액량을 유지하고 그것으로 인해 혈압blood pressure도 유지한다. 혈액량의 증가는 혈압을 높일 수 있고 혈액량의 감소는 혈압을 낮출 수 있다. 혈액의 양이 정상보다 많으면 콩팥은 많은 양의 소변을 생산하고 소변으로 물이 손실되면 혈액의 양도 감소된다. 반대로 혈액의 양이 정상보다 감소되면 콩팥은 적은 양의 소변을 생산하여 물을 보존하여 혈액의 양을 유지한다.

호르몬의 기전

세 가지 주요 호르몬의 기전, 즉 레닌-앤지오텐신-알도스테론renin-angiotensin-aldosterone 기전, 항이뇨호르몬antidiuretic hormone 기전, 그리고 심방 나트륨 이뇨호르몬atrial natriuretic hormone 기전은 소변 농도와 양을 조절하는 데 관여한다. 각 기전은 다른 자극에 의해 활성화되지만 항상성 homeostasis을 달성하기 위해 함께 역할을 수행한다. 레닌-앤지오텐신-알도스테론 기전과 심방 나트륨 이뇨호르몬 기전은 혈압 변화에 좀 더 예민하게 반응하는 반면 항이뇨호르몬 기전은 혈액 농도 변화에 좀 더 예민하게 반응한다.

레닌-앤지오텐신-알도스테론 기전

레닌 renin과 **앤지오텐신** angiotensin은 **알도스테론** aldosterone 분비 조절을 돕는다. 효소 레닌은 콩팥 안에 있는 토리곁복합체juxtaglomerular complex의 세포에서 분비된다. 레닌은 간liver에서 생산된 혈장단백질인 **앤지오텐시노겐** angiotensinogen에 작용하며 이것은 **앤지오텐신 I** angiotensin I 으로 전환된다. 앤지오텐신 I은 **앤지오텐신 전환효소** angiotensin converting enzyme; ACE에 의해 빠르게 **앤지오텐신 II** angiotensin II라 불리는 작은 펩티드 peptide로 전환된다. 앤지오텐신 II는 콩팥위샘겉질 adrenal cortex에 영향을 주어 알도스테론 aldosterone을 분비하게 한다(11장 참고).

알도스테론은 먼쪽곱슬세관(distal convoluted tubules)과 집합세관(collecting duct)에서 Na^+의 능동운반의 속도를 증가시킨다. 알도스테론이 없는 경우, Na^+의 많은 양이 콩팥단위 nephron에 남고 소변의 일부분이 된다. 여과액 filtrate의 높은 Na^+농도는 콩팥단위에 물이 잔류하는 원인이 되고 그로 인해 소변의 양이 증가한다. 따라서 Na^+의 능동운반 속도가 느려질 때 소변의 양은 증가하고 소변은 Na^+의 농도가 높다. 왜냐하면 Cl^-가 양전하에 의해 Na^+에 붙고 Cl^-는 Na^+과 함께 이동하기 때문이다.

혈압이 갑자기 감소하거나 여과액에서 Na^+의 농도가 너무 낮을 때 콩팥에서 레닌을 분비한다. 앞의 결과로 알도스테론이 증가하고 이것은 콩팥단위에서 Na^+과 Cl^-의 재흡수를 증가시킨다. 물은 Na^+과 Cl^-을 따라 이동하므로 결국 소변 양이 감소하게 되는 것이다. 물의 배출을 막음으로써 혈압이 더 떨어지는 것을 방지할 수 있게 된다.

심화학습 3

소변의 양을 증가시키는 약을 이뇨제diuretics라고 한다. 어떤 이뇨제는 콩팥단위에서 Na^+의 능동운반을 억제한다. 이뇨제가 어떻게 소변의 양을 증가시키는지 생각해보자.

항이뇨호르몬 기전

항이뇨호르몬 antidiuretic hormone; ADH은 뇌하수체 뒤엽 posterio lobe of pituitary gland에서 분비되며 순환계통을 통해 콩팥 kidney으로 간다. 항이뇨호르몬은 먼쪽곱슬세관 distal convoluted tubules과 집합세관 collecting duct에서 재흡수되는 물의 양을 조절한다. 항이뇨호르몬의 수치가 증가하면 먼쪽곱슬세관과 집합세관의 물 투과성이 증가되고 더 많은 물이 여과액 filtrate으로부터 재흡수된다. 따라서 항이뇨호르몬의 증가는 농축된 적은 양의 소변을 만

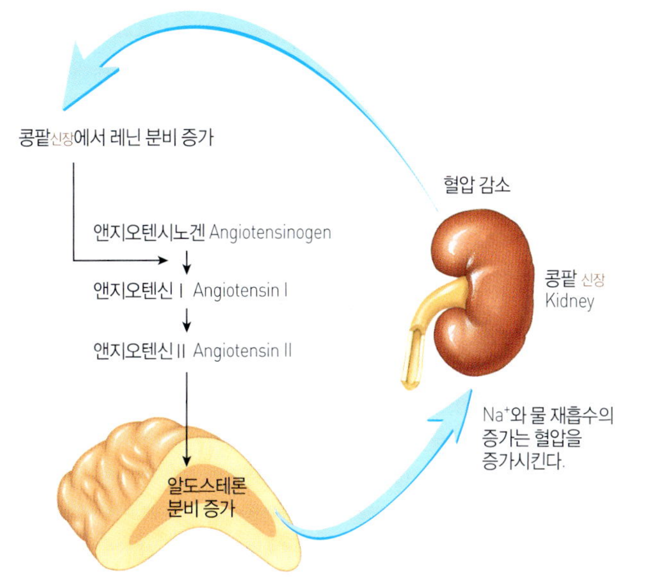

그림 16.14 알도스테론과 세포바깥액에서 Na^+와 물의 조절

낮은 혈압은 콩팥에서 레닌의 분비를 자극한다. 레닌은 앤지오텐신 I의 생산을 자극하고, 앤지오텐신 I은 II로 변환되어 콩팥위샘 겉질에서 알도스테론 분비를 자극한다. 알도스테론은 콩팥에서 Na^+와 물의 재흡수를 증가시킨다.

든다. 다른 한편으로는 항이뇨호르몬의 수치가 감소하면 먼쪽곱슬세관과 집합세관은 물에 대한 투과성이 적어진다. 그 결과 적은 물이 재흡수되고 많은 양의 묽은 소변이 생산된다(그림 16.15, 그림 16.17 참고).

뇌하수체 뒤엽에서 항이뇨호르몬의 분비는 시상하부 hypothalamus의 조절을 받는다. 시상하부의 어떤 세포들 certain cell은 용질농도 변화에 민감하다. 혈중 용질농도가 증가하면 활동전위가 시상하부의 항이뇨호르몬 분비 신경세포의 축삭 axon을 따라 뇌하수체 뒤엽으로 보내지고 항이뇨호르몬이 축삭의 끝에서 분비된다(그림 16.15, 8장 참고). 혈중 용질의 농도가 감소하면 항이뇨호르몬 분비 억제의 원인이 된다.

혈압을 감시하는 **압력수용기** baroreceptor도 항이뇨호르몬 분비에 영향을 받는다. 혈압이 크게 떨어지는 것은 항이뇨호르몬 분비의 원인이 되고(그림 16.15, 그림 16.17 참고) 혈압이 크게 오르면 항이뇨호르몬 분비가 감소된다.

심방 나트륨 이뇨호르몬

심방 나트륨 이뇨호르몬 atrial natriuretic hormone; ANH은 오른심방 right atrium의 혈압이 정상보다 높을 때 오른심방의 심장근육세포에서 분비된다(그림 16.16, 16.17). 심방 나트륨 이뇨호르몬은 콩팥에서 Na^+ 재흡수를 줄이는데 영향을 준다. 그러므로 Na^+과 물은 콩팥단위 nephron에 남아 소변이 된다. 소변으로 Na^+와 물 소실의 증가는 혈액의 양을 줄이고 혈압을 떨어뜨린다.

심화학습 4

Ivy Saline은 병원에서 간호사로 일했었다. 그녀는 매우 관찰력이 뛰어났기 때문에 그녀는 그녀의 환자 중 한 명에게 지시보다 더 많은 양의 식염수를 정맥내주사로 준 것을 알아보았다. 이 식염수는 NaCl를 포함하고 있을 뿐만 아니라 적은 양의 KCl과 같은 다른 용질들도 포함되어 있다. 식염수는 체액(body fluid)과 비슷한 농도를 가지고 있다. 많은 양의 식염수를 정맥내주사한 경우 소변이 만들어지는 속도에 미치는 영향을 예상해보고 항이뇨호르몬과 심방 나트륨 이뇨호르몬, 그리고 알도스테론이 소변 생산의 변화를 제어하는 방법에 대하여 생각해 보자.

16.5 소변의 이동

학습성과

A. 요관, 방광, 요도의 기능 기술
B. 배뇨반사기작 이해

요관, 방광, 요도의 기능

요관 ureter은 콩팥의 콩팥깔때기 renal pelvis에서부터 **방광** urinary bladder의 뒤아랫부분으로 소변을 이동시키는 작은 관이다(그림 16.18). 방광은 속이 비어 있는 근육용기이고 골반안 pelvic cavity 두덩결절 pubic symphysis 뒤에 위치한다. 방광은 소변을 저장하는 곳으로 남아 있는 소변의 양에 따라 방광의 크기가 달라진다. 방광은 몇 mL에서 최대 약 1,000mL의 소변을 수용할 수 있다. 소변의 양이 몇 백 mL에 다다르면 방광의 벽이 반

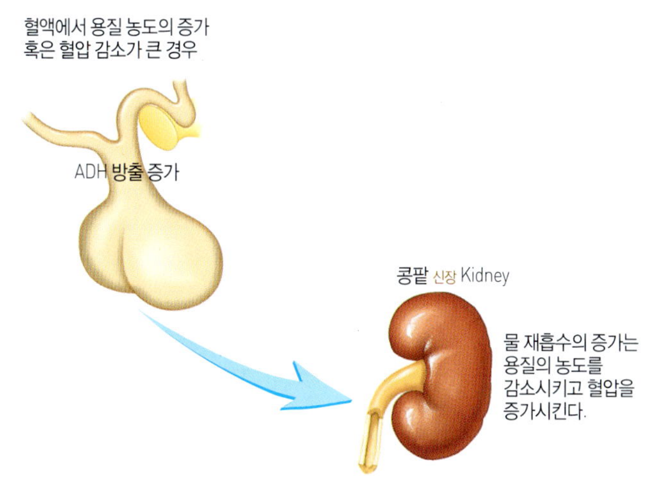

그림 16.15 ADH와 세포바깥액 농도 조절

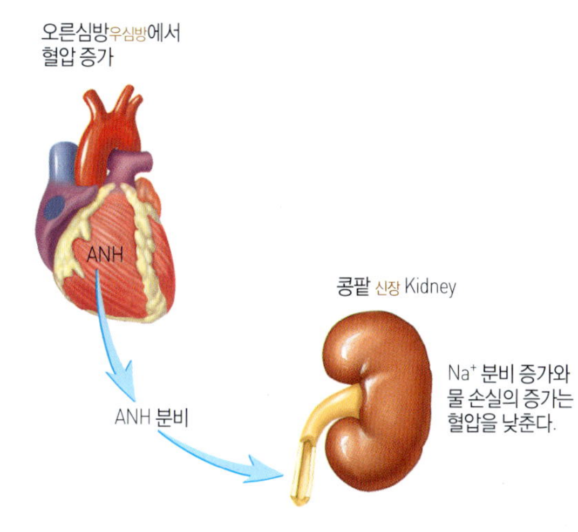

그림 16.16 ANH와 세포바깥액에서 Na^+와 물의 조절

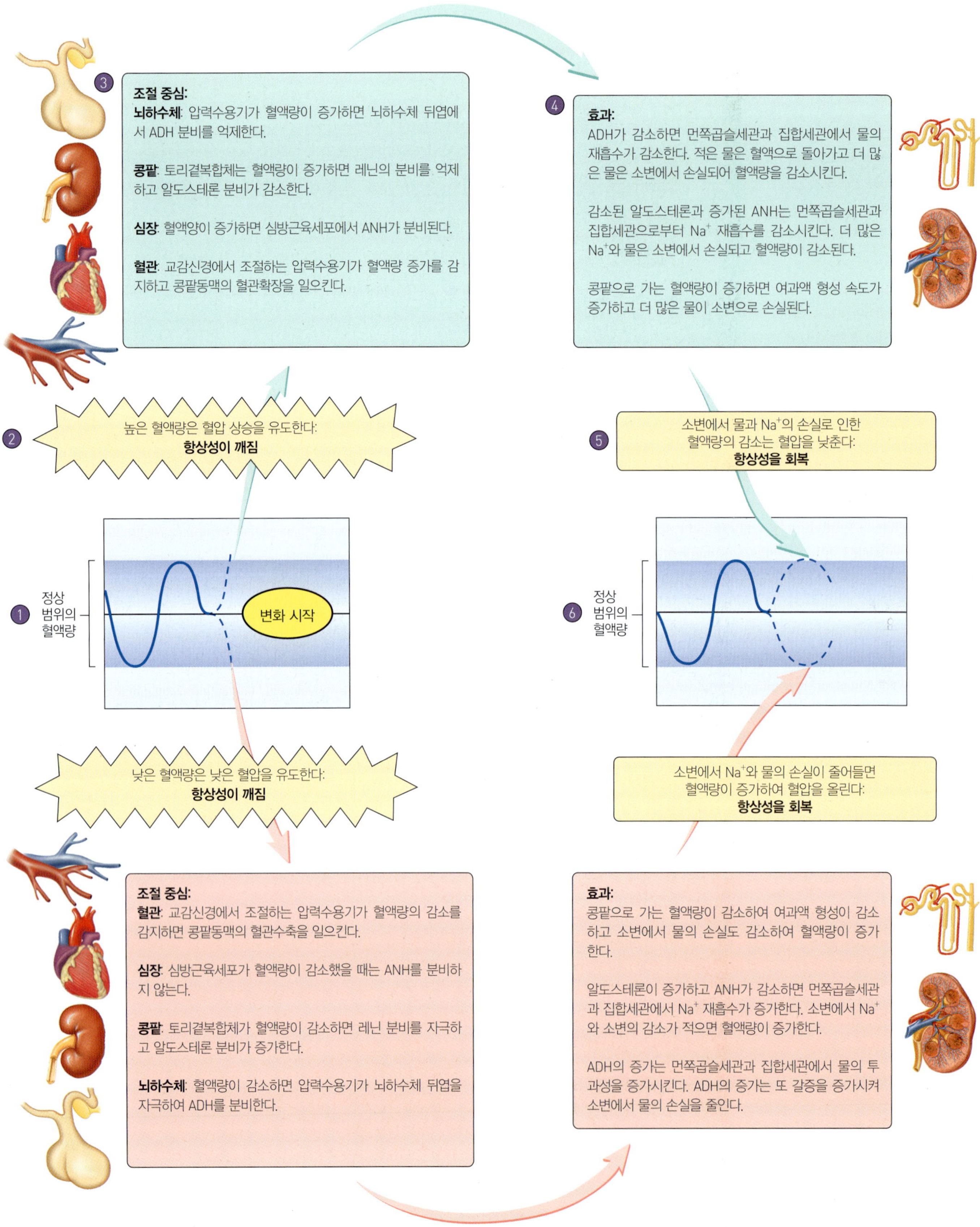

그림 16.17 혈액량의 호르몬 조절과 그 영향으로 인한 소변의 양과 농도

(1) 혈액량은 정상 범위 안에 있다.
(2) 혈액량은 항상성 장애로 인해 정상 범위를 벗어나 증가한다.
(3) 조절 중심은 혈액량의 변화에 대응한다.
(4) 조절 중심은 ADH와 알도스테론 분비를 감소시키고 그로 인해 물의 재흡수가 감소된다. 조절 중심은 콩팥동맥을 확대시켜 소변 생성을 증가시킨다.
(5) 이러한 변화들은 혈액량과 혈압을 감소시킨다.
(6) 혈액량은 정상 범위로 돌아오고 항상성도 회복된다. 혈액량이 정상 범위를 벗어나 감소되었을 때 반응은 빨간색 화살표를 따라가면 관찰할 수 있다.

사를 활성화시킬 만큼 늘어나는데 그것은 방광의 벽이 방광을 수축시키는 민무늬근육smooth muscle으로 되어 있기 때문이다. 소변의 대부분은 요도를 통해 방광 밖으로 배출된다.

요도urethra는 소변을 방광에서 몸 밖으로 배출하는 관이다. 방광에 요관구멍과 요도구멍 사이에 위치하는 **방광삼각**trigone은 삼각형 모양이다.

요관과 방광은 이행상피transitional epithelium로 덮여 있는데 이것은 늘어나는 특징이 있다. 방광의 소변 양이 늘어나면 상피세포의 모양이 원주columnar에서 납작flat으로 변하고 상피세포층의 수가 줄어든다. 방광에 소변의 양이 줄어들면 이행상피세포가 다시 원주 모양과 많은 세포층의 형태로 되는 성질을 가지고 있다.

요관과 방광의 벽은 민무늬근육과 결합조직connective tissue 층으로 구성되어 있다. 요관 민무늬근육 수축의 일반적인 움직임은 소변이 콩팥에서 방광으로 이동할 수 있는 힘을 만든다. 방광의 민무늬근육 수축은 소변을 방광에서 요도를 통해 밖으로 배출하게 한다.

남자에서 방광과 요도가 만나는 부분의 방광벽에 있는 민무늬근육이 **속요도조임근**내요도괄약근, internal urethral sphincter muscle; internal urinary sphincter을 형성한다. 여자에서는 이 요도조임근의 기능이 없다. 남자에서의 성관계 동안 속요도조임근이 수축하여 정액semen이 방광으로 들어가지 않도록 한다(17장 참고). 여자와 남자 모두에서 **바깥요도조임근**외요도괄약근, external urethral sphincter muscle; external urinary sphincter은 뼈대근육으로 형성되어 있으며 요도가 골반가로막pelvic floor으로 확장되는 부위를 둘러싸고 있다. 바깥요도조임근은 맘대로근voluntary muscle으로 사람이 소변을 요도를 통해 배출하는 것을 시작하거나 멈출 수 있다.

관련된 질환

방광염

Ima Burning은 3일짜리 사업 모임에 참석하기 위해 마을 밖으로 나갔다. 모임 마지막 날 그녀는 잦고 절박한 소변을 경험하였고 심지어 소변의 양도 적었다. 그녀는 배뇨 시 화끈감(burning sensation)도 느꼈다. Ima가 집으로 돌아왔을 때 그녀는 아랫배의 통증을 경험했다. 그녀의 소변은 뿌옇고 불쾌한 냄새도 났다. 그래서 Ima는 그녀의 주치의인 Blatter 박사와 만나기로 약속했고 그는 소변 표본을 요구하였다. 소변은 일반적으로 무균이지만 Ima의 소변에는 박테리아가 많이 검출되었다. 그녀의 주치의는 방광염(cystitis)으로 진단하였다. 방광의 염증은 보통 박테리아 감염에 의해 발생된다. 박테리아 대장균에 의한 감염은 방광염의 가장 일반적인 원인이다. Ima의 경우 Blatter 박사가 감염의 원인을 밝힐 수 없었고, 방광염을 경험한 여자들 중 30%는 Ima와 같이 감염의 원인을 알 수 없다고 설명하였다. 의사는 항생제를 처방하였다. 3일 이내에 Ima는 정상으로 돌아온 느낌이었다. 며칠이 지난 후 소변 표본을 검사하였더니 감염의 징후는 보이지 않았다. 방광염은 감염이 요관을 따라 올라가서 콩팥에 영향을 미칠 수 있기 때문에 초기에 인식하고 치료하는 것이 중요하다.

남자는 요도가 음경penis의 끝까지 확장되어 있고 음경 끝이 밖으로 열린 구멍이다. 여자의 요도는 약 4cm 정도로 약 20cm 정도인 남자의 요도보다 짧고 질구멍vaginal orifice 앞 질어귀vestibule로 열려 있다.

심화학습 5

방광염cystitis은 방광에 염증이 생긴 것으로 종종 박테리아 감염으로 발생된다. 전형적으로 박테리아는 몸 밖에서 방광으로 들어온다. 남자와 여자 중 누가 방광염에 더 잘 걸리는지 그 이유에 대하여 생각해 보자.

배뇨반사

배뇨반사micturition reflex는 방광벽urinary bladder wall의 뻗침stretch에 의한 움직임이다. 방광urinary bladder이 소변으로 가득 차 있으면 압력이 상승하고 방광벽에 있는 뻗침수용기stretch receptor가 자극된다. 활동전위action potential는 방광에서 골반신경을 통해 척수spinal cord로 전도한다. 반사의 통합은 척수에서 발생되고 활동전위는 부교감신경섬유parasympathetic nerve fiber를 따라 방광에 전도된다(그림 16.19).

바깥요도조임근external urinary sphincter은 일반적으로 몸운동신경계통somatic motor nerve system의 자극에 의해 수축한다. 배뇨반사 때문에 활동전위가 몸운동신경을 따라 바깥요도조임근에 전도되는 것이 감소되어 조임근이 이완되는 원인이 된다. 배뇨반사는 자동 반사이나 뇌brain에 있는 더 높은 중추에 의해 억제되거나 자극된다. 더 높은 뇌 중추는 활동전위를 척수신경을 통해 보내 배뇨반사를 방지하고 자동 반사의 강도를 줄이며, 신경섬유를 자극하여 바깥요도조임근의 수축상태를 유지한다. 이러한 자발적인 배뇨반사 억제능력은 2~3살 경에 발달한다.

사람이 절박한 소변을 느낄 때 뇌중추에서 활동전위를 척수를 통해 보내어 배뇨반사가 용이하고 바깥요도조임근이 이완되도록 바꾼다. 배뇨의 필요성에 대한 의식은 방광의 뻗침이 감각신경섬유로 자극되고 척수에서 오름경로ascending tract를 통해 뇌로 이동되는 활동전위가 증가하여 발생된다. 박테리아 감염 혹은 다른 어떤 이유에 의해 방광이나 요도의 자극은 방광이 거의 비어 있음에도 불구하고 절박한 소변을 느끼게 한다.

16.6 체액구획

학습성과

A. 주요 체액 구성물질 구분

어른 남자의 몸무게 중 대략 60%는 물로 구성되어 있고, 어른 여자 몸무게의 대략 50%는 물이다. 지방조직의 수분 함량이 상대적으로 낮기 때문에 지방조직의 양이 증가하면 물로 구성된 몸무게의 일부가 감소한다. 여자는 일반적으로 남자에 비해 높은 비율의 체지방을 가지고 있기 때문에 어른 여자 몸무게에서 물의 비율은 낮다. 물과 그 안에 녹아 있는 이온은 두 개의 주요 구획인 세포내액구획intracellular fluid compartment

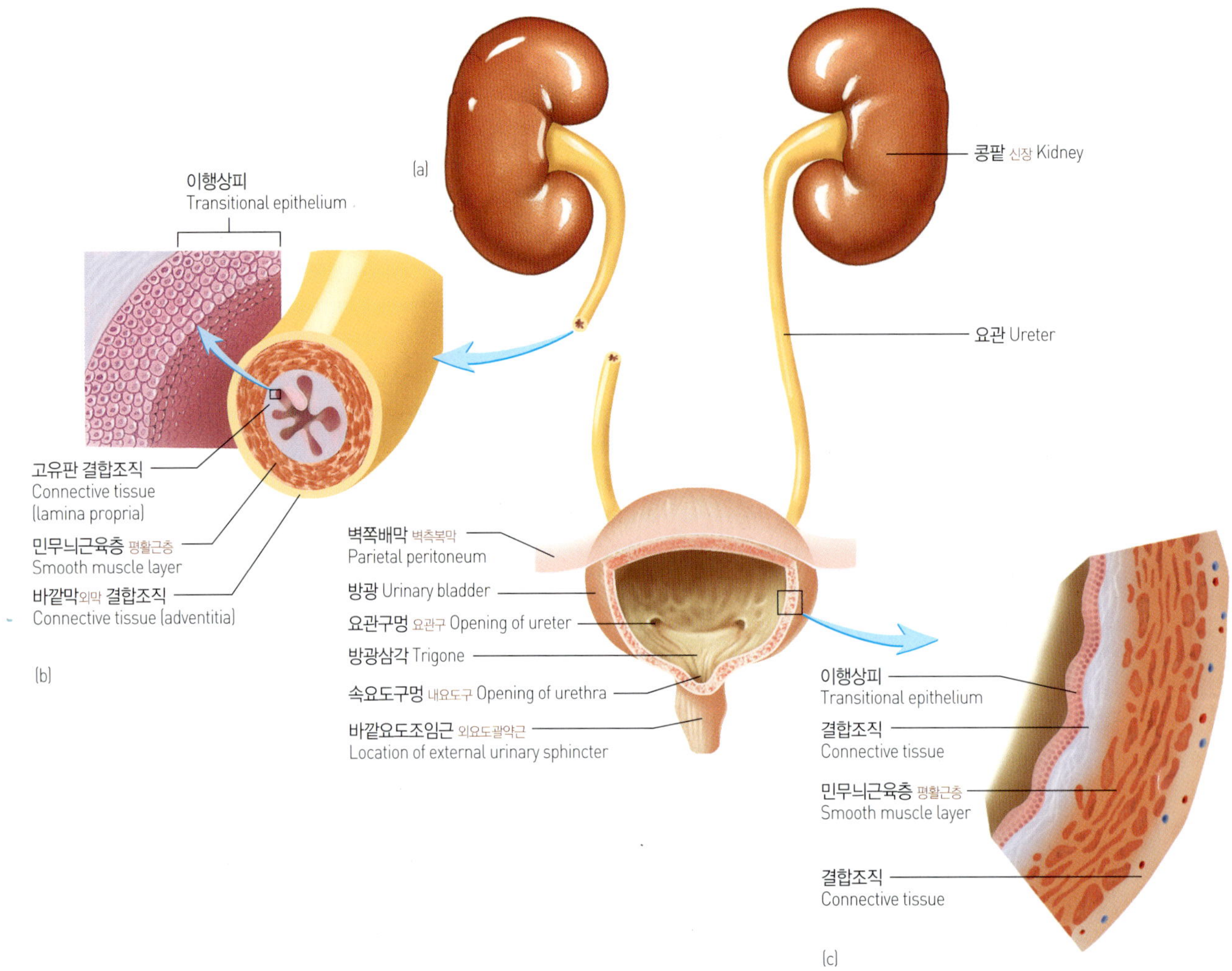

그림 16.18 요관과 방광

(a) 요관은 콩팥깔때기에서부터 방광까지 연장되어 있다.
(b) 요관과 방광의 벽은 이행상피로 덮여 있고 고유판 결합조직, 민무늬근육층, 그리고 섬유성 바깥막에 의해 둘러싸여 있다.
(c) 방광벽의 절단면.

과 세포바깥액구획 extracelluar fluid compartment에 분포되어 있다(표 16.2). 물과 이온은 이 구획들 사이로 이동하나 그들의 움직임은 조절된다.

세포내액구획 intracellular fluid compartment은 몸의 모든 세포 안에 있는 액체를 포함한다. 각 세포들의 세포막 cell membrane은 세포내액구획을 둘러싸고 여기는 실제로 엄청난 양의 작은 구획들로 구성되어 있다. 작은 구획들 속의 구성 물질과 세포막을 통과해 이들 사이를 지나다니는 액체의 구성 물질은 모두 비슷하다. 대략 우리 몸 안에 있는 물의 3분의 2는 세포내액구획 안에 있다.

세포바깥액구획 세포외액구획, extracellular fluid complartment은 세포 바깥에 있는 모든 액체를 포함하고 이것은 전체 우리 몸에 있는 물의 3분의 1이 된다. 세포바깥액구획은 사이질액 interstitial fluid, 혈관 blood vessel 내 혈장 plasma, 그리고 림프관 lympathic vessel 안의 림프액을 포함한다. 세포외액양의 작은 부분은 막에 의해 소구획 subcompartment으로 나누어진다. 이러한 특수 소구획의 구성 물질은 다른 세포외액의 구성물질과 다르다. 소구획의 체액으로는 눈의 방수 aqueous humor와 유리체액 vitreous humor, 뇌척수액 celebrospinal fluid, 관절안 joint cavity의 윤활액 synovial fluid, 몸안 체강, body cavity의 장액 serous fluid, 샘에서 분비된 액체, 콩팥의 여과액 filtrate, 그리고 방광의 소변 urine 등이 있다.

체액구획 안 액체의 구성

세포들의 세포내액 intracellular fluid은 그 구성이 서로 비슷하다. 이것은 세포바깥액 extracelluar fluid과 비교했을 때 K^+, Mg^{2+}, 인산염, 황산염과 같은 이온들의 농도가 비교적 높으나 Na^+, Ca^{2+}, Cl^-, HCO_3^-은 상대적으로 농도가 낮다. 세포내액의 단백질 농도 또한 세포바깥액보다 높다. 세포

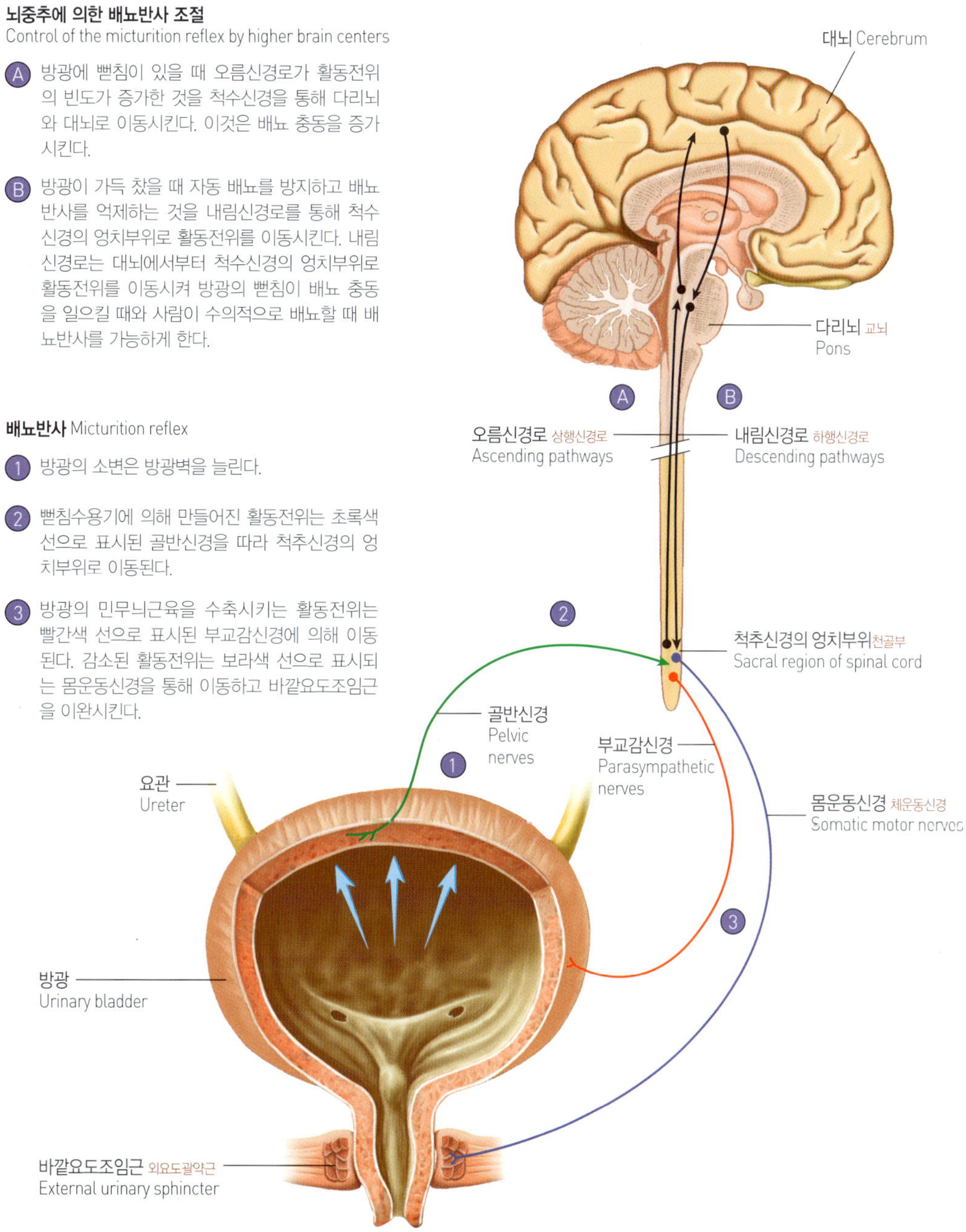

그림 16.19 배뇨반사

내액과 마찬가지로 서로 다른 부위들의 세포바깥액도 비슷한 구성을 가지고 있다.

체액구획 내 교환

체액구획 body fluid compartment을 나누는 세포막 cell membrane은 선택적 투과이다. 물은 지속적으로 세포막을 투과하지만 이온이 녹아 있는 물은 투과성이 매우 낮다. 물의 이동은 구획들 간 정수압 hydrostatic pressure의 차이와 삼투압 osmotic의 차이에 의해 주로 조절된다. 예를 들면, 물은 모세혈관 동맥 끝에 있는 모세혈관 capillary의 벽을 가로질러 이동한다. 왜냐하면 그곳의 혈압은 사이질공간 interstitial space으로 액체를 강제로 넣을 수 있을 만큼 높기 때문이다. 모세혈관의 정맥 끝의 혈압은 매우 낮고 모세혈관 안의 삼투압이 바깥보다 높기 때문에 액체가 모세혈관으로 다시 돌아온다(제10장 참고).

물이 세포내공간과 세포바깥공간 사이를 이동하도록 조절하는데 주된 영향을 주는 것은 삼투압이다. 예를 들어, 세포바깥의 이온 농도가 증가하면 삼투압에 의해 물은 세포에서 세포바깥액으로 이동한다.

세포내액은 만일 세포바깥액이 많이 감소되었다면 세포바깥액 양을 유지하는 데 도움을 줄 수 있다. 사람이 탈수되었을 때 세포바깥액의 이온 농도는 증가한다. 이러한 결과로, 물은 세포내액에서 세포바깥액으로 이동하고 이렇게 세포바깥액 양을 유지한다. 혈액은 세포바깥액의 중요한 구성요소이기 때문에 이러한 과정은 혈액의 양을 유지하는 데 도움이 된다. 세포내액구획에서 세포바깥액구획으로 물의 이동은 탈수dehydration나 심장혈관 쇼크cardiovascular shock와 같은 상황에서 살아남을 수 있도록 시간을 연장시키는 데 도움을 줄 수 있다.

만일, 세포바깥액 이온의 농도가 감소하면 물은 세포바깥액에서부터 세포로 삼투압에 의해 이동한다. 이러한 물의 이동은 세포 부기swell에 원인이 될 수 있다. 대부분의 상황에서 세포내액구획과 세포바깥액구획 사이에서 물의 이동은 개인의 생존과 일치하는 한도 내에서 유지된다.

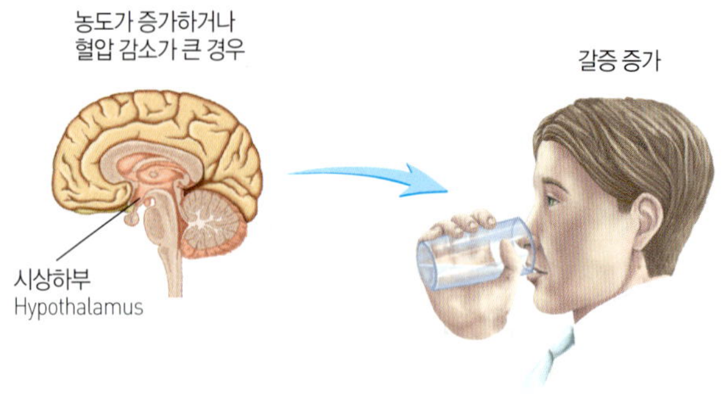

그림 16.20 갈증과 세포바깥액 농도의 조절
증가된 혈액농도는 시상하부의 신경세포에 영향을 준다. 혈압이 크게 떨어질 경우 대동맥활, 목동맥팽대, 그리고 심방에 있는 압력수용기가 영향을 받는다. 이러한 자극은 갈증을 증가시키는 원인으로 물의 섭취를 증가시킨다. 물 섭취의 증가는 혈액농도를 낮추고 혈액량을 증가시킨다.

16.7 세포바깥액 구성물의 조절

학습성과

A. 세포바깥액을 조절(Na^+, K^+, 그리고 Ca^{2+})기작 나열

항상성homeostasis은 물질의 섭취와 같은 양의 배설을 요구한다. 필요한 물과 이온은 음식물 섭취로 몸으로 들어가고 과도한 물과 이온은 배설에 의해 몸에서 빠져 나간다. 물과 이온이 몸에 들어오고 나가는 양은 단기적으로 변화할 수 있다. 예를 들어, 많은 양의 물과 이온은 추운 날보다는 따뜻한 날에 땀으로 배출되고 물과 이온의 양의 변화는 대변의 형태로 배출될 수 있다. 그러나 오랜 기간이 지나면 몸 안의 물과 이온의 전체 양은 성장하거나 몸무게가 늘거나, 혹은 몸무게가 줄지 않는 한 변화하지 않는다. 몸 안의 물과 이온 양의 조절은 많은 기관계통의 공동 작용이 포함되며 콩팥kidney이 가장 중요하고 피부skin, 간liver, 그리고 소화계통digestive tract이 도와주는 역할을 한다. 갈증조절thirst regulation과 이온농도 조절ion concentration regulation, 이 두 가지의 기전이 세포바깥액의 이온 수치를 조절하는 데 도움을 준다.

갈증조절

물의 섭취는 시상하부hypothalamus에 있는 신경세포neuron에 의해 조절되며 그 신경세포가 모여 있는 곳을 **갈증중추**thirst center라고 한다. 혈액의 농도가 높아질 때 갈증중추는 갈증 시작 감각에 의해 반응한다(그림 16.20). 물 혹은 용질을 희석시키는 다른 물질이 다 소비될 때 혈액의 농도는 감소하고 갈증도 감소한다. 마찬가지로 쇼크 때처럼 혈압이 감소하면 갈증중추가 활성화되어 갈증을 느끼게 된다. 물의 섭취는 혈액의 양을 증가시키고 혈압을 정상 수치에 가깝게 증가시킬 수 있게 한다. 다른 자극들도 갈증을 일으킬 수 있다. 예를 들어, 입안의 점막이 건조해지면 갈증중추는 활성화된다. 갈증은 **세포바깥액**세포외액, extracellular fluid의 양과 농도를 조절하는 중요한 요소 중 하나이다.

이온농도 조절

만일 세포바깥액 이온의 농도가 정상 범위에서 벗어나면 세포는 세포막cell membrane을 가로질러 물질의 이동을 조절할 수 없다. 이러한 결과는 비정상적인 세포 기능 혹은 세포의 죽음을 초래할 수 있다. 세포바깥액 구성물을 정상 범위 내에 유지하는 것은 생명을 유지하는 데 요구된다.

체액 안의 Na^+, K^+ Ca^{2+}와 같은 양전하를 띤 이온들의 농도 조절은 특별히 중요하다. 활동전위action potential, 근육의 수축, 그리고 정상 세포막의 투과성은 이러한 이온들에 대한 농도의 좁은 범위를 유지하는 것에 좌우되며 중요한 기전들은 몸 안의 이러한 이온들의 농도를 조절한다.

표 16. 2 체액구획의 양*

연령	물	세포내액구획	혈장	세포바깥액구획	합
신생아	75	45	4	26	30
어른 남자	60	40	5	15	20
어른 여자	50	35	5	10	15

* 몸무게의 비율(%)로 나타내었다.

Cl^-와 같이 음전하를 띠는 이온은 양전하를 띠는 이온들을 조절하는 기전들에 의해 이차적으로 조절된다. 음전하 이온들은 양전하 이온들에 붙어 양전하 이온이 이동할 때 그들과 함께 이동한다.

나트륨 이온

나트륨 이온sodium ions; Na^+는 세포바깥액에서 주요한 이온이다. 세포바깥액 삼투압의 약 90~95%는 Na^+과 이것과 연관된 다른 음전하 이온들에 의해 발생한다.

Na^+을 하루에 2.4g 정도 섭취할 것을 권유하는데 이것이 어떤 사람들에게는 고혈압과 관련 있기 때문이다. 미국 대부분의 사람은 Na^+ 권장량의 두세 배 더 소비한다. 콩팥kidney은 과도한 Na^+을 배출하는 주요한 경로를 제공한다.

콩팥의 콩팥단위신원, nephron는 Na^+의 재흡수와 체액에서 Na^+의 전체 양에 영향을 주는 알도스테론aldosterone 분비 조절을 자극한다. 먼쪽곱슬세관distal convoluted tubules과 집합세관collecting ducts에서의 Na^+의 재흡수는 매우 효율적이고 알도스테론이 분비될 경우 적은 양의 Na^+가 소변에서 손실된다. 알도스테론이 분비되지 않을 경우 콩팥단위에서의 Na^+의 재흡수는 크게 줄어들고 상당량의 Na^+이 소변으로 배출된다. 알도스테론은 세포바깥 K^+의 농도를 조절하는 중요한 역할을 수행한다(그림 16.21).

관련된 질환

콩팥돌

하루 종일 일한 후 Harry Payne는 뉴스를 보기 위해 앉았을 때 그의 왼쪽 가쪽배부분에 불편함이 빠르게 발생되는 것을 느꼈다. 곧 통증이 왼쪽의 고샅부위inguinal region까지 퍼졌고 몹시 고통스럽고 악화되었다. Harry는 2년 전에 **콩팥돌** 신결석, kidney stone을 경험한 적이 있어 이번에도 콩팥돌을 의심하였다. 그의 부인이 그를 도와 차에 태우고 응급실에 갔다. 방사선 사진으로 Harry의 왼쪽 요관ureter 윗부분에 돌이 있는 것을 확인했다. 요관의 연동수축은 불규칙한 형태의 콩팥돌을 좁은 요도로 밀어냈고 그로 인해 염증과 통증이 발생되었다. Harry의 주치의인 Stone 박사는 극심한 통증을 줄일 목적으로 강한 진통제를 처방하였다. 소변을 모으기 시작한 지 24시간 후 마침내 콩팥돌에서 회복되었다. 콩팥돌이 요관을 통과하였고 통증은 극적으로 감소하였다.

콩팥돌의 대부분은 칼슘 옥실레이트oxylate로 구성되어 있다. Stone 박사는 Harry에게 하루에 소변이 최소 2L 만들어지게 물의 섭취를 늘리는 것이 필요하다고 설명하였다. 소변을 묽게 유지하면 칼슘염의 침전과 추가적인 콩팥돌 형성을 줄일 수 있다. 또한 예방책으로 Stone 박사가 Harry에게 동물성 단백질 섭취를 줄이라고 제안했다.

더하여 Stone 박사는 Harry의 왼쪽 콩팥깔때기renal pelvis에 큰 콩팥돌을 찾기 위해 CT 촬영을 지시했다. 이 큰 콩팥돌은 추가적인 콩팥돌을 생기게 할 수 있고 왼쪽 콩팥에서 요관으로 배출되는 소변의 흐름을 폐쇄할 수 있으며 자극의 만성적인 원인이 되어 콩팥감염을 일으킬 수 있다. 그러므로 Stone 박사는 초음파로 콩팥돌을 가루로 만들어 쉽게 요관을 통과할 수 있도록 돌을 작게 만드는 기술인 쇄석술lithotripsy을 제안하였다.

나트륨 이온은 또한 몸에서 **땀**sweat으로 배출된다. 일반적으로 단지 적은 양의 Na^+이 매일 땀의 형태로 배출되나 따뜻한 환경에서 많은 운동을 하면 그 양이 증가한다.

Na^+는 세포바깥액의 삼투압에 큰 영향을 미치며 세포바깥액의 Na^+농도에 영향을 미치는 기전 또한 세포바깥액의 양에 영향을 미친다. 이런 수치들을 조절하는 중요한 역할을 하는 기전은 레닌-엔지오텐신-알도스테론renin-angiotension-aldosterone 기전, 심방 나트륨 이뇨호르몬atrial natriuretic hormone 기전과 항이뇨호르몬antidiuretic hormone이다(그림 16.14~17 참고). 예를 들어, 낮은 혈압은 레닌과 항이뇨호르몬 분비가 증가되고 그 결과 콩팥에서 Na^+와 물의 재흡수가 증가하고 혈압과 Na^+ 농도를 정상 수치로 가져온다. 혈압이 높아지면 레닌과 항이뇨호르몬 분비가 제한되고 심방 나트륨 이뇨호르몬 분비가 자극되어 Na^+ 재흡수가 감소되고 소변 생산이 증가되어 혈압과 Na^+ 농도가 정상 수치로 된다.

칼륨 이온

근육muscle과 신경nerve 같이 전기적 흥분조직은 세포바깥extracellular K^+ 농도의 미세한 변화에도 매우 민감하다. K^+의 세포바깥 농도는 이러한 조직들이 정상적인 기능을 할 수 있는 좁은 범위 안에서 유지되어야만 한다.

알도스테론aldosterone은 세포바깥액의 K^+ 농도를 조절하는 중요한 역할을 한다. 혈장plasma의 손실에 의한 탈수dehydration, 순환계통 쇼크와 심한 화상과 같은 외상에 의한 조직의 손상 모두 세포바깥 K^+의 농도를 정상보다 높게 하는 원인이다. 이것은 콩팥위샘겉질부신피질, adreal cortex에서 알도스테론 분비가 증가하고 K^+ 소변분비가 증가하는 원인이다(그림 16.21).

만일, 세포바깥액의 K^+ 농도가 감소하면 콩팥위샘겉질에서 알도스테론의 분비가 감소하고 이것에 의해 콩팥에서 K^+ 분비의 속도가 감소한다(그림 16.21).

칼슘 이온

Ca^{2+}의 세포바깥 농도는 다른 이온들과 마찬가지로 좁은 범위 안에서 유지된다. Ca^{2+}의 세포바깥 농도의 증가와 감소는 흥분성 조직들의 전기적 특성에 극적인 영향을 준다. 예를 들어, 세포바깥 Ca^{2+}의 농도가 감소하면 세포막cell membrane은 Na^+에 좀 더 투과적으로 되며 이것은 그들을 좀 더 전기적 흥분상태로 만든다. 세포바깥 Ca^{2+} 농도의 감소는 신경세포와 근육세포에서 자연적인 활동전위의 원인이다. 그 결과 과다 흥분성과 근육강직muscle tetany이 발생된다. 세포바깥 Ca^{2+} 농도의 증가는 세포막에서 Na^+에 대한 투과성이 줄어들고 그 결과 전기적 흥분상태가 줄어든다. 세포바깥 Ca^{2+} 농도의 증가는 신경세포와 근육세포의

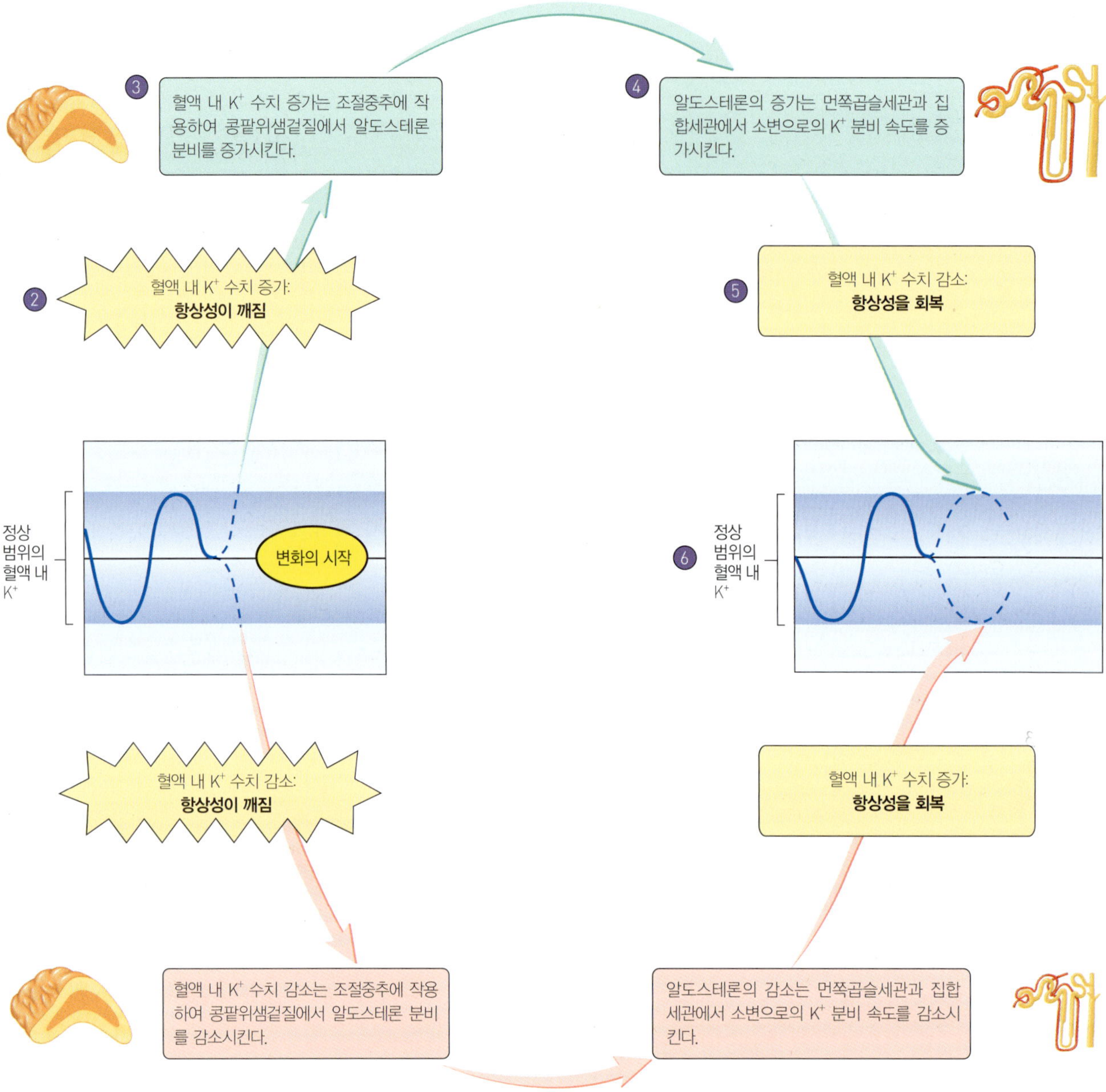

그림 16.21 혈액 내 K^+ 농도 조절

(1) 혈액 내 K^+ 수치가 정상 범위이다.
(2) 혈액 내 K^+ 수치가 정상 범위를 벗어나 증가하면 항상성에 장애가 발생한다.
(3) 콩팥위샘겉질에 있는 조절중추에서 혈중 K^+ 변화를 감지한다.
(4) 조절중추에서 알도스테론 분비를 일으킨다.
(5) 알도스테론은 먼쪽곱슬세관과 집합세관에서 K^+ 분비를 자극하여 혈액 내 K^+ 수치가 감소한다.
(6) 혈액 내 K^+는 정상 범위로 돌아오고 항상성도 회복된다. 혈액 내 K^+ 수치가 정상 범위를 벗어나 감소되었을 때 반응은 빨간색 화살표를 따라가면 관찰할 수 있다.

활동전위를 억제하고 그 결과 흥분성이 줄어들고 근육의 쇠약weakness과 마비paralysis가 나타난다.

부갑상샘호르몬parathyroid hormone; PTH은 부갑상샘parathyroid gland에서 분비되며 세포바깥 Ca^{2+}의 농도를 증가시킨다. PTH 분비 속도는 세포바깥 Ca^{2+}의 농도에 의해 조절된다(그림 8.17 참고). Ca^{2+} 농도가 증가하면 PTH의 분비가 억제되고 Ca^{2+} 농도가 감소하면 PTH의 분비를 자극한다. PTH는 뼈를 녹이는 뼈파괴세포파골세포, osteoclast를 활성화시켜서 체액으로 Ca^{2+}를 분비하게 한다. PTH는 콩팥단위nephron에서 Ca^{2+} 재흡수의 속도를 증가시키기도 한다.

비타민 D는 창자intestine에서 Ca^{2+} 재흡수의 속도를 증가시켜 혈중 Ca^{2+}를 증가시킨다. 일부 비타민 D는 음식에서 섭취되고, 나머지 부분은 몸에서 생산된다. PTH는 몸에서 비타민 D를 생산하는 속도를 증가시키기 때문에 Ca^{2+}의 창자 내 흡수에 영향을 준다.

칼시토닌calcitonin은 갑상샘에서 분비된다. 혈중 Ca^{2+} 농도의 증가는 갑상샘에서 칼시토닌 분비의 원인이고, 낮은 혈중 Ca^{2+} 농도는 칼시토닌 분비를 억제한다. 칼시토닌은 뼈가 분해되는 속도를 줄이고 뼈에서 Ca^{2+}의 배출을 감소시킨다(그림 8.17 참고).

인산 이온과 황산 이온

인산 이온 phosphate ion과 **황산 이온** sulfate ion 같은 이온들은 콩팥에서 활동전위를 이용해 재흡수된다. 만일 여과액 filtrate에서 이 이온들의 농도가 그들을 재흡수하는 콩팥단위 nephron의 능력보다 크면 과도한 양은 소변으로 배출되도록 한다. 이 이온들의 농도가 낮으면 활동전위에 의해 이 이온들은 거의 모두 재흡수된다. 이 기전은 체액에서 인산 이온과 황산 이온의 농도를 조절하는 주요한 역할을 한다.

16.8 산-염기균형의 조절

학습성과

A. 체액의 수소 이온농도 조절을 나열

체액에서 수소 이온 H^+의 농도는 수소 이온농도 지수(pH)로 보고된다. 체액 pH는 7.35~7.45 사이로 유지되며 이 범위를 벗어나면 생명을 위협한다. 따라서 체액 pH를 조절하는 기전은 생존에 결정적이다. 체액의 pH는 완충제 buffer, 호흡계통, 그리고 콩팥에 의해 조절된다. 체액의 pH가 제대로 유지되지 않으면 산증 acidosis이나 알칼리증 alkalosis의 결과가 된다.

완충제

완충제 buffer는 산 acid이나 염기 base가 용액에 더해졌을 때 용액의 pH 변화에 반대하는 화학물질이다. 체액에서 완충제는 약한 산과 그의 짝 염기가 포함되어 있고 그 액체에 H^+이 증가하면 H^+와 결합하고 H^+가 감소하면 H^+을 내어준다. 완충제는 이러한 그들의 특징으로 좁은 범위 안에 H^+ 농도를 유지하려는 경향이 있다(그림 16.22). 우리몸에서 세 가지 주요 완충제는 단백질, PO_4^{3-} 완충계 buffer system, HCO_3^- 완충계이다.

체액의 단백질과 HPO_4^{2-}는 H^+과 가역적으로 결합할 수 있다. H^+ 농도가 증가하면 단백질과 HPO_4^{2-}는 수소 이온과 함께 결합하여 pH가 감소하는 것을 예방한다. 반대로, H^+ 농도가 감소하면 단백질과 $H_2PO_4^-$는 H^+을 분비하여 pH가 증가되는 것을 예방한다.

다음은 HPO_4^{2-} 완충제의 역할을 나타낸 것이다.

$$HPO_4^{2-} + H^+ \rightleftarrows H_2PO_4^-$$

일수소 인산 이온 / 수소 이온 / 이수소 인산 이온

일수소 인산 이온(HPO_4^{2-})은 H^+이 과도할 때 H^+와 결합하여 이수소 인산 이온의 형태가 된다. H^+의 농도가 감소하면 H^+ 일부분이 이수소 인산 이온에서 떨어져 나온다.

단백질은 아미노산에 약한 산과 약한 염기 기능의 곁사슬 side chain을 가지고 있어 완충제 기능을 할 수 있다. 많은 곁사슬은 카르복시기 carboxyl group인 -COOH나 아미노기 amino group인 $-NH_2$를 포함하고 있다. 이 그룹 모두 다음과 같은 반응 때문에 완충제의 역할을 할 수 있다.

$$-COO^- + H^+ \rightleftarrows -COOH$$

이온화된 카르복시기 / 수소 이온 / 카르복시기

$$-NH_2 + H^+ \rightleftarrows -NH_3^+$$

아미노기 / 수소 이온 / 암모늄기

중탄산염 bicarbonate인 HCO_3^- 완충계는 단백질이나 PO_4^{3-} 완충제처럼 많은 수소 이온들과 결합할 수 없으나 호흡계통과 비뇨계통에 의해 조절되기 때문에 대단히 중요하다. 이산화탄소 carbon dioxide; CO_2는 물 H_2O과 결합하여 탄산 H_2CO_3의 형태를 만들고 이것은 다음과 같이 H^+와 HCO_3^-의 형태로 돌아간다.

$$H_2O + CO_2 \rightleftarrows H_2CO_3 \rightleftarrows H^+ + HCO_3^-$$

물 / 이산화탄소 / 탄산 / 수소 이온 / 중탄산염

CO_2와 H_2O 사이의 반응은 탄산 탈수효소에 의해 촉매되고 이것은 적혈구 red blood cell와 모세혈관 capillary 상피세포 epithelial cell의 표면에서 발견된다(제12장 참고). 이 효소는 어느 방향으로든 반응물과 생성물의 농도차에 따라 반응의 진행속도를 가속한다.

CO_2 농도가 높으면 많은 양의 H_2CO_3를 형성하고 많은 양의 H^+와 HCO_3^-를 형성한다. 이것은 pH를 낮추는 결과가 된다. 하지만 반응은 가역적이다. 만일, CO_2 수치가 감소하면 평형은 반대방향으로 이동한다. 즉, H^+와 HCO_3^-는 결합하여 H_2CO_3가 되고, 그 다음 CO_2와 H_2O를 형성하면서 pH가 증가한다.

호흡계통

호흡계통 respiratory system은 pH 변화에 빠르게 반응하며 체액의 pH를 정상으로 돌아가게 돕는다. 이산화탄소의 수치가 증가하고 체액의 pH가 감소하면 뇌의 호흡중추 respiratory center 안의 신경세포 neuron가 자극되어 호흡의 깊이와 속도가 빨라지는 원인이 된다. 이러한 결과로 이산화탄소는 빠른 속도로 허파를 통해 몸에서 배출되고 체액의 이산화탄소 농도가 감소된다. 이산화탄소의 수치가 감소하면 H^+의 농도도 감소한다. 그러므로 pH는 정상 범위로 다시 올라간다(그림 16.22).

심화학습 6

스트레스가 심한 상황에서 몇몇 사람들은 과호흡(hyperventilate)을 한다. 호흡의 속도가 빨라지면 체액의 pH에 어떤 영향을 주는지 예상하고 왜 과호흡을 하는 사람에게 종이봉투를 이용해 호흡하는 것이 이득인지 생각해 보자.

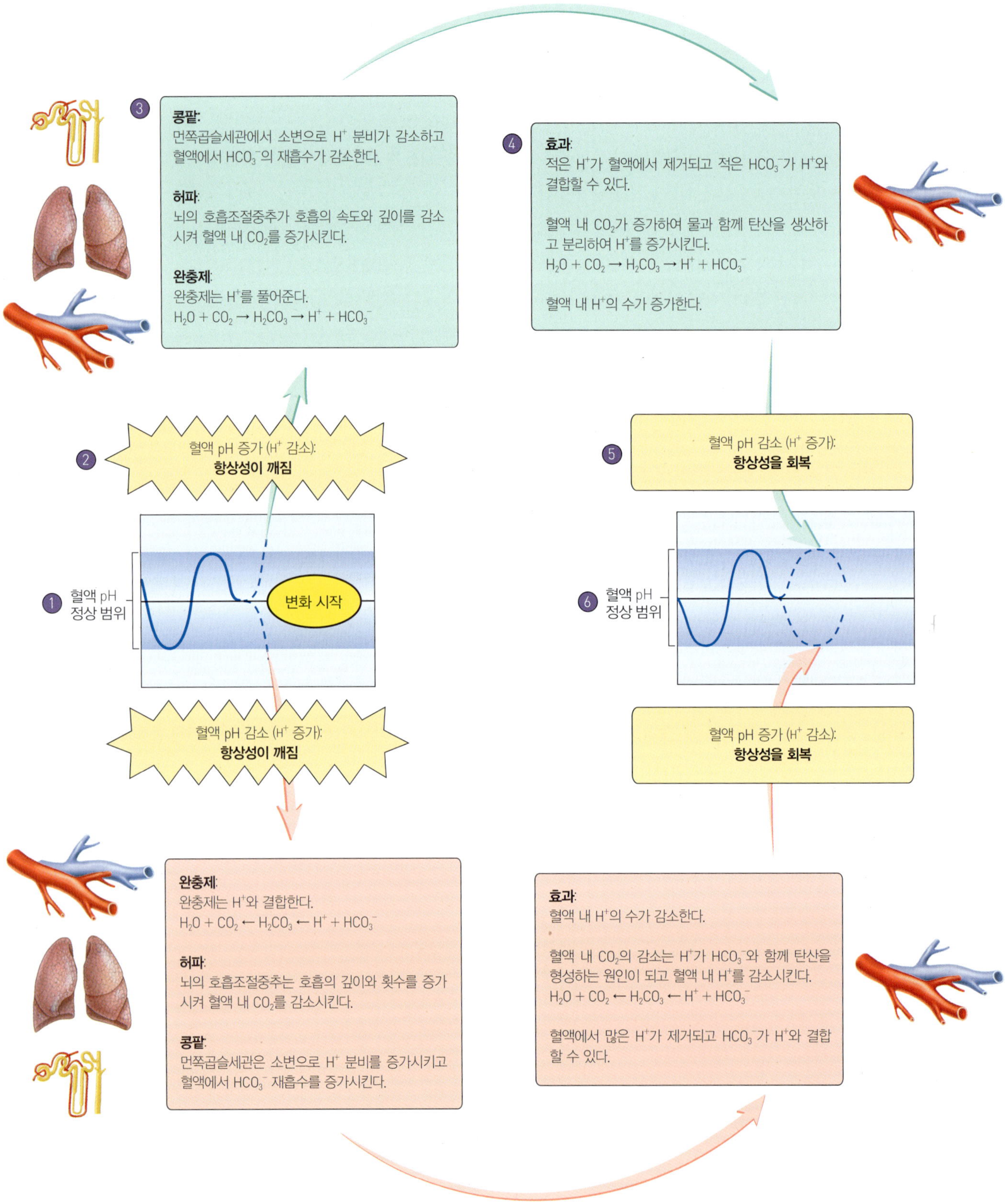

그림 16.22 산-염기균형 조절

(1) 혈액 pH는 정상 범위이다.
(2) 혈액 pH가 정상 범위에서 벗어나 증가하면 항상성에 장애가 발생한다.
(3) 혈액 pH 조절중추는 혈액 pH 변화에 반응한다.
(4) 조절중추는 혈액에서부터 H^+ 분비를 감소시키고 탄산 생산을 증가시켜 혈액 H^+ 농도를 증가시킨다.
(5) 이러한 변화들은 혈액 pH를 감소시킨다.
(6) 혈액 pH가 정상 범위로 돌아오면 항상성도 회복된다. 혈액 pH가 정상 범위에서 벗어나 낮아질 때 나타나는 반응은 빨간색 화살표를 따라가면 관찰할 수 있다.

만일, 이산화탄소의 수치가 너무 낮아지거나 체액의 pH가 상승하면 호흡의 속도와 깊이는 감소한다. 이러한 상황은 이산화탄소가 몸에서 제거되는 속도를 감소시킨다. 이산화탄소는 대사metabolism 부산물의 지속적인 생산으로 인해 체액에서 축적된다. 체액에 이산화탄소가 축적됨에 따라 H^+가 축적되어 결과적으로 pH를 감소하게 한다.

콩팥

콩팥kidney의 콩팥단위nephron는 소변으로 H^+를 분비하며 체액의 pH를 직접적으로 조절할 수 있다. 콩팥은 pH의 강력한 조절자이지만 호흡계통보다는 좀 더 느리게 반응한다. 먼쪽곱슬세관distal convoluted tubule 벽의 세포는 H^+의 분비에 대해 일차적인 책임이 있다. 체액의 pH가 정상보다 감소하면 먼쪽곱슬세관에서 H^+을 분비하는 속도를 증가시킨다(그림 16.22). 그와 동시에 HCO_3^-의 재흡수도 증가한다. H^+ 분비 속도의 증가와 HCO_3^- 재흡수 속도의 증가 모두 혈액의 pH를 정상 수치로 증가시키는 요인이 된다. 다른 한편으로, 체액에서의 pH가 정상보다 증가되었을 경우, 먼쪽곱슬세관에서 H^+가 분비되는 속도가 감소하고 소변에서 HCO_3^-의 손실량이 증가한다. 따라서 혈액의 pH가 정상 수치를 향해 감소한다.

산증과 알칼리증

pH의 정상 수치를 유지하는 완충계통, 호흡계통, 혹은 비뇨계통의 기능상실은 산증acidosis이나 알칼리증alkalosis의 결과를 유발할 수 있다.

산증

산증acidosis은 혈액의 pH가 7.35 아래로 떨어질 때 발생한다. 중추신경계통의 기능부전malfunction을 유발하고 상태가 악화되어 혼수상태가 될 수 있다. 산증은 두 가지 종류로 나눌 수 있다. **호흡성 산증**respiratory acidosis은 호흡계통이 충분한 양의 이산화탄소를 배출하지 못할 경우 발생된다. 이산화탄소는 순환계통에 축적되어 있고 체액의 pH를 낮추는 원인이다. **대사산증**metabolic acidosis은 증가된 대사 혹은 콩팥에서 소변으로 H^+을 배출시키는 능력의 감소로 젖산lactic acid과 케톤체ketone body와 같은 산성 물질이 과다하게 생산될 경우 발생한다.

심화학습 7

Adam은 심한 공기증(emphysema)으로 고통 받고 있다. 그의 허파(lung)에서 가스 교환이 제대로 되지 않아 그는 추가의 산소를 필요로 한다. 그의 혈중 이산화탄소의 수치가 상승했음에도 불구하고 그의 혈중 pH는 거의 정상에 가깝다. 이것에 대하여 생각해 보자.

알칼리증

알칼리증alkalosis은 혈중 pH가 7.45보다 높을 때 발생한다. 알칼리증의 주요 영향은 신경계통의 과대흥분성hyperexcitability이다. 말초신경peripheral nerve이 먼저 영향을 받고 그 결과 근육의 지속적인 신경성 자극이 나타난다. 연축spasm과 강직성 수축tetanic constraction의 결과 극심한 신경과민이나 경련이 발생할 수 있다. 호흡근육의 강직은 죽음의 원인이 될 수 있다. **호흡성 알칼리증**respiratory alkalosis은 스트레스에 대한 반응으로 발생할 수 있는 과호흡hyperventilation에 의해 발생된다. **대사알칼리증**metabolic alkalosis은 일반적으로 심한 구토 혹은 부신겉질adreanl cortex에서 분비되는 알도스테론aldosterone의 양이 많을 때 발생되는 H^+의 빠른 배출로 발생한다.

질환과 장애: 비뇨계통

상태	설명
콩팥의 염증	
토리콩팥염	막의 투과성이 증가되어 콩팥소체 안에 있는 여과막의 염증. 증가된 여과액의 삼투 농도에 의해 혈장단백과 혈액세포가 여과액으로 들어가 소변의 양이 증가
급성 토리콩팥염	
만성 토리콩팥염	장기간 진행되는 과정으로 여과막이 두꺼워지고 결국 결합조직으로 대체되고 콩팥이 기능을 할 수 없게 된다.
콩팥기능상실	콩팥의 기능을 방해하는 어떤 상황에서도 발생할 수 있다.
급성 콩팥기능상실	콩팥이 손상된 후 빠르고 광범위하게 발생. 혈액의 노폐물이 축적되어 야기됨. 콩팥의 기능을 완전히 상실하면 1~2주 안에 죽을 수 있다.
만성 콩팥기능상실	많은 콩팥단위에 영구적이 손상을 입었을 때 발생하며 남아 있는 콩팥단위가 정상적인 콩팥 기능을 할 수 없다. 만성 토리콩팥염에 의해 발생되거나 콩팥의 손상, 암 혹은 콩팥돌에 의해서 발생할 수 있다.

※ 자세한 정보들은 **www.mhhe.com/seeleyess8**에서 찾아볼 수 있다.

단원 요약

비뇨계통 urinary system은 두 개의 콩팥, 두 개의 요관, 방광, 그리고 요도로 구성된다.

16.1 비뇨계통의 기능

1. 콩팥은 노폐물을 배출한다.
2. 콩팥은 소변 생산량을 조절하여 혈액의 양과 혈압을 조절한다.
3. 콩팥은 체액의 주요한 이온들의 농도 조절을 돕는다.
4. 콩팥은 세포바깥액의 pH 조절을 돕는다.
5. 콩팥은 혈액의 적혈구의 농도를 조절한다.
6. 콩팥은 피부와 간과 함께 비타민 D 합성 조절에 참여한다.

16.2 콩팥의 구조

1. 각 콩팥 kidney은 배막 뒤에 있고 섬유피막과 지방조직으로 둘러싸여 있다.
2. 콩팥은 바깥의 콩팥겉질과 속의 콩팥속질로 나누어진다.
3. 각 콩팥피라밋 renal pyramid의 바닥은 콩팥겉질과 콩팥속질 사이 경계에 위치한다. 콩팥피라밋의 꼭대기는 콩팥의 중심부분으로 확장되고 콩팥잔에 의해 둘러싸여 있다.
4. 콩팥잔 calyx은 콩팥깔때기의 확장된 부분으로 콩팥굴 안에 요관의 확장된 끝이 있다.
5. 콩팥의 기능적 단위는 콩팥단위nephron이다. 콩팥단위는 콩팥소체, 토리쪽곱슬세관, 콩팥세관고리, 그리고 먼쪽곱슬세관으로 구성된다.
6. 여과막 filtration membrane은 토리모세혈관, 바닥막, 그리고 토리주머니의 발세포로 형태를 이룬다.

동맥과 정맥

1. 콩팥동맥 renal artery에서 시작된 가지는 들세동맥으로 이어진다.
2. 들세동맥 afferent glomerular arteriole은 토리 혈액을 공급한다.
3. 날세동맥 efferent glomerular arteriole은 토리로부터 세관주위모세혈관으로 혈액을 이동시킨다.
4. 세관주위모세혈관으로부터 혈액이 콩팥정맥 renal vein으로 이동한다.

16.3 소변의 형성

소변은 여과, 세관 재흡수, 그리고 세관 분비에 의해 생산된다.

여과

1. 여과액 filtrate은 토리주머니 안의 토리를 통과하고 혈구세포는 없으며 약간의 혈액 단백질이 포함되어 있다.
2. 여과압 filtration pressure은 여과액 형성과 관련 있다.
3. 교감신경 활동이 증가하면 콩팥으로 가는 혈류와 여과액 형성이 줄어들고 소변 형성이 줄어든다. 교감신경 활동이 감소하면 반대의 영향을 받는다.

세관 재흡수

1. 여과액 양의 약 99%는 재흡수 되고, 1%는 소변이 된다.
2. 재흡수된 물질에는 단백질, 아미노산, 포도당, 과당, Na^+, K^+, Ca^{2+}, HCO_3^-, 그리고 Cl^-가 있다.
3. 여과액의 65%는 토리쪽곱슬세관, 15%는 콩팥세관고리의 내림다리에서, 나머지 19%는 먼쪽곱슬세관과 집합세관에서 재흡수된다.

세관 분비

대사작용의 산물인 수소 이온과 어떤 약은 콩팥단위로 능동적으로 분비된다.

16.4 소변의 농도와 양의 조절

호르몬 기전

1. 레닌 renin은 혈압이 떨어졌을 때 콩팥에서 분비된다. 레닌은 앤지오텐시노겐을 앤지오텐신 I으로 전환시키고, 이것은 앤지오텐신 전환효소에 의해 앤지오텐신 II로 전환된다. 앤지오텐신 II는 알도스테론 aldosterone의 분비를 자극하고 알도스테론은 콩팥단위에서 Na^+와 Cl^-의 재흡수 속도를 증가시킨다.
2. 항이뇨호르몬 ADH는 혈액의 농도가 높거나 혈압이 낮을 때 뇌하수체 뒤엽에서 분비된다. ADH는 먼쪽곱슬세관과 집합세관의 물에 대한 투과성을 증가시키고 이것은 콩팥에서 물의 재흡수를 증가시킨다.
3. 혈압이 증가했을 때 오른심방에서 분비되는 ANH(심방 나트륨 이뇨호르몬)은 콩팥에서 작용하여 소변 안의 Na^+와 물의 손실을 증가시킨다.

단원 요약

16.5 소변의 이동

요관, 방광, 요도의 해부학과 생리학

1. 요관 ureter은 콩팥깔때기에서 방광으로 소변을 이동시킨다.
2. 요도 urethra는 방광에서 몸 밖으로 소변을 배출시킨다.
3. 요관과 방광 urinary bladder은 이행상피로 덮여 있고 그 벽에는 민무늬근육이 있다.
4. 바깥요도조임근 external urinary sphincter은 소변이 요도로 배출되는 것을 조절한다.

배뇨반사

1. 방광에 소변의 양이 증가하면 그 벽이 늘어나고 배뇨반사 micturition reflex가 활성화된다.
2. 부교감신경 활동전위는 방광 수축의 원인이 된다. 몸운동신경 활동전위의 감소는 바깥요도조임근 이완의 원인이 된다.
3. 뇌중추에서 배뇨반사를 조절한다. 방광의 늘어남은 뇌에 자극을 전달하고 배뇨의 필요성을 뇌로 전달하는 감각신경세포를 자극한다.

16.6 체액구획

1. 체액에 있는 물과 이온은 세포내액구획 intracellular fluid compartment과 세포바깥액구획 extracellular fluid compartment으로 나누어진다.
2. 우리몸 전체 물의 양 대략 3분의 2는 세포 안에 있다.
3. 우리몸 전체 물의 양 대략 3분의 1은 세포 바깥에 있으며 주로 사이질액, 혈장, 림프에 있다.

체액구획 안 액체의 구성

1. 세포내액은 세포바깥액보다 K^+, Mg^{2+}, PO_4^{3-}, SO_4^{2-}와 단백질을 좀 더 포함하고 있다.
2. 세포바깥액은 Na^+, Ca^{2+}, Cl^-, 그리고 HCO_3^-를 세포내액보다 좀 더 포함하고 있다.

체액구획 내 교환

물은 구획간의 정수압 hydrostatic pressure의 차이와 삼투압 osmotic 차이에 반응하여 지속적으로 구획 사이를 이동한다.

16.7 세포바깥액 구성물의 조절

우리 몸의 물과 전해질의 총량은 사람이 성장하거나 몸무게가 증가하거나 혹은 몸무게가 감소하지 않으면 변하지 않는다.

갈증조절

갈증감각은 세포바깥액이 좀 더 농축되거나 혈압이 감소할 때 증가한다.

이온농도 조절

1. 나트륨 이온은 세포바깥액에서 압도적인 우위를 차지하고 있다. 알도스테론 aldosterone은 여과액으로부터 Na^+ 재흡수를 증가시키고 ADH는 콩팥단위로부터 물의 재흡수를 증가시키고, ANH는 소변 안 Na^+의 손실을 증가시킨다.
2. 알도스테론은 소변에서 K^+의 분비를 증가시킨다. 알도스테론의 분비는 혈중 K^+ 수치가 높아지면 자극되고 낮아지면 억제된다.
3. 부갑상샘호르몬은 부갑상샘에서 분비되며 뼈흡수 원인과 콩팥에서 Ca^{2+} 흡수의 증가로 세포 바깥의 Ca^{2+} 수치를 증가시킨다. 부갑상샘호르몬은 비타민 D 합성을 증가시킨다. 갑상샘에서 분비되는 칼시토닌 calcitonin은 뼈흡수를 억제하고 혈중 Ca^{2+} 수치가 높을 때 낮춘다.
4. 여과액의 PO_4^{3-}와 SO_4^{2-}의 수치가 낮을 때 거의 모든 PO_4^{3-}와 SO_4^{2-}을 재흡수한다. 수치가 높을 때는 소변으로 과도한 양을 손실한다.

16.8 산-염기균형의 조절

완충제

체액에서 **완충제** buffer의 세 가지 주요 종류는 pH 변화에 저항하는데 단백질, 인산염완충계통, 그리고 중탄산염완충계통이 있다.

호흡계통

호흡계통은 빠르게 pH를 조절한다. 호흡속도가 빨라지면 pH가 올라간다. 왜냐하면 이산화탄소 배출의 속도가 증가하기 때문이다. 호흡속도가 줄어들면 이산화탄소 배출의 속도가 줄어들기 때문에 pH가 감소한다.

콩팥

콩팥은 혈중 pH가 감소하면 H^+를 배출하고 pH가 증가하면 H^+를 재흡수한다.

단원 요약

산증과 알칼리증

1. 산증 acidosis은 혈액의 pH가 7.35 이하로 떨어질 때 발생한다. 주요 두 가지 종류로는 호흡성 산증과 대사산증이 있다.
2. 알칼리증 alkalosis은 혈액의 pH가 7.45 이상으로 올라갈 때 발생한다. 주요 두 가지 종류로는 호흡성 알칼리증과 대사알칼리증이 있다.

CHAPTER 17 생식계통

17.1 생식계통의 기능

학습성과

A. 생식계통의 4가지 기능 기술

인간이라는 종족은 남성 생식기관과 여성 생식기관의 기능이 없으면 생존할 수 없다. 생식계통은 남성과 여성의 발생과정에서 구조적 및 기능적 차이를 나타내는 데 중요한 역할을 하고, 행동양식에 영향을 미치며, 자손을 얻게 해준다. 그러나 다른 기관계통과 달리 생식계통은 개개인의 생존을 위해 반드시 필요한 계통은 아니다.

인체의 기관계통은 남성과 여성에서 약간의 차이가 존재하지만, 생식계통에서 남성과 여성의 차이가 매우 극명하다. 그 반면, 남성과 여성의 생식계통은 비슷한 점도 있다. 예를 들어, 많은 남성과 여성의 생식기관은 같은 발생학적 구조(제18장 참조)에서 유래하고, 남성과 여성의 몸에는 같은 호르몬 — 비록 같은 호르몬이 다른 결과를 초래하기는 하지만 — 이 존재한다. 생식기관은 다음과 같은 기능을 수행한다.

1. *생식세포의 생산.* 생식계통은 생식세포를 생산한다. 남성의 고환에 있는 정자세포와 여성의 난소에 있는 난모세포(난자).
2. *수정.* 생식계통은 정자와 난자의 수정을 돕는다. 남성 생식계통의 도관들은 정자들의 성숙과정 및 정자가 음경을 통해 여성 생식기관에 도달할 때까지 영양분을 공급한다. 여성 생식기관은 남성의 정자들을 받아들여 수정이 일어나는 곳까지 정자들을 운반한다.
3. *새 생명의 발생과 영양공급.* 여성 생식계통은 자궁 속에 있는 새 생명의 발생을 출생할 때까지 양육하고, 출생 이후 영양공급(수유)을 담당한다.
4. *성호르몬의 생산.* 생식계통에서 분비된 호르몬은 생식계통 자체의 발생을 조절하고, 성별에 따라 특화된 신체 구조로 발생할 수 있도록 조절한다. 또한 이 호르몬들은 생식계통의 정상적인 기능과 생식 행동양식에 있어서 매우 중요하다.

17.2 생식세포의 형성

학습성과

A. 감수분열 설명

남성의 고환과 여성의 난소(그림 17.1)는 **생식세포**gamete 또는 *성세포 sex cell*를 생산한다. 남성과 여성 생식세포는 **감수분열**meiosis이라는 세포분열의 유형으로 형성된다(제3장 참조).

감수분열은 고환과 난소에서만 일어난다. 감수분열 동안, 세포는 연속되는 두 번의 세포분열을 거쳐 네 개의 딸세포를 생산하고, 딸세포는 원래 세포가 가지고 있었던 염색체 수의 절반을 갖는다.

감수분열은 일차 감수분열과 이차 감수분열로 구별된다. 체세포분열처럼, 감수분열도 전기, 중기, 후기와 말기로 구성되어 있다. 그러나 감수분열과 체세포분열 사이에는 아주 분명한 차이점이 있다.

감수분열이 시작되기 전에 모든 염색체는 두 배로 늘어난다. 감수분열이 시작될 때, 모든 46개 염색체들은 중심절에서 연결된 두 개의 염색분체를 갖는다(그림 17.2의 1단계). 염색체들이 한 쌍으로 정렬하는 것을 **접합**synapsis이라고 한다(그림 17.2의 2단계). 모든 염색체들이 두 개의 염색분체를 가지고 있기 때문에, 쌍을 이룬 염색체들은 각자의 두 염색분체를 동반하고 있다. 가끔 어떤 염색체에 속한 염색분체의 일부가 끊어지면서 다른 염색체에 속한 염색분체의 일부와 교체되기도 한다. 이러한 현상을 **유전자 교환**crossing over이라고 하며, 유전자 교환 덕분에 염색체 사이에서 유전물질이 교환되는 것이 가능해진다.

염색체들이 세포의 중간부분으로 정렬(그림 17.2의 3단계)한 뒤, 한 쌍의 염색체들이 분리되어 세포의 옆쪽으로 이동한다(그림 17.2의 4단계). 따라서 일차 감수분열이 끝나고 나면, 각각의 딸세포는 한 쌍의 염색체로부터 분리된 한 개의 염색체를 함유(그림 17.2의 5단계)하고 있어서, 23개의 염색체를 갖는다. 딸세포에 존재하는 23개의 염색체들은 여전히 중심절에서 연결된 두 개의 염색분체를 가지고 있다.

염색체 숫자가 46개(23쌍)에서 23개로 줄어드는 것은 일차 감수분열 때 일어난다. 그래서 일차 감수분열을 감수분열이라고 한다.

이차 감수분열은 체세포분열과 비슷하다. 두 개의 염색분체를 가지고 있는 염색체들이 세포의 가운데부분으로 정렬한다(그림 17.2의 6 · 7단계). 그 다음, 염색분체가 중심절부위에서 분리되고 딸세포들은 각각의 염색체로부터 한 개의 염색분체를 받는다(그림 17.2의 8 · 9단계). 중심절에서 분리된 각각의 염색분체는 이제 염색체라고 부르게 된다. 따라서 감수분열에 의해 4개의 딸세포가 만들어지고 23개의 염색체를 가지게 된다.

수정이 이루어질 때, 접합자는 부모로부터 각각 한 벌의 염색체(23개의 염색체)를 받는다. 비록 접합자가 유전물질의 절반씩을 부모로부터 물려받지만 접합자마다 유전조합은 서로 다르다.

17.3 남성 생식계통

학습성과

A. 음낭의 구조와 고환의 기능 설명
B. 정자생성과정 이해
C. 남성 생식계통의 부속샘 기능 기술

남성 생식계통은 고환, 일련의 관계통, 부속샘과 지지 구조물로 이루어져 있다. 관계통은 부고환, 정관ductus deferens, vas deferens과 요도로 구성된다. 부속샘은 정낭, 전립샘과 망울요도샘을 포함하며, 지지 구조물로는 음낭과 음경이 있다(그림 17.3). 정자세포는 열에 매우 민감하여 정상 체온보다 약간 낮은 온도에서만 발생한다. 정자세포가 발생하는 장소인 고환은 몸 바깥쪽에 있는 음낭 속에 위치하며, 음낭의 온도가 체온보다 낮다. 정자세포는 고환에서부터 전립샘까지 이동한 다음 전립샘 속에 위치한 요도로 유입된다. 요도는 음경을 통해 골반을 빠져나와 몸 바깥쪽으로 열려 있다.

음낭

음낭scrotum은 고환을 함유하고 있는 주머니처럼 생긴 구조물로, 음낭 속은 불완전하게 형성된 음낭 사이막에 의해 오른쪽 칸과 왼쪽 칸으로 나뉜다. 음낭의 바깥쪽은 피부로 덮여 있고, 피부 아래에 성긴결합조직층과 **음낭근**dartos muscle이라는 민무늬근육층이 있다.

주변 온도가 내려가면 음낭근육이 수축하여 음낭의 피부가 단단해지고 주름이 잡히도록 하여 음낭의 전체적인 크기를 줄인다. 동시에, **고환올림근**고환거근, cremaster muscle이 수축하면서 배근육을 음낭 속으로 확장시킨다(그림 17.6). 따라서 고환이 몸 가까운 곳으로 당겨져서 고환의 온도가 올라간다. 더운 날씨나 운동을 할 때에는 음낭근육과 고환올림근이 이완하여 음낭의 피부가 느슨하고 얇아지며, 고환이 몸에서 먼쪽으로 내려가면서 고환의 온도를 낮춘다. 음낭근육과 고환올림근의 반응은 고환의 온도를

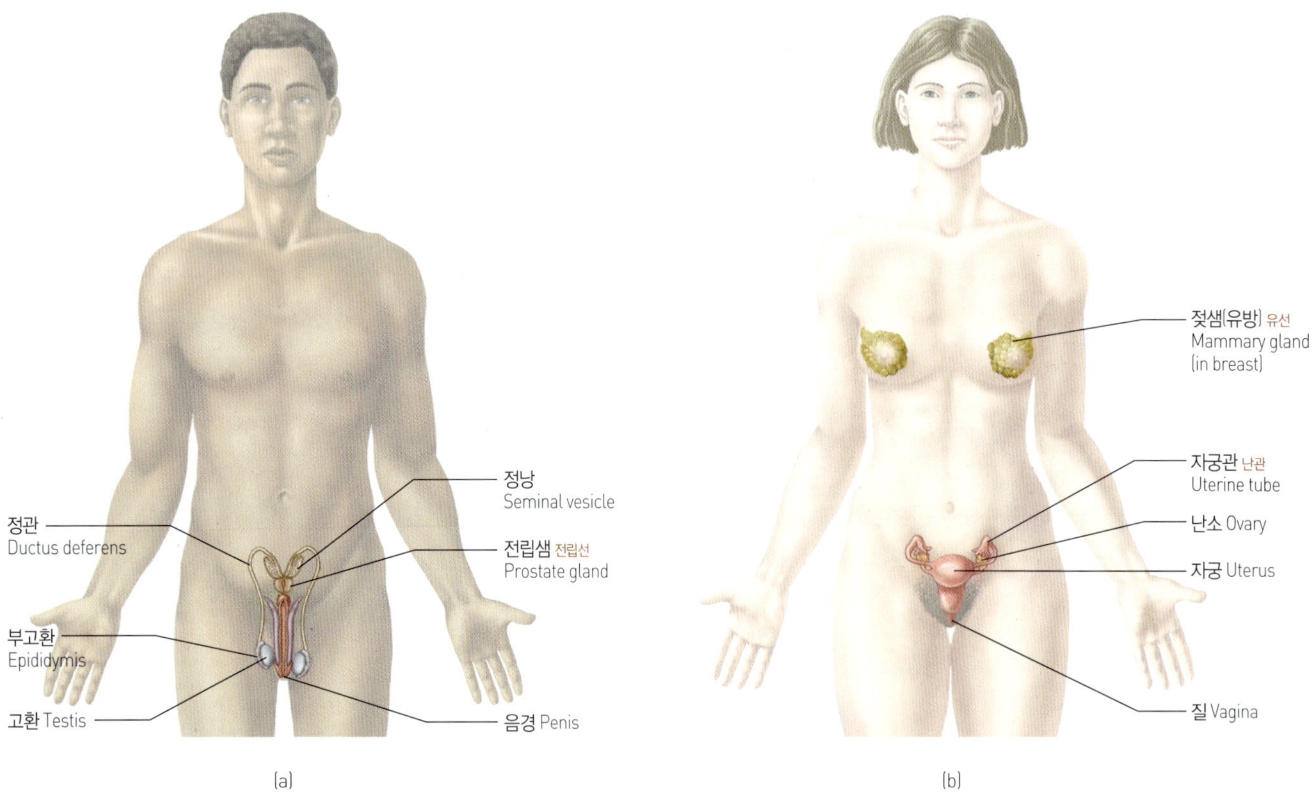

그림 17.1 생식계통의 주요 장기들

(a) 남성 생식계통: 고환, 부고환, 정관, 정낭, 전립샘과 음경. (b) 여성 생식계통: 난소, 자궁관, 자궁, 질과 젖샘.

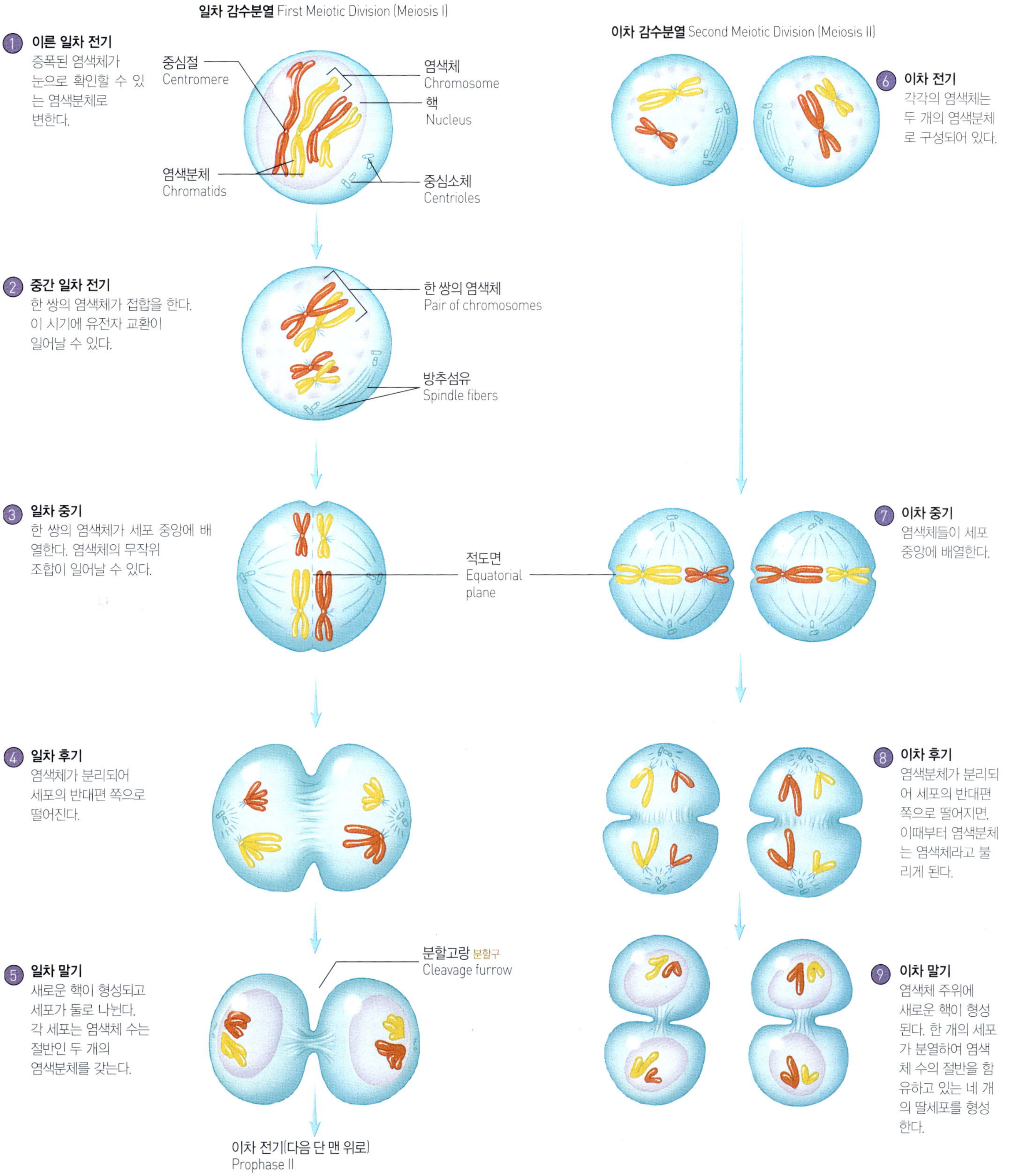
일차 감수분열 First Meiotic Division (Meiosis I)
1 이른 일차 전기
증폭된 염색체가 눈으로 확인할 수 있는 염색분체로 변한다.
중심절
Centromere
염색체
Chromosome
핵
Nucleus
염색분체
Chromatids
중심소체
Centrioles
2 중간 일차 전기
한 쌍의 염색체가 접합을 한다. 이 시기에 유전자 교환이 일어날 수 있다.
한 쌍의 염색체
Pair of chromosomes
방추섬유
Spindle fibers
3 일차 중기
한 쌍의 염색체가 세포 중앙에 배열한다. 염색체의 무작위 조합이 일어날 수 있다.
적도면
Equatorial plane
4 일차 후기
염색체가 분리되어 세포의 반대편 쪽으로 떨어진다.
5 일차 말기
새로운 핵이 형성되고 세포가 둘로 나뉜다. 각 세포는 염색체 수는 절반인 두 개의 염색분체를 갖는다.
분할고랑 분할구
Cleavage furrow
이차 전기(다음 단 맨 위로)
Prophase II
이차 감수분열 Second Meiotic Division (Meiosis II)
6 이차 전기
각각의 염색체는 두 개의 염색분체로 구성되어 있다.
7 이차 중기
염색체들이 세포 중앙에 배열한다.
8 이차 후기
염색분체가 분리되어 세포의 반대편 쪽으로 떨어지면, 이때부터 염색분체는 염색체라고 불리게 된다.
9 이차 말기
염색체 주위에 새로운 핵이 형성된다. 한 개의 세포가 분열하여 염색체 수의 절반을 함유하고 있는 네 개의 딸세포를 형성한다.

그림 17.2 감수분열

조절하는 데 중요한 역할을 담당한다. 만약 고환의 온도가 너무 높거나 너무 낮으면 정상적인 정자세포의 발달이 일어나지 않는다.

고환

고환testis 또는 남성 생식샘은 달걀처럼 생긴 기관으로 음낭 속에 위치하며 길이는 약 4~5cm이다(그림 17.3). 고환의 바깥부분은 두꺼운 흰색 결합조직 주머니가 감싼다. 이 주머니에서 확장된 성분은 고환 속으로 돌출하여 고환을 약 250개의 원뿔 모양 소엽으로 구분한다(그림 17.4a). 소엽은 정자세포를 발생시키는 **정세관**seminiferous tubule을 함유하고 있다. 정세관을 감싸고 있는 결합조직은 테스토스테론을 분비하는 **사이질세포**간질세포, interstitial cell, Leydig cell라는 내분비세포무리를 함유하고 있다. 정세관은 **종자세포**종세포, germ cell와 **버팀세포**지지세포, sustentacular cell, Sertoli cell로 구성된다(그림 17.4b). 버팀세포는 크기가 크고 정세관 주변부에서 속공간으로 뻗어 있으며, 종자세포에 영양분을 공급하고 호르몬을 분비하는 역할을 담당한다.

정자발생

정자발생spermatogenesis은 정자세포가 만들어지는 과정이다. 사춘기 이전까지, 고환은 처음 발생했던 시기와 마찬가지로 비교적 간단한 구조를 지니고 있다. 사이질세포가 잘 발달되지 않고, 정세관도 크기가 작고 아직까지 제 기능을 하지 않는다. 그런데 사춘기가 되면, 사이질세포의 수가 많아지면서 크기가 커지고, 정세관의 크기가 커지면서 정자발생이 시작된다.

종자세포들의 일부는 버팀세포 속에 둘러싸여 있다. 주변부에서 가장 먼쪽에 있는 종자세포는 **정조세포**spermatogonia(발생하지 않은 정자세포)라고 하며 체세포분열을 통해 세포가 증식한다(그림 17.5). 감수분열을 통해 증식한 딸세포 중의 일부는 정조세포로 남겨져서 체세포분열을 통해 계속해서 세포를 증식시킨다.

다른 딸세포는 **일차 정모세포**primary spermatocyte가 되어 감수분열을 통해 세포를 증식시켜서 정세포가 된다. 일차 정모세포는 각각 두 개의 염색분체로 구성된 46개의 염색체를 지니고 있다. 한 개의 일차 정모세포가 일차 감수분열을 거치면 두 개의 **이차 정모세포**secondary spermatocyte를 생산한다. 한 개의 이차 정모세포가 이차 감수분열을 거치면 23개 염색체를 지닌 두 개의 **정세포**spermatid를 생산한다. 이차 감수분열이 끝난 다음, 정세포는 중요한 구조적 변화를 거쳐서 **정자세포**sperm cell를 형성한다(그림 17.5, 그림 17.4 b · c). 정세포에 있던 세포질의 대부분이 제거되고 나서, 머리, 중간부분 및 꼬리편모, flagellum가 생기면서 정자세포로 변한다(그림 17.5, 그림 17.4b~d). 정자세포의 핵은 정자머리에 위치하며, 핵의 바로 앞쪽에 **첨단체**acrosome라는 소포가 있고, 이 속에 들어 있는 효소는 수정과정에서 분비되어 정자세포가 난모세포 벽을 관통하는 데 도움을 준다.

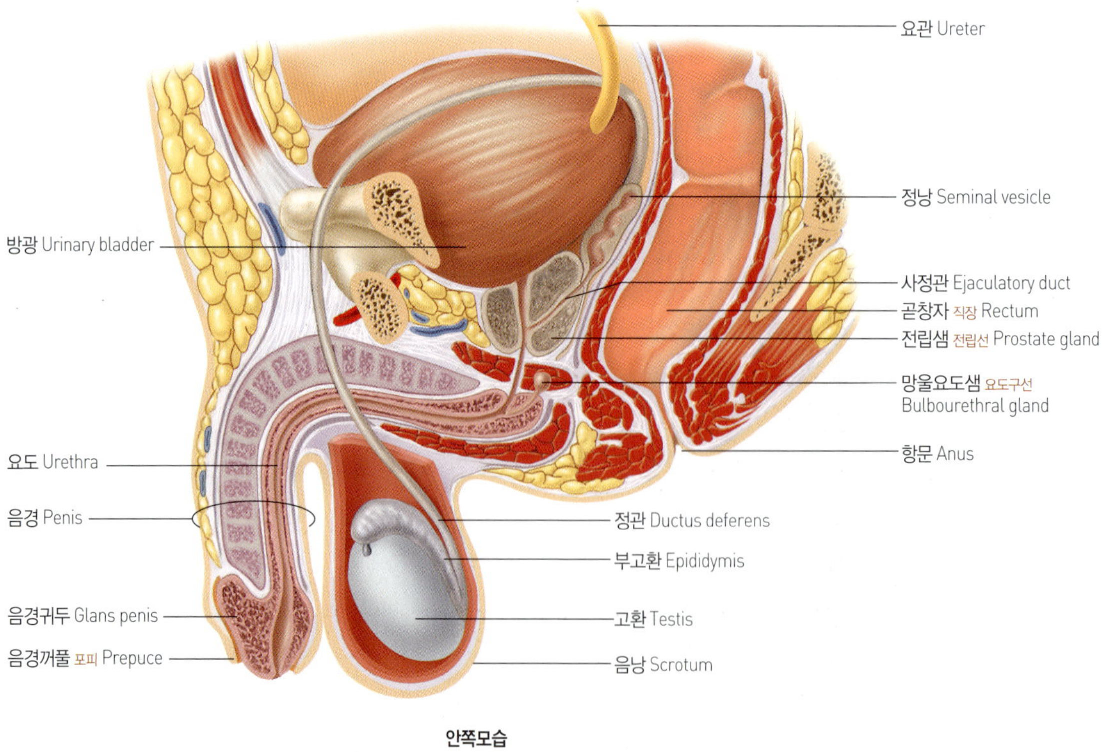

그림 17.3 남성 생식계통
남성 생식계통에 속하는 구조물을 보여주는 남성 골반의 안쪽모습.

임상에서 활용하기 고환 하강

고환은 배골반공간에서 발생한 뒤, **샅굴** 서혜관, inguinal canal을 통해 배골반공간에서 음낭으로 이동한다. 샅굴과 음낭의 속층은 두덩뼈의 위쪽과 가쪽모서리를 따라서 배안의 돌출 구조물로 발생한다. 고환은 태아 발생 7~9개월째에 음낭으로 이동하거나 일부에서는 출생 후에 이동한다. 고환이 음낭으로 내려오지 못한 상태를 **잠복고환증** cryptorchidism이라고 하며, 그 결과로 정상 체온에서는 정자세포가 발생하지 못하기 때문에 불임의 원인이 된다. 게다가, 고환암의 약 10%는 잠복고환증이 있었던 사람에서 생긴다고 한다.

고환이 하강한 뒤, 샅굴은 영원히 좁아지지만 배벽에서 매우 약한 부분이 된다. 크기가 커지거나 파열된 샅굴은 소화 장기가 돌출되는 **샅굴탈장** inguinal hernia의 원인이 된다. 탈장이 생긴 상황에서 샅굴이 소화장기로 가는 혈액을 막게 되면 극심한 통증과 장기손상을 유발할 수 있다. 다행히 샅굴탈장은 수술로 치료가 가능하다.

정자발생의 끝단계에서, 정자세포들은 머리를 버팀세포쪽으로 하고 꼬리를 속공간 중심부쪽으로 한 상태에서 정세관의 속공간 주변에 위치한다(그림 17.5, 그림 17.4b). 마침내, 정자세포들은 정세관의 속공간으로 배출된다.

관계통

정자세포가 생산된 이후, 정자세포는 정세관과 일련의 **관계통** duct system을 거쳐서 몸 바깥으로 이동한다.

부고환

정세관은 **고환그물** 고환망, rete testis이라는 도관 그물망으로 연결되고(그림 17.4a), 고환그물은 15~20개의 세관인 **고환날세관** 고환수출관, efferent ductules으로 연결되며, 정자세포는 고환날세관을 통해 고환에서부터 부고환으로 이동한다. **부고환** epididymis은 고환의 뒤면에 위치하며 실처럼 생긴 세관들

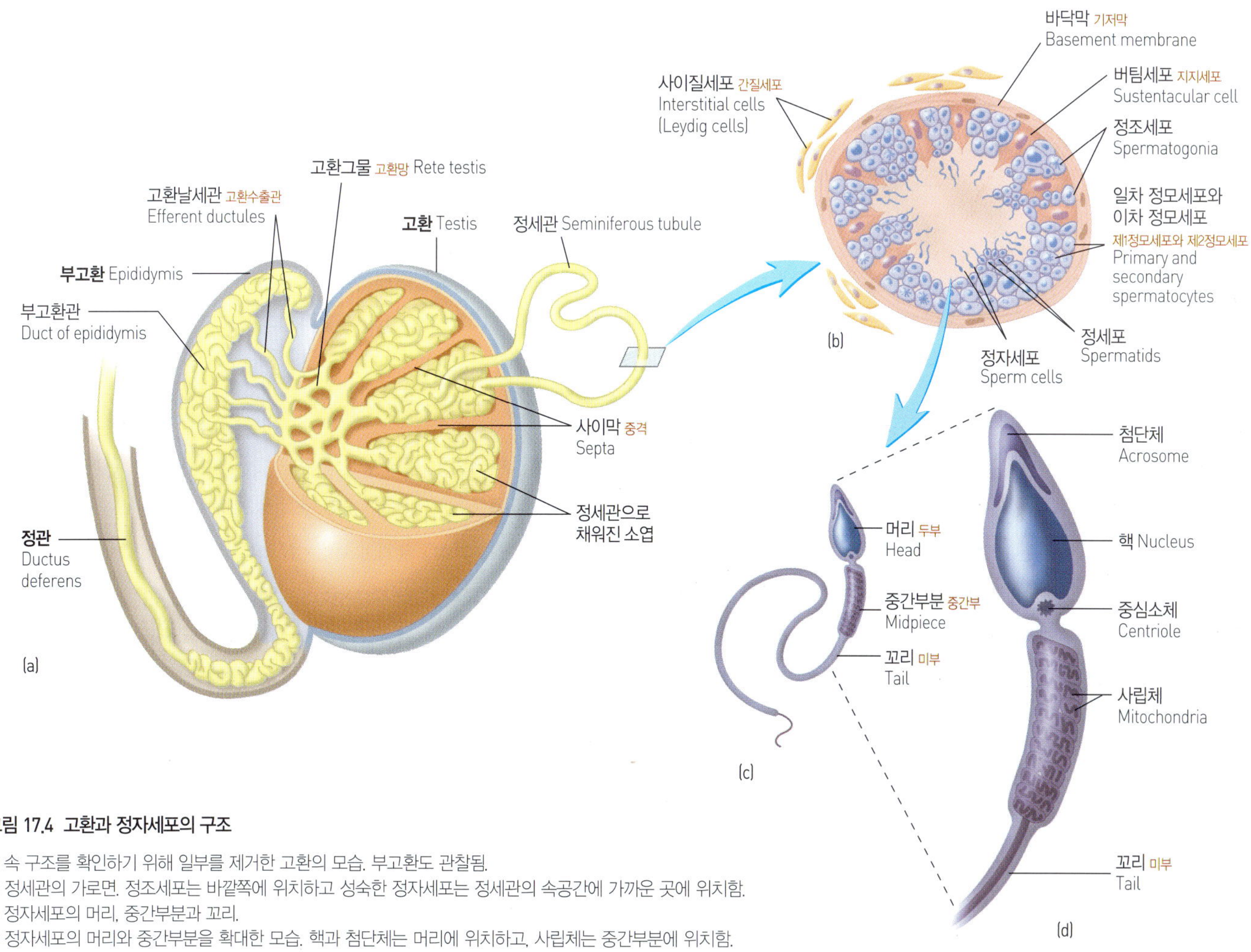

그림 17.4 고환과 정자세포의 구조

(a) 속 구조를 확인하기 위해 일부를 제거한 고환의 모습. 부고환도 관찰됨.
(b) 정세관의 가로면. 정조세포는 바깥쪽에 위치하고 성숙한 정자세포는 정세관의 속공간에 가까운 곳에 위치함.
(c) 정자세포의 머리, 중간부분과 꼬리.
(d) 정자세포의 머리와 중간부분을 확대한 모습. 핵과 첨단체는 머리에 위치하고, 사립체는 중간부분에 위치함.

이 촘촘하게 꼬여 있는 쉼표 모양의 구조물이다(그림 17.6, 그림 17.3과 17.4). 부고환 속에서, 정자세포는 먼 거리를 이동할 수 있는 능력과 난모세포와 결합할 수 있는 능력을 발달시키면서 더 성숙해진다. 고환에서 직접 추출한 정자세포는 난모세포와 수정할 수 있는 능력이 없지만, 부고환 속에서 며칠간 성숙되는 과정을 거치면 생식세포로써 작용할 수 있는 능력을 획득한다. **수정능획득**capacitation이라는 정자세포의 최종 변화는 수정이 일어나기 전에 정액이 여성의 질 속에 사정된 이후에 일어난다.

정관

정관ductus deferens은 부고환에서 시작하여 고환의 뒤면을 따라 올라가서 고환의 혈관 및 신경과 합쳐져 **정삭**정삭, spermatic cord을 형성한다(그림 17.6a). 정삭은 정관, 고환동맥, 고환정맥, 림프관과 고환신경으로 이루어져 있고, 고환올림근과 두 겹의 결합조직층이 정삭을 감싼다.

정삭에 포함되었던 정관은 샅굴서혜관, lnguial canal을 통해 배벽을 관통한 다음, 골반의 가쪽벽을 가로질러 방광의 뒤면에서 고리를 형성하며 전립샘에 도달한다(그림 17.6a, 그림 17.3). 정관의 전체 길이는 약 45cm이다. 전립샘에 들어가기 바로 직전에, 정관의 내경이 증가하여 **정관팽대**정관팽대부, ampulla of ductus deferens를 형성한다(그림 17.6a). 정관의 벽은 민무늬근육을 함유하고 있어서, 수축하게 되면 부고환에서 정관을 통해 정자세포를 배출하는 연동운동이 일어난다.

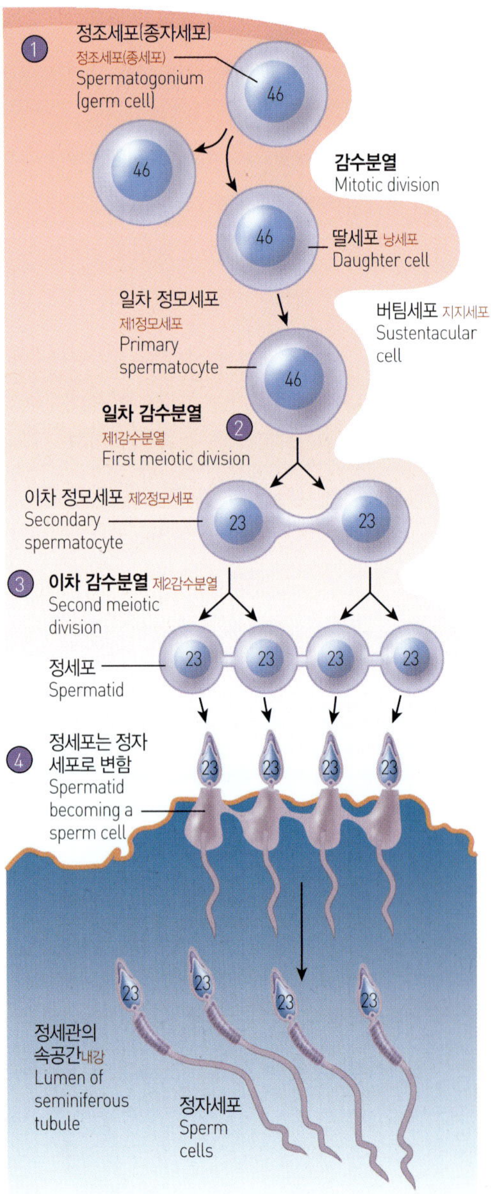

① 정조세포는 정자세포는 만드는 종자세포이다. 정조세포는 체세포분열을 통해 분열하여 증식한다. 체세포분열로 만들어진 정조세포의 딸세포는 일차 정모세포로 변한다.

② 일차 정모세포는 일차 감수분열을 거쳐 이차 정모세포로 분열한다.

③ 이차 정모세포는 이차 감수분열을 거쳐 정세포를 형성한다.

④ 정세포가 분화하여 정자세포를 형성한다.

그림 17.5 정자발생

정세관의 단면 그림 모식도로 감수분열 과정과 정자세포의 형성과정을 나타낸다. 세포 속에 표시된 숫자는 염색체의 수를 의미한다.

정낭과 사정관

정관팽대 근처에 **정낭**seminal vesicle이라는 주머니 모양의 샘이 있고, 짧은 도관이 정낭과 정관팽대를 연결시킨다. 이 도관과 정관팽대가 전립샘에서 합쳐지면서 **사정관**ejaculatory duct을 형성한다. 사정관은 전립샘 속으로 뻗어나가 전립샘요도에 도달한다(그림 17.6a).

요도

남성 요도male urethra는 방광에서부터 음경의 먼쪽끝을 연결한다(그림 17.6a, 그림 17.3). 남성 요도는 크게 전립샘을 통과하는 **전립샘요도**전립선요도, prostatic urethra와 골반 바닥을 통과하면서 바깥요도조임근에 둘러싸인 **막요도**membranous urethra, 그리고 음경 속을 지나 음경 끝에서 바깥으로 열리는 **해면체요도**spongy urethra의 세 부분으로 구별된다. 남성 요도는 소변과 정액의 통로이지만 소변과 정액이 동시에 통과하지는 않는다. 정액이 통과할 때 교감신경반사가 일어나 속요도조임근을 수축시키면 소변이 방광에서 남성 요도로 이동하지 못하게 된다.

음경

음경penis은 남성의 바깥생식기관으로, 정자세포를 남성으로부터 여성으로 이동시키는 기능을 하며, 세 개의 발기조직 기둥을 함유하고 있다(그림 17.6). 혈액들이 이 발기조직에 유입되면 음경의 크기가 커지고 단단하게 변하는데 이를 **발기**erection라고 한다. **음경해면체**corpora cavernosum는 음경의 뒤쪽에 위치한 두 개의 발기조직 기둥이고, **요도해면체**corpus spongiosum는 음경의 앞쪽에 위치하며 크기가 작은 세 번째 발기조직 기둥이다. 요도해면체는 음경의 먼쪽끝에서 확장되면서 **음경귀두**glans penis를 형성한다. 해면체요도는 요도해면체를 지나 음경귀두에서 **바깥요도구멍**외요도구, external urethral orifice을 형성하면서 몸 바깥쪽으로 열린다.

음경몸통은 주변을 성글게 감싸고 있는 결합조직과 피부에 의해 덮여있다. 피부는 음경귀두의 바닥에 단단하게 붙어 있고, 이 피부가 접히

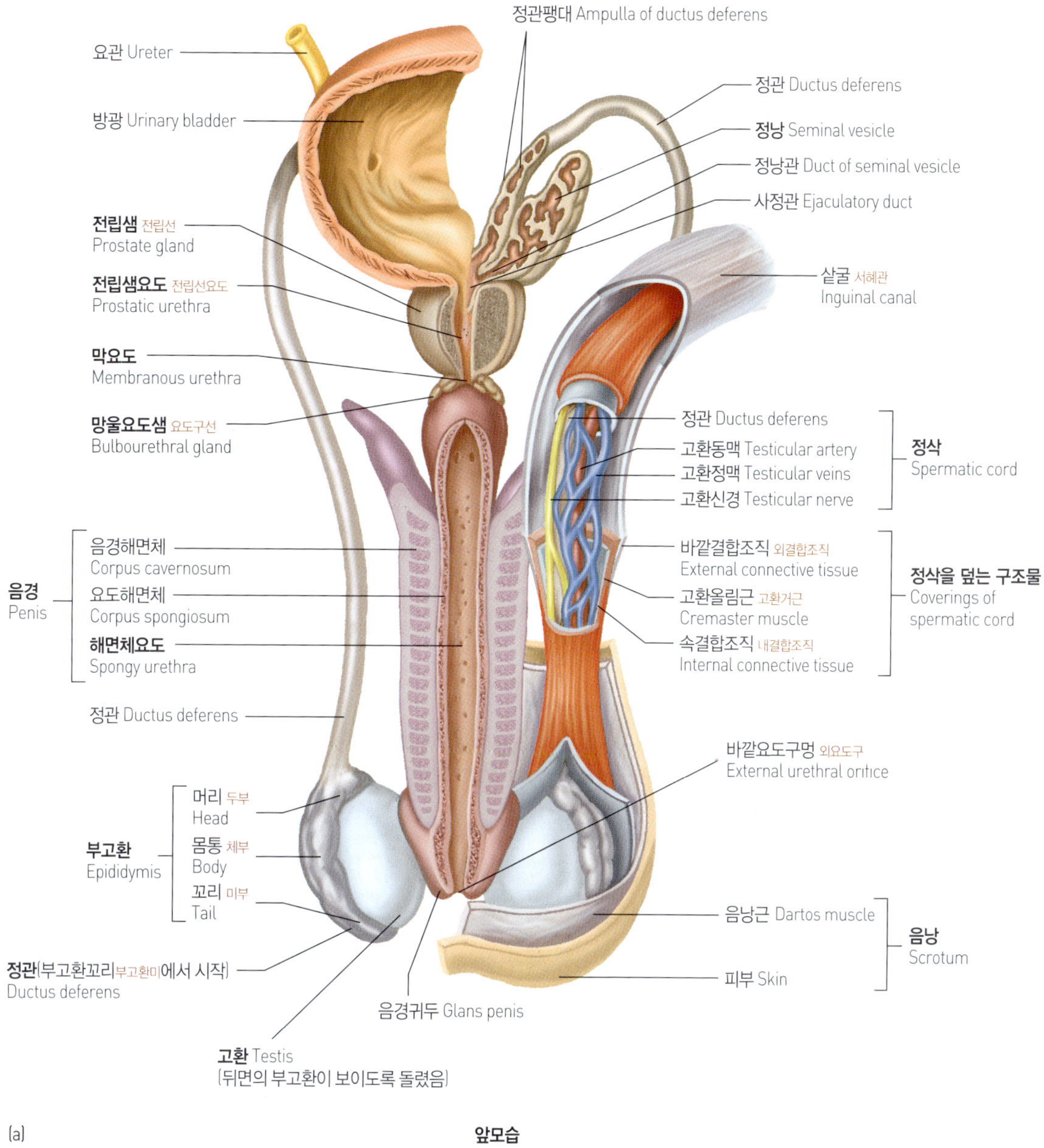

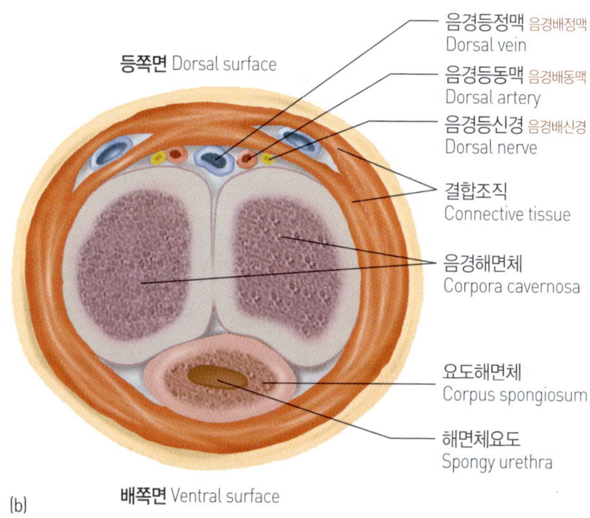

그림 17.6 남성 생식계통의 기관

(a) 남성 생식계통인 고환, 부고환, 정관, 음경과 관련 샘 등을 보여주는 관상면. 오른쪽 고환은 민무늬근육과 고환올림근에 둘러싸여 음낭 속에 있는 것을 나타내고 있다. 정관은 음낭에 있는 부고환에서 시작하여 고샅굴과 골반안을 통과하여 전립샘으로 연결된다. 정관은 고환동맥, 고환정맥 및 고환신경과 함께 고환올림근과 결합조직에 둘러싸이면서 정삭을 형성한다.

(b) 음경의 가로면으로, 등쪽의 음경해면체와 배쪽의 요도해면체를 관찰할 수 있다. 결합조직인 음경근막과 피부는 세 개의 발기조직을 덮는다. 음경등정맥, 음경등동맥 및 음경등신경도 관찰된다.

면서 아주 얇은 층의 피부가 음경귀두를 덮게 되는데 이를 **음경꺼풀**포피, prepuce이라고 한다(그림 17.3). 음경귀두를 덮고 있는 피부에는 감각수용체가 아주 잘 발달되어 있다.

부속샘

정낭seminal vesicle은 정관팽대의 바로 옆에 위치한 주머니 모양을 하고 있는 샘이며(그림 17.6a, 그림 17.3), 두 개의 정낭이 존재한다. 길이는 약 5cm이고 끝부분이 좁아지면서 짧은 도관으로 변해 정관팽대와 합쳐지면서 사정관을 형성한다.

전립샘전립선, prostate gland은 샘조직과 근육조직으로 이루어져 있고 생김새와 크기가 호두와 비슷하며(그림 17.6a, 그림 17.3), 남성 요도와 두 개의 사정관을 감싸고 있다. 전립샘의 바깥쪽은 전립샘피막으로 덮여 있고 속은 여러 개의 구역으로 나뉜다. 전립샘소엽의 속면을 감싸는 세포들은 전립샘액을 분비하고, 약 20개의 짧은 도관들(그림 17.6a에는 표현되어 있지 않음)이 분비물을 전립샘요도로 운반한다.

관련된 질환

전립샘암

65세인 Chan 씨는 매년 정기검진을 받았다. 10년 전에 받은 전립샘 특이항체 검사에서, Chan 씨의 전립샘 특이항체의 수치가 이전 정기검진 때보다 높은 수치를 나타냈다. 주치의는 전립샘을 촉진한 결과, 전립샘 크기가 약간 커졌지만 별다른 징후를 발견하지 못했다고 하였다. 하지만 전립샘 특이항체의 수치가 증가하였기 때문에 전립샘의 바늘생검을 제안하였고, 병리학 소견에서 전립샘암으로 의심되는 세포가 발견되었다. 주치의는 다른 병리의사에게 표본을 의뢰하여 전립샘암을 확진할 수 없다는 소견을 받았다. 따라서 두 개의 상반된 병리학 검사를 고려하여 Chan 씨의 주치의는 전립샘암이 매우 천천히 진행되는 특징이 있기 때문에 정기적인 검사를 하면서 지켜보자고 하였고, Chan 씨는 이 의견을 따랐다.

8년 뒤, 전립샘 특이항체의 수치가 다시 증가하였지만, 전립샘 촉진 검사에서 암종을 발견하지 못했고, Chan 씨는 소변 볼 때 불편함을 느끼지 못하고 있었다. 그러나 다시 시행한 바늘생검에서 전립샘암이 확진되었다. 주치의는 전립샘암이 전립샘 바깥으로 전이하지 않았기 때문에 그냥 지켜보든지, 수술로 전립샘을 제거하든지 또는 복합요법(방사선치료+호르몬치료+항암치료)으로 전립샘암을 치료할지를 선택하라고 권하였다. 통계에 의하면 크기가 작고 전립샘에만 한정된 암을 치료할 때 수술과 방사선치료가 서로 비슷한 성과를 낸다고 한다. 수술에 의한 상처와 수술의 후유증으로 발기부전이 생길 수 있다는 의견에 Chan은 전립샘에 집중된 방사선치료를 선택하였다. 주치의는 나이가 Chan 씨보다 많을 경우에는 전립샘암을 치료하지 않고 그냥 두는 편이 나을 수도 있다고 하였다. 그러나 Chan 씨의 전립샘암의 경우 치료를 하게 되면 5년 내에 85% 정도는 치료가 가능하다고 설명하였다. Chan은 일 년마다 정기검진을 받은 것을 감사하게 생각하였다.

현재, 미국의 성인 남성에게서 전립샘암은 약 29%에서 나타나고, 암으로 인한 사망원인 중 14%가 전립샘암 때문이다. 이는 성인 남성에 있어서 폐암 다음으로 높은 사망률을 나타내는 것이다.

심화학습 1

전립샘의 모양과 구조물의 변화는 전립샘암의 발생을 예측하는 요인이 될 수 있다. 수술적 방법이 아니라 촉진을 통해 전립샘의 모양과 구조물의 변화를 알아낼 수 있는 방법은 무엇인지 생각해 보자(그림 17.3 참조).

망울요도샘요도구선, bulbourethral gland 또는 **쿠퍼샘**Cowper's gland은 음경의 바닥쪽에 위치하며 점액성분을 분비하는 한 쌍의 샘이다(그림 17.6a, 그림 17.3). 샘에서 형성된 한 개의 도관이 요도와 연결된다. 젊은 성인에서는 콩알만한 크기였다가 나이가 들어감에 따라 점점 크기가 작아진다.

분비물

정액semen은 남성 생식기관의 샘에서 분비된 분비물과 정자세포가 혼합된 것이다. 정액의 약 60%는 정낭에서 분비되고, 약 30%는 전립샘에서 분비되며 고환과 망울요도샘에서 각각 5%씩을 분비한다. 망울요도샘과 요도 속의 점액샘에서 분비된 점액은 윤활작용과 산성을 중화시키는 역할을 하기 때문에 성관계 시 윤활작용을 담당하며, 질의 산성도를 낮추는 역할을 한다.

고환 분비물에는 정자세포와 약간의 분비액이 들어 있다. 정낭에서 분비된 끈끈한 점액성분은 정자세포에 영양을 공급하는 과당과 다른 영양분을 함유하고 있다. 또한, 정낭의 분비물 속에는 사정 이후에 응고되는 단백질과 비정상적인 정자세포를 파괴하는 효소도 들어 있다. 민무늬근육을 자극하는 프로스타글란딘도 정낭의 분비물 속에 들어 있어서 여성 생식기관을 수축시켜 정자세포가 잘 이동할 수 있도록 도와준다.

맑고 우유 색깔인 전립샘의 분비물은 염기성을 띠기 때문에 산성인 요도를 중화시키고, 고환, 정낭 및 질에서 분비되는 산성 성분을 중화시킨다. 질의 분비물은 수소 이온농도 지수(pH)가 3.5~4.0 사이인데 반해, 정자세포의 운동이 가장 활발하게 일어나는 수소 이온농도 지수는 6.0~6.5이기 때문에 염기성을 띠고 있는 분비물에 의해 수소 이온농도 지수가 증가하는 것이 정자세포 운동에 있어서 매우 중요하다. 전립샘의 분비물에 들어 있는 단백질 용해효소는 정낭에서 분비된 단백질을 녹여서 정액을 물처럼 만든다. 한 번 사정할 때 배출되는 정액량은 2~5mL이며, 1mL당 약 1억 개의 정자세포를 함유하고 있다.

17.4 남성생식계통의 기능

학습성과

A. 남성호르몬 기술
B. 남성 사춘기 특징 기술
C. 남성의 성행동 이해

남성 생식계통의 기능은 호르몬과 신경의 영향을 받아 조절된다. 호르몬은 생식기관의 발생, 이차성징의 발생, 정자발생과 성행동을 조절한다. 성숙된 신경기전은 성행동과 성행동의 표현을 조절하는 데 관여한다.

임상에서 활용하기 포경수술

포경수술 circumcision은 음경꺼풀을 수술로 제거하는 것으로 보통 출생 직후에 시술한다. 포경수술을 하는 명백한 의학적 이유가 있다. 포경수술을 받지 않은 남성에서 음경암이 잘 발생하는데, 그 이유는 만성 염증과 불결함 때문이다. 음경귀두를 심하게 조이는 음경꺼풀을 포경수술로 제거하면 만성염증이 예방되고 정상적인 혈액순환이 유지될 수 있다.

성호르몬 분비의 조절

남성 생식계통에 영향을 주는 호르몬은 시상하부, 뇌하수체 앞엽 및 고환에서 생산된다(그림 17.7). **생식샘자극호르몬 분비호르몬**성선자극호르몬 분비호르몬, gonadotropin-releasing hormone; GnRH은 시상하부의 신경세포에서 분비되어 뇌하수체 앞엽으로 이동한 다음(표 17.1), 앞엽에서 **황체형성호르몬** luteinizing hormone; LH과 **난포자극호르몬**follicle stimulating hormone; FSH이 분비되도록 자극한다. 이 두 개의 호르몬은 여성 생식계통에서의 작용 때문에 이름이 지어졌지만 남성 생식계통에서도 매우 중요한 역할을 수행한다. 황체형성호르몬은 고환의 사이질세포와 결합하여 테스토스테론을 분비시키고, 난포자극호르몬은 정세관 속에 있는 버팀세포와 결합하여 정자세포의 발생을 돕고 **인히빈**inhibin이라는 호르몬의 분비를 증가시킨다.

호르몬의 혈중농도는 음성 되먹임 기전에 의해 조절된다. 혈액 속에 테스토스테론 농도가 높아지면, 이 테스토스테론이 시상하부의 생식샘자극호르몬 분비호르몬의 분비를 억제하는 음성 되먹임 작용을 하기 때문에 뇌하수체 앞엽에서 황체형성호르몬과 난포자극호르몬의 분비가 억제된다. 인히빈은 뇌하수체 앞엽에서 난포자극호르몬의 분비를 억제하는 음성 되먹임 작용을 한다.

생식샘자극호르몬 분비호르몬이 황체형성호르몬과 난포자극호르몬의 분비를 조절하기 위해서는 생식샘자극호르몬 분비호르몬의 분비가 증가되었다가 감소되는 것이 반복되어야 한다. 만약, 생식샘자극호르몬 분비호르몬의 혈중농도가 매우 높은 상태로 며칠 동안 유지된다면 뇌하수체 앞엽에 있는 세포는 이 호르몬의 자극에 반응하지 않게 되어 황체

1. 시상하부에서 생산된 생식샘자극호르몬 분비호르몬(GnRH)은 뇌하수체 앞엽에서 황체형성호르몬(LH)과 난포자극호르몬(FSH)의 분비를 촉진한다.
2. LH는 고환의 사이질세포를 자극하여 테스토스테론 분비를 촉진한다.
3. FSH는 정세관의 버팀세포를 자극하여 정자발생과 인히빈의 분비를 촉진한다.
4. 테스토스테론은 생식기관과 이차성징의 발달을 촉진할 뿐만 아니라 정세관의 버팀세포에 대한 촉진성 효과도 지니고 있다.
5. 테스토스테론은 시상하부와 뇌하수체에 음성 되먹임 작용을 하여 GnRH, LH 및 FSH의 분비를 감소시킨다.
6. 인히빈은 뇌하수체 앞엽에 대한 음성 되먹임 작용을 하여 FSH의 분비를 감소시킨다.

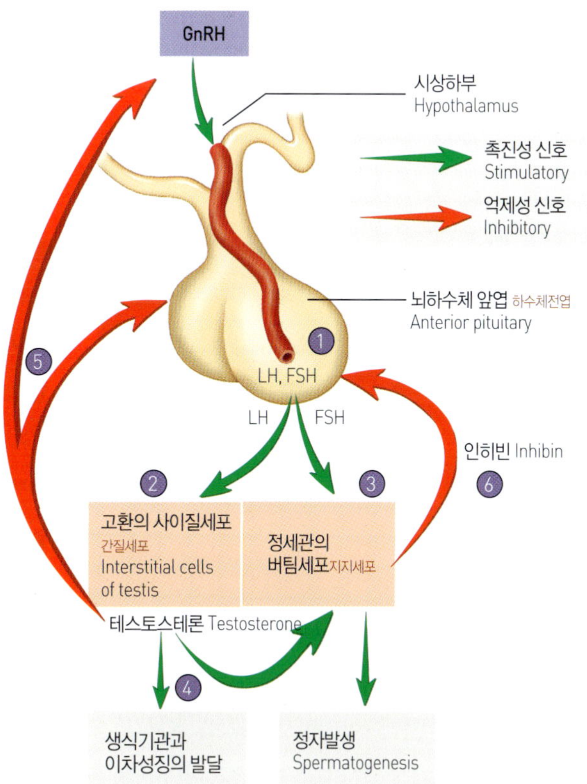

그림 17.7 남성에서 생식호르몬 분비의 조절

표 17.1 남성과 여성에서 주요한 생식호르몬

이름	분비되는 기관	표적조직	표적조직의 반응
남성 생식기관			
생식샘자극호르몬 분비호르몬(GnRH)	시상하부	뇌하수체 앞엽	LH와 FSH의 분비가 증가됨
황체형성호르몬(LH)	뇌하수체 앞엽	고환의 사이질세포	테스토스테론의 분비가 증가됨
난포자극호르몬(FSH)	뇌하수체 앞엽	정세관의 버팀세포	정자발생과 인히빈 분비가 촉진됨
테스토스테론	고환의 사이질세포	고환, 몸 조직	생식기관의 발생, 정자발생을 지지하고 이차성징을 발생
		시상하부와 뇌하수체 앞엽	음성 되먹임 작용으로 GnRH, LH 및 FSH의 분비를 억제
인히빈	정세관의 버팀세포	뇌하수체 앞엽	음성 되먹임 작용으로 FSH의 분비를 억제
여성생식기관			
GnRH	시상하부	뇌하수체 앞엽	LH와 FSH의 분비가 증가됨
LH	뇌하수체 앞엽	난소	난포성숙의 완료와 배란, 배란 이후 난포를 황체로 변환
FSH	뇌하수체 앞엽	난소	난포의 발달을 시작시킴
에스트로겐	난포와 황체	자궁	자궁속막세포의 증식
		유방	젖샘의 도관을 발달시킴
		시상하부와 뇌하수체 앞엽	배란 전에는 양성 되먹임 작용하여 LH와 FSH의 분비가 증가됨. 배란 이후 프로게스테론과 함께 음성 되먹임 작용하여 LH와 FSH의 분비를 억제
		다른 조직	이차성징을 발생
프로게스테론	황체	자궁	자궁속막세포의 크기가 커지게 하고 자궁샘 분비 촉진. 임신 유지
		유방	젖샘의 젖샘꽈리를 발달시킴
		뇌하수체 앞엽	배란 이후 에스트로겐과 함께 음성 되먹임 작용하여 LH와 FSH의 분비를 억제
		다른 조직	이차성징을 발생
옥시토신	뇌하수체 뒤엽	자궁과 젖샘	자궁의 민무늬근육의 수축, 젖샘에 있는 근육상피세포의 수축
사람융모성 생식샘자극호르몬(hCG)	태반	황체	황체를 유지시켜 황체에서 프로게스테론이 임신 첫 세 달동안 유지되도록 함. 남성 태아의 고환을 자극하여 테스토스테론의 분비가 증가됨

형성호르몬과 난포자극호르몬을 생산하지 못하게 된다.

불임 환자를 치료할 목적으로 합성 생식샘자극호르몬 분비호르몬이 개발되었다. 이 합성 호르몬은 반드시 짧은 주기로 소량을 주사해야만 한다. 너무 오랫동안 이 합성 호르몬을 사용하면 황체형성호르몬과 난포자극호르몬의 생산에 지장을 초래하여 정자세포 생산이나 배란작용을 억제할 수 있다.

남성의 사춘기

사춘기puberty는 어린이가 성인으로 변해가는 과정에서 일련의 변화들이 일어나는 시기이다. 사춘기를 겪게 되면 생식계통이 성숙되어 성인과 같은 기능을 할 수 있고 남성과 여성의 몸 구조가 완전히 달라진다. 남자의 사춘기는 보통 12~14세에 시작되어 대략 18세쯤에 끝난다. 사춘기 이전에는 고환과 부신겉질에서 소량의 테스토스테론이 분비되기 때문에 생식샘자극호르몬 분비호르몬, 황체형성호르몬과 난포자극호르몬의 분비가 잘 되지 않는다. 사춘기가 시작되면 시상하부의 발생이 변화되면서 시상하부와 뇌하수체 앞엽은 테스토스테론의 분비억제자극에 무감각해지며, 생식샘자극호르몬 분비호르몬, 황체형성호르몬과 난포자극호르몬의 분비가 증가된다. 증가된 난포자극호르몬은 정자생성을 촉진하고 증가된 황체형성호르몬은 사이질세포를 자극하여 더 많은 양의 테스토스테론을 분비시킨다. 테스토스테론이 시상하부와 뇌하수체 앞엽에 음성 되먹임 작용을 하지만, 생식샘자극호르몬 분비호르몬, 황체형성호르몬과 난포자극호르몬은 상당히 활발하게 분비된다.

테스토스테론의 영향

테스토스테론testosterone은 고환에서 분비되며 남성에게 매우 중요한 호르몬으로, 생식계통과 그 밖의 몸 구조물에 영향을 준다(표 17.2). 사춘기 시절에, 테스토스테론은 바깥생식기관을 포함한 남성 생식기관의 크기

표 17.2 테스토스테론이 표적조직에 미치는 영향

표적조직	표적조직의 반응
음경과 음낭	크기가 커지고 분화함
모낭	털 생산 증가. 두덩부위, 다리, 가슴, 겨드랑부위와 얼굴의 털이 더 거칠어짐. 유전적 성향이 있는 남성에서 남성형 대머리를 유발
피부	피부가 거칠어짐. 기름샘 분비를 증가시켜 사춘기 때 여드름을 유발. 겨드랑부위 땀샘에서 땀분비 증가
후두	후두의 크기를 커지게 하여 깊고 남성스런 음성으로 변함
대부분의 조직	대사율이 증가
적혈구	적혈구 생산률이 증가. 적혈구형성인자의 분비가 증가하여 적혈구 수가 약 20% 증가됨
콩팥	나트륨과 수분의 재흡수가 촉진되어 세포외체액이 증가함
뼈대근육	사춘기 때 뼈대근육의 부피가 증가. 남성이 여성보다 평균적으로 더 많이 증가
뼈	뼈 성장률을 증가시켜 빠른 뼈 성장

가 커지고 분화하는 데 영향을 준다. 이러한 과정은 정자생성과 **이차성징**secondary sexual characteristics의 발달에 반드시 필요하다. 이차성징은 생식기관뿐만 아니라 다른 몸 구조물과 행동의 변화를 포함하며, 이차성징으로 인해 남성과 여성의 구별이 확실해진다.

남성의 이차성징에서 털의 분포와 성장, 피부구조, 지방 분포, 뼈대근육의 성장과 후두부의 변화가 특징적으로 일어난다. 사춘기가 지난 뒤에도, 테스토스테론은 바깥생식기관을 포함한 생식기관과 이차성징을 유지시키는 역할을 한다.

남성의 성행동

테스토스테론은 정상 성행동을 위해 필수적인 요소이며, 시상하부에 위치한 뇌세포의 기능에 영향을 준다. 사춘기부터 40세 사이의 남성은 비교적 일정한 테스토스테론 혈중농도를 유지한다. 그 이후에는 테스토스테론 혈중농도가 감소함에 따라서 성욕도 서서히 감소하게 된다.

심화학습 2

사춘기 시절에 테스토스테론이 정상적으로 분비되지 않는다면, 이차성징, 바깥생식기관과 성행동에 어떤 영향이 생기게 되는지 생각해 보자.

남성의 성적 흥분은 복잡한 반사로 구성되며 그 결과 음경이 발기되고, 요도 속으로 점액이 분비되며, 정액이 방출 및 사정된다. **방출**emission은 정액(정자세포, 점액, 정낭 분비물과 전립샘 분비물)이 전립샘요도, 막요도 및 해면체요도 속으로 이동하는 것이다. **사정**ejaculation은 요도 속에 모인 정액이 바깥쪽으로 강력하게 뿜어져 나오는 것이다. 성행동에 따른 정상적인 감각은 유쾌한 느낌이며 그 결과로 **성극치감**orgasm 또는 *절정climax*이라는 강렬한 느낌을 얻게 된다.

남성에 있어서, 성극치감은 사정과 매우 밀접한 관련이 있다. 다만, 성극치감과 사정은 서로 다른 기능이며 항상 동시에 일어나지는 않는다. 사정 이후에는 **해소기**resolution phase가 생긴다. 해소기 동안, 음경은 왜소해지고, 만족감이 사라지며, 발기와 두 번째 사정이 불가능해진다.

감각의 전달과 통합

바깥생식기관에서 시작한 감각은 척수의 엉치분절로 전달되며, 이 엉치분절이 남성 성행동반사를 통합한다. 감각은 척수를 거쳐 대뇌에 전달되어 의식적으로 성적 쾌감을 갖게 된다.

임상에서 활용하기 — 합성대사 스테로이드

근육의 힘을 많이 사용하는 몇몇 운동 선수들은 남성의 성특징 발달을 자극하는 테스토스테론과 비슷한 효과를 나타내는 합성 안드로겐을 복용하거나 주사를 맞는다. 합성 안드로겐은 흔히 **합성대사 스테로이드**anabolic steroid 또는 **스테로이드**steroid로 알려져 있고, 근육의 크기를 증가시키려할 때 사용되곤 한다. 합성 안드로겐은 화학구조가 테스토스테론과 다르기 때문에 근육에 미치는 영향이 매우 크고 생식기관에 미치는 영향은 미비하다. 그러나 많은 양을 복용하게 되면 생식기관에도 영향을 미치게 된다. 이 때, 고농도의 합성 안드로겐은 시상과 뇌하수체에 음성 되먹임 작용을 하여 생식샘자극호르몬 분비호르몬, 황체형성호르몬과 난포자극호르몬의 분비를 억제하게 된다. 그 결과 고환이 위축되어 불임이 생길 수 있다. 고농도 합성 안드로겐의 다른 부작용은 신장과 간을 손상시키고, 심장발작과 뇌졸중을 유발하는 것이다. 게다가 합성 안드로겐은 급작스런 감정 변화를 유발하여 분노와 격노가 생기기도 한다. 의료인들은 합성 안드로겐을 멀리할 것을 강력히 권고하고, 처방전 없이 구입하는 것은 불법이며 대부분의 운동단체에서도 불법으로 여기고 있다.

임상에서 활용하기

남성형 대머리

몇몇 남성들은 테스토스테론의 영향에 의해 발생하는 **남성형 대머리** male pattern baldness라는 유전성향을 갖는다. 사춘기 때 테스토스테론이 많아지면, 머리 꼭대기 부위의 머리카락 밀도가 감소하기 시작한다. 머리카락이 가장 빠른 속도로 빠지는 것은 30대와 40대일 때이다. 미녹시딜 Minoxidil은 남성형 대머리인 남성에서 머리카락이 빨리 자라도록 도와준다. 이 약은 젊은 사람이나 이제 막 대머리가 되는 징후가 있는 사람에게 매우 효과적이다. 미녹시딜은 모낭 근처에 있는 혈관을 확장시켜서 혈류를 증가시키는 것으로 알려져 있으나 정확한 기전은 아직도 밝혀지지 않았다.

음경귀두를 포함한 주변 기관인 음낭, 항문과 두덩부위는 성감대로 이 부분을 반복적으로 자극하면 성적 쾌감이 생길 수 있다. 또한, 전립샘, 정낭, 요도, 정관과 고환이 팽창된 느낌도 성적 쾌감을 유발할 수 있다.

몸 구조물의 생리학적 변화뿐만 아니라 시각, 청각, 후각 등 정신적인 자극 역시 남성 성행동반사에 중요한 영향을 미친다. 몽정(수면 도중에 사정하는 것)은 젊은 남성에서 비교적 흔하게 나타나는 현상으로 꿈과 관련된 정신적 자극에 의해 사정이 유발된다.

발기, 방출 및 사정

발기erection는 남성 성행동에서 첫 번째로 나타나는 중요한 현상이다. 척수의 엉치분절에서 유발된 부교감신경 자극은 발기조직이 팽창하도록 동맥의 혈액량을 증가시킨다. 증가된 혈액은 발기조직 속의 **굴모세혈관**동양모세혈관, sinusoid을 채우면서 음경에서 혈액이 빠져나가야 하는 정맥을 압박한다. 굴모세혈관에서 증가된 혈압은 발기조직을 부풀게 하고 딱딱하게 만든다. 부교감신경 자극은 요도 속의 점액샘과 망울요도샘의 분비 기능을 자극한다.

발기가 되지 않는 **발기장애**erectile dysfunction 또는 *발기부전impotence*은 남성이 좌절을 느끼는 원인 중 하나이다. 시상하부, 뇌하수체 또는 고환의 이상으로 인해 테스토스테론의 분비가 적어지면 발기가 되지 않을 수 있다. 신경자극에 대해 발기조직이 반응하지 않거나 혈관이 반응하지 않아도 발기부전이 생길 수 있다. 발기부전을 치료하기 위해 약을 복용하거나 음경에 특이한 약물을 주입하기도 한다. 이러한 약물들은 발기조직의 혈액량을 증가시켜서 음경을 발기시킨다.

사정이 되기 전에, 정관은 규칙적인 수축을 하여 정자세포와 고환 분비물을 부고환에서 정관으로 배출한다. 정관, 정낭 및 사정관의 수축으로 인해 정자세포와 고환 분비물은 요도로 이동하여 전립샘 분비물과 합쳐진다. 이와 같은 방출은 척수의 허리분절에서 시작된 교감신경자극 때문에 유발된다. 또한 이 교감신경 자극은 정낭과 전립샘의 분비를 증가시켜서 요도 속에 정액이 축적되도록 한다.

사정이 일어나기 전에, 정관은 규칙적인 수축을 하기 시작하여 정자세포와 고환 분비물을 부고환에서 정관으로 보낸다. 정관, 정낭과 사정관의 수축에 의해 정자세포, 고환 분비물과 정액은 요도로 이동하여 전립샘에서 분비된 전립샘 액과 합쳐진다.

방출은 척수의 허리부분에 있는 교감신경 자극에 의해 발생한다. 교감신경의 활동전위는 남성 생식계통의 관들을 수축시키고 정낭과 전립샘을 자극하여 분비물의 분비를 촉진한다. 따라서 정액은 요도에 축적된다.

사정은 요도벽 속의 민무늬근육과 음경바닥을 둘러싸고 있는 뼈대근육의 수축에 의해 일어난다. 사정 직전에 음경의 바닥을 감싸는 뼈대근육에 활동전위가 전달된다. 규칙적인 근육의 수축 때문에 정액은 요도 바깥으로 힘차게 이동하며 이를 **사정**ejaculation이라고 한다. 게다가 사정이 일어나면 몸 전체에 있는 근육의 긴장도가 증가한다.

남성의 불임

불임infertility은 수정능력이 감소된 증상이다. 남성에 있어서 불임의 가장 큰 원인은 정자세포 수가 적은 것이다. 만약 정자세포 숫자가 1mL당 2천만 개 이하로 떨어지면 불임이 된다.

정자세포 수가 줄어드는 것은 외상, 방사선 노출, 잠복고환(「임상에서 활용하기」, '고환 하강' 참조) 또는 감염(볼거리 감염은 부고환관을 막을 수 있다)에 의해 고환이 손상되기 때문이다. 또한, 갑상샘저하증, 시상하부의 외상, 뇌하수체 앞엽의 암 때문에 황체형성호르몬과 난포자극호르몬의 생산에 지장이 생기면 정자세포 수가 감소될 수 있다. 테스토스테론의 감소 역시 정자세포 수를 감소시킬 수 있다.

정자세포 수가 정상이더라도 유전적 요인에 의해 정자세포의 구조가 비정상적으로 바뀌면 불임이 될 수 있다. 정자세포의 운동능력이 감소된 경우에도 불임이 될 수 있다. 정자세포의 운동능력이 감소되는 가장 큰 원인은 면역기관에서 분비된 정자세포에 대한 항체가 정자세포와 결합하는 것이다.

정자세포 수가 적거나 정자세포의 운동능력이 감소된 경우, 여러 번의 사정을 통해 정자를 농축하여 여성 생식기관에 주입하는 **인공수정**artificial insemination을 통해 임신이 가능할 수도 있다.

17.5 여성 생식계통

학습성과

A. 여성 생식기관의 구조 이해
B. 난소의 조직학 기능 이해
C. 난모세포와 난포의 발생과정 설명
D. 자궁관, 자궁, 질, 바깥생식기관 및 젖샘의 기능 기술

여성 생식기관은 난소, 자궁관, 자궁, 질, 바깥생식기관 및 젖샘으로 이루어져 있고(그림 17.1b), 여성 생식기관의 내부 구조물들은 골반안, 즉 방광과 곧창자 사이에 놓여 있다(그림. 17.8). 자궁과 질은 몸의 정중앙부위에 위치하고 난소는 자궁의 양옆에 위치한다(그림 17.9). 여성 생식기관의 내부 구조물들은 인대들에 의해서 골반안에 고정되며, 자궁의 양옆에서 난소와 자궁관을 감싸고 있는 **자궁넓은인대**자궁광인대, broad ligament가 가장 중요한 역할을 담당한다.

난소

두 개의 **난소**ovary는 인대에 지지되어 골반안에 위치한다. **난소걸이인대**난소제삭, suspensory ligament는 난소몸통의 가쪽에서 난소를 잡아당기고, **고유난소인대**고유난소삭, proper ovarian ligament는 자궁의 위쪽 모서리에 난소를 고정시킨다(그림 17.9). 게다가 난소의 뒤면은 자궁넓은인대의 한 층인 **난소간막**mesovarium이 붙어 있다. 난소동맥, 난소정맥 및 난소신경은 난소걸이인대를 거쳐 난소간막을 뚫고 난소로 연결된다.

내장복막의 한 층이 난소의 표면을 덮는다. 난소의 바깥부분은 치밀결합조직이 감싸고 그 안에 **난소난포**ovarian follicle를 함유하고 있다(그림 17.10). 각각의 난소난포는 여성의 성세포인 **난모세포**oocyte를 지니고 있다. 난소의 안쪽부분은 성긴결합조직으로 구성되어 혈관, 림프관과 신경이 위치한다.

난자발생과 수정

여성 생식세포의 형성은 태아발생 때 이미 시작된다. 발생 4개월에 난소는 난모세포로 분화하는 5백만 개의 **난조세포**oogonium를 지니고 있다(그림 17.11). 출생 무렵, 난조세포들은 대부분 퇴화하며, 남아 있는 난조세포는 감수분열을 시작한다. 몇몇 연구자들은 난조세포가 출생 후 줄기세포로부터 분화한다고 하였지만 발생기간과 정도에 대해서는 밝히지 못했다. 남성의 감수분열과 마찬가지로, 유전물질이 복제되면서 세포분열이 일어나지만('생식세포의 형성' 참조), 일차 감수분열의 전기 단계에서 감수분열이 멈춘다. 이 시기의 세포를 **일차 난모세포**primary oocyte라

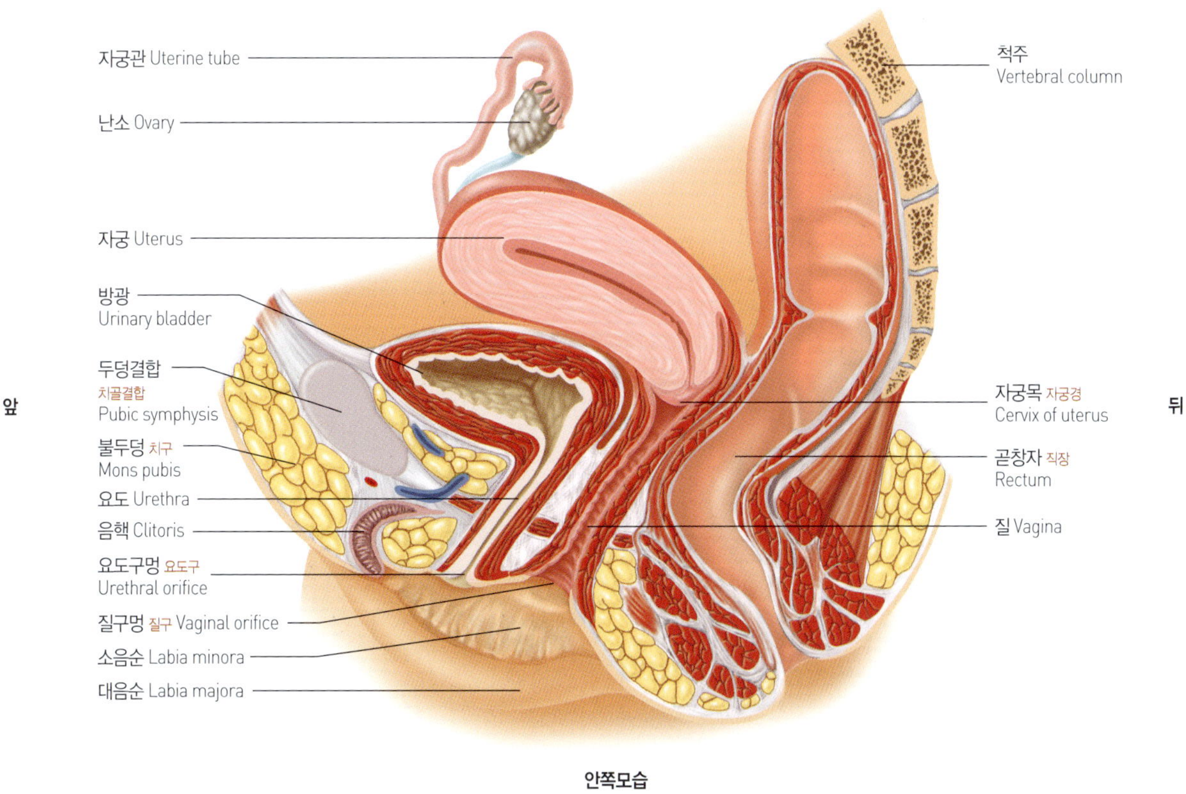

그림 17.8 여성의 골반

지궁과 질을 포함한 여성 생식기관과 주변의 골반 구조물을 보여주는 여성 골반의 안쪽 모습. 여성의 생식계통과 비뇨계통의 구멍이 안뜰부위에서 완전히 분리되어 있다는 것을 확인하자

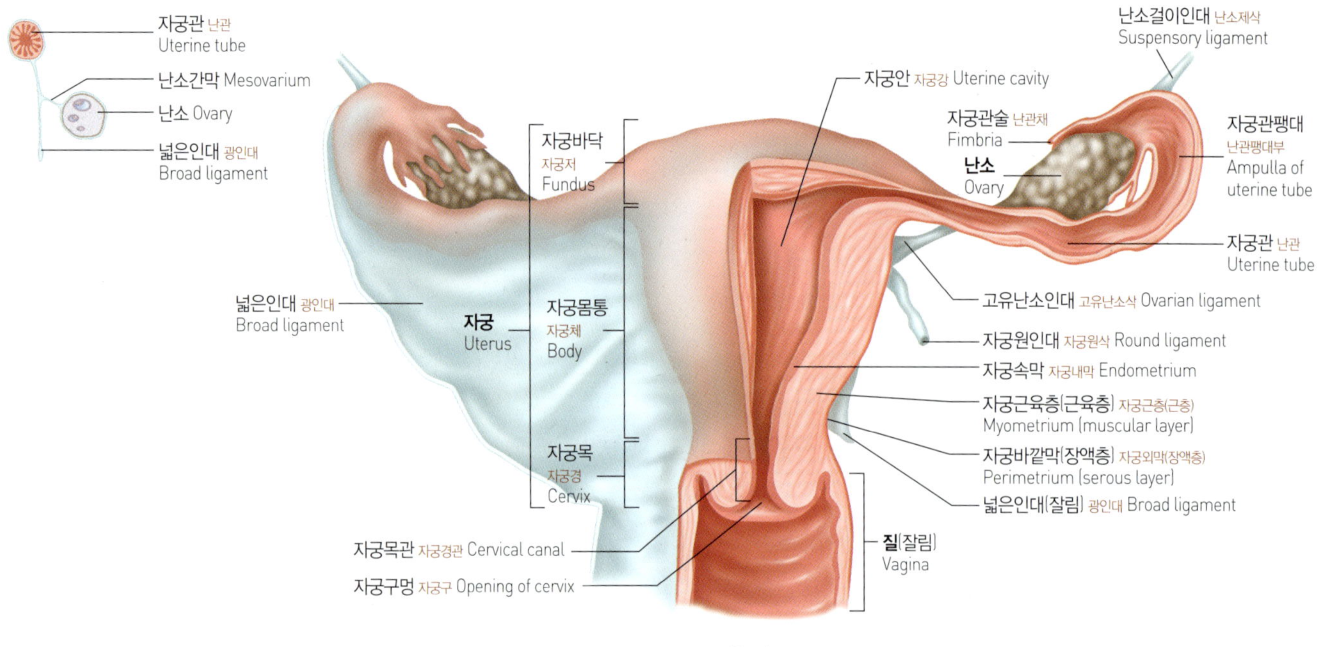

그림 17.9 여성 생식기관

자궁, 자궁관과 여성 생식기관과 관련된 인대의 앞모습. 그림의 오른쪽은 자궁, 자궁관 및 질의 일부를 잘라서 속 구조물을 보여주고 있다. 왼쪽 위에 삽입된 그림은 난소, 자궁관, 그리고 이 두 구조물을 지탱하는 인대의 위치관계를 보여준다.

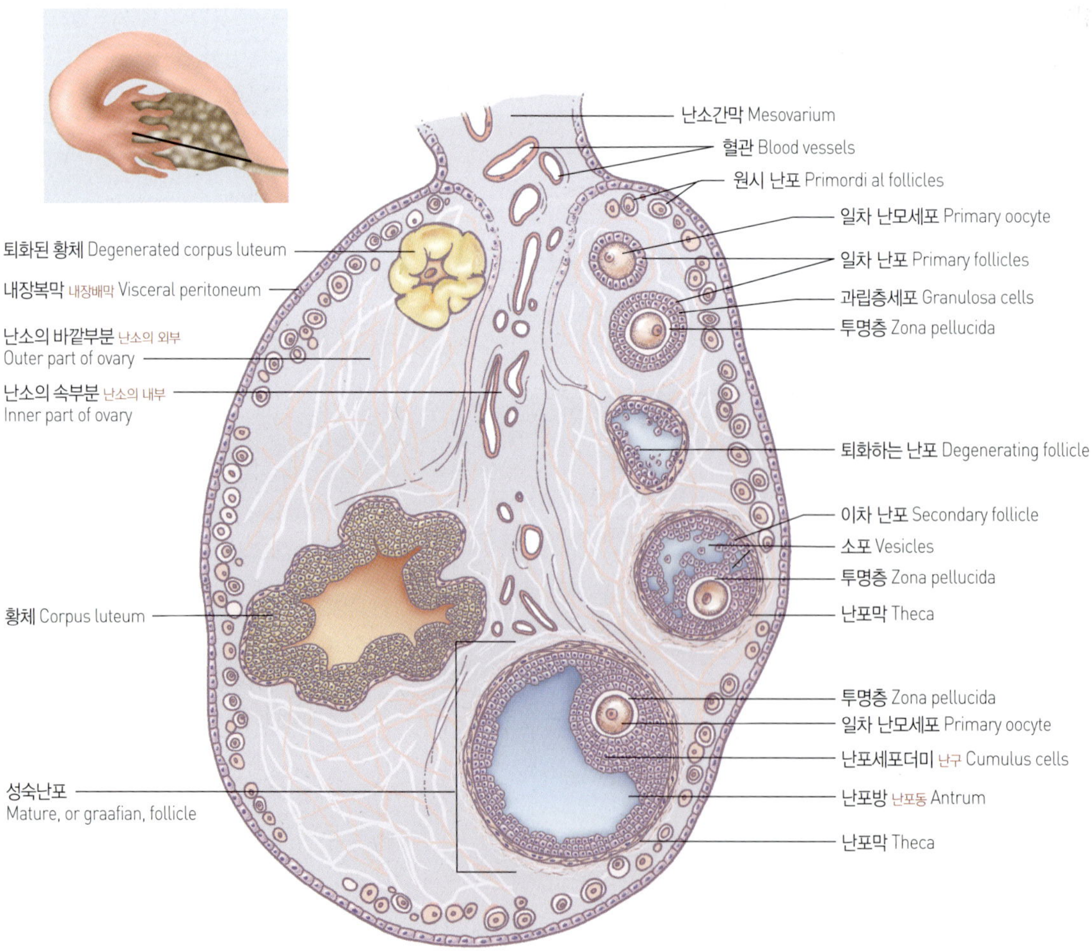

그림 17.10 난소와 난포의 구조

난소의 속 구조물을 보이게 하도록 난소를 자른 모습. 위쪽에 삽입된 그림은 자르는 방향을 나타낸다. 중요한 발달시기별로 구별하여 난포와 황체를 표시하였다.

고 하며 출생 시 일차 난모세포의 수는 2백만 개이다. 출생부터 사춘기까지 많은 일차 난모세포가 퇴화하여 30~40만 개가 남게 되고, 이 중에서 단지 약 400개의 일차 난모세포만이 완전히 발생하여 난소로부터 분리된다. 나머지 일차 난모세포는 모두 퇴화한다.

배란ovulation은 난소에서 난모세포가 분리되는 현상이다. 배란 직전에 일차 난모세포는 일차 감수분열을 완료하고 **이차 난모세포**secondary oocyte와 **극체**polar body로 분열한다(그림 17.11의 8단계). 그런데 남성의 감수분열과 달리 두 세포의 세포질 양이 똑같이 나눠지지 않고, 일차 난모세포 세포질의 대부분은 이차 난모세포로 이동한다. 극체는 퇴화하거나 두 개의 극체로 분열한다. 이차 난모세포는 이차 감수분열을 시작하지만, 중기 단계에서 세포분열을 멈춘다.

배란 이후, 이차 난모세포는 정자세포와 만나 수정된다(그림 17.11의 9단계). **수정**fertilization은 정자세포가 이차 난모세포의 세포질을 관통하면서 시작된다. 그 과정에서 이차 난모세포는 이차 감수분열을 완료하여 세포질 양이 많은 난세포와 이차 극체로 분열한다. 이차 극체는 세포질의 양이 매우 적으며 곧 퇴화하지만, 23개의 염색체를 지닌 난세포는 정자로부터 유래한 23개의 염색체와 결합하여 **접합자**zygote를 형성하면서 수정과정이 완료된다. 접합자는 23쌍의 염색체(46개의 염색체)를 갖게 되며, 성세포(정자, 난자)를 제외한 인체의 모든 세포는 23쌍의 염색체를 갖는다. 수정이 완료된 접합자는 두 개로 분열하는 체세포분열 과정을 거쳐 2세포체, 다시 4세포체, 이런 방식으로 계속 분열한다. 이렇게 형성된 세포 덩어리는 자궁벽에 착상하여 새로운 개체로 발생하게 된다(제18장 참조).

난포의 발생

앞서 설명한 대로, 난모세포는 출생 이전에 발생을 시작한다. 출생 당시 일차 난모세포는 **원시 난포**primordial follicle 속에 들어 있고, 원시 난포는 **과립층세포**granulosa cell라는 한 층의 납작한 세포에 의해 둘러싸여 있다(그림 17.11). 사춘기가 시작되면, 몇몇 원시 난포는 일차 난모세포의 크기가 커지고 과립층세포가 입방형 세포로 커지면서 **일차 난포**primary follicle로 전환한다. 일차 난모세포 주위에 맑은 물질이 축적되어 한 층의 **투명층**zona pellucida을 형성하면서 과립층세포는 여러 층으로 발달한다.

대략 28일 주기로 생기는 호르몬 분비의 변화는 몇몇 일차 난포가 계속 발달할 수 있도록 자극한다(그림 17.11). 일차 난포는 발달한 과립층세포 사이에 액체성분을 함유한 **소포**vesicle들과 **난포막**follicular theca을 형성하면서 **이차 난포**secondary follicle로 전환한다.

이차 난포가 점점 크기가 커지면서 액체를 함유한 소포들이 서로 합쳐서 한 개의 큰 공간인 **난포방**난포동, follicular antrum을 형성하게 되면 **성숙 난포**mature follicle, graafian follicle로 전환한다. 이 때 일차 난모세포는 한쪽으로 치우쳐 위치하며 **난포세포더미**난구, cumulus oophorus라는 과립층세포 덩어리 위에 놓인다.

성숙 난포는 난소 표면 위로 돌출한 뒤, 배란이 되는 순간 성숙 난포가 찢어지면서 약간의 출혈, 난포액, 일차 난모세포와 난포세포더미가 배안으로 방출된다. 정상적으로는 발생이 진행된 여러 개의 난포들 중에서 오직 한 개만이 성숙 난포로 분화하여 배란이 되고, 나머지 난포들은 퇴화한다. 배란 이후, 찢겨진 성숙 난포에 남아 있던 세포들은 샘구조로 변하여 **황체**corpus luteum를 형성한다. 만약 임신이 된다면, 황체는 태반에서 분비되는 **사람융모생식샘자극호르몬**사람융모성선자극호르몬, human chorionic gonadotropin hormone; hCG에 반응하여 크기가 커진다(표 17.1 참조). 만약 임신이 되지 않으면, 황체는 10~12일 정도 유지되다가 퇴화한다.

자궁관

자궁관난관, uterine tube; fallopian tube; oviduct은 배안과 자궁을 직접 연결하는 구조물로, 끝부분이 열려 있어서 난소에서 배란된 이차 난모세포를 받아들여 자궁으로 이동시킨다. 배안에 열려 있는 자궁관의 끝부분은 길고 가는 구조물인 **자궁관술**난관채, fimbria로 둘러싸여 있다(그림 17.9 참조).

자궁관술은 난소 표면을 둘러싸고 있어서 이차 난모세포가 배란되면 자궁관술과 만나게 되고, 섬모작용에 의해 이차 난모세포가 자궁관 속으로 끌려 들어온다. **자궁관팽대**난관팽대부, ampulla에서 수정이 일어난 뒤 수정란은 자궁관을 거쳐 자궁 속으로 이동하여 자궁벽에 **착상**implantation한다.

자궁

자궁uterus은 크기가 잘 익은 배와 비슷하고(그림 17.8, 그림 17.9 참조), 부피가 크고 둥근 부분이 위쪽을 향하면서 골반안에 위치하고 있다. 자궁관과 연결된 위쪽부분을 **자궁바닥**자궁저, fundus이라 하고, 자궁의 대부분은 **자궁몸통**자궁체, body이며, 자궁몸통 아래쪽의 좁은 부분을 **자궁목**자궁경, cervix이라고 한다. 자궁바닥과 자궁몸통의 속 구조물인 자궁안은 질과 연결되어 있는 **자궁목관**자궁경관, cervical canal과 연결된다. 자궁목관은 점액샘으로 덮여 있다.

자궁벽은 자궁바깥막, 근육층과 자궁속막의 세 층으로 이루어져 있다(그림 17.9 참조).

자궁바깥막자궁외막, perimetrium은 내장배막에서 기원한다. 중간층은 민무늬근육으로 이루어진 **자궁근육층**자궁근층, myometrium이라고 하며, 매우 두꺼워서 자궁벽의 대부분을 차지하고 있다. 자궁의 안쪽층은 단순입방상피로 이루어졌고 **자궁속막**자궁내막, endometrium이라고 한다. 자궁속막의 주름 속에는 나선샘이 있고, 자궁속막의 표면은 **월경**menstruation이 될 때 탈락한다.

자궁넓은인대broad ligament와 **자궁원인대**자궁원삭, round ligament of uterus가 자궁을 지지하고 있다. 이 인대들 이외에도, 골반바닥에 있는 뼈대근육들이 아래쪽에서 자궁을 지지하고 있다. **자궁탈출증**prolapsed uterus은 이 인

1 난조세포는 난모세포를 형성한다. 출생 전에 난조세포는 체세포분열을 통해 증식한다. 태아의 발달과정에서 난조세포가 감수분열을 시작하지만, 일차 전기에서 멈춘상태로 변하면 이를 일차 난모세포라고 부른다. 이 일차 난모세포는 사춘기가 될 때까지 이 상태로 유지된다.

2 출생 전에, 일차 난모세포는 한 층의 과립층세포로 둘러싸이면서 원시 난포를 형성한다. 이 들은 사춘기가 될 때까지 존재한다.

3 사춘기가 지나면, 과립층세포의 숫자와 크기가 증가하면서 원시 난포가 일차 난포로 발달한다.

4 액체로 채워진 소포가 발생하고 난포막세포가 난포 바깥쪽에 발생하면서 일차 난포가 이차 난포로 발달한다.

5 소포들이 합쳐지면서 난포방을 형성하면 이차 난포가 성숙 난포로 발달한다.

6 배란 바로 직전에 일차 난모세포는 일차 감수분열을 완료하여 이차 난모세포와 일차 극체로 분열한다.

7 이차 난모세포는 이차 감수분열을 시작하지만 이차 중기에서 멈춘다.

8 배란이 일어나면 이차 난모세포는 난소에서 방출된다.

9 이차 난모세포는 정자세포와 수정을 해야만 이차 감수분열을 완료할 수 있다. 이차 감수분열 결과 난세포와 이차 극체로 분열한다. 난세포와 정자세포의 핵이 합쳐지면서 접합자를 형성하면 수정이 완료된다.

10 과립층세포는 배란이 된 난포에서 빠르게 분열하고 크기가 커지면서 황체를 형성한다.

11 황체가 퇴화하여 흉터인 백색체를 형성한다.

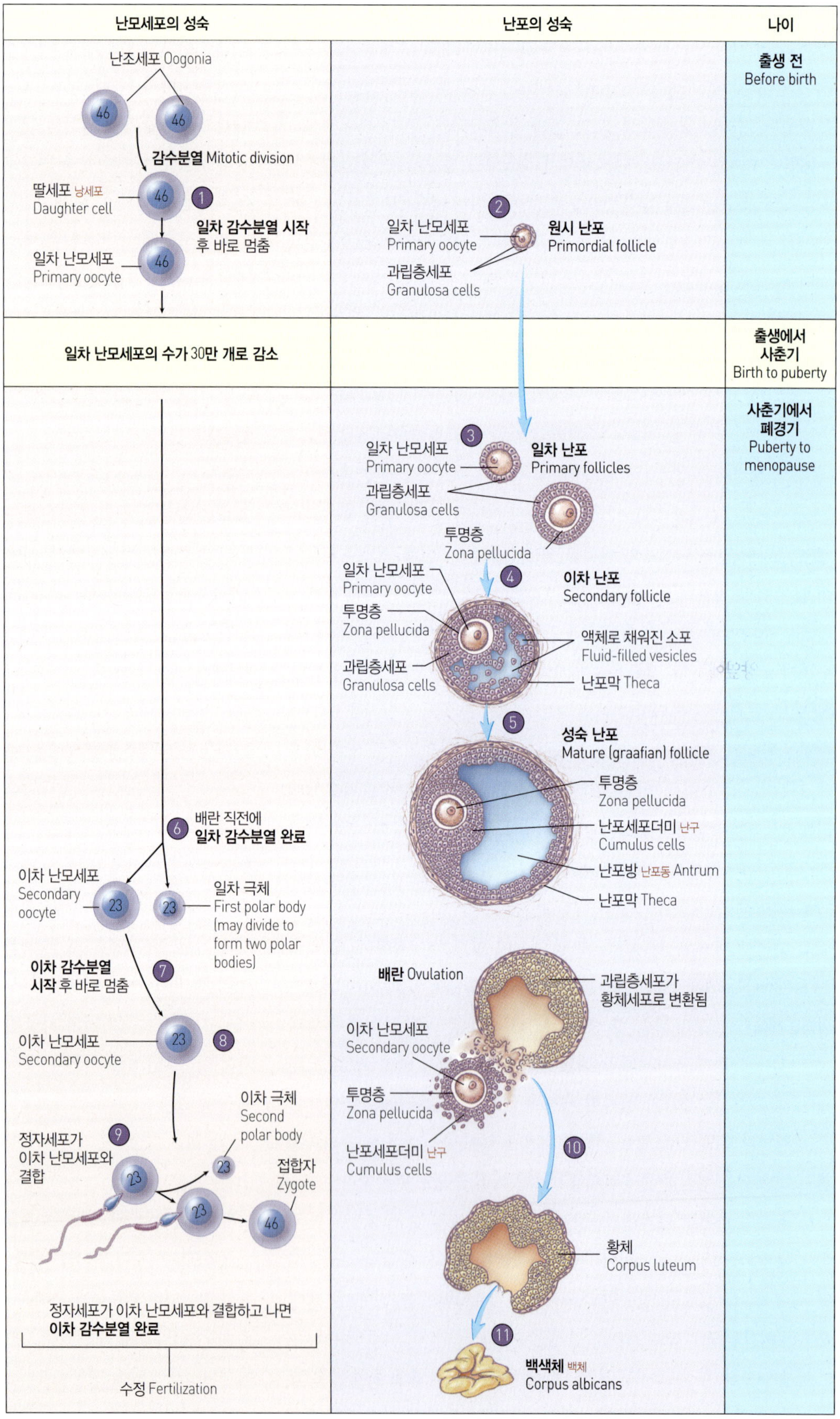

그림 17.11 난모세포와 난포의 성숙

난모세포와 난포가 성숙하는 과정은 서로 매우 밀접한 관계가 있다. 이 두 구조가 성숙되어야만 수정이 가능하다. 세포 속에 표시된 숫자는 염색체의 수를 의미한다.

임상에서 활용하기

자궁목암

자궁목암자궁경부암, cancer of the cervix, cervical cancer은 여성에서 발생하는 암 중에서 비교적 흔하며, 매년 약 3,000명의 환자가 발생하고 약 25%가 사망에 이르는 것으로 알려져 있다. 자궁목암의 약 70%는 100여 종의 사람유두종바이러스 human papillomavirus; HPV 중에서 16형과 18형이 감염되어 생기는 것으로 추정되었다. 16형과 18형뿐만 아니라 성기사마귀의 원인이라고 알려진 6형과 11형 사람유두종바이러스에 대한 예방주사도 개발되었다. 다행히도 자궁목암은 쉽게 진단되고 치료될 수 있다. **팝 도말검사**Pap smear는 자궁목암의 진단법으로, 면봉을 질 속에 넣어 자궁목에서 상피세포를 채취한 뒤, 유리판에 도말하여 적절한 염색을 가해 세포를 현미경으로 검사하는 것이다. 자궁목암이 발생하고 있다면 자궁목의 세포들은 특징적인 변화를 나타낸다. 암세포들은 다른 정상적인 상피세포에 비해 덜 성숙한 모습을 나타낸다.

대들과 근육들의 작용이 약해져서 자궁이 질 속으로 내려온 상태이며, 심한 경우 수술이 요구되기도 한다.

질

질vagina은 성생활에 관련된 여성 장기이며 성관계 시 남성의 음경을 받아들인다. 또한 월경이 흐르는 통로이며 출산의 통로이다. 질은 자궁에서 시작하여 몸 바깥까지 확장한다(그림 17.8, 그림 17.9 참조). 질의 위쪽은 자궁목의 양옆에 부착하고 있어서 자궁목의 일부분은 질 속으로 돌출된다.

질의 벽은 바깥쪽인 근육층과 안쪽인 점막으로 이루어졌다. 근육층은 민무늬근육과 다량의 탄력섬유를 지니고 있어서 출산이 가능할 정도로 늘어날 수 있다. 중층편평상피로 구성된 점막층은 표면을 보호해 주며, 윤활액은 상피조직을 거쳐 질 속으로 분비된다.

성 경험이 없는 여성의 질구멍은 **처녀막**hymen이라는 얇은 점막에 의해 덮여 있다. 간혹 처녀막이 질구멍을 완전히 막는 일이 생기는데, 월경혈을 흐르게 하기 위해 일부분을 제거해야만 한다. 일반적으로 첫 성 경험 이후에 처녀막에 있는 구멍이 커진다. 하지만 심한 운동을 한 경우에도 처녀막의 구멍이 커지기도 한다. 따라서 처녀막의 상태가 반드시 순결을 판단하는 잣대가 되지는 못한다.

여성 바깥생식기관

여성음부여성외음부, vulva, pudendum라고 불리는 여성 바깥생식기관은 질어귀와 주변 구조물로 이루어졌다(그림 17.12). 질과 요도가 열리는 부분인 **질어귀**질전정, vestibule는 한 쌍의 얇은 피부주름인 **소음순**labia minora이 경계를 형성하며, 요도는 질 보다 앞쪽에 위치한다. 작은 발기조직인 **음핵**clitoris은 질어귀의 앞모서리에 위치하며 두 개의 소음순은 음핵 위에서 합쳐져서 **음핵꺼풀**음핵포피, prepuce of clitoris을 형성한다.

음핵(그림 17.8)은 음핵몸통과 음핵귀두로 이루어졌다. 음경귀두와 마찬가지로, 음핵에는 감각수용체가 많이 분포하고 발기조직으로 이루어져 있다. 추가적인 발기조직이 질구멍의 양옆쪽에 위치한다.

질구멍과 소음순 사이에는 **큰질어귀샘**대전정선, greater vestibular gland, Bartholin's gland이 분포하며, 여기서 분비된 윤활액이 질어귀의 습도를 유지시킨다.

소음순보다 가쪽에는 두 개의 돌출된 둥근 피부주름인 **대음순**labia majora이 있고, 이들은 두덩결합 위쪽에 있는 돌출 조직인 **불두덩**치구, mons pubis 앞쪽에서 합쳐진다(그림 17.12). 불두덩과 대음순의 가쪽면은 털로 덮여 있다. 대음순의 안쪽면에는 다수의 기름샘과 땀샘이 분포한다. 대음순 사이의 공간을 **대음순틈새**음렬, pudendal cleft라고 하며, 평상시에 대음순끼리는 서로 맞닿아 있어서 대음순틈새를 닫은 채로 유지하여 질어귀 안쪽의 구조물을 덮고 있다.

질과 항문 사이 부분은 임상적으로 **샅**회음, perineum이라고 하며, 출산 과정에서 이 부분의 피부와 근육이 파열될 수 있다. 이러한 파열을 방지하기 위해 **회음절개술**episiotomy을 시술하기도 하며, 직선으로 깨끗하게 절개되기 때문에 손상이 덜 생기고, 치유도 잘 되며 통증도 덜 발생하는

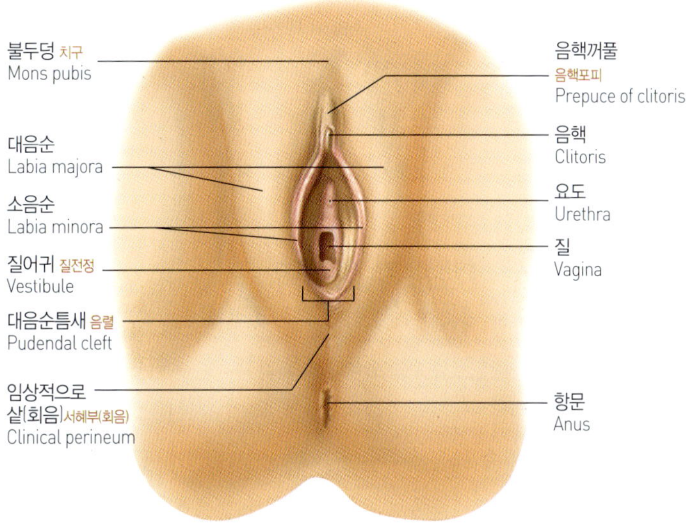

그림 17.12 여성 바깥생식기관

임상에서 활용하기 — 유방암

유방암 cancer of the breast은 남성보다 여성에서 흔하게 나타나는 심각한 질병이다. 정기적인 유방자가검사를 통해 초기에 유방암을 확인하면 효과적인 치료가 가능하다. **유방조영술** mammography은 암종의 크기가 작아 촉진할 수 없는 경우에도 암을 검진할 수 있다. 유방조영술은 낮은 강도의 방사선을 이용하여 유방의 연부조직에 있는 암을 검출한다. 암이 확인되면, 생검 biopsy을 통해 암이 양성인지 악성인지를 구별해야 한다. 대부분의 유방암은 양성이지만, 악성인 경우 주위의 구조물로 전이하여 사망에 이르기도 한다.

것으로 알려져 있다.

젖샘

젖샘mammary gland은 모유를 생산하는 기관으로 **유방**brest 속에 위치하며(그림 17.13), 땀샘이 변형된 구조물이다. 유방의 바깥 구조물에서, 남녀 모두 **젖꼭지**유두, nipple는 둥글며 색소가 침착된 **젖꽃판**유륜, areola 위에 위치한다.

사춘기 이전에는 남녀 모두 유방의 일반적 구조가 유사하며, 남녀 모두 퇴화된 도관계통을 지니고 있다. 사춘기가 시작되면, 여성의 유방은 여성호르몬과 황체호르몬의 영향에 의해 크기가 커진다. 어떤 남성들은 사춘기 동안 유방이 일시적으로 약간 커지는 것을 경험하고, 가끔 여성의 유방처럼 크기가 커지기도 하는데 이를 **여성유방증**gynecomastia이라 하며, 여성유방증은 호르몬의 균형이 깨지기 때문에 발생한다.

성인 여성의 유방은 지방조직 속에 각각 15~20개의 **엽**lobe을 지닌 젖샘을 함유하고 있다(그림 17.13a · b). 유방을 구성하고 있는 주요한 구조물은 지방조직이다. 각각의 젖샘엽은 독립적으로 젖꼭지로 열리는 한 개의 **젖샘관**유관, lactiferous duct을 지니고 있다. 젖샘관은 **젖샘소엽**유선소엽, lobule에서 시작된 작은 관들이 합쳐져서 형성된다. 수유기가 되면 이들 작은 도관 끝에 있는 **젖샘꽈리**유포, alveoli가 활성화된다. 젖샘꽈리를 감싸고 있는 **근육상피세포**근상피세포, myoepithelial cell가 수축하여 모유를 내보낸다(그림 17.13c).

유방은 큰가슴근을 덮고 있는 근막에서 연속된 구조물인 젖샘걸이인대가 지탱한다(그림 17.13b).

젖꼭지는 촉각에 매우 예민하며 민무늬근육을 함유하고 있어서 자극을 받거나 성적 흥분이 생기면 젖꼭지가 똑바로 발기될 수 있다.

17.6 여성 생식계통의 생리학

학습성과

- **A.** 월경주기에 따른 난소와 자궁의 변화 설명
- **B.** 여성호르몬 나열
- **C.** 여성 생식계통의 성행동 이해
- **D.** 폐경에 따른 변화 기술

남성과 마찬가지로, 여성 생식계통은 호르몬과 신경계통에 의해 조절된다.

여성의 사춘기

시상하부가 성숙하게 되면 그 결과로 사춘기가 시작된다. 여성의 사춘기는 보통 11~13세 사이에 시작되어 16세가 되면 끝나며, **초경**menarche이 사춘기가 시작됨을 알 수 있는 첫 현상이다. 사춘기 동안 여성 생식기관의 크기가 커지기 시작하며, 지방조직이 유방과 엉덩이 주위에 축적되면서 크기가 커져 성인의 형태를 갖추어간다. 게다가 겨드랑부위와 두덩부위에 털이 자라 난다.

사춘기와 연관된 주요한 변화는 난소에서 여성호르몬과 황체호르몬의 분비가 급증하기 때문에 생긴다. 사춘기 이전에는 여성호르몬과 황체호르몬이 매우 적게 분비되지만, 사춘기가 되면 점점 성인과 비슷한 호르몬 분비 주기를 갖추어 간다.

사춘기 이전에는 난소에서 분비된 여성호르몬과 황체호르몬이 시상하부와 뇌하수체에 강력한 음성 되먹임 작용을 하기 때문에 시상하부의 생식샘자극호르몬 분비호르몬(GnRH)의 분비와 뇌하수체 앞엽에서 황체형성호르몬(LH) 및 난포자극호르몬(FSH)의 분비가 활발하지 못하다. 사춘기가 시작되면, 여성호르몬과 황체호르몬의 음성 되먹임 작용이 약해지고 축적된 여성호르몬 농도가 오히려 양성 되먹임 작용을 하기 때문에 많은 양의 생식샘자극호르몬 분비호르몬, 황체형성호르몬 및 난포자극호르몬이 분비된다. 따라서 월경주기를 유발할 수 있는 호르몬 분비 주기가 점점 정상적인 모습을 갖추게 된다.

월경주기

월경주기menstrual cycle는 사춘기 이후에 임신하지 않은 여성에서 월경과 연관되어 발생하는 일련의 인체 변화를 일컫는다. **월경**menses은 일정기간 자궁에서 자궁속막의 일부가 탈락하여 몸 밖으로 배출되는 가벼운 출혈현상이다. 전형적인 월경주기는 28일이며, 짧게는 18일, 길게는 40일이 될 수도 있다(그림 17.14, 표 17.3). 월경주기는 호르몬 분비 주기의 영향에 의해 자궁과 자궁속막도 주기적으로 변화하기 때문에 생긴다.

처음 월경혈이 발견되었을 때를 월경주기의 첫째 날로 정의한다. 자궁속막의 탈락은 황체호르몬에 의해 억제되지만 여성호르몬에 의해 촉진된다. 월경은 보통 4~5일 정도 지속되며, 월경 전후에 강력한 자궁수

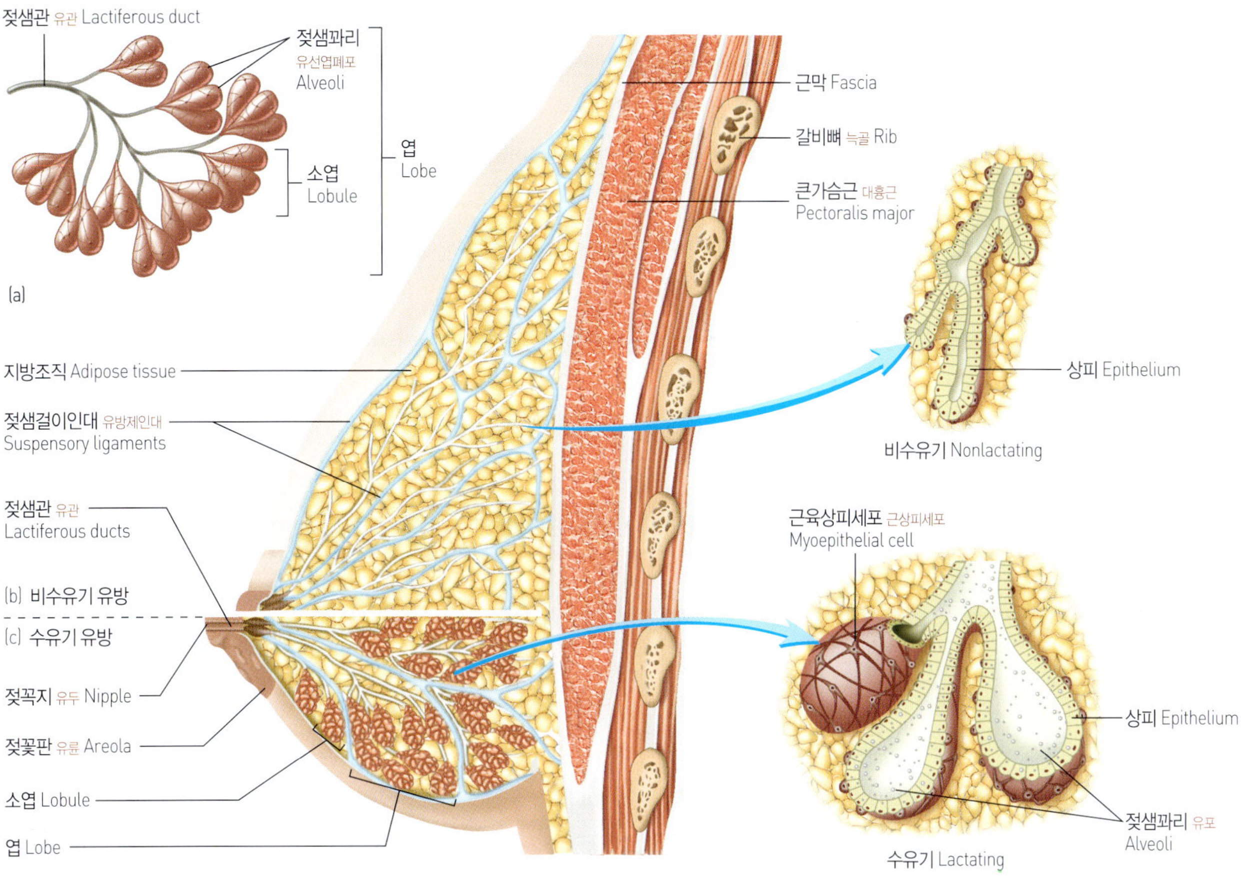

그림 17.13 유방의 해부학

(a) 젖샘의 젖샘관은 가지치기 하듯 나뉜다. 젖샘관의 끝에는 젖샘꽈리가 있다.
(b) 비수유기 유방의 도관은 잘 발달하지 않은 상태이며, 젖샘관의 끝도 매우 작은 상태이다.
(c) 수유기 유방의 도관은 매우 발달하여 확장하며, 젖샘관에 연결된 젖샘꽈리도 매우 발달된 상태이다. 수유기 또는 비수유기에도 유방에는 지방조직이 풍부하게 분포한다.

축이 동반되기도 하여 **월경통** menstrual cramps이라는 극심한 불편함을 호소할 수도 있다. 자궁속막이 탈락하면 그 자리에 염증이 생기고, 염증반응에 의해 프로스타글란딘이 과도하게 분비되면 월경통이 생기기도 한다. 프로스타글란딘과 연관된 월경통은 아스피린 같은 약을 먹으면 통증이 완화되지만, 염증반응이 아니라 자궁근육층에 발생한 암에 의한 통증은 약을 먹어도 통증이 완화되지 않는다.

일반적으로 월경주기 제14일째 배란이 일어난다. 그런데 배란예정일은 사람마다 다르고 동일인에서도 월경주기마다 다를 수 있다. 피임을 하거나 임신을 원할 때 배란예정일을 알아내는 것이 매우 중요하다. 하지만 아직도 정확하게 예측할 수 있는 방법은 없다. 체온이 감소한 직후에 배란이 된다는 견해가 있으나 그리 믿을 만한 방법은 아니다.

월경이 끝나고 배란이 될 때까지를 자궁속막의 **증식기** proliferative phase라고 한다. 증식기에 난소에 있는 이차 난포가 성숙되고 이차 난포에서 분비되는 여성호르몬의 양이 증가한다. 여성호르몬은 자궁속막의 상피세포가 빠르게 증식하도록 자극하여, 자궁속막의 두께가 두꺼워지면서 나선샘이 생성된다.

크기가 커지면서 성숙되는 이차 난포에서 분비되어 지속적으로 증가된 여성호르몬은 시상하부에서 생식샘자극호르몬 분비호르몬이 분비되도록 하며, 이 호르몬은 뇌하수체 앞엽에서 난포자극호르몬 및 황체형성호르몬 분비를 유발한다. 난포자극호르몬은 계속 난포를 커지게 하여 여성호르몬의 분비를 증가시킨다. 이와 같은 양성 되먹임 작용에 의해 더 많은 양의 난포자극호르몬 및 황체형성호르몬이 분비된다. 대량으로 증가된 황체호르몬 농도 때문에 배란이 되며, 정상적인 월경주기 14일쯤에 배란이 일어난다. 또한 증가된 황체호르몬은 황체의 발생에 결정적인 역할을 한다.

배란 이후에는 황체에서 황체호르몬이 많이 분비되며, 여성호르몬의 분비는 적어진다. 황체호르몬은 자궁에 영향을 끼쳐 자궁속막의 세포가 점점 커지게 하며 분비물은 조금만 생산하도록 한다. 황체호르몬과 여성호르몬은 시상과 뇌하수체에 영향을 끼쳐 생식샘자극호르몬 분비호르몬, 황체형성호르몬 및 난포자극호르몬의 분비를 억제한다. 따라서

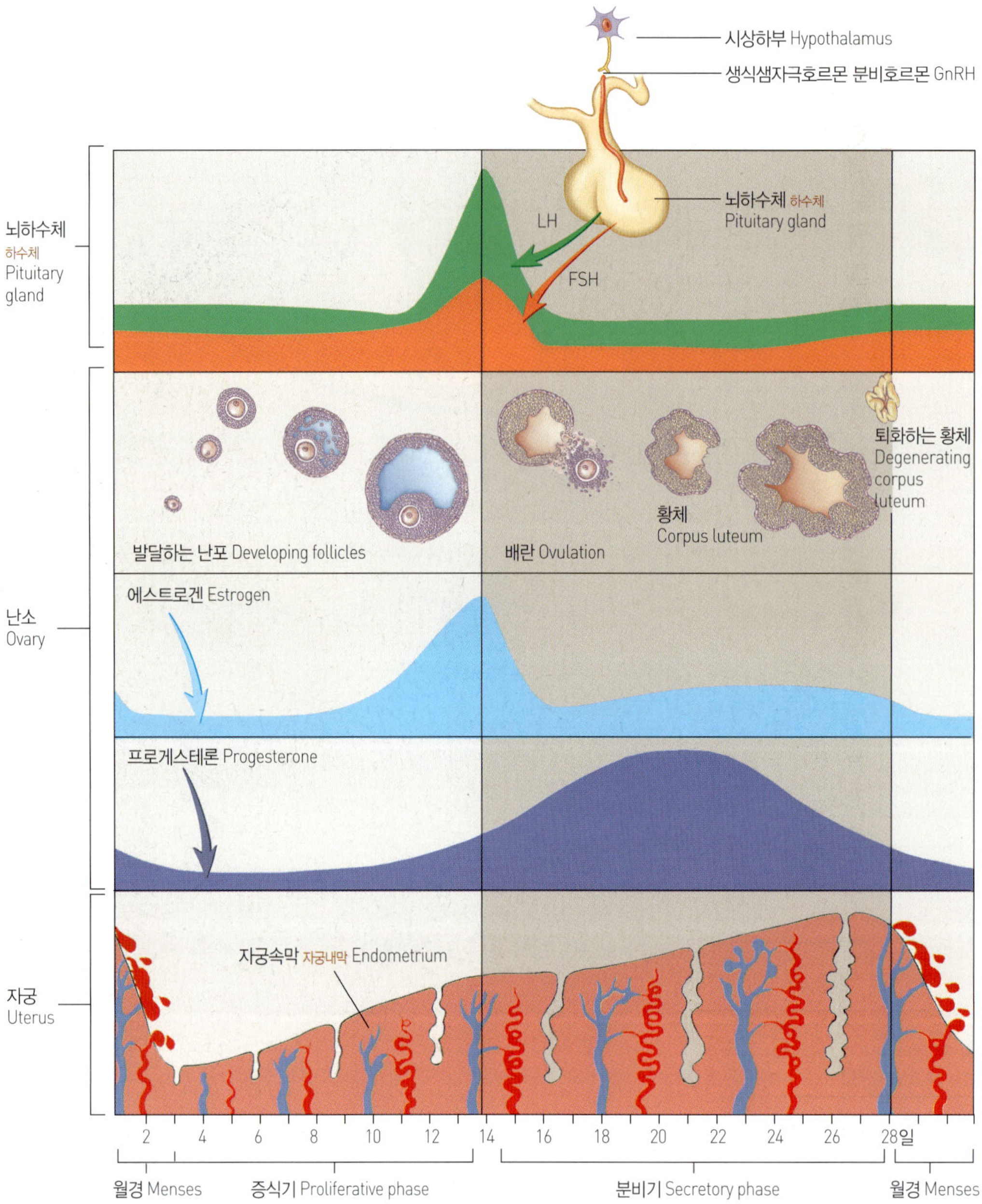

그림 17.14 월경주기

약 30일을 주기로, 뇌하수체 앞엽에서 분비되는 난포자극호르몬(FSH)과 황체형성호르몬(LH), 난소에서 분비되는 에스트로겐과 프로게스테론의 농도가 급격히 변할 수 있다. 게다가 난소와 자궁속막의 변화는 이 호르몬들의 변화와 연관되어 일어난다. 사춘기 이후 이러한 월경주기가 반복되고 대략 월경주기의 14일에 배란이 일어난다.

배란 이후에 황체형성호르몬 및 난포자극호르몬의 농도는 급감한다.

배란과 월경 사이의 시기를 **분비기**secretory phase라고 이 시기에 자궁속막의 세포에서 적은 양의 분비물이 분비된다. 분비기 동안, 자궁을 덮고 있는 구조물의 크기가 최대로 커진다.

만약 수정이 된다면, 접합자는 세포분열을 반복하여 수정 이후 5~6일쯤에 **주머니배**포배, blastocyst를 형성한 다음 자궁관을 지나 자궁 속으로 이동한다. 자궁속막은 주머니배가 착상할 수 있을 만큼 충분히 두꺼워져 있다. 만약 수정이 되지 못하면, 배란 이후 유지되던 황체가 퇴화되면서 황체호르몬의 농도가 급격히 감소하여 두꺼워진 자궁속막이 지속적으로 유지될 수 없게 된다. 월경주기 28일이 되면 급감한 황체호르몬의 농도 때문에 자궁속막이 탈락되면서 월경이 시작된다. 급감한 황체호르몬 농도 때문에 난포자극호르몬의 분비가 증가되기 시작하고, 이 호르몬 때문에 난포들이 성숙되기 시작하면서 새로운 월경주기가 시작된다.

심화학습 3

비교적 많은 양의 황체호르몬과 여성호르몬을 황체형성호르몬이 증가되기 바로 직전에 투여하면 무슨 일이 생기게 되는지 생각해 보자.

임상에서 활용하기 무월경

월경주기가 없는 상태를 **무월경** amenorrhea이라고 한다. 만약 뇌하수체가 비정상적인 발생으로 인해 정상 기능을 하지 못하면 사춘기 때에도 월경을 시작하지 않으며, 이러한 상황을 **원발성 무월경** primary amenorrhea이라 한다. 반면, 정상적인 월경주기를 가지고 있다가 나중에 무월경이 된 상태를 **속발성 무월경** secondary amenorrhea이라 한다. 속발성 무월경의 원인 중 하나는 거식증이며, 음식으로 영양분을 섭취하지 못해 뇌하수체에서 생식샘자극호르몬 분비호르몬의 분비가 감소되어 월경주기가 일어나지 못한다. 혹독하게 훈련하는 여성 운동선수와 발레리나도 속발성 무월경이 앓을 수 있다. 육체적인 스트레스와 동반된 부적절한 식사 때문에 생식샘자극호르몬 분비호르몬의 분비가 억제될 수 있다. 그러나 거식증 여성이 적당히 음식물을 섭취하고, 운동 선수들이 훈련량을 줄이면 호르몬 분비를 정상으로 회복시켜서 정상적인 월경주기를 회복할 수 있다. 속발성 무월경은 뇌하수체의 암 때문에 황체형성호르몬과 난포자극호르몬 분비가 감소하거나 시상하부의 암 때문에 생식샘자극호르몬 분비호르몬이 감소한 경우에도 발생한다. 또한, 난소의 자가면역질환에 의해 난소로부터 여성호르몬이 잘 분비되지 않는 경우와 난소의 **다낭증** polycystic ovarian disease으로 인해 너무 많은 양의 안드로겐이 여성호르몬으로 변환될 때에도 속발성 무월경은 발생한다. 증가된 여성호르몬은 배란이 일어나기 위해 필요한 정상적인 황체형성호르몬과 난포자극호르몬의 분비를 억제한다. 난소에 생긴 암에 의해서도 무월경이 발생할 수 있다.

표 17.3 월경주기에 일어나는 현상

월경(월경주기 1일에서 4, 5일)	
뇌하수체	난포자극호르몬(FSH)와 황체형성호르몬(LH)의 분비 속도가 느림. 프로게스테론 농도가 감소하면서 FSH의 분비 속도가 증가됨
난소	이전 월경주기에서 생산된 황체가 퇴화한 이후에 에스트로겐과 프로게스테론의 분비 속도가 느려짐
자궁	프로게스테론 농도가 감소하는 것에 반응하여 자궁속막이 탈락하여 월경이 유발되고 자궁속막의 탈락부위는 치유되기 시작함
증식기(월경주기 4, 5일에서 배란(약 14일)까지)	
뇌하수체	FSH와 LH의 분비 속도가 약간 증가. 증식기 말에 난소에서 에스트로겐 분비가 증가한 것에 반응하여 FSH와 LH의 분비가 많이 증가
난소	발달하는 난포는 에스트로겐의 분비를 계속 증가시킴. 증식기 말에 증가한 FSH와 LH는 난소에서 추가적인 에스트로겐의 분비를 유발
자궁	에스트로겐은 자궁속막세포의 분열을 유발. 자궁속막이 두꺼워지고 자궁샘이 형성됨. 에스트로겐은 자궁조직의 세포를 자극하여 프로게스테론 수용체 숫자를 증가시켜 프로게스테론에 대한 민감도를 높임
배란(약 14일)	
뇌하수체	증가한 에스트로겐에 반응하여 배란 직전 FSH와 LH의 분비 속도가 빠르게 증가
난소	LH는 성숙난포의 성장을 완료하여 배란을 유도. FSH는 미성숙한 난포를 자극하여 크기가 커지기 시작하도록 유도
자궁	증가한 에스트로겐에 반응하여 자궁속막세포가 계속하여 분열하도록 유발
분비기(배란에서 약 28일)	
뇌하수체	에스트로겐과 프로게스테론 농도가 충분하여 FSH와 LH의 분비를 억제
난소	배란 이후 난포는 황체로 변환됨. 황체는 약 10일간 다량의 프로게스테론과 소량의 에스트로겐을 분비. 수정이 되지 않으면 황체가 퇴화하여 프로게스테론 농도가 급격히 낮아짐
자궁	프로게스테론에 반응하여 자궁속막세포의 크기가 커짐. 자궁속막이 두꺼워짐. 자궁샘의 분비가 최고로 증가함. 프로게스테론 농도가 감소하면 자궁속막은 퇴화하기 시작함
월경(다음 번 월경주기 1일에서 4, 5일)	
뇌하수체	FSH와 LH의 분비 속도가 느림. 프로게스테론 농도가 감소하면서 FSH의 분비 속도가 증가됨
난소	에스트로겐과 프로게스테론의 분비 속도가 느려짐
자궁	프로게스테론 농도가 감소하는 것에 반응하여 자궁속막이 탈락하여 월경이 유발되고 자궁속막의 탈락부위는 치유되기 시작함

표 17.4 폐경기 이후 여성에서 감소한 난소호르몬 분비에 의한 변화

관련 현상	가능한 변화
월경주기	폐경이 올 무렵, 월경주기가 불규칙해 짐. 배란이 되지 않거나 황체가 형성되지 않는 빈도가 증가함
자궁	불규칙한 월경이 점차 증가되다가 월경이 없어짐. 자궁속막이 위축되고 자궁의 크기가 작아짐
질과 바깥생식기관	상피가 얇아짐. 바깥생식기관이 얇아지고 탄력이 없어짐. 대음순의 크기가 작아짐. 음모가 감소함. 분비물이 적어서 건조해짐. 질이 감염될 위험성이 증가함
피부	표피가 얇아짐
심혈관계통	고혈압과 죽상동맥경화증의 빈도가 증가함
혈관운동 불균형	얼굴이 화끈거리고 피부밑 혈관이 확장되어 땀이 많이 배출됨
성욕	폐경이 되면 성욕이 급격히 감소함
수정능력	폐경이 되기 10년 전부터 수정능력이 감소함. 50세가 되면 모든 난모세포와 난포가 퇴화함
뇌하수체 기능	난소에서 에스트로겐과 프로게스테론의 분비가 감소하였기 때문에 FSH와 LH의 분비가 정상보다 많아짐. 폐경으로 인해 FSH와 LH의 효과가 나타나지 않음

자궁외임신ectopic pregnancy은 자궁안이 아닌 다른 곳에 착상이 일어난 것을 뜻하며, 가장 흔한 부위는 자궁관이다. 자궁관에 착상된 태아는 제대로 성장하지 못하며 결국 자궁관파열이 생기게 된다. 아주 드문 경우에서 배안의 장간막에 착상되는 일이 생길 수도 있다. 이 경우 태아가 정상적으로 성장할 수도 있으나 제왕절개수술로 출산을 해야만 한다. 그러나 산모에게는 배안 임신은 자궁관임신보다 훨씬 더 위험한 상황이다.

폐경

여성의 나이가 50세쯤 되면 월경주기가 불규칙적으로 변하며, 배란도 잘 일어나지 않게 된다. 궁극적으로는 월경주기가 완전히 끝나는 **폐경** menopause을 맞게 되며, 월경주기가 불규칙해지기 시작한 때부터 폐경까지를 여성의 **갱년기**climacteric라고 한다.

노화에 따른 난소의 변화가 폐경의 주원인이다. 폐경된 난소 속의 난포 수가 매우 작고, 게다가 난포가 난포자극호르몬과 황체형성호르몬에 둔감해져서 난포가 잘 성장하지 않는다.

부족해진 여성호르몬과 황체호르몬 때문에 나이 든 여성들은 서서히 몸의 변화를 경험하게 된다(표 17.4). 갱년기를 맞게 되면 갑작스런 열감과 땀, 피로, 분노, 성욕감퇴와 정서적 불안정을 경험하기도 한다. 이런 증상들은 약간의 여성호르몬과 황체호르몬을 함유한 약을 처방 받아서 비교적 쉽게 완화될 수 있다. 그런데 이와 같은 호르몬 요법이 유방암, 자궁암, 심장발작, 뇌졸중 같은 질환에 걸릴 수 있는 위험성을 높인다고 알려져 있다. 그러나 호르몬 요법은 폐경 이후 발생하는 뼈파괴 속도를 늦출 수 있고 대장암의 위험성을 감소시킨다고 한다.

여성의 성행동과 성행위

여성의 성욕도 남성의 성욕과 마찬가지로 호르몬의 영향을 받는다. 여성호르몬은 테스토스테론과 비슷하게 뇌세포에 영향을 주어 성행동에도 영향을 끼친다. 테스토스테론과 비슷한 역할을 하는 호르몬이 부신에서 분비된다. 정신적인 요인도 성행동에 영향을 준다. 성반응을 일으키는 감각신경통로 및 운동신경통로는 남녀가 비슷하다.

성적 흥분이 일어나면 음핵 속의 발기조직과 질구멍이 혈액으로 충만해지면서 크기가 커진다. 질어귀에 있는 점액샘은 점액의 분비를 증가시키며 질 속에도 점액과 같은 분비물이 많아진다. 분비된 점액성분은 성관계 시 윤활액으로 작용한다. 여성의 성적흥분은 **성극치감**orgasm으로 나타난다. 여성 생식기관 주변의 뼈대근육뿐만 아니라 질과 자궁을 구성하고 있는 민무늬근육들이 규칙적으로 수축하고 몸 전체에 있는 근육들의 긴장도가 증가한다. 성행동 이후에 찾아오는 **해소기**resolution에 만족감과 이완된 느낌을 갖는다. 그런데 여성들은 해소기에도 지속적인 자극을 느낄 수 있어서 여러 차례 반복되는 성극치감을 느끼기도 한다. 배란은 호르몬 자극에 의해 생기지만 성극치감이 배란과 수정의 필수조건은 아니다.

여성의 불임

여성 불임의 원인은 자궁관의 이상, 뇌하수체와 난소에서 분비되는 호르몬의 감소와 착상이 방해받는 것 등이다. 자궁관의 이상은 골반염증성 질환에 의해 자궁관협착이 생긴 것이다. 갑상샘저하증을 비롯하여, 시상하부 또는 뇌하수체에 손상이 생기면 난포자극호르몬과 황체호르몬이 적절하게 분비되지 못하게 된다. 감소된 이 두 호르몬 때문에 배란이 되지 않을 수 있다.

관련된 질환

자궁속막증

20대 중반인 Helen은 결혼한 지 4년이 되었다. 그녀는 성관계 도중과 이후에 심한 통증을 느꼈기 때문에 매우 당황하였고, 통증은 지난 2년간 점점 심해지고 있었다. 그녀는 월경주기에 맞춰서 지속적으로 증가하는 골반부위의 불편함을 느꼈고 소변과 대변을 볼 때 통증이 더 심해졌다. 게다가 최근에는 발작적인 설사 증상이 생겼다. 그녀는 이 모든 증상을 주치의에게 설명하였다.

Helen의 주치의는 자궁의 속을 덮고 있는 자궁내막조직이 배안으로 이동하여 장기의 표면에 부착하기 때문에 발생하는 있는 **자궁속막증**자궁내막증, endometriosis을 의심하였다. 자궁내막증이 가장 흔하게 일어나는 부위는 난소와 골반안에 있는 복막이며, 작은창자, 자궁, 방광과 질에도 생길 수 있다. 다른 장기에 부착된 자궁속막에 혈액이 충분이 공급된다면, 일반 월경주기와 마찬가지로 호르몬의 영향을 받아 자궁속막의 증식과 탈락에 의한 월경이 일어난다. 몸 바깥으로 배출되는 일반적인 월경과 달리 자궁내막증의 조직들은 부착하고 있는 장기에 손상을 유발하여 암이 생기게 하거나, 출혈, 상처조직 형성, 염증을 동반한 통증을 유발할 수 있다. 자궁내막증의 합병증으로 불임과 난소낭종이 생길 수 있고, 불임 여성의 40~50%가 자궁내막증을 앓고 있다고 한다.

Helen의 주치의는 자궁내막증의 가장 정확한 진단법은 복강경을 활용하여 배안 및 골반안을 관찰하는 것이라고 하였다. 심사숙고 후에 Helen은 복강경 검사에 동의하여 검사를 시행하였고, 검사과정에서 자궁내막증이 있는 장기들을 발견하고 레이저를 활용하여 자궁속막을 모두 제거하였다.

Helen의 주치의는 자궁내막증은 완치되지 못하지만 약물치료를 통해 증상을 완화시킬 수 있고 주기적인 검사를 통해 자궁속막을 제거해야 한다고 하였다.

자궁암 또는 비정상적인 난소 호르몬의 분비로 인해 착상이 방해될 수 있다. 예를 들어, 황체가 일찍 퇴화되면 황체호르몬 농도가 급감하면서 월경이 생길 수 있다. 태반에서 황체호르몬이 분비되기 전에 황체가 퇴화하면 자궁속막과 발생하던 태아가 퇴화하여 자궁 바깥으로 탈락하게 된다. 속발무월경 또한 불임을 유발할 수 있다.

17.7 노화가 생식계통에 미치는 영향

학습성과

A. 노화에 따른 생식기관의 변화

노화는 남성과 여성의 생식기관에 여러 영향을 끼친다. 나이가 들더라도 성욕은 남아 있지만 성관계 횟수는 점점 줄어든다.

남성에 있어서, 50대 이후에 전립샘 비대가 흔하게 나타나고, 전립샘이 비대하게 되면 전립샘요도가 좁아지게 된다. 전립샘 비대를 막을 수는 없지만 동반하게 될 증상을 완화시킬 수 있다. 나이가 들수록 전립샘암의 빈도가 증가되어 남성의 주요한 사망원인이 된다. 게다가 발기부전의 빈도가 증가한다. 그러나 60세 이하 남성의 15% 정도에서만 심각한 발기부전이 생긴다. 육체적 건강을 유지하는 것은 비정상적인 발기부전을 유발하는 요인을 최소화시킬 수 있고, 발기부전 치료제도 활용할 수 있다.

여성에 있어서 가장 중요한 노화현상은 폐경이다. 50세 정도가 되면 난소에서 여성호르몬과 황체호르몬의 분비가 급격하게 감소한다. 자궁의 크기가 작아지고 자궁속막의 두께도 얇아지며, 월경주기가 불규칙해지고 월경의 출혈기간이 길어진다. 자궁벽은 얇아지고 탄력이 줄어들며 윤활액이 부족해져서 질염에 걸릴 수 있는 경향이 생긴다. 그러나 순면 내의를 착용하거나 느슨한 옷을 입으면 질염이 걸릴 가능성이 줄어든다. 만약 질염이 생겨도 매우 효과적인 치료제가 존재한다.

약 10%의 여성에서 유방암이 생길 수 있다. 유방암의 확률은 45~65세 사이가 가장 높고, 가족력이 있는 여성에서 유방암이 걸릴 확률이 더 높다. 유방암의 사망률을 낮출 수 있는 방법은 40세부터 유방자기검사를 시행하거나 유방조영술을 매년 시행하여 암을 조기 진단하는 것이다. 자궁암, 난소암 및 자궁목암이 걸릴 수 있는 확률은 50~65세 사이에 증가한다. 자궁목암을 위한 팝pop도말검사를 포함하여 매년 정기 검진을 시행하여 암을 조기에 확진한다면 여성암을 쉽게 치료할 수 있게 된다.

질병과 질환 : 생식계통

상태	설명
감염	
골반염증성 질환	여성 골반의 세균성 감염. 임균 또는 클라미디아균에 의한 질염이나 자궁염에서 비롯됨. 냉이 많아지고 골반부위 통증이 생김. 항생제로 치료
성병	성 접촉에 의해 전파됨. 영어 약자로 STD라고 함
비임균성 요도염	임균 이외의 세균 감염에 의한 요도염. 주로 손상, 소변용 도관 삽입에 의해 유발됨. 원인균은 클라미디아균이 흔함. 골반염증성 질환으로 발전할 수 있음. 항생제로 치료
편모충염	여성 질과 남성 요도에서 흔히 발견되는 편모충에 의한 감염. 노랗고 초록색의 고약한 냄새가 나는 분비물이 나타남
임질	여성 질과 남성 요도의 상피에 부착되었던 임균에 의한 감염으로 고름이 형성됨. 음경의 통증과 분비물. 여성의 경우 초기에 증상이 없을 수 있음. 남성에게는 불임이 될 수 있고 여성은 골반염증성 질환으로 발전할 수 있음
음부포진	단순헤르페스 2형 바이러스에 의한 감염. 포진이 형성되어 소변을 볼 때 앉거나 일어설 때 통증을 유발. 항바이러스제로 치료
매독	매독균에 의한 감염. 다양한 질병기가 있음. 매독에 감염된 엄마에게 태어난 아이는 발달장애가 있을 확률이 매우 높음. 항생제로 치료
후천면역결핍증후군(AIDS)	일명 AIDS로 알려짐. 사람면역결핍바이러스(HIV)에 의한 감염. 면역기능이 파괴됨. 감염된 환자의 체액에 노출되거나 친밀한 성관계에 의해 전파됨

※ 자세한 정보들은 **www.mhhe.com/seeleyess8**에서 찾아볼 수 있다.

단원 요약

17.1 생식계통의 기능

남녀의 생식기관은 생식세포인 정자와 난자를 생산하고, 수정을 통해 새로운 생명을 여성 몸속에 잉태시키며 성호르몬을 생산한다.

17.2 생식세포의 형성

생식기관은 감수분열을 통해 생식세포를 생산한다.

1. 두번의 연속된 세포분열을 통해 염색체 수가 46개에서 23개로 줄어든다.
2. 감수분열을 통해 남녀 생식세포가 형성된다.

17.3 남성 생식계통

음낭

1. 음낭은 고환을 함유하는 주머니이다.
2. 음낭근과 고환올림근은 고환의 온도를 조절하는 데 도움을 준다.

고환

고환은 정세관과 사이질세포를 함유하고 있는 소엽으로 나뉜다.

정자발생

1. 사춘기가 되면 정세관에서 정자발생이 시작된다.
2. 버팀세포는 정자세포에 영양분을 공급하고 호르몬을 생산한다.
3. 정조세포가 체세포분열하여 일차 정모세포로 분화한다.
4. 일차 정모세포는 감수분열하여 이차 정모세포로 분열한 다음, 정세포 변한 뒤 정자세포를 형성한다.
5. 정자세포는 머리, 중간부분과 꼬리(편모)를 가진 정자로 발생하고, 머리에는 첨단체와 핵이 들어 있다.

관계통

1. 부고환은 꼬인 관계통으로 고환 위에 위치하며 정자가 성숙되는 곳이다. 사정이 일어난 이후에 정자의 수정능획득이 완성된다.
2. 정세관은 고환그물로 이어져서 부고환으로 확장되는 고환날세관과 연결된다.
3. 정관은 부고환에서 시작되어 배안으로 연결된다.
4. 사정관은 정관과 정낭의 도관이 합쳐진 것이다.
5. 사정관은 전립샘에서 전립샘요도와 합쳐진다.
6. 요도는 방광에서 시작되어 음경을 지나 몸 바깥으로 열린다.

음경

1. 음경은 발기조직으로 구성된다.

단원 요약

2. 두 개의 음경해면체가 음경의 등쪽과 옆쪽에 위치한다.
3. 요도해면체는 음경의 배쪽과 음경귀두를 형성하며 해면체요도를 감싼다. 음경꺼풀이 음경귀두를 덮는다.

부속샘

1. 정낭의 분비물은 사정관으로 흐른다.
2. 전립샘은 샘조직과 근육조직으로 구성되고 분비물은 요도로 흐른다.
3. 망울요도샘의 분비물은 요도로 흐른다.

분비물

1. 정액은 정자와 샘분비물이 혼합된 액체이다.
2. 망울요도샘과 요도샘은 산성을 중화시키는 점액성분을 생산한다.
3. 고환 분비물은 정자를 포함한다.
4. 정낭의 분비물은 영양분, 프로스타글란딘과 응고되는 단백질을 포함한다.
5. 전립샘의 분비물은 영양분, 단백질 분해효소와 질의 산성을 중화하는 물질을 포함한다.

17.4 남성 생식계통의 생리학

성호르몬 분비의 조절

1. 생식샘자극호르몬 분비호르몬GnRH은 시상하부에서 생산되어 분비된다.
2. 생식샘자극호르몬 분비호르몬은 뇌하수체 앞엽에서 황체형성호르몬LH과 난포자극호르몬FSH 분비를 자극한다.
3. 황체형성호르몬은 사이질세포를 자극하여 테스토스테론의 생산을 자극한다.
4. 난포자극호르몬은 버팀세포와 결합하여 정자발생과 인히빈 분비를 자극한다.
5. 테스토스테론은 생식샘자극호르몬 분비호르몬, 황체형성호르몬 및 난포자극호르몬 생산에 음성 되먹임 작용을 한다.
6. 인히빈은 난포자극호르몬 생산에 음성 되먹임 작용을 한다.

남성의 사춘기

1. 사춘기 이전에는 적은 양의 테스토스테론이 생식샘자극호르몬 분비호르몬의 분비를 억제한다.
2. 사춘기가 시작되면 테스토스테론이 생식샘자극호르몬 분비호르몬의 분비를 억제하지 못해서 황체형성호르몬, 난포자극호르몬 및 테스토스테론의 분비가 증가된다.

테스토스테론의 영향

1. 테스토스테론은 생식기관의 크기가 커지게 하여 정자발생을 촉진한다.
2. 테스토스테론은 이차성징이 나타나게 하는 데 주요한 역할을 한다.

남성의 성행동

1. 정상적인 성욕을 위해 테스토스테론이 필요하다.
2. 성적 자극은 촉감과 정서적인 것이 모두 포함된다.
3. 감각자극은 엉치신경얼기를 통해 중추신경으로 전달된다.
4. 운동자극은 발기, 점액분비와 사정을 유발한다.

남성의 불임

남성 불임의 가장 흔한 원인은 정자 수가 매우 적은 것이다.

17.5 여성 생식계통

난소, 난자발생과 수정

1. 태아기 4개월에 난소에는 500만 개의 난조세포가 있다.
2. 출생 무렵, 많은 난조세포가 퇴화하고 남아 있는 난조세포는 일차 감수분열 전기단계에서 멈춘 상태이며 이를 일차 난모세포라고 한다.
3. 사춘기 무렵, 약 40만 개의 일차 난모세포가 남게 되고 이 중에서 약 400 여 개가 배란된다.
4. 배란은 난자가 난소에서 방출되는 것이다. 일차 감수분열이 완료되면서 이차 난모세포가 배란된다.
5. 정자가 이차 난모세포에 침투하여 이차 감수분열이 완료되며, 난자와 정자의 핵들이 합쳐져서 수정이 완료된다.
6. 원시난포는 한 층의 납작한 과립층세포이며 일차난모세포를 감싸고 있다.
7. 일차 난포에서 일차 난모세포의 크기가 커지며, 과립층세포는 입방형으로 변하면서 두 층 이상으로 늘어난다. 투명층이 형성된다.
8. 이차 난포에서 액체가 차 있는 소포가 나타나면서 난포 속에 난포막을 형성한다.
9. 성숙난포에서 소포들이 합쳐지며 난포방을 형성하고 일차 난모세포는 난포세포더미에 둘러싸인다.

단원 요약

10. 배란이 될 때, 성숙난포가 파열되어 이차난모세포가 주변의 난포세포더미와 함께 방출되어 배안으로 들어간다.
11. 배란 이후 남아 있는 과립층세포는 황체를 형성한다.
12. 만약, 수정이 되면 황체는 계속 유지되지만 수정이 되지 않으면 황체는 퇴화한다.

자궁관

1. 난소 근처의 자궁관을 자궁관술이라고 한다.
2. 자궁관술에 있는 섬모가 난자를 자궁관 속으로 이동시킨다.
3. 수정은 자궁관팽대에서 주로 일어난다.

자궁

1. 자궁에는 자궁속공간과 자궁목관이 있다.
2. 자궁은 장액층인 자궁바깥막, 민무늬근육인 자궁근육층, 자궁속막으로 구성된다.

질

1. 질은 자궁과 질어귀를 연결시킨다.
2. 질은 민무늬근육층과 축축한 중층편평상피로 구성된다.
3. 질벽은 윤활액을 생산한다.
4. 젊은 여성에서는 처녀막이 질구멍을 덮고 있다.

여성 바깥생식기관

1. 질어귀는 질속으로 연결되고 요도가 열리는 곳이다.
2. 음핵은 발기조직으로 구성되고 성적 자극에 매우 민감한 감각수용체가 많이 분포한다.
3. 소음순은 질어귀를 덮는 주름으로 음핵꺼풀을 형성한다.
4. 큰질어귀샘은 점액성분을 생산한다.
5. 대음순은 소음순을 덮고, 대음순 사이의 공간을 대음순틈새라고 한다.
6. 불두덩은 대음순 위쪽에서 불룩 솟은 부분이다.

젖샘

1. 젖샘은 모유를 생산하는 기관이다.
2. 젖샘은 땀샘이 변형된 것으로 샘소엽과 지방조직으로 구성된다.
3. 소엽들은 도관을 통해 젖꼭지와 연결된다. 젖꼭지는 젖꽃판 위에 위치한다.
4. 사춘기 동안, 여성호르몬과 황체호르몬의 영향에 의해 유방의 크기가 커진다.

17.6 여성 생식계통의 생리학

여성의 사춘기

1. 여성의 사춘기는 초경과 함께 시작한다.
2. 여성의 사춘기가 시작되면 생식샘자극호르몬 분비호르몬, 황체형성호르몬 및 난포자극호르몬의 분비가 증가한다.

월경주기

1. 자궁의 주기적인 변화는 난소에서 분비되는 여성호르몬과 황체호르몬에 의해 조절된다.
2. 월경(월경주기의 첫날부터 4~5일까지): 자궁속막이 탈락하면서 출혈이 된다.
3. 증식기(월경주기 5일부터 배란일까지): 자궁속막의 상피세포가 증식하여 샘을 형성한다.
4. 분비기(배란일에서 월경주기 28일까지): 자궁속막이 점점 더 두꺼워지면서 자궁속막샘에서 분비물이 분비된다. 자궁은 자궁주기 21일까지 주머니배가 착상할 수 있는 준비를 한다.
5. 여성호르몬은 자궁속막의 증식을 자극하고 황체호르몬은 자궁속막이 두꺼워진 상태를 유지시킨다. 황체호르몬이 감소하면 월경 출혈이 일어난다.
6. 난포자극호르몬은 난포를 성장시킨다.
7. 난포에서 형성된 여성호르몬은 생식샘자극호르몬 분비호르몬, 황체형성호르몬 및 난포자극호르몬의 분비를 자극하고, 황체형성호르몬 및 난포자극호르몬은 더 많은 양의 여성호르몬이 분비되도록 자극한다. 이와 같은 양성 되먹임 기전은 배란이 일어날 무렵까지 난포자극호르몬 및 황체형성호르몬의 농도를 증가시킨다.
8. 황체형성호르몬은 배란을 유도하고 황체를 형성시킨다.
9. 여성호르몬과 황체호르몬은 배란 이후에 황체형성호르몬 및 난포자극호르몬의 분비를 억제한다.
10. 만약, 수정이 되지 않으면 황체가 퇴화하여 황체에서 분비되던 황체호르몬이 급감하여 월경이 시작된다.
11. 만약, 수정이 되면 황체가 퇴화하지 않고 계속해서 황체호르몬을 분비하고 월경이 생기지 않는다.

단원 요약

폐경

월경주기가 멈춘 것을 폐경이라고 한다.

여성의 성행동과 성행위

1. 여성의 성욕은 부신겉질에서 분비되는 유사 테스토스테론과 난소에서 분비되는 여성호르몬의 영향을 받는다.
2. 자율신경은 발기조직 속에 혈액이 유입되어 크기가 커지게 하고, 큰질어귀샘은 점액을 분비하며 질은 윤활액을 생산한다.

여성의 불임

여성 불임의 원인은 자궁관 질환, 뇌하수체 또는 난소에서 분비되는 호르몬의 감소와 착상이 방해받는 질병 등이다.

17.7 노화가 생식계통에 미치는 영향

1. 남성에서는 양성 전립샘 비대는 노화에 의해 발생하고, 전립샘이 비대해지면 요도를 압박하여 소변의 흐름을 막을 수 있다.
2. 전립샘암은 노인에게 더 흔하게 발생한다.
3. 폐경은 여성에서 발생하는 노화에 따른 변화 중 가장 흔한 현상이다.
4. 유방암, 자궁목암과 난소암은 나이가 들수록 발병률이 높아진다.
5. 암을 효과적으로 치료하는 데 있어서 조기진단이 매우 중요하다.

CHAPTER

18 발육, 유전, 노화

18.1 출생 전 발육

학습성과

A. 출생 전기와 발육과정을 구분 나열
B. 수정과정 설명
C. 배아세포, 착상, 태반형성 구분
D. 임신 중 일어나는 모체의 호르몬 변화 설명
E. 세 종류의 배엽층 기술
F. 신경관과 신경능선세포의 형성 이해
G. 사지, 얼굴, 소화관의 형성 이해
H. 심장의 형성 이해

사람의 삶은 보통 출생과 사망 사이의 기간을 말하지만 출생 전 9개월의 기간도 세상에 존재하는 시기이다. 이 9개월 동안 일어나는 것은 그 사람의 나머지 삶에 심대한 영향을 끼친다. 대부분의 사람은 정상적으로 발육하고 결함 없이 태어나지만 100명당 약 3명은 심각한 출생결함을 갖고 있어 출생 후 1년 동안 주의 깊은 의료지원을 받아야 한다. 또한 많은 사람들이 살면서 천식, 뇌장애, 종양과 같은 이전에는 몰랐던 건강 문제들을 발견하게 된다.

출생 전기 prenatal period는 임신부터 출생 사이의 기간으로 다음 세 기간으로 나뉜다. (1) 발생 후 약 2주 동안의 기간에는 원시 배엽층이 만들어진다. (2) 발생 후 2~8주까지는 주요 장기가 만들어진다. (3) 출생 전기의 남은 7개월 동안은 장기계통이 자라고 성숙한다. 수정된 순간부터 발생 8주까지의 기간의 개체를 **배아** embryo라고 하고, 발생 8주부터 출생까지의 개체는 **태아** fetus라고 한다.

태어나지 않은 아이의 **임신주수** gestation age를 계산하기 위해서는 **최종 월경기** last menstrual period; LMP을 알아야 한다. 배아나 태아는 LMP 이후의 수자로 나이를 표현한다. 그러나 대부분의 발생학자는 수정이 될 때부터 계산하는 **발생주수** developmental age를 사용하여 발생과정의 시기를 기술한다. 수정은 대략 LMP 이후 14일 정도에 일어나므로 발생주수는 임신주수보다 약 14일 정도 적다. 이 장에서 쓰는 주수는 발생주수를 따른다.

수정

수정 fertilization은 하나의 정자와 하나의 난자가 그들의 유전자 재료인 염색체 chromosome를 따라 합쳐져 새로운 개체가 만들어지는 것이다. 정자가 질 안으로 사정되면 정자는 자궁목 cervix과 자궁 uterus의 몸통을 지나 자궁관 uterine tube으로 들어가 이곳에서 수정된다. 정자의 유영 능력, 자궁과 자궁관의 근육 수축은 여성의 생식관을 통해 정자가 이동할 수 있게 해준다. 여성 뇌하수체의 뒤엽에서 방출되는 옥시토신 oxyticin과 정액 안의 프로스타글란딘 prostaglandin은 자궁과 자궁관의 수축을 자극한다.

자궁과 자궁관을 지나가는 동안 정자는 수정할 수 있는 능력을 얻게 된다. **수정능획득** capacitation은 정자머리의 부분인 첨단체 acrosome 안에 들은 농축된 효소가 정자로부터 방출되어 난모세포더미와 **이차 난모세포** secondary oocyte의 투명층 zona pellucida을 녹여 정자가 난자로 들어가게 해주는 능력을 말한다. 하나의 정자가 난모세포의 세포막에 붙고 그 안으로 들어간다(그림 18.1의 1단계).

이차 난모세포는 배란 후 약 하룻동안 수정이 가능하다. 대부분의 정자는 여성 생식관에서 그리 오래 살지 못하지만 일부 정자는 최장 6일까지 살아 있을 수 있다.

심화학습 1

임신하려면 성관계를 월경주기 중 어느 기간에 갖는 것이 좋을지 생각해보자.

수백 개의 정자가 이차 난모세포에 도달하지만 난모세포 세포막의 변화가 하나 이상의 정자가 이차 난모세포로 들어가는 것을 막는다. 정자가 이차 난모세포로 들어가면 이 세포는 이차 감수분열 meiotic division을 시작한다(그림 18.1의 2단계). 이차 감수분열 후에 난모세포의 핵은 세포의 중심으로 이동하여 정자의 핵과 만난다. 정자와 난자의 핵은 23개의 염색체를 갖고 있다. 두 핵이 합쳐지면서 수정과정이 끝나고 46개의 염색체를 가진 **접합체** zygote가 된다(그림 18.1의 3단계). 접합체는 배아로 발달한다.

초기 세포분열

수정 후 약 18~36시간쯤에 접합체는 두 개의 세포로 나뉜다(그림 18.2). 두 개의 세포는 네 개의 세포로 다시 8개의 세포로 계속해서 나뉘게 된다. 세포의 수는 늘어나지만 각 세포의 크기는 감소되므로 세포들의 전체적인 부피는 접합체의 크기로 남아 있다. 이 세포들은 다양한 종류의 조직으로 발달할 수 있는 능력이 있어 이 시기 동안에는 세포의 수가 줄거나 늘거나 재배열될 수 있고 정상 발달에는 영향을 주지 않는다.

주머니배

수정 후에 일어난 수 차례의 세포분열은 12~16개의 세포로 이루어진 **배아덩이** embryo mass 또는 **오디배**상실배, morula를 형성한다(그림 18.2). 오디배를 이루는 대부분의 세포는 배아를 형성하지 않고 태반과 같은 지원 구조를 형성한다.

오디배 안에서 어떤 공간이 나타나기 시작할 때 전체 구조를 **주머니배** 포배, blastocyst라고 한다(그림 18.2). 액체가 들어 있는 공간을 **주머니배공간** 포배강, blastocele이라고 한다. 대부분의 주머니배공간은 하나의 세포층으로 둘러싸이고 주머니배 한쪽 끝에 세포들이 몇 개의 층으로 두꺼워져 있다. 이 부분을 **속세포덩이** 내세포괴, inner cell mass라고 한다. 주머니배의 모든 세포가 새로운 개체로 만들어지지 않는다. 새로운 개체로 만들어질 고유 배아는 속세포덩이 안에 있는 몇몇 세포들이다. 이 세포를 통상적으로 **줄기세포** 간세포, stem cell라고 한다. 이 세포들은 몸을 이루는 모든 종류의 세포들로 분화할 수 있다. 주머니배의 나머지 부분을 **영양막** trophoblast이라고 한다. 영양막은 태반의 배아 부분인 융모막과 배아를 둘러싸는 **양막** amnion을 형성한다.

주머니배의 착상과 태반의 발생

첫 번째 세포분열부터 주머니배를 형성하는 초기 발생은 배아덩이가 수정이 이루어진 자궁관에서 **착상** implantation이 이루어질 자궁의 한 부분으로 이동하는 동안 일어난다. 배란 후 7~8일쯤에 자궁속막 endometrium은 착상할 준비가 되어 있다. 수정 후 7일쯤에는 주머니배가 자궁벽에 붙고 착상과정이 시작된다. 주머니배의 영양막세포는 자궁조직을 녹여 주머니배가 자궁벽에 묻히게 한다. 착상 전후로 아주 짧은 시간 동안 태아는 주변 독소에 둔감해진다. 발생 첫 며칠 동안은 생명력을 유지하기 위해 충분한 난황을 가지고 있어 외부로부터 영양을 받아야 할 필요가 거의 없다. 따라서 발생 첫 몇 주 동안은 많은 수의 세포가 죽어도 태아는 충분히 회복할 수 있다.

주머니배가 자궁벽에 묻힐 때, 영양막세포는 **태반** placenta의 배아부분인 **융모막** chorion이 된다. 태반은 배아와 모체 사이에서 영양소와 노폐물을 교환하는 기관이다. 손가락 같이 생긴 돌기를 **융모막융모** chorionic villi라고 하고, 이 융모는 모체의 자궁속막에 형성된 공간으로 뻗어 있다. 이 공간을 **융모사이방** intervillous lacunae이라고 하고 모체의 혈액으로 채워져 있다(그림 18.3). 성숙한 태반에서는 배아의 혈액순환이 배아의 모세혈관벽, 바닥막 basement membrane, 융모막의 얇은 층에 의해 모체의 혈액순환

관련된 질환

쌍생아

태어날 때는 너무 닮아서 쌍둥이 이름을 Juan와 Hamal이라고 지었다. 그런데 쌍둥이가 자라면서 생긴 것은 비슷했지만 아주 정확히 똑같지는 않았다. 그들의 부모는 그들이 아이가 일란성 쌍생아인지 이란성 쌍생아인지 궁금해하였고, 결국 유전자 분석을 의뢰하였다. 결과는 일부에서 살짝 다른 차이가 있었으나 일란성이라는 결과를 받았다.

드물게 초기 세포분열에서 세포가 분리되어 두 명의 개체가 형성되는 경우가 있다. 이 경우를 **일란성 쌍생아** identical, monozygotic twins라고 한다. 일란성 쌍생아에서는 그들 세포 안의 유전정보가 동일하다. 일란성 쌍생아는 늦은 발생 초기에 다른 기전으로 생길 수도 있다.

어떤 경우에는 엄마가 두 개 이상의 이차 난모세포를 동시에 배란할 수 있고 이때 여러 난모세포가 각기 다른 정자와 수정되면 **이란성 쌍생아** fraternal, dizygotic wtins가 된다.

우리가 누구이고 누구를 닮았는지는 유전자에 의해 결정되지만 같은 유전자를 갖고 있는 일란성 쌍생아라고 해도 정확히 똑같지는 않다. 개체는 배아와 소아 시기에 유전자와 주변 환경과의 상호작용을 거친 뒤에 최종적으로 결정되기 때문이다.

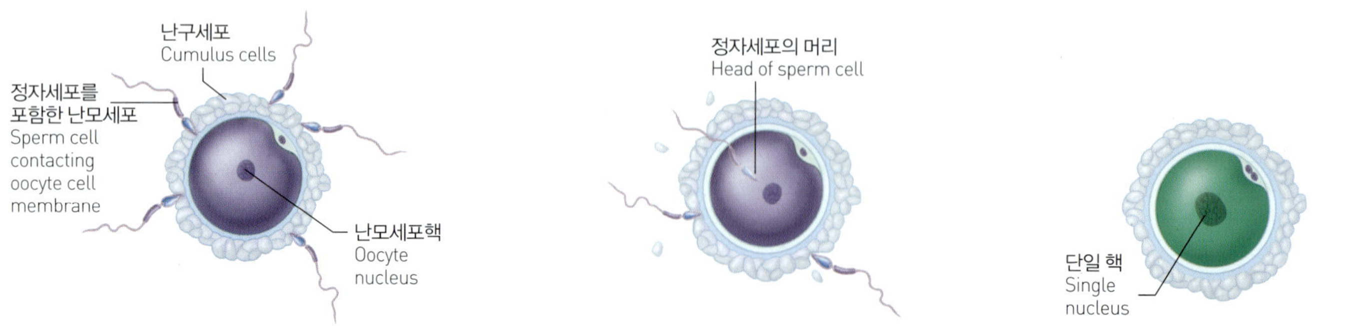

① 많은 정자세포는 이차 난모세포로 이루어진 난모세포덩이와 만나 오직 하나의 정자세포만 난모세포의 세포막을 뚫고 들어간다.

② 유전정보를 담고 있는 정자의 머리는 난모세포로 들어가 이차 감수분열을 완료한다.

③ 두 개의 핵이 합쳐져 단일 핵을 이루면서 수정이 완료되고 접합체가 만들어진다.

그림 18.1 수정

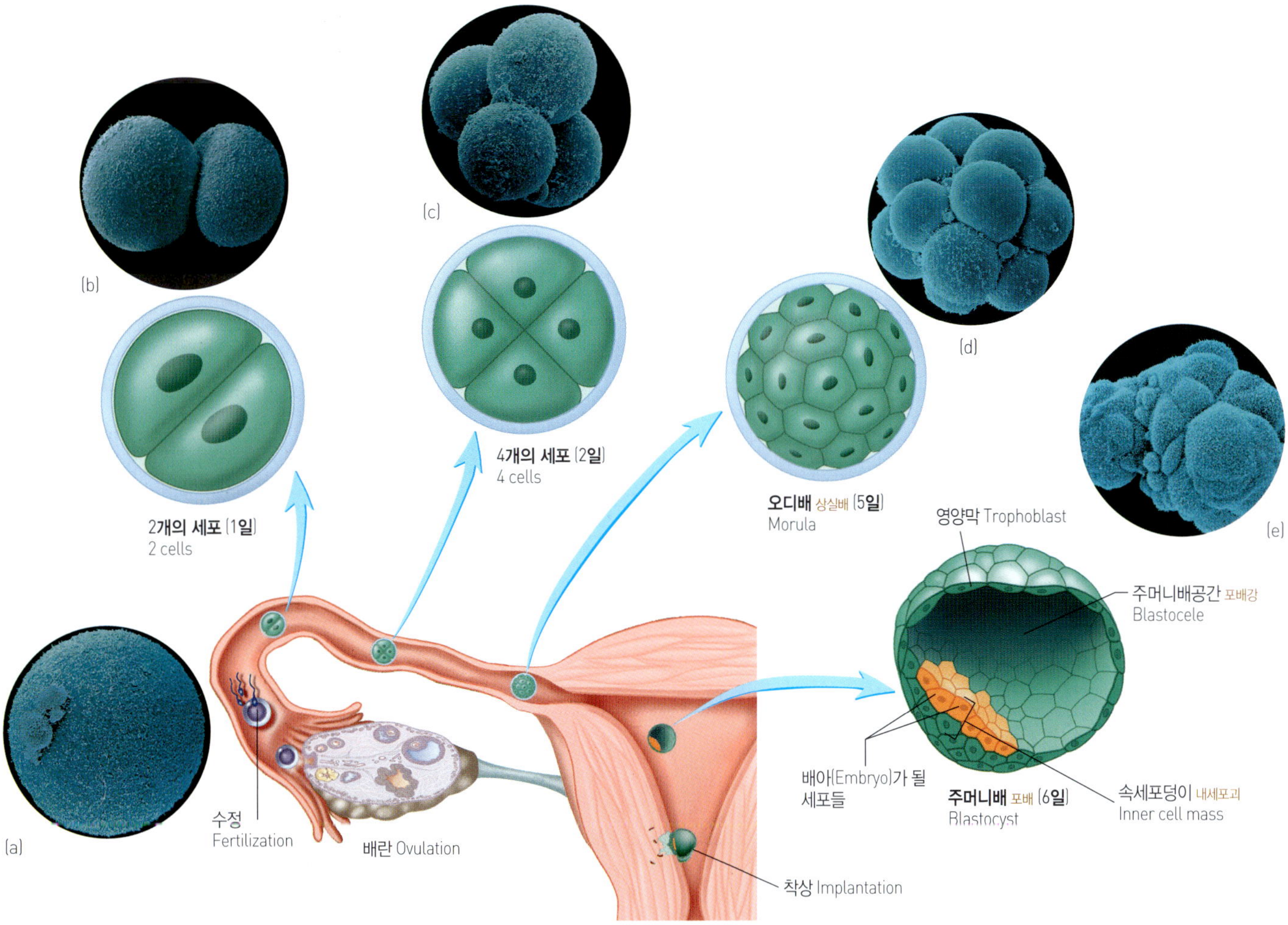

그림 18.2 주머니배의 발달과 착상

수정 후 5일에 계속된 세포분열로 많은 세포 수를 가진 오디배가 만들어지고 6일에는 빈 공간을 가진 주머니배가 된다. 주머니배 그림 안에 초록색 세포는 영양막을 나타내고, 주황색 세포는 배아가 된다.
(a) 접합체(직경 120μm, 두 개의 극을 가짐).
(b~e) 초기 세포분열 동안, 배아는 더 많은 세포로 분열되나 배아의 크기는 상대적으로 일정하다.

과 분리되어 있다. 결과적으로 배아의 혈액과 엄마의 혈액은 섞이지 않는다. 영양소와 노폐물은 두 순환 사이에 있는 반투과 장벽을 가로질러 이동해야 한다.

초기에, 배아는 서로 연결해주는 줄기에 의해 태반에 붙어 있다. 배아가 성숙하면서 이 연결 줄기는 길어져서 **탯줄**제대, umbilical cord이 된다(그림 18.3b). 탯줄 안에는 배아에서 나와 태반으로 가는 혈액과 태반에서 배아로 가는 혈액이 지나가는 혈관이 들어 있다.

모체의 호르몬 변화

융모막은 **사람융모생식샘자극호르몬**인체융모성선자극호르몬, human chorionic gonadotropin; hCG을 분비한다. 이 호르몬은 혈액을 타고 난소로 가서 황체 corpus luteum의 기능을 유지하게 한다. hCG의 분비는 착상 후 바로 시작되고 재빠르게 양이 증가하여 수정 후 8~9주 정도에 최대치에 이른다. 그 후 hCG의 양은 줄어들고 줄어든 양으로 남은 임신기간 동안 유지된다(그림 18.4). 대부분의 임신검사는 소변과 혈액에서 hCG를 감지하여 임신 여부를 확인한다.

황체에서 분비되는 에스트로겐과 프로게스테론(제17장 참조)은 임신 첫 3달 동안 자궁속막을 유지시켜주는 필수 호르몬이다. 태반이 형성된 후에는 태반도 에스트로겐과 프로게스테론을 분비하기 시작한다. 임신 3달 정도에는 태반이 임신을 유지하는 데 충분한 양의 에스트로겐과 프로게스테론을 분비하는 주요 내분비샘으로 기능하여 더 이상 황체를 필요로 하지 않게 된다. 에스트로겐과 프로게스테론의 모체 혈액 내 수치는 임신기간 전체에 걸쳐 증가한다.

배엽층의 형성

착상 후에는 새로운 공간인 **양막공간**양막강, amniotic cavity이 속세포덩이의

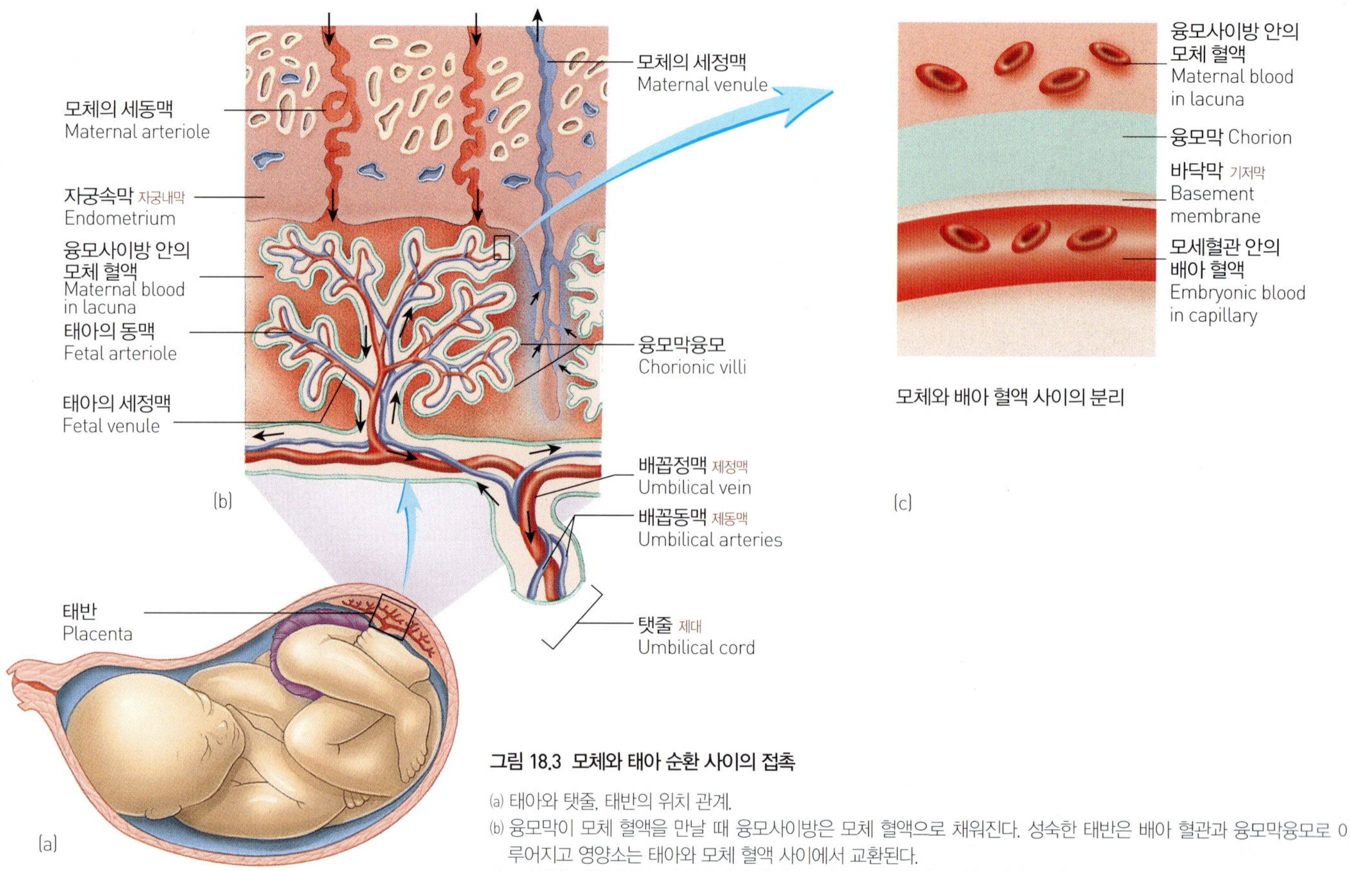

그림 18.3 모체와 태아 순환 사이의 접촉

(a) 태아와 탯줄, 태반의 위치 관계.
(b) 융모막이 모체 혈액을 만날 때 융모사이방은 모체 혈액으로 채워진다. 성숙한 태반은 배아 혈관과 융모막융모로 이루어지고 영양소는 태아와 모체 혈액 사이에서 교환된다.
(c) 정상적인 태반에서 모체와 배아 혈액은 융모막과 바닥막에 의해 분리되어 서로 섞이지 않는다.

안쪽으로 만들어져 주머니배공간 가까이 있는 속세포덩이가 **배아원반**embryonic disk이라 불리는 평평한 판 모양으로 분리된다(그림 18.5). 양막공간은 **양막주머니**양막낭, amniotic sac라는 막에 둘러싸이고 **양수**amniotic fluid가 채워져 있다. 배아는 양막공간 안에서 자라고 양수는 배아에 대한 충격흡수 역할을 한다. 배아원반은 초기에 두 개의 층으로 이루어진다. 양막공간과 맞닿아 있는 **배아덩이위판**epiblast과 그 밑에 있는 **배아덩이아래판**hypoblast이다. 세 번째 공간인 **난황주머니**난황낭, yolk sac는 아래판으로부터 주머니배공간 안으로 자라면서 만들어진다.

수정 후 14일쯤에 배아원반은 살짝 길어진 타원형의 모습을 보인다. 위판의 일부 세포는 원반의 중심으로 이동하여 두꺼운 선을 만드는데 이를 **원시선**primitive streak이라고 한다(그림 18.6). 원시선의 형성으로 배아의 중심축이 만들어진다. 위판의 세포는 원시선을 통해 이동하고 이동한 세포 중 일부는 아래판을 대체하여 **내배엽**endoderm을 형성한다. 다른 세포는 위판과 내배엽 사이로 들어가 새로운 배엽층인 **중배엽**mesoderm이 된다. 이동하지 않은 위판 세포는 **외배엽**ectoderm이 된다. 세포가 이동하여 세 개의 뚜렷한 배엽층을 형성하는 과정을 **창자배형성**장배형성, gastrulation이라고 한다. 이 과정을 거쳐 배아는 내배엽, 중배엽, 외배엽의 세 층을 갖게 된다(그림 18.6). 성인의 모든 조직은 이 세 층으로부터 발생한다(표 18.1).

발생 약 14~35일 사이의 배아는 독소와 약에 취약하므로 이러한 것들에 노출되면 출생결함이 생길 수 있다. 출생결함의 원인을 밝히는 일은 아직까지 생물학에서 해결하지 못하는 중요 문제이다. 그러나 발생 과정에서 세포 안에 있는 중요 분자를 산화시키기는 손상 또는 이러한 세포 내에서 일어나는 DNA 기능의 변화가 출생결함과 관련되었을 것으로 보고 있다.

원시선의 머리쪽 끝에 있는 특정 세포들은 원시선의 한쪽 끝에서 다른쪽 끝으로 아직까지 알려지지 않는 방식으로 이동하여 배아를 구성한다. 이 세포들이 원시선의 아래쪽으로 이동하여 긴 띠 모양으로 형성한 것을 **척삭**notochord이라고 한다. 배아 발생을 설명할 때 척삭을 중심축으로 간주한다(그림 18.6).

심화학습 2

하나의 배아원반에서 두 개의 원시선이 형성된다면 어떠한 결과가 생길지 생각해보고 두 개의 원시선이 서로를 접촉하게 되면 어떻게 될지 생각해보자.

신경관과 신경능선의 형성

수정 후 약 18일쯤에 척삭을 덮는 외배엽이 두꺼워져 **신경판**neural plate을 형성한다. 신경판의 가쪽 모서리는 마치 두 개의 파도처럼 일어나

1. 사람융모생식샘자극호르몬(hCG, 붉은 선)은 임신 초기 3개월이 될 무렵에 가장 높은 농도에 도달하고 그 이후에는 낮아져 일정 수준을 유지한다.
2. 프로게스테론(파란선)은 임신이 끝날 때까지 계속해서 증가한다. 임신 초기에 프로게스테론은 난소의 황체에서 만들어지고 임신 중기에는 만들어지는 곳이 태반으로 바뀐다.
3. 에스트로겐(초록선)은 임신 전체에 걸쳐 천천히 증가하고 임신 끝 무렵에 빠르게 증가한다. 임신 초기에 에스트로겐은 난소에서만 만들어지고 임신 중기에는 만들어지는 곳이 태반으로 바뀐다.

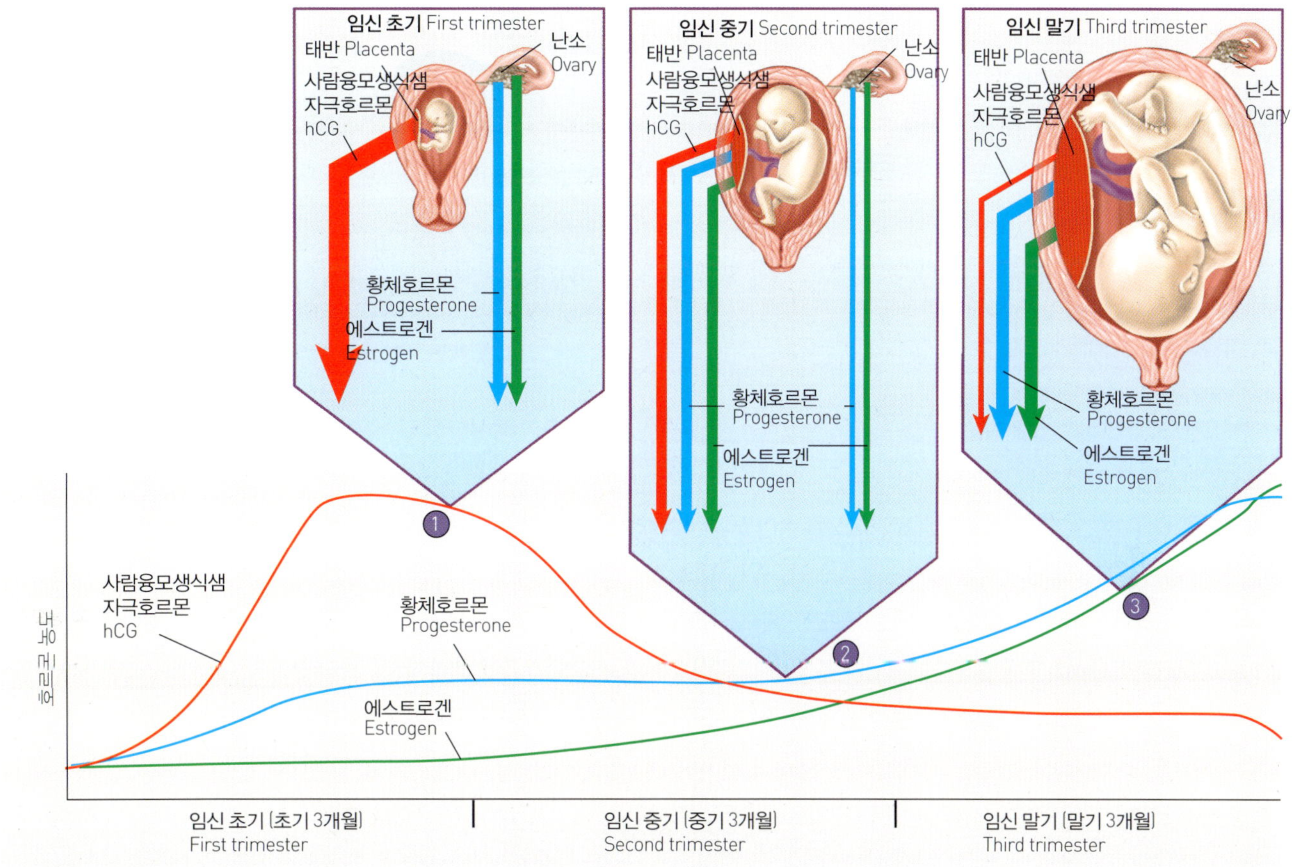

그림 18.4 임신 동안 호르몬 농도의 변화

임신 동안 hCG, 프로게스테론, 에스트로겐이 분비된다. 태반은 hCG를 분비한다. 임신 초기에는 난소가 에스트로겐, 프로게스테론을 분비하고 임신 중기부터는 태반이 에스트로겐과 프로게스테론을 분비한다.

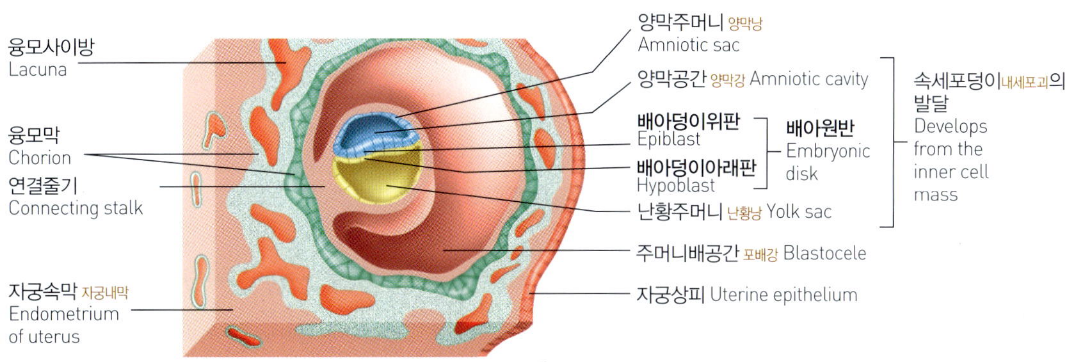

그림 18.5 태반 안의 초기 배아와 주변 구조

배아원반은 양막공간과 양막주머니에 둘러싸인 배아덩이위판 및 아래판으로 이루어진다. 배아와 자궁을 연결하는 줄기는 나중에 탯줄이 된다.

① 배아덩이위판 표면에 있는 세포는 원시선쪽으로 이동하여 원시선을 통과하여 이주한다(파란색 화살).

② 원시선을 통과한 배아덩이위판의 세포는 내배엽과 중배엽의 세포가 된다(붉은색 화살).

③ 중배엽(분홍색)은 외배엽(파란색)과 내배엽(노란색) 사이에 놓인다.

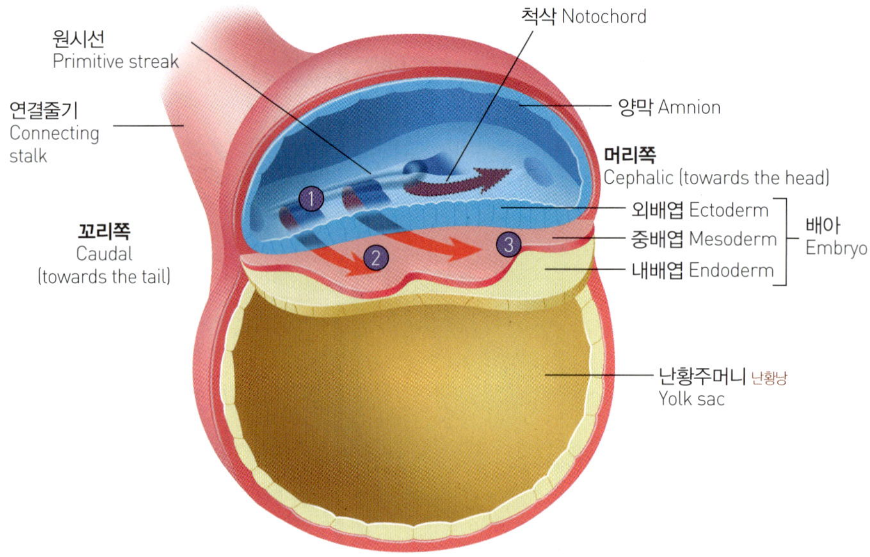

그림 18.6 원시선과 배엽층

배아의 머리는 척삭 위에서 발달한다.

서로 합쳐진다. 이 모서리를 **신경주름** neural fold이라고 하고 이 주름 사이를 **신경고랑**신경구, neural groove이라고 한다. 신경주름은 정중선에서 만나고 합쳐져서 **신경관** neural tube을 만든다(그림 18.7). 신경관의 세포를 **신경외배엽** neuroectoderm이라고 한다(표 18.1). 신경외배엽은 뇌, 척수, 말초신경계통의 일부가 된다. 신경관은 발생 26일에 완전히 닫힌다. 신경관이 닫히지 않으면 중추신경계통에 중대한 출생결함을 일으킨다.

뇌없음증무뇌증, anencephaly은 신경관의 머리쪽이 닫히지 않아 뇌의 상당 부분이 형성되지 않은 출생결함이다. 뇌없음증을 갖고 태어난 아이는 생존할 수 없다. **척추갈림증**이분척추, spina bifida은 척수 또는 척주의 결함을 가리키는 일반적인 용어이다. 척추갈림증은 하나 또는 그 이상의 척추뼈에서 가시돌기가 갈라지거나 없을 수 있으나 어떠한 임상적 소견이 나타나지 않는 경우부터 심각한 결함이 있어 결함 위치에 따라 사지 또는 소화관과 방광이 마비되는 경우까지 다양하다. 척추갈림증의 심각한 경우는 척수부위의 신경관이 닫히지 않아 생긴다. 임신 중에 적당한 양

표 18.1 배엽층으로부터 발생하는 조직

내배엽	외배엽	중배엽
소화관의 내막	피부의 표피	피부의 진피
허파의 내막	치아의 사기질	심장과 혈관
간, 이자, 외분비 도관의 내막	눈의 수정체와 각막	샘의 실질
콩팥의 관과 방광	코안	콩팥
가슴샘	샘뇌하수체	생식샘
갑상샘	신경외배엽	근육
부갑상샘	뇌와 척수	얼굴을 제외한 뼈
편도	몸운동신경세포	미세아교세포
	신경절이전 자율신경세포	
	신경뇌하수체	
	신경아교세포(미세아교세포 제외)	
	신경능선세포	
	멜라닌세포	
	감각신경세포	
	신경절이후 자율신경세포	
	부신속질	
	얼굴뼈	
	치아(상아질, 치아속질, 시멘트질)와 잇몸	
	머리의 뼈대근육 일부	

임상에서 활용하기

체외수정과 배아이식

해부학적 또는 생리적 상태 때문에 정상적인 임신이 불가능한 여성이 있을 수 있다. 이러한 경우의 약 87%는 접합체가 자궁으로 이동하거나 정자가 난모세포에 도달하기 힘든 자궁관을 가지고 있다. 1978년부터 체외수정과 배아이식을 통해 이러한 많은 여성들도 임신을 할 수 있게 되었다. **체외수정** in vitro fertilization; IVF 과정은 다음과 같다. 이차 난모세포를 뽑아 페트리 접시에 놓고 정자를 접시에 넣어 수정과 초기 발생이 체외에서 일어나게 한다. **배아이식** embryo transfer은 페트리 접시로부터 발생 중인 배아를 여성의 자궁으로 옮기는 것이다.

체외수정과 배아이식을 하려는 여성에게 황체형성호르몬 luteinizing hormone; LH과 유사한 물질을 주사한다. 이 호르몬은 하나 이상의 난포가 동시에 배란되게 한다. 난포가 터지기 바로 전에 이차 난모세포를 난소로부터 외과적으로 뽑아낸다. 이 난모세포는 접시에서 6시간 동안 체온과 같은 온도에서 배양된다. 그 다음에 정자를 접시에 넣는다. 정자가 난세포 안으로 잘 들어가게 하는 기술에는 여러 종류가 있다.

24~48시간 후에 몇 개의 배아를 자궁으로 이식한다. 자궁으로 배아를 여러 개를 넣는 것은 가능한 한 이식 성공률을 높이기 위해서 그렇다. 자궁으로 들어간 배아 중 아주 적은 수만 살아 남는다. 배아를 받은 여성은 착상이 일어나기 전에 배아가 밖으로 방출되는 것을 막기 위해 몇 시간 동안 누워 있어야 한다. 이러한 방출이 정상 수정과 착상에서는 왜 일어나지 않는지는 잘 알려져 있지 않다. 착상과 이후의 발생은 정상적인 임신과 동일하게 자궁 안에서 진행된다.

배아이식의 성공률은 이식 시점에서 배아의 단계, 이식 받을 여성의 나이, 병원에 따라 다양하다. 현재 알려진 체외수정 후에 임신이 되는 성공률은 약 31%이다. 이러한 임신 중 83%가 출산까지 성공한다. 배아이식 시 자궁으로 하나 이상의 배아를 이식하므로 다태아를 임신하는 경우가 많다(그림 18.6).

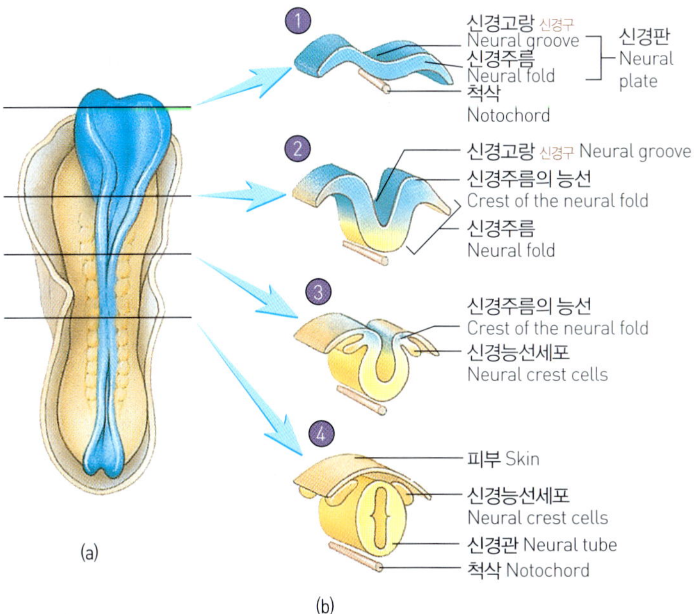

1. 신경판은 외배엽으로부터 만들어진다.
2. 신경주름은 배아를 따라 평행한 능선을 형성한다.
3. 신경능선세포는 신경주름의 능선으로부터 만들어진다.
4. 신경주름은 정중선에서 만나 신경관을 형성하고 신경능선세포는 신경주름으로부터 분리된다.

그림 18.7 신경관의 형성

신경외배엽을 구성하는 신경주름은 정중선에서 만나 신경관을 형성한다. 이렇게 가운데에서 합쳐진 다음 머리와 꼬리쪽으로 이동한다.
(a) 수정 후 21일쯤의 배아
(b) 신경관이 형성되는 과정을 보여주는 단면 그림.

의 엽산을 섭취하는 것이 이러한 결합이 발생할 확률을 낮춘다.

신경주름이 합쳐지면서 한 무리의 세포들이 주름의 능선을 따라 신경외배엽으로부터 떨어져나가게 된다. 이러한 세포를 **신경능선세포**신경능세포, neural crest cells라고 하고 말초신경계통의 부분이 되거나 피부의 멜라닌세포가 된다. 머리쪽에서 신경능선세포는 머리뼈, 치아의 상아질, 혈관, 결합조직이 되는 데 기여한다.

몸 구조의 형성

팔과 다리는 수정 후 28일쯤에 **팔다리싹**지아, limb buds의 형태로 나타나 재빨리 길어진다(그림 18.8). 35일쯤에 원시 손판hand plate과 발판food plate이 팔다리싹의 끝에 나타난다. 앞으로 손가락과 발가락이 될 부분 사이에 있는 영역에서 세포사가 일어나 손가락과 발가락 모양을 갖추게 된다.

얼굴은 돌기라고 불리는 조직 덩어리가 다섯 개가 합쳐져 발생한다(그림 18.9). **이마코돌기**전두비돌기, forntonasal process는 이마, 코, 위턱의 가운데 부분, 입술을 만든다. 두 개의 **위턱돌기**상악돌기, maxillary process는 위입술과 위턱을 만든다. 두 개의 **아래턱돌기**하악돌기, mandibular process는 아래입술과 아래턱을 만든다.

코는 이마코돌기의 한 쪽씩에서 두 개의 구조로 시작한다. 뇌가 길어지고 얼굴이 분화되면서 코의 두 부분은 정중선에서 만나 합쳐진다(그림 18.9). 위턱을 만드는 두 개의 돌기는 정중선쪽으로 확장되고 코와 합쳐져 위턱과 입술을 만든다. **입술갈림증**구순열, cleft lip은 이 구조가 합쳐지지 못 해 생긴다. 입술갈림증은 보통 정중선에서 생기지 않고 한쪽 또는 양쪽에 생긴다. 입술갈림증은 입술이 살짝 들어간 형태부터 틈새가 입부

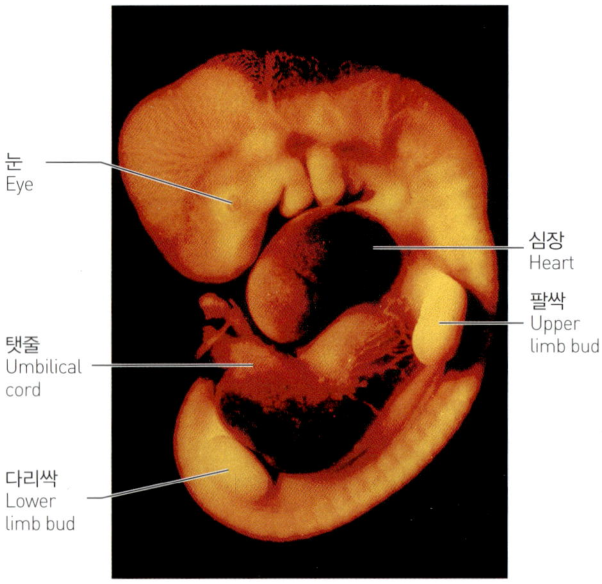

그림 18.8 수정 후 35일의 사람 배아

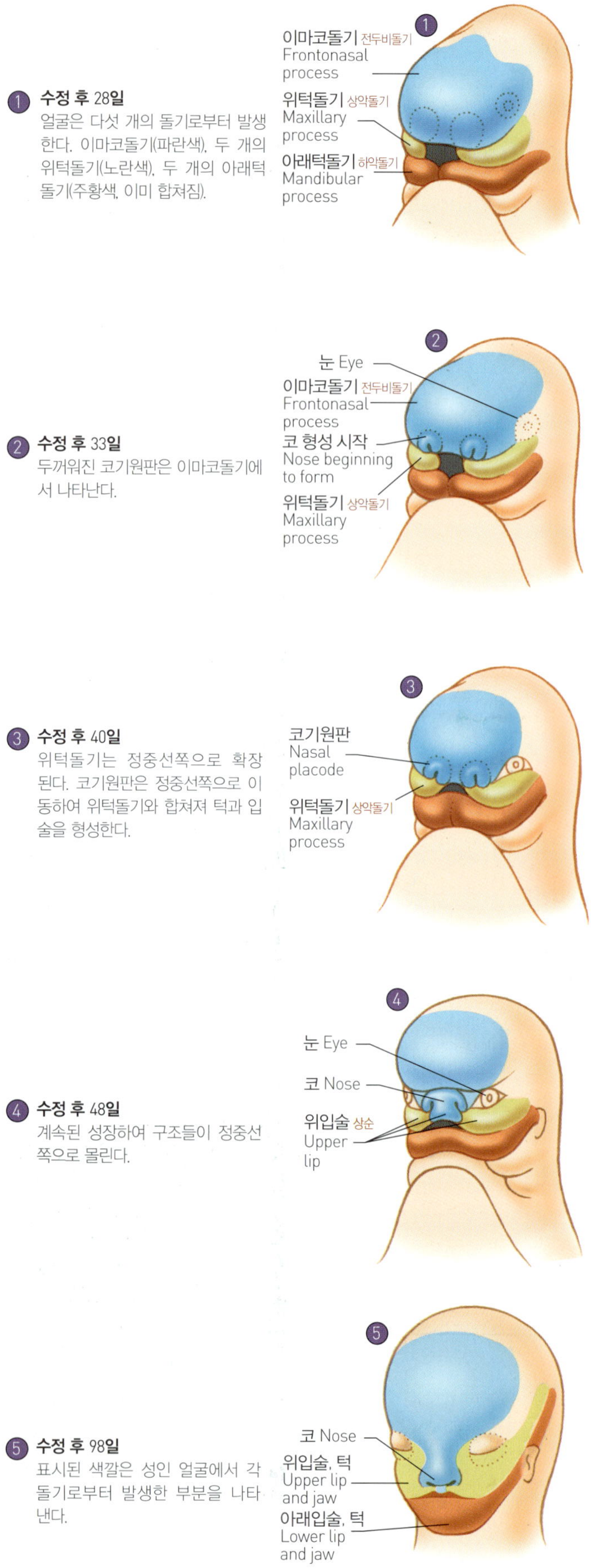

그림 18.9 얼굴의 발생

터 콧구멍까지 이어진 형태까지 심각한 정도가 다양하다.

입천장은 아래턱돌기 안쪽에 수직으로 놓인 선반처럼 생긴 조직에서 만들어진다. 이 선반 부분은 수평 방향으로 돌아가 발생 56일쯤에 서로 합쳐지기 시작한다. 입천장이 합쳐지지 않으면 입천장 정중선에 틈새가 있는 **입천장갈림증**구개열, cleft palate이 생긴다. 입천장갈림증은 목젖쪽이 살짝 갈라진 형태부터 틈새가 입천장 전체 길이에 있는 형태까지 심각한 정도가 다양하다. 입술갈림증과 입천장갈림증은 같이 생길 수 있고 틈새가 서로 연결되기도 한다.

기관계통 발생

주요 기관은 배아기(발생 2~8주까지) 동안 나타나 발달한다. 따라서 이 기간을 **기관형성**organogenesis 시기라고 한다. 각각의 기관계통의 발생은 표 20.2에 열거되어 있다. 본문에서는 몇 종류의 계통에 대한 일반적인 내용만 언급하였다.

신경관이 형성되는 동안(발생 18~26일) 배아의 나머지 부분은 접혀져서 난황주머니의 위쪽을 따라 관을 형성한다(그림 18.11). 발생 중인 소화관은 난황주머니로부터 관 모양으로 뻗어 나오고, 남은 부분은 난황줄기에 의해 난황주머니의 중심에 붙어 있다.

많은 수의 팽출outpocketings이 전체 소화관을 따라 수정 후 28일쯤에 나타난다(그림 18.12). 이 팽출로부터 귀인두관, 편도, 가슴샘, 샘뇌하수체, 갑상샘, 부갑상샘, 허파, 간, 이자, 방광과 같은 중요한 내부 기관들이 발생한다.

심장은 초기 배아 안에서 나란히 달리는 두 개의 혈관에서 발생한다. 수정 후 21일쯤에 두 혈관이 합쳐져 정중선에 놓인 하나의 심장이 만들

표 18.2 기관계통의 발생

	수정 이후 시기(날짜)				
	발생 1~5일째	발생 6~10일째	발생 11~15일째	발생 16~20일째	발생 21~25일째
중요 변화	수정, 주머니배	주머니배의 착상	원시선, 세 배엽층	신경판	신경관의 폐쇄
피부계통			외배엽, 중배엽		신경능선으로부터 멜라닌 세포 형성
뼈대계통			중배엽		신경능선세포로부터 얼굴뼈 형성
근육계통			중배엽	몸분절 형성 시작	
신경계통			외배엽	신경판	신경관 발생이 완료되어 신경능선을 형성하고 눈과 귀 발생 시작
내분비계통			외배엽, 중배엽, 내배엽	갑상샘 발생 시작	
순환계통			중배엽	혈액섬 형성, 심장을 만드는 두 개의 관 형성	하나의 관으로 합쳐진 심장이 뛰시 시작함
림프계통			중배엽		
호흡계통			중배엽, 내배엽		가로막 발생 시작
소화계통			중배엽, 내배엽		치아 상아질 형성, 앞창자와 뒤창자 형성
비뇨계통			중배엽, 내배엽		배아의 콩팥 출현
생식계통			중배엽, 내배엽		난황주머니에서 원시종자세포 형성

수정 이후 시기(날짜)						
발생 26~30일째	발생 31~35일째	발생 36~40일째	발생 41~45일째	발생 46~50일째	발생 51~55일째	발생 56~60일째
팔다리싹과 다른 싹의 출현	손판과 발판	손가락과 발가락, 입술, 배아 크기 15mm	귀 형성, 배아 크기 20mm	배아 크기 25mm	성인 비율과 유사하게 팔다리가 길어짐, 배아 크기 35mm	얼굴 형태가 뚜렷해짐
	피부에서 감각수용체 출현		피부 안의 콜라겐 섬유가 뚜렷해짐		감각신경의 확장되어 피부에서 종말을 이룸	
팔다리싹과 다른 싹의 출현	뼈가 될 부분에서 중배엽이 밀집	미래의 위팔뼈가 될 곳에 연골 출현	미래의 노뼈와 자뼈가 될 곳에 연골 출현	미래의 손과 손가락이 될 곳에 연골 출현		빗장뼈와 다른 뼈에서 뼈되기 시작
몸분절이 모두 형성됨	근육의 전구세포가 팔다리싹으로 들어감			기능 근육		거의 모든 근육이 성인의 것과 비슷해짐
수정체 형성 시작	신경돌기가 팔다리싹으로 들어감		외부 귀 형성, 후각신경 형성 시작		속귀 안의 반고리뼈관 형성 완료	눈꺼풀 형성, 속귀의 달팽이 형성 완료
부갑상샘과 이자 출현	뇌와 입으로부터 팽출하여 뇌하수체가 출현	생식샘 형성 시작, 부신 형성		솔방울샘의 출현	갑상샘이 성인의 위치에 놓임	샘뇌하수체가 입과의 연결에서 분리됨
심방사이막 형성	심실사이막 형성 시작		심실사이막 형성 완료	심방사이막이 완료되지만 타원구멍열림증의 일부 열림을 출생 때까지 유지		
가슴샘 출현	큰 림프관이 목에서 만들어짐	지라 출현			림프계통의 양상이 성인과 같아짐	
기관과 허파싹 출현	엽에 들어 있는 이차 기관지가 만들어짐	소엽에 들어 있는 삼차 기관지가 만들어짐		기관 연골의 출현		
간과 이자가 싹으로 출현, 허의 싹이 출현	입이 외부에 열림		입천장 형성 시작, 치아싹 형성 시작			입천장이 합쳐지기 시작(90일에 완료), 항문이 열림
배아의 콩팥이 길어짐	성인이 가지는 콩팥이 발생하기 시작				배아의 콩팥이 퇴화됨	
남자의 생식관 출현, 외부생식기관 형성		생식샘 형성 시작	원시종자세포가 생식샘으로 들어감	여성 생식기관이 출현		자궁 형성, 외부생식기관이 남자와 여자의 것으로 분화되기 시작

① **수정 후 20일**
심장은 두 개의 평행한 관으로 이루어지고 나중에 정중선에 놓인 하나의 심장으로 합쳐진다.

② **수정 후 22일**
두 개의 평행한 관은 하나의 관으로 합쳐지고 심장막이 될 공간 안에서 굽혀진 다음 늘어난다(파란색 화살, 굽혀지는 방향을 나타냄)

③ **수정 후 31일**
심방사이막(초록색)과 심실사이막은 심장의 중심쪽으로 자란다.

④ **수정 후 35일**
심실사이막의 형성이 거의 완료된다. 타원구멍의 왼쪽 부위가 될 구멍이 심방사이막의 왼쪽 부위(초록색)에 열리고 심방사이막의 오른쪽 부위(파란색)가 만들어지기 시작한다.

⑤ **배아에서 심방사이막 형성의 마지막 단계**
심박사이막의 오른쪽 부위(파란색)에 구멍이 만들어져 타원구멍의 오른쪽 부위가 된다. 오른심방의 혈액은 타원구멍을 통해 왼심방으로 간다. 태어나면 심방사이막의 왼쪽 부위가 오른쪽 부위로 밀리면서 타원구멍이 닫히고 혈액의 흐름이 바뀌게 된다.

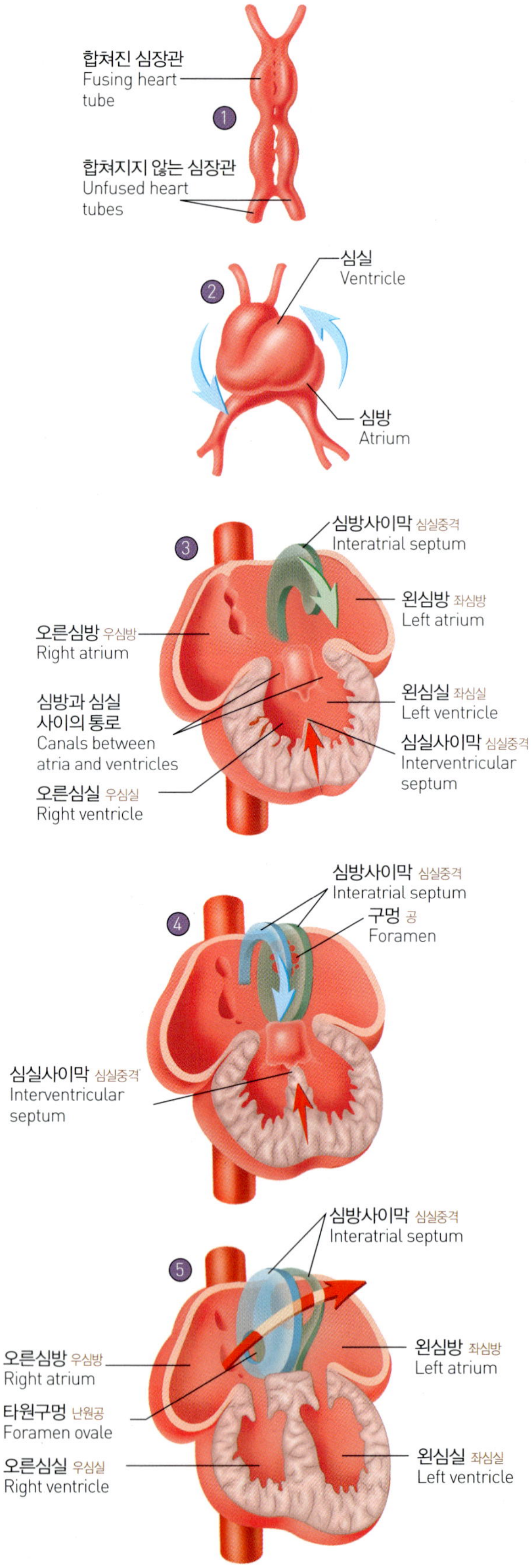

그림 18.10 심장의 발생

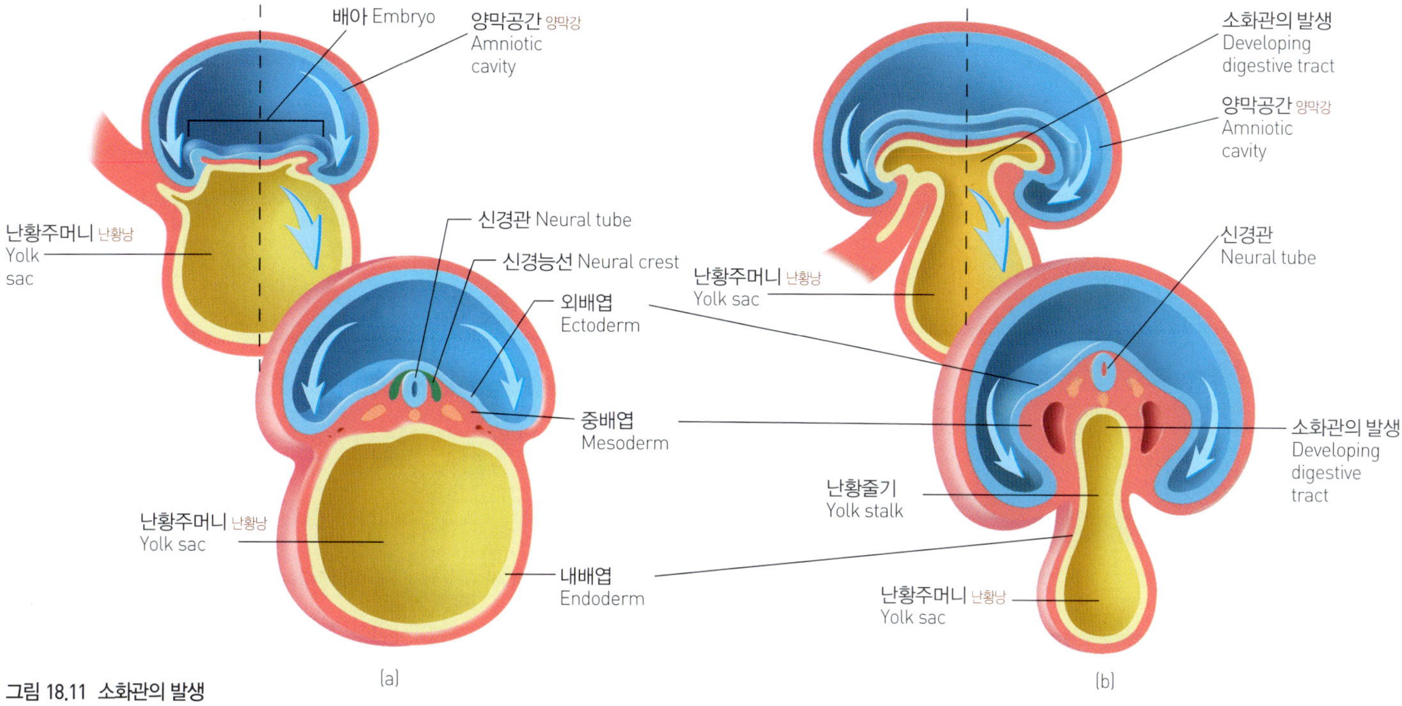

그림 18.11 소화관의 발생

소화관은 난황주머니의 등쪽 부위에서 몸이 관 안으로 접히면서 만들어진다. 뒤쪽의 그림은 시상면 그림이고, 앞쪽의 그림은 가로면 그림이다. 뒤쪽 그림의 점선은 앞쪽 그림의 절단면을 표시한다.
(a) 수정 후 24일쯤의 초기 배아. (b) 수정 후 28일쯤의 배아.

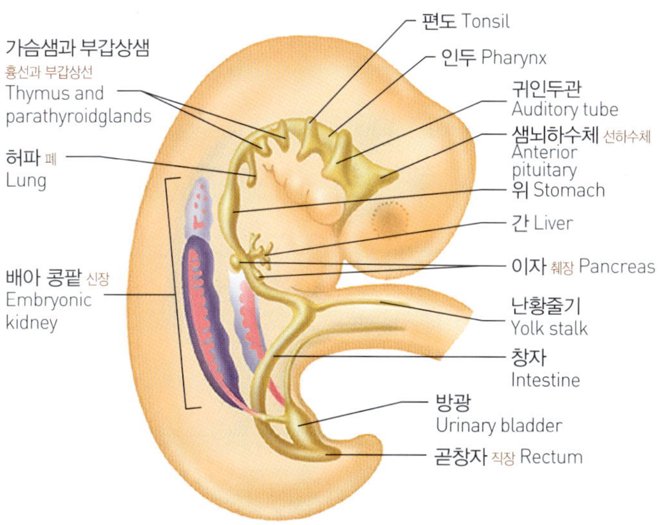

그림 18.12 배아의 소화계통과 비뇨계통

소화관의 팽출(노란색)은 허파와 여러 샘과 같은 성인의 구조로 발달한다. 배아의 콩팥은 보라색으로 표시하였다.

어진다(그림 18.10, 단계 1과 2). 이때쯤부터 초기 심장이 박동하기 시작한다. 혈관은 난황주머니 표면과 배안 안에 있는 '혈관섬'으로부터 만들어진다. 혈관섬은 확장되고 합쳐져서 순환계통을 만든다.

심방과 심실은 빠르게 팽창한다. 하나의 심실은 **심실사이막**심실중격, interventricular septum이 만들어지면서 두 개의 방으로 나뉜다(그림 18.10의 3·4단계). 심실사이막이 심실을 나눌 정도로 충분히 자라지 않으면 **심실사이막결손**심실중격결손, ventricular septal defect이 생긴다.

심방사이막심방중격, interatrial septum이 발생하여 심방을 두 개의 심방으로 분리시킨다(그림 18.10의 3~5단계). 심방사이막에는 **타원구멍**타원공, foramen ovale이라는 구멍이 있다. 타원구멍은 두 개의 심방을 연결하고 태아에서 혈액이 오른심방에서 왼심방으로 흐르게 해준다. 타원구멍 때문에 태아의 혈액은 오른심방에서 왼심방으로 흐르고 오른심실과 허파를 우회하게 된다. 정상적으로는 타원구멍은 출산 시 닫혀 혈액이 오른심실과 허파로 가게 된다. 만약 타원구멍이 닫히지 않으면 **심방사이막결손**심방중격결손, interatrial septal defect이 생긴다. 심방사이막결손 또는 심실사이막결손은 심장잡음을 일으킨다.

콩팥은 몸안의 가쪽 벽을 따라 있는 중배엽에서 만들어진다(그림 18.12). 배아의 콩팥은 몸에서 차지하는 부피가 성인의 콩팥에 비해 더 크다. 콩팥은 고환과 난소 같은 내부 생식기관과 정관과 자궁관 같은 생식관의 발생과 밀접한 관련이 있다. 배아의 콩팥 대부분은 퇴화되고 아주 작은 부분만 성인의 콩팥이 된다.

태아의 성장

배아는 수정 후 8주쯤에 태아가 된다(그림 18.13). 뼈되기골화, ossification의 시작을 통해 태아기의 시작을 알 수 있다. 배아기에는 대부분의 기관계통을 발생하고, 태아기에는 기관계통이 커지고 발달한다. 태아는 수

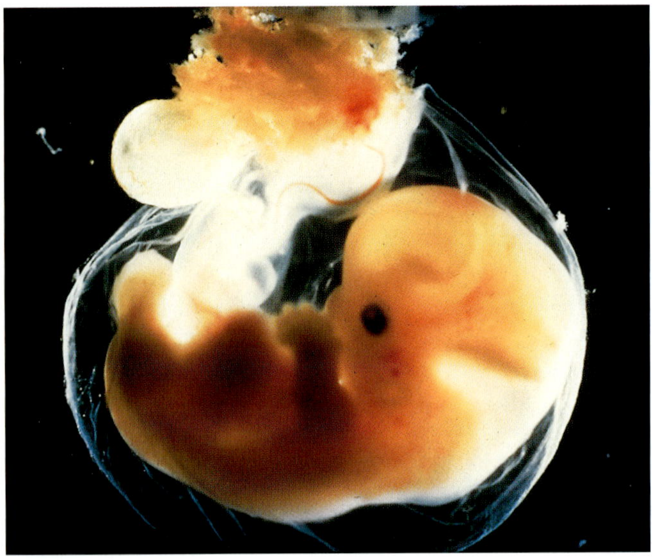

(a) 50일

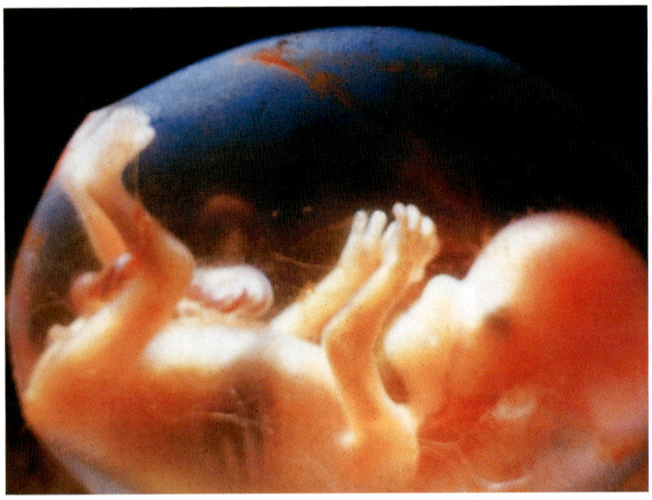

(b) 3달

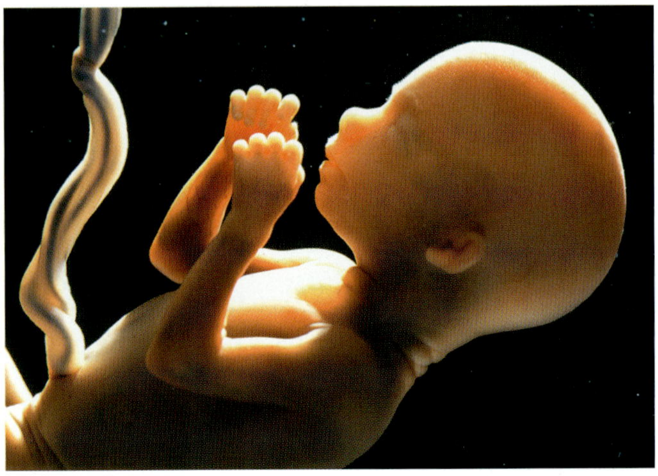

(c) 4달

그림 18.13 배아 말기와 태아

(a) 발생 50일의 배아. (b) 발생 3달의 태아. (c) 수정 후 4달의 태아.

정 후 8주쯤에는 3cm 크기와 2.5g의 무게를 보이고 점점 자라 임신 말기에는 50cm 크기와 3,300g을 보인다. 태아기 동안 크기는 15배 이상, 무게는 1,400배 이상 증가한다.

가늘고 부드러운 **배냇솜털**태모, lanugo이 태아를 덮고 있고 성긴 상피세포로 이루어진 왁스 같은 막인 **태아기름막**태지, vernix caseosa은 태아와 양수 사이에서 보호막을 형성한다. 양수는 태아의 소화관과 콩팥에서 나온 독한 노폐물을 가지고 있다.

태아에 축적된 피부밑지방조직은 영양소 저장소를 제공하고 태아로부터 열이 빠져 나가지 않게 도와주고 출생 시 볼을 강하게 해주고 지지해주어 입안을 진공 상태로 만들어줘 신생아가 빨기를 할 수 있도록 도와준다.

태아는 임신 말기에 급격하게 성장한다. 태반이 최대 크기에 도달하게 되면 태아에게 제공되는 산소와 영양소는 제한적이게 된다. 태반의 성장은 약 35주쯤에 멈춰 태아의 성장도 제한되게 된다.

발생 약 38주쯤에, 태아는 분만될 수 있다. 이 시점에서 평균 몸무게를 보면 여아는 3,250g, 남아는 3,300g이다.

18.2 분만

학습성과

A. 분만과정 3단계 기술

최종월경기부터 태아가 분만될 때까지 **임신기간**gestation period은 280일(40주, 음력으로 10개월)로 계산한다. **분만**parturition은 아기가 태어나는 과정이다(그림 18.14). 임신 끝에 이르면 자궁은 점진적으로 흥분하고 간헐적인 수축이 나타나기 시작하여 분만이 시작할 때까지 점점 강해지고 잦아지게 된다. 자궁목이 점점 열리고 강한 자궁수축이 태아를 자궁으로부터 질을 통해 밖으로 나가게 한다.

분만labor은 자궁수축을 통해 태아가 몸 밖로 빠져나오는 시기이다. 분만은 여성마다, 임신 횟수에 따라 아주 다르다. 분만은 보통 세 단계로 나뉜다.

1. **분만 1단계**first stage of labor는 *확장기dilation phase*라고 부른다. 규칙적인 자궁수축이 시작되고 자궁목이 열려 태아의 머리 크기 정도인 10cm까지 열릴 때까지 수축은 더 강해진다(그림 18.14). 이 단계는 약 24시간 정도 걸리나 한 번 이상의 출산 경험이 있는 여성은 몇 분 정도 밖에 안 걸리는 경우도 있다. 이 단계동안 태아를 둘러싸고 있는 양막주머니가 터지고 양수는 질을 통해 흐르게 된다. 이러한 현상을 자연스럽게 발생하지만 경우에 따라 인위적으로 터트릴 때도 있다.
2. **분만 2단계**second stage of labor는 *방출기expulsion phase*라고 한다. 자궁목이 최대로 열리고 나서 아기가 질을 통해 나올 때까지를 가리킨다.

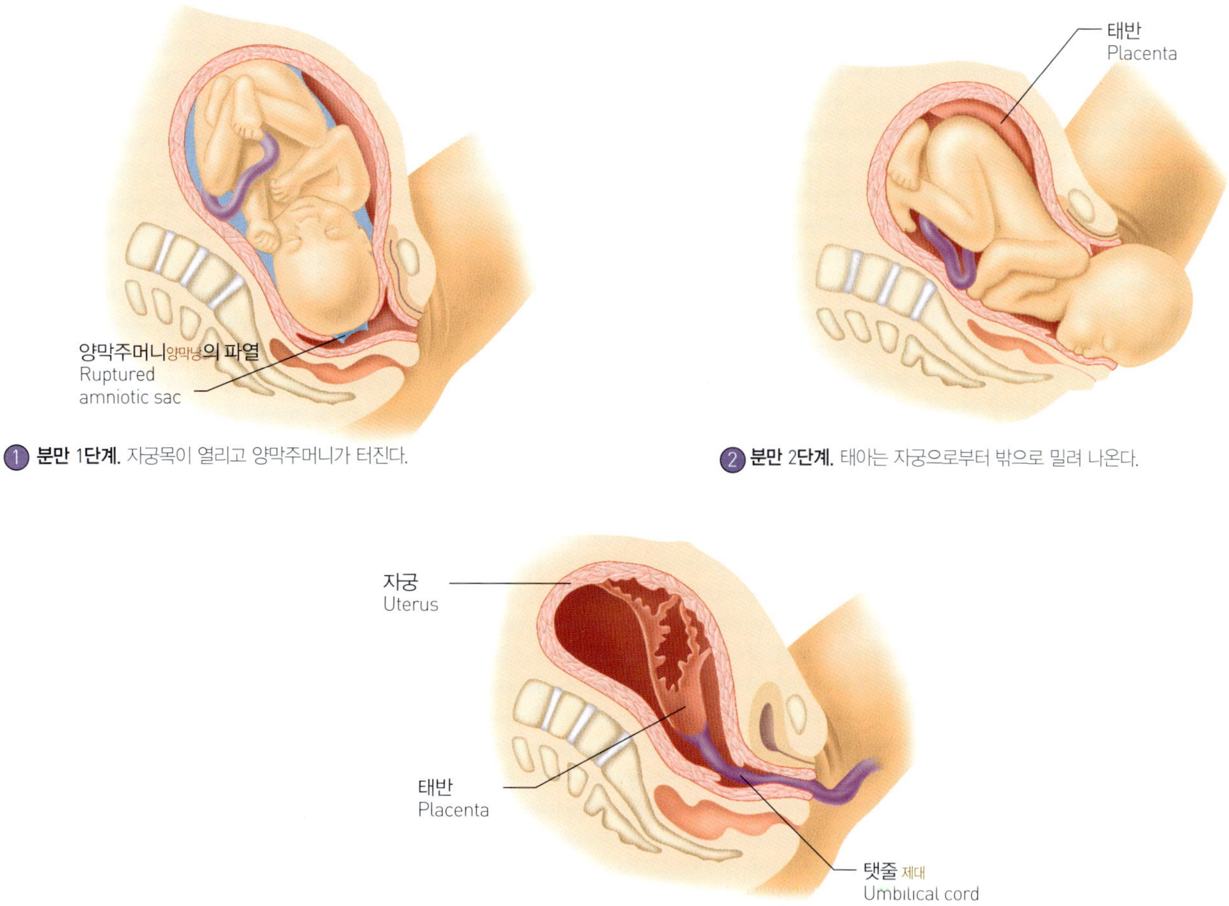

① **분만 1단계.** 자궁목이 열리고 양막주머니가 터진다.

② **분만 2단계.** 태아는 자궁으로부터 밖으로 밀려 나온다.

③ **분만 3단계.** 태반이 떨어져 나온다.

그림 18.14 분만

이 단계는 1분에서 1시간 또는 그 이상이 될 수도 있다. 여성의 배 근육이 수축하여 자궁수축을 돕는다.

3. **분만 3단계**third stage of labor는 *태반기placental phase*라 하고 태반이 자궁으로부터 방출된다. 자궁의 수축은 태반이 자궁벽으로부터 떨어져 나가게 한다. 태반과 자궁 사이의 혈관 연결이 끊어지게 되므로 자궁벽의 출혈이 발생한다. 그러나 자궁의 민무늬근육이 수축하여 혈관을 압박하기 때문에 출혈을 제한적이다.

심화학습 3

수정, 착상, 태아시기의 시작, 분만 시점에서 임신주 수와 발생주 수가 어떻게 되는지 생각해 보자.

분만 후 4~5주 동안 자궁은 줄어들어 임신 전보다 다소 큰 상태로 유지된다. 소량의 혈액과 퇴화된 자궁속막으로 이루어진 질 분비물은 분만 후 몇 주 동안 계속 나올 수 있다.

분만을 일으키는 정확한 신호는 알려져 있지 않으나 분만을 일으키는 데 영향을 주는 많은 요인들이 확인되었다(그림 18.15). 분만 전에 모체의 프로게스테론 혈중 농도는 가장 높은 수치에 도달한다. 프로게스테론은 자궁의 민무늬근육세포에 대해 억제 효과를 준다. 그러나 에스트로겐의 농도는 꾸준히 증가하고 자궁의 민무늬근육을 흥분시킨다. 임신 끝에 가면 민무늬근육에 대하여 에스트로겐의 흥분 영향이 프로게스테론의 억제 영향을 넘어서게 된다.

태아 또한 분만을 자극하는 역할을 한다. 태아에 대한 스트레스는 태아의 시상하부에서 방출호르몬 분비를 자극하여 샘뇌하수체에서 부신겉질자극호르몬adrenocorticotropic hormone; ACTH을 분비되게 한다. ACTH는 태아의 부신을 자극하고 부신겉질에서 프로게스테론의 분비를 줄이고 에스트로겐 분비를 늘리며 태반에서 프로스타글란딘의 생산을 늘려주는 호르몬을 분비하게 한다. 프로스타글란딘은 자궁수축을 강하게 자극한다.

분만 동안 자궁목이 신전되면서 열리는 것은 신경반사를 일으켜 모체의 신경뇌하수체에서 옥시토신을 분비하게 한다. 옥시토신은 자궁수축을 자극하여 태아가 자궁경부로 이동하게 하고 자궁목은 더 신전되고 양성 되먹임 기전이 성립된다. 이 양성 되먹임 기전은 분만 후에 중지되고 자궁목은 더 이상 신전되지 않는다.

1 태아의 시상하부는 부신겉질자극호르몬(ACTH)이 뇌하수체로부터 분비되는 것을 자극하는 호르몬을 방출한다.

2 ACTH는 부신으로부터 많은 양의 부신겉질스테로이드가 분비되도록 자극한다.

3 부신겉질스테로이드는 태아의 혈액을 타고 태반으로 간다.

4 태반에서 부신겉질스테로이드는 프로게스테론의 합성을 줄이고 에스트로겐과 프로스타글란딘의 합성을 증가시켜 자궁의 활동을 더욱 강하게 한다.

5 자궁의 신전은 활동전위를 만들어 감각상행경로를 통해 뇌로 전달된다.

6 활동전위는 모체의 신경뇌하수체로부터 옥시토신이 분비되도록 자극한다.

7 옥시토신은 자궁 민무늬근육을 수축시킨다.

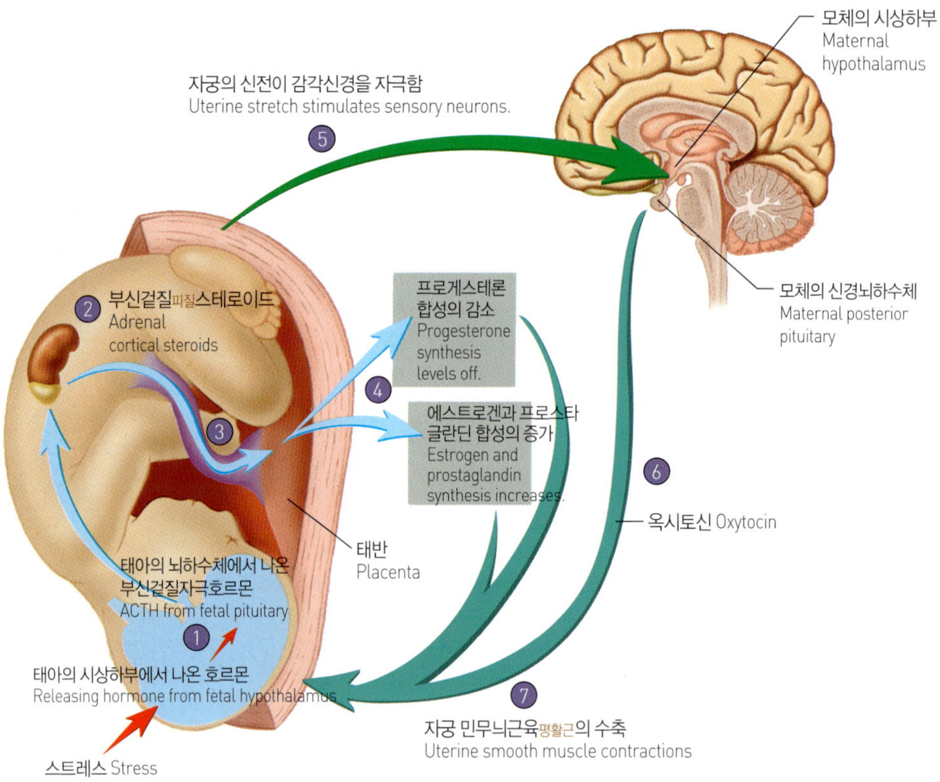

그림 18.15 분만에 영향을 주는 요인

분만 시 일어나는 정교한 조절에 대해 잘 알려져 있지 않지만, 알려진 변화들은 나름의 역할을 하고 있다.

18.3 신생아

학습성과

A. 신생아의 호흡계통, 순환계통, 소화계통의 변화의 설명

신생아 neonate는 출생 시에 몇 가지 극적인 변화를 겪게 된다. 가장 중요하고 초기에 일어나는 변화는 아이가 모체순환으로부터 분리되는 것이고 주변 환경이 액상의 환경에서 대기 환경으로 바뀌는 것이다.

호흡계통과 순환계통의 변화

분만을 통해 나온 아이가 울 때 일어나는 공기의 흡입은 허파를 팽창시킨다. 태아의 허파는 **표면활성제** surfactant를 만들어 허파꽈리의 안쪽 면을 도포하고 허파의 표면장력을 줄여줘 허파가 잘 펴지게 해준다(제12장 참조).

표면활성제는 수정 후 6개월까지는 태아의 허파에서 만들어지지 않는다. 표면활성제가 만들어지기 전에 아이가 태어나면 허파의 표면장력이 너무 커서 허파가 펴지질 않는다. 이러한 상태에서 신생아는 호흡곤란으로 사망할 수 있다. 따라서 미숙아는 소의 표면활성제나 합성 표면활성제로 치료해야 한다.

허파의 초기 팽창은 순환계통에서 중요한 변화를 일으킨다(그림 18.16). 허파의 팽창은 허파로 들어오는 혈액에 대한 저항을 줄여주어 허파동맥을 통한 오른심실로부터 오는 혈액의 흐름이 증가된다. 결과적으로 오른심방에서 오른심실을 지나 허파동맥으로 가는 혈액량이 증가하고 오른심방에서 타원구멍을 통해 왼심방으로 가는 혈액량을 줄어든다. 허파를 지나는 혈액에 대한 저항이 줄어들고 허파정맥을 통해 허파로부터 왼심방으로 돌아가는 혈액량이 증가하여 왼심방의 압력이 오른심방보다 커지게 된다. 이러한 압력 차이는 심방사이막쪽으로 혈액을 밀고 타원구멍 위로 조직판이 생기게 되어 이 구멍이 닫히게 된다. 이러한 과정은 심장을 왼쪽과 오른쪽의 펌프 두 개로 완전히 분리시킨다.

동맥관 ductus arteriosus은 대동맥과 허파동맥을 연결하는 짧은 동맥이다. 출생 전에 동맥관은 혈액을 허파동맥에서 대동맥으로 보내 혈액이 태아의 허파를 우회하게 한다. 태어나자마자 이 동맥은 바로 닫혀 혈액은 허파를 거치게 된다.

태어나기 전에 태아는 **배꼽동맥**제동맥, umbilical arteries을 통해 태반으로 혈액을 보내고 **배꼽정맥**제정맥, umbilical vein을 통해 혈액을 받는다. 배꼽정맥은 간을 지날 때 정맥관을 통해 **간굴모세혈관** hepatic sinusoid을 우회하여 아래대정맥으로 간다. 출산 때 탯줄이 묶이고 잘리면 배꼽동맥과 정맥으로 혈액이 흐르지 않게 되어 퇴화된다. 배꼽정맥의 남은 부분은 간원

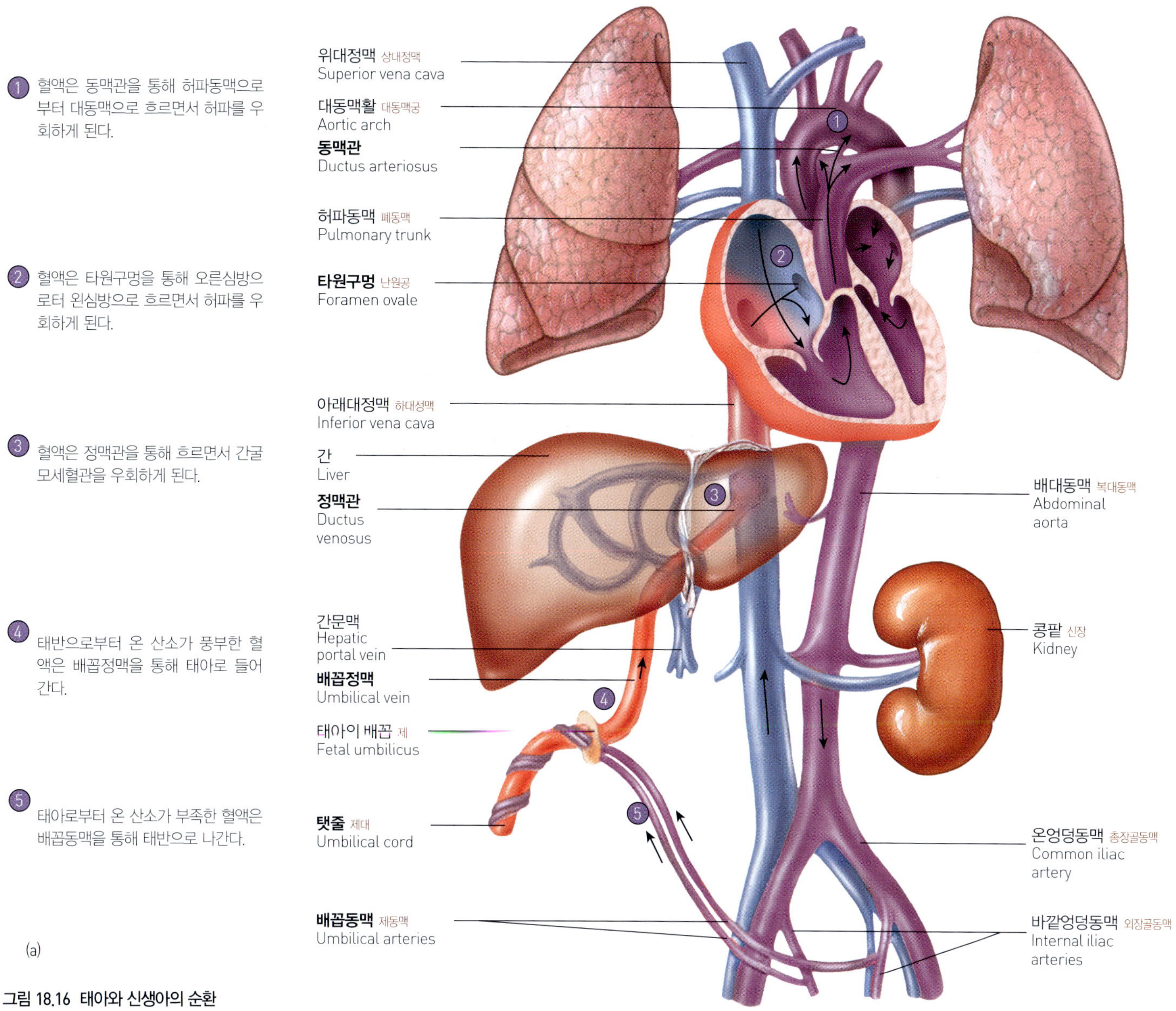

그림 18.16 태아와 신생아의 순환

(a) 태아 안의 혈액순환.

인대round ligament of liver가 된다.

소화계통의 변화

임신 말기에 태아는 가끔씩 양수를 삼키고 출산 후에는 삼킨 양수, 소화관의 점막에서 떨어져나간 세포, 창자 점액샘에서 분비된 점액, 간에서 나온 쓸개즙이 **배내똥**태변, meconium이라 불리는 초록색의 분비물로 태아의 항문에서 빠져 나온다.

태어난 신생아는 갑자기 영양소 공급원이었던 모체의 혈액순환과 분리되고 일시적 쇼크 상태가 되므로 생애 첫 며칠 동안 태어날 당시 몸무게의 약 5~10%를 잃게 된다. 태아의 소화계통은 발달 후기 과정에서 제 기능을 갖추게 되지만 성인과 비교하여 여전히 미성숙한 상태여서 제한된 종류의 음식만 소화시킬 수 있다.

신생아의 소화계통은 태어나는 시점부터 젖당을 소화시킬 수 있다. 이자 분비물은 젖에 대해서는 충분히 소화할 능력을 갖고 있지만 고형 음식에 대한 소화 능력은 한 살 또는 두 살이 될 때가지 점진적으로 갖추게 된다. 따라서 태어나서 두 살까지는 새로운 형태에 대한 음식에 대해 조금씩 노출시켜 나가야 한다. 노출시킬 때는 한 번에 한 종류의 음식만을 추가시켜야 한다. 그래야 알레르기 반응이 나타나면 그 원인을 바로 알 수 있다.

침샘과 이자에서 분비되는 아밀라아제amylase는 한 살이 될 때까지 여전히 충분하지 않다. 창자에서 분비되는 젖당분해효소lactase의 소화력은 태어났을 때 높다가 영아로 가면서 감소한다. 물론 영아 때 이 효소가 감소하지만 성인의 양보다는 높다. 많은 성인의 경우, 젖당분해효소가 없어져 우유에 대한 못견딤증불내성, intolerance이 유발되기도 한다.

18.4 젖분비

학습성과

A. 젖분비 과정 기술

젖분비유즙분비, lactation는 젖샘에서 젖이 만들어지는 과정이다(그림 18.17). 젖분비는 분만을 한 여성에서 일반적으로 일어나는 현상이고 약 2~3년 정도 지속될 수 있다.

임신 동안 에스트로겐과 프로게스테론이 고농도로 존재하여 젖 안에 있는 도관계통과 분비부위가 팽대된다. 태반에서 만들어지는 프로락틴prolactin과 유사한 호르몬을 포함하여 여러 호르몬이 젖의 발달을 돕는다. 지방조직이 추가적으로 젖에 축적되어 그 크기가 임신기간 동안에 증가한다. 에스트로겐과 프로게스테론은 임신기간 동안 젖분비 부위에서 젖이 만들어지는 것을 막는다.

태반이 자궁으로부터 떨어지면 에스트로겐과 프로게스테론의 생산 부분이 사라지게 되어 분만 후에 에스트로겐과 프로게스테론의 혈중치는 극적으로 떨어지게 된다. 분만 후 에스트로겐과 프로게스테론이 없어지면서 샘뇌하수체에서 만들어진 프로락틴이 젖 생산을 자극한다. 아기가 엄마의 젖꼭지를 빨면 감각자극이 젖꼭지로부터 뇌로 전달되어 샘뇌하수체로부터 프로락틴을 분비하도록 자극한다(그림 18.17). 분만 후 첫 며칠 동안, 젖샘은 많은 항체를 지니고 있는 고단백질의 **첫젖**초유, colostrum을 생산한다. 첫젖이 고단백질이지만 일반적인 젖보다는 지방과 젖당을 적게 포함하고 있다. 첫젖 이후에는 지방과 젖당이 풍부한 젖이 만들어진다. 첫젖과 젖은 아기를 감염으로부터 보호할 수 있는 영양소와 항체를 제공한다.

모유수유 시기에 젖샘과 젖샘관에 들은 젖은 젖샘꽈리를 둘러싼 세포의 수축에 의해 분비된다. 아기가 젖을 빠는 행위가 만든 활동전위는 시상하부로 전달되어 신경뇌하수체로부터 옥시토신이 분비되게 한다(그림 18.17). 옥시토신은 젖샘꽈리를 둘러싼 세포의 수축을 자극한다. 결과적으로 젖이 자연스럽게 방출될 수도 있는데 이를 **젖내림** milk letdown이라고 한다. 뇌의 상위 중추는 아이의 울음소리, 수유에 대한 생각과 같은 자극에 반사적으로 작동하여 옥시토신의 분비를 일으킬 수 있다.

프로락틴 분비에 대한 지속적인 자극은 젖 분비를 몇 년 동안 지속시킬 수 있게 한다. 모유수유를 중단하면 프로락틴의 분비가 멈춰지고 수일 내로 프로락틴에 반응하는 젖의 능력이 사라져 젖 생산이 중지된다.

심화학습 4

모유수유를 하는 동안 배에 경련을 느꼈다면 무슨 일이 발생한 것인지 생각해보자.

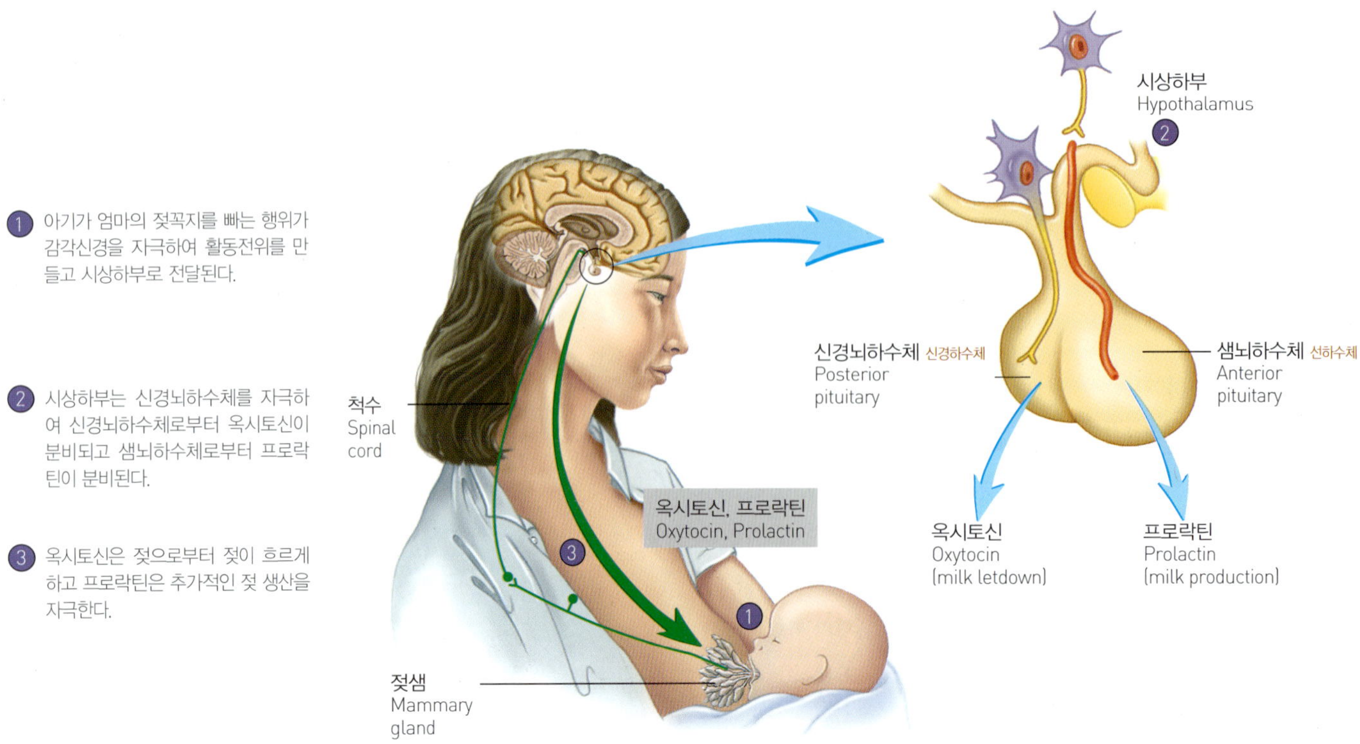

그림 18.17 젖분비에서 호르몬 변화

18.5 출생 후 1년

학습성과

A. 출생 후 1년 동안 일어나는 변화 이해

출생 후 한 살이 될 때까지 영아에게는 수많은 변화들이 일어난다. 이러한 변화들이 일어나는 시점은 정확히는 아니고 어림잡아 예측할 수 있다. 뇌는 이 기간에 계속해서 발달한다. 영아가 완수하는 여러 변화들은 뇌 발달에 달려 있다. 신생아의 중추신경계통은 어른의 신경세포의 수만큼 가지고 있지만 뇌의 계속된 발달과 성숙을 통해 새로운 신경아교세포, 신경말이집, 신경세포 사이의 연결이 만들어진다. 이렇게 새롭게 만들어지는 일들은 일생에 걸쳐 계속 일어난다.

출생 후 6주쯤 아기는 엎드린 자세에서 머리를 들 수 있고, 사람이나 대상을 보고 웃을 수 있다. 3개월쯤에 영아는 목적 없이 사지를 움직이지만 엄지손가락을 수의적으로 빠는 행위는 충분히 할 정도로 팔과 손의 운동을 조절할 수 있다. 영아는 움직이는 사람을 따라 눈을 움직일 수 있다. 4개월쯤에 영아는 팔로 자신의 몸을 올리는 팔굽혀펴기를 할 수 있고, 손 안에 들은 물체를 잡고, 옹알이를 하고, 옆으로 몸을 뒤집고, 사람의 목소리 또는 음악에 반응하고, 머리를 오랫동안 들 수 있고, 손으로 장난치기 시작한다. 5개월쯤에 영아는 크게 소리내어 웃고, 물체를 향해 손을 뻗고, 머리와 어깨를 올리고 도와주면 앉아있을 수 있고, 구를 수 있다. 8개월쯤에는 영아는 낯익은 사람을 알아보고, 도움 없이 앉아 있을 수 있고, 특정 물체를 향해 손을 뻗을 수 있다. 12개월쯤에 영아는 서 있는 자세에서 자신의 몸을 밀 수 있고, 도움 없이 걸을 수도 있다. 또한 손으로 물체를 집어 올려 조심스럽게 만질 수 있다. 태어난 지 12개월이 된 아이는 말을 알아들 수 있고 몇 가지 단어를 말할 수도 있다.

18.6 생애주기

학습성과

A. 생애주기 각 시기와 관련된 주요 변화 구분
B. 노화과정 이해
C. 죽을 때 일어나는 일들 설명

생애주기와 각 시기와 관련된 일들은 현대 사회의 큰 관심사이다. 오늘날 우리가 바라보는 생애주기는 과거의 상황과 많이 다르다. 1960년대에는 남자의 20%, 여자의 12%가 고등학교를 졸업하고 대학을 갔다. 오늘날에는 25살 이상의 인구의 약 반 수가 대학을 다녀본 사람들이다. 또한 종래와는 다른 형태의 대학을 다니는 사람들도 많아졌다.

1900년대에는 미국 인구의 5%만이 65살 이상이었다. 오늘날에는 약 16%가 65살 이상이고, 2030년에는 20% 이상이 65살 이상의 사람들일 것으로 예측되고 있다. 1900년대 평균 수명은 약 47살이었고, 1940년대에는 약 63살이었으며, 오늘날은 약 78살이다. 1900년대에는 65살 이상의 남자 중 70%는 여전히 일을 하고 있었고, 오늘날에는 약 20%만이 65살을 지나도 일을 한다. 오늘날 나이 든 사람은 퇴직을 선호하지만 그들은 여전히 과거의 노인들보다 건강하고 활동적이다. 노인들은 일하는 대신 인생의 후반기를 여가활동으로 즐긴다.

수정부터 사망까지의 생애주기는 출생 전 세 시기와 출생 후 다섯 시기로 나뉜다.

1. **종자시기** germinal period. 수정 전 14일까지
2. **배아** embryo. 수정 후 14~56일까지
3. **태아** fetus. 수정 후 57일부터 출생까지
4. **신생아** neonate. 태어나서 1달까지
5. **영아** infant. 출생 후 1달부터 1살 또는 2살까지(영아 시기의 끝은 종종 아이가 걷기 시작하는 시점으로 본다)
6. **어린이** child. 1살 또는 2살부터 사춘기(11~14살) 전까지
7. **청소년** adolescent. 사춘기부터 20살까지의 십대
8. **성인** adult. 20살 이후부터 사망할 때까지

성인 시기는 크게 20~40살까지의 **청년** young adult, 40~65살까지의 **중년** middle age, 65살 이상의 **노년** older adult으로 나눈다. 이러한 구분은 생리적으로 나눈 것이라기보다는 사회적 구분에 가깝다.

어린이 시기 동안 개인은 몸집이 커지고 크게 발달한다. 개인의 성격은 어린이 시기의 초반 동안 형성된다.

청소년 시기에는 신체적으로 생리적으로 많은 변화가 일어난다. 이러한 변화는 감정과 행동에도 영향을 끼친다. 또 다른 감정 변화는 자신을 어른의 세상에 맞추려고 하면서 발생한다. **사춘기** puberty는 생식세포가 성숙하고 성호르몬이 상당한 양으로 분비되는 시기이다. 이 호르몬은 여자에게 있어 젖이 커지고, 남녀에 있어 음모가 자라는 것 같은 이차성징이 나타나도록 자극한다. 여자에서 사춘기는 보통 11~13살에 시작하고 남자에서는 12~14살에 시작한다. 사춘기는 천천히 성장하다 급성장이 일어나면서 시작한다. 성인 키는 여자에서 17살 또는 18살에 도달하고, 남자는 19살 또는 20살에 도달한다.

노화과정

개체의 발달은 수정에서 시작하면서 노화과정도 시작된다. 세포분열은 발생 초기에 빠르게 일어나다 다양한 세포들로 천천히 분화하면서 몸의 특정 기능과 갖추게 된다.

피부처럼 몸에 많이 있는 세포는 일생을 거쳐 죽은 세포를 대체하면서 계속 분열한다. 뇌의 신경세포와 같은 세포는 성숙하면 분열을 중지하므로 죽은 신경세포는 대체되지 않는다. 신경세포의 수는 출생 시기쯤에 최

고치에 이른 후에 그 수는 줄어들기 시작한다. 인생 초기에는 매우 빠르게 신경세포가 줄어들다 그 후에는 천천히 일정 비율로 줄어든다.

어린 배아조직은 적은 양의 콜라겐을 갖고 있고, 이 콜라겐들은 고도로 교차결합되어 있지 않아 매우 유연하고 탄력적이다. 발달 중에 만들어진 콜라겐 섬유는 개체를 이루는 영구적인 구성 요소가 된다. 개체가 나이를 먹으면서 콜라겐 분자들은 서로 교차결합을 이루면서 조직은 딱딱해지고 덜 유연해진다.

조직의 기능과 콜라겐과의 관련성이 높으면 콜라겐이 많이 들어 있는 조직은 교차결합한 콜라겐의 영향을 많이 받게 되어 경직되고 이를 **노화현상**으로 보게 된다. 이러한 경직성의 결과로 나타나는 노화를 보이는 구조 중 하나가 눈의 수정체이다. 나이가 들면서 가까이 있는 물체를 보는 것이 어려워지게 되어 중년의 사람은 돋보기를 필요로 하게 된다(제7장 참조). 탄력성의 소실은 관절, 콩팥, 허파, 심장을 포함한 다른 조직에도 영향을 끼쳐 그 기능을 저해하게 된다.

신경조직처럼, 뼈대근육의 수도 나이가 들면서 줄어든다. 뼈대근육의 힘은 20~35살 사이에 최대치에 이르고 그 이후 꾸준히 감소한다. 뼈대근육의 힘은 근육섬유의 크기에 주로 의존하나 근육섬유의 수 또한 중요하다. 대부분의 사람은 나이가 들면 근육섬유의 수와 크기가 감소한다. 근육섬유 크기의 감소는 나이가 들면서 생기는 특이한 신체 변화보다는 일반적인 활동성이 줄어드는 것과 관련 있다. 결합조직의 콜라겐처럼 뼈대근육세포에 들어 있는 거대분자도 나이가 들면서 생화학적 변화를 거치게 되므로 근육조직의 기능이 떨어지게 된다. 유익한 운동 프로그램은 근육의 노화과정을 느리게 하거나 부분적으로 뒤집을 수도 있다.

심장근육세포 또한 출생 후에 분열하지 않는다. 나이가 들면서 심장근육세포의 노화는 심장기능을 감소시킨다. 심장은 탄성 반동력과 근육의 수축력을 잃게 되고 총 심장박출량이 감소하고 더 적은 산소와 영양소가 세포에 도달하게 된다. 혈류량의 감소는 뇌의 신경세포와 같이 고농도의 산소를 요구하는 세포와 관절의 연골세포와 같이 이미 노화에 적응한 세포에 매우 해로울 수 있다.

감소된 심장의 기능은 콩팥으로 가는 혈류량이 감소하여 콩팥의 여과기능을 감소시킬 수 있다. 콜라겐의 교차결합과 다른 요인에 따른 결합조직의 노화는 토리의 바닥막basement membrane의 여과효율을 감소시킨다.

동맥경화arteriosclerosis는 동맥을 딱딱하게 하는 현상으로 주로 세동맥arteriole에 잘 생긴다. **죽경화**죽상경화, atherosclerosis는 크거나 중간 크기의 동맥의 벽에 지방을 포함한 판이 점진적으로 생기는 현상이다(제1장 참조). 이 판은 점점 섬유화되고 심하면 석회화되어 동맥경화가 된다. 죽경화는 정상적인 혈류를 방해하여 혈관 안에 응고된 덩어리나 판을 형성하는 **혈전증**thrombosis을 일으킨다. **색전**embolus은 혈전으로부터 떨어져 나간 덩이로 순환계통을 돌아다니게 된다. 색전은 작은 동맥을 막을 수 있어 심장마비나 뇌졸중을 일으킬 수 있다. 죽경화는 젊은 사람에서도 생길 수 있고, 모든 중년과 노년에게는 조금씩 영향을 미치며 혈중 콜레스테롤 수치가 높은 사람에게는 매우 위험한 영향을 준다. 혈중 콜레스테롤 수치가 높은 상황은 유전력이 있는 것으로 생각되며 혈액검사가 이러한 사람들을 선별하는 데 유용하다.

간, 이자, 위, 잘록창자를 포함한 많은 다른 장기도 노화과정을 거친다. 몸에 해로운 것을 섭취하는 것이 이러한 변화를 가속시킬 수 있다. 예를 들면, 흡연은 폐암뿐만 아니라 허파의 노화과정을 가속화시키고 과도한 음주는 간을 경화시킨다.

앞서 기술한 변화 외에도 세포가 닳고 찢기고 노화되는 것 자체가 노화에 기여한다. 방사선, 독성 물질과 같은 여러 원인에 의한 지속적인 손상은 세포에 비가역적인 변화를 일으키므로 노화의 중요 원인 중 하나가 될 수 있다. 노화에 대한 연구 자료가 다양하고 그 해석도 다양하지만 이 중 어떤 연구는 비타민 E와 C를 조합하여 일정한 양을 섭취하는 것이 세포 치유를 자극하여 노화의 진행 속도를 줄일 수 있다고 한다. 비타민 C는 콜라겐 생산을 자극하여 조직의 탄력성이 떨어지는 것을 줄일 수 있다고 한다.

노화에 대한 **자유라디칼 이론**free radical theory of aging에 따르면, 전자 하나가 없는 원자나 분자를 말하는 자유라디칼은 정상 세포기능에 중요한 구조분자와 반응하거나 변형시킬 수 있다. 이러한 분자의 변형은 기능부전, 암, 다른 병적 상태의 세포손상을 일으키게 된다. 자유라디칼은 정상적인 대사과정에서 만들어지고 우리가 숨쉬는 공기, 먹는 음식으로부터 몸으로 들어올 수 있다. 자유라디칼에 의한 손상은 나이가 들면서 몸에 축적된다. 베타카로틴beta carotene, 비타민 C, E과 같은 항산화제는 그들 자체는 아무런 해를 받지 않고 자유라디칼에 전자를 줄 수 있다. 따라서 항산화제는 자유라디칼에 의한 손상을 막아주고 주름서부터 암에 이르는 노화 관련 장애를 피할 수 있게 해준다.

ATP 생산이 전체적으로 감소하는 것도 노화의 한 특징이다. 이러한 감소는 산화적인산화oxidative phosphorylation 과정의 감소와 관련 있고 많은 경우에 있어 이 과정의 감소는 **사립체 DNA 돌연변이**mitochondrial DNA mutations와 관련 있다.

면역계통의 변화도 노화의 중요 기여 요인이다. 노화된 면역계통은 외부의 항원에 대한 반응 능력이 떨어져 있고 몸 자체의 항원에 대해 매우 민감해진다. 자신의 조직에 대한 면역반응은 조직의 변성을 가져오고 관절염arthritis, 만성 토리콩팥염만성 사구체신염, chronic glomerulonephritis, 갑상샘과다증hyperthyroidism과 같은 상황을 일으킨다. 나이가 들면 T 림프구는 그들의 기능을 잃게 되고, 비정상적인 세포를 효율적으로 파괴할 수 없게 된다. 이러한 변화는 특정 종류의 암이 노인에 더 잘생기는지에 대한 이유이다.

나이가 들면서 생기는 가장 큰 불이익 중 하나는 스트레스에 대응하는 능력이 떨어지는 것이다. 나이 든 사람의 항상성은 매우 불안정하므로 스트레스를 주는 어떤 상황이 몸의 회복능력을 넘어서게 되면 죽음에 이를 수 있다.

죽음

보통 죽음을 노화의 결과로 보지는 않는다. 심장기능상실심부전, 콩팥기능상실신부전, 뇌졸중과 같은 다른 문제가 죽음의 원인으로 열거된다.

죽음은 심박동과 호흡이 정지된 것으로 정의되어 왔었다. 최근에는 심장과 허파의 작동을 인공적으로 유지시킬 수 있게 하고, 심장을 일시적으로 인공심장으로 대체할 수도 있기 때문에 죽음에 대해 보다 정교한 정의를 내리고 있다. 현대의 죽음에 대한 정의는 생명 기능의 영구 중지와 통합적인 조직과 기관 기능의 중지에 기초한다. 비교적 널리 인정되고 있는 죽음의 지표는 뇌사이고, 뇌사를 판정하기 위해 (1) 자극에 대한 반응, (2) 자연적인 호흡과 심장 기능, (3) 뇌줄기의 기능이 임상적으로 없음을 확인해야 한다. 추가적으로 뇌파가 최소 30분간 등전isoelectric, 즉 편평한flat 상태로 지속되어야 한다.

죽음을 판정할 때 어떤 경우는 배제될 필요도 있다. 예를 들면, 중추신경계통에 작용하는 어떤 독은 편평한 뇌파를 만들어내므로 독의 효과가 제거되면 환자가 다시 소생하는 경우도 있다. 저체온증은 모든 화학반응이 천천히 이루어지고 죽은 시점에서 시작하는 퇴행성 변화들이 나타나 저체온증 환자는 자극에 반응이 없고 호흡과 심박동이 없으며 뇌파가 30분 이상 편평한 상태를 보일 수 있다. 하지만 이 환자는 여전히 살아 있는 상태이다.

새겉질사신피질사, neocortical death는 대뇌의 많은 부분이 기능을 하지 못하는 상태를 말한다. 환자는 혼수상태이고 자극에 반응하지 않는다. 그러나 상대적으로 손상되지 않는 뇌줄기 기능 덕분에 심박동과 호흡은 유지된다. 또한 일부 뇌줄기 기능이 남아 있기 때문에 뇌파는 편평하지 않고 일정 수준의 활동성을 보인다. 미국의 일부 주에서는 정맥영양 공급과 생명유지 장치를 이용하여 이러한 상태의 사람을 살아 있는 상태로 유지할 것을 법으로 정하고 있다. 환자는 새겉질사가 자신에게 생기고 몸의 기능이 정상적으로 돌아갈 수 없다면 생명을 유지하려는 어떠한 인공장치도 사용하지 말라는 사망선택유언living will을 미리 말해야 할지도 모른다.

18.7 유전학

학습성과

A. 염색체와 유전 설명
B. 유전의 주요 종류 이해

유전학genetics는 아이가 부모로부터 물려받은 특징, 즉 유전을 연구하는 학문이다. 특이한 능력, 어떤 질병에 대한 감수성, 수명과 같은 개체가 지닌 특성은 유전에 영향을 받는다. 유전의 기능 단위는 염색체에 담겨 있는 **유전자**genes이다.

염색체

디옥시리보핵산deoxyribonucleic acid; DNA 분자와 이와 관련된 단백질은 세포분열 시 진하게 염색되는 **유사분열 염색체**mitotic chromosome로 확인할 수 있다(제3장 참조). **체세포**somatic cell는 생식세포를 제외한 몸의 모든 세포를 말하며 23쌍의 염색체 또는 46개의 염색체를 갖고 있다. **생식세포**gamete는 23개의 쌍을 이루지 않는 염색체를 갖고 있다.

핵형karyotype은 체세포 안에 있는 염색체의 구성을 말한다(그림 18.18, 제3장 참조). 이 중 22쌍은 **보통염색체**autosomal chromosome이고 성염색체를 제외한 모든 염색체를 말한다. **성염색체**sex chromosome은 한 쌍으로 정상 여자는 두 개의 X **염색체**X chromosome를 갖고 남자는 하나의 X 염색체와 하나의 Y **염색체**Y chromosome를 갖는다.

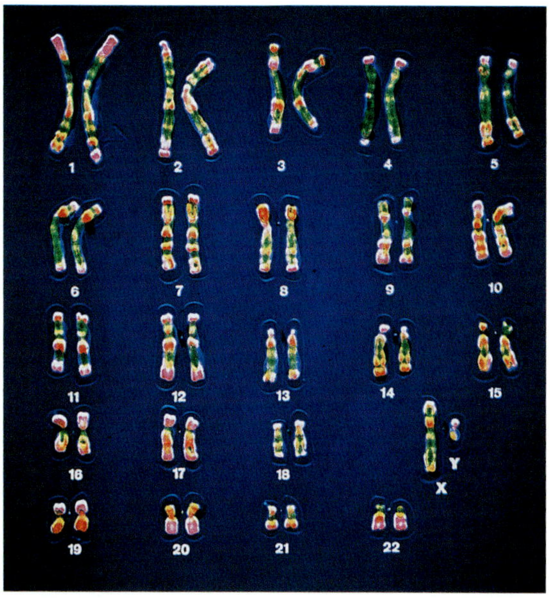

그림 18.18 사람의 핵형

사람의 염색체 23쌍은 22쌍의 보통염색체(1~22번)와 한 쌍의 성염색체로 이루어진다. 보통염색체 각 쌍은 큰 것에서 작은 것 순서대로 번호를 붙인다. 사진의 핵형은 남자의 것으로 X 염색체와 Y 염색체를 보여주고 있다. 여자의 핵형은 두 개의 X 염색체를 가지고 있다.

생식세포는 **감수분열**meiosis에 의해 만들어진다(제17장 참조). 감수분열을 통해 생식세포는 체세포가 갖는 염색체 수의 반만 갖게 된다. 정자세포와 이차 난모세포는 수정을 통해 합쳐지면서 새로운 체세포를 만들기 위해 필요한 염색체 수의 반씩을 제공한다. 따라서 한 개체가 갖고 있는 유전자의 반은 아버지로부터 다른 반은 어머니로부터 받게 된다.

감수분열 동안 분열된 생식세포는 **상동염색체**homologous chromosome 한 쌍으로부터 한 개의 염색체만 받는 식으로 염색체가 분배된다(제17장 참조). 상동염색체는 같은 유전정보를 갖는 보완물로 한 쌍으로 존재한다. 성의 결정을 보면 생식세포 형성과 수정 동안 염색체가 어떻게 분배되는지를 부분적으로 알 수 있다. 감수분열과 생식세포 형성 동안 성염색체 한 쌍이 분리되어 각각의 이차 난모세포는 X 염색체 한 개씩 갖게 되고 정자세포는 X 염색체 또는 Y 염색체를 갖게 된다(그림 18.19). 정자세포가 난모세포과 수정되어 하나의 세포를 형성할 때 개체의 성은 무작위로 결정된다. 난모세포가 Y 염색체를 가진 정자세포와 수정되면 남자가 되고 X 염색체를 가진 정자세포와 수정되면 여자가 된다. 접합체가 남자가 될지 여자가 될지에 대한 확률을 예측하는 것은 동전 던지기 경우와 흡사하며 그 확률은 남녀 각각 50%이다.

유전자

각 염색체는 수천 개의 유전자를 가지고 있다. 각 **유전자**gene는 DNA 분자의 한 부분으로 이루어지고 DNA의 연속적인 구간으로 반드시 이루어져야 하는 것은 아니다. 유전자는 세포 안의 단백질을 결정한다. 상

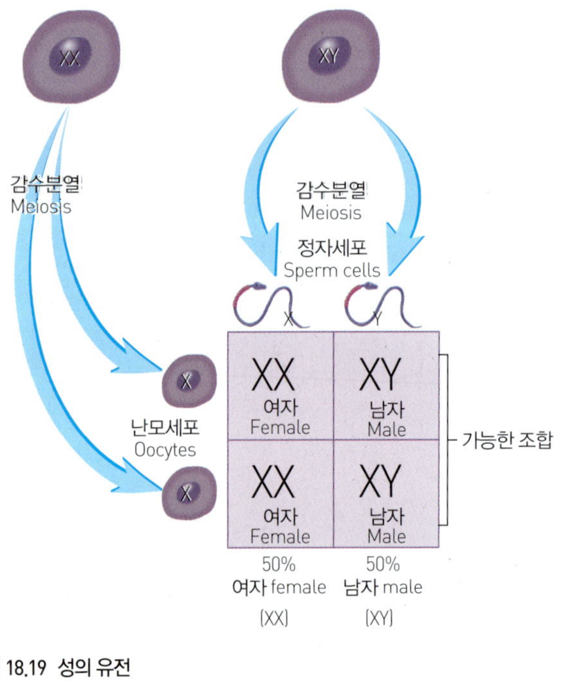

그림 18.19 성의 유전

여자의 난모세포는 하나의 X 염색체를 가지고 있고, 남자의 정자세포는 X 염색체 또는 Y 염색체를 가지고 있다. 따라서 하나의 난모세포와 정자세포로 만들어질 수 있는 성염색체 조합은 4가지이고, 여자와 남자가 될 확률은 50%이다.

동염색체는 닮은 유전자를 가지고 있지만 반드시 일치하지는 않는다. 상동염색체에서 닮은 유전자를 **맞섬유전자**대립유전자, allele라고 한다. 두 개의 맞섬유전자가 동일하면 그 유전자에 의해 보이는 **소질**trait에 대해 **동형접합**homozygous이라고 한다. 두 개의 맞섬유전자가 약간 다르다면 유전자의 소질에 대해 **이형접합**heterozygous이라고 한다. 한 개체의 23개 상동염색체가 지닌 모든 유전자가 그 개체의 **유전체**genome가 된다.

감수분열, 생식세포 형성, 수정의 과정을 통해 한 개체의 유전자는 부모로부터 무작위로 받게 된다. 그러나 무작위로 유전자는 받는 것도 몇 가지 요인의 영향을 받는다. 첫째, 받아들인 모든 유전자를 서로 **연관**linked되어 있다. 즉 감수분열 동안 개별적인 유전자가 아닌 염색체로 분리되기 때문에 유전자는 개별적인 유전자로 전달되는 것이 아니라 하나의 세트로 물려받는다. 둘째, 상동염색체는 감수분열 동안 일어나는 **교차**crossing over에 의해 유전정보를 교환할 수 있다.

더욱이 감수분열 동안 분리가 제대로 이루어지지 않을 수도 있다. 염색체가 분리될 때, 상동염색체 한 쌍이 분리되지 않아 하나의 딸세포에 상동염색체 한 쌍이 다 들어가고 다른 딸세포는 아예 염색체를 받지 못할 수 있다. 이러한 생식세포가 수정되면 접합체는 정상 염색체 수인 46개가 아닌 47개 또는 45개의 염색체를 갖게 된다. 보통염색체 수가 비정상적인 경우는 보통 치명적이어서 발생 초기에 배아를 잃게 된다. *21번 세염색체증trisomy 21*인 **다운증후군**Down syndrome은 21번 염색체가 세 개인 경우를 말하여 치명적이지 않은 보통염색체세염색체증autosomal trisomy의 한 예이다. 반대로 성염색체의 이러한 이상은 보통 치명적이지 않다. 예를 들면, *X 홑염색체증monosomy X*인 **터너증후군**Turner syndrome은 X 염색체가 하나만 있으며 불임이고 비정상적인 성 발달을 하지만 여자로서의 정신 발달에는 영향을 주지 않는다.

우성과 열성 유전자

어떤 소질에 대한 맞섬유전자대립유전자의 결합이 인구집단에서 나타나기 때문에 특정 유전자가 어떤 소질을 보이는지 알 수 있게 된다. 예를 들면, 11번 염색체는 피부, 머리카락, 눈의 색소인 멜라닌을 합성하는 데 필요한 효소를 생산한다. 그러나 비정상적인 맞섬유전자가 문제가 있는 효소를 만들면 멜라닌 합성과정 중 한 단계에서 촉매로서 역할을 하지 못하게 된다. 어떤 사람이 두 개의 결함된 맞섬유전자, 즉 결함된 동형접합의 맞섬유전자를 물려받으면 그 사람은 멜라닌을 합성할 수 없고 정상 색소가 부족하게 된다. 이러한 상태를 **백피증**albinism이라고 한다.

대부분의 유전자가 표현하는 소질을 보면, 어떤 소질에 대한 하나의 맞섬유전자가 끼치는 영향은 같은 소질에 대한 나머지 맞섬유전자의 영향을 감출 수 있다. 예를 들면, 멜라닌 생산 효소에 대한 맞섬유전자가 이형접합이라면 하나의 유전자는 정상적으로 멜라닌을 합성할 수 있고

나머지 유전자는 멜라닌 합성을 할 수 없다. 하나의 유전자가 결함이 있지만 다른 유전자는 정상이므로 정상 멜라닌을 만들 수 있는 충분한 효소를 만들 수 있다. 따라서 이형접합의 맞섬유전자를 가진 사람은 멜라닌을 합성할 수 있고 정상으로 보인다. 정상 효소를 만들 수 있는 맞섬유전자를 **우성** dominant이라고 하고, 비정상적인 효소를 만드는 맞섬유전자를 **열성** recessive이라고 한다. 관습적으로 우성 소질은 대문자로 표시하고 열성 소질은 약자로 표시한다. 위의 경우에 적용해보면 'A'는 정상 색소를 만드는 우성 맞섬유전자를 나타내고 'a'는 열성 맞섬유전자를 나타낸다. 모든 우성 소질이 정상 상태를 의미하지 않고 모든 열성 소질이 비정상 상태를 의미하지 않는다. 비정상 우성 소질에 대한 예들은 많다. 이러한 예로, 퇴행성 신경병인 **헌팅톤병** Huntington disease이 있다. 이 질환은 비정상 우성 유전자에 의해 발현된다.

정상 멜라닌 합성과 백피증에 대한 우성과 열성 맞섬유전자의 가능한 조합은 *AA*(동형접합 우성, 정상), *Aa*(이형접합, 정상), *aa*(동형접합 열성, 백피증)이다. 어떤 소질에 대한 개체가 가지고 있는 맞섬유전자를 **유전형** genotype이라고 하고 그 개체에서 나타나는 양상을 **표현형** phenotype이라고 한다. 유전형이 *AA* 또는 *Aa*인 사람은 정상 색소를 갖는 표현형을 갖는 반면에 유전형이 *aa*인 사람은 백피증의 표현형을 갖는다. 우성 소질에 대한 맞섬유전자가 없을 때 열성 소질이 발현된다. 정상 우성 맞섬유전자를 가지고 있어 정상 표현형을 보이지만 다른 맞섬유전자가 비정상 열성 유전자인 사람을 **이형접합 보유자** heterozygous carrier라고 한다.

심화학습 5

가락과다증 polydactyly은 손가락 또는 발가락이 더 있는 경우를 말한다. 가락과다증은 우성 소질이다. 가락과다증에 대한 맞섬유전자를 'D'와 'd'로 표현할 때 조합 가능한 유전형과 표현형이 어떻게 될지 생각해보자.

부모의 유전형을 알 수 있다면 우성과 열성 소질에 대한 유전을 결정할 수 있다. 예를 들면, 백피증인 사람(*aa*)과 이형접합의 정상인 사람(*Aa*) 사이에서 태어날 아이는 50%의 확률로 백피증(*aa*)을 갖게 되고 나머지 50%의 확률로 정상(*Aa*)일 것이다. 이형접합 보유자(*Aa*) 사이에서 태어날 아이의 유전형은 4분의 1 확률로 동형접합우성(*AA*), 동형접합열성(*aa*)일 수 있고 2분의 1 확률로 이형접합(*Aa*)일 수 있다. 이러한 확률은 **푸넷사분표** Punnett square를 이용하여 표현할 수 있다(그림 18.20).

성연관 소질

성염색체 유전자의 영향을 받는 소질을 **성연관 소질** sex-linked trait이라고 한다. 대부분의 성연관 소질은 X 염색체 유전자의 영향을 받는 **X 연관** X-linked이다. Y 염색체는 매우 작아 **Y 연관** Y-linked 소질은 매우 적다. X 연관 소질의 예로는 응고인자 중 하나를 만들 수 없는 **A형 혈우병** hemophilia A이 있다(제7장 참조). 응고과정에 문제가 있어 자발적이든 손상에 의해서든 출혈이 지속된다. A형 혈우병은 열성 소질이고 이 소질에 대한 맞섬유전자는 X 염색체에 있다. 가능한 유전형과 표현형은 다음과 같다.

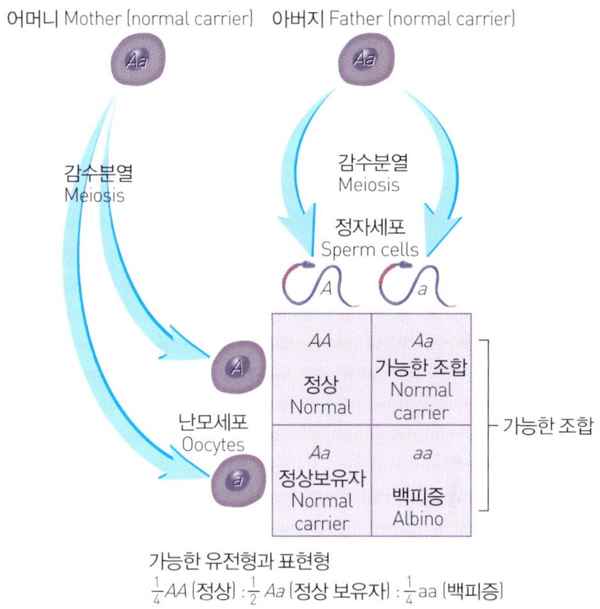

그림 18.20 열성소질의 유전: 백피증

*A*는 정상 색소 소질을 나타내고, *a*는 열성으로 비정상 색소 소질을 나타낸다. 표시된 푸넷사분표는 두 명의 정상 보유자가 결혼했을 때 생길 수 있는 조합을 보여준다.

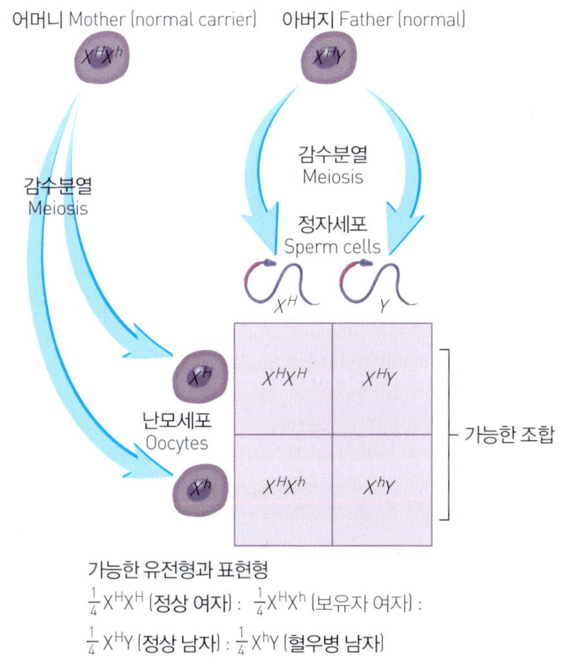

그림 18.21 X 연관 소질의 유전: 혈우병

X^H는 모든 응고인자에 대해 정상 X 염색체를 나타내고, X^h는 하나의 응고인자에 대한 맞섬유전자의 결함을 가진 X 염색체를 나타낸다. 이 푸넷사분표는 정상 남자와 정상 보유자 여자와 결혼할 때 생길 수 있는 조합을 나타낸다.

X^HX^H(정상 동형접합 여자)

X^HX^h(정상 이형접합 여자)

X^hX^h(혈우병 동형접합 여자)

X^HY(정상 남자)

X^hY(혈우병 남자)

여자는 열성 맞섬유전자 두 개 모두가 있어야 혈우병이 발현되고 남자는 하나의 열성 맞섬유전자가 있어도 발현된다. 남자는 X 염색체를 하나만 가지고 있기 때문이다. 그림 18.21은 푸넷사분표로 혈우병에 대한 유전형과 표현형을 나타낸 것이다. 혈우병에 대한 보유자인 여자와 혈우병이 없는 남자 사이에서 태어날 여자 아이에서는 혈우병이 발현되지 않는다. 그러나 남자 아이의 경우에는 50%의 확률로 혈우병이 발현될 수 있다. 그 외 여자 아이는 50%의 확률로 보유자가 될 수 있다.

심화학습 6

엄마가 혈우병 보유자일 때 터너증후군을 가진 여자 아이에서 혈우병이 발현될 확률이 어떻게 될지 생각해보자.

다른 종류의 유전자 발현

어떤 우성 맞섬유전자는 열성 유전자의 영향을 완벽하게 감추지 못하기도 한다. 이러한 경우는 **불완전우성**incomplete dominance이라고 한다. 이러한 경우의 예로는 유전자에 의해 비정상적인 적혈구가 만들어지는 **낫적혈구빈혈**겸상적혈구성 빈혈, sickle-sell anemia이 있다. 적혈구 모양이 낫 모양을 띠고 있어 모세혈관에 잘 들러붙고 정상 적혈구에 비해 쉽게 터진다. 정상 적혈구에 대한 맞섬유전자(*S*)는 낫적혈구빈혈에 대한 맞섬유전자(*s*)에 대해 우성이다. 정상적인 사람(*SS*)은 정상 적혈구를 갖고 있고 낫적혈구빈혈을 가진 사람(*ss*)은 비정상 적혈구를 갖는다. 이형접합을 가진 사람(*Ss*)은 정상 적혈구과 비정상 적혈구를 반씩 가지고 있고 낫 모양 적혈구는 소량 가지고 있다. 이러한 상태를 **낫적혈구소질**겸상적혈구소질, sickle-cell trait이라고 한다.

유전자 발현의 또 다른 종류는 **공동우성**codominance으로 두 맞섬유전자 각각이 우성인지 열성인지에 따라 표현형이 따로 발현되는 것이 아니라 두 맞섬유전자가 조합되어 하나의 표현형을 표현하는 것이다. 이러한 예로는 AB 혈액형을 가진 사람이 있다. 이 혈액형은 가진 사람은 적혈구 표면에 A 항체와 B 항체를 가지고 있다(제7장 참조). 이 항체들은 A 항체를 만드는 유전자와 B 항체를 만드는 또 다른 유전자에 의해 발현되고 두 유전자 별로 우성 또는 열성으로 발현되지 않고 서로가 발현된 조합으로 표현된다.

다유전자 소질polugenic trait은 다른 염색체에 있는 여러 유전자의 의해 발현되는 것을 말한다. 키, 지능, 눈 색깔, 피부색은 이러한 소질에 의해 결정된다. 사람들의 눈 색깔과 피부색이 매우 다양한 색감을 가지는 것처럼 다유전자소질은 매우 다양하게 표현된다(그림 18.22).

유전질환

유전질환genetic disorders은 개인의 유전자 구성, 즉 DNA에 있는 비정상성에 의해 발생한다. 이 질환은 하나의 유전자 또는 염색체 전체와 관련이 있을 수 있다. 어떤 유전질환은 DNA를 구성하는 뉴클레오티드의 변화로 인한 유전자의 변화인 **돌연변이**mutanat로부터 오기도 한다(제2장

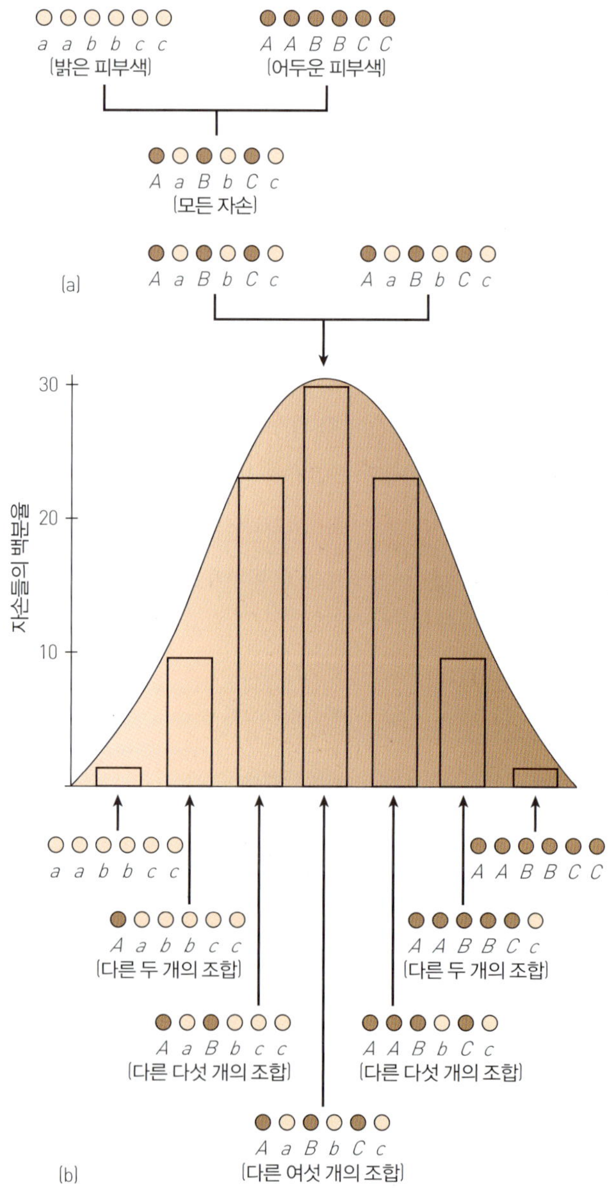

그림 18.22 다유전자 소질의 유전: 피부색

이 예는 피부색에 대한 세 가지 유전자에 대한 것이다. 각각의 우성 맞섬유전자(*A, B, C*)는 자손에게 어두운 피부색 소질(어두운 점)을 물려준다. 각각의 열성 맞섬유전자(*a, b, c*)는 자손에게 밝은 피부색 소질(밝은 점)을 물려준다. 우성맞섬유전자는 열성 맞섬유전자에 대해 불완전우성이다.

(a) 밝은 피부색의 사람(*aabbcc*)과 어두운 피부색의 사람(*AABBCC*)이 결혼하여 나온 자손은 중간 피부색을 가진다.

(b) 중간 피부색의 사람(*AaBbCc*)끼리 결혼하면 2% 미만의 적은 사람만 매우 밝거나 어두운 피부를 가지고 대부분의 사람은 중간 피부색을 물려받는다.

참조). 돌연변이는 우연히 발생하거나 화학물질, 방사능, 바이러스에 의해 생길 수 있다. 생식세포에 돌연변이가 생기면 이 돌연변이로 표현되는 비정상 소질이 다음 세대로 전달될 수 있다.

하나의 유전자 변화로 발생하는 유전질환을 보면 유전자의 중요성을 강조할 수 있다. 예를 들면, **페닐케톤뇨증** phenylketonuria이 있다. 이 질환은 페닐알라닌을 티로신으로 전환시키는 효소를 만드는 유전자가 결함되어 생기고 혈액에 페닐알라닌이 축적되고 해로운 물질로 전환되어 정신지체를 일으킨다.

유전상담

유전상담 genetic counseling은 해로운 유전자를 가진 보유자와의 결혼을 통해 생길 수 있는 문제를 예측하고 가능한 유전질환과 이에 대한 치료에 대해 얘기해주는 과정을 포함한다. 이러한 지식을 가지고 있으면 예비부모는 아이를 가지는 것에 대해 준비된 결정을 할 수 있게 해준다.

유전상담의 첫 단계는 개인의 유전형을 확인하는 것이다. **가계도** pedigree를 통해 가족 구성원의 병력 정보를 모은다. 그림 18.23은 신경질환인 헌팅톤병과 같은 간단한 우성 소질에 대한 가계도를 보여준다. 가끔 친척의 표현형을 아는 것이 개인의 유전형을 결정하는 것을 가능하게 해준다. 정보를 모은 과정으로 핵형을 알아보기도 한다. 어떤 유전질환의 경우, 보유자에 의해 만들어지는 효소와 같은 물질의 양을 측정하기도 한다. 예를 들면, 낭성섬유증 cystic fibrosis에 대한 보유자는 땀에 정상인 보다 더 많은 염분을 포함한 땀을 가진다.

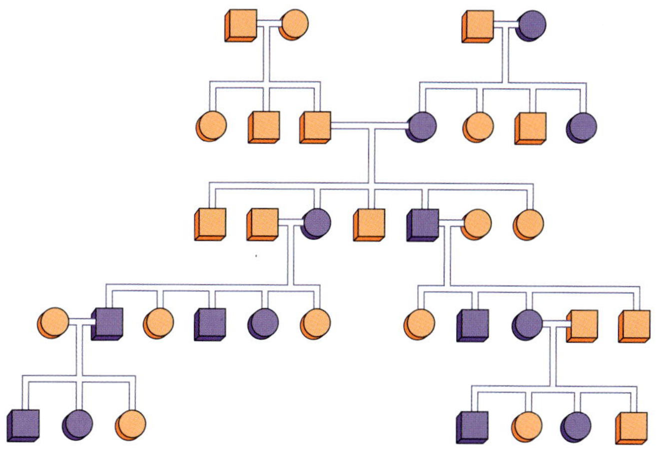

그림 18.23 단순 우성소질의 가계도

남자는 정사각형으로 여자는 동그라미로 표시한다. 소질을 가지고 있는 사람은 보라색으로 표시하였다. 기호 사이의 수평선은 결혼을 의미한다. 결혼한 사람 사이에서 뻗은 수직선과 수평선은 자식을 의미하고 왼쪽에서 오른쪽으로 태어난 순서를 나타낸다. 가계도와 관계없는 결혼은 표시하지 않았다.

질환과 장애: 임신

상태	기술
자궁외임신	자궁 밖에 생긴 임신으로 주로 자궁관에 생긴다. 임신이 진행되면서 자궁관이 파열되어 생명을 위협하는 내부 출혈을 일으킬 수 있다.
유산	태아의 죽음 또는 조산. 모든 임신의 약 15%는 유산으로 끝난다.
전치태반	태반이 자궁의 입구인 자궁목에 만들어지는 것으로 태아가 자라고 자궁이 늘어나면서 태반이 자궁벽으로부터 떨어져 나갈 수 있고 태아가 죽을 수 있다. 동반된 출혈은 모체의 생명을 위협할 수 있다.
임신중독증(임신유발고혈압)	임신과 관련하여 생긴 혈압의 상승으로 발작, 콩팥기능상실, 모자의 사망을 초래할 수 있다.
기형유발물질	태반을 가로질러 발달 중인 배아에게 출산결함을 일으킬 수 있는 약이나 물질을 가리키는 말이다. 탈리도마이드 thalidomide는 비정상적인 팔다리 발달을 일으키는 기형유발물질의 예이다.
태아알코올증후군	임신 중에 다량의 알코올을 소비하는 여성은 뇌의 기능이상, 발달지체, 특이한 얼굴을 가진 아이를 낳을 수 있다.
감염	
풍진	임신 중인 여자가 풍진에 노출되면 태아는 시각과 청각의 결함, 정신지체와 같은 문제를 안고 태어날 수 있다.
신생아 임균안염	임균에 노출된 여자의 출산길을 따라 나온 아기에게 생기는 심각한 결막염으로 실명될 위험이 높다. 질산은과 항생제를 신생아의 눈에 넣어주어 예방할 수 있다.
클라미디아 결막염	클라미디아에 감염된 여자의 출산길을 따라 아기가 나올 때 생길 수 있는 결막염
사람면역결핍바이러스(HIV)	후천면역결핍증후군(AIDS)을 일으키는 바이러스로 분만 또는 모유수유를 통해 아기에게 감염될 수 있다. 아지도타이미딘 azidothymidine; AZT은 HIV의 복제를 억제한다. 이 약제를 AIDS에 걸린 여자와 그 사람이 낳은 아이에게 주면 아이가 AIDS에 걸린 확률을 줄일 수 있다.

※ 자세한 정보들은 **www.mhhe.com/seeleyess8**에서 찾아볼 수 있다.

임상에서 활용하기

인간 유전체 규명계획

사람 유전체 human genome는 사람의 염색체에 있는 모든 유전자로 구성된다. 연구자들은 사람이 20,000~50,000개의 유전자를 가지고 있는 것으로 추정한다. **유전자 지도** genomic map는 유전자에 있는 DNA 서열과 염색체 위의 위치를 나타낸다(그림 18A). **인간 유전체 규명계획** Human Genome Project은 인간의 유전체를 규명하는 대단위의 연구 사업으로 2003년 2월에 종료되었다.

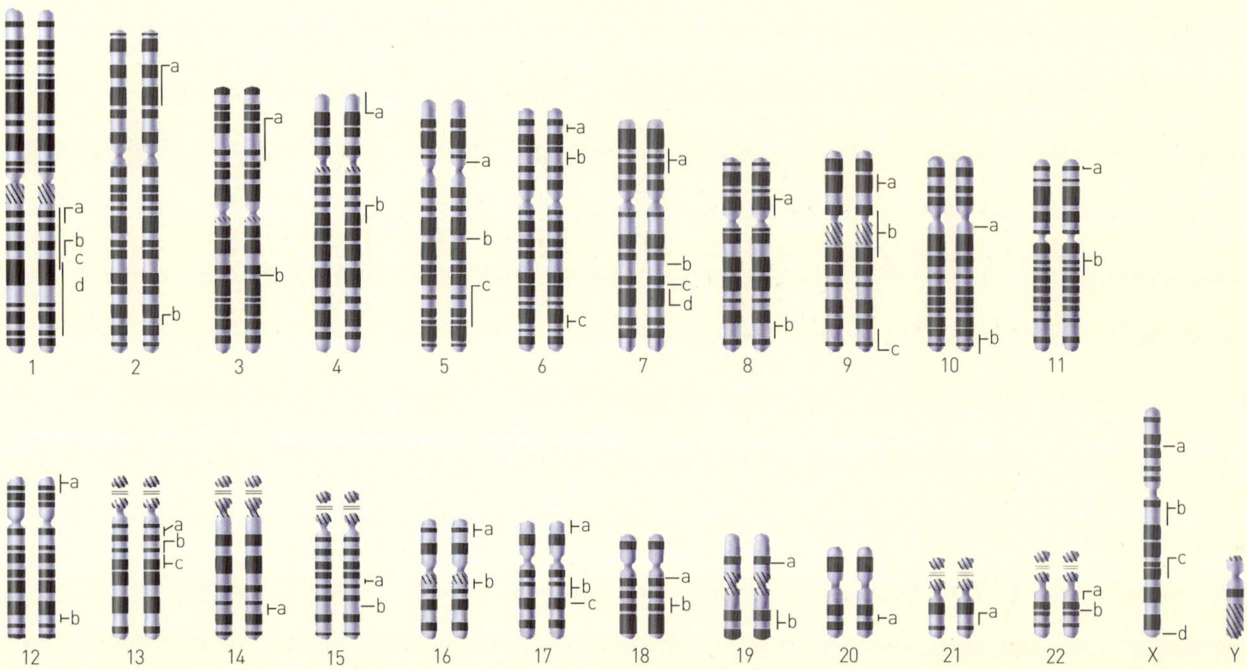

염색체 쌍 Chromosome pairs

1. a. 고쉐병 Gaucher disease
   b. 전립샘암 Prostate cancer
   c. 녹내장 Glaucoma
   d. 알츠하이머병 Alzheimer disease*
2. a. 가족잘록창자암 Familial colon cancer*
   b. 바르텐부르크증후군 Waardenburg syndrome
3. a. 폐암 Lung cancer
   b. 색소성망막염 Retinitis pigmentosa*
4. a. 헌팅톤병 Huntington disease
   b. 파킨슨병 Parkinson disease
5. a. 코케인증후군 Cockayne syndrome
   b. 잘록창자의 가족폴립증 Familial polyposis of the colon
   c. 천식 Asthma
6. a. 척수소뇌실조증 Spinocerebellar ataxia
   b. 당뇨병 Diabetes*
   c. 간질 Epilepsy*
7. a. 당뇨병 Diabetes*
   b. 불완전골생성증 Osteogenesis imperfecta
   c. 낭성섬유증 Cystic fibrosis
   d. 비만 Obesity*
8. a. 베르너증후군 Werner syndrome
   b. 버킷림프종 Burkitt lymphoma
9. a. 악성흑색종 Malignant melanoma
   b. 프리드리히운동실조증 Friedreich ataxia
   c. 결절경화증 Tuberous sclerosis
10. a. 다발내분비샘종양 2형 Multiple endocrine neoplasia, type 2
    b. 뇌이랑위축증 Gyrate atrophy
11. a. 낫적혈구빈혈 Sickle-cell anemia
    b. 다발내분비샘종양 Multiple endocrine neoplasia
12. a. 젤베거증후군 Zellweger syndrome
    b. 페닐케톤뇨증 Phenylketonuria (PKU)
13. a. 유방암 Breast cancer*
    b. 망막모세포종 Retinoblastoma
    c. 윌슨병 Wilson disease
14. a. 알츠하이머병 Alzheimer disease*
15. a. 마르팡증후군 Marfan syndrome
    b. 테이-삭스병 Tay-Sachs disease
16. a. 뭇주머니콩팥병 Polycystic kidney disease
    b. 크론병 Crohn disease*
17. a. 종양억제유전자 Tumor suppressor protein
    b. 유방암 Breast cancer*
    c. 불완전골생성증 Osteogenesis imperfecta
18. a. 아밀로이드증 Amyloidosis
    b. 이자암 Pancreatic cancer*
19. a. 가족고콜레스테롤혈증 Familial hypercholesterolemia
    b. 근육긴장퇴행위축 Myotonic dystrophy
20. a. 심각한 복합면역결핍 Severe combined immunodeficiency
21. a. 근육위축가쪽경화증 Amyotrophic lateral sclerosis*
22. a. 디죠지증후군 DiGeorge syndrome
    b. 신경섬유종증 2형 Neurofibromatosis, type 2

X a. 뒤시엔느 근위축증 Duchenne muscular dystrophy
  b. 멘케스증후군 Menkes syndrome
  c. 심각한 X연관 복합면역결핍 X-linked severe combined immunodeficiency
  d. 제8인자 결핍증 Factor VIII deficiency (hemophilia A)

*몇몇 경우에만 관련 있는 유전자

그림 18A
최근까지 알려진 유전자 결함 지도. 막대와 줄은 각 염색체에서 유전자의 위치를 나타낸다.

단원 요약

18.1 출생 전 발육

1. 출생 전 발육은 개체의 삶에 있어 중요한 부분이다. 100명 중 3 사람은 초기 의료지원이 필요한 출생결함을 갖고 태어난다.
2. 발생 중인 개체에서 출생 전 시기 중 첫 8주까지는 배아라고 하고, 8주 후부터 태어날 때까지를 태아라고 한다.
3. 발생주수는 임신주수보다 14일 정도 적다.

수정

수정은 이차 난모세포와 정자세포가 합쳐져 접합체를 만드는 것을 말한다.

초기 세포분열

접합체는 세포덩이가 될 때까지 분열한다.

주머니배

1. 배아덩이에서 어떤 공간이 만들어지면 주머니배라고 한다.
2. 주머니배는 영양막과 속세포덩이로 이루어지고 속세포덩이에서 배아가 만들어진다.

주머니배의 착상과 태반의 발생

1. 주머니배는 수정 후 약 7일쯤에 자궁에 착상한다.
2. 태반의 배아부분은 주머니배의 영양막으로부터 만들어진다.

모체의 호르몬 변화

1. 사람융모생식샘자극호르몬의 수치는 임신 초기에 높아지다 그 후에 떨어진다.
2. 프로게스테론과 에스트로겐의 수치는 임신 초기에 낮다 임신 후기에는 높아진다.

배엽층의 형성

1. 배아는 수정 후 14일쯤에 형성되는 원시선 주변에서 만들어진다.
2. 몸의 모든 조직은 외배엽, 중배엽, 내배엽의 세 종류의 배엽층으로부터 유래한다.

신경관과 신경능선의 형성

신경계통은 배아의 외배엽 표면으로부터 만들어진 신경관과 발달 중인 신경관으로부터 만들어진 신경능선으로부터 유래한다.

몸 구조의 형성

1. 팔과 다리는 팔다리싹으로부터 발생한다.
2. 얼굴은 다섯 개의 조직 덩어리가 합쳐지면서 발생한다.

기관계통 발생

1. 소화관은 난황주머니의 일부가 떨어져 나와 발생한다.
2. 심장은 두 개의 혈관이 하나의 관으로 합쳐지면서 만들어지고 막이 만들어져 네 개의 방으로 나뉜다.
3. 콩팥과 생식계통은 발생과정에서 매우 밀접한 관련이 있다.

태아의 성장

태아 시기동안 태아는 길이에서 15배, 무게에서 1,400배 정도 증가한다.

18.2 분만

1. 분만 동안 자궁수축은 아기를 자궁 밖으로 밀어낸다.
2. 증가된 에스트로겐, 감소된 프로게스테론, 태아 부신겉질의 분비는 분만을 시작하게 한다.
3. 자궁의 신전은 자궁수축을 자극하는 옥시토신 분비를 자극한다.

18.3 신생아

호흡계통과 순환계통의 변화

1. 출생 시 허파의 팽창은 타원구멍과 동맥관의 폐쇄를 일으킨다.
2. 탯줄이 잘릴 때 혈액은 배꼽혈관을 통해 흐르지 않는다.

소화계통의 변화

소화계통은 여러 종류의 음식을 소화시킬 수 있는 능력을 점진적으로 갖추게 된다.

18.4 젖분비

1. 에스트로겐과 프로게스테론은 임신 동안 젖의 발달을 자극한다.
2. 태아가 젖을 빠는 행위는 프로락틴과 옥시토신 합성을 자극한다. 프로락틴은 젖생산을 자극하고 옥시토신은 젖내림을 자극한다.

단원 요약

18.5 출생 후 1년

출생 일 년동안 일어나는 많은 변화는 뇌의 지속적인 발달과 관련이 있다.

18.6 생애주기

생애주기는 8개의 시기로 나눈다. 종자시기(수정부터 14일까지), 배아(수정 후 14~56일까지), 태아(수정 후 56일부터 출생까지), 신생아(태어나서 1달까지), 영아(출생 후 1달부터 1살 또는 2살까지), 어린이(1살 또는 2살부터 사춘기까지), 청소년(사춘기부터 20살까지), 성인(20살 이후부터 사망할 때까지)

노화과정

1. 노화는 대체할 수 없는 세포가 닳아 가면서 조직은 더 부서지기 쉬워지고 손상을 수복하기 어려워지면서 발생한다.
2. 죽경화는 동맥에 지방이 축적되는 것이다. 동맥경화는 동맥이 딱딱해지는 것이다.

죽음

자극에 대한 뇌 반응과 자연적인 호흡과 심장기능이 없고 30분 동안 뇌파가 편평할 때 죽은 것으로 판정한다.

18.7 유전학

염색체

1. 사람은 23쌍으로 이루어진 46개의 염색체를 갖고 있다.
2. 남자는 성염색체로 X와 Y 염색체를 가지고 여자는 두 개의 X 염색체를 갖고 있다.
3. 생식세포가 만들어지는 동안 염색체 쌍이 하나의 염색체로 분리된다. 따라서 한 사람이 지닌 유전자 구성의 반은 아버지로부터, 나머지 반은 어머니로부터 온다.

유전자

1. 유전자는 DNA 분자의 한 부분이다. 유전자는 세포 안의 단백질을 결정한다.
2. 유전자는 쌍으로 이루어져 있고 염색체의 쌍에 위치한다.
3. 우성 유전자는 열성 유전자의 영향을 감춘다.
4. 성연관 소질은 성염색체에 있는 유전자로부터 발현된다.
5. 불완전 우성의 경우, 이형접합은 우성과 열성 동형접합의 소질을 모두 발현한다.
6. 공동 우성의 경우, 어떤 유전자도 우성이고 열성이 아니고 두 유전자가 모두 발현되어야 한다.
7. 다유전자 소질은 여러 유전자의 발현으로 나타난다.

유전질환

1. 돌연변이는 DNA의 변화이다.
2. 어떤 유전질환은 생식세포 형성 동안 염색체의 비정상적인 분배에 의해 발생한다.

유전상담

1. 가계도는 유전질환을 가진 아이를 가질 위험률을 결정하기 위해 사용된다.
2. 특정 물질에 대한 검사, 핵형 분석은 개인의 유전형을 결정하기 위해 사용된다.

찾아보기

ㄱ

ㄴ

ㄷ

ㅅ

ㅇ

ㅈ

ㅊ

ㅋ

ㅌ

ㅍ

ㅎ

A

B

C

D

E

F

G

H

I

J

K

L

M

N

O

P

Q, R

U

V

W

X,Y,Z

기타

저자 소개

김구환 교수

- 대구대학교 사범대학 생물교육과 졸업
- 동 대학원에서 '전자현미경을 이용한 미세구조 연구'로 이학석사 및 이학박사 취득
- 일본 히로시마대학교에서 객원연구원 수행
- 두레장학재단에서 과학기술분과 연구원, 교무위원 역임
- 현재 대구보건대학교 방사선학과 교수로 재직, 인체해부학과 인체생리학을 강의

정세훈 교수

- 대구보건대학교 임상병리과 졸업
- 경북대학교 수사과학대학원에서 '임상병리과 학생들의 법의학 교육의 필요성' 연구로 과학수사 석사학위 취득
- 계명대학교 공중보건학과에서 'LPS 및 알코올로 간독성 유도된 랫드에 에탄올 추출 비트루트 보호효과' 연구로 보건학박사 취득
- 현재 대구보건대학교 임상병리학과 재직

저자와의 협의로 인지생략

인체 생리학 제2판

Human Physiology

발 행 일	2023년 8월 25일 2판 인쇄 2023년 8월 31일 2판 발행
편 저 자	김구환 정세훈
발 행 인	김재민
발 행 처	정문각 JMK 서울특별시 마포구 백범로 104, 봉화빌딩 4층
출판등록	2011년 1월 19일 제2011-000035호
전 화	02)713-0421~3
팩 스	02)704-6265
전자우편	jmk@jmkp.co.kr
홈페이지	www.jmkp.co.kr

정 가 **41,000원**

ISBN 979-11-6260-318-5 93510